贵州省省级骨干专业群建设教材

GUIZHOUSHENG SHENGJI GUGAN ZHUANYE QUN
JIANSHE JIAOCAI

儿童康复学

吕晶 ⊙ 主编

中南大學出版社
www.csupress.com.cn
·长 沙·

编委会

主　编　吕　晶

副主编　邓　伟　王雷萍　赵　丽

编　者　（按姓氏笔画排序）

王　艳（黔西南民族职业技术学院）

王雷萍（黔西南民族职业技术学院）

邓　伟（黔西南民族职业技术学院）

卢启禄（黔西南州人民医院）

付　益（贵州省兴义市人民医院）

吕　晶（黔西南民族职业技术学院）

杨　招（黔西南民族职业技术学院）

杨红萍（黔西南民族职业技术学院）

赵　丽（黔西南民族职业技术学院）

前 言

为了更好地贯彻落实《国家中长期教育改革和发展规划纲要》和《医药卫生中长期人才发展规划 2011—2020 年》，推动高职高专康复治疗技术专业的发展，培养康复治疗类高级技能型人才，按照全国康复治疗高职高专院校各专业的培养目标，确立本课程的教学内容并编写了本教材。

《儿童康复学》是康复治疗技术专业的主干课程之一，是全面掌握康复治疗技术的专业核心课程之一。儿童康复学是康复医学的重要组成部分，是对儿童的发育、言语、语言、听力、吞咽、构音等障碍进行评定、诊断、治疗和研究的一门新兴学科。

本教材根据高职高专学生的特点，在内容上增添了人体发育的知识点和内容，将人体发育的内容与儿童常见疾病的治疗有机结合，将发育、评定与治疗紧密结合，力求突出实用性和应用性，以利于提高学生的操作技能和实践能力。本教材分为上、下篇，上篇为人体发育学的内容，下篇为儿童康复学的内容。注重对康复治疗师资格证考试知识的覆盖，根据康复治疗师资格证考试大纲要求，在编写过程中突出重点、考点，配以考点实战演练习题，充分体现“1+X”书证结合，强调职业技能的培养。

在编写体例上，采用案例导入的方式，将理论知识与案例分析有机结合，将康复治疗程序有机贯穿其中，引导学生建立较强的临床康复思维体系。同时，全书经过编者互审，提出意见，多次修改，力求承前启后，使教材更加适应教学改革的需求，感谢本书编委们辛勤与不懈的努力。

本书在编写过程中，参阅了许多同道的宝贵经验和成果，得到学校和各位编者家庭的大力支持，谨在此致以诚挚的谢意。“路漫漫其修远兮，吾将上下而求索”，由于时间仓促，我们的水平和经验有限，难免存在缺点和不当之处，敬请广大读者批评指正。

儿童康复学

编 者

2022 年 10 月

目　录

上篇　人体发育学

第一章　人体发育学概论　/ 3

第一节　概　述　/ 3
第二节　正常发育规律　/ 13
第三节　异常发育　/ 38
第四节　发育评定　/ 41

第二章　胎儿期发育　/ 45

第一节　胎儿期发育规律　/ 45
第二节　胎儿发育的影响因素及异常发育　/ 52
第三节　胎儿发育的监测　/ 57

第三章　婴幼儿粗大运动发育　/ 61

第一节　粗大运动发育规律　/ 61
第二节　粗大运动发育的影响因素及异常发育　/ 77
第三节　粗大运动发育评定　/ 80

第四章　婴幼儿精细运动发育　/ 87

第一节　精细运动发育规律　/ 87
第二节　精细运动发育的影响因素及异常发育　/ 102
第三节　精细运动发育评定　/ 104

第五章　婴幼儿言语语言发育　/ 110

第一节　语言发育的规律　/ 110

第二节　语言发育的影响因素及异常发育　/ 125
第三节　言语语言发育评定　/ 127

第六章　婴幼儿认知功能发育　/ 131

第一节　认知功能发育规律　/ 131
第二节　认知功能发育的影响因素及异常发育　/ 140
第三节　认知功能发育评定　/ 145

第七章　婴幼儿情绪情感及社会功能发育　/ 147

第一节　情绪情感的发育规律　/ 147
第二节　情绪情感发育的影响因素及异常发育　/ 159
第三节　情绪情感及其社会功能发育评定　/ 166

第八章　学龄前期与学龄期发育　/ 172

第一节　生理与心理发育特征　/ 172
第二节　学龄前期和学龄期发育的影响因素及异常发育　/ 184
第三节　学龄前期和学龄期发育评定　/ 189

第九章　青春期发育　/ 193

第一节　青春期生理与心理发育特征　/ 193
第二节　青春期发育的影响因素及异常发育　/ 201
第三节　青春期发育评定　/ 207

第十章　成人期生理与心理特征　/ 209

第一节　青年期　/ 209
第二节　成年期　/ 213
第三节　老年期　/ 218

下篇　儿童康复学

第一章　儿童康复学概论　/ 233

第一节　概　述　/ 233
第二节　儿童康复学的特点　/ 239
第三节　我国儿童康复医学的主要途径　/ 241
第四节　我国儿童康复的发展与挑战　/ 244

第二章　儿童康复评定　/ 247

第一节　概　述　/ 247
第二节　发育评定　/ 251
第三节　儿童运动功能评定　/ 256
第四节　儿童日常生活活动能力评定　/ 259
第五节　儿童语言功能评定　/ 263
第六节　心理功能评定　/ 267

第三章　儿童康复治疗技术　/ 272

第一节　物理治疗　/ 272
第二节　作业治疗　/ 288
第三节　语言治疗　/ 303
第四节　心理治疗　/ 315
第五节　中医康复治疗　/ 323
第六节　儿童康复治疗常用的辅助器具　/ 329

第四章　高危儿早期干预与康复(0~1 岁)　/ 332

第一节　概　述　/ 332
第二节　临床表现　/ 333
第三节　康复评定　/ 335
第四节　康复治疗　/ 337
第五节　预防及预后　/ 338

第五章　神经发育障碍性疾病的康复　/ 341

第一节　发育指标延迟　/ 341
第二节　注意缺陷多动障碍　/ 345
第三节　智力发育障碍　/ 349
第四节　孤独症谱系障碍　/ 356

第六章　神经系统疾病的康复　/ 368

第一节　脑性瘫痪　/ 368
第二节　癫　痫　/ 392
第三节　脑血管病(脑梗死、烟雾病)　/ 400
第四节　脑积水　/ 404

第七章　颅脑损伤的康复　/ 411

第一节　概　述　/ 411

第二节　临床特点　/ 413
第三节　康复评定　/ 415
第四节　康复治疗　/ 418
第五节　预防及预后　/ 425

第八章　儿童肌肉骨骼系统疾病的康复　/ 426

第一节　运动损伤　/ 426
第二节　小儿拇指板机指　/ 437
第三节　先天性马蹄内翻足　/ 439
第四节　先天性多关节挛缩　/ 445
第五节　特发性脊柱侧凸　/ 450
第六节　发育性髋关节脱位　/ 458
第七节　先天性肌性斜颈　/ 465
第八节　成骨不全　/ 468
第九节　幼年特发性关节炎　/ 473

第九章　遗传性疾病的康复　/ 480

第一节　总　论　/ 480
第二节　染色体病　/ 484
第三节　苯丙酮尿症　/ 489
第四节　脑白质病　/ 490
第五节　线粒体病　/ 494
第六节　脊髓性肌萎缩　/ 496
第七节　肌营养不良　/ 501

第十章　其他疾病的康复　/ 507

第一节　先天性心脏病　/ 507
第二节　支气管哮喘　/ 515
第三节　儿童糖尿病　/ 520
第四节　儿童肥胖症　/ 525

上　篇

人体发育学

第一章

人体发育学概论

学习目标

1. 了解：人体发育的理论。
2. 熟悉：人体生命发育各个阶段的人体结构和功能的变化规律。
3. 掌握：人体发育学的基本概念和理论体系。

人体发育学是研究个体生命全过程的科学，它研究的历史悠久，内容丰富，以达尔文的多基因表达理论、格塞尔为代表的成熟理论等为基本理论，以多学科交叉为特点，精确总结人类，尤其是婴幼儿生长发育规律与轨迹，为学习其他专业课奠定了重要基础。

第一节 概 述

一、概念

(一)人体发育学

人体发育学(human development science)属于发育科学的分支领域，是一门新的学科，是研究人体发生、发育全过程及其变化规律的科学，包括对人生各个阶段的生理功能、心理功能、社会功能等方面的研究。

人体发育涉及从生命开始到生命结束的过程，是人体结构和功能按着一定规律分化、发育、统合、多样化、复杂化的过程。从胎儿期到青春期是人体生长发育过程中功能逐渐成熟的阶段，是人体发育学研究的重点。成人期后直至老年期出现了人体功能的衰退，虽然难以用人体发育的术语理解，但仍属于人生过程中的一部分。因此，人体发育学的研究应包括人体的发生、发育、成熟及衰退这一人生轨迹的全过程。

(二)生长发育

1. 生长发育　人的生长发育是指从受精卵到成人的成熟过程，生长和发育是儿童不同于成人的重要特点。生长发育包括生长、发育、成熟三个概念：

①生长(growth)：是指儿童身体器官、系统和身体形态上的变化，以身高(身长)、体重、头围、胸围等体格测量表示，是量的增加。

②发育(development)：是指细胞、组织和器官的分化与功能成熟，主要指一系列生理、

心理和社会功能发育，重点涉及儿童的感知发育、思维发育、语言发育、运动功能发育、人格发育和学习能力发育等，是质的改变。生长和发育两者紧密相关，生长是发育的物质基础，生长的量变可在一定程度上反映身体器官、系统的成熟状况，生长和发育两者共同表示机体量和质的动态变化过程。

③成熟(maturation)：是指生命体结构和功能的稳定、完全发育的状态，生理成熟和心理成熟。

2. 发育与行为　伴随儿童的生长发育，其行为具有规律性，也可表现出异常模式，如孤独症谱系障碍、注意缺陷多动障碍、阅读障碍等。促进儿童的身心发育，不仅是儿科学的重要内容，而且是康复医学的重要内容。步入现代社会以来，随着工业化和城市化的进程加快，人们的生活方式正在发生着明显的变化，学习压力、快节奏的生活方式、激烈的社会竞争所造成的压力，使得越来越多的儿童处于心理应激状态之下。与此同时，随着医学水平的提高，既往严重影响儿童健康的感染性疾病和营养性疾病的发病率明显下降，儿童的心理行为问题相对更为突出。在这样的背景下，发育与行为研究备受关注。

3. 生长发育障碍　在个体生长发育时期，由于内在因素或环境因素，影响正常的生长发育过程，称为生长发育障碍。生长发育障碍既可表现为形态结构的生长障碍，也可表现为功能障碍。在个体生长发育期间所发生的疾病、外伤或其他现象，如果不影响儿童的正常身心发育，均不属于生长发育障碍。

4. 生长发育监测　为使生长发育最佳化，应熟悉生长发育理论和循证策略并加强观察，研究生长发育中诸如身体生长与运动功能、认知与语言功能、情感发育与社会功能、生物因素与社会因素等之间的关系，监测生长发育过程和变化，从中找出决定和影响生长发育的诸多因素，探索促进正常生长发育、抑制异常生长发育的理论依据和实践方法。

二、研究范围

人体发育学与组织胚胎学、解剖学、儿童精神医学、儿童行为医学、儿童心理学、儿童神经病学以及儿童保健医学等学科具有不同程度的重叠性和相关性，但与上述学科不同。组织胚胎学与解剖学主要研究人体形态结构的特征及发生发展过程；精神医学、行为医学和心理学主要关注较严重的情绪、行为和心理问题；神经病学主要关注神经系统的异常。人体发育学的特点是全面、综合地研究人生发育全过程中所涉及的生物、心理和社会等各种相关要素及其发展变化的规律。因此，人体发育学的重点是研究人体发生、发育、成熟直至衰亡过程中从量变到质变的现象、规律、影响因素以及相关的发育评定，为正确理解各类异常和疾病，制定正确的预防、保健、治疗及康复措施奠定理论基础。

人体发育学所涉及的研究范围有以下特点：①时间跨度大：研究涉及整个生命的各个阶段；②内容丰富：研究不仅是个体的生理功能，还涉及心理社会功能；③交叉学科多：研究不仅限于生理学范畴，还包括心理学、社会学及其他人文科学的范畴。人体发育学研究应涵盖如下几方面。

（一）正常生长发育规律

1. 生理功能发育　研究人体发育的生物学因素，包括遗传因素、各种生理功能的建立和发展过程。如运动功能是如何伴随人体的成长不断分化、多样化、复杂化的过程，不同年龄阶段运动功能的特点，中枢神经系统发育对运动功能的影响等。

2. 心理功能发育　主要研究人类的行为、注意、记忆、思维、想象、分析、判断、言语、操作能力、人格特征以及情绪和情感的形成、稳定、衰退过程与特点。除了生物学意义上的发育与成熟以外，行为变化贯穿于生命的全过程。不同年龄、不同个体具有不同的行为特征。

3. 社会功能发育　主要指社会知觉、人际吸引、人际沟通、人际相互作用的发育水平。随着年龄的增长，小儿在社会交往过程中，逐渐建立了对自己、对他人和对群体的认识，产生了人际关系。不仅可以相互知觉和认识，而且形成一定的情感联系、信息交流、观点和思想感情，通过言语表达及非言语表达等方式进行社交互动。社会功能的健康发育，对于积极健康的人生十分重要。

（二）异常发育及其影响因素

人体发育学关注人体正常发育过程及其发育规律，也重视研究异常发育和影响因素，包括先天因素与后天因素、内在因素与环境因素等对生长发育的影响及其特征、各种影响因素的作用机制及后果。重点研究运动功能障碍、视、听觉发育异常、心理行为障碍、言语和语言障碍、智力发育障碍、特定学习障碍等功能障碍的评定和防治。

（三）发育评定

发育评定是通过不同方法和手段，对生长发育的水平、趋势、速度、过程、规律和特点等进行观察与研究并作出评定。重点评定儿童的体格、智力、适应行为、言语、人格、运动功能等。通过评定，不仅可以了解个体与群体生长发育状况，而且可以发现功能障碍，为制订康复治疗目标和方案，正确实施康复治疗技术，判定康复治疗效果提供科学依据。

三、发展简史

人体发育学是在发育心理学与发育行为学的基础上发展而来，追溯人体发育学的历史，必然要涉及发育心理学与发育行为学的历史。

（一）西方社会

1. 形成初期（19 世纪前）　回顾人体发育学的研究历史，最早的古希腊时代 Aristoteles（公元前 384—322）就提出了生命体具有实现自我潜能的观点，这种实现过程就是成长过程。到了 17—18 世纪，当时社会还不认为儿童有其独自发育阶段，只把儿童看成是“小大人”。

英国 Locke（1632—1704）提出人出生时是一张“白纸”，孩子出生时不存在善良和邪恶，如何培养儿童的知识和习惯，需要依靠教育的力量，学习和经验促进精神的发育。Locke 的发育理论对现代学习理论产生了重要的影响。

法国 Rousseau（1712—1778）的某些思想类同于 Locke，认为孩子和成人有所不同，出生时就具备了自生的感性，并将人体的发育分为 5 个阶段，即幼儿期、儿童期、少年期、青年前期、青年后期，并由感觉判断发育到情绪判断，最后上升到理性判断。Rousseau 的理论随着时间的推移逐渐显露出矛盾，但为近代的自由教育开辟了途径。

2. 形成期（19 世纪至 20 世纪 80 年代）　真正意义上的儿童发育和行为研究始于 19 世纪 70 年代，查尔斯·罗伯特·达尔文（Charles Robert Darwin）的进化论思想直接推动了儿童发育的研究。达尔文被认为是发育和行为儿科学的奠基人。

19世纪后半期，德国生理学家和实验心理学家普莱尔(W. Preyer)的著作《儿童心理》，于1882年出版，被公认是第一部科学的、系统的儿童心理学著作。美国的斯坦利·霍尔(Granville Stanley Hall)采用问卷法对儿童心理进行了大量研究，将实验法引入儿童心理学领域，进行了儿童情绪条件反射实验研究，他采用的研究方法以及提出的发育理论，对推动儿童心理学的发展作出了重要贡献。

20世纪以来出现了许多有关心理或心理社会发育的研究，出现了各类学派，如精神分析学派、行为主义学派、人格主义学派、格式塔心理学派等。第二次世界大战以后，大量的测验、各类量表越来越多，研究不断进展，不断创新，不仅深入研究儿童早期的发育，而且广泛探讨人生的全过程。共同开展对于发育障碍及各种原因所致残疾的早期发现、早期干预的研究和康复治疗工作，出现了前所未有的崭新局面。

(二)中国

1. *形成初期(19世纪前)* 中国古代教育家在教育理论和实践上已经涉及很多儿童心理发育方面的问题，但尚未形成一门独立学科。

2. *形成期(19世纪至20世纪80年代)* 20世纪以来越来越多的学者开始关注并逐渐深入研究儿童的发育与行为。20世纪初期，国内学者开始翻译介绍西方儿童心理学著作，如陈鹤琴的《儿童心理之研究》，艾华编译的《儿童心理学纲要》，陈大齐翻译的《儿童心理学》等。到20世纪30年代，黄翼重复了皮亚杰的实验，并提出自己的看法，他著有《儿童心理学》《神仙故事与儿童心理》《儿童绘画之心理》等著作，还进行了儿童语言发育及儿童性格评定等研究。到20世纪50年代，在前苏联儿童心理学的影响下，我国学者着重探讨了儿童心理学研究的理论方向问题。至20世纪60年代，朱智贤编写的《儿童心理学》一书问世，对中国儿童心理学的研究和教学起到了积极作用。此期间我国的实验研究工作广泛开展，实验对象大多集中在幼儿期和童年期的儿童。研究课题以认知发育为多，如学前儿童方向知觉的特点、6~7岁儿童的时间知觉、儿童颜色与图形抽象能力的发育、学前儿童因果思维的发育、儿童左右概念的发育、4~12岁儿童图画认识能力的发育等。还进行了关于6岁儿童入学问题、儿童道德品质形成问题以及儿童脑电等研究。到20世纪70年代，一些学者开始重视方法学的研究，并在研究的课题、类型、设计、变量、被试、标准化及具体实验研究方法等方面做了有益的探索。

3. *发展期(20世纪80年代至今)* 20世纪80、90年代，我国开展了儿童发育量表的研究，成立了发育与行为研究会，举办各类培训班和全国性学术会议，推动对儿童发育与行为的研究。儿童保健医学、儿童心理学、儿童精神病学、儿童康复医学、教育工作者等各领域的专业人员，共同关心、关注和研究儿童的生长发育与行为，形成了积极活跃的早期发现生长发育异常与障碍、早期干预的临床研究，建立了相关学术团体，发表了众多的学术论文，出版了较多的著作。1992年，我国成立了中国残疾人康复协会小儿脑瘫康复专业委员会，开展了积极活跃的针对儿童运动功能障碍，特别是小儿脑瘫的研究、防治和康复工作。

进入21世纪以来，人体发育学的研究进入了一个新的阶段。不仅在发育儿科学领域、儿童心理学领域，而且在康复医学领域中，积极开展对于儿童正常生长发育、异常生长发育以及发育障碍儿童的早期干预研究。2004年，我国成立了中国康复医学会儿童康复专业委员会，从更广泛的角度关注各类生长发育障碍儿童，组织协调全国儿童康复医学工作者以及其他相关学科领域的专业工作者，共同开展对于发育障碍及各种原因所致残疾的早期发现、早期干预的研究和康复治疗工作，出现了前所未有的崭新局面。

四、基本理论

古往今来，众多学者对生长发育进行了探索和研究，已形成了多学派的发育理论，主要理论如下。

（一）达尔文的多基因表达理论

该理论从生物学的角度，提出发育是由“斗争”的结果决定的这一观点。达尔文经过长时间的科学实践发现：①各种生物都有很高的繁殖率；②自然界各种生物的数量，一般而言在一定时期内保持相对稳定；③生物普遍存在着变异。由此得出了两个推论：一是自然界物种的巨大繁殖潜力之所以未必能实现，是由于生存斗争所致；二是在生存斗争中，具有有利变异的个体得到最好的机会保存自己和生育后代，具有不利变异的个体在生存斗争中就会遭到淘汰。达尔文把生存斗争所引起的这个过程称为“自然选择”（natural selection），或“适者生存”。通过长期的、一代又一代的自然选择，物种的变异被定向地积累下来，逐渐形成了新的物种，推动着生物的进化。

（二）以格塞尔为代表的成熟理论

以格塞尔（Gesell）为代表，提出遗传学的程序可能决定了生长发育的整体顺序，首先使用成熟一词描述这种方式。成熟论认为，从受孕到死亡的过程中，不论是形态结构、激素水平还是神经系统的变化，都具有相应的发育程序。虽然个体的生长发育时间有先后，但发育的顺序都一样，不可超越也不可相互调换。人类的行为与其生理功能一样具有随年龄而变化的法则，如：发育的方向性、互为交织性、功能的不对称性和自我调控的波动性。格塞尔提出年龄是成熟理论中衡量人类发育成熟度的一个核心变量。

在大量的观察和资料分析的基础上，格塞尔提出儿童行为发育的 5 个方面：①适应性行为；主要包括知觉、定向行动、手指操作能力、注意、智力等发育；②大肌群运动行为：主要包括姿势、移动运动等；③小肌群运动行为：主要包括抓握与放开、手指精细操作、手眼协调运动等；④言语行为：包括模仿能力、人与人之间的交流能力、相互理解沟通能力；⑤个体和社会行为：包括对他人的反应，对所属民族文化压力的反应，对家庭、集团、社会习惯等的反应及态度等。

成熟理论的主要研究方法是观察法，从自然观察、控制观察环境、标准化观察三方面进行评价。格塞尔设计的《格塞尔发育诊断量表》在世界范围内被广泛应用，成为最著名的行为发育测量方法。其他学者在此基础上又设计出许多发育评价方法，如《Brazeton 新生儿行为评定量表》《丹佛发育筛查测验》《贝利行为发育量表》等均是国内外常用的婴幼儿发育评价方法。

（三）弗洛伊德的精神分析理论

弗洛伊德（Freud）是奥地利精神病学医师和心理学家，提出存在于潜意识中的性本能是心理发育的基本动力，是决定个人和社会发展的永恒力量。他认为儿童的发育要经过一系列心理发育阶段，在发育过程中会遇到一些特殊的情绪冲突，即被压抑着的性冲突，只有在冲突被解决后，儿童才能成熟，成为健康的成人。身体的成熟和幼儿的经验对其今后的行为是非常重要的，通过特定身体部位与人性的关系揭示了人体发育的阶段。

弗洛伊德将一个人的精神世界分为三个方面，即“本我”“自我”和“超我”。①“本我”是与生俱来的，包含各种欲望和冲动，是无意识的、非道德的，服从于“快乐原则”。②“自我”是从“本我”中发展而来，代表人们在满足外部现实制约的同时，满足本我的基本冲动的努力，是有意识的、理性的，按“现实原则”行事。当儿童逐渐能区分自己和外界，“自我”便开始出现。③“超我”代表着社会的伦理道德，按“至善原则”行动，限制“自我”对“本我”的满足。

这三个方面不可避免地要发生冲突，“本我”“自我”和“超我”之间的矛盾斗争实际上反映了人格发展中人的本能、现实环境和社会道德之间的斗争。

弗洛伊德提出人格的发展经历五个阶段，即口唇期、肛门期、性器期、潜伏期和生殖期。在这些阶段中，满足过多或过少，都可能产生固着现象，即发育停滞在某个阶段、延迟甚至倒退，也可能产生病理现象。

1. 口唇期(0~1 岁)　口腔周围是快乐的中心；婴儿主要通过吸吮、咀嚼、吞咽、咬等口部刺激活动获得性的满足。如果该时期的基本需要得到满足，以后就会形成乐观、信任、有信心的人格；若满足过多或过少就会产生口腔人格，长大后形成悲观、对人不信任、依赖、被动、退缩、猜忌等消极的人格特点。

2. 肛门期(1~3 岁)　儿童从排泄获得快感，肛门周围成为快感的中心。父母在这一时期开始培养孩子大小便的习惯，若排泄习惯不当，则会形成肛门性格，表现为邋遢、浪费、无条理、放肆或是过分爱干净、过分注意条理和小节、小气、固执等。

3. 性器期(3~6 岁)　性器官成了儿童获得满足的主要来源，表现为喜欢抚摸或显示生殖器官以及性幻想，儿童在行为上开始出现性别之分。出现了爱恋异性父母，对同性父母产生嫉妒和憎恨。儿童模仿同性父母，并使之内化为自己人格的一部分，男孩将来形成男子气的性格，女孩形成女子气的性格。

4. 潜伏期(6~12 岁)　性活动在这一阶段受到压抑，对性缺乏兴趣。快乐来自外界，如学习、体育以及与同辈人的集体活动中，儿童的注意力也集中在这些方面。通过学校的教育和学习，不断获取文化和社会的价值观，自我和超我继续发展。

5. 生殖期(12~20 岁)　以青春期为界限，开始出现性冲动，性的冲动面向异性。青少年要学会以社会可接受的方式表达冲动，逐渐摆脱父母，建立起自己的生活。如积极参加社会活动、寻求异性的爱，最终成为现实的和社会化的成人。

(四)埃里克森的心理社会发育理论

埃里克森(Erikson)是美国的精神分析医师，他继承了弗洛伊德的思想，但与弗洛伊德不同，埃里克森的人格发育学说既考虑到生物学因素，也考虑到文化和社会因素，他认为在人格发育中，逐渐形成的自我过程在个人及周围环境的交互作用中起着主导和整合作用。提出人格发育有 8 个阶段的理论，即人格的发育是一个逐渐形成的过程，每个阶段都有其固有的社会心理危机，如果解决了冲突，完成了每个阶段的任务，就能形成积极的个性品质。否则将形成消极的品质，以致产生心理障碍。这 8 个阶段如下。

1. 信任对不信任阶段(0~1 岁)　婴儿在本阶段的主要任务是满足生理上的需要，发展信任感，克服不信任感，体验着希望的实现。婴儿如果能得到一贯性关爱和需要的满足就会形成基本的信任感，否则会焦虑不安，感到世界不可信任，婴儿的主要看护者是关键性的因素。

2. 自主性对羞怯疑虑阶段（1~3 岁）　发育的任务是获得自主感而克服羞怯和疑虑，体验意志的实现。小儿有了自己独立做事的愿望，要学会自己独立地控制和排泄大小便、吃饭、穿衣等许多技能。若过分溺爱或受到不公正的体罚，则儿童不能获得独立性或自律性，而且会感到疑惑、羞怯。父母是关键性的因素。

3. 主导性对内疚阶段（3~6 岁）　主要任务是获得主动感和克服内疚感，体验目的的实现。儿童能更精确地掌握语言和更生动地运用想象力。此阶段如果鼓励儿童的独创性行为和想象力，儿童会以独创性意识离开这个阶段，若受到讥笑则易产生内疚感。这一时期儿童的愿望和活动经常会与家长的要求发生冲突，因此儿童需要既能保持主动性又学会不损害他人的权益。此外，儿童开始意识到性别的差异并建立起适当的性别角色。父母和家庭成员是关键性因素。

4. 勤奋对自卑阶段（6~12 岁）　主要任务是获得勤奋感而克服自卑感，体验能力的实现。儿童要适应社会和学习技能，发展与同伴的关系，喜欢将自己与同伴进行比较。如果通过勤奋不断取得好成绩，就会获得自信，而且越来越勤奋。若经常失败，学习落后，就会产生自卑感。残疾儿童由于不易学习掌握技能，“弱能”的体验越多，越容易产生劣等感。教师和同伴是重要的社会因素。

5. 自我统合对角色混乱阶段（12~20 岁）　主要任务是建立同一感和防止混乱感，体验忠诚的实现。从青春期开始，青少年需要解决“我是谁”的问题，建立社会、职业等方面的认同感。一旦能够确定一个明确的自我形象就获得了同一性，顺利长大成人。否则，就会产生角色混乱，呈抑郁状态。

6. 亲密对孤立阶段（20~40 岁）　此阶段任务是获得亲密感以避免孤独感，体验爱情的实现，长期的依赖生活结束，开始独立生活，具备社会责任、权利和义务，是人们建立友谊、追求爱和早期家庭生活的阶段。如果不能与其他人发展起友谊和爱，则会感到孤独。

7. 创造对停滞阶段（40~60 岁）　主要为获得繁殖感而避免停滞，体验关怀的实现。确立了自我在社会中的地位，责任心增大的同时，体力衰退。此阶段或是显示创造力，工作富有成就且能赡养家庭；或是一事无成，一心专注自己而产生停滞感。

8. 完善对沮丧阶段（老年期）　主要为获得完善感而避免失望和厌恶感。体验智慧的实现，是人生的最后阶段。如果认为自己的一生实现了最充分的人生愿望，则获得完善感；如后悔过去，恐惧死亡，则对人生感到失望。

埃里克森将人格形成分为 8 个阶段，即希望（hope）-意志（willpower）-目的（purpose）-能力感（competence）-忠诚（fdelity）-爱（love）-照顾（care）-智慧（wisdom）。这 8 种人格活力之间不是相互独立的，而是密切相关的。这种人格的活力是在各阶段的危机解决和发育课题实现的过程中获得的。

（五）学习理论

早在 17 世纪就有人提出发育是学习的结果，主要代表人物有 3 人。

1. 行为主义的代表人物华生（J. B. Watson）　华生是美国的心理学家，主要受巴甫洛夫条件反射学说的影响，认为心理的本质是行为。他认为儿童的行为发育变化是一连续过程，完全依赖生长环境，由环境塑造，特别是由于父母或其他重要人物对待他们的方式决定的。因此，每个人的行为都是后天形成的，都会有很大的差异。

2. 操作条件学习理论的代表人物斯金纳(B. F. Skinna)　斯金纳认为很多习惯性的行为是独特的操作性学习经验的结果，由行为的结果塑造，发育依赖于外界刺激。

3. 社会学习理论的代表人物班杜拉(A. Bandura)　班杜拉强调观察性学习，学习过程是认知的信息加工过程。发育是人体、环境与社会相互作用的结果。儿童很多行为都是通过观察其他人的行为结果而习得的，如儿童的攻击性行为是通过学习而来，从家长、同伴、媒体形象的攻击行为而习得的。

(六)认知发育理论

让·皮亚杰(J. Piaget)是20世纪最有影响的认知发育理论家，理论核心是发生认识论，主要研究人类认知、智力、思维、心理的发育与结构，提出了认知发育理论。他既强调内因与外因的相互作用，又强调在这种相互作用中心理不断产生量和质的变化。认知发育理论的主要内容如下。

1. 智慧是基本的生命过程　儿童随着成熟而不断地获得越来越复杂的认知结构，从而能够适应环境。根据生物学的观点，皮亚杰认为人类的能力首先来自无条件反射，如吸吮、抓握等动作。这些动作经过组合、扩展，构筑成为更复杂的吸吮手指、吸吮玩具等动作，之后发展为伸臂和手抓握的动作，使得婴儿能拿到远处的玩具。

2. 发育的主要机制是适应　适应包含了“同化”“顺应”和“平衡”的过程。“同化”是吸收过程，吸收环境信息并纳入已有的认知结构中。“顺应”是婴儿改变本身的动作，或产生新的动作以适应新的环境。当两者处于平衡状态时，认识就提高了一步。认为儿童在学习上是主动的发起人，而非被动的接受者，他们探索世界并调整自己的行为以适应环境的要求。“平衡”是指“同化”作用和“顺应”作用两种功能的平衡，是新的暂时的平衡，不是绝对或终结，而是另一较高水平平衡运动的开始。儿童不断地进行自我调节，通过“同化”和“顺应”达到与环境的平衡。皮亚杰认为，在环境教育的影响下，儿童的动作经过不断地“同化”“顺应”和“平衡”的过程，形成本质不同的心理结构以及心理发育的各个阶段。其理论要点包括6点：①发育过程是连续的；②每个阶段有其独特的结构；③各阶段的出现有一定的顺序；④前阶段是后阶段的结构基础；⑤两阶段间并非截然划分；⑥新水平的构成。

3. 儿童心理或思维发展　分为4个主要阶段：①感知运动阶段(0~2岁)：儿童依靠感知动作适应外部世界，构筑动作行为；②前运算阶段(2~7岁)：形象思维萌芽于此阶段，儿童开始凭借表象在头脑里进行“表象性思维”；③具体运算阶段(7~12岁)：儿童获得了逻辑思维能力，但局限在具体的事物中；④形式运算阶段(12岁以后)：青少年能进行抽象思维，依据假设推论可能性。

皮亚杰在儿童认知发育领域具有划时代的影响，取代了传统的发育观，具有辩证性，特别强调以往被忽视的儿童在认知活动中的主动性和能动性的作用。

精神分析理论、心理社会发育理论及认知发育理论的主要特点，见表1-1。

表 1-1　三种发育理论的比较

理论	婴儿期（0~1 岁）	幼儿期（1~3 岁）	学前期（3~6 岁）	学龄前（6~12 岁）	青春期（12~20 岁）
精神分析理论（弗洛伊德）	口唇期	肛门期	性器期	潜伏期	生殖期
心理社会发育（埃里克森）	信任对不信任	自主性对羞怯疑虑阶段	主导性对内疚阶段	勤奋对自卑阶段	同一性对角色混乱阶段
认知发育理论（皮亚杰）	感知运动阶段	感知运动阶段、前运算阶段	前运算阶段	具体运算阶段	形式运算阶段

(七)信息加工理论

该理论把儿童和成人比喻为计算机系统。认为儿童的认知也像计算机一样从环境中接受信息，储存信息，按需要提取和操作信息，然后作出反应。该理论将认知过程中的感性部分(如感觉、知觉、注意和记忆)与理性部分(思维)结合起来成为一个从输入到加工、再到输出的完整的控制系统。

(八)发育“编程”理论

人们认为发育生物学的一个重要进展是儿童发育的“编程”理论，即发育从“无序”走向“有序”的过程可以抽象为发育的“编程”过程。这一过程既需要遗传信息，也需要环境信息(经验和学习)，体现了遗传和环境的统一。生物的发育编程是基因组遗传信息的系统表达，同时也是基于学习和经验对环境的系统建模。生物编程的物质基础是神经网络、激素和生物介质构成的反馈系统和信号通路。包括认知、情感、行为和社会能力的发育，都依赖于基因和环境的作用，从而决定了脑的发育“编程”。

(九)对文化生态系统适应的理论

与其他理论中的环境概念有所不同，生态理论中强调的文化或生态系统是一个生物学因素与环境因素相互作用的宏观体系，发育中的个体是这个环境的核心，并植入在几个环境系统中。家庭、学校、社会文化、自然环境等都属于这个系统中的不同部分，而且几种环境之间存在相互的作用。在这一理论指导下的早期干预，综合考虑到社会、生态、家庭等多个系统与儿童认知、社会、情感之间复杂的交互影响，在儿童、家庭、早期干预专业工作者及社区4个层面上进行。

(十)其他理论

除上述理论外，近年提出的“成人健康和疾病的发育起源理论”，指出胎儿和成人疾病的关联可称为“胎儿规划”，早期不利环境规划了或诱导了胎儿早期的代谢和内分泌变化，这一变化将延长至成人并且程序化疾病的发生。“健康和疾病的发育起源理论”认为儿童早期营养和发育状况的影响是长期的，是构成一生健康的基础，早期的营养不良和发育障碍可以成为成人疾病的高危因素，对其童年和之后的健康都有深远影响。早期儿童忽视可导致近期或远期不同程度的儿童行为、认知、情感、身体功能和生长发育障碍，为后期发展埋下隐患。

五、学习和研究人体发育学的意义

随着科学技术的进步，人们对生命质量要求的提高，医学不仅要治病救命，还要具有保证生活质量的功能，康复医学正是从功能障碍的预防、评定和处理角度，成为具有基础理论、评定方法和治疗技术的独特医学学科。属于康复医学范畴的康复治疗技术的建立和发展，以人体结构和功能发育为理论基础，与人体发育学有密切关系。人体发育学是全面探索和研究生命全过程的科学，从防治各类发育异常与疾病及相关功能的角度看，学习和研究人体发育学，对于加深理解康复治疗技术的内涵和外延，提高和促进康复治疗技术向更高水平发展具有重要的临床意义。

1. *促进正常发育* 通过系统了解和探索生命不同阶段的生长发育特征及规律，探索各种特征和规律间的相互关系及其内在与外在的影响因素，采取科学的监测与评定方法，预防并早期发现异常，促进正常发育，提高生命质量。

2. *生长发育异常的早期发现及早期干预* 通过人体发育学的学习和研究可以掌握正常人体发育规律，知晓正常儿童的发育水平及过程。同时，通过科学的监测与评定方法，开展针对各类生长发育异常的早期识别、预防和早期干预，促进其追赶生长及发育。

3. *形成人体发育学的新理念* 人的发展过程除了身体在生物意义上的成长和成熟外，还有心理、社会功能的变化，并伴随人的一生。人体发育学将单纯从生物学角度、心理学角度、社会学角度或不同学科对于人体发育相关领域的研究，变为融合相关学科研究成果、对人的发生发育的全面研究，避免仅从不同层面、不同阶段、不同领域进行研究，形成整体和全面的人体发育学新理念。如对合并有功能障碍的人除了生理功能评估和治疗之外，心理社会功能的评估和康复也尤为重要，后者反过来又会促进功能障碍的恢复。如果仅局限于某一层面进行分析，难免会失之偏颇。

4. *提高康复治疗技术水平* 人体发育学的研究为康复治疗技术提供了理论依据。Bohath治疗技术的理论基础、评定原则及治疗手技，均遵循儿童神经发育规律。姿势与粗大运动功能的改善和提高，主要依据儿童反射发育及粗大运动发育规律；精细运动功能的改善和提高，主要依据儿童精细运动功能发育规律；言语障碍的矫治，主要依据言语发育规律；精神心理障碍的矫治，主要依据心理发育规律。学习和研究人体发育学，还有助于在治疗中正确认识患者的心理状态，使康复治疗更加人性化、个体化，更符合从生物医学模式向生物-心理-社会医学模式的转变。因此，人体发育学是康复治疗技术的一门重要基础学科，只有全面了解人体发育规律，才能更好地促进康复治疗技术的发展。

5. *促进发育监测和评定技术的发展* 几百年来发育监测与评定技术的发展，主要以发育心理学为依据，尚难找出全面体现人体发育特点的监测和评定方法。随着医学科学的发展以及对生命质量的要求的提高，学习和研究人体发育学，将会为发育监测和评定技术的发展提供更为全面、系统的理论依据，从而促进发育监测和评定技术的良好发展。

第二节 正常发育规律

从康复医学角度研究人体的正常发育规律，一般着重于运动功能发育和心理社会功能发育两大方面。熟悉正常人体的发育规律对残疾人生理、心理和社会功能进行正确的评估，对帮助患者最大限度地恢复其功能，指导全面康复具有重要的意义。

一、生长发育的分期及特征

人的生长发育是一个连续渐进的动态过程。不应被人为地割裂认识。在这一过程中，随着年龄的增长，人体将发生量和质的变化，形成了不同的发育阶段。根据各阶段的特点可将人的生命全程划分为八个年龄阶段。

（一）胎儿期

从受精卵形成到胎儿娩出前为胎儿期，共40周，胎儿的周龄即胎龄。此期是个体出生前身体结构和功能在母体子宫内发育的重要时期，其影响是长期的，对整个一生有重要意义。母亲妊娠期间如受自身及外界不利因素影响，包括遗传因素、年龄因素、感染、放射线、化学物质、外伤、营养缺乏、疾病和心理创伤等都可能影响胎儿的正常生长发育，导致畸形、流产或宫内发育障碍。

（二）新生儿期

自胎儿娩出脐带结扎至生后28天之前，此期实际包含在婴儿期内。此期的小儿脱离了母体而独立生存，所处的内外环境发生了根本变化，适应能力尚不完善，加之如果有出生前和出生时的各种不利因素，发病率和死亡率都很高，先天畸形也常在此期被发现。

此期的主要特征：

①适应子宫外生活的生理学特征，如肺的换气、循环的重建和肠道的活动。

②适应独立生活的行为学特征及觉醒状态的调节，如注视物体或脸，对声音的反应，为了得到营养、确保安全等对感觉刺激做出适当反应并保持觉醒。新生儿的行为状态决定了他们的肌张力、自主运动、脑电图形式等，但新生儿的运动是非自主性的和不协调的。

③与外界环境和人相互作用的特征，如可以对环境和他人保持警觉并能适应，父母积极地调节婴儿的状态，同时也受到婴儿状态的调节，这种相互作用可以加快婴儿心理稳定和身体发育，同时也为父母和孩子之间心理的沟通奠定了基础，建立了新生儿的社会交往，是人际关系的最初形态。

（三）婴儿期

自出生至1周岁之前为婴儿期。此期是小儿生长发育最迅速的时期，对营养的需求量相对较高，但各器官系统生长发育不够成熟和完善，尤其是消化系统的功能不完善，容易发生营养和消化紊乱。来自母体的抗体逐渐减少，自身免疫系统尚未完全成熟，抗感染能力较弱，易发生各种感染和传染性疾病。

此期的主要特征：

①感觉和运动功能迅速发育：已有触觉和温度觉，味觉更加敏感，嗅觉反应比较灵敏，分辨声音的能力提高并可做出不同反应，追视移动的物体和远处的物体并开始能够分辨红色。原始反射逐渐减弱和消失，立直反射、平衡反应逐渐建立，在不断抗重力伸展发育过程中，从卧位到坐位直至站立和行走。

②言语功能的发育：从出生时就能发出哭叫之声，到1岁末时大部分婴儿能说几个有意义的词。

③开始产生最初的思维过程，自我意识的萌芽，情绪有所发育。

④可以接受大小便控制训练。

(四)幼儿期

自1周岁至满3周岁之前为幼儿期。此期的主要特征：①体格发育速度较前稍减慢；②智能发育迅速；③开始会走，活动范围渐广，接触社会事物渐多；④语言、思维和社交能力的发育日渐增速；⑤消化系统功能仍不完善，营养的需求量仍然相对较高，适宜的喂养是保持正常生长发育的重要环节；⑥对于危险事物的识别能力和自身保护能力有限，意外伤害的发生率较高。

(五)学龄前期

自3周岁至6~7岁入小学前为学龄前期。此期的主要特征：①体格发育处于稳步增长状态；②各类感觉功能已渐趋完善，空间知觉和时间知觉逐渐发育；③智能发育更加迅速，理解力逐渐加强，好奇、好模仿；④可用语言表达自己的思维和感情，思维活动主要是直观形象活动；⑤神经系统兴奋过程占优势，抑制力量相对较弱，容易激动，喜欢喧闹，动作过多，注意力易分散；⑥与同龄儿童和社会事物有了广泛的接触，知识面扩大，自理能力和初步社交能力得到锻炼；⑦初步对自己的性别有所认识。

(六)学龄期

自入小学前即6~7岁开始至青春期前为学龄期。此期的主要特征：①体格生长速度相对缓慢，除生殖器官外各器官系统外形均已接近成人；②认知功能继续发育，智能发育更加成熟，可接受系统的科学文化教育；③思维过程开始由具体形象思维向抽象逻辑思维过渡；④情感的广度、深度和稳定性都较前提高，较高级的情感如道德感、理智感和美感开始发展；⑤意志方面开始有了一定程度的自觉性、坚持性和自制力，但还很不稳定；⑥个性逐渐形成，带着个人特征的气质倾向已逐渐显露，性格特征也开始显露。

(七)青春期

一般从10岁到20岁，女孩的青春期开始年龄和结束年龄都比男孩早2年左右。青春期开始和结束年龄存在较大个体差异，可相差约2~4岁。这是告别童年、向成年过渡的转折阶段，也是生理和心理剧烈变化的时期。此期的主要特征：①体格生长发育再次加速，出现第二次突增高峰，女孩由于耻骨与髂骨下部的生长及脂肪堆积，臀围加大，男孩肩部增宽，下肢较长，肌肉强健；②生殖系统发育加速并渐趋成熟；③认知能力继续发育，注意、记忆、知觉和思维能力都有长足的进步，思维活动已能摆脱具体事物的束缚，进入抽象逻辑思维的阶段；④个性的形成，自我探索、自我发现和个人价值观念的形成，人生观和世界观的形成；⑤随着性的成熟、身材的陡长和第二性征的出现，心理上发生变化。

(八)成人期

18岁以后为成人期，又分为青年期(18~25岁)、成年期(25~60岁)和老年期(60岁以后)；是人生过程中最为漫长的时期。此期生理功能、心理功能以及社会功能都发生巨大变化，此期的主要特征：①青年期的发育基本成熟，功能最强但不够稳定；②成年期的生理功能逐渐衰退并出现更年期，心理功能相对稳定，承担最为重要的社会角色；③老年期的生理功能与心理功能全面衰退，社会功能减弱，直至生命结束。

二、生长发育规律

生长发育是一个连续的过程，各器官、系统的发育顺序，都遵循一定的规律。认识总的规律有助于对儿童生长发育状况进行正确评价与指导。

(一)生长发育的连续性和阶段性

生长发育在整个儿童时期是不断进行的，不同年龄阶段的生长发育有一定特点。各年龄阶段按顺序衔接，前一年龄阶段的生长发育为后一年龄阶段的生长发育奠定基础。任何一个阶段的生长发育都不能跳跃，任何一个阶段的生长发育发生障碍，都会影响后一阶段的生长发育。生长发育遵循由上到下、由近到远、由粗到细、由低级到高级、由简单到复杂的规律。如胎儿形态发育首先是头部，然后为躯干，最后为四肢；出生后运动发育的规律是先抬头、后抬胸，再会坐、立、行(由上到下)；从臂到手，从腿到脚的活动(由近到远)；从全手掌抓握到手指抓握(由粗到细)；先画直线后画圈、图形(由简单到复杂)；先会看、听、感觉事物和认识事物，发展到有记忆、思维、分析和判断(由低级到高级)。

(二)生长发育速度的不均衡性

人体各器官系统的发育顺序遵循一定规律，不以同一速度生长和停止生长，即有先有后，快慢不一。如神经系统发育较早，脑在生后2年内发育较快，7~8岁脑的重量已接近成人。生殖系统发育较晚，淋巴系统发育先快后慢，皮下脂肪发育年幼时较发达，生殖系统在生后第一个十年内几乎没有发展，青春期开始后迅速生长，肌肉组织则要到学龄期才加速发育。其他系统的发育基本与体格的生长相平行。体格的生长快慢交替，呈波浪式的速度曲线，男女不同。一般年龄越小体格增长越快，出生后以最初6个月生长最快，尤其是前3个月，第一年为生后的第一个生长高峰；第二年起逐渐减慢，到青春期又猛然加快，出现第二个生长高峰。身体各部位的生长速度不同，在整个生长发育过程中身体各部位的增加幅度也不一样，一般头颅增长1倍，躯干增长2倍，上肢增长3倍，下肢增长4倍。

(三)生长轨迹现象和生长关键期

人类生长的显著而基本的特征是自我稳定或向着一定的目标前进，在外环境无特殊变化的条件下，个体儿童的发育过程比较稳定，呈现一种轨迹现象(canalization)。这一轨迹有动态的、复杂的调控系统，其中个体的遗传特征起着关键的作用。它尽量使正在生长中的个体在群体范围中保持有限的上下波动幅度。一旦出现疾病、内分泌障碍、营养不良等阻碍因素，机体就会出现明显的生长发育迟缓；但当这些阻碍因素被克服，儿童立即会表现出向原有正常生长轨道靠近和发展的强烈倾向。这种在阻碍生长的因素被克服后所表现出的加速生长，并恢复到正常轨迹的现象称为赶上生长(catch-up growth)。赶上生长是儿童生长发育研究领域中的重要课题，它对于促进儿童生长发育具有重要的现实意义。但并非所有的疾病恢复过程必然伴随赶上生长。患儿能否出现赶上生长，能否使生长恢复或接近到原有正常轨迹，取决于致病的原因、疾病的持续时间和严重程度。如果病变涉及中枢神经系统和一些重要内分泌腺，病变比较严重，或者阻碍生长的因素发生在儿童生长发育的各个关键时期，就无法出现赶上生长。因此，了解和掌握生长关键期是非常重要的。许多重要的器官和组织的发育都有生长关键期(critical period of growth)，如该期的儿童正常发育受到干扰，常可残存为永久性缺陷或功能障碍。一旦不能抓紧时机治疗，这些器官组织即便出现赶上生长，也往往是不完全的。一般来讲，2~3 岁是口头语言发展的关键期；而掌握词汇能力则以 5~6 岁发展最快。儿童视觉发展的关键期是从出生到 4 岁，4 岁前形象视觉发展最敏感，4 岁是图像视觉辨别的最佳时期。掌握数的概念，最佳年龄是 5~5.5 岁，4~5 岁是儿童学习书面言语的最佳期。

(四)生长发育的个体差异

生长发育虽然按照一定的总规律发展，但在一定范围内因受遗传和环境因素的影响，存在相当大的个体差异。这种差异不仅表现在生长发育的水平方面，而且反映在生长发育的速度、体型特点、达到成熟的时间等方面。因此，每个人生长的“轨迹”不会和其他人完全相同。即使在一对同卵双生子之间也存在着微小的差异。儿童的生长发育水平有一定的正常范围，评价时必须考虑个体的不同因素，才能作出正确的判断。

三、生长发育的影响因素

(一)遗传因素

细胞染色体所载的基因是决定遗传的物质基础。父母双方的遗传因素决定儿童生长发育的“轨迹”，或特征、潜力、趋向。种族、家族的遗传信息影响深远，如皮肤、头发的颜色、面型特征、性成熟的迟早、对营养的需求量、对传染病的易感性等。严重影响生长的产前遗传代谢性疾病、内分泌障碍、染色体畸形等均与遗传直接有关并可导致生长发育障碍。

(二)环境因素

环境的影响对于儿童的生长发育有更为重要的地位，在采取有助于生长和协调发育的措施时必须考虑到环境因素。

1. *营养因素*　儿童的生长发育，包括宫内胎儿生长发育，需要充足的营养供给。营养素供给充足且比例适当，加上适宜的生活环境，可使生长潜力得到充分的发挥。宫内营养不良的胎儿不仅体格生长落后，严重时还能响脑的发育；生后营养不良，特别是第 1~2 年的严重营养不良，可影响体格及智能的发育，使身体免疫、内分泌、神经调节等功能低下。

2. *疾病因素*　疾病对生长发育的阻碍作用十分明显。急性感染常使体重减轻；长期慢性疾病则影响体重和身高的增长；内分泌疾病常影响骨路和神经系统发育；先天性疾病，如先天性心脏病，可导致生长发育迟缓。

3. *母孕期因素*　胎儿在宫内的发育受孕母生活环境、营养、情绪等各种因素的影响。母亲妊娠期精神创伤、生活条件恶劣、营养不良等可引起流产、早产和胎儿体格及脑发育迟缓。某些化学因素、放射线照射也可影响胎儿的发育。母亲妊娠早期的病毒感染可导致胎儿的先天畸形。

4. 家庭和社会环境　家庭环境对儿童健康的重要作用易被家长与儿科医师忽视。良好的居住环境，如阳光充足、空气清新、水源清洁、无噪声、环境无污染、居佳条件舒适，配合良好的生活习惯、科学管理、良好教养、体育锻炼等，是促进儿童生长发育达到最佳状态的重要因素。家庭成员对于儿童发育的影响越来越明显，良好的亲子关系有助于儿童健康心理的发育。近年来，社会环境对儿童健康的影响受到高度关注，包括社会的政治制度、经济状况、文化教育、卫生保健及社会福利等，都会对儿童的生长发育产生影响。

（三）遗传因素与环境因素的交互作用

生长发育既取决于遗传因素（内在因素）和环境因素（外在因素），也取决于二者之间的交互作用。例如，身高主要由遗传即生物学因素所决定，但环境因素包括营养物质的获取、进食习惯的形成等也会对身高也会起到间接的作用。为促进儿童的生长发育，采取有效措施积极预防各种遗传代谢性疾病及各类先天性疾病和发育障碍的发生十分重要。此外，科学合理的孕期保健、胎教、早期发现异常及早期干预，则是防治各类疾病及发育障碍的有效途径。总之，加强婴幼儿期以及儿童生长发育不同时期的指导及科学干预，创造适宜于儿童生长发育的社会环境，避免不良环境因素的干扰，对于儿童身心发育和健康十分重要。

四、体格发育

一般常用的体格生长发育指标有体重、身高（长）、坐高（顶臀长）、头围、胸围、上臂围、身体比例与匀称性。

（一）体重

体重为各器官、系统、体液的总重量，其中骨路、肌肉、内脏、体脂、体液为主要成分，是衡量体格发育和营养状况最重要的指标。我国正常新生儿的平均出生体重为 3.20~3.30 kg，一般男婴比女婴重 100 g。新生儿出生后可因摄入不足、胎粪排出及水分丢失而致“生理性体重下降”，一般在出生后 3~4 天降至最低点，以后逐渐回升，多在 7~10 天恢复到出生时体重。

随年龄的增加，儿童体重的增长逐渐减慢。正常足月婴儿生后第 1 个月体重增加可达 1~1.5 kg，生后 3 个月体重约等于出生时体重的 2 倍。4~6 个月平均每月增加 450~750 g，7~12 个月平均每月增加 220~370 g，全年共增加约 6.5 kg，1 周岁体重约为出生体重的 3 倍。1 岁以后体重增长变慢，1~2 岁内全年体重增长 2.0~2.5 kg，2~10 岁每年增长约 2 kg。青春期体重增加较快，男孩每年增加约 5 kg，女孩约 4 kg。儿童体重的增长为非等速增长，进行评价时应以个体儿童自身体重的变化为依据，不可用“公式”或人群均数当做标准值。为便于医务人员计算用药量和体液量，一般可用以下公式估计体重（表 1-2）。

表 1-2　儿童体重、身高估计公式

年龄	体重(kg)	年龄	身高(cm)
3~12 个月	[年龄(月)+9]/2	出生时	50
1~6 岁	年龄(岁)×2+8	12 个月	75
7~12 岁	[年龄(岁)×7-5]/2	2~12 岁	年龄(岁)×6+77

(二)身高(长)

身高指头部、脊柱与下肢长度的总和。身高的增长规律与体重相似，年龄越小增长越快，出现婴儿期和青春期两个生长高峰。出生时身长平均为 50 cm，城乡差别不大，男婴较女婴略长。生后第一年增长最快，约为 25 cm，前 3 个月增长 11~120 cm，约等于后 9 个月的增长值，1 岁时身高约为 75 cm；第二年身高增长速度减慢，约 10 cm 左右，2 岁时身高约为 85 cm；2 岁以后每年增长 5~7 cm。1 岁时身高约为出生时的 1.5 倍，4 岁时约为 2 倍，13~14 岁时约为 3 倍。

青春期身高的增长明显加速，身高突增的时间一般持续 3 年左右。男孩每年可增长 7~9 cm，3 年平均增长 28 cm；女孩每年可增长 6~8 cm，3 年平均增长 25 cm。突增期过后，身高增长速度减慢，直到女 17 岁、男 20 岁左右身高基本停止增长。身高受年龄、性别、种族、地区、生活水平、体育锻炼、疾病等多种因素的影响，其中遗传的影响最大。

(三)坐高(顶臀长)

从高为头顶到坐骨结节的长度。测量时 3 岁以下小儿取仰卧位，故又称为顶臀长。坐高的增长代表头颅骨与脊柱的生长，与身高比较时可说明下肢与躯干的比例关系。先天性骨发育异常与某些内分泌疾病所致的矮身材，可显示比例异常，如下部量特短多见于先天性甲状腺疾病及骨、软骨发育不全等。下部量过长，常常是生殖腺功能不全的症状。

(四)头围

头围是指自眉弓上缘最突出处经枕后结节绕头一周的长度。头围表示头颅的大小和脑的发育程度，是婴幼儿及学前儿童生长发育的重要指标。胎儿期脑生长居全身各系统的领先地位，出生时头相对大，平均头围 32~34 cm；年龄愈小，增长速度愈快，第一年前 3 个月头围增长值(6 cm)约等于后 9 个月的增长值(6 cm)，1 岁时头围约为 46 cm；生后第二年增长减慢，约为 2 cm，2 岁时头围约为 48 cm；2~15 岁头围仅增加 6~7 cm。头围大小与双亲头围大小有关。

头围的测量在 2 岁以内最有价值，连续追踪测量头围比一次测量更为重要，可以及时发现头围过大或过小的异常现象。过小的头围常提示脑发育不良；头围增长过速往往提示脑积水。

(五)胸围

胸围代表肺与胸廓的生长，在一定程度上表明身体形态及呼吸器官的发育状况。出生时胸 32 cm，略小于头围 1 cm；1 岁左右约等于头围，头围与胸围的增长在生长曲线上形成交叉，此后胸围一直超过头围，并以每年递增 1.5~2 cm 的速度快速发育。头胸围交叉出现的早晚常被作为营养好坏的一个指标。一般营养状况好的小儿头胸围交叉出现早。反之，则出现晚。

（六）上臂围

上臂围代表肌肉、骨路、皮下脂肪和皮肤的生长。1 岁以内上臂围增长迅速，1~5 岁增长缓慢，为 1~2 cm。在无条件测身高体重的情况下，一般可通过测量上臂围筛查 5 岁以下儿童的营养状况，≥13.5 cm 为营养良好；12.5~13.5 cm 为营养中等；<12.5 cm 为营养不良。

（七）身体比例与匀称性

在生长发育过程中，身体的比例与匀称性遵循一定的规律：

1. *头与身高的比例*　由于不同年龄段的生长速度不同而比例不同，头颅占身高的比例在婴幼儿期为 1/4，到成人后变为 1/8。

2. *体形匀称程度*　表示体形（形态）生长的比例关系，通常用胸围/身高×100（身高胸围指数）、体重指数[体重（kg）/身高^2（m^2），又称 BMI 指数（body mass index）]等表示。

3. *身材是否匀称*　以坐高与身高的比例表示，即坐高/身高×100（身高坐高指数），反映人体躯干和下肢的比例关系，反映体型特点。

4. *指距与身高的比例*　指距是两上肢向左右平伸时两中指尖之间的距离，正常时指距略小于身高，如指距大于身高 1~2 cm，可能与长骨的异常生长有关。

五、与体格生长有关的发育

（一）骨骼

1. *颅骨*　婴儿出生时各颅骨缝均未闭合，后囟已接近闭合。前囟位于两顶骨与额骨间，呈菱形。出生时对边中点连线为 1.5~2.0 cm，一般不超过 2.0 cm×2.0 cm。出生后随头围增大而变大，6 个月以后逐渐骨化变小。正常健康小儿约半数在 1~1.5 岁闭合，最晚闭合时间不超过 2 岁。囟门早闭多见于小头畸形，囟门晚闭见于脑积水、佝偻病、呆小病等，也偶见于生长过速的婴儿。

2. *脊柱*　脊柱的生长反映扁骨的发育，1 岁内生长快于四肢，以后生长速度落后于四肢。新生儿的脊柱是直的，3 个月能抬头时，出现颈部脊柱前凸的第 1 个弯曲；6~7 个月会坐时，出现胸部脊柱后凸的第 2 个弯曲；1 岁左右能行走时，出现腰部脊柱前凸的第 3 个弯曲，从而形成了为保持身体平衡的脊柱自然弯曲。各种原因所导致的骨骼发育不良，站立、行走、写字等姿势不正确，会造成脊柱侧弯、驼背和鸡胸等畸形。

3. *骨化中心*　骨骼的生长有两种方式：①干骺端成骨：长骨的生长主要是干骺端软骨的逐步骨化；②骨膜成骨：扁骨生长主要是扁骨周围骨膜的逐步骨化。骨化的过程较长，自胎儿期开始，直至成年期完成。正常儿童的成骨中心随年龄增长按一定时间和顺序先后出现和变化，X 线检查成骨中心的多少以及干骺端的愈合情况可以粗略判断骨骼的发育年龄。

（二）牙齿

婴儿乳牙萌出的时间和出牙数个体差异很大，大多数婴儿在 6~7 个月时开始出牙。生长发育正常的婴儿不仅出牙有时间规律，而且有对称规律，并按一定的顺序萌出。一般是下牙先于上牙，由前向后，即下中切牙，上切牙，下侧切牙，上侧切牙，第一乳磨牙，尖牙，第二乳磨牙。左右同名牙大致同时萌出，下颌牙萌出早于上颌同名牙，但一般不应早于半年；女孩通常出牙时间略早于男孩。6 岁以后乳牙开始脱落换恒牙，换牙顺序与出牙顺序大致相同。

(三)生殖系统

生殖系统发育分为胚胎期性分化和青春期生殖器官、第二性征及生殖功能生长两个过程。主要特征：①Y 染色体短臂决定胚胎期性分化的基因性别；②从出生到青春期前生殖系统处于静止状态；③进入青春期后，伴随生长发育的第二个高峰，性器官迅速增长，出现第二性征。此期开始的年龄及第二性征出现的顺序是女早于男，并存在较大的个体差异。

六、神经与心理发育

儿童生长发育过程中，神经心理发育与体格的生长具有同等重要意义。神经系统的发育和成熟是神经心理发育的物质基础，神经心理发育的异常不仅可以是某些系统疾病的早期表现，而且会阻碍儿童的健康成长，甚至会影响终生。

(一)神经系统的发育

1. 中枢神经系统的发育

(1)脑的形态结构：胎儿期神经系统的发育先于其他系统，重量占优势。新生儿脑重约 370 克(占成人脑重的 25%)，6 个月时脑重约为 700 克(占成人脑重的 50%)，2 岁时脑重约占成人的 3/4，4 岁时脑重为出生时的 4 倍，与成人接近，约为 1500 克。出生时神经细胞数量已与成人相同，但树突与轴突少而短。出生后脑重量的增加主要由于神经细胞体积增大和树突的增多、加长，以及神经髓鞘的形成和发育。神经髓鞘的形成和发育约在 4 岁左右完成，在此之前，尤其在婴儿期，各种刺激引起的神经冲动传导缓慢，易于泛化，不易形成兴奋灶，易疲劳而进入睡眠状态。神经细胞之间由突触连接，突触数目在生后迅速增加，6 个月时约为出生时的 7 倍，4 岁左右突触的密度约为成人的 1 倍半，持续到 10~11 岁，以后逐渐减少到成人水平。与突触密度变化相应，神经回路在生后迅速发育。

①脑重量：自妊娠中期开始到生后 18 个月，脑重量增加迅速，此后增重速度减慢。新生儿脑重为 370~390 g，1 岁为出生时的 2. 5 倍，3 岁为出生时的 3 倍，成人的脑重量为出生时的 4~5 倍不等。生后脑重量及体积的增加主要是神经元的树突和轴突数目的不断增加以及少突胶质细胞分裂旺盛的结果(图 1-1)。

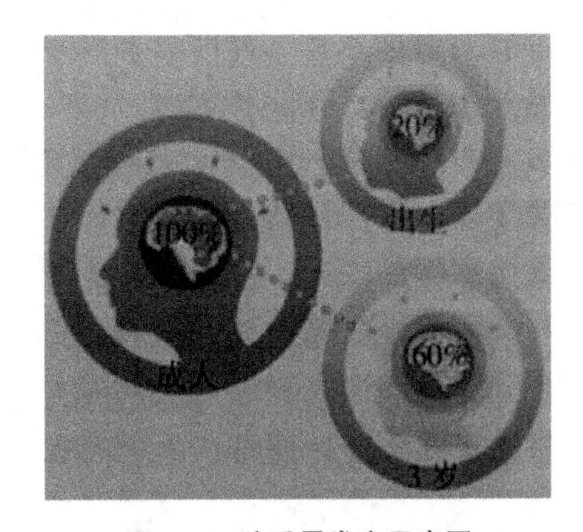

图 1-1 脑重量发育示意图

②细胞密度：脑细胞密度是以每一个显微镜视野内的神经细胞数目或单位脑重量中的 DNA 的量来表达的。前脑的细胞密度随着胎龄的增加而下降。这是由于细胞内物质及细胞外髓鞘的增加比细胞数增加快造成稀释所致，所以出生后前脑细胞密度改变不多。小脑细胞密度恰恰与前脑细胞密度相反，随着胎龄的增加而增加，并持续至出生后的第一年(图 1-2)。

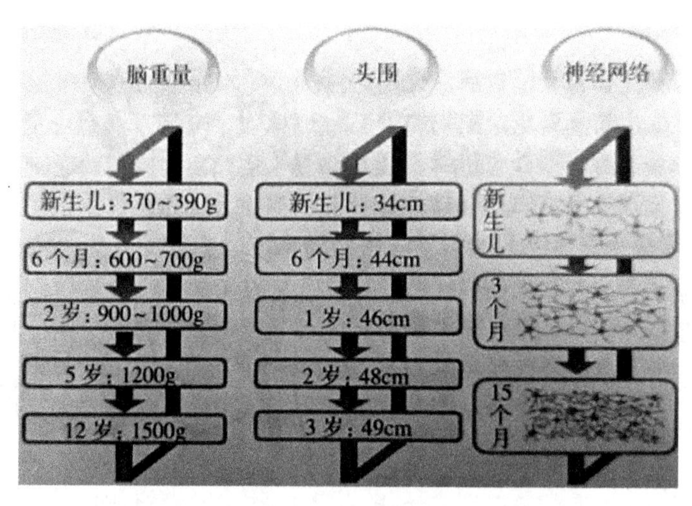

图 1-2　脑重量、头围、神经网络发育比较图

③脑细胞总数：通过测定脑内总 DNA 的含量，可以反映脑内细胞的总数。小脑细胞总数的增加的速度比前脑及脑干部位更加迅速，到生后 15 个月时小脑细胞的总数已达到成人的数目，而前脑及脑干部位的脑细胞总数仅为成人总数的 65%。小脑的迅速增长可由髓鞘形成的速度及小脑重量的增加反映出来，小脑发育的成熟与生长发育阶段较早出现平衡的功能是相一致的。

④生化成分的改变：人脑中的水分与其他正在发育的组织一样，随着发育趋向于成熟而逐渐下降，与此同时，脑组织中脂肪的含量逐渐增加。

⑤髓鞘形成：大脑各部位神经纤维髓鞘化的时间不同，锥体束的髓鞘化 2 岁完成，中央前回 7.5 个月髓鞘化完成，大脑颞叶、额极 19~20 个月完成，大约 2 岁时脑白质髓鞘化基本完成。髓鞘围绕在施万细胞周围，有 3~4 圈之多，其结果是将围绕在圈内的细胞质挤至细胞体内，而仅有 3~4 层细胞膜，即形成髓鞘（图 1-3）。

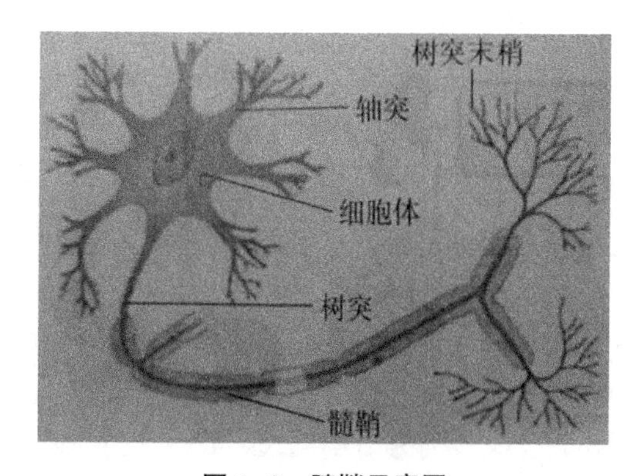

图 1-3　髓鞘示意图

（2）脑发育的关键期：科学研究表明，脑发育过程中存在关键期。这一时期，脑在结构和功能上都有很强的适应和重组能力，易于受环境的影响。关键期内适宜的经验和刺激是运动、感觉、语言及其他中枢神经高级功能正常发育的重要前提。如视觉发育的关键期被认为生后半年内最敏感，先天白内障的婴儿生后缺乏视觉刺激，如果到了 3 岁不能复明，即使手术治疗，患儿仍将永久性地丧失视觉功能。人类语言学习的关键期，一般在 5~6 岁以前。

（3）脑的可塑性：经验可改变脑的结构并影响其功能，未成熟脑的可塑性最强。脑的可塑性表现为可变更性和代偿性：①可变更性是指预先确定脑细胞的特殊功能是可以改变的，如视觉系统细胞被移植到脑的其他部位，这些细胞和新的细胞在一起可起新的作用，这一可变性应发生在脑发育的关键期内；②代偿性是指一些细胞能代替另一些细胞的功能，局部细胞缺失可用邻近细胞代偿，但过了脑发育的关键期，缺陷将成为永久性。婴儿早期中枢神经系统受损后，仍可在功能上形成通路，如轴突绕道投射，树突出现不寻常分叉，或产生非常规的神经突触，以达到代偿目的。

(4)脊髓：随年龄而增长。胎儿期脊髓下端在第2腰椎下缘，4岁时上移至第1腰椎。婴儿腱反射较弱，腹壁反射和提睾反射不易引出，到1岁时才稳定。3~4个月前的婴儿肌张力较高，克氏征可为阳性，2岁以下小儿巴宾斯基征(Babinski 征)阳性可为生理现象。

神经管顶部及底部的神经细胞并不增殖，故形状很薄，分别称为顶板和底板。而神经管两侧的上皮细胞迅速增殖，使侧壁增厚，腹部较背部厚，所以将神经管壁分为薄的顶板和底板、左右腹部的基板及背部翼板六个区域。在翼板处的成神经细胞形成后柱的感觉细胞或中间神经元，而基板的成神经细胞构成脊髓前柱。胸部、上腰部的基板外套层分化为脊髓的侧柱(为交感神经系统的节前神经元)，骶部的基板也分化为类似侧柱的结构(副交感神经系统)。胚胎第5周时已见到腹柱，以后侧柱出现，第7周时已见背柱。至胚胎4个月时灰质的结构基本上与成年人相似。随着脊柱成神经细胞的繁殖与分化，上行、下行的神经纤维也在发育并且增多。胚胎第4周时脊髓内已形成白质。脊髓内的神经纤维开始时均没有髓鞘，以后先在颈区出现髓鞘，而后向尾端方向逐渐髓鞘化，在胚胎后期大部分的轴突都已经出现髓鞘。生后第4个月时，由于上、下肢处肌肉较多，相应的感觉与运动神经元较多，在脊髓形成颈膨大及腰膨大。

自胚胎第3个月开始，脊髓位于椎管内，脊神经穿过相应的椎间孔。此后由于神经管外面的中胚层发育为骨和软骨的速度比脊髓生长的速度快，因此，相比之下，脊髓的末端逐渐向椎管的头端移行，至胚胎第25~35周时脊髓的末端自第二骶椎移至第三腰椎，成年时，其末端位于第一至第二腰椎之间。

2. *反射发育*　小儿神经反射的发育伴随神经系统发育的成熟度，分为5大类：

(1)出生时即有，终生存在的反射：这些反射是与生俱来的生理反射，由脑干部位的低级中枢控制，同时接受大脑皮层高级中枢的调控。如角膜反射、吞咽反射、瞳孔对光反射，出生后即有且终生存在。这些反射减弱或消失，提示神经系统病变。

(2)出生时即有，暂时存在的反射：原始反射(primitive reflex)是指小儿出生后即有，随年龄增大在一定的年龄期消失的反射，由脊髓及脑干部位的低级中枢控制，是婴儿初期各种生命现象的基础，也是后来分节运动和随意运动的基础。如吸吮反射、拥抱反射。应该出现时不出现，应该消失时不消失，或两侧持续不对称，都提示神经系统异常。

(3)出生后逐渐稳定的反射：浅反射与腱反射是终生存在的生理反射。

①浅反射：腹壁反射要到1岁后才比较容易引出，最初的反应呈弥散性。提睾反射要到生后4~6个月才明显。

②腱反射：从新生儿期已可引出肱二头肌、膝腱和跟腱反射。

这些反射减弱或消失提示神经、肌肉、神经肌肉结合处或小脑病变。反射亢进和踝阵挛提示上运动神经元疾患。恒定的一侧反射缺失或亢进有定位意义。

(4)出生后一段时间内可存在的病理反射：2岁以下正常小儿巴宾斯基征可呈现阳性，无临床意义，但该反射恒定不对称或2岁后继续阳性时提示锥体束损害。

(5)出生后逐渐建立，终生存在的反射：随着神经系统发育的成熟，原始反射逐渐消失，取而代之的是立直反射及平衡反应。

①立直反射的中枢在脑干，多于生后3~4个月逐渐出现，持续终生。

②平衡反应的中枢在大脑皮层，多于出生后6个月逐渐出现，持续终生。上述反射出现延迟或不出现提示中枢神经系统异常。

(二)运动发育

运动发育与体格发育、大脑和神经系统发育密切联系。运动发育包括粗大运动发育与精细运动发育两部分，是一个连续的过程。主要特点：

(1)粗大运动主要是指抬头、翻身、坐、爬、站、走等运动；精细运动主要指手的运动。粗大运动发育在先，精细运动发育在后，两者相互交融，共同发展。

(2)原始反射的发育、存在与消失是以后自主运动发育的基础。

(3)立直反射与平衡反应的发育是人类建立和保持正常姿势运动的基础。

(4)每个小儿都有运动发育的“关键龄”，“关键龄”时运动发育会有质的变化。

(5)头部运动先发育成熟，上肢运动发育比下肢早，会走之前手的功能已发育较好。

(6)头、颈、躯干的运动发育早于上肢与下肢的发育。

(7)所有小儿运动发育的顺序相同，但发育速度存在个体差异。

婴幼儿粗大与精细运动发育见表1-3。

表1-3　婴幼儿粗大与精细运动发育

运动水平	平均月(周)龄	运动水平	平均月(周)龄
拉起时头挺起并稳定	6周	拍打玩具	9个月
俯卧位肘支撑	3周	独站	10个月
翻身从仰卧位至侧卧位	3周	独走	12个月
抓物	3(4)周	搭2块积木	12个月
直腰坐	7周	使劲乱画	14个月
爬	8周	辅助上楼梯	16个月
拉起至立位	8周	跳	24个月

(三)语言发育

语言(language)是人类社会中客观存在的现象，是一种社会上约定俗成的符号系统，是由词汇(包括形、音、义)按照一定的语法所构成的。语言是儿童的认知能力与现实的语言环境和非语言环境相互作用的结果，是儿童与外界交往，促进身心发育的重要工具，在帮助儿童建立概念、指导思维、控制行为、帮助记忆、调节情绪等方面发挥着极其重要的作用。

语言发育与大脑、咽喉部肌肉的正常发育及听觉的完善有关，包括发音、理解、表达3个阶段。新生儿已会哭叫，3~4月龄能咿呀发音；6~7月龄时能听懂自己的名字；12月龄时能说简单的单词，如“再见”“没了”；18月龄时能用15~20个字，指认并说出家庭主要成员的称谓；24月龄时能指出简单的人、物名和图片；而到3岁时能指认许多物品名称，并能说由 2~3 个字组成的短句；4 岁时能讲述简单的故事情节。

1. 语言的定义和分类

语言是以词汇为基本单位、以字形和语音为要素、以语法结构为规律组成的体系。语言是一种符号系统，这种符号代表着一定的事物，是人们在社会生活中共同创造出来的，是人类社会中约定俗成的表达事物的符号系统。语言具有社会性、生成性、结构性和意义性四大特征，其中的社会性和生成性是作为语言的符号系统和其他符号系统的主要区别。语言的基本单位是词，具有音、形、义三个基本特征。“音”和“形”是词的外在表现形式，“义”是词的内容，即词本身所抽象概括的客观事物。语言是人类独有的一种认知功能，大脑每天加工处理的信息中最重要的是语言符号，包括听、视、说、写。从感知语言符号至语言表达，都与心理过程有着不可分割的联系。语言可分为口头语言、书面语言和手势语言三种。口头语言包括对语言的理解能力和语言的表达能力。书面语言是指阅读能力和书写能力。手势语言指通过手势、表情和身体姿势来表达思想和进行交流等。

2. 儿童语言的发育过程

儿童对语言的获得包括对语音、语义和语法的理解和表达，语言还是一种交际工具，儿童语言获得还应包括对语言运用能力的获得。因此，儿童语言的获得是对语言形式、语言内容和语言运用的综合获得。儿童语言的发育遵循一定的规律，具有节段性，虽然不同儿童达到某一阶段水平的时间有早有晚，但发育的基本阶段和先后顺序是一致的。

(1)儿童在掌握语言之前，有一个较长的准备阶段，称前语言阶段。前言语阶段可分为 3 个过程：

①前语言阶段感知能力：前语言阶段感知能力是儿童获得语言的基础，一般分为三个层次，即辨音—辨调—辨义三个层次。

0~4 个月是辨音阶段，在出生后到 4 个月左右的时间内，婴儿基本掌握了听单语音的本领。首先婴儿学会分辨语言声音和其他声音的区别(约出生 10 天)；其次是获得辨别不同话语声音的感知能力(24 天后)；2 个月后，能比较清晰地感知语音学意义上的单纯语音。

4~10 个月是辨调水平，在辨调感知中，婴儿开始时注意的是语音的不同，音高、音长变化并从中感知话语声音的社会意义。大约 6 个月开始，婴儿能同时感知 3 种不同的语调。例如，用微笑对愉快的语调作出反应，用平淡对冷淡的语调作出反应，而听到恼怒的语调时，无论实在的语义内容如何，婴儿或者愣住、紧张、害怕，或者用发脾气的“嗯” 声予以回应。

10~18 个月是辨义水平，随着感知能力的发展，婴儿越来越多地在感知人们说话时能将语音表征和语义表征联系起来，从而分辨出一定语音的语义内容，这时学习汉语的儿童开始学习通过汉语声、韵、调整合一体的感知来接受语言。10 个月大的婴儿可理解 10 个左右表示人称、物体和动作的词。12 个月之后的婴儿会对成人的话语表现出诧异，有会思考行为的反应。在之后的几个月中，婴儿说得少，说得不清楚，说得不准确，但婴儿却“懂得”很多，已经为正式使用语言与人交往做好了“理解在先”的准备。

②前语言阶段发音能力：前语言发音是儿童语言学习的另一种主要现象，指的是儿童正式说话前的各种语音发声，类似说话前的语音操练。目前在国内将这一时期分为三个阶段，即单音发声阶段、音节发声阶段和前词语发声阶段。

0~4 个月是单音发声阶段，在生后第一个月，哭叫是新生儿的主要发音，婴儿学会了调节哭叫声的音长、音量，能用几类不同的哭叫声表示不同的诉求，例如饥饿、疼痛、无聊、吃奶或要求拥抱等意思。2 个月大时，可以出现“哦、哦”做声的情况，多为简单的元音。

4~10 个月是音节发音阶段，在这一时期，一方面婴儿发音有了一定的指向性，较多的是对成人的社会性刺激作出反应，另一方面发音的内容与以前不同，出现了许多辅音和元音的组合。4~7 个月，婴儿的发音大多为单音节，类似于汉语音节中的零声母音节和部分声母加韵母的音节，这种情况反映出婴儿发音结构和中枢神经系统的变化。从 6 个月起，婴儿的音节发声中出现较多的重叠双音节和多音节现象。某些由辅音和元音结合的音节在一个确定的形态下重复，这是婴儿对发音结构更高级地控制的反映。

最后，在前词语发声阶段，婴儿能发出一连串变化不同的辅音加元音的音节，有重音和声调，似乎在说某个句子，在此阶段，出现了前阶段未出现的辅音。

③前语言交际能力：前语言交际能力是儿童获得语言之前，用语音及伴随动作或表情区替代语言进行交往的现象。

在 0~4 个月，婴儿已经能使用各种不同的哭声表示他们的需要，以吸引父母的注意，初期这种语言主要是用于满足自身的生理需要，到了 2 个月大，婴儿在生理需要得到满足后，能对父母的逗弄报以微笑，并可发出“哦、哦”等音节对逗弄予以回应。

4~10 个月是婴儿学习交际规则时期，4 个月左右的婴儿在与成人的交往中开始出现这样的变化：对成人的话语逗弄给予语音应答，仿佛开始进行说话交谈，在用语音与成人“对话”时，婴儿呈现出与成人轮流说的倾向，这表明婴儿开始敏锐地感觉到人们语言交往的基本要求。在 4~10 个月期间，婴儿逐渐学会使用不同的语调来表达自己的态度，而这种表达往往伴随着一定的动作和表情。

在 10~18 个月，婴儿出现坚持表达个人意愿的倾向，从交际习惯上，此时不同的婴儿会开始自己创造相对固定的“交际信号”，重复声音表达一种意思。这个时期的婴儿还逐步掌握了使用语音、语调和动作表情来达到各种交际目的，除了具备指令、要求、情感表达和评论情景的交际功能外，还具有表达陈述、否定、疑问、祈使等句式意义的功能。

(2)语言形成阶段：在这一阶段，儿童开始大量地理解语言，并且经过一段时间的沉默后开始主动说出有一定意义的词，随着词汇量的不断增加，掌握了一定的语言表达技能。在这个阶段，儿童先要听懂说话，然后才会说话。儿童最初的语言活动是从听懂成人说的话开始的，然后在听懂的基础上开始模仿，使用语言。1~1.5 岁儿童理解语言的能力高速发展，在这个基础上，开始主动说出一些单词，2 岁以后，语言表达能力迅速发展，并表现出明显的阶段性特征。

①单词句阶段(1~1.5 岁)：1 岁以后，幼儿在听懂词的基础上说出第一个词，从这个时候起，他的语言开始执行最初的交际功能。这一时期，幼儿喜欢说重叠的音，譬如“灯灯”“饭饭”等。因为对词的理解还不够精确，说出的词往往代表多种意义，比如见到爸爸叫“爸爸”，但是见到其他男性也会叫“爸爸”。同时由于发音还处于初级阶段，往往使用一两个词代表一个句子的意义，比如说“妈妈要”这个词，不但代表着告诉妈妈他要吃东西，也有可能表示他需要某一种玩具。

②双词句阶段(1.5~2 岁)：在 1.5 岁以后，随着词汇量大量增加，出现了双词或三词组合在一起的句子，比如“吃饭饭”等。这时候的句子简单，短小，不完整，犹如电报一样，但结合一定的生活情境，也能理解其中的含义。此外，1.5~2 岁的儿童表达中，词序颠倒很常见，因为幼儿还不懂得正确的语法规则。随着语言的应用和时间，以及在生活中获得正确的

语言示范，其表达性语言会有更进一步的发展。

③完整句阶段（2~3岁）：2岁以后的幼儿，会开始学习合乎语法规则的完整句子，更为准确地表达自己的想法，如果在生活中形成良好的语言环境，这一时期将是幼儿语言发育最迅速的时期。2~3岁的幼儿能说出完整的简单句，并出现复合句，懂得表达中的因果关系，并且随着生活阅历的增加，词汇量高速发展，能掌握1000~2000个词汇。

（3）语言的发展阶段：在发展阶段，儿童在语音、词汇、语法、口语表达能力及语言技能方面均有高速的发展。幼儿发音的正确率随着年龄的增长而提高，错误率随着年龄的增长不断下降，3~4岁为语音发育的飞跃期，在正常的情况下，4岁的儿童能够基本掌握本民族的全部语音。患儿的词汇量快速增加，呈现出阶段性，这是由量变到质变的发展规律所决定的。根据我国学者统计我们可以知道，3~4岁儿童的词汇为1730个，4~5岁儿童的词汇量为2583个，5~6岁儿童的词汇量为3562个，4~5岁的比3~4岁的儿童增长了49.3%，5~6岁的儿童比4~5岁的儿童增长37.9%。在早期儿童的词汇量中，实词占绝对多数，实词中以名词和动词占绝对多数，其他的还包括副词、形容词、量词、人称代词等。词汇量的增多，必将带来句子的形成，在这个阶段，儿童的句子表达从简单到复杂逐渐转变，比如根据研究，2岁以前的儿童以5字以下的句子为主，没有16个字以上的句子，2岁以后的句子以6~10字为最多，并且有了16个字甚至20个字的长句出现。

3岁后，儿童语言的交往功能和语音调节功能也得到了长足的发展。3岁前的幼儿的语言多为情境性对话语言，3岁后开始了独白式语言，6、7岁的儿童才能比较连贯地进行叙述，连贯性语言的逐步发育，使儿童能够独立、清楚地表达自己的思想。内部语言是指自己思考问题时所用的一种特殊的语言形式，是儿童进行思维的媒介之一，它是在3岁后外部语言得到充分发展的基础上产生的，随着内部语言的发展，儿童语言的调节功能才能逐渐形成和发展起来（图1-4）。

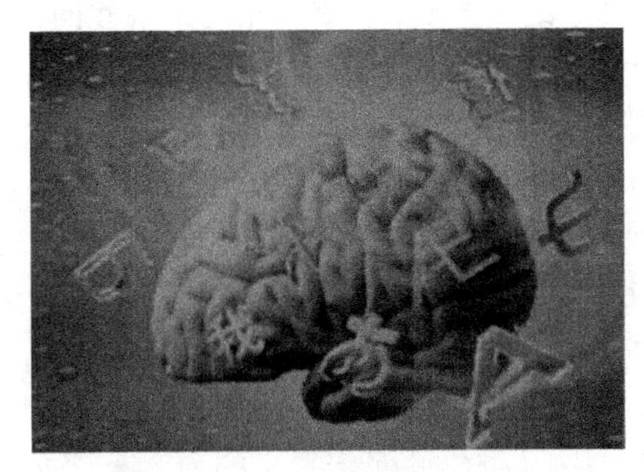

图1-4　语言调节是随着内部语言的发展而发展的

3. 影响语言发育的常见因素

（1）智力低下：智力和语言的发育有着极其密 切的关系，智力低下可影响语言能力的发育，智力低下的儿童难以集中精力注意别人对他说什么，模仿能力差，难以理解词的意思，语言表达能力难以获得。

（2）听力障碍：听觉是语言感受的一个重要渠道，如果儿童存在各种各样的听力障碍，影响声音语言的输入，则语言信息的接受和表达都会受到影响，从而产生程度不等的语言发育障碍。

（3）自闭症：语言障碍是自闭症三大核心症状之一，自闭症儿童基本无语言表达能力，他们的听力正常，但是不能正常发挥其用语言和用非语言交流的技能，自闭症儿童常有模仿语言行为，但这种模仿行为与正常儿童在发育过程中"有意的"学习语言的模仿行为不同，它是一种频繁出现、无缘无故的语言，鹦鹉学舌般的自言自语，极少具有交流性质。

（4）不适当的语言环境：个别家庭中使用多种语言进行交流，比如普通话和多种方言夹杂交流，或父母缺乏与儿童的语言交流，没有创造适当的语言刺激环境，很少搭理儿童的各种问话，都会影响儿童的语言进步。

(5)脑损伤：脑损伤儿童的感觉系统或多或少会受到破坏，无论是先天还是后天原因所造成，均会引起显著的语言发育迟缓。

(6)其他，家族遗传因素、各种视觉障碍、个体的差异等多种因素也会影响儿童的语言发育。

(四)认知功能发育

认知(cognition)指认识活动的过程，是大脑反映客观事物的特征、状态及其相互联系，揭示事物对人的意义、作用的一类高级心理活动。认知能力包括感知觉、注意、记忆及思维等方面。儿童的认知发育过程是一个有质的差异的连续阶段。感知觉发育是探索世界、认识自我过程的第一步，是以后各种心理活动产生和发展的基础，是注意、记忆、思维、想象等心理活动产生和发展的直接或间接基础。

1. 感知觉发育　感觉(sensory)是指人脑对直接作用于感觉器官事物个别属性(颜色、声音、气味等)的反映以及对手身体状态的感觉，如运动觉与平衡觉。知觉(percepion)是对多种感觉的统合，是人脑对作用于感觉器官事物的整体属性的反映。出生后前几年感知觉发育迅速，婴幼儿频已完成绝大部分。

感觉发育包括视觉、听觉、味觉和嗅觉以及皮肤感觉发育等。视感知发育包括视觉感应功能的建立、注视及追视物体、区别形状、区别垂直线与横线、视深度知觉发育，还包括对颜色的区分与反应，将颜色与颜色的名称相联系等的发育。听感知发育包括从出生后具有听觉功能，对声音以惊反射、啼哭或呼吸暂停等形式的反应，到头可转向声源、对悦耳声的微笑反应、确定声源、区别语言的意义、判断和寻找不同响度声音的来源等。还包括从模仿声音，到叫其名字有反应、听懂家庭成员的称呼。听感知发育和儿童的语言发育直接相关，听力障碍如果不能在语言发育的关键期内得到确诊和干预，则可因聋致哑。味觉是个体辨别物体味道的感知觉，在婴幼儿期最发达，儿童期后逐渐衰退，4~5 个月是味觉发育关键期；嗅觉是辨别物体气味的感觉，7~8 个月嗅觉发育已经很灵敏，1 岁以后可以区别各种气味。皮肤感觉包括触觉、痛觉及温度觉。触觉是引起某些反射的基础，是婴儿认识事物的主要手段之一。抚触就是通过对婴儿触觉的刺激，增强其触觉敏感性，加强对外界反应，是促进发育的手段。痛觉出生后存在并逐渐敏感，温度觉出生时就很灵敏。2~3 岁幼儿能很好地辨别各种物体的不同属性，如软和硬、冷和热、粗糙和光滑等。

知觉是对感觉的加工过程，是对事物各种属性的综合反映。其发育的顺序为：对形状的知觉→对物体的整体知觉→会避开危险→能将从不同位置和角度看到的物体统一起来。知觉还包括大小知觉、空间知觉、距离知觉、时间知觉、自我知觉等，随着年龄的增长逐步发育。丰富的环境刺激对婴儿的感知觉活动有着非常重要的意义。

表 1-4　认知发育过程中感知觉阶段

阶段(感知运动)	年龄	特征
第一阶段	0~1 个月	以原始反射活动适应环境
第二阶段	2~4 个月	喜欢重复偶然发生的动作，形成习惯动作

续表1-4

阶段(感知运动)	年龄	特征
第三阶段	5~10 个月	意向性动作萌芽，对动作结果感兴趣，反复训练特定动作
第四阶段	11~12 个月	智慧动作出现，形成物体永存概念，用既有方法解决简单问题
第五阶段	13~18 个月	间接行为发展，会利用工具
第六阶段	19~24 个月	活动内化，利用文字符号信息，感知运动方式向心理表象过渡

(1)视觉：人体接收的信息(包括图像和文字)有 80%来自视觉，视觉系统是在婴幼儿出生以后才开始发育的，人的眼睛能看到物体并区分颜色，是因为物体会发光或者反射光。所以光是产生视觉的物质基础，也是色觉的基础。出生后 1 个多月时小儿由于通过眼睛接收视觉信息的视觉结构和视神经还没有发育成熟，具体地说，他们的视网膜上的锥体细胞还没有发育成熟，看到的只是光和影，视力不到 0.1，他们的最佳焦距是 20~38 cm，仅看清眼前 15~30 cm 内的物体，能注视物体了，也就是说宝宝吃奶时刚好可以看到母亲的脸(图 1-5)。到了 2 个月时婴儿视觉集中的现象就越来越明显，喜欢看活动的物体和熟悉的大人的脸。3 个月时能固定视物，看清大约 75 cm 远的物体，视力约为 0.1，注视的时间明显延长了，视线还能跟随移动的物体而移动。婴儿在 2 个多月时，色觉就有了很大的发展，到了 3 个多月时已能辨别彩色与非彩色。婴儿对色彩有偏爱，喜欢看明亮鲜艳的颜色，尤其是红色，不喜欢看暗淡的颜色。他们偏爱的颜色依次为红、黄、绿、橙、蓝等(图 1-6)，所以我们经常要用红色的玩具来逗引孩子也正是这个道理。在 3~4 个月期间，小儿双眼对焦时能产生立体感，对光谱的感受度已接近成人的水平。6~12 个月是宝宝视觉的色彩期，也是宝宝视敏度发展的关键期。也有的专家认为，对色彩的敏感在出生后四个月就开始产生了。1 岁到 3 岁阶段，小儿的视觉进入建立立体感的黄金时期，开始对远近、前后、左右等立体空间有了更多的认识，他们的视觉开始从认识二维空间向三维空间过渡。3 岁到 6 岁是宝宝视觉发展的空间期，他们可以准确判断出物体的大小、上下、前后、左右、远近，此时宝宝的视力才达到成人的水平。7 岁以后，小儿的视觉追踪能力随阅读能力的发展而发展(图 1-7)。

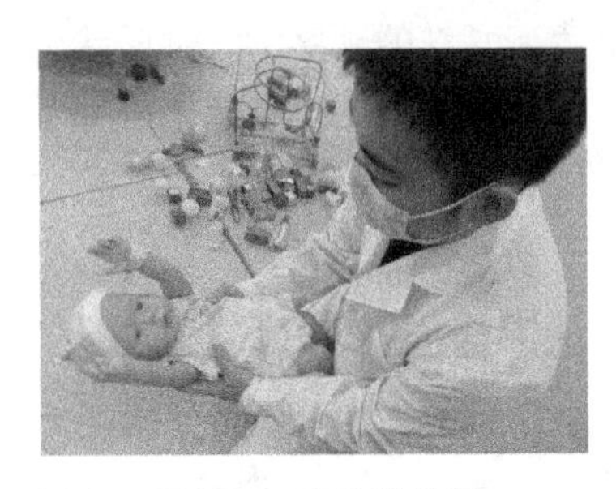

图 1-5　婴儿的注视

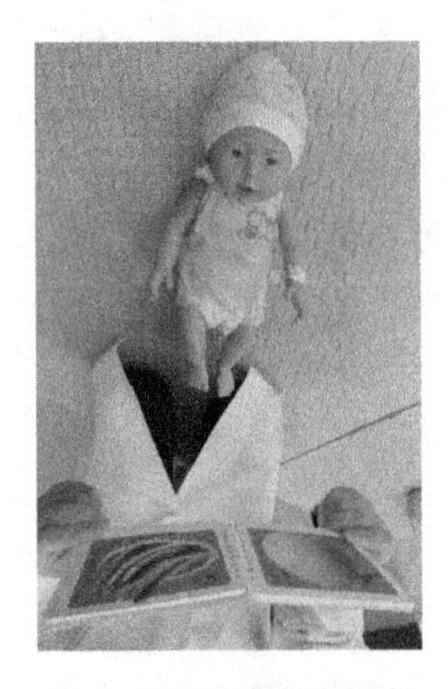

图 1-6　婴儿喜欢颜色

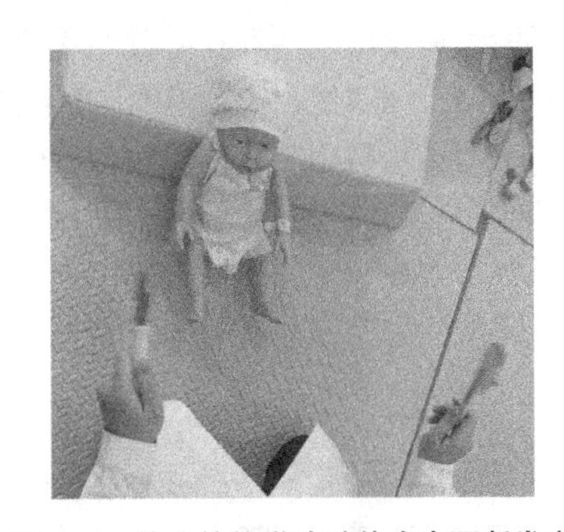

图 1-7　幼儿的视觉追踪能力在不断发育

视知觉的内涵包括视觉动作整合(即所谓的手眼协调)、视觉分析技巧(针对视觉信息进行处理)以及空间视知觉(分辨自己与周围环境的相对关系)三种。小儿出生后，即开始进入视知觉发育的关键期。婴幼儿的视觉发育关键期在2岁前，如果此阶段缺乏适度的视觉刺激，将使眼睛的视锥细胞无法成熟，脑部的神经连接难以建立，视知觉中枢也无法发展。

(2)听觉：小儿的听力开始得很早，甚至起于胎儿期。近年来，儿童早期教育研究者认为，胎儿在母腹内已经拥有了听觉，早期听觉刺激是胎教的主要方法之一。婴儿在有了听觉之后，他就要不停地听，只要在他的听觉范围内，他便收入耳中产生听觉，传入大脑，留下痕迹，一直到入睡为止。美国著名的儿科医生布雷寿顿曾经做过一个有趣的实验：使妊娠7个月的母亲处于B超的荧光屏前，观察胎儿对声音的反应。当胎儿在觉醒状态，听到母亲腹壁外的格格声时，头会转向声音发出的方向。而另一个美国医生迪卡斯帕以另一个实验，证明了新生儿喜好的奥秘。他在新生儿嘴里放置一个橡皮奶头，连接一对软垫耳机，奶头又和一种可以记录吸吮速度的装置相连。

医生能通过耳机控制给小儿听到的声音，同时通过装置记录吸吮的速度。试验是这样进行的，12个生后1~2天的新生儿，当他们高速度吸吮时能听到母亲的声音，吸吮低速度时听到父亲的声音，结果有11个新生儿高速度地吸吮。为了保证这不是因为小婴儿喜欢高速度吸吮，他们做了相反的训练，即吸吮低速度时能听到母亲的声音，结果他们又很快学会了使吸吮速度减慢。这个实验证明了新生儿对声音能明确地分辨并有明确的喜好。

许多的实验证明，一个月的小婴儿已经具备辨别声素、揣摩发音部位及发音方式的能力。现代一般认为，新生儿已经能对某些声音发生反应，但明显的听觉集中在3个月时才能清楚地表现出来，即能感受不同方位发出的声音，并将头部转向声源。3~4个月的婴儿，已经能对音乐表现出愉快，对强烈的声音表示不安；6个月的时候，婴儿已经能从母亲的语言中辨识韵母；到1岁的时候，已经能分辨出声母的不同。

听觉不仅能使婴儿辨认周围环境的多种声音，而且能凭此掌握人类的语言，婴儿期是儿童语言发育最迅速的时期。因此，听觉的发育在这个时期具有更加重要的意义，对语言的形成具有绝对的影响力。一般来说，先天的听觉障碍应该在6个月之内发现，及时做治疗与矫正，才不会妨碍语言的发育。

(3)触觉：触觉是人体发展最早、最基本的感觉，也是人体分布最广、最复杂的感觉系统，触觉在人类感觉系统功能中占有很重要的位置，是人类最早出现的感觉之一，胎儿在母亲肚子里就已经有触觉了。当母亲抚摸肚子时，胎儿就可以感觉得到。一般来说，胎儿到了7周大左右时，口腔就开始对外来的触觉刺激有所反应，并能通过皮肤感觉周围的环境。而另一个较早成熟的系统则是控制平衡感的内耳系统，胎儿亦可通过该系统接受母体摇动所传来的刺激。对于早产儿来说，由于出生的时间比较早，错过了在妈妈肚子里最后发育成熟的时机，因此对外界的刺激显得比较敏感。

胎儿在子宫内的感觉体验，出生时通过产道的感觉体验，出生后与外界的温度、事物以及和他人皮肤接触的感觉体验等，都对提高胎儿和新生儿神经系统的功能起着重要的作用。触摸觉是皮肤觉和运动觉的结合，对儿童的动作和心理发展，都有很重大的意义。触摸觉的绝对感受性在儿童很小的时候就开始出现，如对粗细、软硬、轻重的辨识。触觉的差别感受性则从学龄前期才发展起来，如用双手比较两个体积相同而重量不等的物体。学龄前期的儿童(在蒙住眼睛情况下)手的触摸运动的特点随着年龄的变化而变化，3~4岁时的触摸动作还跟玩弄物体不大能分开，到了4~5岁时还不能较好地进行探索性的触摸活动，这与4~5岁儿童小关节(指关节，腕关节)活动的进步不显著有关，6~7岁儿童才能出现细微的触摸活动。

从发育上来说，触觉的发育可以分为四个阶段。①胎儿期：在其他感觉开始运作前，胎儿的触觉已经首先发挥作用。胎儿2个月时，唇部出现最原始的感觉细胞，即末梢神经小体。如果触碰其唇部，会出现规避反射。4个月时，上唇和舌头被触摸，则出现吸吮动作，如果手心被触摸，出现抓握反射，如果触碰其脚底，脚趾会动，膝关节和髋关节会出现屈曲动作，7个月则会吸吮拇指。②婴儿期：婴儿的防御反应很强，识别反应刚开始发育。婴儿对触觉的接收经常与其他感觉混淆，此即共感现象。所以为婴儿做按摩时，需要同时对他说话，因为声音会增加婴儿对触感的感受性。运用感觉统合的观念，提供良好的、安全的环境，让患儿多爬行，可以大大提升婴儿感觉的整体发展。③学步期：幼儿学会走路之后，喜欢到处触摸各种物品，触觉识别能力迅速增强。这个阶段幼儿将触摸印象和视觉影像相配对，建立正确的形状知觉，在这个阶段，触觉防御系统与辨识系统同等重要。如果在这个阶段触觉防御现象仍过于强烈，可多用触压法，如拥抱、用毛毯包裹其身体，用软刷刷身体和四肢，会有良好的效果。④学龄前期：学龄前期的儿童喜欢各种玩具，辨识系统发展终于超过防御系统，学习能力有突破性进展。在这个阶段，应提供各种安全的玩具让小儿无所顾忌地把玩，以启发手掌的触觉辨识能力，辅助视知觉的形成，奠定手眼精细协调动作的基础。

(4)味觉：味觉可以使我们感受到苦、甜、酸、咸等味道。如吃药的时候，会觉得苦而难以下咽，如果味觉告诉我们某个东西是有害的，我们马上会把他吐出来。新生儿有良好的味觉，从出生后就能精细地辨别不同溶液的滋味，生后只有1天的新生儿对浓度不同的糖水吸吮的强度和量是不同的。他们喜欢较甜的糖水，吸吮浓度较高的糖水比浓度较低的糖水量多，而且吸吮的力量明显增强。对于咸的、酸的或者苦的液体有不愉快的表情。从婴儿4个月起，有计划地逐步提供不同的辅食，一次尝试一种新添加的食物，每次都应该从最少量起逐渐增加。较大些的儿童，可以让其观察并参与食物的制作过程，在制作过程中，鼓励其发挥想象力和创造力，以不同的方式制作食物或者搭配食物，以期增加儿童对食物的新鲜感及生活情趣。另外，应从小培养儿童细嚼慢咽的好习惯，不仅能品尝每种食物的美味，还有利于儿童对食物的消化、吸收。

(5)嗅觉：嗅觉是一种凭直觉反应的感觉，当人吸气时，空气中的气味借鼻黏膜上的感受器，由嗅觉神经传送到大脑颞叶的海马回，即嗅脑。胎儿从5个月开始，嗅觉器官就开始运作，可以闻到气味。刚出生1 h的新生儿闻到腐臭的气味，脸部即出现痛苦扭曲的表情，闻到令人愉悦的气味，脸部即展现笑意。在母亲哺乳的过程中，婴儿得以近距离认识母亲的体味，而且他们偏好熟悉的气味，母亲不在身边，婴儿哭闹不休时，可将留有母亲体味的衣服放在婴儿的枕头下，帮助婴儿睡眠。英国牛津大学一位研究者发现，生后6天的新生儿能辨别自己母亲的气味。试验是这样进行的，在喂奶时，每个母亲用一块纱布垫吸收流下的乳汁，在受试婴儿鼻子两侧各放一块奶垫，一侧是婴儿自己母亲的奶垫，另一侧是其他母亲的奶垫，观察婴儿能否认识并将头部转向母亲的奶垫。结果显示，生后2天的新生儿不表现出对自己母亲奶垫的兴趣，而在第6天，大多数新生儿能经常地将头部转向自己母亲的奶垫。为了防止偶然性，奶垫的位置每分钟改变一次，结果小儿仍能准确地将头部转向自己母亲奶垫的一侧。说明了生后6天的新生儿确实能闻出自己母亲的气味了。

与此同时，母亲也能分辨自己婴儿的气味。如果将母亲的眼睛遮住，将不同的婴儿放在她的鼻子附近，他们能凭气味确定谁是自己的孩子。因此，在婴儿期，嗅觉也是亲子关系的一个重要促成部分。

另一方面，对人类而言，嗅觉有着保护身体的重要任务。比如，当我们闻到食物的恶臭，闻到空气中刺鼻的味道，会立即离开，使身体不受到伤害。嗅觉作出这类反应时，无需依赖智慧作出判断，速度比使用视觉、听觉都要快。

2. *注意的发育*　注意(attention)指的是对一定对象的有意识的指向性，是一种定向反应，是心理过程的动力特征。注意分为无意注意(随意注意)和有意注意(不随意注意)，是儿童探究世界的“窗口”。婴儿期以无意注意为主，随着年龄的增长逐渐出现有意注意。5~6岁后儿童能较好控制自己的注意力。

无意注意是自然发生的，无需意志努力的注意，如儿童听到汽车鸣笛时不自主地去注意。婴儿生后就拥有无意注意，具备了对外界进行扫视的能力。1~3个月的婴儿存在对对称性、集中的或轮廓密度大的图形的注意；3~6个月婴儿的视觉注意力进一步发展，对外界的探索积极性更强，对可视的物体存在兴趣偏向；6个月以后的婴儿，存在除视力外，听觉、触觉的注意；1岁以后，幼儿开始出现有意注意，但整体上仍以无意注意为主。

有意注意是指自觉的，有预定目的的注意。如学生听课时需有意地集中注意在老师的讲课上。3~4岁，能注意到事物外部的鲜明特征以及事物之间的明显联系；到了5~6岁，儿童的注意力有了独立控制的意识，注意力的集中性、稳定性开始逐步提高，开始能较好地控制自己的注意力，但往往带有情绪色彩，易受外界其他任何刺激的影响，总体上维持时间为10~15 min。5岁以后能够注意到事物的内部状况及固定关系。此时，若注重学前教育和培养，可提高有意注意。进入小学后有意注意进一步发展，具有更高的选择性和目的性，低年级儿童对于具体的、活动的事物及操作性的工作，注意力容易集中和稳定；中、高年级的儿童会容易注意一些抽象或引起思考的事物。

两种注意在一定条件下可以相互转换。注意是随着年龄的增长而逐渐发展起来的，额叶、脑干、丘脑在调节有意注意方面起重要作用，随年龄的增长，知识经验逐渐丰富而扩大。

注意对儿童认知的发展非常重要，从小培养对后天智能发展有好处。对3岁以前的儿童来说，首先要注意给他们提供丰富的环境，扩大经验，增长知识，发展感知觉。人的感知觉越敏锐，他的注意就越容易被外界刺激物所引起。3岁以上的小儿，要注意培养他们的兴趣、意志和自制力，发展有意注意，并逐渐学会控制自己的注意。注意持续时间有一定的限度，应根据注意时间的长短来安排其学习和生活。

3. *记忆的发育*　记忆(memory)是将所学得的信息储存和“读出”的神经活动过程，可分为感觉、短时记忆和长时记忆。长时记忆又分为再认和重现两种。再认是指过去感知的事物再出现时能将其认出来；重现是指过去感知过的事物虽不在眼前出现，但可在脑中重现。1岁内婴儿只有再认而无重现，随年龄的增长，重现能力增强。幼儿只按事物的表面特性记忆信息，以形象记忆和机械记忆为主，易记易忘，记忆不精确。随着年龄的增加、理解和语言思维能力的加强，逻辑记忆逐渐发展。

记忆是智力的基础。记忆作为重要的心理过程，是对经历过的事物的反映，即经过一段时间后其印象仍能保留在头脑中并在一定条件下能重现出来。依靠记忆把过去的经验保存在自己的头脑中，然后在经验的基础上，进行思维和想象活动，然后又作为经验保存在大脑中，作为进一步思维、想象和增长知识的基础。在解决复杂问题时，由记忆提高的知识经验，起着重大作用。从而让思维逐步深化、复杂化、抽象化，促使智力逐步向更高的水平发展。记忆是在头脑中对于过去经验的识记、保持和应用，是对信息的选择、编码、储存和检索、提取过程，同时连接着人们的心理活动的过去和现在，是人们学习、工作和生活的基本技能。

(1)婴儿的记忆：条件反射的出现是记忆开始的标志，运动性记忆出现最早(生后2周左右)，其次是情绪性记忆(半岁左右)，然后是形象性记忆(6~12个月)，词的逻辑性记忆最后出现。

(2)幼儿的记忆：3岁儿童的记忆以无意记忆为主，有意记忆般在3~4岁开始出现并逐渐发展起来，5岁后可以运用简单的记忆方法来帮助记忆，如重复、联想。学龄前儿童机械识记占主导地位，无意记忆的效果优于有意记忆的效果。此期儿童记忆的另一个特点是形象记忆，表现为对具体形象的东西比较注意，也容易记忆，其记忆在游戏中或者通过讲故事的方式能得到较好的效果，而抽象的道理则不容易记牢。另外，幼儿记忆很容易受成人的暗示，也很容易发生现实与臆想混淆的现象，与此相联系的是幼儿十分相信童话或传说中的人物与情节，自己也会编织一些自己向往的却又根本不存在的事情，成人却往往以为儿童在撒谎。

(3)记忆的发展：小学生的记忆能迅速发展，主要表现在以下3个方面，其一：从机械识记占主导地位逐渐向理解记忆占主导地位发展；其二：从无意识记占主导地位向有意识记占主导地位发展；其三：从具体形象识记占主导地位向词的抽象识记逐渐增长发展。

4. *思维的发育*　思维(thinking)是人脑对客观事物的概括和间接的反映，是一种以感知觉、表象、语言等为基础的高级认知过程，是智能的核心。1岁以后的儿童开始产生思维，在3岁以前只有最初级的形象思维；3岁以后开始有初步抽象思维；6~11岁以后儿童逐渐学会综合分析、分类比较等抽象思维方法，具有进一步独立思考的能力。

5. *想象的发育*　想象是指人感知过的客观事物在头脑中再现，并对这些客观事物重新组合、加工创造出新客观事物的思维活动。新生儿无想象能力；1~2岁儿童仅有想象的萌芽；学龄前期儿童仍以无意想象为主；学龄期才迅速发展有意想象和创造性想象。

想象是人脑对已有表象进行加工改造形成新形象的心理过程。想象不是表象的简单再现，而是在记忆表象的基础上在头脑中进行加工、重新组成过去从未感知过的新形象。1岁以前的小儿没有想象，1~3岁开始有想象的萌芽，3岁左右想象的内容非常贫乏，3~6岁已具有丰富的想象力，以无意想象和再造想象为主，5~6岁儿童象征性游戏已发展到顶峰。儿童最初的想象出现在2岁左右，从3岁开始，随着生活经验的积累和游戏活动的发展，想象有了进一步的发展，其发展顺序是从无意想象到有意想象，从再造想象到创造想象(图1-8)。因此，随着儿童生活经验和知识的增长，多鼓励儿童参加形象性和新颖性强的有益游戏活动，想象才逐步发展丰富。

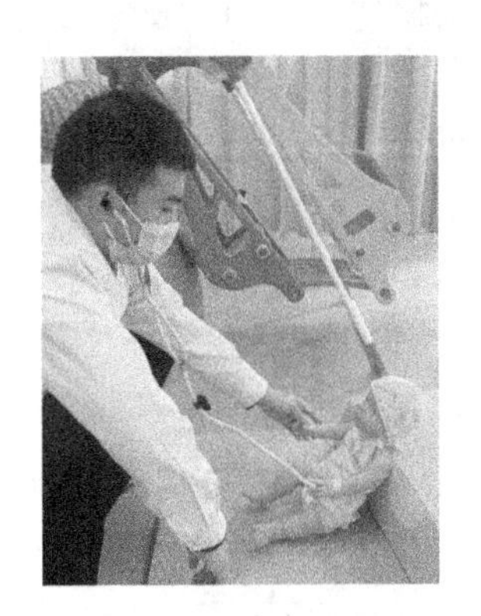

图1-8　想象的发育

(五)情绪、情感及社会功能发育

情绪、情感是以人的需要和主观态度为媒介的心理活动，是人对客观事物的态度的一种反映。情绪是比较短暂的状态，情感则是比较稳定和持续的状态。新生儿因生后不易适应宫外环境，较多处于消极情绪中，表现不安、啼哭，而哺乳、抱、摇、抚摸等则可使其情绪愉快。婴幼儿情绪表现特点是时间短暂、反应强烈、容易变化、外显而真实。随着年龄的增长，儿童对不愉快因素的耐受性逐渐增加，能够有意识地控制自己，使情绪逐渐趋向稳定。

社会化（socialization）过程是个体经过一系列的社会学习而将该社会文化因素逐步加以内化的过程，是通过个体与社会环境的相互作用而实现的逐步发展过程。婴儿期由于一切生理需要均依赖成人，逐渐建立对亲人的依赖性和信任感，建立亲子关系。幼儿时期已能独立行走，说出自己的需要，故有一定自主感，伴随生长发育进程，他们与同伴交往时间、交往数量越来越多，同伴作用也越来越大，但又未脱离对亲人的依赖。学龄前期小儿生活基本能自理，主动性增强，家长和外部环境的联系促使他们逐渐参与各种社会活动，交往能力不断加强，但仍受父母交往的决定性影响。学龄期开始正规学习生活，生活环境和人际交往变得空前丰富，进一步加深对自我、他人的认识和了解，使自身的社会性有了较大发展，与父母、教师的关系从依赖走向自主，同伴交往也日益在其生活中占重要地位。青春期体格生长和性发育开始成熟，社交增多，心理适应能力增强，独立意识增强，同伴成为他们主要情感依恋对象，倾向于自己的“小群体”，也成为他们学习社会技能的主要途径。但此期的特点是容易激动，在感情问题、伙伴问题、职业选择、道德评价和人生观等问题上处理不当时易发生性格变化。

七、儿童脑的发育

（一）脑的发育

神经管形成后约在胚胎第四周，其前端发育分为三个膨大的部分，即原始前脑、中脑及菱脑。胚胎第五周时原始前脑又发育为端脑及间脑，中脑不变，菱脑发育为后脑和末脑，末脑与骨髓相连。

1. 前脑的发育　胚胎第22日，前褶高起并向两侧扩展形成视沟，以后发育为视凹陷，将来发育为视网膜及视神经。胚胎第五周，前脑已发育为端脑（图1–9）（大脑半球）及间脑（图1–10）。端脑由两个外侧突起（大脑泡）和连接两侧大脑泡的中间区域的终板所组成。大脑泡的基部壁较厚，将来发育为纹状体，其余部分的壁较薄，将来发育成大脑皮质。终板发育成大脑联合，连接两侧大脑半球。两侧大脑半球均有侧脑室，经过室间孔与第三脑室相联。

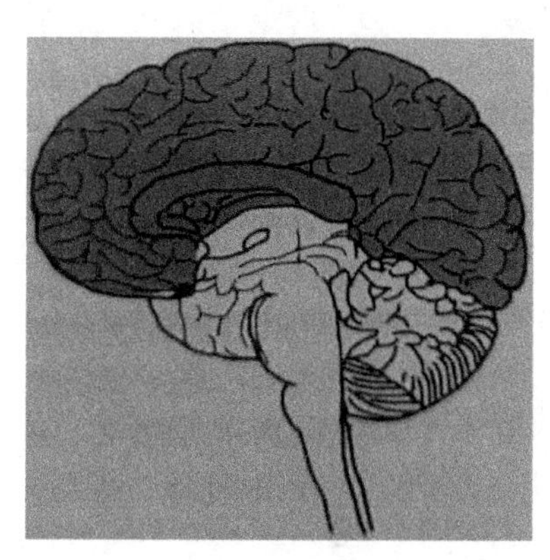

图1–9　端脑

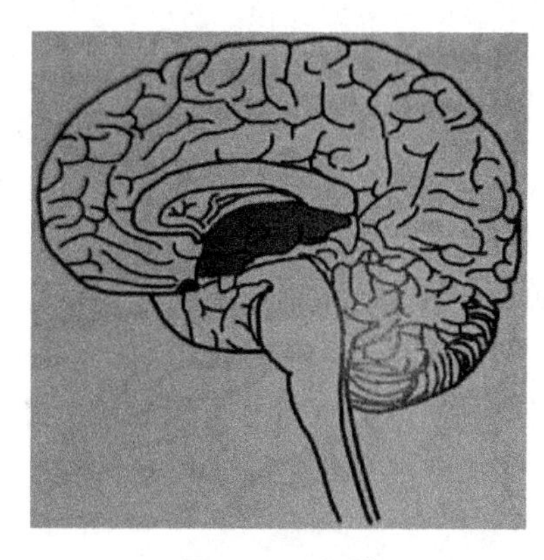

图1–10　间脑

大脑的前极向前发展为额叶，后极向尾腹外侧方向卷曲形成颞叶，以后陆续出现脑岛、枕叶和顶叶。由于大脑表面的皮质生长速度较深层的白质迅速，因而皮质出现皱褶。胎儿6个月时大脑表面已可见到一些脑沟及脑回。胎儿7个月时脑沟、脑回的模样已较清楚。出生后6个月，大脑皮质才分化为明显的6层细胞(图1-11)，但分化过程要到儿童期才完成。侧脑室及脉络丛也由前脑发育而成。

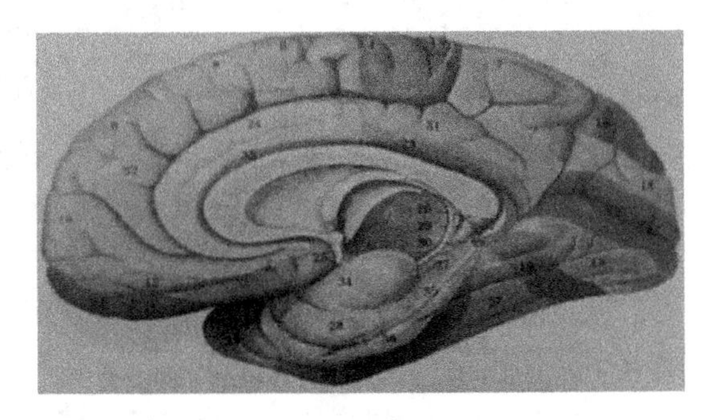

图1-11　大脑皮质的细胞构筑分区

间脑由丘脑上部、丘脑后部及丘脑下部组成。丘脑上部将来发育为松果体和后联合、缰核。丘脑处含有大量的神经细胞(丘脑核团)，包括内、外膝状体。丘脑下部将来发育为视交叉、灰结节、乳头体及垂体后叶、乳头体等。第三脑室的脉络丛由间脑发生而来。

2. 中脑的发育　胚胎第22日时仅有一个节段为中脑，第26~28日已有顶盖及大脑脚盖组织，第32日有动眼神经及滑车神经纤维，第34日可见位于大脑脚盖外的脑神经核，第43日可见上丘及下丘组织。胎儿3个月末，红核已很明显。以后有动眼神经核及滑车神经核、Edinger-Westphal核及一些长束(如皮质脊髓束、皮质延髓及皮质脑桥束等)，还发育出现上丘、下丘、黑质、红核及中脑网状结构等。自胚胎时期直到出生时为止，黑质的细胞不含黑色素颗粒，到生后4~5岁才有黑色素颗粒。中脑的脑室腔发育成为中脑导水管(图1-12)。

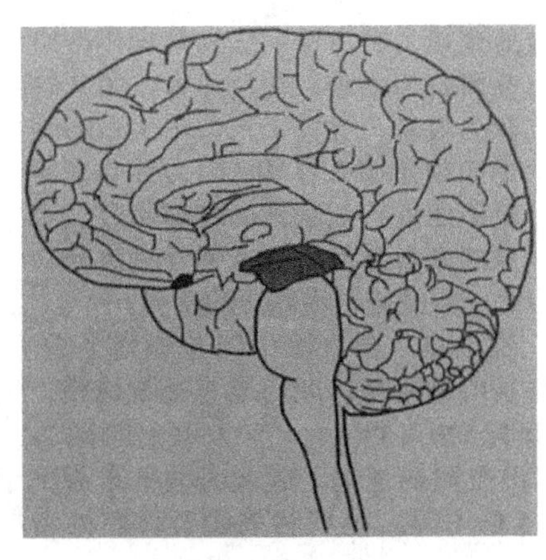

图1-12　中脑

3. 菱脑的发育

菱脑的发育较为复杂，开始时仅有7个神经节段，到第5孕周菱脑发育成为后脑及末脑。末脑发育为延髓及延髓中的运动及感觉神经核，如舌下神经核、疑核、迷走神经背核和下涎核、孤束核、三叉神经核、前庭及蜗神经核、网状结构核、楔束核、薄束核以及上、下行的神经纤维，使灰质和白质混杂构成网状结构，延髓不像脊髓那样可以看到分界清楚的灰质和白质。在后脑的背部发育成为小脑，腹部发育成为脑桥。

脑桥的背部，即被盖，在发育的过程中逐渐形成许多神经核，包括展神经核、三叉神经运动核、面神经核、上涎核、脑桥网状结构核、前庭-蜗神经核、三叉神经感觉核和孤束核等。脑桥的腹部即脑桥的基底，有上行、下行及终止于此处的神经纤维。

小脑起始于后脑翼板背外侧增厚的菱唇，以后发育成为小脑板，小脑板分为脑室内部和脑室外部，脑室内部突入第四脑室，脑室外部在表面膨突，迅速增大，组成小脑的大部，至胎儿第4个月末，小脑的皮质发育加快，陆续出现小叶和裂。

(二)胎儿脑发育

胚胎的发育经过卵子和精子结合成为受精卵，植入子宫，然后经历胎盘形成、组织器官形成，最后胎儿的生长、成熟等各个阶段。在胚胎发育的后期，胎儿的生理功能获得稳步发展，3 个月后，胎儿能够吞咽和排尿；6 个月以后，胎儿能够呼吸和哭泣；7 个月以后，具备了宫外存活能力；8 个月以后，胎儿皮下脂肪开始生长发育，这些对胎儿的宫外存活能力具有非常重要的意义。孕期最后 3 个月，胎儿发育的速度有所减慢。

胎儿期是人类脑发育的第一个高峰期，正常胎儿的神经系统在妊娠中期到出生后 18 个月期间发育最快。胎儿脑的重量占体重比例较大，妊娠第 8 周开始胎儿的脑细胞开始增殖，胎儿早期主要是神经元数量增多；妊娠中晚期胎儿脑细胞的增殖达到最高峰，到出生时大脑有高达 1000 亿个神经细胞，每日生成 5000 万 ~ 6000 万个，脑皮质细胞数量与成人的相近。出生后，人类的脑神经细胞数量就不再增加了，所以对胎儿来说，在母体内的每一天都是非常重要的。胎儿后期则主要是神经细胞的增大、神经轴突的分支和髓鞘化的形成。此外，神经细胞增殖分化的同时伴随着细胞凋亡。妊娠中期开始形成突触(胎儿期第 16 周)，妊娠晚期出现突触小泡和神经递质，具有兴奋和抑制功能。小脑在妊娠后期发育最快，宫内生长发育障碍以中神经系统受累最常见，如发生畸形，出生后出现功能和智能障碍等。胎儿期第 10 ~ 18 周，如果孕妇营养不足，可造成胎儿神经细胞数量减少，形成脑发育不良。胎儿期第 19 ~ 28 周，如果脑灌注量低下，容易导致胎儿脑白质发育不良。胎儿期第 29 周以后髓鞘开始发育，胶质细胞迁移，如果缺血、缺氧，容易导致胎儿髓鞘发育不良和脑室周围白质软化。

出生时新生儿大脑外观与成人的相近，主要的脑沟、脑回已发育。在胎儿期，人类的脑发育由零开始，到 18 岁左右脑发育才算完成。新生儿时期，神经胶质细胞的增殖与分化比神经细胞晚一些，此时大脑皮层浅而薄，分化还不完全，发育不够完善。

胎儿期胎儿并不是只制造神经细胞，脑的各种作用、功能也在同时发展着，思考、记忆、思维、语言等均为脑的重要功能，但是在胎儿期还不能形成诸如思考等高级功能。和动物一样，胎儿是从生存所必需的能力，即最基本的感知一步一步发育的。人的基本感觉可分为听觉、嗅觉、视觉、味觉、触觉等，与动物一样，这些是生存所必需的，而且他们对人脑的智力活动起着非常重要的作用，也就是说，胎儿正是在感受各种感觉的过程中，渐渐促进着脑的发育。这五种感觉并不能在胎儿期间就发育完全，特别是嗅觉、味觉、视觉在胎儿期发育到一定程度，在出生后的一段时间里才会逐渐发育完全。听觉和触觉在胎儿期基本上发育较完全，其中发育最快的是触觉，一般在 3 ~ 4 个月就开始有了，触觉对胎儿的生长起着非常重要的作用，比如胎儿在妈妈的肚子里面就开始吸吮手指，踢妈妈的肚子，这些都与触觉有关。听觉的发育与触觉发育相似，在 6 个月左右胎儿就能听见妈妈或外界的声音。

(三)脑白质的发育

脑白质的髓鞘化始于胚胎的第 5 或第 6 个月，在出生后 2 岁内完成。出生时小脑上、下脚及皮质脊髓束已完成髓鞘化。一般脑白质髓鞘化的顺序为从下向上，从后向前，由中央白质向周边白质，最后为皮质下白质。头颅 MRI 能较好地反映脑白质的发育过程，未髓鞘化的脑信号与成年人刚好相反，即未髓鞘化的白质表现为 T_1W 低信号，T_2W 高信号；而成熟的白质则为 T_1W 高信号，T_2W 低信号。在观察白质成熟过程中，通常前 6 ~ 8 个月 T_1W 观察白质髓鞘化较 T_2W 好，因为 T_1W 上白质呈高信号，灰白质对比好；而 6 ~ 18 个月 T_2W 像观察更好，因为 T_2W 对成熟白质更敏感。

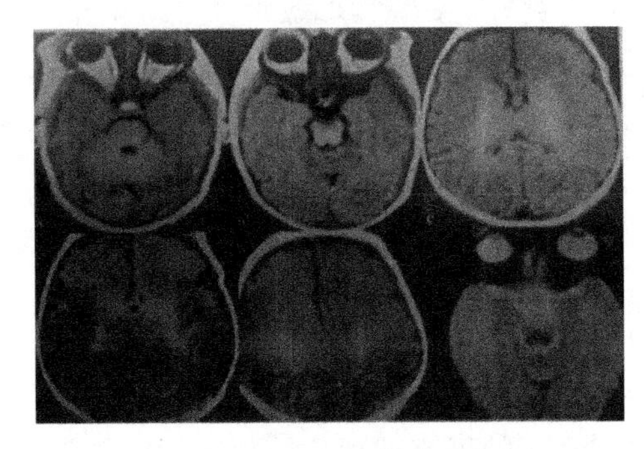

图 1–13　足月新生儿正常头颅 MRI

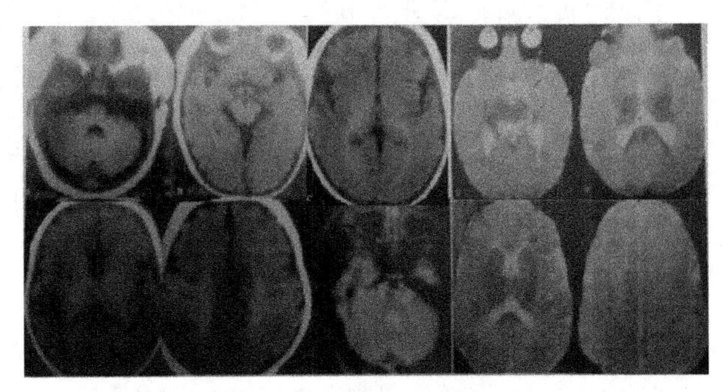

图 1–14　三个月婴儿正常头颅 MRI

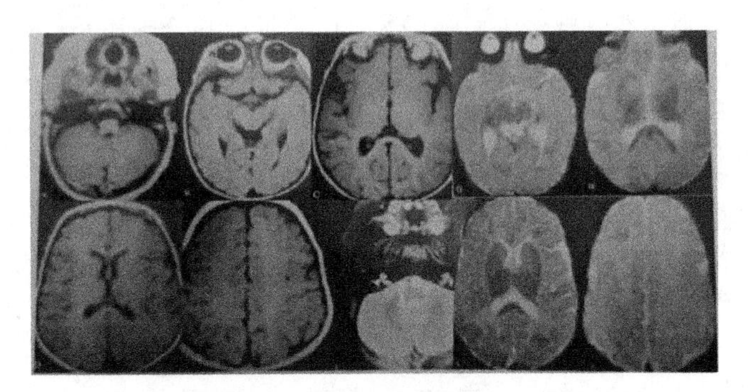

图 1–15　6 个月婴儿正常头颅 MRI

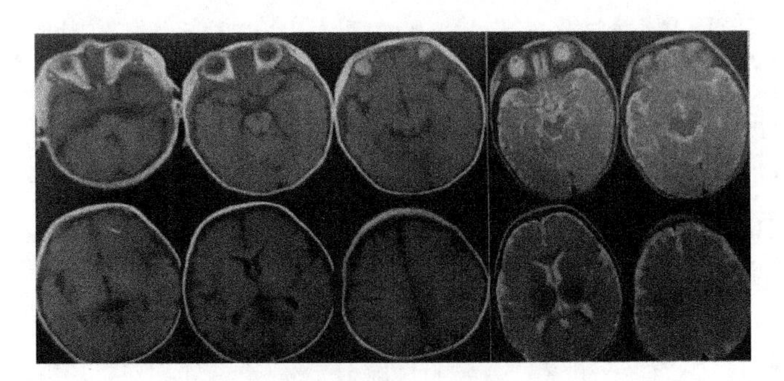

图 1–16　1 岁幼儿正常头颅 MRI

表 1–5　正常脑白质髓鞘化与年龄关系

解剖部位	T_1W 上出现高信号年龄(月)	T_2W 呈低信号年龄(月)
脑桥背侧、延脑及中脑背侧	出生	出生
脑桥腹侧	3~6 个月	3~6 个月
小脑上、下脚	出生	出生
小脑中脚	出生~1 个月	3~6 个月

续表1-5

解剖部位	T_1W 上出现高信号年龄(月)	T_2W 呈低信号年龄(月)
小脑白质	1~3 个月	8~18
皮质脊髓束、半卵圆中心的中部	出生	出生
丘脑腹外侧部	出生	出生
内囊后肢-后部	出生	出生~2 个月
内囊后肢-前部	出生	4~7 个月
内囊前肢	2~3 个月	7~11 个月
胼胝体-压部	3~4 个月	6 个月
胼胝体-体部	4~6 个月	6~8 个月
胼胝体-膝部	6 个月	8 个月
中央前后回	1 月	9~12 个月
半卵圆中心	出生	2~4 个月
视束，视交叉	出生	出生
视放射	出生	3 个月
距状回白质	出生	4 个月
额叶	7~11 个月	11~18 个月
颞叶	7~11 个月	12~24 个月
枕叶	3~7 个月	9~12 个月

T_1W 像：未成熟的白质 T_1W 为低信号，T_2W 为高信号，与成人脑相反。出生时脑干背侧、小脑上、下脚均已发育，1 个月时小脑深部白质发育，2 个月时小脑中脚发育完全，3 个月时小脑皮质下白质呈高信号，到 3 个半月时小脑基本发育完成，类似于成年人的小脑。脑桥腹侧发育较慢，在 3~6 个月时发育完全。幕上区，出生时内囊后肢、丘脑腹外侧部、皮质脊髓束、半卵圆中心中部、视束、距状回区已经脊髓化，表现为高信号。中央前后回皮质下白质约在 1 个月时发育，3 个月时中央前后回、半卵圆中心的后部发育成熟，4 个月内囊前肢发育。胼胝体的发育由后向前，压部于 2~3 个月时出现高信号，4 个月完成；体部于 4~6 个月完成；膝部的发育最晚，于 6 个月出现高信号，通常 4~5 个月时，压部为高信号，而膝部仍为低信号；8 个月时胼胝体近成人水平。深部白质发育晚，除视放射和运动区外，大约于 3 个月开始，一般由后向前，由中央向周边发育，枕叶发育最早，在 7 个月左右完成；额叶、颞叶发育最晚，在 9~11 个月完成。12~14 个月在 T_1W 像上类似成人型脑，但白质的发育仍在继续，T_2W 像上观察到的白质成熟时间晚于 T_1W 像。

T_2W 像：白质信号与 T_1W 像相反，未成熟的白质为高信号，而成熟的白质为低信号。出生时小脑上、下脚及脑干背侧为低信号，小脑中脚与出生后 2~3 个月开始信号变低，3~6 个月完成发育，小脑皮质白质从 8 个月开始发育，18 个月达到成人水平。幕上区，出生时丘脑腹后外侧、内囊后肢部分区(后部)及结合臂交叉处呈低信号，中央前后回皮层下白质在 1 个月时出现低信号，2 个月时半卵圆中心出现片状低信号，出生后 1 个月视神经呈低信号，2~3 个月视放射呈低信号，4 个月时距状裂周围白质呈低信号。大脑深部白质束于 6~12 个月出现低信号。内囊后肢后部于 2 个月内出现低信号，而后肢前部则在 4~7 个月时出现低信号，10 个月时完成发育，内囊前肢约在 11 个月时完成发育。胼胝体压部约在 6 个月时为低信号，而膝部需要到 8 个月时完成。皮层下白质除距状回和皮质运动区外，发育呈持续性，从枕叶到额叶、颞叶。枕叶 9~12 个月时开始，额叶为 11~14 个月时，颞叶发育最晚，约在 12 个月时开始，于 22~24 个月完成。在 T_2W 像上，位于侧脑室三角区附近有一片区域，表现为持续高信号，于 10 岁前儿童均可看到，有些人在 20 岁前仍能看到，为正常延迟发育区，称为终末区域。准确位置为侧脑室三角区的后上方，并可扩展到侧脑室体部的侧外方，为顶叶后下和颞叶后部的结合区，这个区域有些树突到 40 岁仍无髓鞘，需要与脑白质脱髓鞘或脑白质软化症鉴别。

(四) 脑灰质的发育

脑灰质与白质一样，也有一个发育成熟过程，只是这个过程变化没有白质明显，较少引起人们的注意。脑皮质形态发育先于功能。在胚胎 5 周时已可分出前、中、后脑及两半球，8 周的胚胎已形成大脑皮质，主要由神经元细胞形成一层灰质。胎儿 18 周时脑神经细胞分化、增生，形成脑沟、脑裂、脑回。出生时皮层平均厚度接近成人，脑细胞数与成人相同，已形成所有的脑沟、脑回，但均较浅。大脑皮质增殖持续到生后 5 个月，3 岁时细胞分化基本成熟，8 岁时已经接近成人。出生时皮质发育不完善，细胞分化较差，与基础生命活动有关的中脑、脑桥、延髓、脊髓发育较成熟。出生后脑细胞体积不断增大，分化成熟，树突数量与轴突的长度增长，分支增多，轴突分支末端的突触小体数目增加。

同样，头颅 MRI 检查对灰质显像较为清晰。出生时，大脑中央沟、距状回及岛叶的灰质 T_2W 呈较低信号，约 4 个月时信号与其他灰质相似。丘脑和基底节区在 3 个月亦为 T_2W 低信号，大约 10 个月时与其他灰质信号相等。大约在 6 个月时，其他灰质 T，W 像呈低信号，这个阶段灰质 T_2W 信号下降主要为触突髓鞘化所致，而当灰质周围白质髓鞘化后，灰质信号又较白质高。灰质核团第二次在 T_2W 像上呈低信号开始于 9~10 岁。灰质核团内铁质的沉积导致苍白球和黑质(主要为网状部)于 10 岁左右出现 T，W 低信号，达 15 岁时约 90%呈低信号，而齿状核 T_2W 低信号出现较晚，开始于 15 岁，到 25 岁时约 30%呈低信号。正确认识这些灰质核团改变，有利于区别正常与异常病变。

第三节　异常发育

当儿童生长发育违背正常规律时，就会发生形态及功能发育的异常。依据其发生的时间可分为四类：①出生后病因：出生时即已形成的发育异常，如各类先天畸形、脊柱裂、先天性多发性关节挛缩症等；②出生前病因：出生后难以早期发现的发育异常，如脑性瘫痪、先天性进行性肌营养不良、染色体异常、代谢异常、先天性感染以及早产、低出生体重所致的异常等；③与围生期因素相关的发育异常：如脑性瘫痪、臂丛神经损伤等；④后天因素所导致的发育异常：如各类外伤、肿瘤、感染、污染等导致的发育异常。发育异常儿童中严重者即为重症身心障碍儿童，无论发育障碍的种类和程度如何，对儿童来说都有发育的可能性和潜在发育能力，因此只有应用康复手段，才能抑制异常发育，充分挖掘潜在的发育能力。

儿童异常发育是指与儿童正常的生长发育指标相比，儿童在某一年龄阶段的行为反应没有出现或严重滞后。一般来说，儿童异常发育包括以下几个方面。

一、运动功能发育异常

运动功能发育异常可由先天因素及后天因素所导致的与运动功能有关的神经系统、运动系统损伤所致。

1. 先天性运动功能异常　指出生前因素所导致的运动功能障碍。如：染色体异常、先天性中枢神经系统畸形、肢体缺如、脊柱裂、髋关节脱位、进行性肌营养不良和遗传性脊髓性肌萎缩症等。

2. 后天性运动功能异常　指出生后因素所导致的运动功能异常。如：多发性周围神经炎、急性脊髓灰质炎、颅脑损伤、脑炎及脑膜炎后遗症、脊髓损伤、骨关节损伤和少年类风湿性关节炎、脑性瘫痪等。

二、行为发育异常

1. 生物功能行为问题　包括遗尿、遗便、多梦、睡眠不安、夜惊、食欲不佳及过分挑剔饮食等。

2. 运动行为问题　包括儿童擦腿综合征、咬指甲、磨牙、吸吮手指、咬或吸衣物、挖鼻孔及活动过多等。

3. 社会行为问题　包括破坏、偷窃、说谎及攻击性行为等。

4. 性格行为问题　包括惊恐、害羞、忧郁、社交退缩、交往不良、违拗、易激动、胆怯、过分依赖、要求注意、过分敏感、嫉妒以及发脾气等。

5. 语言障碍　行为性语言障碍主要表现为口吃。

三、视、听觉发育异常

（一）视觉发育异常

1. 视觉障碍　包括视力异常或视野异常。视力异常与眼的折光系统（由角膜、房水、晶状体和玻璃体构成）和感光系统（视网膜）以及视觉通路的病变有关；视野异常与视束、视交叉或视放射的病变有关。

2. 眼的运动异常　主要包括眼球的运动异常及睑提肌的异常。眼球的运动主要是由动眼神经、滑车神经、展神经支配，常见的有斜视、眼球震颤等。睑提肌异常最常见的是上睑下垂。

3. 眼的结构异常　眼部的畸形主要是上睑下垂、下睑内翻倒睫、鼻泪管阻塞等。

4. 感觉异常　如疼痛与眼部的炎症性疾病有关。

（二）听觉发育异常

1. 听觉障碍　包括传导性耳聋、感音神经性耳聋及混合型耳聋。外耳道畸形可引起传导性耳聋；中枢神经系统损伤可导致感音神经性耳聋。

2. 平衡功能障碍　前庭系统、本体感觉系统和视觉系统与中枢神经系统的信息整合，共同参与维持机体的运动平衡功能。耳部前庭受累可引起眩晕和平衡功能障碍。

3. 感觉异常　耳的疼痛与耳内炎症性疾病有关。

4. 结构异常　常见的有耳廓畸形和耳廓瘢痕挛缩。

四、言语和语言发育异常

言语和语言异常（speech and language disorder）又称言语和交流障碍（speech and communicationdisorder），是学龄前儿童中常见的一种发育异常，可以影响以后的阅读和书写，因此应早期发现、早期干预和治疗。其病因主要有以下几种：①听力障碍；②智力发育障碍；③家族因素；④发音器官的影响；⑤脑性瘫痪及其他神经系统障碍；⑥环境因素等。临床表现主要包括：①构音异常；②嗓音问题；③流利性问题；④语言发育迟缓。

五、精神发育异常

儿童精神发育异常的特征表现为个体的认知、情绪调节或行为方面有临床意义的功能紊乱，反映了潜在的心理、生物或发展过程中的异常，并可造成在社交、学业、未来的职业或其他重要活动中显著的痛苦或伤残，对个人、家庭乃至全社会都会造成严重的不良影响。主要表现在以下方面：①儿童少年的学习和生活质量下降；②问题儿童少年的异常行为表现，常常导致父母出现焦虑和其他身心健康问题，对家庭的生活质量、和谐的亲子关系以及正常的人际交往等造成了不利影响，也直接增加了家庭的经济和精神负担；③严重危害社会安定，尤其是青少年的品行障碍、违法犯罪等行为，同时，这类群体还会面临被孤立和歧视等社会问题。

儿童精神发育异常或障碍主要包括：

1. 注意缺陷多动障碍（attention deficit hyperactivity disorder，ADHD）　又称多动症，以持续存在的与年龄不相符的注意力不集中、活动过度、情绪冲动为主要表现，常伴学习困难和社会适应力下降。在儿童行为问题中颇为常见，男孩的行为问题多于女孩。

2. 孤独症谱系障碍（autism spectrum disorder，ASD）　是一种起始于婴幼儿时期的以不同程度的社会交往和交流障碍、狭隘兴趣和刻板行为为主要特征的神经发育障碍性疾病。通常3岁前起病，男女患病率差异显著，男孩明显多于女孩，发病机制不明。近20年来全球范围内该病患病率均呈快速增长趋势。

3. 特定学习障碍（specific learning disorder，SLD）　又称学习困难，是一种常见的儿童神经发育障碍。指不存在智力低下和视听觉障碍，也没有环境和教育剥夺以及原发性情绪障碍而出现的特殊学习技能获得困难。在学校教育时期显现，表现为持续的和受损的基本学业技能的困难，包括阅读、写作和（或）数学困难，持续至少6个月。

4. 智力发育障碍（intellectual disabilities，ID）　又称智力障碍，以往称为精神发育迟滞

(mental retardation, MR)，是指在发育时期内智力明显低于同龄儿童正常水平(智商<70)，同时伴有社会适应行为缺陷的发育障碍性疾病。出生前、产时和出生后各种影响脑发育的因素，均可导致智力障碍。该病病因复杂，为多种因素综合作用，智力落后程度分为四级，包括轻度、中度、重度和极重度。

第四节　发育评定

儿童发育评定包括体格、神经心理、行为等各种能力及特征的测验与评定。通过问卷、答题和操作等方式，测查儿童的体格、心理或行为特征，有利于诊断、疗效评定和指导康复等。例如智力测验可提供有关儿童的智力水平和能力特点等信息，为智力发育障碍的诊断提供依据。人格测验有助于了解儿童人格特征或心理特征，为了解儿童心理障碍的原因和症状特点提供帮助。测验具有标准化、结果数量化、相对客观、便于比较等特点。

一、概述

1. *基本原则*　发育评定中要遵循以下原则：

(1)明确目的：测验量表有多种，应根据应用的目的、要求，选择公认的、简便有效的测验方法。

(2)适用性：应选用公用的、较好的和应用广泛的量表进行测验。

(3)标准化、信度和效度：选择的测验应经过标准化，应具有较好的信度和效度。

2. *智商与发育商*　是儿童发育评定中常用的商数。

(1)智商(intelligence quotient, IQ)：是智能商数的简称，以智龄(mental age, MA)为基础。智龄是指智力发育达到的年龄，可用心理测验评定。智商以智龄与实际年龄(chronological age, CA)的百分比来表示：$IQ=MA/CA\times100$。

(2)发育商(developmental quotient, DQ)：用以表示婴幼儿神经心理发育水平的商数，目的是了解被测小儿神经心理发育所达到的程度，测验结果由发育商表示，发育商以发育龄与实际年龄(chronolgical age, CA)的百分比表示，公式如下：$DQ=DA/CA\times100$。

3. *评定方法*　国内近20余年已逐步引进、标准化和创造了许多测试方法，投入临床应用。其中，儿童神经心理测验依据其用途和作用可分为筛查性测验、诊断性测验及适应性行为评定。

二、体格发育评定

体格发育评定包括发育水平、生长速度和身体匀称度三个方面的评定。各项指标的测量，必须应用统一、准确的工具和方法。

1. *标准值(参照值)的建立*　为了确定个体或群体儿童的生长是否正常，需要提供生长的客观数据以供比较。我国目前常用九市城郊正常儿童体格发育衡量数据(7岁以下)和全国学生体质与健康调研数据(7岁以上)作为参照值，评价个体和群体儿童的生长状况，常采用世界卫生组织推荐的国际生长标准(NCHS/WHO)对群体儿童进行国家间或国际间比较。

2. 发育水平(横断面评定)　是指某一年龄时间、儿童某一体格生长指标与该人群参考值比较所达到的程度。可了解群体儿童体格生长发育状况和个体儿童体格生长所达到的水平，通常用均值离差法表示。

3. 生长速度(纵向评定)　是通过定期、连续测量某项生长指标，获得该项指标在某一年龄段增长情况与参考人群值进行比较，多用于评定个体儿童。通常用百分位和曲线图表示。当变量值的分布呈非正态分布时，用百分位数法表示，比均值离差法更能准确地反映实际情况。用曲线图连续观察儿童生长速度，方法简便，不但能准确地反映儿童的发育水平，还能对儿童某项指标的发育速度进行准确、连续动态的追踪观察。

4. 身体匀称度(两两指数评定)　可反映体重、身高、胸围、上臂围等指标之间的关系。可用指数法、相关回归法表示。指数法可根据不同目的和要求进行评定，如判断是否存在胖或瘦的倾向，选择BMI指数；身体比例不正常，可用身高坐高指数。指数法常用于研究工作、教学以及体格生长判断有疑难时。相关回归法是将身高、体重、胸围、上臂围等多项指标实测值结合起来，进行体格生长综合评定，了解被评定者的体型，但不能反映儿童的生长速度，也较烦琐。

三、神经心理发育评定

儿童神经心理发育水平评定是对儿童在感知、运动、语言和心理等过程中的各种能力进行评定，判断儿童神经心理发育的水平。评定需由经专门训练的专业人员根据实际需要选用，不可滥用。主要包括筛查性测验、诊断性测验以及适应性行为评定等。

1. 筛查性测验　即用简单的试验项目，在较短时间内把发育可能有问题的儿童从人群中筛查出来，有较好的实用性，但不能做出智力发育障碍的诊断。包括丹佛发育筛查测验(Denverdevelopmental screening test, DDST)、绘人测验、图片词汇测验(peabody picture vocabulary test, PPVT)等，筛查性测验异常或可疑异常者要进一步进行诊断性测试。

2. 诊断性测验　是用周密严谨的方法和测验项目测出发育商或智龄和智商，但费时较多，主试人员须经过专业化培训方可实施。主要包括格赛尔发育诊断量表(Gesell development diagnosisschedules, GDDS)、贝利婴儿发育量表(Bayley scales of infant development, BSID)、斯坦福-比奈智力量表(Stanford-Binet intelligence scale, SBIS)以及韦氏儿童智力量表(WPPSI/WISC-R)等。

3. 适应性行为评定　目前用于儿童适应性行为评定的量表种类繁多，可表示损害的严重程度，也可以表示能力的高低；有的用于筛查，有的可用于诊断，包括父母用、教师用、儿童自评及观察者使用量表。如Achenbach儿童行为筛查量表(Achenbach's child behavior checklist, CBCL)、Conners父母症状问卷(Conners parent symptom questionnaire, CPSQ)、婴儿~初中生社会生活能力量表等。此外，还可根据特殊需求进行其他方面的评定，如用于孤独症谱系障碍筛查的孤独症儿童行为检核量表(autism behavior checklist, ABC)、Clancy孤独症行为量表(Clancy autism behaviorscale, CABS)；用于儿童个性和气质测试的艾森克个性问卷(Eysenck personality questionnaire, EPQ)、儿童气质量表(child temperament questionnaire, CTQ)等。我国常用儿童发育筛查与心理测评量表见表1-6。

表 1-6　儿童发育筛查与心理测评量表

评定名称	适用年龄	我国适应情况
发育量表		
丹佛发育筛查测验	2 个月至 6 岁	我国修订，区域常模
格塞尔发育诊断量表	4 周至 6 岁	我国修订，区域常模
贝利婴儿发展量表	2 个月至 2 岁半	我国修订，区域常模
智力测验		
韦氏学前儿童智力量表	4~6.5 岁	我国修订，区域常模
韦氏儿童智力量表	6~16 岁	我国修订，区域常模
麦卡锡儿童智力量表	2.5~8.5 岁	我国修订，区域常模
瑞文渐进模型测验	5~16 岁	我国修订，区域常模
图片词汇测验	4~8 岁	我国修订，区域常模
绘人测验	4~12 岁	我国修订，区域常模
智力测验 40 项	7~12 岁	我国修订，区域常模
中小学团体智力筛选测验	小学 3 年级至高中 2 年级	我国修订，区域常模
适应性行为量表		
儿童适应性行为评定量表	3~12 岁	我国修订，区域常模
婴儿~初中学生社会生活能力量表	6 个月至 14 岁	我国修订，区域常模
儿童社会行为评定量表	3~4 岁	我国修订，区域常模
成就测验		
广泛成就测验	5 岁至成人	我国修订，区域常模
人格测验		
明尼苏达多项人格问卷	14 岁至成人	我国修订，区域常模
艾森克人格个性问卷	7 岁至成人	我国修订，区域常模
洛夏测验	5 岁至成人	我国修订，区域常模
儿童统觉测验	4 岁至成人	我国修订，区域常模
神经心理测验		
HR 神经心理成套测验	9 岁至成人	我国修订，区域常模
鲁利亚神经心理成套测验	8 岁至成人	我国修订，区域常模
Bender 格式塔测验	5 岁至成人	我国修订，区域常模
Benton 视觉保持测验	5 岁至成人	我国修订，区域常模
快速神经心理甄别测验	7~15 岁	我国修订，区域常模

四、运动发育评定

依据小儿运动发育的规律、运动与姿势发育的顺序、肌力、肌张力、关节活动度、反射发育、运动类型等特点，综合判断是否存在运动发育落后、运动障碍及运动异常。临床可采用较为公认的、信度、效度好的评定量表，如：格塞尔发育诊断量表、贝利婴儿发育量表、粗大运动功能评定量表（gross motor function measure，GMFM）、Peabody 运动发育评定量表（Peabody developmental motorscales，PDMS）、GM Trust 全身运动评估（GM trust course on Prechtl's assessment of general movements，GMs）、Alberta 婴儿运动量表（Alberta infant motor scale，AIMS）、功能独立性评定（functional independence measure，FIM）儿童用量表（WeeFIM）等。对于精细运动的评定还可选用上肢技能测试量表（the quality of upper extremity skills test，QUEST）等。

胎儿期（fetus period）是人体发育的最早时期。人胚胎在母体子宫内发育经历 38～40 周（约 266～280 天），是人体发育的最初阶段，属于胚胎学的范畴。此期间由受精卵发育成胚胎，再继续发育为成熟胎儿，其主要特征是细胞不断分裂、增殖，组织不断增长，各器官形态上逐渐形成，各系统出现一定的生理功能。

视频：人体发育学概论

人体发育学概论习题

第二章

胎儿期发育

学习目标

1. 了解：胎儿发育进程及发育特征，胎儿发育的监测，胎儿发育的影响因素。
2. 熟悉：胎儿宫内发育分期，胎儿神经系统发育，胎儿期行为发育。
3. 掌握：胎儿期运动发育规律，胎教的概念和种类。

胎儿期(fetus period)是人体发育的最早时期。人胚胎在母体子宫内发育经历38~40周(约266~280天)，是人体发育的最初阶段，属于胚胎学的范畴。此期间由受精卵发育成胚胎，再继续发育为成熟胎儿，其主要特征是细胞不断分裂、增殖，组织不断增长，各器官形态上逐渐形成，各系统出现一定的生理功能。

第一节　胎儿期发育规律

一、胎儿宫内发育分期

胎儿在母体子宫内发育分为两个时期：胚胎期(embryonic period)和胎儿期(fetal period)。

1. 胚胎期　从受精卵形成到第8周末为胚胎期，此期受精卵发育为初具人形的胎儿(fetus)。胎儿生长在羊膜腔内，羊膜腔内充满羊水，胚胎在羊水中可较自由地活动，有利于骨骼和肌肉发育，并防止胚体局部粘连等；到第8周末，胚胎大约3 cm长，各器官、系统与外形都初具雏形，堪称“袖珍人”，神经系统开始显示出初步的反应能力，身体会做出一些简单动作，如弯手臂、握拳、张口等。

胚胎期第3~8周，胚体内细胞增殖分化活跃，人体各器官、系统基本都在此期形成，是胎儿发育的关键期，最易受致畸因子的干扰而发生畸形，称致畸敏感期(susceptible period)，这一时期的孕期保健尤为重要。

2. 胎儿期　从第9周至出生为胎儿期，此期胎儿由初具人形到各种组织及器官发育成熟，躯体比例也日趋成熟，多数器官出现不同程度的功能活动；第13周时，支配胎儿自主运动的神经与骨骼结构已发育；第4个月末，母亲可感到胎儿的蹬腿等活动；第5个月，胎儿就可对其体表的刺激产生多种反射，如吸吮、吞咽、打嗝及巴宾斯基反射等；到第7~8个月时，胎儿运动系统成熟程度已接近成人。

二、胎儿发育进程

胚胎发育经过受精卵形成，胚泡植人、胚盘形成、器官形成，以至胎儿的生长成熟等各个阶段，经历了复杂的演变过程。一般以 4 周为一孕龄(gestational age)单位，阐述胚胎及胎儿发育。

1~4 周：受精卵细胞增殖分化活跃，形成 C 形胚体，胎盘、脐带形成，可见鳃弓，眼、耳、鼻原基出现，肢芽开始出现，有尾芽，原始心管形成，血管和血细胞出现。

5~8 周：鳃弓全部出现。颜面形成，胚胎初具人形，胚头大而圆，约占全身的 1/2，尾消失，上、下肢芽分为两节，手指和足趾明显，神经管完全闭合，心脏已形成，外生殖器原基出现，但未分化，脐疝明显(表 2-1)。

表 2-1　胚胎外形特征与长度

胎龄(周)	外形特征	长度(mm)
1	受精、卵裂，胚泡形成，开始植入	
2	圆形二胚层胚盘，植入完成，绒毛膜形成	0.1~0.4(GL)
3	梨形三胚层胚盘，神经板和神经褶出现，体节初现	0.5~1.5(GL)
4	胚体渐形成，神经管形成，体节 3~29 对，鳃弓 1~2 对，眼鼻耳原基初现，脐带与胎盘形成	1.5~5.0(CRL)
5	胚体屈向腹侧，鳃弓 5 对，肢芽出现，手板明显，体节 30~44 对	4~8(CRL)
6	肢芽分为两节，足板明显，视网膜出现色素，耳郭突出现	7~12(CRL)
7	手足板相继出现指趾初形，体节不见，颜面形成，乳腺嵴出现	10~21(CRL)
8	手指足趾明显，指趾出现分节，眼睑出现，尿生殖膜和肛膜先后破裂，外阴可见，性别不分，脐疝明显	19~35(CRL)

*GL，greatet length，最长值；CRL，crown-rump length，顶臀长。

9~12 周：脸部宽，两眼相对距离较远，两耳位置低，眼睑闭合，指甲开始发生。外生殖器已可初辨性别，外生殖器与肛门已分开。胎儿对刺激已有反应，如刺激嘴唇可引起反射性吸吮，也可测出胎动。

13~16 周：是胎儿身长增长最快的时期，胎头比例仍较大。外生殖器可辨认性别，已长出头发，皮肤菲薄呈深红色，无皮下脂肪。趾甲开始发生。大脑开始发育，胎儿已出现呼吸运动，四肢活动有力，部分孕妇已能自觉胎动。

17~20 周：胎儿生长速度相对缓慢，头相对变小，头约占全身的 1/4。皮肤暗红，胎脂出现，全身出现胎毛。胎动明显，可闻及胎心音。视网膜形成可感应光线，胎儿听觉系统也有功能反应，已有呼吸、排尿及吞咽功能，但为无效呼吸运动，故出生后不能存活。

21~24 周：胎儿体重增加很快，各脏器均已发育，身体各部分的比例匀称，已有躯干运动。指甲全出现，皮肤皱缩，出现眉毛和睫毛。细小支气管和肺泡已经发育，出生后可有呼吸，但生存力极差。

25~28周：皮肤粉红，表面覆盖胎脂，皮下脂肪开始沉积，皱纹逐渐消失，但面部仍似老人。眼睛半张开，头发、胎毛发育良好，趾甲全出现。四肢活动好，有呼吸运动，出生后可存活，但易患新生儿呼吸窘迫综合征。

29~32周：大脑发育迅速，已有脊柱运动，四肢运动频繁，胎动最明显。皮肤呈深红色，指甲平齐指尖，睾丸开始下降，生活力尚可，出生后注意护理可能存活。

33~36周：胎体已较丰满、圆润，胎毛消失，皮下脂肪组织增厚，皮肤平滑，趾甲平齐趾尖，出生后能啼哭及吸吮，基本可以存活。

37~40周：胎儿发育成熟，体态匀称丰满，皮肤粉红色，胸廓膨隆，乳腺略隆起，足底皮肤有纹理，肌肉张力发达，胎头入盆胎动减少；男性睾丸已降至阴囊内，女性大小阴唇发育良好。出生后哭声响亮，吸吮能力强，能很好存活（表2-2）。

表2-2　胎儿外形主要特征及身长与体重

胎龄（周）	顶臀长（CRL；mm）	体重（g）	外形特征
9	50	8	眼睑闭合，外阴性别不可辨
10	61	14	肠袢退回腹腔，指甲开始发生，眼睑闭合
12	87	45	外阴可辨性别，颈明显
14	120	110	头竖直，下肢发育好，趾甲开始发生
16	140	200	耳竖起
18	160	320	胎脂出现
20	190	460	头与躯干出现胎毛
22	210	630	皮肤红，皱
24	230	820	指甲全出现，胎体瘦
26	250	1000	眼睑部分打开，睫毛出现
28	270	1300	眼重新打开，头发出现，皮肤略皱
30	280	1700	趾甲全出现，胎体平滑，睾丸开始下降
32	300	2100	指甲平齐指尖，皮肤浅红光滑
36	340	2900	躯体丰满，胎毛基本消失，趾甲平齐趾尖，肢体弯曲
38	360	3400	胸部发育好，乳房略隆起，睾丸位于阴囊或腹股沟管，指甲超过指尖

三、胎儿期生理功能发育

功能发育以及生理学特征逐渐形成是胎儿期最突出的特点之一。从3个月开始，胎儿能够吞咽和排尿；6个月以后，胎儿能够呼吸和啼哭；7个月胎儿视听系统已有功能反应，能伸展四肢；在出生前最后的3个月里，胎儿发育的速度变慢；8个月时，胎儿四肢变长而且肌张力加强；9个月肺发育趋向成熟，胎儿的体位朝骨盆入口方向移位。

1. 中枢神经系统(central nervous system，CNS)　包括脑和脊髓，主要由神经细胞和神经胶质细胞组成，其发生来自神经管。受精后第3周，神经外胚层在脊索诱导下增厚形成神经板，继而神经板凹陷形成神经沟，沟两侧边缘隆起称神经褶，神经褶在神经沟中段靠拢并融合形成神经管。正常CNS发育最快的时期是在妊娠中期到出生后18个月之间。

脑由神经管的头段演变而来。第4周末，神经管头段膨大形成3个脑泡，从头至尾依次为前脑泡、中脑泡和菱脑泡。前脑泡将形成左右大脑半球和间脑。中脑泡将形成中脑，菱脑泡将形成脑桥、小脑和延髓。妊娠3个月下丘脑初步形成，并迅速发育，第18周时海马结构出现。在脑泡演变的同时，其中央的管腔则演变为各部位的脑室。神经上皮细胞增殖并向外侧迁移，分化为成神经细胞和成神经胶质细胞，形成套层。端脑套层中的大部分细胞迁至外表层，形成大脑皮质，少部分细胞聚集成团，形成神经核，边缘层分化为大脑白质。神经上皮细胞增殖迁移期还伴随神经细胞的髓鞘化；髓鞘的形成，使神经系统中细胞间的连接趋于精细和复杂。大脑皮质表面的脑沟与脑裂的主要发育和快速增长是在妊娠中期(约妊娠第6个月末)，到妊娠第8个月初，胎儿的脑回已接近成人。

在大脑皮质内，随着神经细胞的不断形成，突触也随之形成，突触形成过程包括：轴突生长的终止、树突的发育、突触部位的选择。早在第8周，皮质内即已出现突触，并在以后逐渐增多，从而形成复杂的脑皮质功能。突触形成是一个非常复杂精细的过程，凡最终未能与靶细胞建立连接，或处于异常部位的神经细胞，都有可能发生凋亡。研究发现，在发育过程中，个体的经历可改变突触的数量，故孕期给予胎儿适宜的刺激，如触觉、听觉和视觉等，会促进胎儿相应感觉能力的发展。在大脑半球的发育过程中，任何因素的干扰，都会影响相应生理功能的发展，出现运动障碍和智能低下等。

神经管的尾段分化为脊髓，其中管腔分化为中央管，套层分化为灰质，边缘层分化为白质。胚胎第3个月之前，脊髓与脊柱等长。第3个月后，脊柱增长略快，脊髓的位置相对上移。到出生前，脊髓下端与第3腰椎平齐，仅以终丝与尾骨相连。

2. 呼吸系统　除鼻腔上皮来源于外胚层外，其他部分的上皮均来自内胚层；人胚第4周前肠头端出现喉气管憩室，它是喉、气管、支气管和肺的原基。妊娠11周时可观察到胎儿呼吸运动(fetal breathing movement，FBM)，如吸吮和吞咽动作，FBM是胎儿的正常生理现象，是指宫内胎儿有胸、腹壁的呼吸样动作，但无肺泡膨胀、气体交换的特殊呼吸形式，FBM是间断发生的。17周肺开始活动，并能够不断吸入或呼出羊水；妊娠28周时肺泡数量增多，肺泡上皮中除Ⅰ型肺泡细胞外，还分化出Ⅱ型肺泡细胞，并开始分泌表面活性物质，此时肺内血液循环系统发育完善，早产的胎儿可进行正常的呼吸，能够存活。妊娠28周前出生的早产儿，由于肺泡Ⅰ型细胞分化不良，不能产生足够的表面活性物质，致使肺泡表面张力增大，胎儿出生后，因肺泡不能随呼吸运动而扩张，出现呼吸困难，称新生儿呼吸窘迫综合征(respiratory distress syndrome)。

3. 泌尿系统肾和输尿管　来源于尿生殖嵴，而膀胱和尿道则来源于尿生殖窦，第3个月时，肾开始产生尿液，成为羊水的来源之一。妊娠16周后羊水主要来源于胎儿的尿液，随着孕周的增加羊水量逐渐增多，故羊水量异常应考虑是否有胎儿泌尿系统畸形，如肾缺如和尿道闭锁。

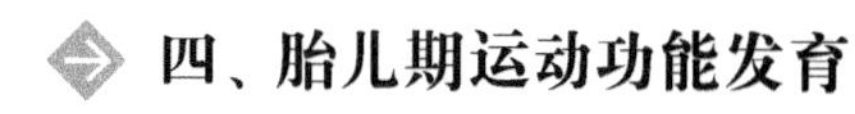

四、胎儿期运动功能发育

运动系统由骨、骨连结和骨骼肌组成，其发生来自中胚层。四肢的发生源于上肢芽与下肢芽，上肢芽发育为上臂、前臂和手，下肢芽发育为大腿、小腿和足。骨的发生开始于第 5 周，但要到出生后才最后完成，骨的改建持续终身，从而使骨与整个机体的发育和生理功能相适应。

(一)运动功能发育

胎儿期运动包括自发运动和刺激后运动两大类，自发运动始于胎儿本身，是自发的、本能的和协调的；而刺激后运动是由于外界环境的刺激引起的，如声音、震动、光线和抚摸等(表 2-3)。妊娠第 7 周开始出现支配头颈部骨骼肌的神经，继而出现支配躯干和四肢肌群的神经。胎儿初期神经系统的发育是神经纤维的快速形成，在体节内、体节间及脑干内形成相连接的向心性神经纤维和离心性神经纤维，第 8 周反射活动所必需的解剖结构已经形成，接触、压迫、振动等机械刺激均可引起胎儿的反射活动。以后随着中枢神经系统的结构和功能的成熟，反射活动呈现多样化。第 9 周出现自发运动，最初的运动为呼吸、摄取、排泄等自主神经功能为主的运动，以后出现屈曲反射等防御功能相关的运动，进一步出现抓握、表情、姿势的保持和站立反射等功能。成熟的原始运动最初都是以集合运动的形式出现，具有向全身扩展的倾向，以后的运动局限于四肢，与这些运动变化对应的中枢神经系统髓鞘也逐渐形成。

中枢神经系统内脊髓的髓鞘形成较早，然后向上扩展到延髓、脑桥和中脑，最后才到达间脑和端脑，髓鞘化的速度较慢，甚至可以持续数十年；在婴幼儿期的运动未成熟是由于上位中枢的髓鞘化不完全，大脑皮质的抑制功能差，神经髓鞘未完全形成，一旦受到外界刺激(如高热等)，兴奋容易扩散而引起抽搐，见表 2-3。

表 2-3　胎儿的运动发育

综合水平	月龄	周龄		运动形式
延髓-脊髓	2	8	呼吸运动	
		9	口唇运动	集合反射
			肛门运动	躯体运动
		10~11	四肢屈曲反射	自主神经活动
	3~4	12	姿势(伸张反射) 手掌把握 表情	防御反射 姿势
		15	自发运动	
中脑-脑桥-脊髓	4~6		四肢协调运动	局部的
			站立反射	站立反射、协调运动
间脑-中脑-脑桥-脊髓	8~9		各种内脏活动	

(二)运动形式

胎儿的运动形式主要表现为肢体运动和反射活动。

1. *肢体运动* 妊娠第10~20周时胎儿会出现几个基本动作，此后逐渐演变成特定的运动；妊娠晚期胎儿的运动形式几乎与新生儿类似。胎儿的肢体运动包括四肢运动和躯干运动。四肢运动相对频繁，于妊娠24~27周达高峰，且上肢和下肢的运动频率无显著差异。躯干运动可分为整体躯干运动和上、下半身运动。整体躯干运动包括：弯曲、惊跳、上蹬、扭动、旋转躯干和伸展脊柱，于妊娠20~23周即可观察到，妊娠28~31周这几种运动出现频率均有较大变化。妊娠中、晚期弯曲躯干运动的发生频率是最低的。妊娠第28周前惊跳、扭动和上蹬运动出现的频率较高，且上蹬占主导地位。伸展脊柱运动在妊娠28~31周显著高于妊娠20~23周，但32周后其发生率无明显改变。上、下半身的运动不如整体躯干运动频繁，通常上半身运动与头部运动联系在一起，妊娠28~31周时最为频繁，此后逐渐下降，但临近足月时又重新升高。下半身运动与腿部运动联系在一起，于妊娠28周前出现频率较高。

2. *反射活动* 反射是在CNS的参与下，机体对内外环境刺激所作的规律性应答反应。3个月的胎儿，当触及其上唇或舌头时，出现吸吮反射。触其足会出现巴宾斯基反射，触其手掌则会出现最初的抓握反射。巴宾斯基反射(Babinski reflection)指胎儿足底受触时，足趾成扇形张开、足朝里弯曲的本能反射活动，直到出生后第12个月才消失。吸吮反射(sucking reflex)指由面部受触引起的胎儿或婴儿(转头)张嘴、吸吮的本能活动，这使婴儿出生后能迅速觅到食物。抓握反射(grasping reflex)指当物体接触婴儿(含胎儿)的手掌时，会抓住不放，直至把身体悬挂起来，这一反射在出生后2个月消失。5个月后，胎儿相继出现防御反射、吞咽反射、眨眼反射和紧张性颈反射等。

五、胎儿期认知发育

对胎儿期认知发育的研究，目前主要集中在感觉、知觉、学习记忆、言语等方面；对胎儿认知的研究必定会为科学胎教的兴起奠定理论基础。感觉是人脑对直接作用于感觉系统的客观刺激的个别属性的反映，它是一切高级和复杂心理活动的基础，是维持正常的心理活动、保证机体与环境平衡的重要条件。人类的感觉系统以及相关的触觉、嗅觉、听觉、视觉、味觉等功能发育在出生前就开始形成，胎儿借助这些感觉系统与母体进行信息交流。

1. *视觉的发育* 人胚第4周，前脑向外膨出形成视泡，进而内陷形成双层杯状结构，称视杯。视网膜是由视杯的两层神经上皮分化形成。视觉器官的基本功能在胎儿时期已基本发育成熟，包括瞳孔调节、晶状体曲度的调节、眼球转动及视觉传导等。4~5个月的胎儿，视网膜各层结构已可辨认，能感应光线。通过彩色超声观察，光照胎儿会出现转头等运动，同时心率也略有增加，脑动脉和脐动脉的血流量也会有所增加，说明胎儿对光照的视觉刺激已能产生灵敏反应，因此光照胎教是可行的。

2. *听觉的发育* 子宫内有来自胎儿、母体和外界的声音，胎儿都能感知到并发生生理和行为的反应。胎儿听觉的发生发育早于视觉，开始于胚胎第3周，它是内、中、外三个胚层共同参与形成的；第2个月末，外耳、中耳及内耳雏形形成，已有基本形态结构，但尚无听觉功能；在妊娠第18周左右，胎儿内耳的听觉神经以及相关结构均已发育，但此时仅限于对强音有反应；到妊娠26周，胎儿的听力明显加强，能感觉母亲的声音和心跳声，对声音刺激会产生眨眼、胎心率改变，头部转动和肢体运动等反应；妊娠 28 周，胎儿已能够区分声音的高低、强弱。胎儿对 500~1500 Hz 的声音较适应，突发高频音可使胎儿活动增加，而低频音则可使其活动减少，因此实施音乐胎教是可行的。

3. 味觉的发育　人胚第 4 周末鳃弓间充质增生形成舌的原基，第 5~6 周形成舌。胎儿生活在一个相当复杂且成分经常变化的羊水环境里，胎儿 9.5 周时已能张开嘴，舌部也开始运动，随后还会产生明显的吞咽行为。妊娠 14 周左右，胎儿的味觉感受器——味蕾的发育已较成熟，可感受甜、咸、酸和苦等多种刺激，并出现吞咽活动的增加或抑制。

4. 嗅觉的发育　人胚第 4 周鼻窝向深部扩大形成原始鼻腔，第 7 周时胎儿鼻腔的最上部已出现嗅上皮；妊娠 11~15 周时鼻有四个内腔系统，羊水通过呼吸或吞咽进入鼻腔内的腔窦，触发早期嗅觉的发生；胎儿发育后期嗅黏膜及嗅觉传导通路已发育成熟，已具备嗅觉认知功能，正因为有早期的嗅觉发育与记忆，使得胎儿出生后对母乳汁的气味有特殊的反应，并寻找乳头吸吮，这对于新生儿的生存具有重要的生理意义。

5. 触觉的发育　胎儿的触觉出现得最早。妊娠 2 个月，胎儿在羊水中即能自由运动；妊娠 3 个月时会吸吮自己的手指及碰到嘴的手臂或脐带。妊娠 4~5 个月时，触觉反应初步建立，触及胎儿的上唇或舌头，出现吸吮反射；触碰胎儿的手心，出现抓握反射。抚摸胎教能促进胎儿触觉的发育，以培养孩子灵敏度和对外界事物的反应能力。

6. 学习记忆与胎教　学习和记忆是脑的重要功能之一，学习就是通过神经系统不断接受环境的变化而获得新的行为习惯的过程；记忆是脑的高级功能，是储存和提取信息，从而使用信息的过程。随着触觉、视觉和听觉的发育，胎儿的学习和记忆能力逐渐形成。如当新生儿不安宁时，母亲的怀抱能使哭闹停止并很快入睡，说明母亲的心跳声能稳定新生儿的情绪，同时证明胎儿对母亲的声音和心跳声已产生了记忆。母亲与胎儿可以彼此传递生理、行为、情感等信息，这也是能够进行胎教的前提条件。胎教，就是指父母通过调控身心健康，采用科学的方法对胎儿进行的学习记忆训练。科学地实施胎教可促进胎儿健康发育以更好地适应社会，为出生后早期教育打下良好基础。常用胎教有音乐胎教、语言胎教、光照胎教、运动胎教等。

（1）音乐胎教：是各种胎教方法中的首选措施。柔和、优美、悦耳的音乐刺激能引起大脑兴奋，促进听觉功能的发育，加强母亲与胎儿之间的信息传递。音乐胎教于胎儿 4 个月时即可开始并循序渐进。

（2）言语胎教：父母呼唤宝宝的名字、有目的地与胎儿聊天，可以有效地营造优良的孕育氛围，加深父母与胎儿之间的情感，促进胎儿在语言、智力方面的良好发育。

（3）光照胎教：可于胎儿 6 个月时开始，一般在有胎动时，给予胎儿适当的光照刺激，以促进胎儿视网膜的正常发育。

（4）运动胎教：父母可透过孕妇腹壁轻轻拍打或抚摸胎儿背部和肢体，与之玩耍和锻炼，以促进胎儿触觉、平衡觉、肢体运动的发育，为出生后的协调运动打下良好基础。

（5）其他：诸如图片胎教、美术胎教、剪纸胎教等，即母亲经常欣赏优美的图片，参与到绘画、剪纸等活动中，以放松身心，给胎儿营造优良的发育环境。

第二节 胎儿发育的影响因素及异常发育

一、胎儿发育的影响因素

1. *母体因素* 孕妇的体重、身高、孕产史、营养、年龄、身体状况、情绪、血型、分娩方式等都对胎儿有影响。

(1)体重：研究表明，孕期体重增加值与胎儿出生体重之间关系密切，孕妇孕期体重过轻(<40 kg)或过重(>80 kg)均会影响胎儿的正常发育。正常情况下，从孕13周起，孕妇体重以平均每周增加0.35 kg的速度直至足月。凡每周增重<0.3 kg或>0.55 kg者，应适当调整其能量摄入。为减少低出生体重儿、早产儿及巨大胎儿的发生，现在提倡BMI（体重指数）管理模式，根据母体孕前BMI的不同应推荐不同的孕期体重增长范围，见表2-4。

表2-4 依据不同孕前BMI的体重增长推荐

	孕前BMI值(kg/m^2)	总体体重增长范围(kg)
体重不足	<18.5	12.5~18
标准体重	18.5~24.9	11.5~16
超重	25.0~29.9	6.8~11.5
肥胖	≥30.0	5~9

(2)身高：孕妇身高<140 cm者常伴有骨盆狭窄，不仅影响胎儿的发育，易导致异常分娩。

(3)孕产史：对本人或家族中有不良孕产史者，应尽可能查明原因，如原因不明的流产、死产、畸胎、新生儿死亡、有遗传性家族史以及近亲婚配史等的孕妇。染色体异常是导致不良孕产史的重要因素之一，对有不良孕产史的夫妇行细胞遗传学检查可及时检出携带者，并进行正确的婚育指导，以减少缺陷儿出生，提高人口素质。

(4)营养：孕期营养应充分而均衡，保证能量、蛋白质、维生素、微量元素以及必需脂肪酸等充足而不过量。若孕期蛋白质摄入不足，会直接影响胎儿生长发育。且对CNS的影响是不可逆的，出现低出生体重儿、早产儿死胎以及认知障碍等。妊娠早期母体缺乏叶酸是神经管缺陷发生的主要原因，于孕前期及孕期增补叶酸，可有效地预防神经管缺陷的发生。铁缺乏可导致胎儿慢性缺氧和胎儿生长受限。妊娘期缺铜可致先天性心血管畸形，还可致死胎、流产等。孕期营养过剩可使新生儿出现早产、巨大胎儿、出生缺陷风险增高和围生儿死亡率增高。

(5)年龄：一般来说，23~30岁是女性最佳生育年龄。年龄<16岁(青少年或青春前期)妊娠，自身生理与心理的不成熟会直接影响胎儿发育，易发生流产、早产、死胎、难产以及低

出生体重，且容易引发儿童虐待和忽视。国内有关统计表明，妇女生育年龄超过30岁者，出生缺陷率为7.71%；超过35岁者缺陷率更高。35岁以上的高龄产妇，因卵细胞减数分裂时染色体不分离的机会增加，胎儿染色体畸变率增高，导致出生缺陷率升高，且易致难产、流产、死胎和低出生体重等。

(6)健康状况：了解妊娠前孕妇有无高血压、心脏病、糖尿病、血液病、肝肾疾病、结核病、甲状腺功能亢进、自身免疫学疾病、肿瘤、骨盆外伤及生殖管道异常等病史；询问家族中有无妊娠合并症、多胎妊娠及其他遗传性疾病史，同时也应及时询问父亲的健康状况。

(7)情绪：孕期母亲情绪对胎儿、婴幼儿甚至青春期儿童有很大影响。不良情绪会影响子代神经系统、认知、行为的发育。孕期长期处于紧张情绪之下，会影响下丘脑垂体肾上腺(HPA)轴、边缘系统以及前额皮质的功能，使机体自主神经系统紊乱、体液调节发生改变，继而影响胎儿生长发育，出现早产、低出生体重等；孕期应激会使糖皮质激素急剧升高，继而对胎儿神经系统产生长远的影响，导致新生儿认知、情感均发育迟缓、行为功能低下，且对远期生长发育、心理健康等均有影响。因此对孕妇及家属应积极开展孕期心理健康教育，保持良好情绪，以促进优生优育。

(8)血型：母儿血型不合引起的同族免疫性溶血，称胎儿和新生儿溶血性疾病(fetaland newborm hemolytic disease)。以ABO血型不合最常见，Rh血型不合较少见。ABO溶血主要发生在母亲O型而胎儿A型或B型；Rh溶血发生在母亲Rh阴性而胎儿Rh阳性；Rh阴性母亲于妊娠末期或胎盘剥离时，Rh阳性的胎儿血进入母体产生抗体，当抗体达到一定的浓度时，抗体通过胎盘引起胎儿溶血；ABO溶血病除引起黄疸外，无其他明显异常；Rh溶血会造成胎儿重度贫血，心力衰竭等，以及耳聋、脑瘫、智能落后、抬头无力等后遗症，严重者甚至死胎。

(9)分娩方式：阴道分娩是自然而符合生理的分娩途径，是人类繁衍过程中的本能行为，是正常的生理过程，对母婴影响最小，且新生儿能更好地适应环境；异常分娩又称难产，引起难产的因素有产力、产道和胎儿以及产妇精神心理因素等，易发生胎儿窘迫，缺氧，颅内出血；难产时使用助产技术(胎吸或产钳)，会造成婴儿头皮撕裂和擦伤、头皮下血肿、颅内出血、视网膜出血、新生儿黄疸、臂丛神经损伤、颅骨骨折等。

剖宫产在挽救产妇和围生儿生命方面有不可替代的作用，适用于不能经阴道分娩，或阴道分娩危及孕妇或新生儿安全时；但近年来，盲目地追求剖宫产，使剖宫产率直线上升。剖宫产易发生新生儿湿肺、窒息、羊水吸入、肺不张、免疫功能低下、感觉统合失调等。剖宫产缺乏胎儿的主动参与，在短时间内被迅速娩出，而没有适应必要的刺激和考验，有的表现为本体感和本位感差，个别剖宫产儿有定位差、易患注意力不集中、多动及阅读困难等。医护人员要做好临产前的健康教育，消除产妇对分娩的恐惧心理，尽量避免因社会因素行剖宫产。

2. 环境因素　凡能引起先天性畸形的环境因素，统称致畸因子(ratoge)。可分为三类：

(1)生物性致畸因子：目前已确定对人类胚胎有致畸作用的生物性致畸因子有风疹病毒、巨细胞病毒。单纯疱疹病毒、弓形虫、梅毒螺旋体、乙肝病毒等。如孕期前3个月母体感染风疹病毒，容易造成中枢神轻系统损害、心脏缺陷、先天性白内障、胎儿生长受限等风疹综合征；孕妇感染弓形虫，会使胎儿大脑受损，或者失明，甚至死亡。孕期前3个月感染流感病毒，可致唇裂、无脑儿、脊柱裂，孕期前11周内母体感染德国麻疹，可导致流产、死胎、胎儿生长受限、先天性耳聋与心脏功能缺陷；疱疹病毒会严重损坏胎儿神经系统，导致流产、小头畸形、皮肤疱疹、脑积水。

(2)物理性致畸因子：目前已确定的有各种射线、机械性压迫和损伤等。辐射对胎儿影响很大，会引起染色体畸变和基因突变，尤其是怀孕6周内，会造成死胎、畸形、脑损伤。X线的辐射对胎儿影响最严重，怀孕早期接触X线，有可能致孩子小头畸形、智力缺陷、骨发育不全、甲状腺发育不全、生殖器畸形、腭裂等。射线、放射性核素、电磁波等均会造成男性精子异常，出现出生缺陷。

(3)化学性致畸因子：包括化学药物和化学物质。

①化学药物：包括抗肿瘤、抗惊厥、抗炎、抗凝血、激素等类的化学药物。如抗肿瘤药物甲氨蝶呤可引起无脑畸形、小头畸形及四肢畸形；大量链霉素可引起先天性耳聋；长期服用性激素可导致胎儿生殖系统畸形；抗凝血剂香豆素在妊娠早期应用可引起胎儿鼻发育异常；因此如果孕期患病，必须服用药物，应在专科医师指导下服用。孕前父亲服药也可影响到精子质量从而影响胎儿。

②化学物质：某些工业产生的化学物质，如工业"三废"、农药、食品添加剂和防腐剂中，均含致畸因子。对胚胎有致畸作用的化学因子有某些多环芳香碳氢化合物、某些亚硝基化合物、某些烷基和苯类化合物、某些含磷的农药、重金属，如铅、镉、汞等。孕妇不宜过多接触洗涤剂，洗涤剂中的直链烷基磺酸盐等化学成分，可破坏和导致受精卵的变性和坏死，导致流产。男性睾丸对许多化学物质很敏感，如铅、汞、锡、钴、苯、镍、砷等，都会使精子质量下降，故孕前父亲应避免接触不良环境。

3. 其他　吸烟、酗酒、吸毒、缺氧等均有致畸作用。

(1)酒精：孕期过量饮酒，酒精可以通过胎盘进入胎儿体内，导致中枢神经系统发育异常，影响小脑、海马、额叶皮质、下丘脑的发育，出现胎儿生长受限、小头畸形、特殊面容、关节畸形、心血管畸形、外生殖器畸形，协调性差、多动，严重者可导致智力障碍，称胎儿酒精综合征。父亲饮酒也会影响到胎儿，酒精对男性生殖系统有一定的毒害作用，致精子异常，如精子成活率低，数量减少。

(2)烟草：孕前及孕期烟草烟雾暴露，包括孕妇主动吸烟及被动吸烟，对胎儿有很多不良影向，如出生缺陷、早产、胎儿生长受限等。流行病学调查结果显示，吸烟者所生的新生儿平均体重明显低于不吸烟者，吸烟越多，其新生儿出生体重越轻。吸烟所产生的有害物质如氰酸盐可影响胎儿的正常发育，香烟中的尼古丁可使子宫内血管血流缓慢，造成胎儿宫内慢性缺氧，导致脑损伤，严重的留有不同程度的神经系统后遗症，如脑瘫、智力低下、癫痫、心理行为发育异常等。吸烟的孕妇引起流产、早产或死胎的风险远高于不吸烟的孕妇。孕妇每天抽烟15~20支，其流产率是不吸烟者的2倍；父亲吸烟会影响精子质量，并且吸烟支数越多，精子发生畸形的几率也越大。

(3)毒品：孕期吸毒，毒品可通过胎盘进入胎儿体内，不仅影响胎儿正常发育，出现胎儿生长受限、胎儿畸形、胎盘功能低下，引起早产，还会导致胎儿在子宫内就开始形成毒品依赖，造成胎儿出生后即需戒毒治疗；远期会影响学龄儿童的注意力，出现学习问题和社会问题。

(4)辅助生殖技术：包括体外受精(in vitro fertilization，IVF)和胚胎移植(embryo transfer，ET)技术。"试管婴儿"最初由英国产科医生帕特里克·斯特普托和生理学家罗伯特·爱德华兹合作研究成功。试管婴儿(test-tubebaby)技术是体外受精-胚胎移植(IVF-ET)技术的俗称，是指采用人工方法将卵子与精子从人体取出，并在体外受精(IVF)，进行胚胎移植(ET)，胚胎在母体正常发育并分娩，以达到受孕目的的一种技术。目前，国内外已有多家医疗机构开展此项工作，为广大不孕患者带来了福音，但应高度重视随之发生的出生缺陷。

二、胎儿异常发育

1. 出生缺陷(birth defects)　是指出生前已经存在(在出生前或出生后数年内可以发现)的结构或功能异常，其产生原因包括遗传因素、环境因素以及两者的共同作用。

出生缺陷从临床症状和体征上分为三种：①形态结构异常，表现为先天畸形(congenitalmalformation)，如唐氏综合征(21号染色体三体型)、无脑儿、脊柱裂、唇腭裂、四肢异常、性别发育异常、多囊肾等；②功能、代谢缺陷，常导致先天性智力低下、聋哑、白血病、青光眼、苯丙酮尿症(PKU)、肝豆状核变性等异常；③精神、行为方面的缺陷，常表现为精神、神经症状，如遗传性痉挛性共济失调、抑郁症、精神分裂症等。

出生缺陷不但引起胎儿死亡，而且存活下来的大多会造成残疾，还会给家庭造成很大的心理负相和精神压力。我国是出生缺陷和残疾的高发国家，出生缺陷总的发生率为13.07%，男性为13.1%，女性为12.5%。出生缺陷的防治是优生优育的关键环节，是全面提高人口素质的前提条件。为减少出生缺陷的发生，按世界卫生组织(WHO)的要求，应实施三级防治策略，一级预防是受孕前干预，防止出生缺陷胎儿的发生；二级预防是产前干预，在出生缺陷儿发生之后，通过各种手段检出严重缺陷的胎儿，阻止其出生；第三级预防是产后干预，在缺陷胎儿出生之后，及时检查诊断，给予适宜的治疗，防止致残。孕前保健、产前筛查和产前诊断是出生缺陷一级和二级防治的主要方法。

2. 低出生体重儿(low birth weight infant，LBWI)　指出生体重小于2500 g的新生儿；出生体重小于1500 g的称极低出生体重儿(very low birth weight infant，VLBWI)；出生体重低于1000 g的称超低出生体重儿(extremely lowbirth weight infant，ELBWI)。孕妇体重过轻、胎盘异常、贫血、多胎妊娠、妊娠期高血压疾病、胎膜早破、早产是LBWI发生的危险因素；LBWI尤其是ELBWI的身体各器官发育不成熟，生活能力低下，适应性与抵抗力差，是造成围生儿死亡的主要原因之一；LBWI常伴有肺透明膜病、吸入性肺炎、呼吸困难、缺血缺氧性脑病、高胆红素血症、颅内出血等疾病，而ELBWI其伤残率则较高，严重影响新生儿的生长发育和生存质量。因此，应加强孕期保健，密切关注胎儿发育情况以降低LBWI的发生率，保证母婴健康，提高人口素质。

3. 巨大胎儿　胎儿出生体重达到或超过4000 g者称为巨大胎儿(fetal macrosomia)。近年营养过剩和糖尿病发生率的增加，无论是在发达国家还是发展中国家，巨大胎儿的发生率均呈增长趋势，男胎多于女胎，其手术产率及死亡率均较正常胎儿明显增高。妊娠合并糖尿病和孕妇肥胖是导致巨大胎儿最主要的危险因素，此外，还包括遗传因素、过期妊娠、经产妇、既往巨大儿分娩史等。迄今为止，尚无在宫内准确预测胎儿体重的方法，常在出生后方能确诊。巨大胎儿对母儿影响较大，手术助产率和剖宫产率高，在阴道分娩过程中易发生难产、新生儿窒息、胎儿颅内出血、锁骨骨折、臂丛神经损伤等严重并发症。治疗包括合理安排饮食，及早发现并治疗糖尿病，根据胎儿成熟度、胎盘情况及血糖控制情况，适时终止妊娠。

4. 胎儿窘迫　胎儿在子宫内因急性或慢性缺氧危及其健康和生命的综合症状，称胎儿窘迫(fetal distress)。发生率为2.7%~38.5%。胎儿窘迫分急性及慢性两种。

(1)急性胎儿窘迫：常发生在分娩期，常因脐带异常、胎盘早剥、产妇休克或宫缩过强及不协调等引起。可出现：

①胎心率异常：缺氧早期，胎儿处于代偿期，胎心率于无宫缩时增快，>160 bpm；缺氧严重时，胎儿失代偿，胎心率<110 bpm。胎儿电子监护可出现胎心率基线下降、变异减少；晚期减速、变异减速。胎心率<100 bpm，伴频繁晚期减速提示胎儿缺氧严重，随时可发生胎死宫内。

②羊水胎粪污染：出现羊水胎粪污染时，如果胎心监护正常，不需要特殊处理。如果胎心监护异常，存在宫内缺氧，会引起胎粪吸入综合征，造成不良胎儿结局。

③胎动异常：胎儿缺氧初期胎动频繁，继而减少甚至消失。

④酸中毒：取胎儿头皮血进行血气分析，pH值<7.20，PO_2<10 mmHg及PCO_2>60 mmHg，可诊断为胎儿酸中毒。

(2)慢性胎儿窘迫：常发生在妊娠晚期，多因妊娠期高血压疾病、慢性肾炎、糖尿病、严重贫血、过期妊娠及母儿血型不合等所致。表现为：

①胎动减少或消失：胎动<10次/12小时为胎动减少，是胎儿缺氧的重要表现之一。临床上常可见胎动消失24小时后胎心消失，应予警惕。

②胎儿电子监护异常：胎心率异常提示有胎儿缺氧可能。

③胎儿生物物理评分低下：≤4分提示胎儿窘迫，6分为胎儿可疑缺氧。

④胎儿脉搏血氧定量(fetal pulse oxymetry)异常，其原理是通过测定胎儿血氧饱和度了解血氧分压情况。

胎儿窘迫会影响胎儿神经系统发育甚至导致缺血缺氧性脑损伤，影响身体和认知功能的发育，如出现脑瘫、认知、行为问题及注意力缺陷，甚至死亡。无论何种原因所致的胎儿窘迫，都会对胎儿和新生儿产生不利的影响，故应加强孕期及产程监护，尽早诊断，适时干预，尽可能预防和降低围生儿病率、死亡率及远期致残率。急性胎儿窘迫的处理原则为尽早消除病因、给氧，并尽快终止妊娠。慢性胎儿窘迫时，除一般处理外，应积极处理妊娠合并症及并发症，加强对胎儿的监护，缺氧严重时需剖宫产终止妊娠。

5. 多胎妊娠　一次妊娠宫腔内同时有两个或两个以上胎儿时称多胎妊娠(multiple pregnancies)，以双胎妊娠(twin pregnancy)多见。近年来由于促排卵药物的应用，特别是辅助生殖技术的广泛开展，多胎妊娠的发生率明显上升。多胎妊娠易引起流产、早产、双胎输血综合征、胎儿生长受限、胎儿发育不平衡、胎儿畸形、新生儿窒息等。双胎妊娠有单卵双胎和双卵双胎两种类型。

(1)双卵双胎：两个卵子分别受精形成的双胎妊娠，约占双胎妊娠的70%，它们有各自的羊膜囊和胎盘，与应用促排卵药物、多胚胎宫腔内移植及遗传因素有关。

(2)单卵双胎：一个卵子受精后分裂形成的双胎妊娠，约占双胎妊娠的30%，形成原因不明，不受种族、遗传、年龄、胎次、医源性因素的影响。有4种类型：①双羊膜囊双绒毛膜：从受精卵发育出两个胚泡，它们分别植入，两个胎儿有各自的羊膜囊和胎盘；此种类型约占单卵双胎的30%左右；②双羊膜囊单绒毛膜：一个胚泡内出现两个内细胞群，各发育为一个胚胎，他们位于各自的羊膜囊内，但共享一个胎盘；此种类型约占单卵双胎的68%；

③单羊膜囊单绒毛膜：一个胚盘上出现两个原条与脊索，形成两个神经管，发育为两个胚胎，双胎位于同一个羊膜囊内，也共享一个胎盘，此种类型占单卵双胎的1%~2%；④联体双胎：是指两个未完全分离的单卵双胎，极罕见。联体双胎的发生率为单卵双胎的1/1500。

双卵双胎多有家族史，怀孕前曾用促排卵药或体外受精多个胚胎移植，结合超声等检查手段尽早发现双胎妊娠，并合理补充营养，加强休息，减少活动量预防早产。若发现胎儿畸形，尤其是联体双胎，适时终止妊娠。

第三节　胎儿发育的监测

一、胎儿发育监测的内容

胎儿发育监测能充分了解胎儿的发育状况，并能及早发现异常，做到早发现、早诊断、早治疗，以降低围生儿发病率和死亡率。监测内容包括观察胎儿大小、胎头大小、胎儿有无畸形以及胎儿的活动情况，分析胎儿染色体核型，监测胎心率、胎儿的生化项目等，并对胎儿进行生物物理评分和宫内Apgar评分，以保障胎儿及新生儿健康。

二、胎儿发育的监测方法

1. *胎动计数*　胎儿在子宫内的活动，称胎动(fetal movement，FM)，是评估胎儿宫内情况最简单有效的方法之一。胎动可分为转动、翻转、滚动、跳动及高频率活动等。孕妇自觉胎动开始于妊娠16~20周，随孕龄增加，胎动也逐渐增多，孕29~30周达高峰，孕38周后胎头入盆、胎动减少。胎动计数国内多采用胎动自测法，孕妇每日早、中、晚三次卧床计数胎动，每次计数1小时，相加乘以4即为12小时胎动；若胎动计数≥30次/12小时为正常；<10次/12小时，提示胎儿缺氧。胎动是一种主观感受，会受孕妇敏感程度、工作性质、羊水量、腹壁厚度、胎盘位置、药物、胎儿活动量以及孕妇是否认真对待等因素影响，个体差异较大。

2. *胎儿神经系统检查*　采用超声进行胎儿神经系统检查的方法是仿照新生儿检查进行的，包括：①特异的肢体运动，如：打哈欠，伸懒腰，惊跳等；②眼球运动，姿势，心率；③定量定性分析胎儿呼吸，能更进一步提供有关胎儿神经系统状况的信息。如将上述检查与振动刺激或声音刺激试验结合起来将更有意义。

3. *胎心率监测*　于妊娠10周应用多普勒超声可听到胎心音，18~20周用听诊器经孕妇腹壁能听到胎心音。正常胎心率(fetal heatrate，FHR)在110~160 bpm，波动范围(即变异振幅)一般10~25 bpm。临床上除常规胎心听诊外，胎儿电子监护仪测定在临床广泛应用，能够连续观察和记录胎心率的动态变化，也可以了解胎心与胎动之间的关系，评估胎儿宫内安危情况。

4. *胎儿心电图*(fetal electrocardiography，FECG)　来自胎儿心肌活动时产生的生物波。一般于妊娠12周以后即可能显示出，于妊娠20周后的成功率更高。多用经腹壁外监测法。可了解胎儿有无缺氧及胎盘功能等，对诊断胎儿心脏异常有一定价值。

5. *超声检查*(ultrasonic diagnosis) 可以观察胎儿大小(包括双顶径、腹围、股骨长等)、形态结构，实时地观察到胎儿在宫内的运动、行为、羊水情况以及血流动力学变化等，还能对胎儿主要形态结构畸形进行筛查。超声检查一般在妊娠18~24周进行，在此期间能筛查出95%的胎儿畸形，如无脑儿、脑积水、脑脊膜膨出、脊柱裂、多囊肾、肠道畸形、心脏畸形等，其中60%~80%的唐氏综合征胎儿在颈项部皮肤可出现颈项透明层(nuchal translucency，NT)，是筛查唐氏综合征胎儿有效的指标。多普勒超声心动图对监护胎儿生长发育和早期诊断先天性心血管畸形有重要临床价值。经脐动脉多普勒血流测定，正常妊娠时随着孕龄的增加，子宫胎盘血流随之增加，致使胎盘血管阻抗逐渐降低，脐动脉收缩期与舒张期血流速度比值(S/D)和脐动脉阻力指数(RI)也随之下降。当脐血管阻力异常升高时，提示胎盘循环阻力大，胎儿供血不足，处于慢性缺氧状态，S/D值越高，胎儿危险越大，甚至发生胎死宫内。

随着超声技术的不断发展，高频探头、彩色常规和能量多普勒图像、三维、四维超声的出现以及轻便化、低成本超声仪器的发展，超声已成为目前不可缺少的影像诊断工具，对人类优生学和围生保健具有重要意义。

6. *磁共振检查* 在无创前提下能清晰地显示胎儿的情况，甚至具体的解剖结构，而且不受胎儿位置的限制，具有快速成像和水成像技术的优点，消除了胎动对磁共振检查成像的影响，与超声相比具有不可比拟的优越性，但因其价格昂贵，目前在国内难以推广。

7. *胎儿镜检查* 能够最直观、近距离地观察胎儿，胎儿镜下可以进行胎儿体表畸形的观察，如唇裂、指趾畸形、外生殖器畸形、脊柱裂及腹壁裂等，部分遗传性疾病可以在胎儿镜下进行皮肤毛发的观察以及胎儿血液、肌肉、皮肤等的活检，还可用于宫内治疗，是非常具有发展潜力的一项新兴的诊断技术，但由于胎儿镜检查是一种介入性、损伤性的技术，其应用范围受到不同程度的限制，凡是应用B超、绒毛或羊水检查就可诊断者不必进行胎儿镜检查。

8. *胎儿宫内评分*

(1)胎儿生物物理评分(Manning评分)：1980年Manning利用电子胎儿监护和B型超声联合检测胎儿宫内缺氧和酸中毒情况。胎儿生物物理评分(biophysical profile，BPP)见表2-5。BPP是在B超下监测30分钟内胎儿呼吸运动(fetal breathing movements，FBM)、胎动(FM)、肌张力(fetal muscle tone，FT)及羊水量(amniotic fluid volume，AFV)，结合电子胎儿监护无激惹试验(non-stres test，NST)共5项指标。综合监测比任何单独监测更准确。每项满2分，共10分，如评分≤4分提示胎儿窘迫，6分为胎儿可疑缺氧。

表2-5 胎儿生物物理评分表(Manning)

项目	2分(正常)	0分(异常)
NST(20分钟)	≥2次胎动伴胎心加速≥15 bpm，持续≥15秒	<2次胎动，胎心加速<15 bpm，持续<15秒
FBM(30分钟)	≥1次，持续≥30秒	无或持续<30秒
FM(30分钟)	≥3次躯干和肢体活动(连续出现计1次)	≤2次躯干和肢体活动；无活动，肢体完全伸展

续表2-5

项目	2 分(正常)	0 分(异常)
FT	≥1 次躯干和肢体伸展复曲，手指摊开合拢	无活动，肢体完全伸展，伸展缓慢，部分复曲
AFV	最大羊水暗区垂直直径≥2 cm	无或最大暗区垂直直径<2 cm

(2)宫内 Apgar 评分：该法可以很好地预测小于胎龄儿及过期产儿的围生期结局。包括：①胎儿心血管系统的检查，胎心监护，多普勒测胎血流分布；②胎儿呼吸系统的检查，依据多普勒检测子宫胎盘的灌注情况；③神经运动系统的检查，胎儿肌张力及对外界刺激的反应。每一项满分均为 2 分，具体评分方法见表 2-6，这种方法以胎盘灌注情况代替胸廓运动，以胎儿血流代替皮肤颜色。

表 2-6　宫内 Apgar 评分表

项目	宫内监测项目	2 分	1 分	0 分
心跳	胎心率	正常	可疑	异常
呼吸	胎盘功能，子宫动脉阻力指数	<90，波形没有舒张期早期的切迹	90~95，波形或有切迹	>95
肤色	胎儿颈/脐动脉阻力指数比值	>10	5~10	<5
张力	B 超下的肢体运动	同 Manning 评分		
反射	声音振动刺激后肢体运动幅度与速度	迅速、强运动	缓慢，弱运动	不动

9. 染色体核型分析　随着分子遗传学的迅速发展以及新技术的应用，染色体核型分析更加准确、快速，使得越来越多的出生缺陷可在胚胎发育的早期安全、准确地诊断。常用的胎儿遗传性疾病检查方法有：

(1)羊膜腔穿刺(amniocentesis)：通常于妊娠 15~20 周时进行，抽取羊水进行遗传学诊断。羊水检查用于胎儿肺成熟度判定、细胞遗传学检查(染色体核型分析)及先天性代谢异常的产前诊断、母儿血型不合的诊断、宫内感染以及神经管畸形的检查等。羊水是一个可直接反映胎儿各项功能的介质，随着各项技术的提高，羊水检查将为临床提供更多有关胎儿的情报。通过羊水细胞培养做染色体核型分析，以诊断染色体数目和结构异常，如唐氏综合征(21-三体综合征)经羊水细胞培养做某些酶的测定，以诊断遗传基因突变引起的某种蛋白质或酶的异常或缺陷，如测定氨基己糖 A 活力以诊断由类脂物质蓄积引起的黑蒙性家族痴呆病；从羊水细胞提取胎儿 DNA 做遗传病基因的诊断，如地中海贫血和苯丙酮尿症等羊水甲胎蛋白(alpha-fetoprotein，AFP)含量的测定，诊断胎儿开放性神经管缺陷，如无脑儿或脊柱裂。

(2)绒毛穿刺取样(chorionic villussampling，CVS)：用于确诊胎儿是否有染色体异常、神经管缺陷以及遗传性代谢疾病。一般在妊娠 10~13 周之间进行，根据胎盘的位置选择最佳穿刺点，可采用经宫颈或经腹穿刺，抽取绒毛，该方法具有快速、避免母体细胞污染等特点。但分裂指数低、染色体形态差，可出现滋养层细胞核型与胎儿细胞核型不符的现象。

(3)经皮脐血穿刺技术(perveutaneous umbilical cord blood sampling, PUBS):又称脐带穿刺(cordocentesis),在超声的直接引导下对脐静脉进行穿刺,通常是对靠近胎盘的部位进行穿刺,抽取脐血,主要用于对红细胞或血小板同种异体免疫的诊断和治疗,以及对免疫性水肿的分析,当 CVS 或羊水检查的结果不确定,或需要进行快速诊断时,也可以通过它获取胎儿细胞进行遗传学检查。

(4)胚胎植入前诊断(preimplantation genetic diagnosis, PGD):指在胚胎植入之前的阶段对配子或胚胎进行遗传学的检测,将诊断为无遗传性疾病表型的胚胎移植入子宫后建立妊娠,从而防止遗传病胎儿的妊娠和出生。对不良孕产史妇女妊娠时必须进行胚胎植入前诊断,防止遗传病患儿的妊娠和出生。

近年来研究发现,孕妇血浆游离 DNA 中含有一定比例的胎儿游离 DNA,绝对含量随着孕周的增长而增加。运用染色体基因组芯片分析(chromosome microarray analysis, CMA)技术,提取和检测孕妇血浆游离 DNA 从而获取胎儿遗传信息,对染色体微缺失微重复综合征的产前筛查具有一定的指导意义。

10. 血清学筛查　是简便、经济的检测方法,通过测定血清中的生化指标[甲胎蛋白(AFP)、绒毛膜促性腺激素(hCG)和游离雌三醇(E)],结合年龄、孕妇体重等因素初步评估胎儿罹患唐氏综合征(21 号染色体三体型)、18 号染色体三体型、13 号染色体三体型和开放性神经管缺陷的风险,由于主要筛查 21 号染色体三体型(唐氏综合征),又称唐氏综合征筛查。

视频:胎儿发育的影响因素

视频:胎儿期发育

胎儿期发育习题

第三章 婴幼儿粗大运动发育

学习目标

1. 了解：粗大运动发育评定内容、方法及一些常用的评定量表。
2. 熟悉：影响因素及异常发育。
3. 掌握：反射发育及姿势运动发育规律。

婴幼儿处于脑发育的关键期，脑在结构和功能上都有很强的适应和重组能力，其可塑性最强，是学习运动模式等最具有潜力的时期。粗大运动发育是评估婴幼儿生长发育的重要指标之一，对儿童后期乃至成人期都有十分积极的影响。良好的粗大运动发育对婴幼儿其他方面的发育具有促进作用。

第一节 粗大运动发育规律

粗大运动(gross motor)发育是指抬头、翻身、坐、爬、站、走、跳等运动发育，是人类最基本的姿势和移动能力的发育。神经系统对姿势和运动的调节是复杂的反射活动，因此，反射发育是婴幼儿粗大运动发育的基础，粗大运动发育主要指反射发育及姿势运动发育两方面。

一、反射发育

与婴幼儿粗大运动发育密切相关的反射发育包括原始反射、立直反射和平衡反应。由于种族差别、个体差别、抚养方式的差别等因素，各类反射出现和消失的时间在一定范围内可以存在较大差别，以下各类反射出现与存在时间为一般现象。

(一)原始反射

原始反射(primitive reflex)是新生儿与生俱来的非条件反射，也是婴儿特有的一过性反射，其中枢位于脊髓、延髓和脑桥。众多的原始反射是胎儿得以娩出的动力，是人类初期各种生命现象的基础，也是后来分离运动和随意运动的基础。

原始反射往往不精确，常常容易泛化。伴随中枢神经系统的发育和逐渐成熟，神经兴奋的泛化性逐渐向着特异性发育，原始反射被抑制，取而代之的是获得新的动作和运动技能。胎儿娩出以后逐渐失去实际意义，多于2~6个月内消失。

原始反射缺如、减弱、亢进或残存，都是异常的表现。脑瘫患儿原始反射多延迟消失、亢进或残存。原始反射有多种类型，本节介绍临床常检查的几种。原始反射出现及存在时间见表3-1。

表3-1　原始反射出现及存在时间

原始反射	出现及存在时间
觅食反射	0~4个月
手握持反射	0~4个月
足握持反射	0~10个月
拥抱反射	0~6个月
放置反射	0~2个月
踏步反射	0~3个月
张口反射	0~2个月
上肢移位反射	0~6周
侧弯反射	0~6个月
紧张性迷路反射	0~4个月
非对称性紧张性颈反射	0~4个月
对称性紧张性颈反射	0~4个月
交叉伸展反射	0~2个月
阳性支持反射	0~2个月

1. *觅食反射*(rooting reflex)　指正常足月新生儿脸颊部接触到母亲乳房或其他部位时，即可出现“寻找”乳头的动作。该反射缺如提示较严重的病理现象，智力发育障碍、脑瘫可持续存在。

(1)检查方法：用手指触摸婴儿的口角或上下唇。

(2)反应：婴儿将头转向刺激侧，出现张口寻找乳头动作。

(3)存在时期：0~4个月。

2. *手握持反射*(hand palmar grasp reflex)　又称手把握反射，此反射出生后即出现，逐渐被有意识的握物所替代。肌张力低下不易引出，脑瘫患儿可持续存在，偏瘫患儿双侧不对称，也可一侧持续存在。手握持反射持续存在，将会影响小儿主动抓握和前臂的支撑。

(1)检查方法：将手指或木棍从婴儿手掌的尺侧放入并按压。

(2)反应：小儿手指屈曲握物。

(3)存在时期：0~4个月。

3. *足握持反射*(foot palmar grasp reflex)　又称足把握反射，此反射出生后即出现，随着独站功能的建立而消失。足握持反射持续存在，将会影响小儿站立功能，脑瘫患儿此反射可持续存在。

(1)检查方法：检查者用拇指按压小儿的第一、二趾间的足底部位。

(2)反应：小儿足趾屈曲。

(3)存在时期：0~10 个月。

4. 拥抱反射(moro reflex)　又称惊吓反射，由于头部和背部位置关系的突然变化，刺激颈深部的本体感受器，引起上肢变化的反射。亢进时下肢也出现反应。肌张力低下及严重智力发育障碍患儿难以引出，早产、低钙、核黄疸、脑瘫等患儿此反射可亢进或延迟消失，偏瘫患儿左右不对称。该反射持续存在，将会影响小儿手的主动运动发育、双手中间位的发育、手口眼协调发育等。

(1)检查方法：小儿呈仰卧位，有 5 种引出的方法：①声法：用力敲打床边附近发出声音；②落法：抬高小儿头部 15 cm 后下落；③托法：平托起小儿，令头部向后倾斜 10°~15°；④弹足法：用手指轻弹小儿足底；⑤拉手法：拉小儿双手慢慢抬起，当肩部略微离开桌面(头并未离开桌面)时，突然将手抽出。

(2)反应：分为两型：①拥抱型：小儿两上肢对称性伸直外展，下肢伸直、躯干伸直，拇指及示指末节屈曲，呈扇形张开，然后上肢屈曲内收呈拥抱状态；②伸展型：又称不完全型，可见小儿双上肢突然伸直外展，迅速落于床上，小儿有不快感觉，多见于 3 个月以上的婴儿。

(3)存在时期：拥抱型 0~3 个月，伸展型 4~6 个月(图 3-1)。

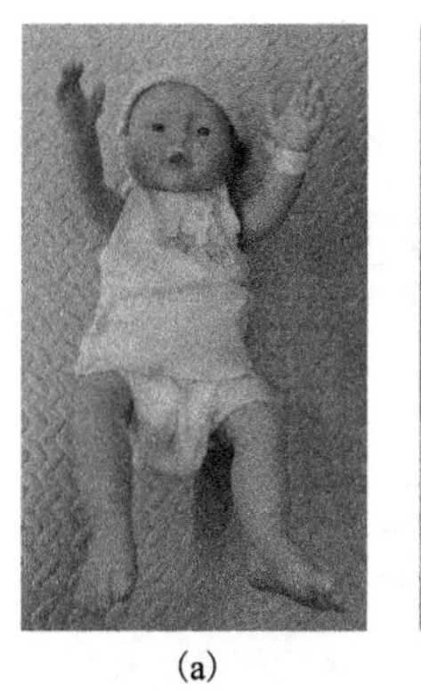
(a)

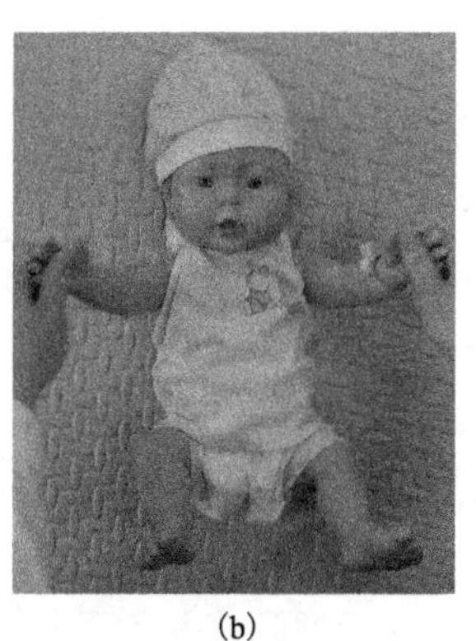
(b)

图 3-1　拥抱反射

5. 放置反射(placing reflex)　又称跨步反射，偏瘫患儿双侧不对称。

(1)检查方法：扶小儿腋下呈立位，将一侧足放于桌面，另一足背抵于桌面边缘，略向前方倾斜小儿。

(2)反应：可见小儿将足背抵于桌面边缘侧下肢抬到桌面上。

(3)存在时期：0~2 个月。

6. 踏步反射(stepping reflex)　又称步行反射，臀位分娩的新生儿，肌张力低下或屈肌张力较高时该反射减弱。痉挛型脑瘫患儿此反射可亢进并延迟消失。

(1)检查方法：扶持小儿腋下呈直立位，使其一侧足踩在桌面上，并将重心移到此下肢。

(2)反应：可见负重侧下肢屈曲后伸直、抬起，类似迈步动作。

(3)存在时期：0~3 个月。

7. 张口反射(babkin reflex)　在脑损伤、脑瘫或智力发育障碍时此反射延迟消失，锥体外系损伤时明显。

(1)检查方法：小儿仰卧位，检查者用双手中指与无名指固定小儿腕部，然后以拇指按压小儿两侧手掌。

(2)反应：小儿立即出现张口反应，亢进时一碰小儿双手即出现。

(3)存在时期：0~2个月(图3-2)。

8. 上肢移位反射(arm passage reflex)　在脑损伤或臂丛神经损伤时难以引出，偏瘫时一侧缺失。

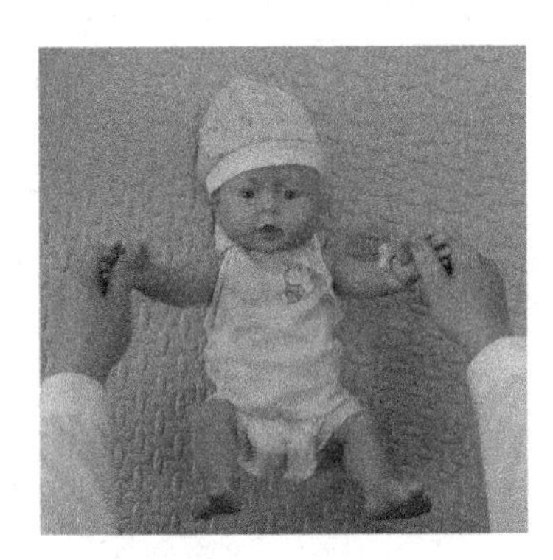

图3-2　张口反射

(1)检查方法：小儿俯卧位，颜面着床，两上肢放于脊柱两侧，稍候观察变化。

(2)反应：小儿首先颜面转向一侧，同侧的上肢从后方移向前方，手移到嘴边。

(3)存在时期：0~6周。

9. 侧弯反射(incurvation reflex)　又称躯干内弯反射。肌张力低下难以引出，肌张力增高或脑瘫患儿可持续存在，双侧不对称具有临床意义。侧弯反射持续存在，将影响躯干的自主运动，从而影响翻身、坐、站及体位变换功能。

(1)检查方法：婴儿处于俯卧位或俯悬卧位，用手指自上向下刺激一侧脊柱旁或刺激腰部。该反射持续存在，将会影响小儿直立位的自由运动发育。

(2)反应：婴儿出现躯干向刺激侧弯曲。

(3)存在时期：0~6个月。

10. 紧张性迷路反射(tonic labyrinthine reflex，TLR)　也称前庭脊髓反射。头部在空间位置及重力方向发生变化时，产生躯干四肢肌张力的变化。脑损伤及脑瘫患儿该反射可持续存在，将会影响小儿自主伸展、屈曲以及抬头的发育。

(1)检查方法：将婴儿置于仰卧位及俯卧位，观察其运动和姿势变化。

(2)反应：仰卧位时身体呈过度伸展，头后仰俯卧位时身体以屈曲姿势为主，头部前屈，臀部凸起。

(3)存在时期：0~4个月(图3-3)。

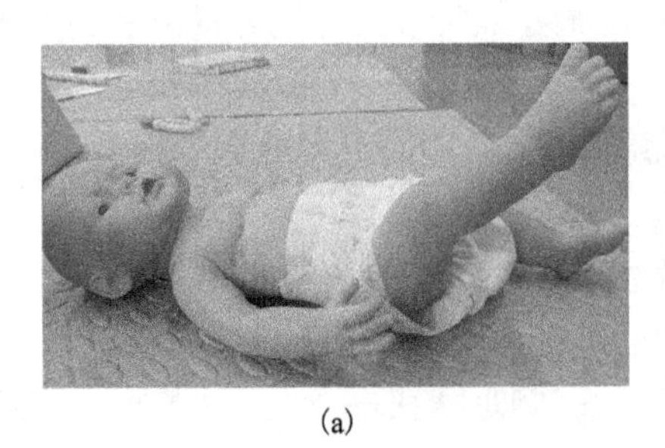

(a)

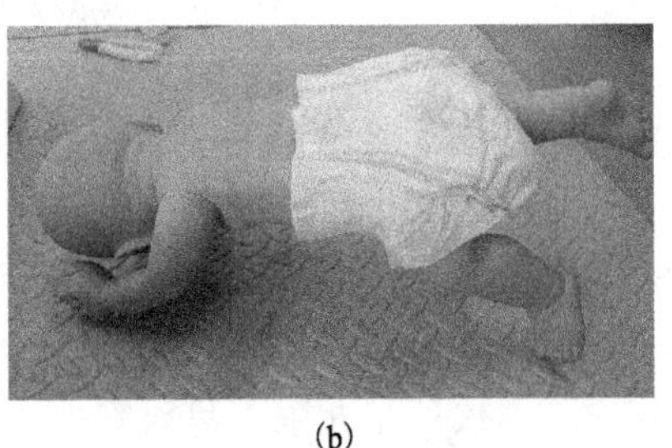

(b)

图3-3　紧张性迷路反射

11. 非对称性紧张性颈反射(asymmetrical tonic neck reflex，ATNR)　指当头部位置变化，颈部肌肉及关节的本体感受器受到刺激时，引起四肢肌紧张的变化。该反射是评价脑瘫等脑损伤疾病的重要方法。去大脑强直及锥体外系损伤时亢进，锥体系损伤也可见部分亢进 6 个月后残存，是重症脑瘫的常见表现之一。该反射持续存在将影响小儿头于正中位、对称性运动、手口眼协调运动、躯干回旋、翻身、四肢支撑爬行等发育。

(1)检查方法：小儿仰卧位，检查者将小儿的头转向一侧。

(2)反应：小儿颜面侧上下肢因伸肌张力增高而伸展，后头侧上下肢因屈肌张力增高而屈曲，似“拉弓射箭”姿势。

(3)存在时期：0~4 个月(图 3-4)。

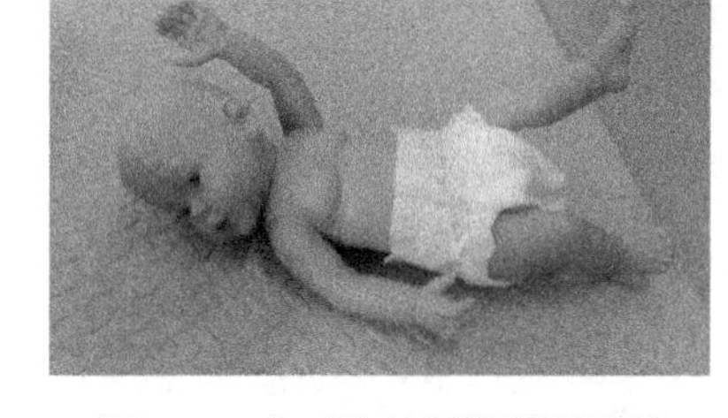

图 3-4　非对称性紧张性颈反射

12. 对称性紧张性颈反射(symmetrical tonic neck reflex，STNR)　其意义同 ATNR。该反射持续存在，将会影响小儿全身自主伸展与屈曲的发育。

(1)检查方法：小儿呈俯悬卧位，使头前屈或背屈。

(2)反应：头前屈时，上肢屈曲，下肢伸展头背屈时，上肢伸展，下肢屈曲。

(3)存在时期：0~4 个月。

13. 交叉伸展反射(crossed extension reflex)　此反射胎儿期已经很活跃。

(1)检查方法：①小儿仰卧位，检查者握住小儿一侧膝部使下肢伸直，按压或敲打此侧足底；②小儿仰卧位，一侧下肢屈曲，一侧下肢伸展，检查者使伸展侧下肢屈曲。

(2)反应：①可见另对侧下肢先屈曲，然后内收、伸直，似要蹬掉这个刺激；②可见对侧屈曲位下肢变为伸展。

(3)持续时间：0~2 个月(图 3-5)。

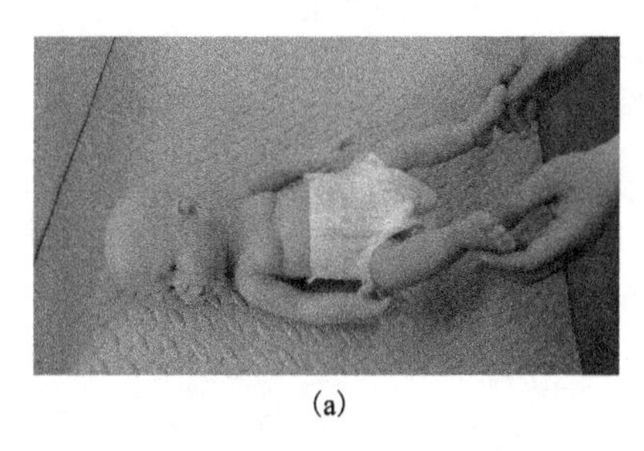

(a)

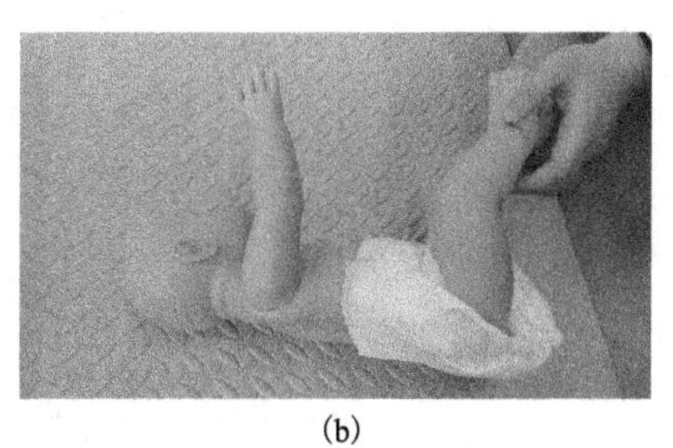

(b)

图 3-5　交叉反射

14. 阳性支持反射(positive supporting reflex)　新生儿期不出现或 3 个月以后仍呈阳性者，提示神经反射发育迟滞。

(1)检查方法：使患儿保持立位，足底着桌面数次。

(2)反应：下肢伸肌肌张力增高，踝关节跖屈，也可引起膝反张。

(3)持续时间：0~2 个月。

(二) 立直反射

立直反射(righting reflex)又称矫正反射，是身体在空间发生位置变化时，主动将身体恢复立直状态的反射，立直反射的中枢在中脑和间脑。其主要功能是维持头在空间的正常姿势、头颈和躯干间、躯干与四肢间的协调关系，是平衡反应功能发育的基础。各种立直反射并不独立存在，而是相互影响。立直反射出生后可以见到，但多于出生后3~4个月出现，持续终生。脑发育落后或脑损伤患儿立直反射出现延迟，肌张力异常、原始反射残存可严重影响立直反射的建立，进而影响平衡反应的建立。立直反射出现及存在时间见表3-2。

表3-2　立直反射出现及存在时间

名称	出现及存在时期名称
颈立直反射	新生儿→持续6~8个月
躯干头部立直反射	2~3个月→5岁左右
躯干躯干立直反射	3~4个月→5岁左右
迷路性立直反射	6~7个月以前→终生
视性立直反射	5~6个月以前→终生
降落伞反射/保护性伸展反射	6~7个月→终生

1. 颈立直反射(neck righting reflex)　是新生儿期唯一能见到的立直反射，是小儿躯干对头部保持正常关系的反射，以后逐渐被躯干立直反射所取代。此反射出生后出现，持续6~8个月。

(1)检查方法：小儿仰卧位，检查者将小儿头部向一侧转动。

(2)反应：小儿的肩部、躯干、骨盆都随头转动的方向而转动。

2. 躯干头部立直反射(body righting reflex on the head)

(1)检查方法：小儿呈仰卧位，检查者握住小儿两下肢向一侧回旋成侧卧位。

(2)反应：此时小儿头部也随着躯干转动，并有头部上抬的动作。

3. 躯干躯干立直反射(body righting reflex acting on the body)

(1)检查方法：如上述方法，使小儿转成侧卧位。

(2)反应：小儿主动回到仰卧位的姿势。

4. 迷路性立直反射(labyrinthine righting reflex)　是指当头部位置发生变化时，从中耳发出的信号经过前庭脊髓束，刺激支配颈肌的运动神经元，产生头部位置的调节反应。此反射3~4个月出现，5~6个月明显。

(1)检查方法：用布蒙住小儿双眼，检查者双手扶住小儿腰部，使小儿身体向前、后、左、右各方向倾斜。检查时注意不要过分倾斜。

(2)反应：无论身体如何倾斜，小儿头部仍能保持直立位置(图3-6)。

5. 视性立直反射(optical righting reflex)　是头部位置随着视野的变化保持立直的反射，该反射在人类相当发达，是维持姿势的重要反射。此反射出生后4个月左右出现，5~6个月明显。该反射缺如多为视力障碍，延迟出现提示有脑损伤。

(1)检查方法：双手抱起清醒、睁眼的小儿，放于检查者的膝上，然后将小儿身体向前、后、左、右倾斜。

(2)反应：无论身体如何倾斜，小儿头部仍能保持立直位置。

6. 降落伞反射(parachute reflex)　又称保护性伸展反射，由于其中枢在中脑，因此该反射的意义等同于立直反射。检查时注意观察两侧上肢是否对称，如果一侧上肢没有出现支撑动作，提示臂丛神经损伤或偏瘫，如果此反射延迟出现或缺如，提示脑瘫或脑损伤。

(1)检查方法：检查者双手托住小儿胸腹部，呈俯悬卧位状态，然后将小儿头部向前下方俯冲一下。

(2)反应：此时小儿迅速伸出双手，稍外展，手指张开，似防止下跌的保护性支撑动作。脑瘫患儿此反射也可出现双上肢后伸呈飞机样的特殊姿势，或上肢呈紧张性屈曲状态(图 3-7)。

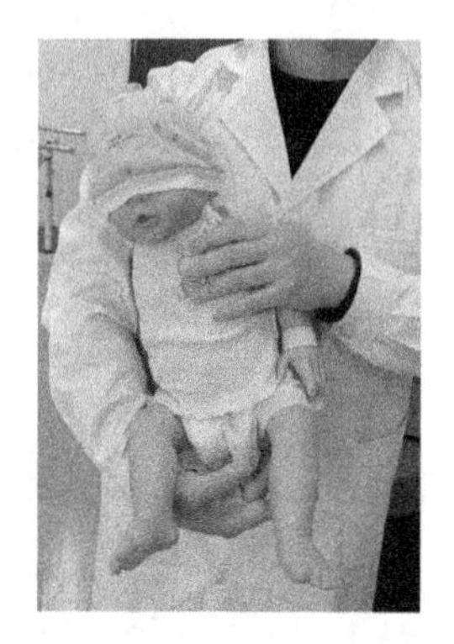

图 3-6　迷路性立直反射

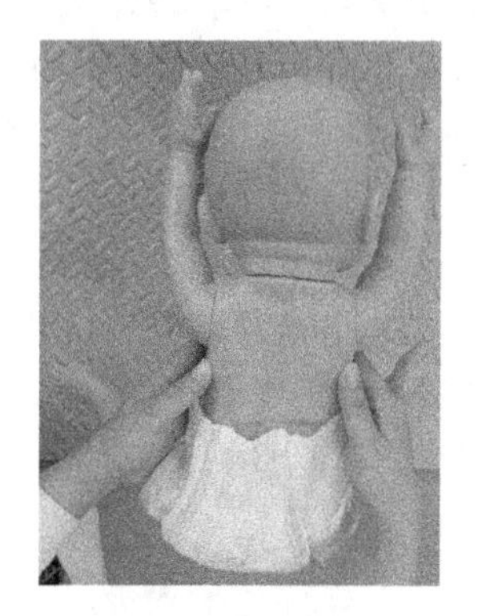

图 3-7　降落伞反射

(三)平衡反应

神经系统发育的高级阶段，出现皮层水平的平衡反应(balance reaction)，又称倾斜反应(tilting reaction)。当身体重心移动或支持面倾斜时，机体为了适应重心的变化，通过调节肌张力以及躯干与四肢的代偿性动作，保持正常姿势。平衡反应是人站立和行走的重要条件，多在立直反射出现不久即开始逐步出现和完善，终生存在。完成平衡反应不仅需要大脑皮质的调节，而且需要感觉系统、运动系统等综合作用才能完成。平衡反应出现及存在时间见表 3-3。

表 3-3　平衡反应出现及存在时间

名称	现及存在时期
仰卧位倾斜反应侧方	6 个月→终生
俯卧位倾斜反应	6 个月→终生
膝手位倾斜反应	8 个月→终生
坐位倾斜反应	6 个月→终生
前方坐位倾斜反应	7 个月→终生

续表3-3

名称	现及存在时期
坐位倾斜反应	10 个月→终生
后方跪立位倾斜反应	15 个月→终生
立位倾斜反应前方	12 个月→终生
立位倾斜反应侧方	18 个月→终生
立位倾斜反应后方	24 个月→终生

1. 仰卧位倾斜反应(tilting-Supine reaction)　于6个月出现阳性反应，终生存在。6个月后仍呈阴性者，提示神经发育落后或脑损伤。

(1)检查方法：患儿于倾斜板上取仰卧位，上下肢伸展，倾斜板向一侧倾斜。

(2)反应：头部挺直的同时，倾斜板抬高一侧的上、下肢外展，伸展，倾斜板下降一侧的上、下肢可见保护性支撑样伸展动作。

2. 俯卧位倾斜反应(tilting-prone reaction)　于6个月出现阳性反应，终生存在。6个月后仍呈阴性者，提示神经发育落后或脑损伤。

(1)检查方法：患儿于倾斜板上取俯卧位，上下肢伸展，倾斜板向一侧倾斜。

(2)反应：头部挺直的同时，倾斜板抬高一侧的上、下肢外展，伸展，倾斜板下降一侧的上、下肢可见保护性伸展和支撑动作。

3. 膝手位/四爬位倾斜反应(four-foot kneeling tilting reaction)　于8个月出现，终生存在。

(1)检查方法：小儿成膝手位/四爬位，检查者推动小儿躯干，破坏其稳定性，或小儿成膝手位四爬位于检测台上，检查者将检测台一侧抬高而倾斜。

(2)反应：头部和胸廓出现调整，受力侧上、下肢或检测台抬高侧上、下肢外展、伸展，另一侧出现保护性伸展和支撑动作。

4. 坐位倾斜反应(sitting tilting reaction)　前方6个月左右出现，侧方7个月左右出现，后方10个月左右出现，终生存在。坐位后方平衡反应出现，标志着坐位姿势发育成熟，开始向立位方向发展。

(1)检查方法：小儿于坐位，检查者用手分别向前方、左右方向、后方推动小儿，使其身体倾斜。

(2)反应：小儿为了维持平衡，出现头部和胸部立直的同时，分别出现两上肢迅速向前方伸出倾斜侧上肢立刻向侧方支撑、另一侧上肢有时伸展两手迅速伸向后方做支撑动作。通过上述反应，保持身体的平衡。

5. 跪立位倾斜反应(kneeling-standing tilting reaction)　于出生后约15个月出现，维持一生。15个月以后仍为阴性者，提示神经反射发育迟滞或脑损伤。

(1)检查方法：小儿取跪立位，检查者牵拉小儿的一侧上肢，使之倾斜。

(2)反应：头部和胸部出现调整，被牵拉的一侧出现保护反应。对侧上、下肢外展，伸展。

6. 立位倾斜反应(standing tilting reaction)　前方12个月左右出现，侧方18个月左右出现，后方24个月左右出现，终生存在。

(1)检查方法：小儿于站立位，检查者用手分别向前方、左右方向、后方推动小儿，使其身体倾斜。

(2)反应：小儿为了维持平衡，出现头部和胸部立直以及上肢伸展的同时，分别出现腰部向前方、左右方向、后方弯曲以及脚向前方、左右方向、后方迈出一步(图3-8)。

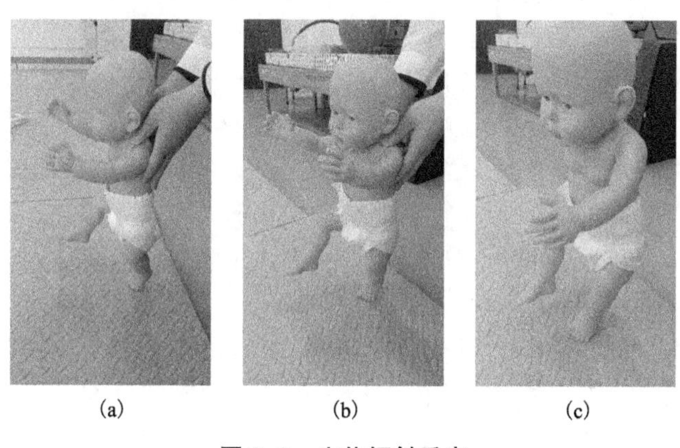

(a)　(b)　(c)

图3-8　立位倾斜反应

二、姿势运动发育

(一)姿势运动的控制

姿势运动的控制需要身体形态结构、肌力、肌张力、平衡与协调功能以及运动系统功能的综合作用。

1. *身体形态*　正常姿势主要靠骨骼结构和各部分肌肉的紧张度来维持，各种因素导致身体骨骼、肌肉等形态结构的变化以及比例不协调，都可导致姿势异常和运动模式的变化。

2. *肌力的作用*　骨骼肌分为伸肌、屈肌、内收肌、外展肌、旋前肌和旋后肌，在运动神经支配下完成不同的功能。任何一个动作都需要一组肌群共同完成，这些肌群来自关节的不同方位，使关节具有不同方向的运动：①原动肌是发起和完成一个动作的主动作肌；②拮抗肌是与原动肌功能相反的肌；③固定肌是固定原动肌起点的肌；④协同肌是配合原动肌，随原动肌一同收缩，产生相同功能的肌，或随原动肌收缩，限制原动肌产生不必要运动的肌。只有这四种肌群在运动中协调作用，才能具有正常的姿势运动模式。

3. *肌张力的作用*　正常肌张力是人体维持各种姿势和运动的基础，一般归纳为静止性肌张力、姿势性肌张力和运动性肌张力。肌张力异常，可导致姿势运动异常。肌张力的产生和维持是一种复杂的反射活动。中枢神经系统的许多结构都对肌张力有影响，中脑以上的各种结构对肌张力产生抑制作用，中脑以下的各种结构及前庭系统对肌张力产生易化作用。如在脑干网状结构中，中脑和脑桥的网状结构是肌张力易化区，而延髓腹侧部分的网状结构是肌张力的抑制区。小儿脑发育障碍或损伤，可导致肌张力的变化，如：①锥体系损害所致的肌张力增高，称为痉挛性肌张力增高；②锥体外系损害所致的肌张力增高，称为强直性肌张力增高；③小脑损害、周围神经损害可导致肌张力降低；④锥体外系损害可导致肌张力变化和动摇。

4. 平衡功能　平衡(balance)是指在不同的环境和情况下，维持身体直立姿势的能力，主要包括：①保持体位；②在随意运动中调整姿势；③对外来干扰做出安全有效反应。人体能够在各种自身以及外环境变化的情况下保持平衡，有赖于中枢神经系统控制下的感觉系统和运动系统的参与、相互作用和整合。躯体感觉、视觉以及前庭三个感觉系统在维持平衡过程中各自扮演不同的角色。

(1)躯体感觉系统的作用：平衡的躯体感觉输入包括皮肤感觉(触、压觉)输入和本体感觉输入。皮肤触觉、压力觉感受器向大脑皮质传递有关体重分布情况和身体重心位置的信息分布于肌梭、关节的本体感受器则向大脑皮质输入随支持面变化如面积、硬度、稳定性以及表面平整度等而出现的有关身体各部位的空间定位和运动方向的信息。这些感受器在人体支持面受到轻微干扰时能够迅速做出反应。因此，皮肤感觉输入和本体感觉输入及其反馈，对于姿势运动起到重要的作用。

(2)视觉系统的作用通过视觉，能够看见某一物体在特定环境中的位置，判断自身与物体之间的距离，同时也知道物体是静止的还是运动的。视觉信息准确与否影响站立时身体的稳定性。当身体的平衡因躯体感觉受到干扰或破坏时，视觉系统在维持平衡中发挥重要作用，通过颈部肌肉收缩使头保持向上直立位和保持水平视线，使身体保持或恢复到原来的直立位，从而获得新的平衡。如果去除或阻断视觉输入如闭眼或戴眼罩，姿势的稳定性将较睁眼站立时显著下降。

(3)前庭系统的作用：头部的旋转刺激了前庭系统中两个感受器。其一为前、后、外三个半规管内壶腹嵴的运动位置感受器，感受头部在三维空间中的运动角加(减)速度变化而引起的刺激。其二是前庭迷路内的椭圆囊斑和球囊斑，感受静止时的地心引力和直线加(减)速度的变化引起的刺激。无论体位如何变化，通过头的立直反射，改变颈部肌肉张力来保持头的直立位置是椭圆囊斑和球囊斑的主要功能。躯体感觉和视觉系统正常时，前庭冲动对于控制人体重心位置的作用很小。当躯体感觉和视觉信息输入均受阻时，前庭系统的感觉输入在维持平衡中变得至关重要。

当体位或姿势变化时，中枢神经系统将三种感觉信息进行整合，迅速判断，从中选择出准确定位信息的感觉输入，放弃错误的感觉输入。中枢神经系统整合感觉信息的这个过程被称为感觉组织(sensory organization)。正常情况下，人体以躯体感觉输入为主保持身体的直立姿势，如果躯体感觉受阻，视觉成为中枢神经系统判断和利用的主要来源，当躯体和视觉均被干扰时，前庭系统发挥调节平衡的作用。当三个系统同时出现障碍时，失平衡的状况将不可避免。

5. 运动的协调性　协调(coordination)是指在准确完成动作的过程中，多组肌群共同参与并相互配合，和谐地完成动作。协调是姿势控制如站、走、跑、跳以及日常动作的基本条件，是完成精细运动和技能的必要条件。协调障碍可出现共济失调及不自主的运动，如震颤、舞蹈样动作、手足徐动、手足搐搦。

6. 运动系统的作用　中枢神经系统在对多种感觉信息进行分析整合后下达运动指令，运动系统以不同的协同运动模式控制姿势变化，将身体重心调整回原范围内或重新建立新的平衡。多组肌群共同协调完成一个运动被称为协同运动(synergy)。自动姿势性协同运动

(automatic postural synergies)是下肢和躯干肌以固定的组合方式，并按一定的时间先后顺序和强度进行收缩，用以保护站立平衡的运动模式，它是人体为回应外力或站立支持面的变化而产生的三种对策或姿势性协同运动模式，即踝关节模式、髋关节模式及跨步动作模式。小儿在发育过程中，随着中枢神经系统的发育，运动系统的协同运动模式和控制姿势的功能不断完善。

(二)姿势运动发育的特点

不同发育阶段婴幼儿具有不同的体位特点。

1. *仰卧位姿势运动发育*　婴幼儿仰卧位姿势运动发育的特点是：①由屈曲向伸展发育：可分为四个时期，即第一屈曲期、第一伸展期、第二屈曲期、第二伸展期(表3-4)；②从反射活动到随意运动发育：小婴儿由于受紧张性颈反射及交叉伸展反射的影响，出现屈曲与伸展的动作以及非对称性姿势，随着原始反射的逐渐消失，出现了随意运动的发育、翻身以及四肢的自由伸展和屈曲；③手、口、眼的协调发育：从4~5个月开始出现对称性屈曲姿势，可用手抓住双脚放入口中，虽然肩部与臀部都抬高，躯干弯曲，接触床面积小，但仍能保持稳定的平衡状态，产生手、口、眼协调。8~9个月开始出现四肢自由伸展和屈曲活动(图3-9)。

表3-4　婴儿仰卧位运动发育特点

分期	年龄	特点
第1屈曲期	0~6周	四肢、躯干呈半屈曲位(主要为对称性屈曲)
第1伸展期	7~15/16周	躯干上部、四肢伸展(可有非对称伸展)
第2屈曲期	4~7个月	躯干稳定、用手支撑(对称性屈曲)
第2伸展期	8/9~12/14个月	可呈立位(自由伸展)

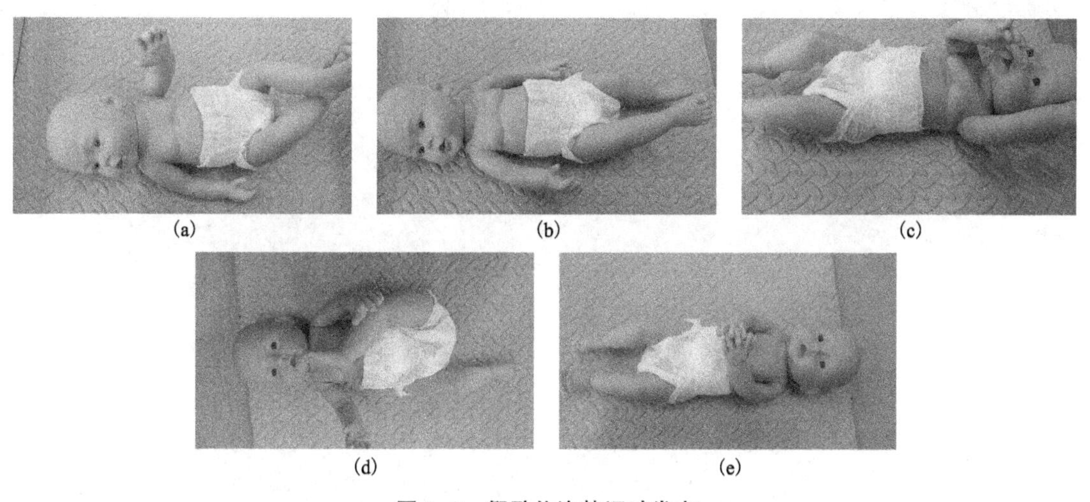

(a)　(b)　(c)　(d)　(e)

图3-9　仰卧位姿势运动发育

新生儿期颜面向一侧或正中位，四肢呈屈曲或半屈曲状态，左右对称或稍有非对称，此期以对称性屈曲姿势为主，称为第一屈曲期。

2~3 个月：头向一侧或左右回旋，由于头部位置的变化，受非对称性紧张性颈反射的影响，常呈非对称性的伸展模式，称为第一伸展期，可从仰卧位翻身至侧卧位。

4~7 个月：头呈正中位，四肢对称性屈曲姿势，手指的随意动作明显，小儿可抓自己的脚送到口中，呈手、口、眼的协调动作，可从仰卧位翻身至俯卧位，称为第二屈曲期。

8~9 个月：头部自由活动，四肢自由伸展，躯干有回旋动作，小儿可以灵活地左右翻身。这个时期的小儿主要以伸展姿势为主，称为第二伸展期。

2. 俯卧位姿势运动发育　是小儿克服地心引力，抗重力伸展的过程。主要特点是：

（1）由屈曲向伸展发育：小婴儿由于受紧张性迷路反射的影响，屈肌张力占优势，下肢屈曲于腹部下方，因此表现为臀高头低。随着伸展姿势的发育，逐渐变为臀头同高，之后发展为头高臀低。

（2）抗重力伸展发育：随着抗重力伸展、克服地心引力的发育过程，小儿经过了头部贴床、头离床、胸离床、肘支撑、手支撑、一只手支撑体重的抬头过程，体重的支点由头部、颈部、胸部、腰部逐渐向后移动，当支点移行到骶尾部时，便出现了爬行，为坐位和立位做好准备。

（3）由低爬向高爬的发育：爬行是俯卧位发育的组成部分，也体现了抗重力发育的过程。爬行过程首先是无下肢交替动作的肘爬或拖爬，然后是下肢交替运动的腹爬或低爬，之后是胸部离开床面，用手和膝关节交替运动的膝手爬/四爬，最后是躯干完全离开床面，用手和脚交替运动的高爬。如果违背了这样的发育规律则视为异常（图 3-10）。

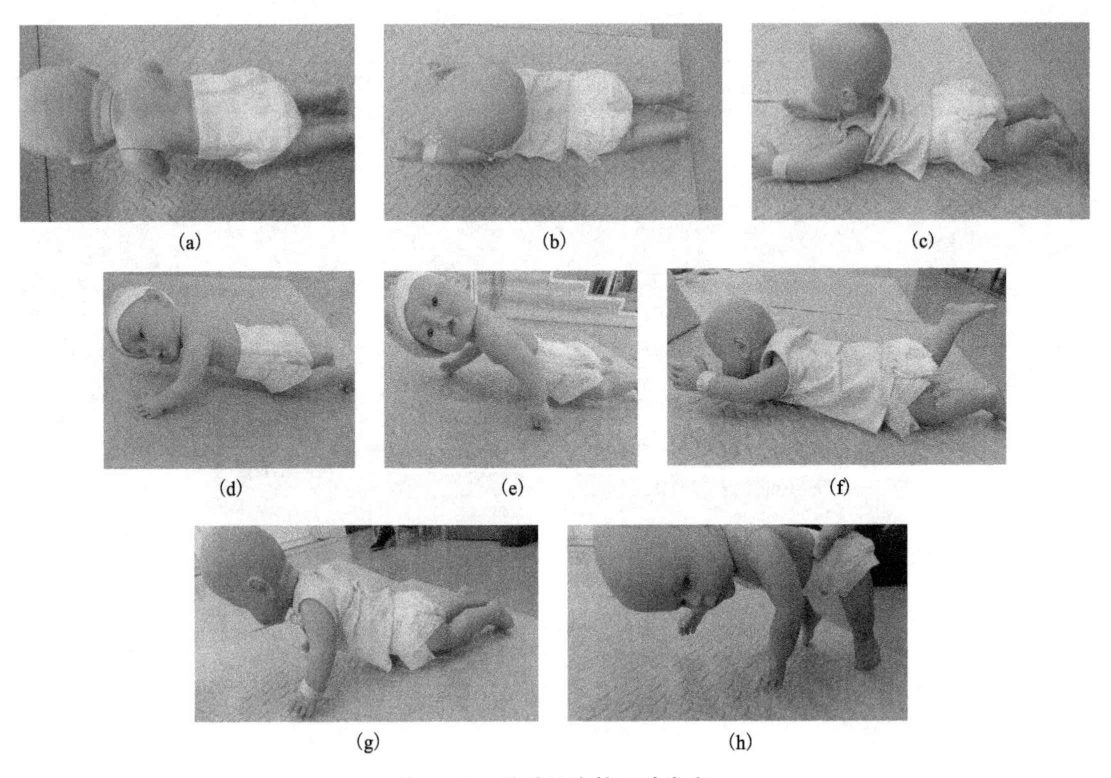

图 3-10　俯卧位姿势运动发育

新生儿期受紧张性迷路反射的作用，全身呈屈曲状态，膝屈曲在腹下，骨盆抬高呈臀高头低的姿势。头转向一侧，可以瞬间抬头。

2个月：骨盆位置下降，下肢半伸展呈臀头同高状态。头经常保持在正中位上，下颏可短暂离开桌面。

3个月：下肢伸展，下颏和肩部可抬起离开桌面，肘支撑抬头达45°，呈头高臀低姿势。

4个月：肘支撑，胸部离开桌面，抬头达45°～90°，十分稳定，下肢伸展，头高于臀部，身体的支点在腰部。

6个月：前臂伸直，手支撑，胸部及上腹部可以离开桌面，抬头达90°以上，四肢自由伸展，支点在骶尾部，可由俯卧位翻身至仰卧位。

8个月：用双手或肘部支撑，胸部离开桌面但腹部不离桌面爬行，称为腹爬，可见下肢交替动作。

10个月：用手和膝关节爬，成为膝手爬/四爬，腹部可离开桌面。

11个月：可用手和脚支撑向前移动，称为熊步或高爬。

3. 坐位姿势运动发育　是卧位与立位的中间体位，其主要特点是：①发育顺序为全前倾→半前倾→扶腰坐→拱背坐→直腰坐→扭身坐；②与平衡反应密切相关，如拱背坐时前方平衡反应发育完成，直腰坐时侧方平衡反应发育完成，扭身坐时后方平衡反应发育完成；③是抗重力伸展以及相关肌群发育的过程(图3-11)。

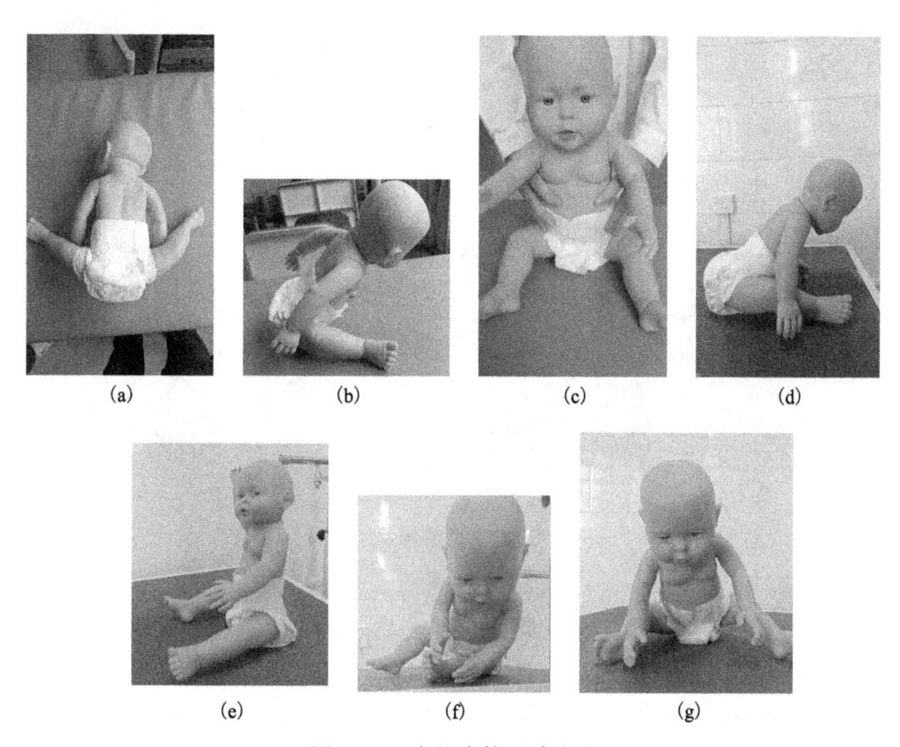

(a)　(b)　(c)　(d)

(e)　(f)　(g)

图3-11　坐位姿势运动发育

新生儿期屈曲占优势，脊柱不能充分伸展，扶其肩拉起时，头向后仰，呈坐位时全前倾，头不稳定。

2~3 个月：脊柱明显伸展，坐位时脊柱向前弯曲呈半前倾姿势，头可竖直。

4~5 个月：扶持成坐位时脊柱伸展，为扶腰坐阶段，头部稳定。

6 个月：可以独坐，但需双手在前支撑，脊柱略弯曲，呈拱背坐。

7 个月：脊柱伸展与床面呈直角，是坐位的稳定阶段，称为直腰坐阶段。

8~9 个月：直腰坐位稳定，可以左右回旋身体，称为扭身坐阶段。可以在坐位上自由玩，也可以由坐位变换成侧卧位、卧位等其他体位。

4. *立位姿势运动发育* 是由原始反射的阳性支持开始，立位平衡反应出现后，便出现了独站与步行，体现了由反射到随意运动和连续不断发育的特点。可以分为如下 10 个阶段阳性支持反射→不能支持体重→短暂支持体重→足尖支持体重→立位跳跃→扶站→抓站→独站→牵手走→独走(图 3-12)。

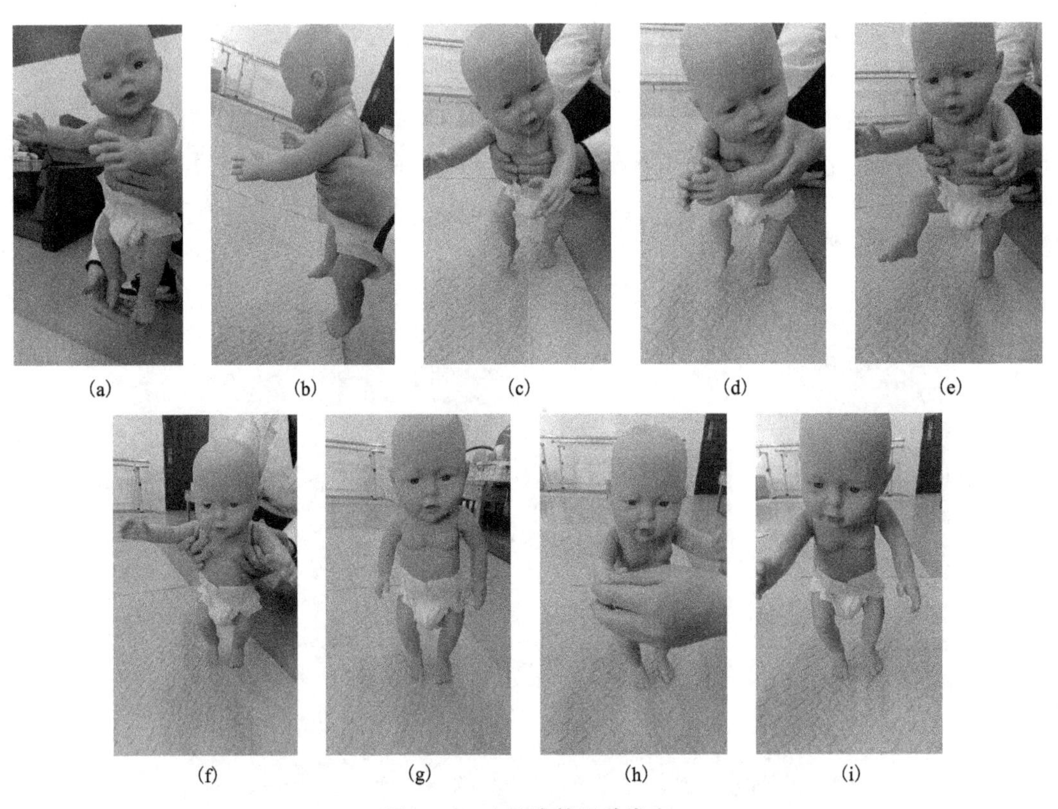

(a) (b) (c) (d) (e)

(f) (g) (h) (i)

图 3-12 立位姿势运动发育

新生儿期足底接触到支撑面，便出现颈、躯干及下肢的伸展动作，使身体直立呈阳性支持射，也可引出踏步反射，这是人类站立的最初阶段。

2 个月：阳性支持反射逐渐消失，下肢出现半伸展、半屈曲的状态而不能支持体重。

3 个月：膝部与腰部屈曲，可以短暂支持体重。

4 个月：由于伸肌张力较高，下肢伸展并支持体重，多呈足尖支持状态。

5~6 个月：使小儿站立时，出现跳跃动作，此阶段称为立位跳跃阶段。

7~8 个月：扶持小儿腋下站立，多数可站立，髋关节多不能充分伸展，称为扶站阶段。

9 个月：小儿可抓物站立或抓住检查者的手后自行站起，脊柱充分伸展，称为抓站阶段。

10 个月：在抓站的基础上，由于立位平衡功能的逐渐完善，小儿可以独自站立，开始时间外短，逐渐延长，称为独站阶段。

11 个月：小儿站立稳定后，则可以牵手向前迈步，称为牵手走阶段。

12 个月：可以独自步行，称为独走阶段。由于个体差异，发育速度有所不同。有的小儿独走较早，有的则较晚，一般不应晚于 18 个月。

5. *步行姿势运动发育*　婴幼儿步行发育的特点如下。

(1) 由两脚分开大足距向两脚并拢小足距发展，小儿的身体重心位置较成人高，为了稳定步伐而保持步宽相对较宽，与地面接触的面积较大。

(2) 由上肢上举到上肢下降发展呈挑担样步态，双手维持平衡，肩胛骨内收，背脊呈伸展状，利于保持身体的稳定。

(3) 由无上肢的交替运动到有上肢的交替运动。

(4) 由肩与骨盆的无分离运动，到有分离运动。

(5) 由小步跑，步幅不一致，到迈大步、有节律的步态发展。

(6) 由缺乏骨盆的回旋到加强骨盆的回旋。随着小儿年龄的增长，踝关节支撑力量的增强，髋关节过度收缩减少，腹肌力量增强，骨盆回旋增强。

(7) 足尖与足跟接地时间短，主要为脚掌着地。由于踝关节的支撑力不足，需要髋关节和膝关节的过度屈曲，使足上提，脚掌用力着地。

(8) 站立位的膝过伸展以便保持下肢支持体重，随着躯干平衡功能的完善和下肢支撑力量的增强，这一情况逐渐改善。

(四) 姿势运动发育的顺序

姿势运动发育的顺序遵循如下规律：①动作沿着抬头、翻身、坐、爬、站、走和跳的方向发育；②离躯干近的姿势运动先发育，然后是离躯干远的姿势运动的发育；③由泛化到集中、由不协调到协调的发育；④先学会抓握东西，然后才会放下手中的东西；⑤先能从坐位拉着栏杆站起，然后才会从立位到坐下；⑥先学会向前走，然后才会向后倒退着走。按照这一发育规律，不同年龄婴幼儿粗大运动发育的特点见表 3-5。

表 3-5　婴幼儿粗大运动发育特点

年龄	头与躯干	翻身	坐	爬、站、行走
新生儿	臀高头低，瞬间抬头		全前倾	阳性支持反射坐
2 个月	短暂抬头，臀、头同高		半前倾	不支持
3 个月	肘支撑抬头 45°	仰卧位至侧卧位		短暂支持
4 个月	抬头 45° ~ 90°，头高于臀部，玩两手	仰卧位至俯卧位	扶腰坐	足尖支持
5 个月	双手或前臂支撑，抬头 90°，手、口、眼协调			跳跃
6 个月	随意运动增多，抬头>90°	俯卧位至仰卧位	独坐手支撑	

续表3-5

年龄	头与躯干	翻身	坐	爬、站、行走
7个月	双手或单手支撑，支撑向后成坐位		直腰坐	肘爬、扶站后走
8个月	胸部离床		扭身坐	腹爬
9个月	手或肘支撑，腹部离床		坐位自由变换体位	退移动、抓站
10个月				四爬、独站
11个月				高爬、牵手
12个月				跪立位前移、独走
15个月				独走稳、蹲着玩
18个月				拉玩具车走、爬台阶
2岁				跑步、跳
3岁				踮着足尖走或以足跟走，双足交替下楼

表3-6 婴幼儿姿势、运动发育的顺序

年龄	粗大运动
3个月	可保持头部立直，竖头稳定
4个月	竖头时头部可自由转动
4~6个月	会翻身
6个月	可双手前撑坐
7个月	可放手独坐
8个月	可从俯卧位向坐位转换
9个月	可完成腹爬，能扶物站立
10个月	可手膝位四爬，可扶床栏行走
12个月	可独自站立
14个月	可独自行走，能不扶物弯腰拾物
15个月	可退后行走
18个月	牵单手可上楼梯
2岁	可跑步，会踢球，可自己扶栏杆上楼梯
2岁6个月	会独自上楼梯，会用脚尖行走
3岁	可单足站立，可以蹬三轮车，能从高处向下跪

第二节 粗大运动发育的影响因素及异常发育

一、粗大运动发育的影响因素

(一)遗传因素

遗传性因素所致的染色体疾病、单基因疾病、多基因疾病，如21-三体综合征、苯丙酮尿症、亨廷顿病等，均在不同程度上影响小儿的运动发育。也有部分小儿会有暂时性运动发育障碍或迟缓，家族中有类似的病史，随着年龄增长，运动发育最终达到正常。

(二)环境因素

由于不正确的教养方式、缺乏运动及锻炼的机会，会造成运动发育落后。如1岁左右的小儿，如果鞋底很滑或很硬，会影响学习走路。我国习惯将婴幼儿的双手包在被中，这可能是我国儿童伸手抓物的时间明显低于西方同龄儿童的重要原因。

(三)智力发育障碍

智力发育障碍是一个常见的、备受关注的临床医学、康复医学、精神心理、教育和社会问题。大多数智力发育障碍的小儿运动发育较正常儿童延迟，与学习、建立和巩固运动功能及技巧迟缓有关，也与肌张力偏低有关。但本病患儿不存在异常姿势，都能够学会粗大运动的基本功能。

(四)神经肌肉疾病

常表现为行走发育落后，有些疾病最终丧失运动能力。如进行性肌营养不良最先出现的异常是粗大运动发育落后；脊髓性肌萎缩症运动发育落后非常明显；良性先天性肌弛缓症会坐的时间往往不延迟，但会走的时间却相当晚。各类先天性代谢性疾病除有运动功能障碍外，都有特征性的临床表现和实验室检查结果。

(五)脑损伤和脑发育障碍

影响运动发育最多见的原因是脑损伤和脑发育障碍。如受孕前后与孕妇相关的环境、遗传因素及疾病相关妊娠早期绒毛膜、羊膜及胎盘炎症双胎等多种因素导致的胚胎发育早期中枢神经系统及其他器官的先天畸形，脑室周围白质营养不良等。这些胚胎早期发育中的异常很可能是造成早产、围生期缺氧缺血的重要原因，而且是高危新生儿存活者以后发生脑损伤的重要基础。除上述生物学因素外，社会经济条件差所致父母营养不良，母亲年龄小，父母滥用毒品、药品，家庭暴力、战争、文娱体育运动等社会因素也与脑损伤的发生相关。脑损伤和发育缺陷的主要特征为：

1. *中枢神经系统的先天畸形* 可有神经管闭合不全而形成无脑畸形、脑膜膨出和脑膜脑膨出、中脑水管畸形等脑泡演化发育障碍导致全前脑畸形、小脑扁桃体下疝畸形等神经元移行及脑回形成障碍导致神经元异常、平脑回或无脑回、巨脑回畸形、多小脑回畸形等联合障碍或中线结构异常，可有胼胝体缺如或发育不全、透明隔缺如或发育不全。

2. 脑室周围白质软化　早产儿缺氧缺血的易损区位于脑室周围的白质区，缺氧和高碳酸血症均可导致脑血管自主调节功能障碍，形成“压力被动性脑血流”，即脑血流灌注完全随全身血压的变化而波动。当血压高时，脑血流过度灌注可致颅内血管破裂出血，当血压下降、脑血流减少，则引起缺血性脑损伤，脑室内或毗邻于脑室部位出血。脑白质的少突胶质细胞有着高度的易损性，加之炎症免疫反应等因素，极易造成髓鞘减少或合成障碍，轴突破坏，白质容积减少，脑室周围囊腔形成。以上诸多因素，导致脑室周围白质损伤。如损伤部位波及发自外侧膝状体视放射纤维至枕叶视觉中枢，则可发生视觉障碍；如波及发自内侧膝状体听放射纤维至颞叶听觉中枢，则可发生听觉障碍。根据损伤波及范围的不同，还可发生语言障碍、智力低下等。

3. 神经生化改变　体外实验和动物实验结果表明，自由基和神经递质如谷氨酸盐可促进脑组织坏死。白介素-1β（IL-1β）、白介素-6（Ⅱ-6）和肿瘤坏死因子α（TNF-α）可通过胎盘屏障和胎儿血脑屏障，进而损伤胎儿发育中的脑，引起脑室内出血和脑室周围白质软化。低氧、缺血或低血糖引起的细胞ATP降解，可使细胞死亡，与以后出现的神经系统发育异常有关。

4. 产伤或外伤所致脑损伤　产伤可为颅外产伤、颅骨产伤和颅内产伤。颅内产伤主要为硬脑膜撕裂、硬膜下血肿、脑缺血性梗死等。各种原因所致的颅脑外伤，都可造成不同程度的颅脑病理生理学改变，导致运动发育落后或障碍。

5. 胆红素脑病　高胆红素血症时，胆红素通过血-脑屏障，损害中枢神经系统的某些神经核，导致脑性瘫痪。病变的特点是基底神经节、海马、下丘脑、齿状核等被染成亮黄色或深黄色。上述部位可有神经元变性、坏死，神经胶质细胞增生等变化。

6. 缺氧缺血性脑病　脑缺氧缺血是构成围生期胎儿或婴儿脑损伤的主要原因。基本病变主要有脑水肿、脑组织坏死、缺氧性颅内出血等。近年来研究证明，缺氧或缺血所致细胞生化改变可导致细胞受损或凋亡。

（六）其他疾病

脊柱裂、脑积水、骨关节疾病、四肢的先天畸形、重症癫痫等，都可导致运动发育落后或运动障碍。

二、粗大运动的异常发育

（一）异常发育特点

由于影响运动发育的因素不同，导致运动障碍的机制不同，异常发育的特点亦不同。如原因不明的特发性脊柱侧弯、先天性肩关节脱位、先天性髋关节脱位、先天性膝关节过伸和脱位、先天性马蹄内翻足等，都会因骨与关节发育障碍而影响运动发育和运动功能，临床表现有独特的姿势运动模式。以下重点介绍脑发育障碍或脑损伤所导致的异常发育。

1. 运动发育的未成熟性　小儿在发育过程中，由于未成熟的脑组织受到损伤或发育障碍，可导致运动功能发育迟缓或停止，运动发育顺序和规律被破坏，与同龄儿相比运动发育明显落后或停滞。

2. 运动发育的异常性　高级中枢神经系统对于低级中枢神经系统的调节和抑制作用减

弱，感觉运动发育延迟，从而释放出原始的运动模式。可表现为：①原始反射亢进和残存；②立直反射及平衡反应延迟出现或不出现；③肌力和肌张力异常；④运动不规律、不协调或不自主运动；⑤病理反射出现等。运动发育异常性可表现为运动的原始模式、整体模式、联合反应模式、代偿性的异常模式等。

3. 运动发育的不均衡性　异常发育也可表现在：①运动发育与精神发育的不均衡性；②粗大运动和精细运动发育过程中的分离现象；③不同体位运动发育的不均衡性；④各种功能发育不能沿着正确的轨道平衡发展；⑤对于外界刺激的异常反应而导致的运动紊乱。

4. 姿势运动的非对称性　由于 ATNR、STNR、TLR 等原始反射的残存，小儿姿势运动发育很难实现对称性和直线化发展。难以实现竖头，将双手向胸前聚拢，手、口、眼动作的协调，抗重力伸展和体轴的自由回旋。

5. 运动障碍的多样性　由于脑损伤部位和程度不同，导致运动障碍的特点不同。如锥体系损伤呈痉挛性瘫痪、锥体外系损伤呈不自主运动、肌阵挛或强直小脑损伤呈平衡障碍、共济失调、震颤等。

6. 异常发育的顺应性　由于得不到正常运动、姿势、肌张力的感受，不断体会和感受异常的姿势运动模式，形成异常的感觉神经通路和神经反馈，导致发育向异常的方向发展、强化而固定下来，异常姿势和运动模式逐渐明显，症状逐渐加重。

上述异常发育，大多由中枢性运动功能调控障碍所致(表 3-7)。

表 3-7　运动功能调控障碍及特点

运动调控障碍	特点
姿势感觉障碍	身体在空间位置的感觉障碍，可导致平衡障碍
运动感觉障碍	难以保持身体中间位的运动(如在站立、跳跃时)
视觉空间处理障碍	难以对空间区域范围进行预测和运动时机的判别(如很难判断能够抓住物体和抛出物体的轨迹)
指令-运动结合障碍	难以对言词指令翻译并正确反应(如难以遵循训练中的指令)
运动计划障碍	对于运动需求难以预测结果和筛选策略(如难以预测跑多快才能抓到球)
肌群协调障碍	难以调整不同需求所适用的不同肌群，活动中缺乏肌肉的协同
运动记忆障碍	难以快速和准确记忆特定技巧所需的肌肉活动次序
肌张力控制障碍	难以正确而恰当地发展肌肉张力和肌肉长度
调节和控制障碍	难以判断有效的肌肉活动方式

(二)异常发育疾病

1. 脑性瘫痪(cerebral palsy，CP)　简称脑瘫，是一组持续存在的中枢性运动和姿势发育障碍、活动受限综合征，这种综合征是由于发育中的胎儿或婴幼儿脑部非进行性损伤所致。目前我国患病率为 2.0%~3.5%。据 2014 年全国小儿脑瘫康复学术会议制定的最新分型，本病分为以下六型：痉挛型四肢瘫、痉挛型双瘫、痉挛型偏瘫、不随意运动型、共济失调型、混合型。

脑瘫患儿发育的主要特征：①运动发育延迟的同时伴有异常姿势和运动模式；②四肢和躯干的非对称性；③固定的运动模式；④抗重力运动困难；⑤做分离运动困难的整体运动模式；⑥发育不均衡，如上肢与下肢、仰卧位与俯卧位、左侧与右侧运动发育不均衡；⑦肌张力不均衡，如异常肌张力、姿势变化时的肌张力增高、降低或动摇；⑧原始反射残存，立直反射及平衡反应出现延迟或不出现；⑨感觉运动发育落后，感觉“过敏”而导致运动失调；⑩联合反应和代偿性运动。

诊断标准：①必要条件。中枢性运动障碍持续存在运动和姿势发育异常，反射发育异常，肌张力及肌力异常。②参考条件。有引起脑瘫的病因学依据，可有头颅影像学佐证。早期发现异常表现、早期干预是取得最佳康复效果的关键，应遵循综合康复治疗原则。

2. *脊髓性肌萎缩症*（spinal muscular atrophy，SMA） 是由脊髓和脑干运动神经元变性导致的遗传性疾病，呈常染色体隐性遗传。患儿以下运动神经元病变为主，智力正常，感觉神经元一般不受累。根据起病年龄，肌无力严重程度，进展速度和预后将本病分为三种临床类型：SMAⅠ型（婴儿型出生后6个月内发病）、SMAⅡ型（中间型，又称慢性婴儿型，生后6~18个月发病）、SMAⅢ型（少年型，发病在2~7岁间或更晚）。

SMAⅠ型及Ⅱ型发病对婴幼儿粗大运动发育影响的共同特点包括：①患儿运动发育延迟，达不到与其年龄相对应的发育里程碑；②双侧肢体出现近端为主的对称性肌无力、肌肉萎缩，患肢抗阻力运动困难；③自发病起运动发育渐进性落后，最终多因呼吸肌瘫痪或全身衰竭死亡。本病诊断以临床表现、肌电图改变为主，周围神经传导速度多正常，除此之外还需要基因检查。目前尚无特效治疗，多以康复和对症支持治疗为主，心理治疗和社会支持也同样可以提高患儿生活质量，延长生存期。

第三节 粗大运动发育评定

一、粗大运动发育的评定内容及方法

（一）评定的原则

要以正常儿童整体发育标准为对照进行全面的评定。对于脑发育障碍或脑损伤的小儿，重视异常发育特点即脑的未成熟性和异常性，注意原发损伤和继发障碍。主要观察和评定：①运动与反应；②对外来刺激的选择性；③探索各种反应的相互关系和影响；④异常反应及其连锁状态；⑤寻找出异常要素；⑥判断出小儿的能力；⑦发挥适当功能时的最主要的姿势与运动的构成要素；⑧小儿与家庭成员的关系；⑨家庭环境对小儿的作用；⑩是否存在感觉障碍等。

（二）姿势与运动发育评定

姿势与运动发育评定的要点如下。

1. *姿势评定* 观察小儿从一个动作转换成另一个动作时，身体各部位之间所呈现的位置关系，即克服地心引力所呈现的自然姿势。只有保持正常的姿势，才能出现正常的运动。

2. *运动发育评定*　主要观察是否遵循小儿运动发育规律，即由上到下、由近到远、由粗到细、由低级到高级、由简单到复杂、连续不断地发育。例如，是否是先抬头、后抬胸，再会坐、立、行(由上到下)，从臂到手，从腿到脚的活动(由近到远)，从全手掌抓握到手指抓握(由粗到细)，从阳性支持反射到站立(由低级到高级)，从直腰坐到坐位的自由玩耍(由简单到复杂)。评定时根据小儿的年龄及本章第二节姿势运动发育的相关内容，判断是否存在发育落后或异常。

3. *异常姿势和运动发育评定*　主要观察是否存在发育落后和发育的分离。发育的分离是指小儿发育的各个领域之间存在很大差距。如精神与运动、各运动之间、各部位之间功能与模式的分离。

4. *动态观察*　要动态观察异常姿势和运动发育状况是否改善或恶化。如果异常模式改善，运动发育正常化的可能性就大。如果恶化进展，病态固定成型，脑瘫的可能性就大，或康复治疗效果差。通过评定小儿姿势与运动发育情况，可以早期发现异常，也可以作为康复效果评定的客观指标。

(三)肌力评定

在全身各个部位，通过一定的动作姿势，分别对各个肌群的肌力作出评定。评定中注意：①小儿不同程度的局部或全身肌力降低，可表现为不能实现抗重力伸展，抗阻力运动差，从而影响运动发育；②可在全身各个部位，通过一定的动作姿势，分别对各个肌群的肌力作出评定；③评定中所检查的运动方向为屈曲伸展、内收-外展、内旋-外旋、旋前-旋后；④通常检查关节周围肌群以及躯干的肌群；⑤常用的肌力检查方法为手法肌力检查(manual muscle testing，MMT)，分级标准通常采用六级分级法。

(四)肌张力评定

肌张力的变化可反映神经系统的成熟程度和损伤程度。肌张力评定应包括静止性肌张力、姿势性肌张力和运动性肌张力(表3-8)。根据被动活动肢体时的反应以及有无阻力变化，将肌张力分为5级。也可采用Ashworth量表(Ashworth scale for spasticity，ASS)或改良Ashworth痉挛量表(modifie Ashworth scale，MAS)评定。小儿肌张力评定的指标量化比较困难，评定中可采用：①通过观察触摸及被动运动，屈曲、伸展、旋前、旋后肢体，了解肌张力，如握住小儿前臂摇晃手，握住小腿摇摆其足，通过观察手和足的活动范围判断肌张力；②根据关节活动范围判断，关节活动范围大，说明肌张力低，反之肌张力高；③痉挛型脑瘫患儿肌张力增高，表现为“折刀式”；④不自主运动型脑瘫患儿表现为肌张力的动摇性变化，静止时正常或接近正常，活动时增高；⑤强直型脑瘫表现为“铅修状”或“齿轮状”肌张力增高；⑥共济失调型脑瘫肌张力多不增高或可能降低；⑦智力发育障碍、精神运动发育迟滞、遗传代谢性疾病患儿多表现为肌张力降低。肌张力异常的形式为：

1. *肌张力增高*　肌肉组织坚实，屈伸肢体时阻力增加。痉挛(spasm)指被动屈伸肢体时，起始阻力大，终末阻力突然减弱，称为折刀现象，为锥体束损害现象。强直(rigidity)指伸屈肢体时始终阻力增加，称为铅管样强直，为锥体外系损害现象。

2. *肌张力降低*　肌肉松软，屈伸肢体时阻力低，关节活动范围扩大，表现为迟缓性瘫痪。

表 3-8　肌张力评定分类表

检查方法			评定	
			肌张力增强	肌张力低下
安静时	肌肉形态	望诊：肌肉的外观	丰满	平坦
	肌肉硬度	触诊：肌肉的硬度	硬	软
	伸展度	过伸展检查，被动运动检查	过度抵抗	抵抗减弱
	摆动度	摆动运动检查	摆动幅度减少	摆动幅度增加
活动时	姿势变化	姿势性肌张力检查	肌紧张	无肌紧张变化
	主动运动	主动运动检查	活动受限	关节过度伸展

(五)关节活动度评定

关节活动度异常，会严重影响运动发育，甚至导致畸形与挛缩。评定是在被动运动下对关节活动范围的测定，可采用目测，但准确的测量应使用量角器。临床上常用的检查和测量方法有：

1. *头部侧向转动试验*　正常时下颌可达肩峰，左右对称，肌张力增高时阻力增大，下颌难以达肩峰。

2. *臂弹回试验*　使小儿上肢伸展后，突然松手，正常时在伸展上肢时有抵抗，松手后马上恢复原来的屈曲位置。

3. *围巾征*　将小儿手通过前胸拉向对侧肩部，使上臂围绕颈部，尽可能向后拉，观察肘关节是否过中线，新生儿不过中线，4~6 个月小儿过中线。肌张力低下时，手臂会像围巾一样紧紧围在脖子上，无间隙肌张力增高时肘不过中线。

4. *腘窝角*　小儿仰卧位，屈曲大腿使其紧贴到胸腹部，然后伸直小腿，观察大腿与小腿之间的角度(图 3-13)。肌张力增高时角度减小，降低时角度增大。正常 4 个月龄后应大于 90°(1 ~ 3 个月 80° ~ 100°、4 ~ 6 个月 90° ~ 120°、7 ~ 9 个月 110° ~ 160°、10 ~ 12 个月 150° ~ 170°)。

5. *足背屈角*　小儿仰卧位，检查者一手固定小腿远端，另一手托住足底向背推，观察足从中立位开始背屈的角度(图 3-14)。肌张力增高时足背屈角减小，降低时足背屈角增大。正常 1~3 个月 60°、3~6 个月 30°~45°、≥7 个月 0°~20°。

6. *跟耳试验*　小儿仰卧位，检查者牵拉足部尽量靠向同侧耳部，骨盆不离开床面，观察足跟与髋关节的连线与桌面的角度。正常 4 个月龄后应大于 90°(1~3 个月 80°~100°、4~6 个月 90°~130°、7~9 个月 120°~150°、10~12 个月 140°~170°)。

7. *股角(又称内收肌角)*　小儿仰卧位，检查者握住小儿膝部使下肢伸直并缓缓拉向两侧，尽可能达到最大角度，观察两大腿之间的角度，左右两侧不对称时应分别记录。肌张力增高时角度减小，降低时角度增大(图 3-15)。正常 4 个月龄后应大于 90°(1~3 个月 40°~80°、4~6 个月 70°~110°、7~9 个月 100°~140°、10~12 个月 130°~150°)。

8. *牵拉试验*　小儿呈仰卧位，检查者握住小儿双手向小儿前上方牵拉，正常小儿 5 个月时头不再后垂，上肢主动屈肘用力。肌张力低时头后垂，不能主动屈肘。

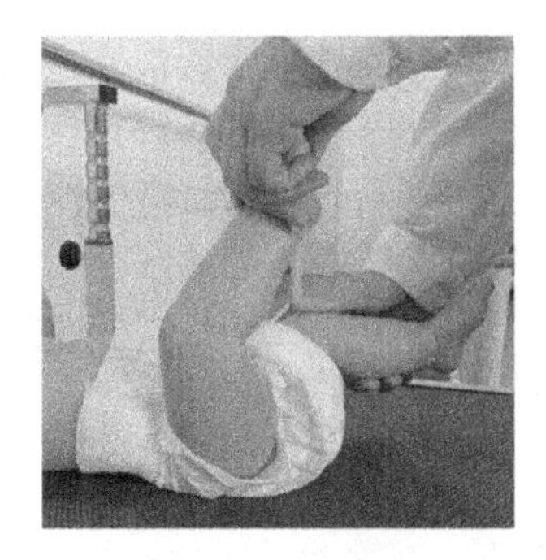
图 3-13　腘窝角

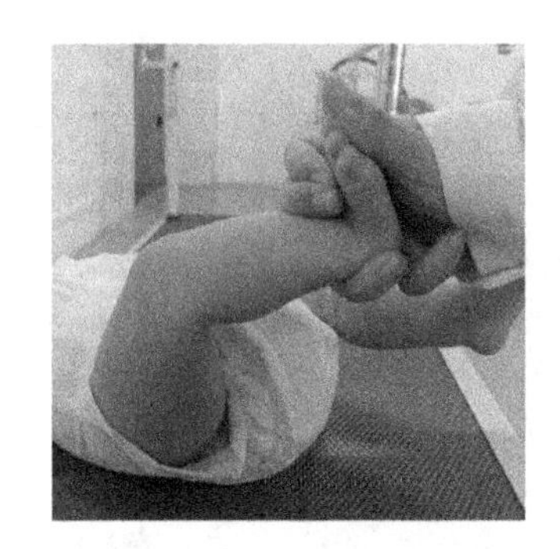
图 3-14　足背屈角

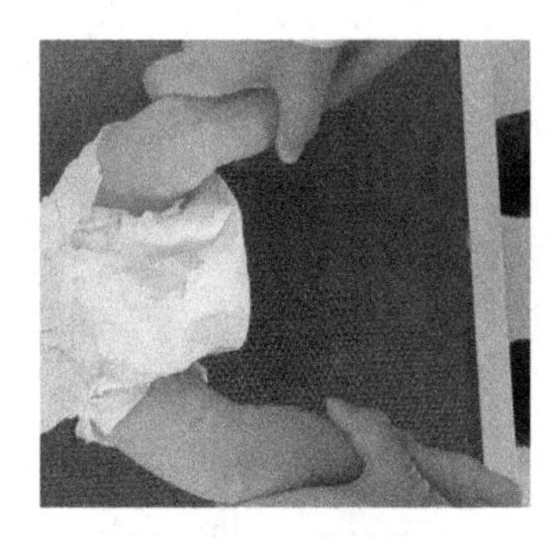
图 3-15　股角

(六) 反射发育评定

小儿反射发育十分准确地反映中枢神经系统发育情况及损伤情况，是判断婴幼儿运动发育水平的重要手段。按神经成熟度，可分别进行原始反射、姿势反射、平衡反应的评定（见本章第一节）。

(七) 平衡功能评定

包括：①平衡反应评定，包括各类平衡反应及保护性伸展反应的评定；②静态平衡功能评定，即双腿站立、单腿站立、足尖对足跟站立、睁眼及闭眼站立检查或采用平衡测试仪进行测试；③动态平衡功能评定，即稳定极限和体重或重心转移能力测定，如站起、行走、转身、止步、起步以及在站立位和坐位时，身体尽可能向各个方向倾斜试验；④综合性平衡功能评定，可采用 Berg 量表；⑤对平衡障碍原因进行分析：即对运动系统的评价以及对平衡感觉组织的检查。

(八) 协调功能评定

包括：①指鼻试验；②指指试验；③跟-膝-胫试验；④轮替动作；⑤闭目难立征试验；⑥站立后仰试验等。

(九) 步态分析

必要时可对小儿进行步态分析，对于婴幼儿主要采用目测观察的方法，获得资料，然后根据经验进行分析。主要观察踝、膝、髋、骨盆、躯干等在步行周期的表现，进行分析。必要时可采用美国加利福尼亚 RLA 医学中心设计提出的目测观察分析法进行详细观察和分析，有条件的情况下也可采用步态定量分析系统进行检测。

二、常用粗大运动发育评定量表

婴幼儿粗大运动发育的评定量表主要包括全身运动质量评估、Alberta 婴儿运动量表、Peabol 运动发育评定量表、粗大运动功能测试量表及粗大运动功能分级系统。

(一) 全身运动质量评估

全身运动质量（qualitative of general movements，GMs）是由奥地利神经发育学家 Prechtl 首

先提出的，观察胎儿至4~5月龄婴儿自发运动以预测其神经发育结局的评估方法。GMs评估的基本方法是拍摄一段适龄婴儿的运动录像，再由具有资质的评估人员对录像进行评估得出结论。可早期识别特异性的神经学症候，并且对于"后期是否发展为脑瘫"具有较高预测价值。是广泛应用的一种无创的、观察性的早期神经发育检查工具。对早产儿、低出生体重儿、围生期窒息、新生儿期中枢神经系统感染、新生儿惊厥等，在纠正月龄4月龄内接受两次GMs评估(第一次在纠正1月龄内，第二次在纠正3月龄左右)，以了解有无后期严重神经发育异常可能性。

(二) Alberta婴儿运动量表

Alberta婴儿运动量表(Alberta infant motor scale，AIMS)是由加拿大Alberta大学Mattha C. Pipe和JohannaDarrah创制，它通过观察来评估0~18个月龄(从出生到独立行走)时的运动模式和特点，可以有效地发现高危儿与正常婴儿运动发育速度的不同，以及可以敏感地发现高危儿可疑的运动模式特点。早产儿在矫正月龄4个月时即可发现其异于足月儿的运动模式特点，以及早产儿的运动发育水平明显落后于足月儿或常模数据，可以敏感地反映出早产儿异于正常婴儿的运动发育。

(三) Peabody运动发育评定量表

Peabody运动发育评定量表(Peabody developmental motor scale second edition，PDMS-2)分精细运动部分和操作部分。适用于6~72个月的婴幼儿和学龄前期儿童(包括各种原因导致的运动发育障碍儿)的精细运动发育水平评定。包括98项测试项目，4个运动技能区的能力。用途同PDMS-2粗大运动部分。

PDMS-2主要用途：①用于评定相对于同龄儿的运动技能水平；②粗大运动发育商(gross motor quotient，GMQ)和精细运动发育商(fine motor quotient，FMQ)，比较和判断粗大运动和精细运动的发育水平是否有差异；③对每个个体的运动技能进行定量和定性分析，并且转换到个体训练目标中，对教育和干预治疗很有价值；④可以用于评定运动技能进步情况；⑤作为研究工具很有价值，因为其评分可以用于研究不同种群儿童的运动发育水平，以及不同干预措施对运动技能发育的影响。

(四) 粗大运动功能测试量表

粗大运动功能测试量表(gross motor function measure，GMFM)目前有GMFM-88和GMFM-66两个常用版本，GMFM-88包括88个项目，分5个功能区：A区(卧位与翻身)、B区(坐位)、C区(爬与跪)、D区(站立位)、E区(行走与跑跳)。GMFM-66在0~3岁脑瘫儿童粗大运动评定中同GMFM-88，能定量地反映脑瘫儿童粗大运动功能状况和改变，适合对早期治疗的脑瘫儿童进行粗大运动功能评定。GMFM-66属于等距量表，能提供测试项目的难度表，便于设定康复干预目标。GMFM量表主要用途：①确定脑瘫儿童粗大运动功能发育水平和最新运动功能发展区域，用于运动治疗的目标选择；②跟踪观察脑瘫儿童粗大运动功能的发育状况，分析和预测不同类型、不同分级脑瘫儿童粗大运动发育轨迹和结局；③判断各种干预和治疗方法对脑瘫儿童粗大运动的影响，以及各种方法之间的疗效对比；④与其他评定指标相结合，全面地分析影响运动功能的因素。

(五) 粗大运动功能分级系统

粗大运动功能分级系统(gross motor function classification system，GMFCS)以自发运动为

依据，侧重于坐（躯干控制）和行走功能，按照不同年龄段粗大运动功能特点，分为Ⅰ～Ⅴ级别，级别越高，功能越差。

（六）粗大运动功能测试量表（gross motor function measure，GMFM）

该量表由加拿大学者 Russell 于 1988 年制订，通过不同体位的检查，以评分形式，全面评价脑瘫患儿的粗大运动功能，操作简便，使用广泛。该量表将不同体位的反射、姿势和运动模式分为 88 项评定指标，每项评定指标的评分为 0～3 分，共分为 5 个功能区：A. 仰卧位和俯卧位，总分 51 分（17 项）；B. 坐位，总分 60 分（20 项）；C. 爬和跪，总分 42 分（14 项）；D. 站立，总分 39 分（13 项）；E. 走、跑和跳，总分 72 分（24 项）。最后可得出原始分、各功能区百分比、总百分比、目标区分数。该量表还被修订为 66 项评定指标（表 3-9）。

表 3-9　粗大运动功能测试量表（GMFM-88）

患儿姓名：　　**性别：**　　**出生时间：**　　**年　月　日**

年龄：　　**检查者：**　　**测试时间：**　　**年　月　日**

0	1	2	3	仰卧位
				1. 对称姿势
				2. 双手居中合拢
				3. 抬头至 45°
				4. 髋膝屈曲（右）
				5. 髋膝屈曲（左）
				6. 伸手过中线（右）
				7. 伸手过中线（左）
				8. 翻身 由仰到俯（右）
				9. 翻身 由仰到俯（左）

0	1	2	3	俯卧位
				10. 抬头向上
				11. 肘支撑，抬头，胸离开床面
				12. 肘支撑，左臂伸直向前
				13. 肘支撑，右臂伸直向前
				14. 翻身 由俯向仰（向右翻）
				15. 翻身 由俯向仰（向左翻）
				16. 用上肢向右水平转动 90°
				17. 用上肢向左水平转动 90°

0	1	2	3	坐位
				18. 坐位拉起
				19. 向右侧翻身到坐位
				20. 向左侧翻身到坐位
				21. 扶坐，头起立 3 s
				22. 扶坐，头在中线位 10 s
				23. 双手支撑坐 5 s
				24. 独坐 3 s
				25. 前倾，拾起玩具后恢复坐位
				26. 触到右后方 45°的玩具后恢复
				27. 触到左后方 45°的玩具后恢复
				28. 侧坐位 5 s（右）
				29. 侧坐位 5 s（左）
				30. 坐位到俯卧位
				31. 坐位转到四点跪位（向右）
				32. 坐位转到四点跪位（向左）
				33. 无支撑，向左/右水平转动 90°
				34. 坐小凳子 10 s
				35. 站位坐到小凳子上
				36. 从地上坐到小凳上
				37. 从地上坐到高凳上

续表3-9

0	1	2	3	爬和跪
				38. 腹爬(>2 米)
				39. 四点位持续 10 s
				40. 从四点位到坐位
				41. 俯卧位到四点跪位
				42. 四点位伸出右手
				43. 四点位抻出左手
				44. 爬行(拖行)2 m
				45. 四爬 2 m
				46. 爬楼梯 4 级
				47. 倒退爬楼梯 4 级
				48. 坐位到直跪位保持 10 s
				49. 直跪到右单膝跪位保持 10 s
				50. 直跪到左单膝跪位保持 10 s
				51. 跪行 10 步
				52. 从地上扶高凳站起

0	1	2	3	站
				53. 独站 3 s
				54. 扶物单腿站(左腿)3 s
				55. 扶物单腿站(右腿)3 s
				56. 独站 20 s
				57. 单腿独站(左)10 s
				58. 单腿独站(右)10 s
				60. 直跪到单膝跪位(右)到站位
				61. 直跪到单膝跪位(左)到站位
				62. 站位坐到地上
				63. 站位到蹲位
				64. 从地上拾物后恢复站立

0	1	2	3	行走
				65. 两手扶物侧走 5 步(向右)
				66. 两手扶物侧走 5 步(向左)
				67. 双手扶行 10 步
				68. 单手扶行 10 步
				69. 独行 10 步
				70. 行 10 步停转 180°返回
				71. 退行 10 步
				72. 双手提物行 10 步
				73. 20 cm 平行线中行 10 步
				74. 20 cm 直线上行 10 步
				75. 跨过障碍(右)
				76. 跨过障碍(左)

0	1	2	3	跑、跳
				77. 跑 5 m 停跑回
				78. 踢球(右)
				79. 踢球(左)
				80. 跳高 5 cm
				81. 跳远 30 cm
				82. 单脚跳 10 次(右)
				83. 单脚跳 10 次(左)
				84. 单手扶上楼梯 4 级
				85. 单手扶下楼梯 4 级
				86. 交替上楼梯 4 级
				87. 交替下楼梯 4 级
				88. 从 15 cm 台阶跳下

除上述量表外，还可选用国内外公认的其他量表，特别是国际功能分类进行综合性分析。鼓励在临床工作中，根据不同需求自制各类简单实用的量表。

视频：物理治疗

视频：言语治疗

婴幼儿粗大运动发育习题

第四章 婴幼儿精细运动发育

学习目标

1. 了解：精细运动发育的影响因素，常见的精细运动异常发育，标准化心理测验量表评定。
2. 熟悉：手的基本动作分类，手的知觉功能发育，婴幼儿精细运动发育顺序，婴幼儿精细运动发育的关键年龄，视觉功能发育特点，婴儿视觉功能发育顺序。
3. 掌握：抓握动作发育规律，双手协调动作发育规律，绘画动作发育，视觉发育过程，手眼协调能力发育过程，手眼协调能力发育特征。

精细运动能力是在人体获得了基本的姿势和移动能力发育的基础上发展起来的，视觉功能发育也受到姿势和移动能力发育的影响，同时反过来又促进了精细运动能力的发育。因此，姿势和移动、上肢功能与视觉功能三者之间是一个互相作用、互相促进而共同发育的过程，对个体适应生存及实现自身发展具有重要意义。

第一节 精细运动发育规律

精细运动能力(finemotor skills)指个体主要凭借手以及手指等部位的小肌或小肌群的运动，在感知觉、注意等心理活动的配合下完成特定任务的能力。发育早期的儿童需完成取物、画画、写字、生活自理等许多活动，精细运动能力既是这些活动的重要基础，是评价婴幼儿神经系统发育成熟度的重要指标之一，也是对婴幼儿进行早期教育的基本依据。3 岁前是精细运动能力发育极为迅速的时期。

一、精细运动发育过程

手是最复杂最精细的器官，是个体认识客观世界、与外界交往的一种重要器官。由于有一双灵巧的手，学会了制造和使用工具，才使人和动物有了本质的区别。但是手的这种灵活并非与生俱来，是要经历一个相当长的发育过程且遵循一定的发育规律。

精细运动多为小肌或小肌群的运动，在全身大肌发育后迅速发育。上肢运动功能的精细化使得手具备了操作能力，随着操作过程的不断进行，手识别物体的能力也逐步提高。

精细动作主要包括伸手取物，手掌大把抓握较大物品，拇指与其他手指分开取一些小的物品，拇指与示指分开准确捏取一些很小的东西，如花生、纽扣、小豆子、小丸等，拿铅笔画画、翻书、搭积木、串珠子等。而包括进食、更衣、书写等在内的各种精细运动活动均以抓握物体、将手伸向物体、随意放下物体、腕关节可在各个方向活动 4 项基本动作为基础，也就是说，4 项基本动作是小儿能进行更复杂任务的前提。

(一) 抓握动作发育

手的基本动作包括非抓握动作与抓握动作两大类。非抓握动作包括悬浮、约束、推、压、触、勾状抓握等；抓握动作又分为力性抓握与精细抓握，前者包括球形抓握、柱状抓握及拉，精细抓握包括指尖捏、指腹捏、侧捏及三指捏(图 4-1)。

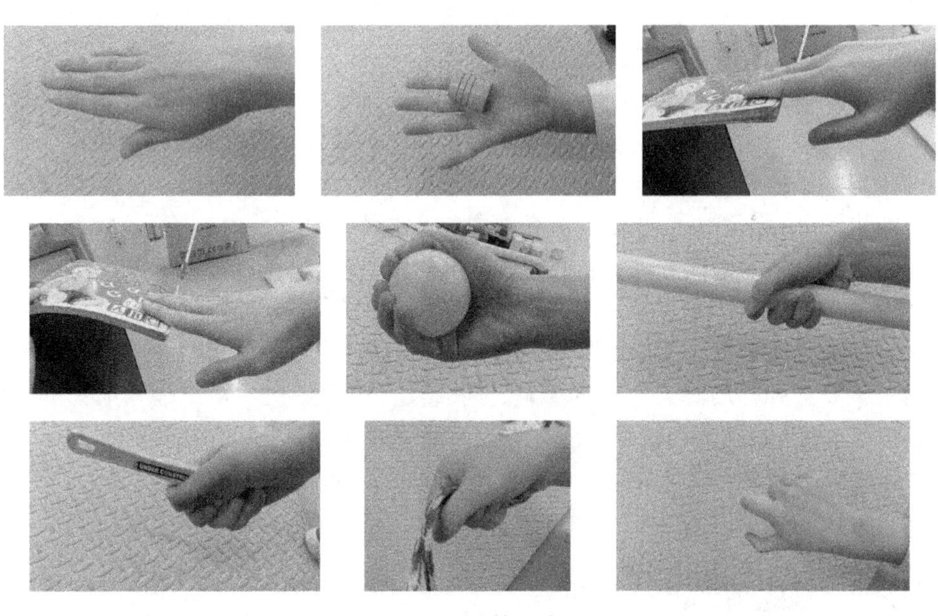

图 4-1　手的基本动作

抓握动作(grasping)是个体最初的和最基本的精细动作，在此基础上发展写字、画画和生活自理动作技巧。手部动作丰富了儿童探索环境的方式，拓展了获得信息的途径，使其能够主动、有效地探索环境。

抓握动作的不断发育表现在两个方面，一方面，是掌握更加复杂、准确而灵巧的动作，使手开始成为使用工具的工具。另一方面，是动作的概括化，就是能把某一动作推广到同一类的物体上，或把同一类的物体用于某一种动作上。例如，把给小狗(玩具)“喂食”这个动作推广到“小猫”“小熊”“小马”等；把饭碗、茶杯、酒杯都当作喝水的用具等。

1. 抓握动作发育规律具有以下特点

(1) 由无意识抓握向随意抓握发育：大约 3 个月时随着握持反射的消失，开始出现无意识的抓握，如无意识抓握襁褓或被褥，抓握亲人或玩具，也抓握自己的手，这标志着手的动作开始发育(图 4-2)。

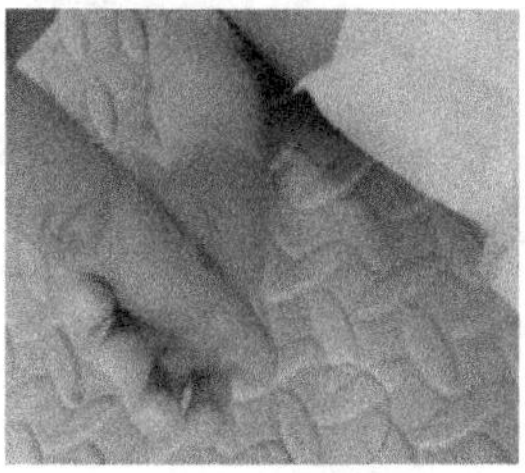

图 4-2　握持反射

6个月左右，婴儿注意到手的存在且能随意张开，开始出现随意抓握动作。由于无意识的抓握动作不断反复，同一个动作总是引起同一个结果，因此形成了反映事物关系的稳固感觉-运动表象，这就成为一种“学会了”的动作，从而使动作具有一定的随意性。随意抓握动作的出现标志着手动作发育的一个重大飞跃。主要表现：拇指和其余四指对立的抓握动作，抓握动作过程中的手眼逐渐协调。

(2)由手掌的尺侧抓握向桡侧抓握发育：开始抓握时，往往是用手掌的尺侧(小拇指侧)握物；然后是全手掌抓握；当前臂旋转运动功能发育后，然后逐渐向桡侧发育(大拇指侧)，并开始桡侧抓握或抓捏动作的发育；最后发展到用手指握物，即拇指、示指对指捏物。以动态三指捏为例、当尺侧三指弯曲形成稳定点后，就能精确控制桡侧手指运动。也就是说手的动作从小拇指侧向大拇指侧发展。两个同样年龄的孩子，用靠近小拇指侧取物的孩子手的动作就没有用大拇指侧取物的孩子发育得好。

(3)由不成熟的抓握模式(全手掌抓握模式)向成熟的对指抓握模式发育：即抓握手向抓捏手发育阶段。不成熟的抓握模式即拇指向下或在与手背平行的高度弯曲取物的模式，在上肢动作未分化阶段，婴儿往往采取此种模式抓握(图4-3)。

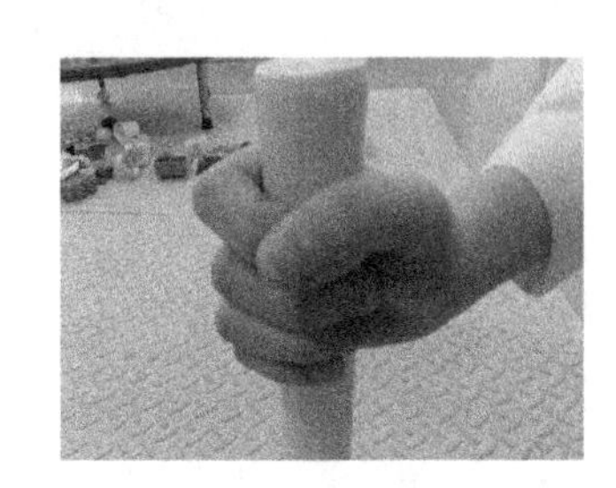

图4-3　全手抓握模式

生后7个月开始，随着稳定点由近端关节向远端关节移动，使得手指能够捏住物体。手的抓握动作有了进一步的发展，主要表现在以下两个方面。

第一，逐步学会拇指与其余四指对立的抓握动作，这是人类操作的典型方式。因为这样，人才能根据物体的特点去抓握，手才能灵活运动。随着这种操作方式的发育，手才有可能从自然的工具逐步变成使用或制造工具的工具，手才能随心所欲地进行各种精细动作。

第二，在抓握动作过程中，逐步形成眼和手，即视觉和运动觉联合的协调运动，这就发展了儿童对隐藏在物体当中的复杂属性和关系进行分析综合的能力，知觉和具体思维能力也得到发展。

(4)由抓握物体向放开物体发育：人类首先会抓握动作，然后逐渐学会张开手放开物体。也就是小儿先会拿起物体，然后才会把物体放到一处。放开较抓握更为精细，更具有目的性(图4-4)。

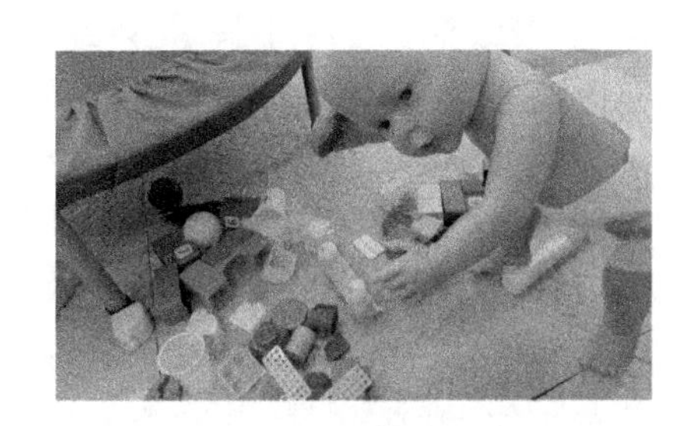

图4-4　抓握与放开

2. *抓握动作发育过程*　抓握动作的发有是逐渐由最初的肩、肘部的活动发展为成熟阶段的指尖活动的过程，需要经过一个比较复杂的过程。

Haberon设计了一个1英寸大小的红色立方体作为研究工具，通过观察记录不同年龄段小儿抓握这个红色立方体的动作特征，来描述和分析婴儿在出生后4~13个月的抓握动作发育过程。发现任何阶段的抓握动作都包括四种连续的动作过程：①视觉搜索物体；②接近物体；③抓住物体；④放开物体。抓握动作发育可分为以下9个阶段，见图4-5。

第一阶段(4个月)：抓不到立方体。

第二阶段(5个月初)：能碰触立方体但不能抓握。

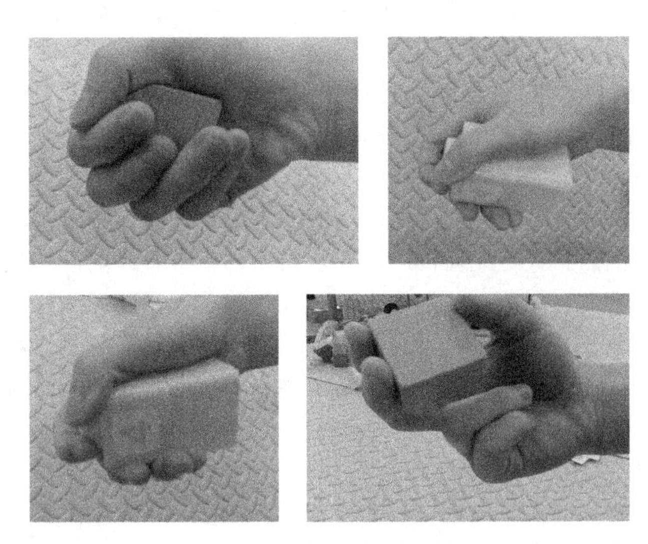

图 4-5　不同月龄抓握特征

第三阶段(5 个月末)：原始抓握阶段(primitive squeeze)，用手臂圈住立方体，然后再在另一只手或者胸部的支撑帮助下使立方体离开支持面，但这一动作过程中手指的精细运动不占据主要地位，并不是真正意义的抓握运动。

第四阶段(6 个月)：已经出现真正意义的抓握动作，能够弯曲手指包住立方体，然后用手指的力量稳稳地抓住立方体。

第五阶段(7 个月)：与第四阶段的动作形式非常相似。不同的是，手指的力量已能克服重力作用，使立方体离开地面。在抓握时其拇指保持与其他四指平行，同时用力抓握立方体。

第六阶段：表现出初步的“对指”能力，即抓握过程中的拇指与其他四指相对(拇指的指腹与其他四指的指腹相对)。

第七阶段(8 个月)：抓握过程中，手在立方体侧放下，拇指接触立方体的一个平面，示指、中指接触与拇指所在立方体的平面平行的另一个平面，然后在 3 个手指的共同努力下抓起 1 立方英寸的立方体。

第八阶段(8~9 个月)：抓握精确性越来越高，抓握时，不再把东西夹在手指与手掌之间，而是夹在拇指与示指间，拇指与示指相对，可用 2 个手指抓起立方体。

第九阶段：区别于在前八个阶段抓的动作中使用全部手指的情况，13 个月左右的婴儿可以拇指与示指、中指相对，用拇指尖与示指尖捏起立方体。

立方体的大小，特别是与手的大小之比，是影响抓握形式的重要因素。4 个月大的婴儿具备了根据物体大小选择使用单手或双手来抓握物体的能力；抓握动作中的手指随物体尺寸增大而增多，且受物体形状影响。4~8 个月，抓握动作中还没有出现右手或左手优势。

3. 抓握动作发育的意义　手的抓握动作能力的发育，在儿童心理发展上具有极其重要的意义。

(1)通过抓握物体的动作来掌握使用物体的方法，这就初步地体验了成人使用工具的方法和经验。

(2)在抓握和使用各种物体的同时，认识了这一类物体的共性，因而使知觉更加具有概括性，并为概括表象和概念的产生准备条件。

(二)双手协调动作发育

双手协调(both hands coordination)是指同时使用双手操作物体的能力，如将物体从一只手中传递到另一只手中，同时使用双手进行游戏(一只手固定小棍，另一只手将圆环套上或取下；一只手固定容器，另一只手从中取或向其中放物体；串珠子；一只手固定纸张，另一只手在上面写字；拍手等)。随双手协调动作的发育，每只手可完成不同的动作。双手协调动作发育规律如下。

4~5个月：能够有意识地控制伸手，可能会同时向物体伸出双臂，并用双手抓住物体并保持在身体中线处。

6个月后：能抓住物体，可以用双手抓住，或是夹在手指与手掌之间，这时的灵活控制能力还不强。能够区分出物体的大小，并能根据物体的大小张开手。特别喜欢感受物体。仰卧位时会抓住自己的脚，再将其放到口中。会抓住给他的一个方块，如果再给他一个方块，便会扔掉第一块，去接第二块。

7个月后：手的动作又有了进一步的发展，这时不仅是简单的抓握，而且开始摆弄抓到的物体；不但摆弄一个物体，而且能同时摆弄两个物体，并用种种不同的方式来摆弄各种物体。例如，把小盒子放在大盒子里，用小棍敲击铃铛，把一只手里的玩具传递到另一只手等。此阶段不但要求手眼协调，而且还要求双手配合，所以这个阶段可以称为双手开始协调动作阶段。

8~10个月：开始学习操作动作，可以在物体上做挤、拍、滑动、捅、擦、敲和打动作。用手探索所有的东西，包括食物等，并混合在一起，可以涂抹或倒出流质物质。可以准确地把大多数固体物质放入口中，例如脚、手指、塑料玩具或盖子等。随着操作能力的不断提高，不再喜欢把东西放进口中，而开始玩一些游戏。

12~15个月：可一只手固定容器，另一只手从中取或向其中放物体；会打开瓶盖。

(三)生活自理动作发育

包括更衣、进食、保持个人卫生(如厕、洗漱、修饰)在内的自理活动(self-care activities)是基本日常生活活动(basicacivies of daily living，BADL)的重要内容。这些在成年人看起来很简单的生活自理活动，对于发育早期的儿童而言却要付出极大努力、达到一定的发育水平后才能完成。例如，只有当动作协调能力发育到一定水平后，才能使身体各部分进入相应的衣服空间中。不同生活自理动作发有对个体能力的要求不尽相同，因此其发育过程与顺序也存在一定的差异，见表4-1。

表4-1　生活自理动作发育时间顺序

动作名称	出现时间(月)	动作名称	出现时间(月)
稳稳地拿住茶杯	21	解开能够到的纽扣	36
穿上衣和外套	24	扣上纽扣	36
拿稳勺子，不倾斜	24	独立进餐，几乎没有食物外溢	36

续表4-1

动作名称	出现时间(月)	动作名称	出现时间(月)
在帮助下穿衣服	32	从水罐中倒水	36
穿鞋	36		

(四)书写与绘画动作发育

1. 握笔姿势与动作发育　无论绘画还是书写都要以灵活运用手中的笔类工具为前提。2~6 岁是儿童握笔动作技能迅速发育阶段。

(1)手掌向上的握笔动作：是最早的握笔动作形式，包括整个手和手臂的运动，表现为抓笔时手掌心向上，手掌与手指一起活动来抓握笔。运用这种笨拙的握笔动作形式，儿童很难进行有目的的绘画和书写动作(图 4-6)。

(2)手掌向下的握笔动作：手掌向上的握笔动作逐渐被手掌向下的握笔动作取代，拇指与其他四指开始在绘画和书写动作中起到越来越重要的作用(图 4-7)。

(3)手指握笔动作：主要以拇指、示指及中指握笔(图 4-8)。随着手的协调运动能力发育，儿童握笔的部位逐渐向笔尖部位靠近，可用手指调整握笔的姿势和位置，手臂及肘部的动作频率逐渐减少。2~3 岁儿童可握住靠近笔尖的部位，主要依靠肩关节的活动进行绘画和书写，之后，逐渐发展为用肘部来控制笔的运动，最后发展为用手指的活动来控制笔的运动。

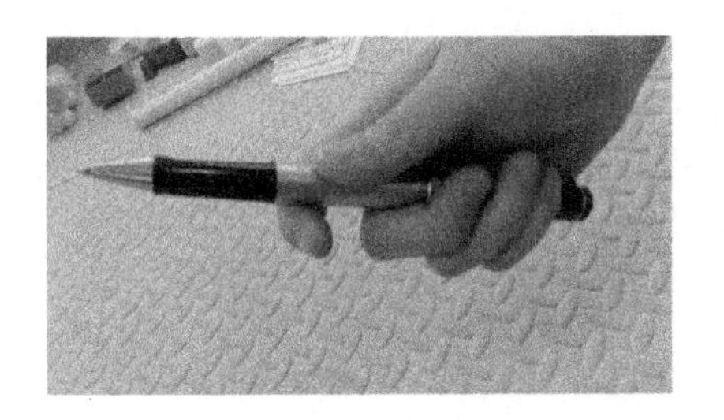
图 4-6　手掌向上的握笔动作

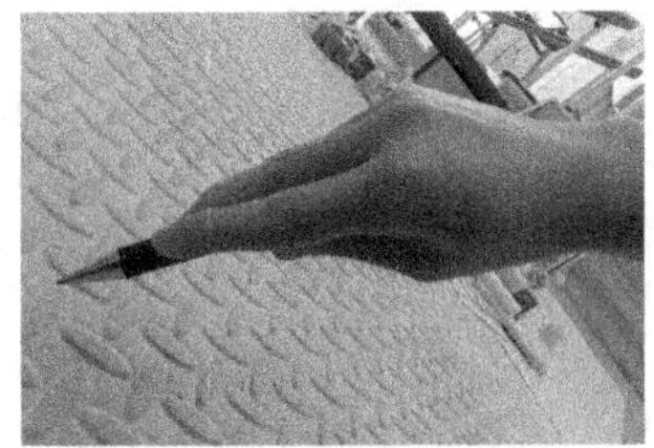
图 4-7　手掌向下的握笔动作

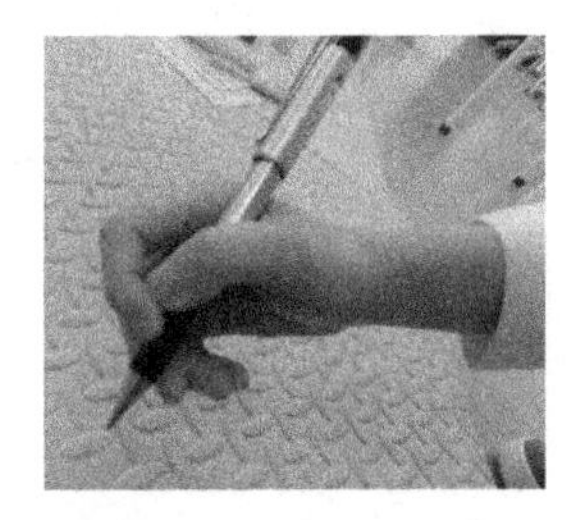
图 4-8　手指握笔动作

(4)握笔动作发育特征：①握笔部位逐渐靠近笔尖；②随着运笔动作的不断成熟，身体坐位姿势趋于垂直，这种姿势可以减少手臂的支撑作用，使手的动作更为灵活、自由。也就是说，在握笔绘画和书写动作中，离躯干中线越近部位的活动越来越少，而躯干远端部位的活动越来越频繁。

2. 绘画动作发育　大多数小儿在 15~20 个月就开始出现无规则、无目的的乱涂乱画动作。大约 4 岁 11 个月左右能达到完成水平线、亚直线、四圈、正十字、右角平分线、正方形、左角平分线、交叉线和三角形 9 种图形的水平。随着手的动作控制能力的发育以及练习经验的增多，从最初无目的地涂抹到开始有目的地画画需要经历以下几个阶段。

(1)乱涂阶段(scribbling stage)：主要是获得绘画所必需的手眼协调能力。

(2)组合阶段(combining stage)：主要是图形的出现与混合，开始学会描绘螺旋、十字等基本几何图形，2 岁左右的小儿能画出一系列螺旋和圆圈，随着动作协调控制能力及目的性的增强，能对正方形、长方形、三角形等基本图形进行较为精确地临摹和绘画。之后，能够进行简单的几何图形组合的绘画。

(3)集合阶段(aggregate stage)：不仅能够完成几个简单图形混合的较为复杂的图形，而且能将几个图形、图像组合，例如，同时有人物和图像的图片。

(4)图画阶段(pictorial stage)：在绘画中混合图形的数量增多，图画的内容也更为复杂，绘画动作也更为精确、复杂。几乎所有小儿绘画动作的发育都经历上述四个阶段，但达到每一阶段的具体年龄存在较大的个体差异。

(五)手的知觉功能发育

眼睛和耳是人们认识事物的重要器官，人们获得的各种信息绝大多数是通过视觉和听觉获取的。除此之外，手的触觉也是人们认识事物的重要途径。只有视觉和听觉而没有触觉参与，人们对事物的认识就不全面，也不准确。例如，棉花和铁，通过肉眼可以知道体积大小和形状异同，如果从未通过手的触摸，就无法感知轻重、粗细、软硬等。所以，对事物认识要做到精细准确，必须要有各种感觉共同参与，互相补充。

(1)基本概念：触觉识别(tactilegnosia)是人类单凭用手触及物体而无需用眼看就能识别物体的能力，是手指的精细感觉。发育初期触觉识别能力优先发育，功能完善后通常通过视觉功能弥补。

(2)手的知觉功能发育规律：对一些物体属性的触觉，如尺寸、温度，在出生后前几个月就发育得很好。但对于质地、重量等属性的感知却需在6~9个月之后。对物体形状的探索则更晚。手的知觉功能发育与手的动作发育密切相关，新获得的动作技能与越来越精确的感知功能均在彼此的进步发育中起到重要作用。

(3)手识别物体与视觉识别物体的区别：能够感知身体的位置变化，如通过触摸，了解手部动作与身体部位之间的空间位置关系；能够识别物体的属性，如形状、大小、质地、重量、性质等。手的触觉识别和动作的发育，又可以促使大脑思维更活跃，并且还可以代替其他感觉器官。如在不能说话而又必须交流思想的情况下，手可以表示语言，在黑暗中手可以代替眼睛。

(六)婴幼儿精细运动发育顺序

随着年龄的增长，动作的随意性也日益提高。但是，在婴儿期内有目的、有计划、有预见性的随意性动作不能被看到，因为有目的、有计划、有预见性的随意性动作与言语的发育直接相联系。有人对婴幼儿精细运动发育顺序进行研究，发现动作发育有规律可循(图4-9，表4-2)。

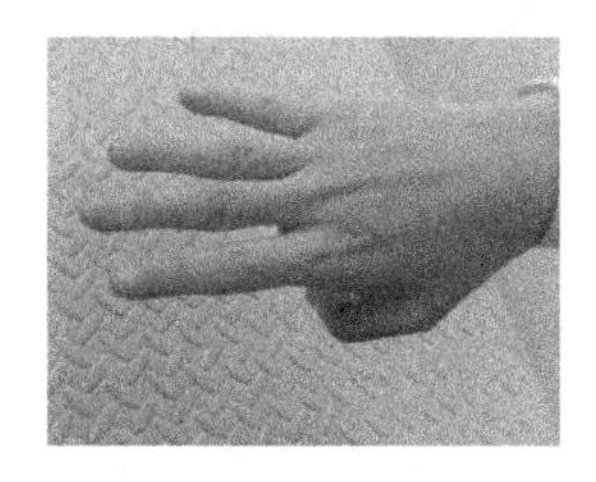
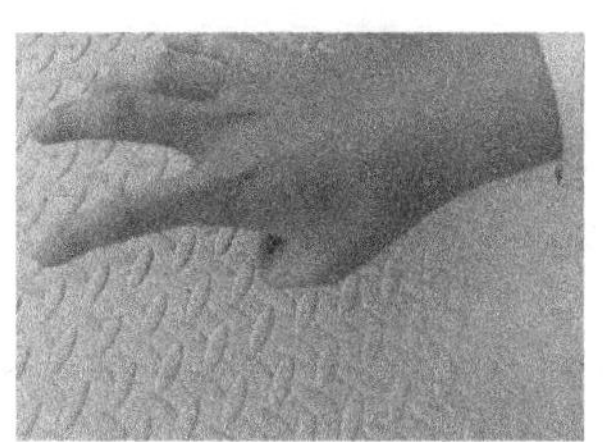
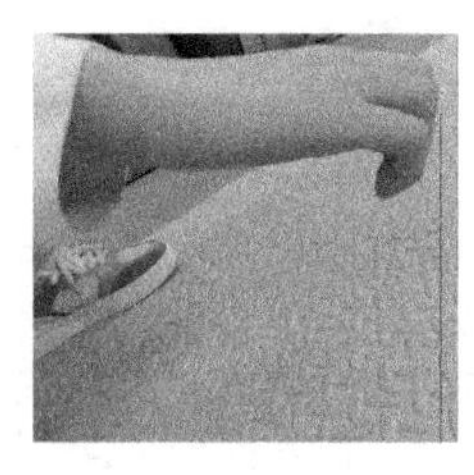
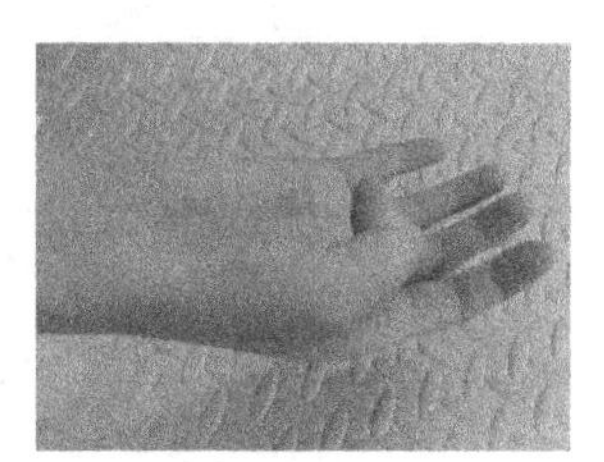

图4-9　出生第一年手的抓握动作发育顺序

表 4-2　婴幼儿精细运动发育顺序

年龄	精细运动
新生儿	紧握拳，触碰时能收缩 可引出握持反射，持续 2~3 个月，主动握物动作出现时，此反射消失
1 个月	双手常常握紧，物体碰到手时，握得更紧
2 个月	偶尔能张开手，给物体能拿住 偶尔把手或手里的物体送到口中舔舔
3 个月	用手摸物体，触到时偶尔能抓住 手经常呈张开姿势，将哗啦棒放在手中，能握住数秒钟
4 个月	仰卧清醒状态时，双手能凑到一起在眼前玩弄手指，称之为“注视手的动作”，此动作 6 个月以后消失 常常去抓东西，但距离判断不准，手常常伸过了物体 用整个手掌握持物体，手握哗啦棒的时间较以前长些，而且会摇晃，并用眼睛看手里的哗啦棒片刻，出现最初的手眼协调
5 个月	物体碰到手时出现主动抓握动作，但动作不协调，不准确 会玩衣服，把衣服拉到脸上 能玩玩具并将玩具抓握较长时间 往往双手去拿，把东西放在口中
6 个月	迅速伸手抓面前的玩具、玩具掉下后会再抓起 用全手抓积木，能握奶瓶，玩自己的脚 准确地拿取悬垂在胸前的物体 会撕纸玩 当手中拿着一块积木再给另一块积木时，会扔掉手中原有的积木然后去接新的一块
7 个月	可用拇指及另外 2 个手指握物 会用一只手去触物，能自己将饼干放入口中，玩积木时可以将积木从一只手倒换到另一只手上(传递) 手中有积木再给另一块积木时，能保留手中原有的一块不扔掉。会模仿对击积木
8 个月	桡侧手掌或桡侧手指抓握，用拇指和三指捏起桌上的小物体 会用多种方法玩同一个玩具，如放入口中咬、敲打、摇晃等 能将物体递给旁边的人，但还不知道怎样松手、怎样给 喜欢从高椅或是小车上故意让物体掉下去
9 个月	能将双手拿的物体对敲 可用拇指和示指捏起小物体(大米花、葡萄干等)
10 个月	用拇指与另一手指准确捏起 0.6 cm 的串珠，很熟练 可用示指触物，能扔掉手中的物品或主动将手中物品放下，向小儿索取玩具时，不松手
11 个月	喜欢将物体扔到地上听响；主动打开包方积木的花纸

续表4-2

年龄	精细运动
12 个月	能用拇指与示指捏较小的物体，单手抓 2~3 个小物品，会轻轻抛球 会将物体放入容器中并拿出另一个 全手握住笔在纸上留下笔道
15 个月	搭 2 块或 3 块积木(边长 2.5 cm 的正方体) 用匙取物 全手握笔　自发乱画 会打开盒盖(不是螺纹的) 能倾斜瓶子倒出小物体，然后用手去捏
18 个月	搭 3~4 块积木，能几页几页翻书 用小线绳穿进大珠子或大扣子孔 用匙外溢 自发地从瓶中倒出小丸
21 个月	搭 4~5 块积木 模仿画线条，但不像 用双手端碗
24 个月	搭 6~7 块积木 会转动门把手 旋转圆盖子 穿直径 1.2 cm 的串珠 正确用勺 开始用手指握笔，模仿画垂直线 能一页一页翻书 用匙稍外溢
27 个月	能模仿画直线，基本像 会拆装简单拼插玩具 会脱鞋袜
30 个月	搭 8~9 块积木 模仿画水平线和交叉线，基本像 能较准确地把线绳穿入球子孔，练习后每分钟可穿入约 20 个球子 会穿裤子、短袜和便鞋，解开衣扣 一手端碗
36 个月	搭 9~10 块积木 将珠子放入直径 5 cm 的瓶中 会折纸，折成正方形、长方形或三角形，边解整齐 能模仿画圆形、十字形；能临摹“○”和十字，基本像 系钮扣 向杯中倒水，控制流量

(七)婴幼儿精细运动发育的关键年龄

婴幼儿精细运动发育的关键年龄见表4-3。

表4-3 婴幼儿精细运动发育的关键年龄

精细运动	关键年龄
主动用手抓物	5个月
可用拇指及另外2个手指握物且可将积木在双手间传递	7个月
拇指能与其他手指相对	9个月
能用拇指与示指捏较小的物体	12个月
搭2~3块积木，全手握笔，自发乱画	15个月
搭3~4块积木，几页几页翻书，用小线绳穿进大珠子或大扣子孔	18个月
搭6~7块积木，模仿画垂直线	24个月
搭8~9块积木，模仿画水平线和交叉线，会穿裤子、短袜和便鞋，解开衣扣	30个月
搭9~10块积木，能临摹"○"和十字，会穿珠子、系纽扣、向杯中倒水	36个月

二、精细运动发育特点

(一)视觉功能发育

视觉是个体最重要的感知觉之一，个体对外部环境的大多数感知信息都由视觉提供。

婴幼儿视觉功能发育的关键期是生后6个月，眼球运动的自由控制能力在出生后6个月左右完成。视觉功能首先发育，大约于1岁左右接近成人，进而引导了精细运动能力的发育，并使其更加精细准确、更为协调迅速。因此，1岁前是婴幼儿视觉发育的黄金时期。婴幼儿的视觉功能发育尚未完善，需在外界环境不断刺激下才逐渐发育成熟，其中生后6个月内视功能发育最快，7个月至4岁相对变慢，9岁发育基本完善。

1.视觉发育过程　视觉发育包括：视觉定位、注视、追视、视线转移等，分为以下3个阶段。

(1)视觉信息反馈处理阶段(0~2个月)：新生儿调节晶状体的能力较差，不能准确聚焦，以致视物成像模糊，无论物体距眼1米或10米，看到的图像都是模糊的。只能接受单纯和强烈的光线和颜色，例如黑色、白色、大色块或简单的线条及图形。有瞳孔对光反射、眨眼反射。能感觉到眼前摆动的手，不过距离很有限，只能看清约20 cm距离处的物体。眼球只能随头颈转动而转动，头部和上肢活动限制了眼球运动，对于快速运动的物体表现更为明显，追视范围比较小，如果在20~25 cm处悬挂一个直径8~10 cm红色圆环，左右摆动，能注视45°范围。

能够通过周围视野捕捉运动中的物体，然后再由中心视野矫正并识别捕提到的物体。对于刺激强烈的目标物体会出现视觉定位和注视。由于眼球控制不充分，可出现眼球向一侧固定，单眼看物体的情况。虽然非对称性紧张性颈反射会妨碍眼球随意运动，但有助于向伸手侧注视。

(2)物体辨认阶段(3~6个月)：随着头颈部稳定程度提高，眼球控制能力不断增强。出现眼球随意运动，能够辨别不同的面孔。双手向中线合拢时，双眼能够注视物体。

4个月时，随着头部左右转动动作的出现，追视和视线转移也随之发育。

6个月时，眼球已能进行快速运动，并能通过正确调整眼球转动来辨认不同焦距的物体。双眼同视功能获得。

眼球运动控制发育规律：首先是水平方向追视功能的发育，其次是垂直方向追视功能的发育，最后是斜向追视功能的发育。

(3)精细辨认物体阶段(7个月以后)：随着追视功能的发育，眼球的精细运动能力提高，开始能够辨别物体。辐辏运动是双眼朝相反方向运动的形式，比眼球在水平方向的追视运动难度大，空间深度知觉需通过眼球调节辐辏运动来实现。正确辨别空间深度不仅能对运动的物体进行辨别，而且有助于了解到自身运动时与周围物体之间的位置关系，进而能感觉到物体的存在，避免与物体发生碰撞。

2. 婴幼儿视觉功能发育顺序

(1)新生儿：有分辨人面孔能力；出生1周内视力0.01~0.02，即正常人的1/6。

(2)1个月：能看见面前20 cm左右的物体，双眼能跟随水平方向移动的物体，追视范围可达45%；视力0.05~0.1；能辨识红、黄、蓝三原色。

(3)1.5个月：双眼表现出轻度的辐辏。

(4)3个月：能注视近处的物体，眼球能自由运动。眼球并不能注视，但会被面孔、灯光或运动物体所吸引。中间色也没太大问题，虽然无法认识颜色的名称，但对光线的反应及辨识能力已经相当不错。双眼追视移动物体范围可达180°。

(5)4个月：双眼辐辏协调得好，开始会辨别颜色，能对双眼的视线进行调整。

(6)5个月：头眼协调好，能凝视物体。

(7)6个月：视网膜已发育很好，看物体时用双眼同时看，已获得正常的“双眼视觉”，因此，眼睛和双手可以相互协调做简单动作。对距离及深度的判断已有一定发育。

(8)6~8个月：从卧位发展到坐位，同时也代表着视力范围从左右发展到了上下，视野完全不同。此阶段眼睛、手脚、身体等协调能力较佳，所以是视觉、听觉和表情反应最佳的统合时期。

(9)8~12个月：此时通常会喜欢坐着丢东西，然后爬行追物品，或者想要站立拿东西等。那是因为宝看到物品以丢东西的方式来测距离，也有了空间感，同时也证明了视觉发展程度。视力为正常人的2/3。

(10)1~2岁：随着生长发育以及环境的不断制激，视力逐渐在发展，15岁时视力可达0.4左右。1岁后喜欢看图书，能够看见细小的东西如掉在床上的头发等，能注视3米远的小玩具。

(11)2~3岁：是双眼视觉发育最为旺盛的阶段，视力达到0.5~0.6，已经快接成人视力。能区别简单的形状，例如圆形、三角形、方形。

通过游戏提高儿童视觉认知能力如七巧板拼图、彩纸拼图、搭积木、木珠拼图、猜谜、分类、各种智力拼图、摹写图、几何形状的匹配、纸牌游戏、数字、简单字或词的游戏、迷宫训练、手影游戏、视觉记忆训练等可提升视知觉落后儿童的能力，练习眼睛对各种图形、线条和空间的的认识，如果不断地给以练习或视觉刺激，就能由简而难地提升视知觉能力，从而奠定儿童以后识字、写字和阅读的基础。

表 4-4 儿童视觉发育规律

月龄	视觉发育	月龄	视觉发育
1 个月	仅能看清 15~20 cm 内的事物	8~9 个月	出现视深度感觉
2 个月	可协调地注视物体	18 个月	可区别出各种形状
3~4 个月	喜欢看自己的手	24 个月	可区别垂直线与横线，能认颜色
6~7 个月	可随着物体垂直方向转动	36 个月	可以说出颜色的名称

（二）手眼协调能力发育

为了抓握物体，除需要把抓握的对象从周围其他事物中区分出来，还需学会拇指与其余四指对立的抓握动作和手眼协调。

手眼协调（hand-eye coordination）是指在视觉配合下手的精细动作的协调性。手眼协调能力的发育随神经心理发育的成熟而逐渐发展起来，标志着发育的成熟度。

随着精细运动能力提高，手眼协调能力愈来愈占重要地位，贯穿于精细运动之中，精细运动能力发育离不开手眼协调能力发育，手眼协调能力发育是精细运动能力发育的关键。

从婴儿手的抓握动作发育可以看到，婴儿期抓握动作出现了初步的手眼协调——摆弄物体的动作。但是，这些动作往往还不是准确而灵活的。进入幼儿期，在日常生活和教育条件下，由于成人反复示范和儿童不断模仿，儿童在经常接触日常生活中的物体过程中，逐步学会了熟练地摆弄和运用这些物体的动作能力，例如，用茶杯喝水、用匙子吃东西、自己穿衣服、扣纽扣、戴帽子、擤鼻涕、洗手等。

虽然手眼协调能力的发育是一个缓慢的过程，但是如果平时注意培养训练，手眼协调能力会不断得到提高。

1. 手眼协调能力发育过程

（1）手张开及双手抱握阶段（0~3 个月）

1）俯卧位：由于紧张性迷路反射作用，全身呈屈曲状态，四肢活动多见，上肢无法做分离运动，一旦紧张稍有缓解可见到腕关节背伸，五指张开的动作。但由于俯卧位时颈部尚不能保持稳定，会再次出现手握拳状态。偶尔出现无意识抓握物体动作，随着肘关节伸展手掌会突然张开，致使手中的物体掉落。

2）仰卧位：随着双肩对称姿势的出现，手可以移到中线位置。当手能够移到口的位置时，首先必须由视觉确认手和口之间的身体位置，然后可看到一只手，进而看到另一只手。伴随颈部控制能力的进一步提高，不仅可以看到自己运动的手，视线还会从手移向物体，再从物体移向手。

3）上肢与躯干运动分离、眼和手协调运动发育机制：①腕关节的不规则运动；②拥抱反射、非对称性紧张性颈反射等使上肢出现强制性伸展反射；③俯卧位时抬头、压低双肩，双肩压低又促使头的上抬，这种抗重力状态使身体各部位间产生相互作用。

4）原始反射的作用：原始反射具有双刃剑的作用，虽然妨碍身体的自由活动，但对协调运动起到促进作用。触摸手指甲和手掌尺侧会出现逃避反应，这在发育早期占主要地位。随后出现握持反射并逐渐增强。逃避反应表现为腕关节背伸和手指伸直外展，而握持反射则表现为腕关节掌屈和手指屈曲内收。由于两种反射的相互拮抗作用，最初的握举姿势逐渐发育成为具有腕关节背伸和手指屈曲、内收能力的功能手。

（2）手功能开始发育阶段（4~6个月）

1）仰卧位：从顶部到肩部乃至躯干的抗重力伸展活动得到进一步发育，身体的姿势位置对上肢的影响逐渐减弱，仰卧位时手能向前方伸出。此时，随着躯干稳定性的提高，上肢能够带动肩部一起向前伸出。

2）俯卧位：当需要将侧上肢向前伸展时，与仰卧位不同，为了支撑躯干维持姿势平衡，会诱发整个腕关节呈过伸展状态。因为在这一时期，无论上肢或是下肢，只要有某个关节出现伸展或屈曲动作就会引起其他所有关节的伸展或屈曲，即各关节间还未出现分离运动；同样，不仅仅是上下肢，躯干的伸展也会诱发四肢的伸展以至波及全身。随着躯干向抗重力方向的伸展幅度增加，要使俯卧位时腕关节呈完全伸展状态，必须使身体重心转移至臀部下方，只有这样，才能比较容易地完成向前伸出一侧上肢俯卧位重心下移的动作（图4-10）。

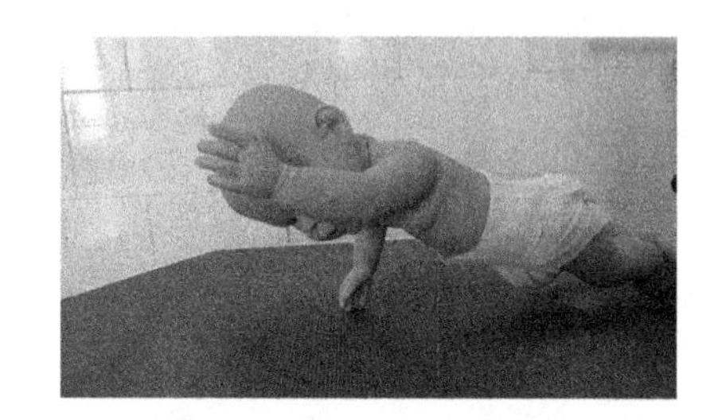

图4-10　俯卧位重心下移

3）视觉功能：眼球运动已经平稳，能够完成视觉诱导下的伸手和握持动作。握持反射有助于手伸向目标物体，这是视觉诱导的握持能力获得前的伸手动作。在双上肢支撑下身体左右移动促进了上臂回旋动作的熟练，上臂的外旋动作使得眼睛容易看到手中握持的物体。随着视线同时对手和物体注视，使得手的活动、手的感觉以及视觉信息有机统合在一起，最终经视觉神经传导通路对物体产生感知觉和认知，即只要是看到过的物体，就能回想起该物体的性质、质地、大小、形状、重量等。

4）机制：在上肢支撑还不充分阶段，常通过颈部过度伸展、利用对称性紧张性颈反射来增加上肢的支撑能力。婴儿早期上下肢运动受颈部活动的影响较大，随着用手支撑并抬高身体使得身体重心可以向左右移动，上肢渐渐出现选择性动作的发育。通过不断的俯卧位维持及姿势变换练习，促进了上肢支撑能力增强，进而促进手的伸展、物体握持及维持动作的发育。

（3）手功能多样化发育阶段（7~9个月）：独坐能力的获得解放了婴儿的双手，使婴儿手眼协调能力和双手协调自主控制动作得到迅速发育，即进入了用眼睛引导手的动作、手功能呈现多样化发育阶段。

1）姿势变换对手功能多样化发育的作用：坐位和膝立位姿势有利于婴儿对环境的探索，所需的发育时间也比较长。但又不能一直停留在某一种姿势上，还必须学会从卧位到坐位、从坐位到膝立位等多种姿势的变换。姿势变换时常通过伸展上肢动作作为支撑，跌倒时常通过伸展上肢动作以保护身体，这样使得手功能得到迅速发育和提高。随着抗重力伸展姿势的稳定发育，腕关节背伸和伸手功能得到发育。在坐位按住某物时，躯干已经具备了伸展能力。由于目测距离准确性的提高，伸手抓物时手够不到或伸过头的情况开始减少，逐渐发育成手能伸向目标物体。

2)爬行对手功能多样化发育的作用：爬行练习使得手掌逐渐具备了支撑体重的能力，同时也促进手掌拱形形状的形成以便能稳固地抓住物体。承重与手功能发育关系密切，承重可提供信息反馈使小儿注意到手，同时有助于手张开，上肢伸出。婴儿通过手掌向前后、左右做爬行运动，也促进手指的外展、伸展，以及手掌桡侧和尺侧功能的分离(图4-11)。这些活动均有利于促进拇指与其他手指对指功能的发育，也为下一阶段手指的抓捏或翻阅动作发育奠定基础。

(4)手功能熟练阶段(10~12个月)

1)坐位：不再需要上肢保持身体平衡，使得腕关节和手指得到解放，逐渐能用指尖转动物体，使得手指功能得到进一步发育。

2)立位与步行：当获得稳定的立位平衡后，上肢运动功能发育逐渐从姿势的影响中摆脱出来，能够完成更有自主选择性的够取、抓握、放下等动作。但在学步过程中，需借助上肢伸展(挑担样姿势)来保持步态的平衡。独立行走能力的获得更进一步解放了小儿的双手，使精细运动有机会得到进一步发育。

3)手指分离动作发育：当尺侧3个手指能够屈曲之后，使得尺侧有了较好的稳定性，能够完成使用示指指物的动作(图4-12)。能将小的物体放入比较小的容器内等取物动作的获得，为分离动作的完成提供保证。

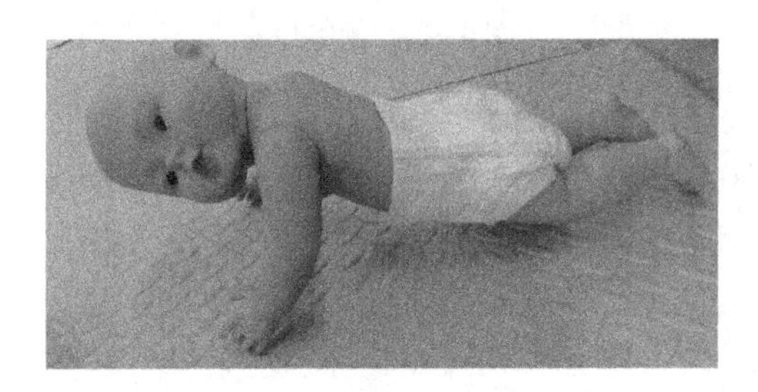

图4-11　手掌支撑向左右移动身体

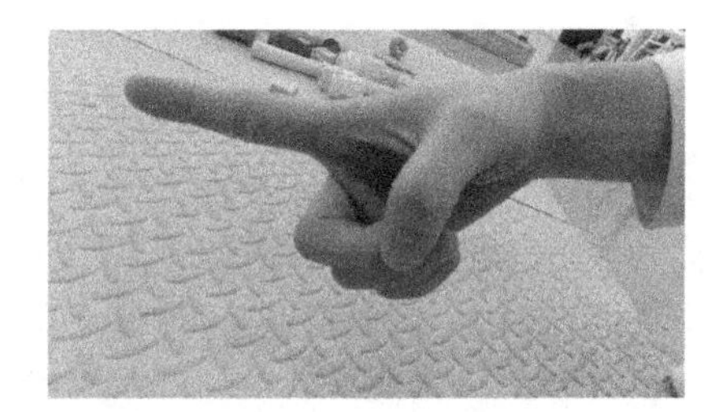

图4-12　示指指物动作

开始时，使腕关节保持在悬空的位置进行手指动作非常困难，可以先将手放在容器的边缘以固定腕关节，然后再进行操作。此外，由于手指伸展常常会引起前臂旋后的联合运动，因此，当前臂旋后时可能会出现手指张开、手中物体掉落的现象。

手的动作开始前，一般先由视觉引导手指的活动，熟练后，即使眼睛不看手指也能顺利完成操作活动。

(5)手眼协调能力快速发展阶段(1~3岁)：涂鸦、挖沙、捞鱼、穿珠子、玩积木、堆各种建筑、捏橡皮泥等都进一步加强了手眼协调能力的发展。“涂鸦阶段”的孩子，不仅能发展创造力、想象力，而且极好地训练了他们自身的手眼协调能力。鼓励孩子捏各种简单的东西，如苹果、香蕉等，借以锻炼两手揉、搓、按的能力。在水池中捞金鱼、塑料鱼或漂在水面上的玩具，也可以采用捉昆虫、摘花草、蔬菜等游戏活动，锻炼手眼协调能力，促进智能等多方面发育。这个时期的孩子能穿脱简单的衣裤、袜子等。

2. *手眼协调能力发育特征*　随着动作灵巧性的不断提高，双手和上下肢的协调能力也得到进一步的发育。手眼协调能力发育具有以下特征。

(1)整体运动向分离运动发育：当眼球运动与上肢功能发育稳定后，进步向精细化发育。随着躯干稳定性的增高，手和眼不再受姿势的影响，由最初的手腕整体运动逐渐向手指的精细运动分化发育。

(2)抓握的稳定点由近端逐渐向远端发育：首先是手的外旋抓握，上肢由肩部带动，躯干稳定使得肩的运动成为可能；其次是手内旋抓握，以肘部和前臂运动为中心，此时肩和上臂的稳定是非常必要的；再次是三指的静态抓握促进了手指关节的运动发育，手指关节的运动需要肘部和前臂的稳定；最后是三指的动态抓握，使得笔尖运动必须依靠手指运动，手指关节稳定对保障手指运动是非常必要的。因此，稳定点逐渐由近端向远端发育，最终发育成能够画画、写字的手的抓握形态(图 4-13)。

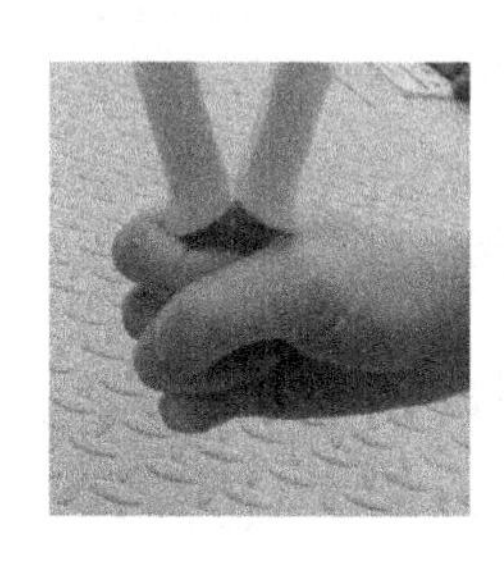
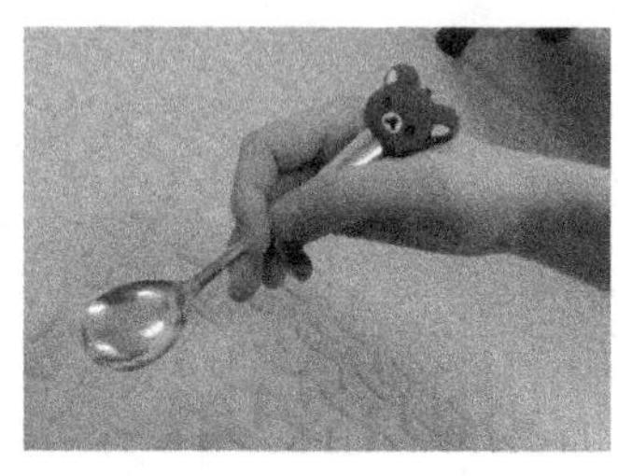
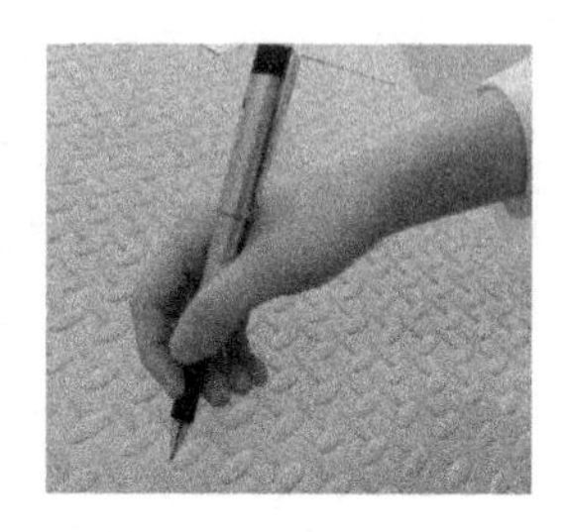

图 4-13　抓握的稳定点由近端逐渐向远端发育

(3)眼和手发育的共同形式：眼和手发育过程具有共同特征，即都经过无目的(random)、到达(reach)、抓握(grasp)、操作(manipulation)的顺序性发育过程。6 个月以前，由于还不会坐，卧位摆弄物体时，多数情况下，眼睛看不见手上的物体，手的活动范围与视线不交叉。6 个月后，能坐起来玩时，双手可以在视线的监控下摆弄物体，此时手的活动范围与视线交叉。这样，通过手和眼的作用，可以发现物品更多的特性，更快地了解环境。比如，一个玩具，眼睛能看到它的颜色、形状，手能摸到它的软硬、质地。在眼睛的监控下，通过手的摆弄，还可以发现物体的上下、左右、前后的特性等。

第一阶段：不随意的动作或以反射为中心的无规则状态，如视觉主要以视觉反射、不规则的眼球转动为主，上肢以全伸展或全屈曲等共同运动形式或反射为主。

第二阶段：为达到目标物体出现了定向运动的发育阶段。此时，视觉发挥了定向作用，上肢功能是能将手伸向目标物体。

第三阶段：能紧紧抓牢目标物体的发育阶段。视觉起固定作用，即双眼注视物体，上肢功能是紧紧抓牢物体。经过这一阶段最后达到操作阶段。

第四阶段：操作阶段。视觉操作是指调节集合和视线移动，上肢功能操作是指抓、捏、回旋等手的精细动作的操作。手与眼之间的关系是视觉先于上肢，上肢接受视觉引导的同时共同协调发育。

(4)从防御向功能发育：当手遇到危险刺激时会做出防御反应，从最初只具有感觉、防御的手向具有探索、功能的手方向发育。

(5)从手到眼的发育：发育早期手活动主要有逃避反应、握持反应，由本体感觉和触觉刺激诱导产生，逐渐发育到由视觉刺激诱导，最终发育成为触摸物体后就能像看见物体样感知物体。

(6)利手(handedness)的发育：对称姿势的获得促进双手动作发育，当手能越过中线伸展时，不论哪只手都可作为利手优先使用，而另一只手作为辅助手使用。

出生后6个月内，表现不出哪一只手优先，但是大多数婴儿头向右侧偏的机会比向左侧偏的机会多一些。随着协调能力提高，具有动手能力，一定会表现出常用哪一只手，这属于正常现象。

如果父母都是左利手，子女就会有30%的可能是左利手；如果父母都是右利手，子女左利手的可能是10%。

一般需到动态三指捏阶段(4~6岁)才能判断哪只手为利手。

3. 手眼协调能力发育的意义　眼睛是心灵的窗户，通过眼睛才能真实地了解周围的事物。手也是认识事物的重要器官，手的活动可以促进脑的发育。

眼睛可以看到物品的色彩、形状、大小等特性，而手则可以触摸物品，感受它的软硬、粗糙度、冷热等特性，通过手和眼的共同作用，可以发现手中物品更多的特性，可以更快更全面地了解周围环境。此外，在眼睛的监控下，通过手的动作，还可以发现物体的上下、左右、前后等空间特性。

眼睛的单独活动与手的单独活动对小儿的成长没有特别的意义，只有手眼协调活动才能真正有效地促进小儿各项能力的全面发展。因此，手眼协调能力的发育对促进运动能力、智力和行为起着非常重要的作用，对小儿来说具有划时代的意义。

第二节　精细运动发育的影响因素及异常发育

个别小儿在3个月时便可以随意握物，也有正常足月儿到6个月时还不会随意握物。相同智力水平的小儿，手的操作技能不一定相同。精神发育迟滞、失明、严重肌张力低下或增高(如脑性瘫痪)都会导致精细运动发育迟缓或异常。

一、精细运动发育的影响因素

1. 性别　女婴精细运动优于男婴，说明婴儿运动发育不但与脑的形态及功能发育有关，而且与脊髓和肌肉的发育密切相关。

2. 父母文化程度　文化程度较高的父母对子女的智力发育、运动发育特别重视，从小给予有序的、符合婴儿发育规律的运动训练，提供适宜的活动场所，对婴儿精细运动能力发育、认知能力发育有很大的促进作用。

3. 抚养人　非父母抚养者，往往较注意婴儿的卫生，更多考虑的是婴儿的安全，如担心摔跤、异物吸入等意外伤害。祖父母们心疼孙子、孙女，从而减少了婴儿运动，导致运动发育水平偏低。

4. 围生期危险因素　包括以下两方面。

(1)母亲因素：孕期吸烟、酗酒、饮浓茶或浓咖啡、缺乏科学性运动、情绪异常等。

(2)早产：与大脑发育密切相关，由于早产儿、低出生体重儿出生时脑发育不成熟、功能不健全，因此，易发生精细运动发育迟缓甚至异常。

5. 感觉输入、姿势控制（身体稳定）以及粗大运动模式　手功能发育与感觉输入、姿势控制（身体稳定）以及粗大运动模式密切相关且以其为基础。姿势控制不良、异常姿势和运动模式通过以下几个途径影响手功能发育。

（1）躯干及骨盆不稳定导致身体一部分活动时另一部分不能保持稳定。

（2）躯干、上肢、手的异常姿势及运动模式影响伸手、抓握、释放以及精细运动功能的发育。

（3）伴随整体异常姿势或上肢受累，手可能呈握拳或半握拳，此外，可能有手部感觉减退。

（4）由于平衡功能不佳，需使用单手或双手支撑体重。

（5）手功能保持在较低水平，如原始手抓握（尺侧握）或镜像运动。

（6）释放动作不成熟或异常，如肌张力增高的脑瘫患儿放下物体时出现屈腕、手指伸展，中度痉挛伴不随意运动的脑瘫患儿放下物体时出现上肢屈曲，手张开，手指过伸展。

6. 视觉发育异常　最常见及最主要的是各种先天性异常如先天性白内障、屈光不正（近视、远视、斜视、散光）、后天性眼病及外伤等。许多眼病如斜视，可引发弱视及立体视觉异常。

诱发视觉功能发育异常的因素还见于营养不良，尤其是偏食造成的食物摄入不均衡、非母乳喂养引起的微量元素失调、视觉负担过重等，过近过久看电视、用眼环境不佳，如光线过亮或过暗，新生儿的室内过度照明，通宵开灯等。

二、精细运动的异常发育

1. 运动功能的特殊发育障碍（specific developomental disorder of motor function，SDD-MF）　也称发育性协调障碍（develpmental codination disorder，DCD）。

（1）概念：存在于儿童发育早期，在完成精细与粗大运动时的动作协调水平显著低于正常同龄儿童。

（2）类型：包括共济失调、动作运用障碍、张力减退等几种亚型。

1）共济失调（asx）：①动作不稳，仅手部出现有规律、小幅度震动，或者握笔和用笔时候出现震颤，下肢无此表现；②手眼协调问题，如难以在精确的距离内够取物体，难以准确画出线段等。

2）动作运用障碍：难以将一个一个分散动作按正确的顺序连成连贯的动作，因此无法完成流畅、完整的动作技能。

3）张力减退：在清醒状态下眼睛呈半闭半睁的困倦状态；出现书写、绘画困难。

（3）主要表现：肌张力不足或过高、动作的计划性不足、动作控制性失调、运用持久性障碍、动作稳定性缺失、动作协调性缺陷等 6 个方面。

（4）诊断标准：①动作技能水平低于同年龄常模两个标准差；②除外神经系统的器质性病变；③智力正常。

（5）代表性的测验工具：①Oseretsky 动作熟练测验；②Frostig 运动技能测验；③Gibson 螺旋迷宫测验；④Hamm-Marburg 测验。

2. 全面性发育迟缓(loadleoental dlay, GDD)

(1)概念：是指5岁以下儿童在租大运动/精细运动、语音/言语、认知、个人/社会、日常活动能力等发育能区中，存在两个或两个以上的发育能区显著落后于同龄儿童的神经发育障碍性疾病。

(2)类型：有运动合并语言发育落后，运动、语言和认知发育均落后，语言合并认知发育落后，运动合并认知发育落后等临床类型。

(3)主要表现：临床上虽然发育落后具有暂时性、预后具有不确定性等特点，但其往往与精神发育迟滞、语言障碍、学龄期学习困难、脑性瘫痪、注意力缺陷伴多动障碍、视力或听力损伤、退行性疾病、孤独症以及相关的遗传代谢病等临床神经精神疾病或症状高度相关。

(4)代表性筛查量表：常采用丹佛发育筛查量表(DDST)、0~6岁儿童发育筛查量表(DST)、Peabody运动量表、早期语言发展量表、婴儿~初中生社会能力量表、儿童适应行为评定量表等。代表性诊断量表：贝利婴幼儿发育量表、Gesell发育诊断量表、0~6岁小儿神经心理发育检查量表(儿-心量表)、韦氏儿童智力量表等。

(5)预后：多为正常儿或发育指标延迟(DD)，如果超过5岁仍表现为GDD，则诊断为智力残疾/智力发育障碍(intellectual disability/intellectual developmental disorder, ID/IDD)或脑瘫或孤独症，需再次进行评估，积极进行早期干预。

3. 脑性瘫痪精细运动发育异常　主要表现在以下两个方面。

(1)精细运动发育落后：精细运动未按照正常规律发育，达不到同一年龄段小儿精细运动发育水平。

(2)精细运动发育障碍：脑瘫患儿常出现上肢姿势异常，主要表现为手指关节掌屈，拇指内收，手握拳，腕关节屈曲，前臂旋前，肘关节屈曲，肩关节内收。上肢姿势异常可导致手的抓握动作、手的知觉功能、双手协调动作、手眼协调功能等精细运动障碍。

4. 精神发育迟滞　大多数患儿精细运动发育较正常儿童延迟。但患儿不存在异常姿势，都能够学会粗大运动的基本功能。

5. 注意缺陷多动障碍　常出现扣纽扣、系鞋带、画圈、用剪刀等精细动作发育缓慢且不灵巧。

6. 学习障碍　往往表现有视觉-运动方面不协调，动作较笨拙，注意力不集中，情绪不稳定，自我控制能力差。

第三节　精细运动发育评定

为了解儿童精细运动发育水平，及时发现精细运动发育过程中存在的问题与缺陷，以及对实施的干预效果进行评价，根据患儿功能障碍、测试目的、受试对象的不同，可选用不同的评定内容、方法和标准化心理测验量表。

一、精细运动发育评定内容和方法

(一)手功能发育评定内容和方法

1. 按精细动作发育顺序进行评定　包括以下几方面。

(1)抓握动作

1)新生儿：握持反射存在，1 个月内攥得很紧(拇指放在其他手指的外面)。

2)2 个月：用拨浪鼓柄碰手掌，能握住拨浪鼓 2~3 秒钟不松手。

3)3 个月：握持反射消失，将拨浪鼓柄放在小儿手掌中，能握住数秒钟。

(2)抓住动作

1)3 个月：仰卧位能用手指抓自己的身体、头发和衣服。

2)4 个月：手与拨浪鼓接触时，手会主动张开来抓，并握住、摇动及注视拨浪鼓。

3)5 个月：能抓住近处的玩具。

4)6 个月：两只手能同时各抓住一个小玩具。

5)7 个月：能伸手抓住远处的玩具。

(3)耙抓动作

1)6 个月：能够伸手去触摸小玩具并抓住拿起来，而不仅仅是接触。

2)7 个月：所有的手指都可弯曲地做耙抓的动作，并能成功地抓住小玩具。

(4)倒手动作

1)7 个月：先给一个小玩具，待拿住后再给另一个玩具，会把第一个玩具换到另一只手里，再去接第二个玩具。

2)8 个月：倒手的动作更加熟练。

(5)对捏动作

1)8 个月：逐渐形成拇指和其他手指，特别是拇指和示指的对捏。如果将一粒小丸放在桌面上，能用拇指和其他手指捏起小丸。

2)9 个月：将小丸放在桌面上，能用拇指和示指捏起小丸。

3)10 个月：能用拇指和示指的指端捏起小丸，动作比较熟练、迅速。

4)12 个月：给一粒小丸，会捏起并往瓶子里投放，但不一定准确。

(6)翻书动作

1)15 个月：开始在大人鼓励下出现翻书动作。

2)24 个月：能用手捻书页，每次一页，可以连续翻 3 次以上。

(7)折纸动作

1)24 个月：会将一张纸折成两折或三折，但不成规则。

2)30 个月：能将纸叠成方块，边角基本整齐。

3)36 个月：能折正方形、长方形和三角形，边角整齐。

2. 其他评定方法

(1)手粗大抓握功能评定：①可将五指自然伸展抓住大号木钉；②可抓住大号木钉，但拇指内收，只用四个手指抓握；③可抓住大号木钉，但掌指关节伸展，指间关节屈曲如“猿掌样”抓握；不能抓住大号木钉，只有将木钉放到他手中时患儿可用手握住；④即使将木钉放到患儿手中，也不能握住。

（2）手精细抓握功能评定：

①指腹捏：可用拇指的指腹和示指的指腹捏起中号木钉；可用拇指的指腹和示指的指侧捏起中号木钉；可4个手指屈曲将木钉“捞”到手中；不能使用手指取物。

②指尖捏：可用拇指和示指指尖捏起小木钉；用手指先将小木钉移至桌边，再用指腹捏起；不能运用手指指尖捏取细小物品。

（3）传递物体功能评定：①可随意自如地将这只手中的积木传递到另一只手中去玩，而不会让积木掉到地上；②可完成双手间传递积木动作，但是用一只手从另一只手中将积木抽出来的；③可偶尔将一只手中的积木递到另一只手中，有时积木会掉到地上；④不能用双手传递积木。

（4）双手协调性评定：

①双手粗大协调性评定：双手可在体前正中线，自如地将两块拼插块拼插在一起；双手可完成拼插动作，但不能在体前进行，而是在体侧完成；先将拼插块放在体前，再用另一只手抓住另一块拼插上去；不能完成拼插动作。

②双手精细协调性评定：双手可在体前正中线，将螺丝拧下来；只能一只手固定，另一只手去拧，反过来就不能完成；在体侧完成拧螺丝动作；只会双手同时转来转去，不能将螺丝拧下来。

（二）视觉功能评定

婴幼儿期是视觉发育的关键阶段，在此期间任何不利因素，都可能引起视觉障碍，因此，早期、及时发现视觉异常非常重要。

1. *评定特点婴幼儿视觉功能*　评定具有以下三个方面的特点。

（1）不仅要对视力及视野大小进行评定，还要对图形知觉、颜色知觉以及运动知觉进行评定。

（2）目的是对视觉功能的所有方面进行全面评价以便早期发现问题、及早实施干预。

（3）需要多学科合作完成。

2. *评定方法*　婴幼儿视觉功能评定方法非常有限。评定开始时，可以首先观察婴儿如何看周围环境、是否与父母有视觉交流，然后评定运动功能、注视、追视、辐辏功能、双眼同视功能、视野检查、视力检查。

（1）单眼遮盖试验：用于辨别单眼视力情况。当被遮盖的眼视力弱或失明时，患儿不会出现反抗；当被遮盖的眼没有问题时，患儿会躁动不安，出现反抗动作。重复数次，以便得出正确的判断。

（2）光觉反应：出生时就有光觉反应，强光可引起闭目、皱眉；2个月时对光觉反应已很强。如果对强光照射无反应，说明其视觉功能可能存在严重的障碍。

（3）注视和追视：婴儿出生后的第2个月就能协调地注视物体，并在一定的范围内眼球随着物体运动；3个月时可追寻活动的玩具或人的所在，头眼反射建立，即眼球在随注视目标转动时，头部也跟着活动；4~5个月开始能认识母亲，看到奶瓶等物时表现出喜悦。如果在此期间上述反应没有出现，或表现出无目的寻找，则说明其可能视力不佳或有眼球运动障碍。

（4）眨眼反射：从出生后的第2个月起，除了能协调注视物体外，当一个物体很快地接近眼前时可出现眨眼反射，又称瞬目反应，这是保护小儿眼角膜免受伤害的一种保护性反射。它不一定要求婴儿能看清物体，只要有光觉就可完成。如果眨眼反射消失，往往提示存在严重的视觉障碍。

（5）双眼同视功能：6个月时仍不能双眼同视一物就是异常情况。

（三）手眼协调功能发育评定

1. 按手眼协调能力发育顺序评定　婴幼儿手眼协调能力按照一定的顺序发育，每个小儿手眼协调能力发育的早晚不尽相同。可以根据表4-5以婴幼儿手眼协调能力发育情况进行评定。

表4-5　手眼协调能力发育顺序

年龄	手眼协调能力
3~4个月	开始看自己的手和辨认眼前目标
5~7个月	6个月前，手的活动范围与视线不交叉 6个月后，手的活动范围与视线交叉，但手眼协调能力仍然比较差
9个月	能用眼睛去寻找从手中掉落的物品 喜欢用手拿着小棒敲打物品，尤其喜欢敲打能发出声音的各类玩具与物品
10~12个月	能够理解手中抓着的玩具与掉落在地上的玩具之间的因果关系，因此喜欢故意把抓在手中的玩具扔掉，并且用眼睛看着、用手指着扔掉的玩具
12~18个月	开始尝试拿笔在纸上涂画，翻看带画的图书
18~24个月	发展出更高级的手眼协调动作 能够独自把积木搭高 拿着笔在纸上画长线条 把水从一只杯子倒入另一只杯子等
3岁以上	手眼协调能力获得大幅度的发展

2. 手眼协调功能　评定内容如下。

（1）可准确将圆木插到木棍上，头部始终保持在身体正中直立位。

（2）可完成插木块动作，但头转向一侧，用眼余光视物。

（3）可完成插木块动作，但头转向一侧，用手去触摸木棍的位置，然后插上。

（4）无法完成这个动作。

二、常用的精细运动发育评定量表

1. Gesell婴幼儿发育评价量表　适用于4周至3岁的婴幼儿。测试内容包括适应性行为、大运动、精细动作、语言和个人-社交五个方面，该量表根据检查者观察和父母报告对各项目评分，根据五个行为领域所得分数与实际年龄的关系，计算出各领域的发育商（development quotient，DQ），据此判断儿童智力发育的水平和偏离常态的程度。精细动作包括手指的抓握和操纵物体的能力。

格赛尔发育诊断量表(Gesell development diagnosiss scale，GDDS)系美国耶鲁大学医学院儿科医师 Gesell 及其同事所编制。GDDS 的适用年龄是 4 周~3 岁，主要用于婴幼儿心理发育的诊断，识别神经肌肉或感觉系统是否有缺陷，发现存在的可以治疗的发育异常，对高危儿发现他们的行为随后的变化。GDDS 的突出特点为重视发育过程中的顺序，个体成熟关键年龄为出生后 4 周、16 周、28 周、40 周、52 周、18 个月、24 个月、36 个月，这些时期出现的新行为反映婴幼儿在生长发育上已经抵达的阶段和成熟程度。该量表主要从四个方面对婴幼儿的行为进行测查，实施方法也较为简便。GDDS 包括五个行为领域共计 63 项：①适应行为：包括对物体和背景的精细感知觉及手眼协调能力，如观察对摇晃的环铃、图画和简单形板的反应；②大运动行为：主要涉及对身体的粗大运动控制，如头和颈的平衡，坐、爬、走、跑、跳等运动协调能力；③精细运动行为：包括手指的抓握和操纵物体的能力；④语言行为：听和理解语言以及表达能力；⑤个人-社会行为：包括婴儿对居住的社会文化环境的个人反应，如观察喂食、游戏行为和对排便、穿衣的反应等。

该量表根据检查者观察和父母报告对各项目评分。根据五个行为领域所得分数与实际年龄的关系，发育年龄公式 DA＝E(W×N)/En，发育商(DQ)＝DA/CA×100。其诊断标准为：①轻度智力残疾：55≤DQ≤75；②中度智力残疾：40≤DQ≤54；③重度智力残疾 25≤DQ≤39；④极重度智力残疾：DQ<25。为确保诊断的准确性，凡是 DQ 结果在 72~78 之间的均需结合婴儿、初中学生社会生活能力量表“智力低下行为评定标准”评价。

2. 贝利(Bayley)婴儿发育量表　适用的年龄范围是 2~30 个月的婴儿。本量表有三个分量表：①智能量表，包括内容有知觉、记忆、学习、问题解决、发音、初步的语言交流、初步的抽象思维等活动；②运动量表，测量坐、站、走、爬楼等大动作能力，以及双手和手指的操作技能；③社会行为，是一种等级评定量表，用来评价儿童个性发展的各个方面，如情绪、社会行为、注意广度及目标定向等。贝利量表共有 244 个行为项目，其中心理量表 163 项，运动量表 81 项。常用它作智力前后变化的对比，主要用来测量当时的发展状况，不能预测将来的能力水平。

3. 精细运动发育评估

该量表由美国心理学家 N. 贝利等人于 1933 年制订、1969 年修订，适用于从 0 到 30 个月的婴儿。它包括三个部分：①运动量表：有 81 个项目，用于测查婴儿的大运动和精细运动；②智力量表：有 163 个项目，用于测查婴儿的视觉与听觉对刺激物的反应、手眼协调的能力、语言的感受和表达能力以及认知能力等；③行为记录：有 24 个项目，用于记录婴儿的情绪、合作性、对父母和实验员的反应、兴趣和注意的广度等三部分。贝利量表只记录当场测验的分数，虽然父母的报告也记下来，但不记分。运动量表的得分称“心理运动发展指数”，智力量表的得分称“智力发展指数”。其得分由实际年龄和所通过的项目算出来，相当于离差智商，平均数为 100，标准差为 16。贝利量表主要用于诊断，但为了对比治疗前后的效果，也常用作标准测验。它的信度和效度都很高。69 分以下为发育迟滞，70~79 分为临界水平，80~89 分为中下水平，90~109 分为中等水平，110~119 分为中上水平，120~129 分为优秀水平，130 分以上为非常优秀水平。

4. 丹佛发育筛查测验(DDST)　1977 年由上海医科大学儿科医院完成全国城市常模，测试的年龄范围为 0~6 岁，测试项目包括个人-社会、精细动作适应性、语言发育、大运动发育四个领域。测试的精细动作包括跟过中线、抓住拨浪鼓、坐着会找毛线团、拇指-他指抓握、拇指-示指抓握、模仿画O形、模仿画十字、模仿画“口”等项目。

5. Peabody运动发育评定量表(Peabody Developmental Motor Scales second edition, PDMS-2)　由美国发育评估与干预治疗专家编写，1974年由Folio和DuBose共同出版试验版，1983年由Folio和Fewell共同出版商业版发行版，2006年4月由北京大学黄真等翻译成中文版本并在国内推广应用。测试6~72个月儿童的运动技能，包括反射、姿势、移动、实物操作、抓握及视觉运动整合6个分测验，后两个分测验主要用于精细运动功能评定。精细运动测试可在20~30分钟内完成。主要评定儿童的精细运动功能，即运用手指、手以及在一定程度运用上臂来抓握物体、搭积木、画图和操作物体的能力。

(1)抓握分测验：包含26项，评定小儿用手的能力。从用一只手抓握物体开始，发展到控制性使用双手手指的动作。

(2)视觉运动整合分测验：包含72项，评定小儿应用视知觉技能执行复杂的手眼协调任务的能力，如伸手抓握一个物体、堆积木、模仿绘画等。精细运动商(fine motor quotient, FMQ)是评定小肌肉系统使用的两个分测验(抓握和视觉运动整合)结果的综合分。

6. QUEST(quality of upper extremity skills test)量表　测试的年龄范围为18个月至8岁痉挛型脑瘫儿童。QUEST量表分为4个计分测试(分离运动、抓握、负重、保护性伸展反射)和3个非计分测试(手功能分级、痉挛分级、合作性分级)。主要用于痉挛型脑瘫患儿上肢技巧质量的测试。

7. 精细运动功能测试(fine motor function measure scale, FMFM)量表　测试的年龄范围为0~3岁，测试项目包括视觉追踪、上肢关节活动能力、抓握能力、操作能力、手眼协调能力5个分测验，61个小项。主要用于评定0~3岁脑性瘫痪儿童的精细运动能力，包括视觉追踪摇铃、伸手抓纸、双手合握、抓小丸、敲击杯子、搭7块积木的高楼等项目。

8. 香港学前儿童小肌肉发展评估　测试年龄范围是0~6岁学前儿童，评估范围包括基本手部技巧(视觉追踪及接收、伸展、抓握、放物和基本手部操作技巧)、手部操作技巧(双手配合运用、手指灵活性、手眼协调和物件操作等技巧)及写前技巧(执笔、手眼协调和仿画等技巧)三部分，共87个评估项目。

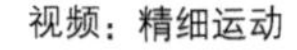

视频：精细运动

婴幼儿精细运动发育习题

第五章 婴幼儿言语语言发育

学习目标

1. 了解：影响言语发育的因素，儿童语言异常发育。
2. 熟悉：婴儿语音发育的过程，语言发生发育的生理基础，语言、言语的基本概念及言语活动的形式。
3. 掌握：婴幼儿言语发生的分段及语言发育的特点。

语言是传递信息的重要媒介，是一种交际和思维工具，也是人区别于其他动物的本质特征之一。语言发育(language development)也称语言习得，是指个体对母语的语音、词汇、语义、语法等系统要素以及语言运用技能的理解和产生的发育过程。有研究表明，儿童到了5岁左右，语言系统就已基本完善，可以在社会环境中进行最基本的语言交流。而婴幼儿时期也正是语言发育的关键期。同时，语言发育在婴幼儿认知和社会功能的发生发育过程中起着重要作用。

第一节 语言发育的规律

一、语言概述

(一)语言与言语

日常生活中，语言和言语经常混用，但在研究言语交际过程时，区分语言和言语这两个概念十分必要。语言和言语是两个彼此不同而又紧密联系的概念。

1. 语言(language) 是以语音或字形为物质外壳，以词汇为基本单位，以语法为构造规则的符号系统。作为语言基本单位的词，具有音、形和义三方面的特点。词音和词形是词外在的物质形式，而词的意义即词的内容，则是词这种符号对现实世界中各种对象和现象的抽象、概括表达。语言具有创造性、结构性、意义性、指代性、社会性等特征，其中创造性和社会性是语言符号系统与其他符号系统的主要区别。语言是保存、传授和领会社会历史经验的手段，是人们之间进行交际、交流思想的工具，是人类进行思维活动的武器。

2. 言语(speech) 是人们运用语言材料和语言规则所进行交际活动的过程和产物，即人们说出的话和听到的话，又叫“话语”。言语交际的具体过程，实际上就是言语产生(编码)和言语理解(译码)的过程，是在社会交往中运用语言的过程。使用一定语言的人，或者说话、或者听话、或者阅读、或者写作。这些听、说、读、写的活动，就是作为交际过程的言语。言语既是说话行为的产物，又是听话行为的对象。言语总是联系着特定的说话者(作者)、有特定的场合和特定的交际目的。

3. *语言与言语的关系*　语言和言语两者互相影响，互相依存。一方面，言语活动是依靠语言材料和语言规则来进行，个人言语活动的效能如何，受到他对语言掌握程度的制约，因此离开了语言就不会有言语活动；另一方面，语言也离不开言语活动。因为语言是人在具体的言语交际中逐步创造和发展起来的，并且任何一种语言都必须通过人们的言语活动才能发挥它的交际工具的作用。如果某种语言不再被人们用来进行交际，它最终将从社会中消失。对儿童来说，只有在具体的语言环境中，通过个别的、具体的词和句子的学习，才具备一定的言语能力，学会与人进行交流，逐步掌握语言的普遍规则。儿童说的、听的都是言语，要促进发育的也是言语能力。

(二)言语语言活动的不同形式

对言语活动的各种形式，可以根据其不同的特征加以分类。

1. *外部言语和内部言语*　根据言语的功用和结构，可以把言语分为外部言语和内部言语。所谓外部言语，就是指用来进行交际的言语。因此，外部言语在结构上般来说比较严谨，其目的是为了正确地传递信息，不致引起交际对方的误解。所以，外部言语一般前后连贯、完整，严格遵守语法规则，用词力求准确。所谓内部言语，是在进行思维时所伴随的言语活动。这种言语大都是不出声的(或声音很小、旁人听不清的)，因为它不是用于同别人进行交际，而是针对自己发出的。所以，内部言语在结构上比较松散、往往不连贯、不完整，不一定遵守语法规则，只要言语者本人理解就可以。

2. *口头言语和书面言语*　外部言语又可分为口头言语和书面言语。

(1)口头言语：一个人通过自己的发音器官说出某种语言的词声来表达自己的思想，并借此来进行交际的过程，称为口头言语(oral language)。口头言语是人类基本的言语活动。口头言语又可以分成两种：独白言语和对话言语。

独白言语是个人独自进行的，与叙述思想、情感相联系，较长而连贯的言语活动，如演讲、报告、讲课等。独白言语是一种比较展开的言语，是主动的、有组织的形式。对话言语是指两个或几个人直接交际时的言语活动，如聊天、座谈、辩论等。对话言语是一种情景性的言语，是简缩的、反应性的言语。一般认为，对话言语是一种最基本的言语形式，其他形式的口语和书面言语都是在对话言语的基础上发展起来的。

(2)书面言语(written language)：是人们借助某种语言的词形(文字)表达思想或阅读，进行交际的言语活动。书面言语是独白言语的一种变式。书面言语更具有计划性、随意性。文字是在有声言语的基础上发展起来的。每个人的书面言语也是在口头言语的基础上发生和发展起来的。

3. *体态语言*　体态语言是交际中一种传情达意的方式，在日常人际交往中有一定的规律可循。常见的体态语言主要有：情态语言、身势(动作)语言、空间语言等。体态语言对儿童言语语言发育具有促进、补充的作用。

儿童首先掌握口头言语，然后才逐渐掌握书面言语。对体态语言的理解优于对口头语言的理解。

二、言语功能发育的生理学及心理学基础

言语活动包括听、说、读、写四个方面，其中说话和书写是言语的表达过程，称为表达性言语。主要通过言语运动分析器的活动来实现。听话和阅读是言语的感受过程，称为印入性言语。主要通过言语听觉分析器和言语视觉分析器的活动来实现。此外，为了说出有声言语，还需要专门的发音器官。因此，儿童语言的发生依赖其发音器官、语音听觉系统和神经中枢的发育与成熟。

（一）发音器官的成熟

人的发音器官包括三大部分。

1. *呼吸器官*　包括从口腔、鼻腔，通过咽喉和气管到达肺脏的一连串管道，主要部分是肺和气管。呼吸器官产生的气流是发音的原动力。语音一般都是在气流呼出时发出的。

2. *喉和声带*　喉是由四块软骨组成的一个圆筒形的小室。小室的中央是声带。声音的高低取决于声带的厚薄、长短及其收缩的程度。

新生儿的喉是由很薄的软骨组成，位置比成人高三个颈椎，会厌软骨和膈的位置都比较高，膈肌也不发达。新生儿能发出声音，但却不能发出音节分明的语音。儿童的声带比成人的短，所以儿童的声音比成人的高。

3. *口腔、鼻腔和咽腔*　均是发音时重要的共鸣器。鼻腔是固定的形式，而口腔有形式上的变化。口腔中的舌、悬雍垂、软腭等部位可以自由活动，使共鸣器的容积和形状发生种种变化，产生各种不同的语音音色；声音节奏的快慢和清晰度也受到这些部位活动程度的制约。

婴儿的口腔、鼻腔和咽腔比较狭窄、短小，因此，发音也受到影响和限制。婴儿唇、舌的活动性差以及出牙的情况也影响发音。

概括地说，人的发音器官发出声音主要通过如下程序：空气在一定压力下由肺部通过声带间的狭缝时使声带振动，产生声音。由于共鸣器的共鸣作用，大大增强了声音的响度，又由于口腔容积以及舌、悬雍垂、软腭、唇、齿等的相对位置的变化，形成种种各具风格的语音音色。

（二）听觉器官的发育

人的听觉器官主要包括：外耳、中耳和内耳。婴幼儿的外耳道比较狭窄，鼓膜较厚；5岁时外耳道壁还未完全骨化。儿童的咽鼓管较成人粗短，近水平位。因此，当鼻咽部受到感染时，容易引发中耳炎。内耳的耳蜗是听觉感受器，出生前已发育成熟。由于耳的大小不同以及儿童内耳基底膜纤维的感受能力较成人强，所以婴儿的听觉较成人敏锐。

人耳的构造与感受声音的能力相对应。人类发出声音的范围与听觉知觉的范围相符合。人耳对语音的各种频率特别敏感，使人有可能在感知言语时区别细微的差异。在个体的发育过程中听觉发育的比较早。妊娠20周的胎儿就已具备听觉能力；6个月以上的胎儿对母亲的语言有反应，对不同的乐曲声也有不同的反应。婴儿对人类发音器官发出的各种声音，在出生后1~4个月，就产生了特殊的敏感性，使他易于感受母亲和周围成人嗓音中的细微差别。这种对嗓音的兴趣和敏感性以及已经准备好发挥作用的发音器官，为婴儿和成人的“咿呀对

话”提供了条件。

(三)大脑神经中枢的成熟

1. 语言中枢　言语器官的活动由大脑皮层有关的神经中枢支配。运用性语言中枢(即说话中枢和书写中枢)和感觉性语言中枢(即听话中枢和阅读中枢),分别分布于不同的脑回(绝大多数人是在大脑左半球)。运动性语言中枢位于额下回的 Broca 区,书写中枢位于额中回后部,听觉性语言中枢位于颞上回后部的 Wernicke 区,视觉性语言中枢(阅读中枢)位于顶叶-枕叶-颞叶交界处的角回。

2. 语言中枢的定位　大脑语言中枢的定位发育缓慢。6 个月的胎儿两侧大脑半球的结构就是不对称的,由此可见,解剖上的不对称在出生前就已经建立。但是,从出生到 2 岁,两侧半球的功能几乎相同。在出生的前两年,左半球受损的儿童,其中 50%语言发展迟缓。儿童两侧大脑半球单侧性的形成,即把语言中枢单侧化于左半球,通常发生在 2~12 岁之间,这是语音定型的年龄,也是语言发育的最佳期。说明单侧化过程中大脑的可塑性最大。这与利手分化也是一致的。10~15 岁的儿童左半球严重受损后,右半球仍然能承担起言语功能,表明脑功能的定位有可能通过学习或通过脑结构的不断使用来实现。当然也不排除,大脑定位是脑功能逐渐成熟的结果。

3. 神经中枢的发育顺序　大脑皮层的发育顺序是从后到前,即中央后回部的各皮层区先发育,逐渐向中央前回部推进,额叶最后发育完成。这与儿童言语行为发育顺序基本一致。婴儿的听音、辨音能力和对词意最初的理解能力的发育,早于发音能力和表达能力,这与听觉中枢发育较早有关。当语言单位积累到一定数量,口腔的协调动作能力达到能发出语音的时候,婴儿便开口说话。阅读和书写属于书面言语过程,均以口语发育为基础,因为书面言语必须经过两次转换,是在口语发育到一定程度后才发育起来。书写中枢在大脑半球的前部,在与手眼协调动作的相互作用中得到发育。无论从大脑皮层的发育顺序还是手部精细动作的发育顺序看,在听、说、阅读能力后面发育是有根据的。由此可见,婴幼儿听、说、读、写的先后顺序是由语言中枢的发育成熟顺序决定的,而语言中枢成熟水平的个体差异影响言语能力的发育。

儿童的言语能力依赖于大脑的整体功能及言语中枢的功能成熟。然而,人脑的结构和功能在社会环境中生长发育并逐步趋向成熟,人脑的遗传信息决定了潜在的发展趋势,后天的言语刺激使这种趋势成为现实。人脑要到 18 岁才发育成熟,脑功能在社会环境中的成熟,使儿童的大脑潜力得到充分的发挥,早期语言中枢可以移位,早期阅读教育可以使儿童提前阅读,早期的书法练习可以使书写能力提前发育,早期词语概括范围的大小以及句法掌握的复杂程度,都可以因为语言环境的不同而存在很大的差别。而儿童语言发育也必须在合适的语言环境下获得。

(四)言语传递的过程——“言语链”

“言语链”(speech chain)是借用“链”的结构形式,形象地说明说话人的意思到达听话人、从而完成言语交际任务的紧紧相扣的转换过程。根据信息加工原理,语言是社会信息的主要载体,言语交际与其他信息的传递过程相似,包括编码-发送-传递-接收-译码 5 个环节,其中每个环节都在信息传递过程中发挥着独特的作用,这 5 个环节又经过 3 个不同平面的转换才能完成交际任务(图 5-1)。

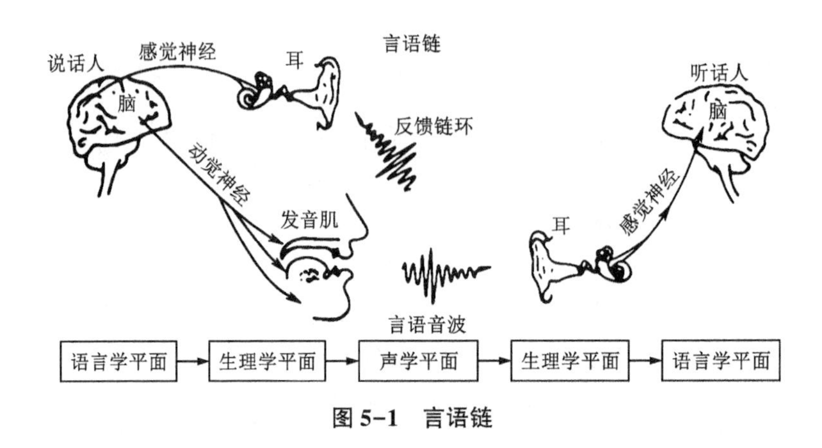

图 5-1　言语链

言语交际是极为复杂的过程，言语链从言语交际开始，说话人产生动机、整理想法、决定说话内容，选择适当的词语并根据语法规则组词成句，这是言语链的语言学平面。大脑通过运动神经将特定的指令传达到声带、舌、口唇等发音器官，引起发音器官的肌肉运动，这是生理学平面。发音器官的运动使它周围的空气产生了微小的压力变化，即言语声波。言语声波以空气为媒介，从说话人传到听话人，这是物理学(声学)平面。言语声波作用于听话人的听觉器官——鼓膜，并产生神经冲动，沿着听觉神经传递到听话人的大脑，又转到了生理学平面。听话人的大脑，将传入的声音信息经过加工整理，以一种特定的方式由神经冲动还原为特定的语义，从而达到理解的目的，言语链又转到了语言学平面。

言语链除了主干以外，还有一条重要的侧链，叫做反馈链环，说话人一边说，一边“监听”实际发出的声音和他想要说的话是否一致，并随时作必要的调整和修改，使说话的效果符合自己的意图。

儿童的言语交际过程与成人相同，但是由于儿童处在语言获得过程中，也就是说处在非言语交际向言语交际的过渡中，运用语言的技能还不熟练，因此在言语交际中有自身的特点(图 5-2)。

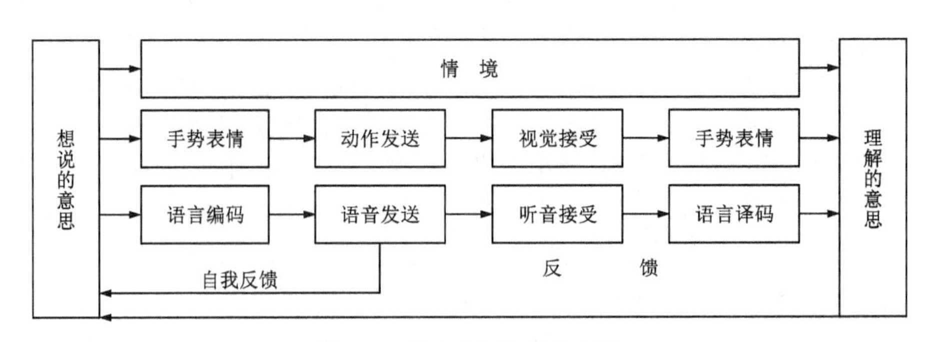

图 5-2　儿童言语交际示意图

从图中可以看出，儿童在交际中的言语链和非言语交际链相互作用、同等重要，无论是编码或者译码都必须借助大量的非言语信息(包括情景、肢体语言等)。随着语言的发育，非言语交际链的作用逐渐退居次要地位。儿童言语链的另一个特点是，在与成人交际和与儿童交际时，言语链所发挥的作用并不相同。与成人交际时，成人言语水平远远高于儿童言语水平，成人依靠自己的能力和威望，将儿童的言语拉高。儿童之间交际时，非言语交际链的作用则更大些。因为儿童间的交际一般都在游戏活动中进行，气氛轻松自然，心情愉快，在相互模仿中可相互促进，这一作用不是单纯地与成人之间的相互作用所能代替的。

(五)语言发育的观点和理论

儿童的语言知识和能力是先天具有的还是后天习得的？在语言习得过程中儿童是主动的创造者还是被动的接受者？这是近20年来心理学家和语言学家热烈讨论的问题，由此形成了各种关于语言习得的观点和理论。主要有先天决定论、后天环境论、先天与后天相互作用论等三派理论。其中比较有影响主要有以下五种：

1. “模仿说”　即认为儿童是通过模仿成人语言来掌握语言的。其依据有：一方面，每个做父母的都有过教幼儿说话的经历，而且会使用各种办法调整自己的语言，以便幼儿模仿。另一方面，儿童习得语言必然有一个语言环境，与语言环境完全隔绝的幼儿是不可能习得语言的。

2. “强化说”　认为儿童习得语言不但要通过模仿，还要通过强化刺激来完成。如夸奖就是一种正强化，纠正就是一种负强化。这种学说来源于巴甫洛夫的“条件反射”理论与布龙菲尔德和斯金纳等的“刺激反应”理论。

3. “天赋说”　是建立在人的大脑中存在语言遗传机制的假说，即语言获得装置。其认为人的语言知识中有一部分，如普遍语法等最基本的语法结构，是人类先天就有的并可以通过遗传获得的，这些语言知识通过在后天接触的语言环境中不断加以调整和补充，最后习得完整的语言知识。

4. “认知说”　是建立在皮亚杰的认知心理学基础上的，认为语言的习得是儿童先天遗传的认知能力使儿童具有了能够习得包括语言在内的各种知识的基础，而儿童后天发育的认知能力，使他们能够通过包括语言环境在内的各种环境的多种影响建立新的认知起点，不断获取更多的知识，包括语言知识在内。

5. “社会交往说”　是布鲁纳、贝茨等学者的理论，认为语言习得不仅需要先天的语言能力，而且也需要一定的生理成熟和认知的发育，更需要在交往中发挥语言的实际功能。

目前，关于语言习得多认为是：儿童语言发育肯定具有先天的生物学基础，特别是大脑的语言功能或语言的遗传机制起着决定性的作用；语言环境是儿童习得语言的必要条件，其中包括模仿和强化刺激，这些都具有重要的作用。儿童认知功能的发育影响儿童语言的习得。

三、婴儿期前言语行为

人的语言不是从会说话的那天开始的，儿童自呱呱坠地起便开始学习语言。从出生到1岁左右的语言学习，为儿童正式的语言运用做好了准备。可以认为，出生后第一年是儿童言语发生的准备阶段，这段时间内围绕着语言最外在的实际显现语音，儿童三方面的能力得到发育，即前语音感知能力、前言语发音能力和前言语交际能力。即儿童的前言语阶段或语言准备期，一般指从婴儿出生到说出第一个具有真正意义的词之前的一段时期。西方学者通常将前言语阶段分为啼哭阶段、咕咕声阶段、咿呀学语阶段以及过渡音阶段。我国学者根据对汉语儿童早期语言发育情况的追踪调查，将前言语阶段——婴儿语音发育分为三个阶段。

(一)简单发音阶段(0~3个月)

新生儿伴随着哭声来到这个世界，哭便是婴儿最初的发音，也是表达自己生理需求和感受。出生不到10天的新生儿就能区别语音和其他声音；12天的新生儿具有目光凝视或转移、停止吮吸或继续吮吸、停止蹬腿或继续蹬腿等身体行为，对说话声音和敲击物体声音的刺激作出不同的反应；24天之后的婴儿能够对男人的声音和女人的声音，抚养者(父母)和不熟悉者的声音作出明显不同的反应。婴儿的发音是从反射性发生开始的，哭叫是婴儿第一个月的主要发音。此间婴儿学会了调节哭叫的音长、音量和音高，能够用不同的哭声表达需要，吸引成人的注意。2个月的婴儿能够从各种混合组成的话语中分辨出不同的语音，在生理需要得到满足之后，对成人的逗笑报以微笑，并出现嘱嘱做声来吸引抚养者的注意。此时汉语婴儿的发音大多为简单的音节，以单音节为主，类似于汉语单韵母(如a、u、o、i、e)和少量的复韵母(如ai、ei、ou、en等)。此外，还有打嗝、咽食、吐唾沫以及笑声都类似于声母(如h、m)。

(二)连续音节阶段(4~8个月)

大约从4个月起，婴儿发音出现明显的变化，增加了很多重复的、连续的音节。一方面，婴儿发音较多的是对成人的社会性刺激作出的反应；另一方面，发音内容大多以辅音和元音相结合的音节为主，并且有一个从单音节发声过渡到重复连续音节发声的过程。4~7个月，汉语婴儿发音大多类似于零声母音节和部分声母加韵母的单音节，如拉长音的/ya/、/ao/、/wa/、/ba/、/bei/、/da/、/dei/、/hi/、/gong/等。这种情况反映出婴儿发音结构和中枢神经系统的变化。同时，这一时期的婴儿正处于辨调阶段，他们能区别男声和女声、熟悉和陌生的声音、愤怒和友好的声音。但对区别语义的汉语字、词、声调并不敏感，而是对父母或其他成人说话时表现情感态度的语调十分注意，能从不同语调的话语中判断出交往对象的态度。父母用愉快的语气与婴儿说话时，语调出现升扬的变化，4个月婴儿便能用微笑和嘱嘱做声作出反应。6个月之后的婴儿能感知三种不同的语调(愉悦的、冷淡的、恼怒的)，同时出现较多的重叠性双音节和多音节现象，开始有近似词的发音，如mama-ma mamal、hba-ba-babal。可以说，这是婴儿对发音结构更高级的控制的反映。4~10个月，逐渐学会使用不同的语调来表达自己的态度，而这种表达往往伴一定的动作和表情。

(三)学话萌芽阶段(9~12个月)

连续音节的发育，又有新的特点，即不单是同一音节的重复，而是明显地增加了不同音节的连续发音，音调也开始多样化。近似词的发音也增多，同时婴儿也开始模仿些非语言的声音或成人发出的语音，这标志着婴儿学说话的萌芽。此时，汉语儿童能够发出一连串变化不同的辅音加元音的音节，发音形式更加接近汉语的口语表达，有重叠音和升调，似乎在说某个句子；婴儿此时的发音往往是一种固定情景的学说话活动，他们力图使自己的发音接近某些词语的发声；在这段时间的发音更加复杂多样，有些前阶段没有出现的辅音，如汉语声母的x、j、q、s、z、i也开始出现。上述情况反映出婴儿口腔发音器官和脑的成熟化，生理发育为他们提供了更多的去形成各种声音的空间。

大约6个月时，已有话语理解的萌芽。从9个月开始才真正理解成人的语言，并迅速发展，即进入对语音的辨义阶段，随着他们对父母所说的某个词，如“灯”或者“花”作出正确的反应后，他们越来越多地在感知人们说话时将语音表征和语义表征联系起来，从而分辨出一定语音的语义内容。虽然婴儿在此阶段还不能说话，但是他的听觉已经开始语言化。实际上，这时的汉语儿童开始学习通过对汉语声、韵、调整合一体的感知来接受语言。10 个月的婴儿大约可以理解 10 个左右的表示人称、物体和动作的词。1 岁时，发生理解反应的祈使句和疑问句超过 10 个。婴儿说得少，说得不清楚、不准确，但“懂得”很多，也能执行简单的指令，并建立相应的动作联系。如成人说：“跟奶奶再见！”婴儿就会挥挥小手。这表明婴儿对某种“交际信号”具有相当稳定和牢固的印象。

婴儿最初掌握的词语，都与某一特定的对象相联系，与他们每日所感知接受的语言有着必然的联系，具有专指的性质。如“狗狗”就是指他自己的玩具狗；听到“灯”这个音，只对某一特定的灯反应，而对其他的灯却不会发生反应。所以，这个音没有概括性，并不是一个真正的词。大约从 10 个月开始，婴儿会说出第一个有意义的单词，这是婴儿语言发展过程中最为重要的里程碑。

四、言语的发生发育

经历了近一年的言语准备阶段，婴儿开始进入学习口语的全盛时期。1~2 岁婴幼儿开始进入正式的学说话阶段，当婴儿讲出第一批有真正意义的、具有概括性词时，标志着婴儿开始发生言语，又称为言语发生阶段；2~3 岁是幼儿基本掌握口语阶段，这一阶段将持续到入学前。西方学者根据有形态变化的儿童语言中出现的语言形式(即语言单位的长度)，把儿童早期的语言发育划分为：单词句阶段、双词句阶段、电报句阶段。认为这个时期的语言状况标志着儿童语言习得由语音习得转向语法习得。我国学者分别采用纵向研究和横向研究的方法通过对儿童语言发育中句法结构的复杂程度和发育层次分析，将汉语儿童后期语言的发育分为不完整句(单词句、双词句和电报句)、完整句(简单句和复合句)以及特殊句型等阶段，每个阶段都有其明显的标志。各阶段之间的界限具有过渡性，有相互重叠的部分。

(一)单词句阶段的发育

1. 儿童在 1 岁左右开始说出有意义的单词，这一时期习得的词语具有如下特点：所指称的对象或者是儿童生活中接触的重要人物，如父母和一些亲属等；或者是儿童接触到的生活必需品；或者是儿童视觉、听觉、触觉等可感知的物品，如奶瓶、玩具等；或者是表达儿童某种要求、愿望的动词，如“给”“要”“拿”等。这些词语既具有现实的可感性，又接近儿童，因而成为儿童最早习得的词汇。

2. 1 岁左右的儿童对一些经常接触的人或物已经能正确地称呼，如看到父母时能分别叫出“爸爸”“妈妈”；要大人抱时，会伸出两臂叫“抱抱”。随后不久儿童会用单词来表达自己的愿望、要求或情绪，或用单词来描述周围的情境或事件，以一个词的含义表示一个句子的意思，所以称为单词句(word sentence)。

3. 单词句的特点为：①没有语法，只有环境与语音的结合：当儿童用单词句表达某个意思时，常伴随着动作和表情；②词性不确定：虽然儿童最先学到的是名词和动词，但在使用时并没有明确的词性分别，一个名词可以用来指物，也可用来指动作行为事件等，如“嘟嘟”既可以指汽车，也可以指开汽车；③意义不明确，语音不清晰：成人必须根据说话时的情景、语调、态度等线索才能推测出意思。

4. 非言语经验的积累和言语理解能力的发展是单词句发展的基础。婴儿在学讲单词句前已能理解简单的词、手势和命令。单词句阶段，婴儿所能理解的语言大量增加，对成人命令式的语言能理解并执行，如“把娃娃给妈妈”。能理解的句子有呼应句(婴儿呼唤他人或是对他人呼唤的应答)、述事句(婴儿对自己发现的事情的述说)和述意句(婴儿述说自己意愿的句子，大多表示否定)。但是会说出的词语相对比较少。在这一阶段，婴儿还会出现发音紧缩现象。在前言语阶段所能发出的母语中有的或者没有的语音这时都不能发出，无意义的连续音节大大减少，往往只用手势和动作示意，独处时也停止了自发发音的活动，出现了一个短暂的相对沉默期。

(二)双词句阶段的发育

1. 经过单间句阶段的准备，到 1.5 岁左右开始说出由两三个词组合起来的语句，如“妈妈鞋”“宝宝帽帽”等，儿童语言进入了双词句(double word)阶段。这一阶段，婴幼儿似乎突然开口，说话的积极性很高，语词大量增加，出现了“词语爆炸现象”。婴幼儿能理解的词汇越来越多，每天都在增加新的词汇，对名词和动词的理解在本阶段出现飞跃。婴幼儿已经可以脱离具体情境、准确地把词与物体或动作联系起来，它的标志就是词语所特有的功能初步形成。随着婴儿对词义理解的加深，词的概括性也逐渐形成。但婴儿对词义还难以达到完全理解概括的水平，始终在日常词义的范围内，对科技词义、文学词义等还不能理解。

2. 双词句是婴儿自己创造语言最典型的样品，一部分双词句是通过模仿或者省略模仿产生的，而多数双词句是婴儿在没有“语言样本”的情况下的独创。双词句一般是实词组合，主要是名词与动词的组合。双词句中的词序和意义具有高度的一致性，表达意义的结构形式主要有 11 种，按性质可分为指称形式和关系形式两大类。

3. 这一阶段的后期，婴儿开始进入人生的第一个反抗期，心理和行为上的独立，表现在婴儿语言上具有自主性和反抗性。开始不断地向成人提问，总是要求告知他各种事物的有关信息，如名称、特征、用途、构造等，这实际上也是婴儿学习语言的一个途径。同时，开始学会使用疑问句和否定句。疑问句表现在提问上，否定句则表现在语言反抗上。如常把“不”挂在嘴边以示拒绝，这是婴儿否定句发展的第一个阶段。

(三)电报句阶段的发育

1. 儿童从 2 岁或 2.5 岁开始进入电报句阶段，这时双词句以及经过有限扩展的多词句虽较单词句明确，但其形式是断续的、简略的、结构不完整的，类似于成人的电报文本，因此称为电报句。这一阶段，儿童语言中的单词句和双词句的使用频率仍然很高，但已经出现了有三、四个词构成的多词句和更长的句子。在多词句中，构句的单词以几种不同的方式组合在一起，形成各种各样的语法结构。

相对于成人语法来说，儿童这一阶段的语句仍然比较简单。儿童用来构句的单词仍主要是实词。电报句在形式上像成人的电报式言语，但是形成的原因却与成人不同，成人拍发电报时使用的电报句是有意省略虚词形成的，而儿童语言中的电报句则是因为此期儿童语言能力不足而形成的。

2. 电报句的句子中开始出现较多的句法结构类型，除了主谓结构外，还有如状中结构、定中结构等结构类型。语序的发育也比双词句阶段保持相对的稳定、敏感，并逐渐向成人语言的模式发展。此期儿童对疑问句、祈使句的使用和陈述句一样好。后期儿童开始使用一些形态手段，加上已经习得的语序手段和功能词的使用，使得儿童语言中由成分组成的句法结构更为复杂，语法关系和语义关系更为多样，语句更为流畅，更接近成人的语句。

双词句和电报句是儿童语法发育由不完整句到完整句的过渡阶段，通过这一阶段，儿童开始建立句子的基本模型。

（四）简单句阶段的发育

经过不完整句阶段的准备和调整，儿童语言逐渐向成人语言靠拢，进入了完整句阶段。在不完整句阶段，就表现形式和主要功能而言，以不同语言为母语的儿童语言发育表现出较强的一致性。但在完整句阶段，则体现出不同语言之间的差别和特殊性。如形态变化比较丰富的语言，儿童语言发育表现在语法方面出现两种变化：一是句子的长度和结构的完整性与复杂性增加，开始按照一些基本的语义关系将单词组成完整句；另一方面，在单句中开始出现一些词形变化。汉语是典型的分析性语言，没有形态的变化，汉语儿童经过不完整句阶段后，其语法的发育过程与英语儿童存在着明显的差别。

简单句分为简单单句和复杂单句两种。句子根据语气可分为陈述句、疑问句、祈使句和感叹句四类，儿童最初产生的大多为陈述句，其他种类句子的比例很小。

1. 简单单句阶段　1.5~2岁左右的儿童在说出双词句、电报句的同时，开始说出结构完整但无修饰语的简单句，如“娃娃觉觉”“妹妹吃糖”。2~2.5岁的儿童能使用一定数量的简单修饰语，如“两个娃娃玩积木”“奶奶在做操”等。

汉族儿童简单句阶段的特点和明显标志是：从无修饰语到各种修饰语的出现。2岁以后，儿童语言中有修饰语的语言表现出随年龄增长而逐渐增多的趋势。从修饰语的类型看，定语较多，状语次之，补语最少；充当定语、状语、补语的有单词，也有短语，有单层的，也有多层的，而且多层定语的出现早于多层状语。如：“爸你看，那是哪吒的爸”“我有一个小汽车，红色的小汽车”“这个枪你要不要？我的枪太大了”“爸爸，你今天跟我一起上学去好不好”“这树叶脏死了”“我的肚子挺得老高的”。

3岁左右，儿童开始使用较复杂的名词性结构“的”字句和“把”字句，如“这是我玩的玩具”“我把积木放在盒子里”；与此同时，还出现了较复杂的时间及地点状语，各种语气词也开始出现，如“你坐到沙发上去吧”“这有什么了不起啊”。汉语儿童3.5岁时，在单句中使用复杂修饰语的句数和修饰语的种类增长速度最快，约为3岁时的两倍，以后直到6岁逐年增长，但不明显。3.5岁是汉族儿童简单单句发育的关键期。

2. 复杂单句阶段　复杂单句的特点是突破了简单单句的“主-谓”、“主-谓-宾”、“谓-宾”等无修饰成分或只有简单修饰成分的模式，出现了复杂短语充当谓语或其他句法成分的结构。在2~6岁的儿童语言中出现了三类复杂单句：①由几个动词结构连用的连动句，如“小朋友看见了就去告诉老师”；②由一个动宾结构和主谓套叠的兼语句，如“老师教我们做游戏”；③句子中的主语或宾语中又包含主谓结构，如“我看见他在哭”。

儿童各种单句发育的顺序大致是：不完整句；具有主-谓、谓-宾、主-谓-宾、主-谓-补等结构的无修饰语单句；简单修饰语单句，主-谓-双宾语句，简单连动句；复杂连动句，兼语句；主语或宾语含有主-谓结构的句子。

（五）复合句阶段的发育

1. 复合句的出现稍迟于简单句，5岁儿童的语言中就已有少量出现。出现后与简单句并行发展，到5岁就已发育得较为完善了。复合句阶段的特点是儿童可以将两个单句根据它们之间的逻辑关系排列成句，但是结构松散，缺少关联词语。一般是无标记的复合句，以联合复合句为主，偏正复合句所占比例较小。联合复合句中出现最多的是并列复合句，即把两件并列的事加以陈述，如，“爸写字，妈妈看书”。其次是连贸复合句，按事情的经过描述所发生的情况，如“把大石头搬起来，把太阳打死”。此外还有补充复合句，即对前面的话题加以补充说明，如“奶奶给我一本小书，是讲动情的”。在复合句中出现较多的是因果复合句，如“西西不去外头，因为黑”。其次是转折复合句和条件复合句，如“我叫他不要推，他非要推”“妈妈去，我就去”。

2. 复合句的组合为意合法和形合法两种方式。儿童复合句发育的初期以意合法为主，通过关联词语将几个分句组合起来的形合法的发育稍晚。3岁前使用的关联词语有：还有(还要)、也(也是、也要、也有)、又、就(就是)；3.5岁增加：只好、非要、偏要；5~6岁出现：因为、结果、为了、要不然、反正、其实、原来、如果等说明因果、转折、条件、假设等关系的连接词以及前后呼应的成对使用的关联词语，如一边...一边...，没......等。另外，儿童对关联词语的使用经常有误，有时甚至使用不当。

一般认为，当儿童到了3岁或3岁半的时候，已大体上知道语言学规则的基本类型，能初步运用各种基本的语法形式。而在这个时期，儿童言语活动中出现的句型，主要是一些基本陈述句型。此后，随着年龄的增长，会出现更长的句子，更复杂的语法结构，词汇也更加丰富，且能自由地选择性运用同义词等等。当然，儿童言语的发展有个体差异。不同儿童，某个阶段或某个新特点出现的时间，有早晚之分。这种差距不只是十天半个月，有时可达到二、三个月之久。

五、语言发育的特点

儿童掌握语言是一个连续发展的从量变到质变的过程。语言发育是个体对母语的理解和产生的过程。婴幼儿期语言发育在语音、词汇、语法及语用等方面发育特点如下。

(一)语音发育的特点

语音(phone)是口头言语的物质载体，是由人类发音器官发出的表达一定意义内容的声音。婴儿离开母体，随着发音器官的发育成熟，能发出大量的母语中有或没有的声音，这些音都不能称为严格意义上的语音。但是这些发音与语音的发育有着密切的关系，经过近1年的前言语阶段的准备，儿童才能产生真正的语音。儿童语音的发生是从说出第一批真正的词开始的，经过婴幼儿期逐步习得母语的语音系统。儿童的语音发育可以从语音的辨别、发音能力的发育和语音意识的产生及语音发育中的特殊现象来说明。

1. *语音辨别能力的发育*　婴儿的听觉能力在母体的子宫里就已产生，胎儿在母体内能感受到某些声音，并开始建立自己的听觉系统。婴儿出生后不久，这种听觉能力就有了很好的发育，表现出对语音与其他声音的辨别与定位能力。但并不表明此时的儿童已能区分母语中的音位或音素。Garnica曾试图通过实验分析1~3岁儿童区别清辅音和浊辅音的能力，结果显示儿童直到2岁左右才能掌握辅音的清浊区别。

除了对声音敏感外，婴儿对声调也非常敏感，大约出生后7周，就能辨别升调“ba”和降调“ba”，8个月婴儿就有相对固定的语调规则。这说明儿童在辨别词的意义之前就学会了辨别声音的声调模式。汉语是声调性语言，声调在汉语中具有十分重要的辨义作用。9 个月的汉族儿童发音时就可观察到汉语声调，除阴平调外，其他三个声调都已出现。因此，汉族儿童声调系统的习得早于语音系统其他方面的习得，在习得元音和辅音之前就已完成了对声调发音的控制。

2. *发音能力的发育*　儿童正确发音一般比准确辨音困难，发音能力的发育也晚于辨音能力的发育。2.5~4 岁是语音发育的飞跃期，4 岁以上的儿童基本掌握了汉语的大部分发音。4 岁时，城市儿童能够发准 97%的声母和 100%的韵母；乡村儿童也能够发准 74%的声母和 85%的韵母。相比之下，声母的发音正确率稍低，较难掌握的声母是 z、c、s、zh、ch、sh、r、n、l。这是由于此时的儿童生理上不够成熟，不能恰当地支配发音器官，同时还受到方音的干扰和影响。如混淆“ing”和“in”。

语音的发育具有一定的顺序。在进入单词句阶段后，儿童开始习得有语言价值的、与意义相联系的音位。一般认为，人类语言中普遍存在的共有的语音先习得，母语中特有的语音后习得。具体表现为：①习得唇音/非唇音的对立先于塞音/擦音的对立；第一个辅音一般是双唇音；②习得鼻音/口腔音的对立先于唇音/齿间音的对立；③前辅音的习得先于后辅音；清辅音的习得先于浊辅音；④塞音、擦音、塞擦音三组音的习得顺序为：塞音>擦音>塞擦音；⑤元音习得顺序为：[a]>[i]>[u]>[e]>其他元音；⑥鼻元音、边音最后习得。汉族儿童语音发育的顺序为：辅音部位是由前后两端挤向中间，发音方法的习得顺序是鼻音、擦音、塞音先习得；元音习得为：舌面元音>舌尖元音，不卷舌元音>卷舌元音，不圆唇元音>圆唇元音，低元音>高元音，前元音>后元音。在语音习得过程中常常通过一些发音策略，如替代、省略、简化、重复等来改变发音方式。

正常儿童汉语普通话的语音发育是从出生到 5 岁之间，即正常儿童 5 岁时就大致掌握了普通话的基本发音。4 岁时可较充分地运用当地语言，而 6 岁时就可以流利地说活了。汉语普通话辅音发育情况见表 5-1。

表 5-1　汉语普通话辅音发育情况

年龄(岁)	辅音字母	字或词
2.0	/b, m/	爸爸、杯、妈妈、猫
2.5	/p, f, n/ /g, k, h/	苹(果)、飞(机)、奶 狗、裤、花
3.0	/t, d, x/	糖、灯、鞋
3.5	/l, q, j/	可乐、气球、姐姐
4.0	/s, c, z/	伞、菜、嘴巴
5.0	/sh, ch, zh, r/	书、吃饭、猪、人

3. *语音意识的产生*　语音意识是指儿童自觉地辨别发音是否正确，自觉地模仿正确的发音，并自觉地纠正错误发音的一种能力。2 岁前的儿童尚未产生对语音的意识，他们往往不能辨别自己与他人在发音方面的错误，发音主要受成人的调节，靠成人的言语强化来获得正确的发音。2~3 岁开始出现这种语音意识。有人观察到这样一个现象：一个儿童将他的玩具

鱼叫做 fis(正确应是 fish)，但是当成人模仿儿童的发音说“这是你的 fis?”时，儿童却一直试图纠正成人对他发音的模仿，直到成人说“那是你的 fish?”儿童才说“是的，我的 fis”。表明了儿童虽然没能发出[sh]，但已经感知到[s]和[sh]的区别。汉族儿童也有类似的现象，如儿童把“爸爸”发成“wawa”，但当他爸爸让他叫“wawa”时，他却很茫然。

(二)词汇发育特点

词汇是词和固定短语的总汇。各民族语言都有其基本的词汇。词汇的发育是儿童语言发育中的重要阶段，儿童在经历了语音准备期以后，具有了发出语音的基本能力，在多种因素的影响下，儿童进入发出真正意义上的词的时期。

1. 不同年龄儿童的词汇量　词是语言的基本单位，词汇是语言的建筑材料。词汇量的多少，直接影响到儿童语言表达能力的发育。词汇量是衡量儿童语言发育水平和认知发育程度的重要标准。从 1 岁左右开始说出词，随着年龄的增长词汇量也增加。儿童各年龄段的词汇量大体上为：1 岁时词汇量在 10 个词以内；1~1.5 岁时为 50~100 个；1.5~2 岁为 300 个左右；2~2.5 岁为 600 个左右；2.5~3 岁为 1100 个左右；3~4 岁为 1600 个左右；4~5 岁为 2300 个左右；5~6 岁为 3500 个左右。从词汇的增长率来看，3 岁以后呈递减趋势。3 岁左右是词汇增长的高速期。由于环境因素、个性差异等的影响，有人提出了儿童最高词汇量与最低词汇量的概念(表 5-2)。

表 5-2　儿童最高词汇量与最低词汇量

年龄(岁)	1.0~1.2	1.3~1.5	1.6~1.9	1.9~1.11	2.0~2.2	2.3~2.6	3.0~4.0
最高词汇量	58	232	383	707	1227	1509	2356
最低词汇量	3	4	44	27	45	171	598

2. 儿童词汇习得过程中各类词的发育　衡量儿童词汇发育的另一尺度是不同年龄段儿童所习得的词汇中各类词的比例情况。这是因为，在词汇中不同的词类抽象概括程度不同。实词(包括名词、动词、形容词、数量词、代词、副词等)代表比较具体的事物，虚词(包括介词、连词、助词、叹词、语气词等)的意义比较抽象。儿童先掌握实词，后掌握虚词。其中实词中最先和大量掌握的是名词，其次是动词，再次是形容词；虚词掌握较晚，比例也较小。从年龄增长的情况看，各类词在不同年龄儿童词汇中所占比例不同(表 5-3)。

表 5-3　1.5~3 岁各种词类比例变化表

年龄		名词	动词	形容词	副词	代词	连词	数词	象声词	语气词	词尾	合计
1.5~5.0	词数	366	299	62	88	41	6	11	9	6	62	950
	%	38.5	31.5	6.5	9.3	4.3	0.6	1.2	1.0	0.6	6.0	100
2.0~2.5	词数	287	354	55	102	145	7	14	4	27	70	1065
	%	26.9	33.2	5.2	9.6	13.7	0.6	1.3	0.4	2.5	6.6	100
2.5~3.0	词数	208	237	62	96	151	12	5	4	33	52	860
	%	24.2	27.6	7.2	11.1	17.6	1.4	0.6	0.5	3.8	6	100

从表 5-3 可以看出，不同年龄段的儿童所习得的词汇初期以名词、动词、形容词等意义比较实在的词占绝对优势。但随着年龄的增长，比较抽象的词类特别是代词逐步增长；最抽象的数词和连词也稍有增长。这反映了儿童掌握语言从具体到抽象的普遍发育过程。

3. 儿童词义的习得　在词汇量不断增加，词类不断扩大的同时，儿童对词义的理解逐步深化、不断完善。同一个词，不同年龄段的儿童对其含义的理解水平是不同的，最初掌握词时，往往对它理解不确切、笼统、具体，这表现在儿童对词所指对象及特征的把握上与成人的理解并不完全一致，有时还存在过宽过窄的现象。如在学会认猫说猫之后，有的儿童会根据猫有四条腿、能行走的特点，把牛、羊、狗等都叫做“猫”。“车子”专指自己坐的车子；“猫”仅指自己家或邻居家养的那只猫。有时也把多义词当做单义理解，如“好”的使用范围非常广泛，包括对人的行为、品质、健康、成就等方面的评价以及物体质量的评价；表示工作的进程已经完成；还表示对别人的意见和要求予以肯定等。1.5 岁幼儿只能理解行为的好坏评价；2 岁时才会用“好”来表示对成人要求的肯定回答；2 岁 10 个月时才能区别问候语“好”与行为表现的“好”与“不好”之间的不同，还能区分行为表现的好坏与相貌好坏的不同。

随着年龄的增长、认知能力的发育和经验的丰富，儿童词义的获得逐渐在早期词义的基础上向两个方面进行：一是从部分的个别语义特征向较全面的语义特征发育，使对成人词义的过分扩充和缩小现象逐渐减少；二是从一个词的单义向多义发展。同时开始理解概念词和词与词之间的关系。

（三）语法发育特点

语法是组词成句的规则，儿童要掌握母语，进行言语交际，必须首先掌握母语的语法体系。语法的获得是指儿童对母语中语句结构的获得，包括理解和产生不同结构的语句。从两个方面评定儿童句子的发育，一是句子的长度，二是句子结构的完整性和复杂性。

1. 句子长度的发育　通常把儿童语言中出现的句子的平均长度作为衡量儿童语言发育的一个重要指标，以此来反映儿童在不同阶段语言能力的差别。所谓句子的平均长度指的是，在采集的儿童自发言语样本中，对儿童的每一语句所包含的有意义单位的数目进行统计所得出的平均数。汉语缺少形态变化，记录单位分为两种：字或词。汉族儿童早期语言中有许多重叠词或叠音词，如“爸爸”“抱抱”等，将会影响记录的结果。儿童句子的字数随着年龄的增长而增加。句子字数的增加，反映了言语表达内容的发育（表 5-4）。

表 5-4　1.5~3 岁儿童不同字数句子比较表

年龄		5 字以下	6~10 字	11~15 字	16 字以上	合计
1.5~2.0	句数	290	48	4		342
	%	84.8	14	1.2		100
2.0~2.5	句数	78	112	16	4	210
	%	37.2	58.3	7.6	1.9	100
2.5~3.0	句数	27	59	29	8	123
	%	21.9	48	23.6	6.5	100

2. 句子结构的发育　句子的长度虽然是一种通用的评定儿童早期语言发育的指标，但只

是一种外在的和次要的指标，因为它只能表明句子中所含的字、词在数量上的发展，无法表明句子在质上的变化，不能反映句子的结构性质和复杂程度。儿童句型的发育顺序：由不完整句到完整句，从简单句到复合句，由陈述句到非陈述句，从无修饰句到修饰句的发展，反映了儿童语法规则的习得，逐步掌握如何将词组成句子的发展(表 5-5)。

表 5-5　1.5~3 岁儿童各类句子比例表

年龄		单词句	简单句				复合句	合计
			主谓句	主谓宾句	复杂谓语句	合计		
1.5~2.0	句数	129	56	68	12	188	25	342
	%	37.7	16.4	19.9	3.5	55	7.3	100
2.0~2.5	句数	17	15	53	21	129	64	210
	%	8.1	7.1	25.2	10	61.4	30.5	100
2.5~3.0	句数	6	4	29	20	65	52	123
	%	4.9	3.2	23.6	16.2	52.8	42.3	100

儿童句法结构的获得大致呈现如下规律：

①从混沌一体到逐步分化：儿童早期的言语由表达情感、表达意愿和指物三者紧密结合到逐步分化，语词的词性由不分化到逐步分化，句子的结构由主谓不分的不完整句发展到结构层次分明的完整句。

②从不完整到逐步完整，从松散到逐步严谨：儿童最初的句子不仅结构简单，而且不完整，常常漏掉或缺少一些句子成分。简单完整句出现之后，才初具句子结构的基本框架，但仍常常漏掉一些主要成分，且结构比较松散，词序紊乱，句子成分之间相互制约不明显。随着年龄的增长，句子结构逐渐复杂而且严密，意义也较明确易理解。

③由压缩、呆板到逐步扩展和灵活：儿童最初说出的语句只有一些核心词，因此显得陈述内容单调、形式呆板，只能是千篇一律的、由几个词组成的句子。稍后能加上一些修饰词，最后达到修饰词的灵活运用，表现的内容也逐渐丰富。

3. 儿童对句子理解的发育　在儿童语法获得的过程中，对句子的理解早于对句子的产生。儿童在说出某种结构的句子前，已经能基本理解这种句子的意义。前言语期，虽然儿童不能说出有意义的单词，但已能听懂成人说出的简单句，并能按成人的指令完成相关的动作。整个语言发育期，儿童常采取一定的策略，即找出一定的“诀窍”去理解一些新句子，这些策略是个体从已有的语言和非语言的经验中概括出的一些“规则”。3 岁前儿童使用的是语义策略，靠句子中几个实词所代表的意思理解整个句子；3 岁左右开始产生词序策略，从句子结构中理解词义，4 岁左右同序策略表现最为强烈。儿童在 4 岁前形成了一种规范的句子词序模式，即名-动-名的句子结构模式，也即主-谓-宾的词序。因此，会把被动句理解成主动句。5 岁后词序策略的影响逐渐降低，按句法信息进行反应的能力不断提高，基本上能对大部分简单句按句法进行正确的理解。

(四) 言语功能的发育

语用是指在一定的言语环境中对于语言的运用。语用技能的发育是儿童语言发育的一个重要方面。儿童不仅在语言运用中发展认知和满足自己的各种需要，而且也在语言运用中发展自己的语言。最早系统研究儿童语言功能的是瑞士心理学家皮亚杰(Piaget)。皮亚杰通过对6名儿童的言语交际进行观察记录，并根据对观察记录的言语统计分析，把儿童早期的言语功能分为自我中心言语(有重复、独白、集体独白三种)和社会化言语(分为传递信息、批评与嘲笑、祈使与威胁、提问与回答四种)两大类。并指出自我中心言语在早期的儿童言语交际中占有很大的比例，3~4岁儿童的自我中心言语超过社会化言语，5~6岁儿童的自我中心言语比例低于50%，7岁时自我中心言语明显下降，仅有28%，逐渐让位于社会化言语。

婴幼儿早期7种语用功能为：工具功能、调节功能、相互作用功能、表达个人功能、启发功能、想象功能和表现(通讯)功能。儿童言语功能的发展经历以下三个阶段。

第一阶段：从10.5~16.5个月。儿童已经掌握了前四种功能。但是在这个阶段儿童的言语并没有“语言”的形式，而是用声音。

第二阶段：过渡阶段，约从16.5~18个月开始，到22.5个月结束。这一阶段儿童的词汇、语法和绘画能力得到快速发育，同时上述的语言功能类型开始组合：表达个人功能与启发功能综合发育为学习功能，而工具功能与调节功能综合发展为非“学习”功能。此外还使用语调，降调的言语结构表示学习功能，升调的言语结构表示非言语功能。

第三阶段：成人语用阶段，约从22.5~24个月开始。在此阶段，许多语言功能都复合化；而且第二阶段的学习功能发展为意念功能，非学习功能发展为相互关系功能；想象功能与表现功能综合发展为语篇功能。这样儿童就可以像成人那样运用语言了。

第二节　语言发育的影响因素及异常发育

一、语言发育的影响因素

儿童开始说话的年龄各不相同，有的在8个月就开始说单个的词，不到1岁就能讲简单的句子。也有些智力正常的儿童到3、4岁才会说话，个别儿童5岁才会讲话。什么原因使得儿童言语语言发育出现如此大的差距呢？这是因为言语语言发育是多重因素综合作用的结果。制约儿童言语语言发育的因素，可以大致分为遗传因素、生理因素、心理因素和环境因素。其中环境因素又有语言学因素和社会因素等。

1. 遗传因素　语言是人类独有的现象。而西方有较早的“说话”传统，重视演讲和说话训练，使得西方儿童口语发育较快。东西方对待口语的态度不同，导致我国儿童和西方儿童在口语发育上存在一些差异。

2. 对待儿童的态度的影响　对待儿童的态度，反映着社会的儿童教育观念。不同的儿童教育观念及其带来的对待儿童的不同态度，也会影响儿童的语言发育。

3. 心理因素　心理因素中，最重要的是认知能力。语言能力是受一般认知能力制约但又有特殊性的认知能力。无论是听、阅读，还是说、写，都是建立在对语言内容理解的基础上。要获得语言，学会按照社团的习惯使用语言，就必须对语言所表达的客观世界和人类社会有一定的了解，就必须掌握注入在语言系统和语言运用习惯中的文化因素；而要掌握这些因素，需要一定的认知能力。相反，如果儿童对语言中所描述的事物全无概念，又不理解词义，当他人说出一些物体的名称或描述一些物体的形状时，他便会茫然难以理解其语言内容。同样，他也不能用语言或文字去描述这些事物。

因此，儿童如果缺乏认知能力和概念知识，当他听到别人说话时，便很可能产生理解错误，或者表达障碍。除了认知因素外，其他心理因素也会影响儿童的语言学习和语言发育。比如，个性品质的差异。一般说来，性格外向、喜欢与人交往的儿童，其语言发育的速度较快，这是因为个性外向、自信、善于交际的儿童对周围人的言行比较注意，常常会自觉或不自觉地加以观察和模仿，敢于在各种场合表现自己，因此就能争取到许多语言学习和表现的机会。而个性内向的儿童往往缺乏自信、胆小怕羞，因而也就失去了许多语言学习和表现的机会，缺少成功与失败的体验，缺乏吸收语言信息的主动性和有效性。

此外，儿童在学习语言的过程中，还会受到情绪因素的影响。成人对儿童表现喜爱或厌恶，都足以影响儿童说话的意愿。一个喜欢自己、喜欢身边小朋友的儿童，会乐于表现自己，说起话来充满自信。相反，一个儿童如果觉得自己在群体中不被欢迎或者感到不快乐，他说话的意愿就会降低，对他人的表述也无兴趣倾听。长此以往，他的语言能力发育自然会受到影响。另外，儿童在语言学习过程中，父母的关爱和鼓励至关重要。

二、言语语言功能的异常发育

如上所述，儿童语言的习得和发育受到多种因素的影响，如果儿童在语言发育的过程中遭受生理疾病、心理打击或语言环境的剥夺，那么就很有可能导致语言发育的问题，并进一步形成交流障碍。

儿童言语发育的异常，表现为语言的习得和发育中的障碍。主要有：语言障碍和言语障碍两大类。语言障碍是指儿童在理解或运用语言符号及规则方面发生的问题，或者儿童语言能力的发育明显落后于同龄伙伴的水平。包括失语症和语言发育迟缓。言语障碍是指儿童在口语的产生及运用出现的异常，并引起交际对方的注意，感到不适，甚至所说的话完全不为听话人理解。包括构音障碍、嗓音障碍和语流障碍等。

1. *语言发育迟缓*　是指由各种原因引起的儿童口头表达能力或语言理解能力明显落后于同龄儿童的正常发育水平。主要表现为开始说话的年龄晚，语言发育进程缓慢，语言表达能力明显低于同龄正常儿童。智力发育障碍、听力障碍、构音器官疾病、中枢神经系统疾病、语言环境不良等因素均是儿童语言发育迟缓的常见原因。因此若发现儿童有语言发育迟缓现象，应努力查找病因。若儿童无以上明确原因而出现的语言发育明显延迟现象，则称为特发性语言发育障碍或发育性语言迟缓。特发性语言发育障碍临床上分为表达性语言障碍和感受性语言障碍两种，前者能理解语言但不能表达，后者对语言的理解和表达均受限制。

汉语 2~3 岁儿童语言发育迟缓的筛查标准为：24 个月词汇量少于 30 个，30 个月男童结构表达量少于 3 个，30 个月女童结构表达量少于 5 个。2~3 岁儿童语言发育迟缓可能的筛查标准为：24 个月词汇量少于 50，30 个月男童结构表达量少于 5 个，30 个月女童结构表达量少于 8 个。

2. *构音障碍*　构音是指通过发声器官的运动即口腔、喉、鼻腔等的协调运动发出组成语言单词的言语声音即语音的过程。构音障碍(dysarthria)是指由于发音器官神经肌肉的病变或构造的异常使发声、发音、共鸣、韵律异常。表现为发声困难、发音不准、咬字不清、声响、音调及速率、节律等异常和鼻音过重等言语听觉特征的改变。构音障碍分为三大类。

(1)运动性构音障碍：指由于参与构音的器官(肺、声带、软腭、舌、下颌、口唇)的肌肉系统及神经系统的疾病所致运动功能障碍，即言语肌肉麻痹、收缩力减弱和运动不协调所致的言语障碍，一般分为六种类型：弛缓型构音障碍、痉挛型构音障碍、运动失调型构音障碍、运动过少型构音障碍、运动过多型构音障碍和混合型构音障碍。

(2)器质性构音障碍：由于构音器官的形态异常导致功能异常而出现构音障碍。

(3)功能性构音障碍：错误构音呈固定状态，但找不到构音障碍的原因，即构音器官无形态异常和运动功能异常，听力在正常水平，语言发育已达4岁以上水平，即构音已固定化。

3. 口吃(stuttering)　是一种言语表达或语言产生过程中的流畅性障碍，表现为结巴的、不正常的语言表达方式和各种不正常的行为，如眨眼、跺脚、清喉咙、咬手指等以及负面的情绪，如焦虑、恐惧、羞愧等。口吃者因为不自主的声音重复、延长或中断无法表达清楚自己所想表达的内容。发生率为1%~2%，男童多见。一般随着年龄增长会逐渐改善或消失。

第三节　言语语言发育评定

为了解儿童的语言发育水平、评估语言治疗的效果或观察外界因素对语言发育的影响，就需要对儿童的语言发育水平进行评定。评定的主要目的是发现和确定儿童是否存在语言发育问题，这种语言问题属于哪种类型。要以正常儿童言语语言发育标准为对照进行全面的评定，同时还要注意个体差异。评定的内容有：对口语的理解、口语表达、言语交流、阅读书写及流畅性等。

除常用的含有言语语言项目的综合性发育测验，如丹佛发育筛查测验(DDST)、Gesel婴幼儿发育评价量表、贝利(Bayley)婴儿发育量表、Wechsler智能量表等语言能区相关条目外，还可根据使用者测试目的、受试对象的不同，选用自然语言分析、实验测试和父母报告三种方法来评定儿童语言的发育水平。常用的评定量表如下。

一、言语功能发育评定

1. 儿童沟通发育量表(父母报告)　1993年Fenson等为美国说英语的儿童制定了一个早期语言与沟通发育量表(Macarthur communicative development inventory，MCDI)。根据MCDI的基本格式，2000年我国对照MCDI制定了“普通话版中文沟通发育量表”(Chinese communicative development inventory-mandarin version，CCDI)并进行了标准化研究。与MCDI一样，CCDI分为两个量表，一个用于8~16个月婴儿，一个用于16~30个月的幼儿。

婴儿量表称为“婴儿沟通发育量表-词汇和手势”。此量表分两部分，第一部分由早期对语言的反应、听短句、开始说话的方式以及词汇量表4部分组成。词汇表中有411个词汇，按照词性和用途又将其分为20类。父母或抚养者根据孩子的语言发育情况对表中的词汇进行逐一判断，看婴儿“听懂”或“会说”婴儿表中哪些词汇。第二部分为“动作及手势”。此部分对评定那些已在测定范围，但还不理解和不会表达语言，即处在语言准备阶段的儿童尤为适合。幼儿量表称为“幼儿沟通发育量表-词汇和句子”。此量表也分为两部分。第一部分为词汇量表，含有799个词，分24类。家长根据孩子近期的语言情况，对表中的词汇逐一判断，看孩子对表中的词汇是否“会说”。第二部分为句子和语法。要求家长例举出儿童最近说过的最长的3个句子，计算句子的长度。另外要求家长根据量表中提供的不同难易程度的句子类型，选择儿童使用的句型，此部分共含有27个句子，81个句型。通过分析儿童表达词汇的数量和句子结构的复杂性以及句子的长度，来判断儿童语言发育的水平。

2. Peabody图片词汇测验(Peabody picture vocabulary test，PPVT)　适用于2.5~18岁的筛查测验，是一套测试词汇理解能力的检验工具。全套测验共有120~150张图片，每张图片有4个图，有120~150个词分别与每张图片内的一个图所示的词义相对应，测验图片从易到难排列。测试者拿出一张图片并说出一个词，要求被试者指出与图片上4个图中哪一个所示的词义相符。同时记录被试者的反应结果，每答对一个词记1分，连续8个词错6个停止测试。最后将被试者的成绩转换为智龄、离差智商或百分位等级，以此来与同龄正常儿童比较，判断被试者的语言发育情况。

3. Ilinois心理语言测试(Ilinois test of psycholinguistic abilities，ITPA)　适用于3~10岁儿童，用来测量儿童在理解、加工和产生言语和非言语性语言的能力。ITPA由10个必测的分测验和2个备用的分测验组成。10个分测验是：语言理解、图画理解、语言推理、图画类推、语言表达、动作表达、作文、构图、数字记忆、图形记忆。1968年美国开始使用，目前国内还未见引进报道。

4. 语言发育迟缓检查法　中国康复研究中心按照汉语的语言特点和文化习惯，引进日本音声言语医学会语言发育迟缓委员会以语言障碍儿童为对象开始研制试用的S-S法，制定了汉语版S-S法。该检查是依照认知研究的理论(将语言行为分为语法、语义、语用三方面)，检查儿童对“符号形式与指示内容关系”“促进学习有关的基础性过程”和“交流态度”三个方面进行评定，并对其语言障碍进行诊断、评定、分类和针对性的治疗。适用于语言发育水平处于婴幼儿阶段的儿童。

(1)S-S法原理：S-S法是依照语法、语义、语言应用三方面对语言发有迟缓儿童进行评定。在此检查法中对“符号形式与指示内容关系”“促进学习有关的基础性过程”“交流态度”这三方面进行评定，并对其语言障碍进行诊断、评定、分类和针对性治疗。

(2)S-S法对儿童语言发育阶段的划分(表5-6)

表5-6　儿童语言发育阶段表

年龄	1.5~2.0岁	2.0~2.5岁	2.5~3.5岁	3.5~5岁	5-6~5岁
阶段	3-2	4-1	4-2	5-1	5-2
言语符号	主谓+动宾	主谓宾	语序规则	主动语态	被动语态

1)阶段1：事物、事物状态理解困难阶段。此阶段语言尚未获得，并对事物、事物状态的概念尚未形成，对外界的认识尚处于未分化阶段。此阶段对物品的抓握、舔咬、摇动一般为无目的性。例如拿起铅笔不能做书写而放到嘴里去咬，另外对于自己的要求不能通过某种手段来表现。此阶段儿童常可见到身体左右摇晃、旋转、摇摆等，拍手或将唾液抹到地上、手

上等反复的刺激行为。

2)阶段 2：事物基本概念阶段。在此阶段虽然语言尚未获得，但与阶段 1 不同的是能根据常用物品的用途进行大致操作，对事物的状况也能够理解，对事物开始概念化。此时可以将人领到物品面前出示物品，向他人表示自己的要求。可细分为 3 个亚项：①阶段 2-1：事物功能性操作，此阶段儿童能够对事物进行功能性操作，例如拿起电话，能让儿童把话筒放到耳朵上，或令其拨号等基本操作。生活中，能够穿鞋、戴帽子等。只要反复练习，就会形成习惯。②阶段 2-2：匹配在日常生活中去判断匹配现象，如果能将 2 个以上物品放到合适的位置上，可以说匹配行为成立。例如：将书放到书架上，将积木放到玩具箱子里等。像这样将书和积木区别开来放到不同的地方的日常生活场面，称为匹配。③阶段 2-3：选择，此阶段是当他人出示某种物品或示范项时，儿童能在几个选择项中将出示物品或与示范项有关的物品适当地选择出来。阶段 2-2 是儿童拿着物品去匹配示范项，而本项是他人拿着物品或出示物品作为示范项。

3)阶段 3：事物的符号阶段。此阶段为符号形式与指示内容关系开始分化。语言符号大致分为两个阶段：具有限定性的象征性符号，也就是手势语阶段；幼儿语以及与事物的特征限定性较少、任意性较高的成人语阶段。此阶段具体分为 2 个亚项：①阶段 3-1：手势符号，此阶段开始学习手势符号来理解与表现事物，可以通过他人的手势理解意思，还可以用手势向他人表示要求。手势语和幼儿语不是同一个层次的符号体系，手势符号为视觉运动回路，幼儿语为听力-语言回路。②阶段 3-2：语言符号，幼儿语、成人语。此阶段是将语言符号与事物相联系的阶段。事物的名称不能都用手势语、幼儿语、成人语来表达，分为四种。能用三种符号表达的，如剪刀；无幼儿语，是能用手势和成人语表达的，如眼镜；无手势语，只能用幼儿语及成人语来表达的，如公鸡；仅能用成人语表达的。

4)阶段 4：词句，主要句子成分，本阶段能将某事物、事态用 2~3 个词组连成句子。此阶段又按两词句、三词句分成两个阶段：①阶段 4-1：两词句，儿童开始学习用两个词组合起来表现事物、事态的阶段。儿童在此阶段能够理解或表达的两个词句各种各样，如：大小+事物、颜色+事物、主语+宾语等。②阶段 4-2：三词句，用三个词组合起来表现事物、事态的阶段。如主语+谓语+宾语。阶段 4 中的三词句与阶段 5 中的不同。如妈妈吃苹果，不能说苹果吃妈妈。

5)阶段 5：词句、语法规则，能够理解三词句表现的事态，但是与阶段 4-2 的三词句不同的是①阶段 5-1：主动语态，如乌龟追小鸡。②阶段 5-2：被动语态，如小鸡被乌龟追。

(3)将 S-S 法检查结果显示的阶段与实际年龄语言水平阶段进行比较，如低于相应阶段，可诊断为语言发育迟缓。

二、构音障碍运动功能评定

构音障碍的评定：是通过发音器官的形态和粗大运动检查来确定构音器官是否存在器官运动异常和运动障碍。当前常用的是 Frenchay 构音障碍评定法。该测验检查内容包括反射、呼吸、唇、颌、软腭、喉、舌等方面评定构音器官运动障碍的严重程度。反射检查包括咳嗽反射、吞咽反射、流口水；呼吸功能检查以观察静止状态和说话时的呼吸情况为主；唇功能检查主要观察静止状态、唇交替运动和说话时的唇部运动；颌功能检查主要观察其静止状态和说话时颌的运动情况；软腭功能检查包括询问进食情况，观察发“啊”音时软腭上抬运动以及说话时鼻漏音和鼻共鸣情况；喉功能检查包括观察喉持续发音时间、音高、音量调节以及说话时音质、音量、音高情况；舌功能检查包括观察舌静止状态时舌体的大小、是否有皱缩、震颤、舌伸出速度以及交替运动速度等。除对构音器官功能进行检查外，还包括对个体言语理解程度的检查。同时，也通过对话了解个体总体的言语情况，比如个体的言语速度，是否有重复、歪曲语音现象以及言语能够被他人理解的程度等。

三、其他评定

1. 普通话语音测验　主要通过看图说词和看图说事的方式对儿童的语音进行检查。由于所采用的图片基本都是儿童所熟悉的内容，检查词汇基本上也是学龄前儿童已经掌握并且发音清楚的音，避免了由于儿童认知发育水平造成表达困难的情况。其优点是能够在较短时间内快速地对儿童的语音进行检查并对儿童的语音错误作出初步的诊断。

2. 汉语言语流畅度诊断测验　由徐方根据国外同类测验修订而成，用于诊断口吃患者。尚无有关信度和效度方面的检验，也没有制定常模。

3. 聋儿听力语言康复评估系统　由中国聋儿康复研究中心孙喜斌等根据《全国聋儿康复评估提纲草案》和《五级康复标准》，结合聋儿听觉发育、汉语语音及聋幼儿言语特点，制定的一套聋儿听力康复评估系统。该系统由两部分组成：一个是听觉能力评估，包括音频补偿效果的评估和听觉功能的评估，后者又分九项内容：自然环境声识别、语音识别、数字识别、声调识别、单音节词识别、双音节词识别三音节词识别、短句识别和选择性听取；另一个是语言能力评估，包括语音清晰度、词汇量、模仿长句、听话识图、看图说话和主题对话六方面。

婴幼儿言语语言
发育习题

第六章

婴幼儿认知功能发育

学习目标

1. 了解：婴幼儿认知功能的影响因素。
2. 熟悉：婴幼儿认知功能的发育，皮亚杰认知发育的阶段理论。
3. 掌握：认知功能的概念，动作发育对婴幼儿认知功能发育的意义，游戏的概念及作用，格塞尔的发展量表。

认知功能(cognitive function)是大脑反映客观事物的特征、状态及其相互联系，并揭示事物对人的意义与作用的判断能力，是一种高级心理功能。认知包括内容和形式两方面，既包括事物的形态、颜色、数量、质量、重量等具体属性的内容，也包括空间、时间、因果关系、言语、意义、价值等抽象性概念等发育心理学的内容。认知功能包含了感知觉和认识等过程。认知功能的发育就是人的信息加工系统不断改进的过程，如个体成长中的感知觉、记忆、想象、思维等各方面复杂行为的发展。婴幼儿期认知功能的发育并非如人们想象的那样简单，认知功能在婴幼儿期得到了快速的发展。

第一节　认知功能发育规律

一、认知功能概述

(一)基本概念

认知过程建立在感知觉基础上，通过记忆、思维、概括、推理、想象而完成对外界事物本质的把握及其规律性的了解。

1. 感觉　是一定的物质运动作用于感觉器官并经过外界或身体内部的神经通路传入脑的相应部位引起的意识现象，是物质的刺激向意识的最初转化，是感性认识的起点，也是整个认识过程的起点。感觉的种类可依其信息的来源分为外部感觉和内部感觉两大类。外部感觉包括视觉、听觉、味觉、嗅觉和皮肤感觉。皮肤感觉又可细分为温觉、冷觉、触觉和痛觉。内部感觉反映机体本身的状态，包括运动觉、平衡觉和机体觉。

2. 知觉　是视觉、听觉、皮肤感觉、动觉等协同活动的结果，是人对客观物体的多种感觉的综合，是人对客观事物和身体状态整体属性的反映。在知觉过程中，人脑将感官刺激转化为整体经验。知觉在很大程度上依赖于主体的态度、知识和经验。知觉具有整体性、恒常性、选择性和理解性等基本特征。知觉是人体的各种感觉器官即分析器在外界刺激下协同活动的产物，其中，空间知觉、时间知觉和运动知觉以及社会知觉是人们认识世界最重要的知觉。

(1)时间知觉：是对客观现象延续性和顺序性的感知。人的时间知觉与活动内容、情绪、动机、态度有关，也与刺激的物理性质和情境有关。在判断时间间隔正确性方面，各感官是不同的。听觉和触觉对时间间隔的估计最准确。由于年龄、生活经验和职业训练的不同，人与人之间在时间知觉方面存在着明显的差异。

(2)空间知觉：是对物体距离、形状、大小、方位等空间特性的知觉。其中，对物体不同部位远近的感知又称为立体视觉或深度知觉。大小知觉是在深度知觉的基础上对不同远近的物体作出大小判断。听觉空间知觉，在距离方面主要以声音强度为线索，而要判定声源的方位则必须依据双耳听觉线索，后者称为听觉空间定位。除了视觉和听觉外，人手的触摸感觉，人在环境中的探索活动，也是空间知觉的重要信息。

(3)运动知觉：即动觉，是个体对自己身体的运动和位置状态的感觉。动觉感受器分布在人体肌、肌腱、韧带和关节中，其中枢在大脑皮质的中央前回。动觉和皮肤感觉结合产生触摸觉；眼肌动觉的参与，形成了对物体大小、远近的视知觉；声带、舌与唇的精确协调运动，是语言知觉的重要条件。

(4)社会知觉：是人对客体的认知和认识过程，包括对自己、对他人和对群体的知觉。社会知觉不仅决定于客体本身，也决定于主体的目的、态度、价值观和经验。社会知觉中有关对他人知觉的内容又称为人际知觉，即个体对他人的感知、理解与评价。其范围包括对他人表情、性格的认知，对人与人之间关系的认知和对行为原因的认知等。

3. 记忆　是人脑对过去经验的反映，包括识记、保持、再认和再现 4 个基本过程。识记是记忆的开始阶段，是信息的输入和编码。识记具有选择性，只有环境中那些引起人们注意的刺激，才在感知觉的基础上形成记忆。保持是过去的信息在头脑中得以巩固的过程。人们通过保持来丰富个体经验，为再现准备资料。再现也称回忆，是对已存储的信息进行提取，使之恢复活动。有些已存储的信息由于某种原因不能被提取，即不能再现，但当刺激重新出现时却仍能加以确认，这种确认的过程称为再认。再现和再认都是识记和保持的结果。信息不能很好地保持，在应用时不能及时提取的现象称为遗忘。在人的识记过程中，当前的外部信息和内部信息结构，以及期待倾向都在信息加工过程中起作用。因此识记材料的性质、数量、内容，识记时的情境，人们已有的知识、经验、动机、情绪和某些个性品质等主客观因素，都对记忆的效果有一定影响。

4. 注意　是认知活动对一定对象有选择的集中。注意能使人的感受性提高，知觉清晰，思维敏锐从而使行动及时、准确，是获得知识和提高工作效率的前提。注意的方向和强度受客观刺激物特点的影响，也受个人知识经验以及个性特征的制约。人的心理活动常常有选择地集中于对他最有意义的事物上。不同的人有不同的兴趣、气质、性格、信念和世界观等，因而他们注意的方向和紧张度不同，认识事物的范围和深刻程度也就有所不同。根据注意过程中意识参与的程度，将注意区分为无意注意和有意注意。无意注意也称为不随意注意，是不需意识参与就能发生的注意，有意注意是个体在一定的意识控制下发生的注意现象。

5. 思维　是内在知识活动的历程，在此历程中个人运用贮存在长期记忆中的信息，重新予以组织整合，从纵横交错的复杂关系中，获得新的理解与意义。思维是认识过程的高级阶段，主要是对客观事物做出间接的、概括的反应，体现出客观事物的本质特征和内在规律性联系，因此间接性和概括性是思维的两个最基本的特征。

（二）认知功能的特点

1. 多维性　对同一个人或事物，不同的人因为自身经验和经历不同也会产生不同的认知或看法。

2. 相对性　在现实生活中，许多事物确实由两个相对的部分组成，如上与下、左与右、好与坏、白天与黑夜、先进与落后等。没有上也就没有下，没有先进也就没有落后。

3 联想性　认知不仅是感知觉的活动，还包括思维、想象等心理过程，同时还与人的智力及其既往经验有关，并产生不同的联想。由于认知具有联想性的特点，所以个人的认知不像感知觉那样真实地反映客观事实，因为其中包含了个人的想象和思维成分，还渗入了经验等情感因素，当然，感知觉不一定都真实无误。

4. 发展性　由于认知活动与整个社会科技文化等的发展水平、个人的知识结构及所处社会文化环境等因素相关，因此认知功能不论是社会的还是个体的都具有发展性的特点。认知活动与一个人的知识水平是成正比关系的，即认知是不断发展改变的。

5. 先占性　认识活动或认知过程经常会发生“先入为主”的现象，即以“第一印象”来判断和解决问题。认知的先占，是一种普遍存在的心理现象。一般来说，认知的先占与个体的既往经历和个性特征有关，个性敏感、拘谨、内向的人更易产生认知上的先占。

6. 整合性　个体最终表现出对某一事物的整体认知或认识，往往是综合了有关感知、记忆、思维、理解、判断等心理过程之后获得的。一般来说，正常成人因为具有认知整合性的特点，会经常自我修正一些认知上的错误和偏见，通过自我调节，最后获得更正确的认知。

（三）认知功能与相对应的脑功能

来自外界环境的信息和身体内部的信息，传递到大脑形成“感觉”，大脑传出信息最终反应形式表现为肌肉的收缩“运动”。“运动”是指肌肉收缩活动的总称，包括静止状态、表情和语言。如表情的变化是表情肌运动的结果，声音则是声带、舌、口唇等器官的运动产生空气震动的结果。“感觉”的处理方法是“认知”和“情绪”。两者的处理过程通过动作、表情、语言来进行推测。通常，经由认知优先处理过的运动表达主要是针对物体的动作，经由情绪优先处理过的运动表达主要是针对人的动作。人际关系是指人的动作或行为的总称。

1. 感觉的处理通路　感受器将感觉刺激转变成电信号后，在大脑经由两个不同的通路进行整合和处理，传入的感觉在脑内经由感觉、知觉、认识三个不同的水平进行处理。

（1）“感觉–知觉–认识–记忆”的认知处理系统：经由“感觉神经–感觉中继核丘脑–新皮质–运动中继核基底节–运动神经”的新皮质系回路。

（2）“感觉–知觉–认识–情感”的情绪处理系统：经由“感觉神经–中脑–感觉中继核的下丘脑–梨状叶、海马、齿状回–运动中继核扁桃体、中隔核”的旧皮质系回路（灰质部分）。

2. 不同层次的运动　表现为相对应的三个层次。

（1）脊髓和延髓水平段：运动神经表现为反射或反射运动（感觉反射水平），这是最低层次的运动表现。

（2）丘脑项叶的感觉区域：接受来自皮层大范围的信息，变换成运动（知觉–自发运动水平)。

(3)大脑皮层:在意志的基础上做出动作或创造性的动作(认识-随意运动水平)。这是最高层次的运动表现。随着大脑对刺激信息处理水平的高级化发育,感觉刺激较多地接受大脑其他部位传来的信息,动作的灵活程度反映了意志和判断能力的发育。

空腹、疲劳、觉醒等生理原因引起的愉快和不愉快相当于感觉-反射水平,可以说是一种低水平的感情表露。如果是面对人的感情,则是一种高级水平的感情表露。

二、认知功能的发育

(一)认知功能发育理论及概念

1.*皮亚杰认知发育的阶段理论* 皮亚杰是当代著名的发展心理学家,是认知学派的创始人。皮亚杰通过半个世纪的研究在 20 世纪 50 年代创立的“认知发育阶段理论”,是 20 世纪影响最为广泛和深刻的儿童心理发展理论。

人的认知发育既非源于先天成熟,也不是后天经验,主体通过动作对环境的适应是认知发育的真正原因。认知的内在动力是失衡,因为失衡而寻求恢复再平衡的心理状态,从而产生了适应。适应时需要发挥个体的适应能力,因此促进其认知继续发育。人的认知发育过程是一个具有质的差异的连续阶段,皮亚杰将儿童的认知发育划分为四个阶段(表 6-1)。

表 6-1 皮亚杰认知发育的阶段理论

阶段	年龄	行为特征
感知运动阶段	0~2 岁	主要通过感觉动作来认识外部世界,个体认知离不开动作,这是人类智慧的萌芽阶段。按照发育顺序,此阶段包括了反射练习、动作习惯、有目的的动作、图式的协调、感觉动作和智慧综合等六个时期
前运算阶段	2~7 岁	由于语言的掌握,儿童可以利用表象符号代替外界事物,进行表象思维,实现了思维和动作分离。虽然此阶段儿童在形式上有明确的逻辑过程,但因为他们无法摆脱自我中心,因此思维具有刻板性和不可逆性
具体运算阶段	7~12 岁	可以进行完整的逻辑思维活动,但他们的思维活动仅限于比较具体的问题,还不能对假设进行思维。思维具有内化性、可逆性、守恒性和整体性
形式运算阶段(逻辑运算阶段)	12 岁至成人	在思维中摆脱了具体事物的限制,能作出假设,已经能对事物进行非常抽象的、系统的、稳定的逻辑思维。思维具有全面性和深刻性

2.*认知发育的实质* 皮亚杰认为,儿童的认知发展是儿童主体的图式(scheme)在与外界环境相互作用的过程中通过不断的同化(asilati)与顺应(acmodatio),达到平衡(cilbatin)的过程。在此过程中,有四个因素影响了认知发展,即成熟、物理环境、社会环境和平衡。其中,平衡是儿童认知发展的决定性因素。

思维起源于动作,动作在相同或类似环境中由于不断重复而得到概括,即形成图式,图式的复杂水平直接决定了思维水平。将环境刺激纳入机体已有的图式,并能够理解和适应图式的过程称之为同化。原有的图式无法实现时,根据现实情况对图式进行修正以适应目前变化了的环境，称之为顺应。同化和顺应二者既相互对立，又彼此联系。例如，儿童刚刚学会个位数加法，在遇到“3+4＝？”这样的问题时，可以借助于已有的图式(即个位数加法规则)，得到“7”的结论，这基本上就是同化作用。此外，当遇到“3+8＝？”这样的问题时，原有的个位数加法规则已无法解释，需要借助于新的加法进位规则(也就是建立新的图式)，才能得到正确的结论，这就是顺应过程，而一旦儿童已形成加法进位规则，在遇到类似问题时，求解过程只需同化即可实现。在个体生长发育过程中，会不断遇到外来刺激，通过同化与顺应机制，机体的图示从相对较低水平的平衡，到该平衡被打破，发展到相对较高水平平衡的建立，个体的认知水平也相应达到一个新的阶段。不断发展着的平衡状态，就是整个认知的发展过程。

3. *游戏与模仿*　智能“游戏”可以说是“同化”占优势的状态，在游戏中儿童不论怎样都能按照自己的方式去进行玩耍。相反，“模仿”则是属于“调节”占优势的状态。首先必须让自身的动作和声音去适应并模拟对方。例如从棍棒上拔出轮子的游戏，懂得如何拔轮子的儿童总想着去玩这种游戏(按照自己的图式结构去玩游戏-同化过程)。实际上这种游戏有一定的技巧，轮子靠近自己身体侧时往往拔不出，只有当轮子滑到棍子的远端时才能很容易就拔出来。只有知道了这一道理才会有兴趣继续玩这种游戏(对原有的图式进行修正并适应这种游戏称为模仿、调节过程)。如果不理解这一原理，孩子就不想继续玩这种游戏。正是由于这种“游戏”和“模仿”之间的差距，使儿童产生了“想把轮子从棍子上拔下来”的“欲望”，并会为此寻找各种方法。最终会获得“原来这样能拔下轮子”的结果，这时“同化”和“调节”达到了平衡状态。这种均衡状态皮亚杰称之为“智能”。儿童发育过程的各个时期就像这种“搞清楚、继续玩”的探索过程，即“智能”的发育过程。

(二)认知功能发育的顺序

智能是通过触摸物体和在运动中产生的，是逐步从低级的感觉刺激阶段(感觉运动阶段)向高级的映像、符号阶段(表象思考阶段和符号表象阶段)发展成熟的。

事物的认识过程分 3 个阶段：动作表象(enactive representation)、映像表象(iconic representation)和符号表象(symbolic representation)。动作表象是指光看不能理解，需要伴随着操作而逐渐理解的阶段。随着对物体的操作，加上视觉、听觉的确认，逐渐进入映像表象阶段，映像表象是指通过动手操作增加对事物的感性认识，形成知觉体验，上升为理性认识。然后再将这一理性的认识抽象化，采用语言的形式表达出来，进入认知的第三阶段——符号表象阶段。最终对事物的认识形成概念，这种认识的过程通过自身的实践来完成。

(三)婴幼儿认知功能发育的机理

认知发育与脑的形态变化、脑的功能发育有关。

1. *大脑皮层的形态变化*　出生时脑细胞已经分化，大多数沟回都已经出现，脑细胞数量已接近成人，此后，皮质结构表现为神经细胞结构的复杂化，即神经细胞体积增大，神经细胞突触的数量与长度增加；神经纤维增长，逐步深入到各个皮层，完成神经纤维髓鞘化；皮层结构复杂化，大脑皮层的沟回加深，皮层传导通路髓鞘化。2 岁时，脑内各个部位大小的比例已经基本类似于成人。

2. *大脑功能的发育特点*

(1)脑细胞电生理发育变化：大脑活动自发地伴有不同频率的脑电波变化，将其记录下来就是脑电图。脑电变化是脑发育过程最重要的参考。5 个月的胎儿出现了脑电活动，8 个月以后的胎儿脑电图与新生儿的相同。新生儿出现了同步节律波 y 波，表明新生儿在皮层神经成分方面具有一定的成熟性，在新生儿的皮层投射区还记录到对各种感觉运动刺激的诱发电反应。出生后 5 个月是婴儿脑电活动发展的重要阶段，12～36 个月，婴儿脑电活动渐渐成熟。

(2)大脑神经中枢发育的头尾原则与近远原则：婴儿大脑皮层中枢发育遵循着头尾原则与近远原则。头尾原则指从上到下，近远原则指从中央到四周，由于这两个原则，动作发育总是从上到下，沿着抬头+翻身—坐爬站—行走的顺序发展和逐渐成熟。婴儿出生时大脑两半球还不能正常发挥功能，皮层处于弥漫状态，3 岁左右皮层才完全与小脑相连，才能实现对精细动作的控制，并且皮层运动区的大小与运动的精细复杂程度有关。这一时期的另一个特点是兴奋过程比抑制过程占优势。

(3)大脑结构和功能的单侧化：人类大脑结构和认知功能的一个主要特征为两侧大脑半球功能的不对称性，这个现象又称半球优势。左半球是处理言语，进行抽象逻辑思维的中枢；右半球是处理表象，进行形象思维的中枢。半球功能的不对称性不仅见于成人，早在婴儿时期，大脑两半球在解剖与功能上就存在着差异，如对于右利手的婴儿来说，在左半球建立特定言语功能的过程就是大脑单侧化的过程。随着大脑的逐渐发育成熟，这种差异会逐渐明显化。

(四)婴幼儿认知功能的发育过程

1. *感知觉发育*　在婴幼儿认知能力中，最先发育而且发育最快的是感知觉。婴幼儿通过感知觉获取周围环境的信息并适应周围环境。这一过程是主动的、积极的、有选择性的，是对来自周围环境信息的察觉、组织、综合及对它的解释。

(1)婴儿感觉的发育：主要有以下几点。

1)视觉的发育：新生儿一出生就能觉察亮光，还能区分不同亮度的光。出生后 24~96 小时的新生儿就能觉察移动的光，出生后 15 天就初步具有颜色辨别能力，并表现为水平视觉追踪。出生后 1 个月不仅能用眼睛盯着进入眼帘的物品，视线随着物体运动，而且会主动寻找目标；出生后 2 个月，能够改变自己的焦点；3～4 个月的婴儿会积极用眼睛寻找人，颜色辨别能力已接近成熟，能像成人一样改变晶状体的形状。

2)听觉的发育：新生儿甚至胎儿就已经有了敏锐的声音感受能力，主要表现在对声音的注意和定位以及对语音的辨别上。正常新生儿一出生就能通过空气传导方式产生听觉反应。5~6 个月的胎儿就已经建立了听觉系统，可以听到母亲身体的 100 Hz 以下的声音。刚出生几个小时，就能对声音粗略定位，会朝向发出口哨声、铃声、金属敲击声的方向张望，就有了视听协调能力。出生后 1 个月的婴儿已经能够鉴别 200 Hz 与 50 Hz 纯音之间的差别；4 个月时定位才比较准确，能够向发音的方向扭过头去；5~8 个月的婴儿在 1000～300 Hz 范围内能觉察出声频的 2%的变化(成人为 1%)，在 40～800 Hz 内的差别阈值与成人的水平相同；6 个月的婴儿已经能够辨别出音乐中的旋律、音色、音高等方面的不同，并初步具备协调听觉与身体运动的能力。一般来说，新生儿的听觉能力将随年龄的增长而发生调整，新生儿的听阈个体差异较大。

3)嗅觉和味觉的发育：新生儿出生不到 12 小时嗅觉就有表现。1 周左右，能区分多种气味，并能形成嗅觉的习惯化和嗅觉适应。嗅觉敏感性的个体差异也很大。味觉是新生儿出生时最发达的感觉，无论是足月产的还是早产的新生儿都对味道表现出明显的偏爱，不同的味道会引发新生儿不同的面部表情，甜的东西能使婴儿发笑和咂嘴，苦的东西会使婴儿表现出厌恶的表情。

4）皮肤感觉的发育：包括触压觉、痛觉、温度觉，它对维持个体生命有直接的生物学意义。新生儿的触觉已经很发达，刺激身体的不同部位会有不同的反应，尤其是手掌、脚掌、前额、嘴唇对刺激反应很敏感。触觉分化迅速发展，在3岁前儿童的认识活动中占主导地位。新生儿出生就具有痛觉反应，但与其他能力相比，痛觉还比较微弱和迟钝，敏感性要差一些。新生儿出生就有温度觉反应，新生儿适应环境的一个关键就是调节体温的能力。

（2）婴幼儿知觉的发育：相对于感觉来说，婴幼儿知觉的发育要慢一些。婴儿知觉的发育表现为各种分析器的协调活动，共同参加对复合刺激的分析和综合。

1）空间知觉的发育：空间知觉由大小知觉、形状知觉、深度知觉和方位知觉构成。

大小知觉：10~12周的婴儿已经具有一定程度的"大小恒常性"。3岁幼儿能够判定图形大小，但完全不能判别不相似的图形的大小，即使到6岁也很困难。幼儿判别大小的能力随年龄增长而提高。幼儿判别大小的方法是按照从简单的目测到多方面的比较再到借助中介物这样的顺序发展。

形状知觉：3个月左右的婴儿已有分辨简单形状的能力，喜欢有图案的模式，喜欢信息量多的图形和对他们具有社会性意义的形状。

深度知觉：6个月的婴儿就已经具有深度知觉，2~3个月的婴儿已经能够把"视觉悬崖"（visual cliff）当做新异刺激物来辨认（图6-1）。吉布森（Gibson，1960）等进行了著名的"视觉悬崖"实验。实验装置的主体是一块上面盖着厚玻璃的实验平台，玻璃的一边下面直接铺着格子图案，给人以表浅的感受，另一边格子图案铺在实验平台的底面，给人以很深的感觉。实验选择了6个月到14个月的婴儿为被试者，采用独特的视觉线索安排，使被试者看到实际并不存在的"悬崖"，实验者对婴幼儿在两边的反应进行观察。结果发现，大部分婴儿即使在母亲的召唤下也不愿爬过"视觉悬崖"，表明婴儿已感知到"视觉悬崖"的存在，具有深度知觉。婴儿深度知觉的能力与其早期的运动经验有关，尤其与婴儿的爬行经验有关。早期运动经验丰富的婴儿，对深度更敏感，表现出的恐惧越少。

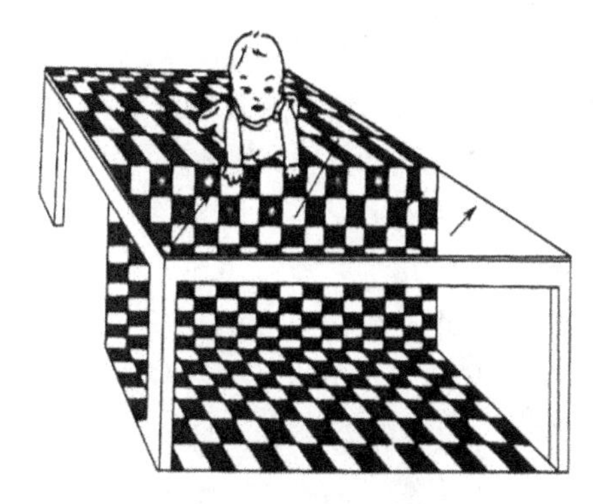
图6-1　视觉悬崖图

方位知觉：儿童方位知觉的发展顺序是先上下，次前后，再左右。一般来说，3岁左右能辨别上下，4岁左右辨别前后，5岁左右辨别以自身为中心的左右，7~8岁辨别以客体为中心的左右。方位知觉的个体差异极大，某些人一生方位知觉都不清楚。

2）时间知觉的发育：时间知觉是个体对时间的延续性和顺序性的知觉。时间具有非直观性，看不见，摸不着，也没有相应的感觉器官，因此，对时间的感知具有主观性与相对性的特点。5~6岁以前儿童的时间知觉不稳定，不准确，也不会用时间标尺。小学以后时间知觉开始发育。

3）社会知觉的发育：3~4个月的婴儿会逗笑；7~8个月会认生；1岁左右喜欢躲猫猫游

戏；2 岁时不再认生，易与父母分开；3 岁后可与小朋友做游戏。

2. 注意的发育　注意是心理活动对一定对象的指向和集中，是一切认识过程的开始。新生儿已有无意注意，并具备了对外界进行扫视的能力。出生第 1 个月内，各种强烈的刺激物、外部环境剧烈的变化以及活动着的物体都会引起新生儿的注意。新生儿在非条件反射的基础上产生定向反射，这是注意的萌芽；3 个月出现条件反射性定向反射；1 岁出现有意注意的萌芽；3 岁以后有意注意开始发展起来。虽然随着年龄的增长小儿的注意时间与事物都在增加，但是 3 岁前小儿的注意发育水平还很低，不仅注意时间很短，而且注意的事物也较有限，故 3 岁以前的注意基本上都属于无意注意。

3. 记忆的发育　条件反射的出现是记忆发生的标志。3~4 个月的婴儿开始出现对人和物的认知，7~8 个月的认生是再认的表现，1 岁左右出现明显的回忆，1 岁左右的视觉记忆表象是回忆的表现，1 岁以前的记忆都是无意记忆，记忆保持的时间通常较短，1~3 岁陆续出现情景记忆，词语理解记忆与图形符号记忆。个体的记忆按照内容发育的顺序，动作记忆最早出现，大约在出生后 2 周左右出现，其次是情绪记忆，大约出现在 6 个月左右，6~20 个月开始出现形象记忆，1 岁出现逻辑记忆。

4. 想象的发育　是对已有表象进行加工改造，形成新形象的过程。萌芽于婴儿期，新生儿没有想象。1~2 岁的儿童，由于言语发育较差，经验缺乏，最多只是一种生动的重现，有想象的萌芽，而不是想象。比如，儿童拿到布娃娃时，就给布娃娃喂东西、穿衣服，这时，他们头脑中重现妈妈给自己喂东西、穿衣服的情景。3 岁时，随着经验与言语的发育，渐渐产生了具有简单想象的游戏，如过家家时，把布娃娃当主角，这种游戏活动中，想象就开始形成和发育。但是，整个婴儿期想象的水平还较低，不仅表现在内容的简单贫乏，而且经常缺乏自觉确定的目的，总是零散片段的。

5. 思维的发育　是人脑对客观事物间接、概括的反映，它能认识事物的本质和事物之间的内在联系。新生儿没有思维，只有一些先天的无条件反射，大约在出生 10~20 天，出现了条件反射。儿童最初形成的信号性条件反射是思维产生的前提条件。思维从婴儿期开始产生。在出生后第一年，儿童对外部世界的反应还不是概念的和认知的，还没有真正的思维活动。第一年末，儿童处于掌握词和应用语言进行交际的萌芽阶段，1~1 岁半时，语言的产生使思维成为可能。但是，1~1 岁半儿童的思维，只是处于萌芽状态，是人类思维的低级阶段，与对象的感性形象和外部动作直接联系的具体思维，只能反映事物之间的某些简单的关系和联系，思维的间接性和概括性成为儿童思维开始发生的重要标志。婴儿期的思维具有直觉行动性，即思维是在动作中进行的。

6. 智力的发育　婴幼儿期的智力处于感觉运动阶段。3 岁前婴幼儿主要的智力特点是感觉运动协调性。儿童依靠感知到的信息对外在世界做出反应，在动作中进行思考，协调感知和动作来“解决问题”，但还不能考虑自己的动作、计划动作、预计动作的结果。1 岁后，婴幼儿就有了初步的概括能力，产生了直觉行动思维。到 2 岁末，幼儿开始逐渐摆脱对动作的依赖，出现某些当时不存在的某些事物的表象。

三、婴幼儿运动功能对认知功能发育的影响

认知起源于动作，思维是动作的内化和自动化。因此，在教育中，让儿童多动手、多操

作是非常重要的学习方式。

（一）婴儿上肢功能与认知功能发育

1. *婴儿精细动作的发育*　在人类进化过程中，由于直立行走，才使人的双手得到解放，从而促进了人脑的高度发展。婴儿精细动作的发育，主要指婴儿手的动作发育。手的动作发育对认知功能发育有具有重大的、积极的作用。手的发育，使婴儿逐步掌握成人使用工具的方法和经验，婴儿开始把手作为认识器官感觉外界事物的某些特性，还可以导致手和眼的协调活动，为具体形象思维及概念的发育奠定了基础。

有研究表明，在手的不同使用方法情况下，大脑皮层的血流量明显不同，提示手部动作对大脑的活性化程度有影响。比较手指的屈伸或抓捏动作，发现以拇指为主的其他四指的顺序动作或手指的弹钢琴动作会促使脑血流量明显增多。因此，尽量采用可以促进大脑和手指功能相互发育的动作，既能提高大脑功能，又能增加手的灵活性和协调性的发育。

2. *婴儿动作发育*　训练婴儿动作发育的好坏，对促进或延缓其认知功能发育水平具有重要意义。学习训练在早期效果最好，中期次之，晚期较差，但比不训练要好。因此，应该从早期开始注意婴儿动作发育训练。此外，动作训练应当在认知活动中进行，按照动作发育的常模年龄有计划进行。进行训练时，应当考虑孩子的实际年龄与个体差异，做到因材施教，循序渐进。

3. *动作发育对婴儿认知功能发育的意义*　俗话说“心灵手巧”，表明了社会认同动作发育对婴儿认知功能发育的重大影响。婴儿动作发育是在大脑中枢、神经、骨骼肌控制下进行的，因此，婴儿动作发育与婴儿身体发育和神经系统发育密切相关。动作发育始于新生儿的非条件反射和随之发展起来的条件反射活动，动作发育为认知功能发育创造条件。婴儿身体发育有先后顺序，动作发育也有一定的时间顺序。早期的动作发育水平标志着认知功能发育水平，在婴儿智能发育检查中，大动作与精细动作的发育是智能检查的一个重要方面。如果动作发育过迟，意味着将来智力发育可能存在障碍。

（二）幼儿动作发育与认知功能发育

随着大脑结构与功能的发育及身体的进一步生长发育，幼儿的运动能力也获得一定的发展。幼儿逐渐学会有意识、有目的地支配、调节、控制自己的动作，灵活运用小肌群和大肌群的能力得到改善，动作的协调性、灵敏性有了提高，并形成一些简单的运动技能和技巧。

1. *双手动作发育*　幼儿双手动作还不十分协调、灵活，精细动作还不够灵敏。在自理性日常生活活动和幼儿园的各种教育活动中，幼儿双手动作得到发展，如学会使用筷子，可以独立、有次序地穿、脱衣服和鞋袜、系鞋带。幼儿园的音乐、美术等教育活动有效地发展了手部动作的协调性、灵活性，如小班幼儿能按音乐的节拍做吹喇叭、开火车、小鸟飞等模仿动作，也能做拍手、点头等基本动作。中班幼儿能做手腕转动等基本动作，能按音乐的变化灵活地变换动作；大班儿童能按音乐节奏协调地做动作，能较熟练地使用几种打击乐器。但和大肌群的动作发展相比较，儿童的手腕和手指等部位的小肌群的发展相对较慢，动作的协调、控制能力的形成需要较长时间。

2. *躯体动作发育*　幼儿和学龄前儿童的躯体动作在幼儿园有计划的训练下得到快速发育，运用、控制大肌群的能力不断改善。学龄前期儿童逐渐掌握了走、跑、跳、钻、爬、攀登、平衡等动作协调要领，并初步形成了这些基本动作的技能技巧：能步伐均匀、整齐、协调地走；能两手半握拳、两臂屈肘在体侧前后自然摆动，用前脚掌着地跑；能进行各种形式(如跳远、跳高等)的跳跃；钻爬和攀登的动作更加协调、灵活，应用自如；躯体平衡能力进一步发育，能在高30~40 cm，宽15~20 cm的平衡木上变换各种手臂动作，同时躯干直立，步子均匀。

3. 幼儿的游戏与模仿　游戏是在假想、想象或模仿中完成的一种现实活动，是想象和现实生活的一种独特的结合，在儿童生活中具有极其重要的意义。游戏是适合于幼儿和学龄前儿童特点的一种独特的活动形式，也是促进儿童认知发育的一种最好的活动形式。在游戏中，儿童的运动器官能得到很好的发育，各种认知过程能够更快、更好地发展起来，个性特征也在游戏中获得了发育。

4. 动作发育对幼儿认知功能发育的意义　幼儿期的认知发育建立在婴儿的认知发育基础上，又受到身体的继续发育、生活条件和教育条件改变等多方面因素的影响。正常生理发育使蹒跚学步的婴儿变成手脚灵活、动作协调的幼儿和学前儿童。幼儿和学前儿童逐渐学会控制自己的行为和进行比较精确的辨别，同时，也有更多的时间接触外界，丰富自己的感知。在幼儿期和学龄前期，言语能力较婴儿期有很大的发展，促进了抽象概括性和随意性的初步发展。动作发育对儿童的个性形成起到很大作用，动作发育较好的儿童也容易更好地与同伴交往，易受到好评，增强自信心。通过动作，儿童与客观世界建立了直接的相互作用的关系，建立了自我和客体概念，并产生了自我意识和最初的主客体的分化。同时，社会性和情感也进一步发展。这一切都为进入学龄期儿童的认知发育及进入学校开始正规的学习活动奠定了坚实的基础。因此，动作对于幼儿的认知功能发有既有诱导作用，又有促进作用。

第二节　认知功能发育的影响因素及异常发育

一、认知功能发育的影响因素

影响婴幼儿认知功能发育的因素很多，这些因素构成统一的整体，共同影响着儿童心理和认知的发育。

(一)遗传因素

染色体畸变，如唐氏综合征、18-三体综合征都伴有认知功能障碍及智能障碍；多基因遗传病、单基因遗传病、先天性代谢病等，大都会影响神经发育，伴有智力发育障碍、肌张力改变及运动障碍等，例如黏多糖症、神经节苷脂沉积症、半乳糖血症、苯丙酮尿症、结节性硬化等。因此，应重视遗传因素问诊、遗传基因和代谢产物检测及遗传咨询。

(二)环境因素

包括家庭因素、集体环境以及儿童自身生理环境等。

1. 家庭因素

包括以下几方面。

(1)家庭社会经济状况：一般认为，家庭社会经济状况较好的家庭，儿童的语言、适应能力和智力的发育均优于社会经济状况较差的家庭。在后者，家庭中所暴露出的紧张事件较前者多；另外，在这种家庭中，心理和社会交往机会少，儿童会像成人一样产生焦虑和抑郁。倘若父母文化水平低，育儿技能差，就更易造成儿童的行为问题。

（2）父母状况：父母的文化程度、婚姻状况、健康状况、母亲妊娠时的心理压力及分娩时的情况等，均可影响儿童行为的发育。父母通过自身的文化素质对子女产生潜移默化的作用，父母之间的矛盾甚至家庭破裂，也会对儿童造成巨大的影响。

（3）父母对子女的态度：父母对子女的过分溺爱、过分担心和过分保护、偏爱、歧视以及对子女不切实际的过分期望等均对儿童行为有影响。

2. 集体环境　托儿所、幼儿园、学校，如同家庭一样，教师即父母，同伴即兄妹。恰当的教育内容，得体的教育方法，直接影响着小儿的身心发育。在一个和谐、友爱、团结、快乐、积极向上的环境中生活学习，可使小儿的情绪行为得到良好的发育。

3. 儿童自身的生理环境

包括以下几方面。

（1）残疾与慢性躯体性疾病：这对小儿行为有很大影响。在这些疾患中，有些可使小儿产生不适、疼痛，有些影响或限制了儿童的日常活动和社会交往，有些则使小儿恐惧和焦虑，有些则使小儿感到羞辱、孤立、窘迫、自卑和困惑。以上种种变化常可改变家长、老师和伙伴们对孩子行为的态度，而后者反过来又会引起儿童自身行为的改变。疾病对儿童情绪、行为的不良影响，主要表现为抑郁。男孩以社会退缩为多，女孩以攻击行为较多。

（2）成熟度与智能：神经系统发育的成熟程度是小儿行为发育的最主要因素。神经系统的成熟与智能有关，在某一年龄的小儿应有相应的智能发育水平。对于智能发育较迟者，如期望过高，则往往会产生挫折感和不安全感；智能相对较高者，常会对学校产生厌倦情绪、不认真听课、不完成作业等。

（3）其他：如儿童气质的类型、气质的稳定性及可变性。

（三）游戏对婴幼儿认知功能发育的影响

游戏（game）通常是指儿童运用一定的知识和语言，借用各种物品，通过身体运动和心智活动，反映并探索周围世界的一种活动，是儿童能动地驾驭活动对象的主体性活动，它现实直观地表现为儿童的主动性、独立性和创造性活动。儿童以游戏为生活，“游戏就是工作，工作就是游戏”。游戏为幼儿和学前儿童的主导活动，符合幼儿和学前儿童认知发展的水平，适应幼儿和学前儿童认知发的需要，在儿童的认知发育中有着独特而又重要的作用。

1. 游戏的本质和特征

（1）游戏的社会性：游戏是儿童有目的、有意识、创造性地反映现实生活的活动，是想象和现实生活的一种独特的结合，是人社会活动的初级形式。儿童在游戏中开始初级社会化并且建立初步复杂的社会关系。在游戏过程中，儿童不仅获得些简单的交往技能，而且还可以逐渐地解除自我中心，认识并认同成人的社会角色。

（2）游戏的具体性：游戏是一种由多种心理成分组成的综合性的活动，具有虚构性、兴趣性、愉悦性和具体性。参加游戏活动时，儿童会表现有想象、直接的兴趣和愉快的情绪、动作和语言等心理活动，使得游戏呈现虚构性、愉悦性和具体性的特征。

2. 游戏的类别

（1）按游戏的目的分类：①创造性游戏；②教学性游戏；③活动性游戏。

(2)按游戏的社会化程度分类：①偶然游戏；②单独游戏；③旁观游戏；④平行游戏；⑤联合游戏；⑥合作游戏。

3. 幼儿游戏的发展　与其生理、认知发育密切相关。游戏的内容、形式、结构等随着幼儿的发育而改变，反映幼儿的发育水平。了解幼儿游戏的特点，有助于了解幼儿整个身心发育的情况，也助于有目的地通过游戏不断促进幼儿生理和认知的发育。

皮亚杰认为认知游戏的发展包含三个阶段：练习性游戏、象征性游戏和规则游戏。这些游戏阶段分别对应于他提出的认知发展阶段。练习性游戏出现在感知运动阶段，该游戏阶段是进行反复的练习，儿童不断重复着已经掌握的动作；象征性游戏出现在感知运动阶段的后期并贯穿于整个前运外阶段，其标志是一个不在眼前的物体可以拿另一物体来代替；规则游戏则出现在具体运算阶段并一直延续到形式运算阶段(表6-2)。

表6-2　游戏的发展阶段

阶段	年龄	主要特征
练习性游戏(功能性游戏、感觉运动游戏)	0~2岁	是游戏发育的第一阶段和最初形式。通过感觉和运动器官在使用过程中所获得的快感，由单纯重复活动动作组成，既可以是徒手游戏，也可以是操作物体的游戏。游戏的形式以抓、摸、拿等动作为主，主要是感知、动作的训练
象征性游戏	3~7岁	游戏的高峰期，主要依靠象征性思维，还不能完全依靠语言这种抽象的符号进行思维，活动表现为通过以物代物、以人代人，以假想的情景和行动方式将现实生活和自己的愿望反映出来
规则游戏	8~12岁	游戏逐渐丧失了具体象征性的内容而进一步抽象化。语言及抽象思维能力得到发展，开始逐步解除"自我中心性"，能站在别人的立场上看问题，利用别人的观点去校正自己的观点。在游戏中大家能共同遵守一定的规则。这时的游戏以一些有规则的竞赛性游戏为主，如下棋、玩弹子、打球等

4. 婴幼儿游戏心理的发育趋势

(1)婴儿游戏心理的发育趋势：新生儿不会游戏，两三个月左右，婴儿开始对周围环境中的某些物体或玩具产生好奇心并且做出积极的反应，婴儿开始主动操纵这些玩具以获得一种心理满足，这时，游戏发生了。在整个婴儿期，游戏心理发展呈现出以下趋势。首先，游戏的类型以练习性游戏为主，并且主要表现为感觉运动游戏；其次，游戏的认知结构不断分化；再次，游戏的社会性成分不断增加。

(2)幼儿游戏心理的发育趋势：随着社会活动范围的不断扩大，幼儿的运动技能、认知水平、语言能力逐步提高，游戏的内容和形式发生明显的变化趋势。首先，游戏类型日益齐全，并且以象征性游戏为主导；其次，游戏的象征功能不断丰富、完善，幼儿不仅能够以物代物，而且能够以物代人、以人代人；再次，游戏的社会性成分日益多样化，出现角色意识，开始出现具有人类活动的社会意义的游戏。

5. 游戏在儿童认知发育中的作用　游戏使得幼儿直接接触玩具和各种材料，通过具体的操作活动发展各种感觉器官和观察力；游戏中往往重复地反映儿童经历的事件，起到加深知识理解和巩固记忆的作用，同时由于扮演角色的需要，必须自觉地、积极地、有目的地去记忆游戏规则和事件情节，发展了有意记忆能力；游戏是一个积极、主动的再创造过程，促进了幼儿思维能力的发育；游戏中幼儿不断变换自己的身份，一物多用，促进了幼儿想象力和创造力的发育；游戏中幼儿彼此之间交谈机会增多，促进了语言能力的发育。

此外，游戏还对幼儿情感发育和幼儿个性的形成有促进作用。

（四）互联网对婴幼儿认知功能的影响

由于互联网的迅速普及和扩散，加上互联网本身所具有的优越性，因而互联网使用者的人数正以几何级数快速增长。其中，电子游戏是一种随其发展而诞生的文化活动，是人类信息文明的产物。随着电子技术发展以及人们生活水平提高，智能手机、平板电脑、无线网络、电视已基本进入每个家庭。电子游戏媒介方式的发展，使电子游戏发展有了一些新的变化，电子游戏发展呈现低龄化趋势。电子游戏给婴幼儿的成长带来积极影响的同时，也带来一些消极的影响。对婴幼儿进行启蒙科学、正确的媒介素养教育，使婴幼儿对未来媒介选择和媒介行为控制更加理性化和合理化是十分有必要的。

1. *电子游戏（video game）特点*　电子游戏是指通过电子方式采取图像和声音模拟出虚拟场景，并构建一定游戏背景和游戏规则，使得玩家可以在其场景中进行娱乐活动的一种新兴的游戏方式。其特点有：

（1）华丽的图像和鲜艳的色彩：鲜艳的颜色、生动的形象可吸引婴幼儿的视觉跟踪，引起无意注意。幼儿的好奇心强，电子游戏通过图像的新鲜刺激引起了幼儿的兴趣。

（2）悦耳的音乐和动听的旋律：音乐具有形象性和感染性，悦耳的音乐可吸引婴幼儿的听跟踪。电子游戏中伴有音乐会激缓不一，契合电子游戏的内容。

（3）生动的情景和内容：游戏的内容在孩子的世界里就是一个故事，游戏配有具体的故事与情节有助于孩子理解并发挥想象力。此时的幼儿想象力也开始萌芽，电子游戏中的提供的形象再加上幼儿的想象，形象就具有生动活泼性，玩的过程就让幼儿爱不释手。

（4）奖赏分明的游戏规则：对游戏者的行为有奖励作用，即交互作用，奖励是强化的一种方式，强化可以保持婴幼儿对注意对象的稳定性。电子游戏低龄化与幼儿自身发展过程中对电子游戏的需要有关，因为电子游戏在其主要体现在游戏空间的转变、游戏伙伴的扩展、游戏形式的多样、游戏群体的扩大。另外，电子游戏的内容虚拟现实程度更高。

2. *电子游戏对婴幼儿认知功能的影响*　这是一个利弊共存的事物。电子游戏对婴幼儿认知功能的影响取决于下列五个维度：游戏量、游戏内容、游戏情景、空间结构、游戏技巧。

电子游戏对婴幼儿认知功能发育有利的方面：①促进记忆功能，增强大脑和海马相关功能的提高；②培养幼儿规则意识和自律能力；③培养幼儿主动探究的精神和问题解决的能力；④促使幼儿富有个性地发展；⑤促进智能发育。婴幼儿在游戏中总是要经历探寻+尝试→再探寻→再尝试的过程，就如同人类在现实世界中不断探索生活和自然规律一样，为婴幼儿积累了经验和技能，提高了智能。近年来，电子游戏对婴幼儿认知发育的有害影响也引起了众人的关注。包括：①电子游戏的类别和内容，例如玩暴力性游戏导致“破坏行为”等；②网络游戏疾病（internet gaming disorder，IGD）。它是一种由电脑、电视和电子游戏导致的损害性疾病，包括引起感觉统合失调、注意力不集中、冲动或多动、语言发育迟缓或交往障碍、干眼病、抽动症、甚至青少年“网瘾”等。

二、认知功能的异常发育

1. 智力发育障碍(intellectual disabilities, ID) 又称智力障碍，以往称为精神发育迟滞(mental retardation, MR)或称智力低下。其发病原因往往是由生物、心理、社会多种因素引起。精神发育迟滞产前因素占1/3，产时、产后因素占1/3，不明原因和文化剥夺占1/3。MR的主要临床症状是智力发育落后于同龄儿与社会适应能力缺陷。

临床根据智力低下的不同程度和社会适应能力的水平，将MR分为：轻度、中度、重度和极重度四个等级：①极重度智力发育障碍：智商20以下，约占总体智力发育障碍的1%~5%，患者不会讲话，或只能发出个别单音节的词，生活完全不能自理；②重度智力发育障碍：智商20~34，约占总体智力发育障碍的8%，患者不能学习和劳动，动作笨拙，不能进行有效的交流，生活基本不能自理；③中度智力发育障碍：智商35~49，约占总体智力发育障碍的12%，只会计算简单的加减法，词汇贫乏，可从事简单劳动；④轻度智力发育障碍：智商50~70，占总体智力发育障碍的75%~80%，身体发育较晚，讲话缺乏逻辑性，经过学习训练后可从事简单工作。智商50以下的智力发育障碍患儿几乎都有中枢神经系统某种器质性缺陷。而轻度者器质性损害较少，多与社会文化因素影响有较大关系。中枢神经系统受损范围越广，伴有语言和(或)感知觉损害越突出，伴有癫痫、脑瘫、孤独症谱系障碍等问题越多。

智力发育障碍由多种原因或疾病所致，如常见的染色体先天性缺陷疾病——唐氏综合征。

2. 唐氏综合征(Down's syndrome) 又称21-三体综合征。该综合征由于两个生殖细胞分裂的错误，双亲之一提供了两个染色体，与双亲的另一方的一个染色体配对，故患儿具有47个染色体(第21对为3个)，不同于正常人的46个，患儿往往出现轻度或中度的智力发育障碍以及系列的听力、骨骼和心脏疾病，同时伴有生长发育迟缓，前额扁宽、舌头常向外伸出、通贯掌、四肢粗短、鼻梁扁平以及外眼角上翘。

唐氏综合征的发生与母亲的年龄有很大关系，约50%患儿母亲的年龄超过35岁。母亲年龄越大，所生子女患病的风险也越大。此病主要表现智力发育障碍，影响生活质量，早期积极地开展认知功能训练，有助于改善和提高患儿的生活自理能力和认知水平。目前，国内大医院已能开展母孕早期唐氏综合征的染色体风险检测。

治疗的原则是早期发现，早期诊断，查明原因，早期干预。WHO提出对智力发育障碍的康复旨在应用医学、社会、教育和职业训练等综合措施，使病儿的智力与技能得到发展，帮助他们成为家庭和社会残而不废的成员，教育、训练和照管是治疗的重要环节。

3. 克汀病(cretinism) 又称呆小症，主要由于先天性甲状腺功能低下，甲状腺激素分泌减少或障碍，引起婴儿生长发育障碍。常导致智力发育障碍，其智力低下的程度往往比较严重。该病的主要特征为身体发育迟缓、动作迟钝、精神萎靡、活动减少。患者身材矮小且不匀称，骨骼发育迟缓，多存在运动功能发育迟缓，重者可见瘫痪。检查可见：血清蛋白结合碘及丁醇提取碘大多减低，甲状腺^{131}I吸收率升高，血清胆固醇正常或偏低。X线检查可见骨龄落后，蝶鞍增大，脑回压迹增多。

胎儿期缺碘和碘缺乏纠正不足，碘摄入量减少，都会引发呆小症的发生。因此，应提倡病区育龄妇女注射或口服碘油，对于新生儿进行微量脐血TSH检测，目的是早发现、早诊断、早治疗。

4. 苯丙酮尿症(phenylketonuria, PKU)　是一种氨基酸代谢病，是由于先天缺乏苯丙氨酸羟化酶，苯丙氨酸不能转化为酪氨酸而引发代谢紊乱。临床表现为严重的智力缺损，但患儿出生时往往正常，在出生数月后即见发育延迟、烦躁易怒、反应迟钝等表现，少数患儿合并癫痫。

该病患儿若能在出生后短期内及时发现，及早予以饮食控制或低苯丙氨酸蛋白，智力可能正常。早期诊断，可在患儿出生 48 小时后取足跟血滴于滤纸上，采用细菌抑制法进行检测，如血中苯丙氨酸含量大于 4%，视为阳性结果，再进一步进行定量检查。

5. Rett 综合征　是一种严重影响儿童精神运动发育的神经系统疾病，于 1966 年由 Andreas Rett 首先报道，通常好发于女孩。目前已证实 Rett 综合征主要与 MECP2 等基因突变有关。Rett 综合征儿童在 6~18 个月表现正常，随后患儿出现功能快速退化及全面发育迟缓的现象，比如失去语言能力和运动技巧，手部重复运动(如反复搓手)、阵发喘气、动作控制失常。目前主要采取康复教育结合的方法进行训练治疗，但康复效果较差。

第三节　认知功能发育评定

一、认知功能发育的评定方法

要对认知功能的发育做出科学客观的描述和评价，前提是确定研究的方法。研究方法是收集资料和数据的手段，在实际研究中，研究者不应拘泥于单一的方法，而是应根据需要，将各种研究方法综合起来灵活使用，以便多维度、多层次地收集第一手资料。

在研究婴幼儿认知发育的过程中，年龄和时间是主要的研究参数。该方法分为纵向研究、横向研究、聚合交叉研究和时序设计研究等 4 种类型。但在收集资料的具体方法上，经常采用的是观察法、谈话法、问卷法、测验法、实验法等。

二、婴幼儿认知功能发育评定

(一)新生儿认知行为功能发育评定量表

新生儿期是婴儿期比较特殊的一个时期，是儿童认知产生和发育的最初时期，是儿童认知发育史的第一页。新生儿行为评定量表(neonatal behavioral assessment scale, NBAS)是目前年龄最小婴儿使用的行为量表之一。适用于出生 0~30 天的新生儿，目的是诊断和预测新生儿的发育水平和状况。新生儿行为神经评定量表(neonatal behavioral neurological assessment, NBNA)是由北京协和医院儿科医师鲍秀兰教授根据 NBAS 量表，结合自已多年临床经验制定。NBNA 简便易学，实用有效，在我国已被广泛接受。

(二)婴幼儿认知功能发育评定量表

临床工作中有多种测量工具用于评价婴幼儿认知功能发育，如格塞尔发育诊断量表、丹佛发育筛查测验、贝利婴儿发育量表、西南儿童智能体格测定表等。这里介绍几种主要的较为有效的测量工具。

1. 格塞尔发育诊断量表(Gesell development diagnosis schedules, GDDS) 主要是以正常行为模式为标准来鉴定观察到的行为模式，以年龄来表示，然后与实际年龄相比，算出发育商数DQ，此量表用来判断小儿神经系统的完善和功能的成熟，因此，不是测量其智商。格塞尔规定出生后4周、16周、28周、40周、52周、18个月、24个月、36个月为婴幼儿发育的8个关键年龄。测试内容包括适应性行为、大运动、精细动作、语言和个人-社会性行为五个方面。本量表适用于4周~3岁婴幼儿。DQ在85以下，表明可能有某些器质性损伤，DQ在75以下，表明有发育的落后。每次测验约需60分钟。

格塞尔量表主要从以下四个方面对婴幼儿行为进行测查：

(1)动作：分为粗动作和精细动作。前者指身体的姿势、头的平衡，以及坐、立、爬、走、跑、跳的能力，后者指使用手的能力。

(2)反应：对外界刺激物综合分析以顺应新情境的能力，如对物体和环境的精细感觉，解决实际问题时协调运动器官的能力等。

(3)言语：语言理解和语言的表达能力。

(4)社会应答：与周围人们的交往能力和生活自理能力。

$$发育商数(DQ)=测得的成熟年龄/实际年龄\times 100$$

2. 丹佛发育筛查测验 由美国的小儿科医生W. K. Frankenhberg和心理学家J. B. Dodds制定，发表于1967年。主要用于智力筛查，而非诊断。适用于0~6岁儿童，包括105项。它测验的四大领域全部采用了格塞尔所判定的四个行为方面，国内修订的DDST项目共104项，分布于4个能区，即个人与社会、精细动作与适应性、语言、大运动。

丹佛预筛发育问卷(Denver presrening developmental qustionairer, DPDQ)适用于3个月~6岁的儿童，由从易到难、从低级到高级顺序排列的96个问题构成，共分38个年龄组，要求家长对任一个年龄组儿童的情况回答10或11个问题。这些问题主要包括大动作、语言、精细动作、适应性行为、个人-社会行为等几个方面。

3. 贝利婴儿发育量表 贝利(N. Bayley)是美国加州柏克利婴儿发育研究所的儿童心理学家，1933年制定了“贝利婴儿发育量表”，1969年又进行了修订，国内根据此作了中国修订版，目前广泛用于临床发育检测。贝利婴儿发展量表适用于2~30个月的儿童，包括三个分量表：①智能量表(mental scale)：其内容有知觉、记忆、学习、问题解决、发育、初步的语言交流、初步的抽象思维活动等；②运动量表(motor scale)：主要测量坐、站、走、爬楼等粗动作能力，以及双手和手指的操作技能；③婴儿行为记录表(infant behavior record)：该量表是一种等级评定量表，用来评定儿童个性发育的各个方面，如情绪、社会行为、注意广度以及目标定向等。贝利对所测得的结果也以量来表示。评定智能发育水平的是智能发育指数；评定运动发育水平的是心理运动发育指数。这两者可以不完全一致。

视频：认知功能发育

婴幼儿认知功能发育习题

第七章

婴幼儿情绪情感及社会功能发育

学习目标

1. 了解：婴幼儿基本情绪发育及几种婴幼儿情绪情感的阶段发育理论，婴幼儿情绪及社会功能的评定原则与方法。
2. 熟悉：婴幼儿情绪情感的异常发育、常见的情绪情感障碍及应对方法。
3. 掌握：婴幼儿情绪情感发育的意义及其发育特点，婴幼儿情感引发的社会功能发育以及情绪情感发育的影响因素。

情绪(emotion)是客观事物是否符合人的需要而产生的态度体验，反映客观事物与人的需要之间的关系。情绪与有机体的生理性需要相联系，其产生与个体的动机是否实现、需要是否满足有关。得到满足则产生积极的情绪体验(满意、愉快、喜悦等)，反之则产生消极的情绪体验(不满意、痛苦、忧虑、恐惧、愤怒等)。这是人和动物共有的情绪状态。

情感则是与人的高级社会性需要满足与否相联系的态度体验，是在社会交往的实践中逐渐形成的，如友谊感、道德感、美感和理智感等，这是人类独有的一种情绪状态。情绪是情感的基础，情感离不开情绪，情感是在情绪稳定的基础上发展起来的，情感通过情绪的形式表达出来。

情绪、情感在儿童生活、整个心理发展中占有重要地位，在儿童认知、行为、社会关系、个性的形成与发展中都起着非常重要的作用。

第一节　情绪情感的发育规律

情绪情感是婴幼儿适应生存的重要心理工具。通过情感的外部表现，婴幼儿可以向养护者传达自己的体验和感受，促进婴幼儿和养护者的相互了解，使其更易于适应环境。此外，情绪情感可以激活和促进婴幼儿的心理活动，是婴幼儿心理活动的激发者和驱动器。快乐的情绪情感，能够激发婴幼儿的心理活动，表现出越来越强的思维活动和想象力，推动、组织婴幼儿的认知加工，促进婴幼儿的心理发展。因此，情绪在人心理活动中的作用是不能代替的，它既是婴幼儿认知和行为的唤起者和组织者，也是促进婴幼儿人际交往的有力手段，还能促进婴幼儿自我意识的产生和个性的形成，对其一生健全人格的形成都具有重要意义。

一、婴幼儿情绪情感发育的阶段

(一)基本情绪的发育

人的情绪多种多样，其中，笑、兴趣是最基本的积极情绪，哭、恐惧是最基本的消极情绪。情绪的发生具有一定时间次序和诱因，既有一般规律，又有个体差异(表7-1)。

表7-1 婴幼儿基本情绪发生的时间、诱因及情绪表现

情绪类型	最早出现时间	诱因	经常显露时间	诱因
痛苦	出生后	体内生理刺激或痛刺激	出生后	
厌恶	出生后	不良(苦、酸)味刺激	出生后	
微笑	出生后	睡眠中，体内节律反应	出生后	
兴趣	出生后	光、声和运动物体	3个月	
社会性微笑	3~6周	高频人语声，人的面孔出现	3个月	熟人面孔出现，面对面玩
愤怒	2个月	药物注射痛刺激	7~8个月	身体活动受限
悲伤	3~4个月	疼痛刺激	7个月	与熟人分离
惧怕	7个月	陌生人出现	9个月	陌生人或新异性较大的物体出现，如带声音的运动玩具出现
惊奇	1岁	新异物突然出现	2岁	陌生人或新异性较大的物体出现，如带声音的运动玩具出现
害羞	1~1.5岁	熟悉环境中出现陌生人	2岁	熟悉环境中出现陌生人
轻蔑	1~1.5岁	欢乐情况下显示自己的成功	3岁	欢乐情况下显示自己的成功
内疚感	1~1.5岁	抢夺别人的玩具	3岁	做错事，如打破杯子

*摘自：邵智、施鸣鹭.婴幼儿心理行为保健.重庆：重庆出版社，2007.

以下是婴幼儿几种基本情绪的发育阶段。

1.哭 是一种不愉快的、消极的情绪反应，是婴儿最普遍、最基本的情绪反应之一。哭是先天的，自出生就有，且分化很早。随年龄增长，更进一步分化。当婴儿哭时，通常总有不适宜的因素发生，如疼痛、寒冷、饥饿或身体不适应等，母亲和其他人在听到哭声后，就会马上过来照顾他，消除不适因素，给予抚慰；婴儿也常常以哭声吸引母亲的接近、挽留母亲别离开，以保持与他(她)的亲近。哭同样是婴儿与成人交流、传递信息、相互了解、建立联系的重要方式。

(1)啼哭的原因：婴儿通过哭反映出来的身体状态与原因是不同的。母亲或其他看护者正是根据这些不同的哭声来判别婴儿，并采取适当的护理措施。

第 1 周：主要有饥饿、冷、裸体、疼痛和睡眠受到打扰等；

2~4 周：喂奶中断、烦躁、第一次增加非流质的食品等；

1~2 个月：成人离开或拿走玩具等。

(2)啼哭的类型：婴儿从出生相继发展，主要有以下几种类型。

1)饥饿的啼哭：是婴儿的基本哭声，有节律，出生第一个月时有一半的哭是由于饥饿或干渴引起。这种啼哭在出生后前半年比较突出，到第 6 个月，下降到 30%。

2)发怒的啼哭：初生时就有。被限制活动时会引起激怒而哭。

3)疼痛的啼哭：初生时就有。常因肠胃不适、打针等疼痛而引起啼哭。

4)恐惧或惊吓的啼哭：初生时就有。高声的刺激会使婴儿受惊而大哭。

5)招引别人的啼哭：从出生后第三周开始出现。先是长时间吭吭哧哧，断断续续，无人理会则大哭起来。

引起啼哭的原因和类型有以下变化趋势：从最初完全生理性的原因，逐步增加社会性的诱因；反应类型由应答性的、反射性的哭，到逐步出现主动性的、操作性的哭。

(3)啼哭的意义：对于 1 岁以内婴儿，哭对其生存发展有重要意义。哭是婴儿与周围环境相互作用的主要形式之一。哭常作为一种传递信息的信号，当基本的生理需求未得到满足时，就会哭着向父母传递信息，比如饿了、渴了、热、冷、痛、尿床等，通过哭可以呼唤母亲或其他人对他(她)的照顾，解除他(她)的痛苦、不适，满足其生理需求，保持与他(她)的亲近。因此，哭也就成为与成人沟通、交流的信息及寻求保护的重要方式。在婴儿期，哭声也可能是患病的征兆，所以哭也常是医生发现婴幼儿患病的信号。

随着年龄的增长，引起哭的情绪反应的社会因素逐渐增加，儿童哭的表情和动作也进一步分化，出现不同类型的哭，如发怒的啼哭、疼痛的啼哭、恐惧的啼哭、伤心的啼哭等，而这些都反映了儿童情绪与情感的发展越来越复杂，层次越来越高。

在良好的护理条件下，婴儿的啼哭随年龄的增长会减少。一方面是由于婴儿对外界环境和成人的适应能力逐渐增强，周围成人对婴儿的适应性也逐渐改善，从而减少了婴儿的不愉快情绪。另一方面，婴儿逐渐学会了用动作和语言来表示自己的不愉快情绪和需求，取代了哭的表情，婴儿哭的现象逐渐减少。如果 1~2 岁后还经常哭，则应引起家长的注意。

2. 笑　是情绪愉快的表现。婴儿的笑是与人交往的基本手段，是获得人们对其喜爱的最有力手段，同时，加深婴幼儿与其养护者的感情联结，彼此间形成更积极的关系。对婴儿的身心健康成长都是必需的。

(1)笑的发展阶段：包括自发性的笑、无选择性的社会性微笑以及有选择的社会性微笑三个阶段。

1)自发性的笑(0~5 周)：婴儿初生时就开始有笑的反应。出生 2~12 小时，面部即有类似微笑的运动。但最初的笑是自发性的，或称内源性的笑，这是一种生理表现，而不是交往的表情手段。通常发生在婴儿的睡眠中，困倦时也可能出现。出生 1 周后，新生儿在清醒、吃饱或听到柔和的声音时，会本能地微笑。第 3 周，清醒时，轻轻地抚摸婴儿的面颊、腹部等，也能引起婴儿的微笑。4~5 周时，把婴儿双手对拍、让他看转动的纸板或听各种熟悉的说话声等，都能引起婴儿的微笑。但此时这些微笑，都是反射性的，而不是社会性的微笑。这种早期的微笑在 3 个月后逐渐减少。

2)无选择性的社会性微笑(5 周~3.5 个月)：此阶段，能引起婴儿微笑的刺激范围已经大大缩小。这时人的声音和面孔特别容易引起婴儿的微笑。第8周时，婴儿会对一张不移动的脸发出持久的微笑。但还不能区分不同人，无论是抚养者，还是陌生人，或无论是生气的面孔还是笑的面孔，婴儿均会报以微笑。

3)有选择的社会性微笑(3.5个月~)：从3.5个月尤其是4个月开始，随着处理刺激内容能力的增强，婴儿能够分辨熟悉的脸和其他客体，开始对不同的人有不同的微笑，出现有选择性的微笑。对熟悉的人会无拘无束的笑，对陌生人则带有警惕性注意，这是一种真正意义上的社会性微笑。

(2)笑的意义：笑是婴儿出生之时就具有的一种能力，是婴儿的第一个社会性行为。笑是积极、愉快等正性情绪的表现，也是与成人交往、沟通的基本手段。婴儿的笑会给父母带来无比的欢乐，通过笑，增进了与父母的情感，使父母感到骄傲自豪。婴儿笑的行为，母婴交往中微笑的结果，都能促进婴儿身心健康的发展。笑可以促进交往，有助于活泼开朗、友善等积极性格的发展。如果母亲缺少笑意，在与婴儿接触中经常生气、发怒，在这样的环境中生活，久而久之，孩子会养成冷漠、孤僻、执拗、烦躁、不合群等不良个性。

3. 恐惧　是一种消极情绪。是因为受到威胁而产生并伴随着逃避愿望的情绪。恐惧不仅对儿童认知、运动有很大影响，而且对儿童的个性也会起到极大的消极作用。长期、多次的恐惧及由此导致的退缩、逃避，只能消极促进儿童形成胆小、怯懦、退缩的个性。但是，恐惧也并不总是有害的，它可以作为警戒信号使儿童逃脱危险，去除危害性事物，给儿童以适当的抚慰和鼓励。

(1)恐惧的发展阶段：

1)本能的恐惧：恐惧是婴儿自出生就有的情绪反应，是一种本能的、反射性的反应。最初的恐惧不是由视觉刺激引起的，而是由听觉、皮肤觉、机体觉等刺激引起的，如尖锐刺耳的高声、皮肤受伤等。1岁时，婴儿对突然发生的巨响、陌生事物或妈妈的离去而恐惧。

2)与知觉和经验相联系的恐惧：约4个月时开始，出现与知觉发展相联系的恐惧。以往引起过不愉快经验的刺激，会微起恐惧情绪，如被火烫过、被小猫抓过等，都会引起恐惧情绪。从这时起，视觉对恐惧的产生渐渐起主要作用。“高处恐惧”也随着深度知觉的产生而产生。

3)怕生：可以说是对陌生刺激物的恐惧反应。怕生与依恋情绪同时产生，一般在6~8个月时出现。婴儿对母亲的依恋越强烈，怕生情绪就越明显、强烈。在这阶段，婴儿不仅害怕陌生人，还害怕许多陌生、怪样的物体和没有经历过的情况。影响怕生的因素有父母是否在场、环境的熟悉性、陌生人的特点、抚养者的多少、婴儿与母亲的亲密程度以及婴儿接受的刺激等。婴儿对母亲的依恋越强烈，怕生情绪就越强烈。

4)预测性恐惧：或称“想象性恐惧”，指1.5~2岁左右的婴儿，随着其想象、预测和推理能力的发展，开始产生对黑暗、动物等的害怕。如怕黑，怕坏人等。这些是和想象联系的恐惧情绪，往往是由环境影响而形成的，与家长实施简单、不良的教育影响有关。

(2)恐惧的发展变化：恐惧的发展与语言和认知的发育有密切关系。年龄不同，儿童恐惧的内容和对象也有所不同。一般来说，1周岁以下的婴儿主要对一些直接的刺激感到恐惧，如强烈的声音、发出大声的人和物、突然的动作、坠落、闪光、陌生的人或情境等。随着年龄的变化，2岁左右，婴儿会对黑暗和独处感到害怕，3岁后幼儿的想象力发展了，与想象密切相关的事物会诱发幼儿的恐惧情绪，社会性、想象性刺激引起的恐惧增多。但随着语言在儿童心理发展中作用的增加，儿童得到成人的讲解及其肯定、鼓励，也会帮助他们克服恐惧情绪。

4. *兴趣* 是一种积极的感情唤醒状态，是一种先天性情绪，是婴儿好奇心、求知欲的内在来源。婴儿自出生起，就显示了对外界物体和社会性刺激的倾向性反应。兴趣使婴儿倾向于了解环境和事物，想要吸收更多的信息扩展自己，在认知和智力发展上起着巨大的作用。婴儿兴趣的早期发展可分为下面三个阶段。

(1)先天反射性反应阶段(0~3个月)：表现为婴儿感官接触外界物体后，由视觉、听觉、运动刺激所吸引，持续的维持着反应性。这种最初的感情-认知相结合的模式，指导婴儿的感觉、运动和活动，使婴儿主动参与人与环境之间的相互作用，获得最初的经验。

(2)相似性再认知觉阶段(4~9个月)：适宜的声、光刺激的重复出现能引起婴儿的兴趣。这时婴儿有意做出活动，以使有趣的情景得以保持。而且，在这一阶段，婴儿产生了对自己活动的快乐感。兴趣和快乐的相互作用，支持着重复性活动。例如，带响声和颜色的玩具引起婴儿注视，玩具在儿童视野中移动引起视觉追踪，玩具的再现又引起兴趣和探索。当这样的过程一再重复后，婴儿就得到兴趣的满足并产生快乐。快乐情绪的释放、兴趣的提高，又引起进一步的探索活动。兴趣与快乐的相互作用支持知觉能力的获得，因而也是这一时期婴儿的学习过程。

(3)新异性探索阶段(9个月以后)：这个阶段，婴儿才对新异物体感兴趣。连续多次出现的物体引起习惯化反应，婴儿不再注意它，而当出现新异性刺激时，则引起婴儿对其注意，并主动作出重复性动作去认识新异物体。例如婴儿不断地抛玩具，转玩具，试图去认识它。以后婴儿试图以不同的方式影响事物，这引起婴儿极大的兴趣，如拆卸玩具等。到2、3岁左右，儿童的新异性兴趣激发模仿行为。如模仿妈拍娃娃睡觉、喂娃吃东西等，这些活动延长了儿童有兴趣地玩耍和操作的时间。

5. *愤怒* 是为达到目的的行为受挫或愿望不能实现时引起的一种紧张而不愉快的情绪体验。愤怒在儿童的成长过程中出现较早。出生不久就有愤怒的表现，婴幼儿在强烈的愿望受到限制时就会产生愤怒反应，身体的活动受限也会产生愤怒，由于愿望不能达到或与同伴争吵，也常引起愤怒情绪。

美国心理学家古德伊洛夫研究了幼儿愤怒的表现方式，发现最早愤怒情绪的表现形式有哭、手足舞动等，3岁以下的儿童，特别是1.5~3岁左右的儿童在愤怒时有3/4会表现出这种行为。而在床上或地板上发脾气，来回打滚等行为，多见于3岁的幼儿，随年龄增长，用言语反抗的情况增加。强烈的愤怒会引起攻击行为，也会瓦解认知和智力活动。但是，有时愤怒中也包含有自信成分，它可能导致态度认真，操作改善，使活动更为有效。应注意儿童的愤怒情绪，适当地引导和调整。

(二)情绪情感阶段发育理论

情绪的发育是一个分化过程，在出生后2~3年内，儿童情绪在初生时原始情绪反应的基础上，在成熟和后天环境的作用下，不断分化并获得初步发展。下面是几种有代表性的有关儿童早期情绪初步发展的理论观点。

1. *布里奇斯的儿童情绪发育理论* 加拿大心理学家布里奇斯(K. M. Bridges, 1932)通过对100多个婴儿的观察，提出了关于情绪分化的较完整的理论并建立0~2岁儿童情绪分化模式。她认为，3个月时，将初生时的情绪分化为两种矛盾的状态，即痛苦和快乐；6个月后，痛苦又进一步分化为愤怒、厌恶和恐惧；12 个月后快乐的情绪分化为高兴和喜爱；18 个月后分化出喜悦和妒忌；24 个月时，可以在快乐的热情中区分出较稳定的欢乐来。布里奇斯的儿童情绪分化模式见图 7-1。

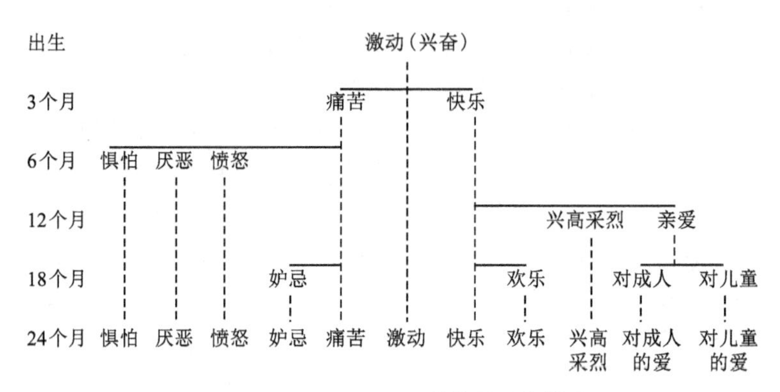

图 7-1　K. M. Bridges 的情绪分化模式

布里奇斯的情绪分化理论是早期比较著名的理论，在 20 世纪 80 年代伊扎德等提出其理论前，一直被较多的人所接受。但由于缺乏情绪分化的具体指标，因而难以鉴别每种情绪是如何分化出来的，更没有说明分化的机制。

2. *伊扎德的儿童情绪发育理论*　美国心理学家伊扎德（Izard，C. E.）的情绪分化理论在当代情绪研究中颇有影响。他认为，新生儿具有 5 种以特定面部表情为标志的相当独立、具体的情绪。包括惊奇、痛苦、厌恶、最初的微笑和兴趣。这些情绪反应对新生儿适应母体外环境和生存具有决定性影响。4~6 周时，出现社会性微笑，可区分人和其他非社会物体；3~4 个月时，开始出现愤怒、悲伤；5~7 个月时，出现惧怕；当婴儿自我意识开始发展时，6~8 个月左右，害羞出现，并且产生对陌生人的焦虑；6 个月 ~1 岁时，形成对主要抚养者的依恋，并进一步产生分离伤心、陌生人恐惧；1.5 岁左右，伴随自我意识和交往、认知的发展，进一步产生羞愧、自豪、骄傲、操作焦虑和内疚、同情等。与前人的研究比较，伊扎德关于新生儿情绪的出现、种类和以后情绪分化的论述，无论在其科学性和可测性上都大大提高了一步。他把面部分为三个区域，并提出了区分面部运动的编码手册，使每一种新出现的情绪反应都有一定的具体、客观的指标，易于鉴别、判断。同时，科学、明确地提出了与自我意识、交往发展有关的情感，部分阐释了婴儿情绪发展的机制，这对我们今天更进步深入地认识、了解和促进儿童情绪的早期发展非常有益。

3. *孟昭兰的儿童情绪发育理论*　我国心理学家孟昭兰基于其一系列婴儿情绪发展实验研究和对前人有关研究的概括、总结，提出关于婴儿情绪分化的理论，支持了伊扎德的观点。

孟昭兰认为，人类婴儿从种族进化中获得的情绪大约有 8~10 种，称为基本情绪，如愉快、兴趣、惊奇、厌恶、痛苦、愤怒、惧怕、悲伤等。这些情绪在个体发展中随着婴儿的成熟、生长而逐步出现。提出了个体情绪发生的次序、时间，并具体指出引发各种情绪的诱因。婴幼儿情绪的发生既有一般规律，又有个体差异（表 7-2）。

表 7-2　婴儿情绪发生的时间、诱因和表现

时间	诱因	情绪
初生	痛-异味-新异光、声、运动	痛苦-厌恶-感兴趣和微笑
3~6 周	看到人脸或听到高频语声	社会性微笑
2 个月	接受药物注射	愤怒
3~4 个月	痛	悲伤
7 个月	与熟人分离	悲伤、惧怕
1 岁	新异刺激突然出现	惊奇
1~1.5 岁	在熟悉的环境遇到陌生人做了不对的事	害羞、内疚、不安

儿童情绪发展理论对了解儿童情绪的早期发展非常有益。特别对于理解儿童情绪发展与自我意识、交往和认识发展的关系，更好地促进婴幼儿情绪的早期发展都具有积极的意义。

(三)婴幼儿情绪情感发育的阶段性

1. *情绪的出现顺序*　儿童出生后，可以立即产生情绪表现，刚出生的新生儿即开始用哭或四肢的动作来表达情绪。随着年龄的增长，情绪逐渐分化得更加复杂。在2~7 个月之间出现的初级(或基本)情绪是愤怒、悲伤、快乐、惊讶和恐惧。初级情绪(primary or basic emotions)是指由生物因素所决定，在出生或在第一年的早期出现的一些情绪，对于所有正常婴儿而言，它们都在大致相同的年龄出现。但是，在婴儿能够表现出一些并非与生俱来的情绪之前，学习(或认知的发展)是必需的。

接近 2 岁时，婴儿开始表现出次级(复杂)情绪，例如尴尬、害羞、内疚、嫉妒和骄傲等。次级(复杂)情绪(secondary or complex emotions)是指 2 岁时出现的自我意识和自我评价的情绪，这在部分程度上与认知发展有关。最简单的自我意识情感——尴尬，在婴儿能够再认自己的镜像之前不会出现；而害羞、内疚、骄傲等自我评价性的情感则不仅需要能够自我再认，还需要能够理解评判个人行为的准则与标准。

2. *情绪的社会化发展*　婴儿初生时的情绪基本都是生理性的，是种原始的、本能的反应，反映机体当时的内部状态和生理需要。但是，婴儿自出生时起，即进入人类社会环境中，在和成人的人际交往中实现着情绪的社会化。

(1)社会性微笑：社会性微笑的出现是婴儿情绪社会化的开端。婴儿出生时起就会微笑，但新生儿最初显露的是反射性微笑，或在婴儿的睡眠中、困倦时发生，或在身体舒适时反应，或通过柔和地抚触婴儿的面颊，对婴儿说话而产生。出生 1 个月左右，婴儿对各种不同刺激包括社会的和非社会的如灯光、铃声、人脸、图片、说话等都产生微笑，但并不对人有所选择。到约第五周时，每当听到成人的声音、看到成人的面孔，婴儿就特别高兴、愉快、活跃，发出微笑，出现最初的社会性微笑。2~3 个月，每当成人面孔靠近，婴儿还会主动报以兴奋的微笑。但此时的社会性微笑意味着对所有人的微笑都一样，还不能将人区分出来。通过与母亲和其他成人的进一步交往，4 个月左右，婴儿能逐渐区分不同的个体，开始对不同人的微笑有所选择。对主要抚养者母亲的微笑最多、最频繁。此后，笑进一步分化，婴儿对亲近和熟悉的人笑得更多、更开心，对陌生人笑得少、拘谨和严肃。从 1.5~3 岁，儿童非社交性

微笑(如自已玩得高兴时的微笑)的比例下降,社交性微笑(如对熟人、教师、小朋友)的比例则不断增加。

(2)情绪的自我调节(emotion self-regulation):是指利用一定的策略调整自身情绪状态,从而达到个体所追求的目标。是一种十分重要的社会情绪能力。

情绪自我调节的发展是从依赖他人帮助的外部调节逐渐转化为内部自我调节的过程。新生儿不懂得情绪自我调节,当感觉不舒服的时候,就会大声哭闹,直到成人满足他的需要或安抚他。当婴儿会爬或行走时,就会主动远离那些引起他们不愉快的刺激,以调节自己的情绪。快满1岁时,婴儿开始使用其他一些策略来减少不愉快的冲动,如用嘴咬东西和避开引起他们不愉快的人或事物。1岁后,随着言语能力的发展,成人开始用语言表达对婴儿的要求,在这种要求下,婴儿可以逐渐学会控制自己的情绪。从2岁起,婴幼儿开始有意识地控制那些让他们感到不舒服的人和物,他们也开始通过与同伴对话、玩玩具或是远离让他们不愉快的事物去应对挫折,控制自已的情绪。

婴幼儿情感的自我调控能力随其社会认知能力的提高而发展,与他们对刺激源的社会认知,对自己和他人情绪反应的理解或推测能力有关。

(3)情绪的社会性参照(social referencing):是婴儿情绪社会化的一种重要现象和过程,充分显示了情绪的信号作用和人际通讯交往功能,是情绪社会化的重要方面。当婴儿处于陌生的、不能肯定的情境时,往往从成人的面孔上搜寻表情信息,然后决定自己的行动。情绪的社会性参照是在不确定的情境中借助他人表情做出推断,包含了婴儿对他人情绪表情的分辨和如何利用这些情绪信息来指导自己的行为。7~10个月,婴儿识别和理解某种特定表情的能力已经比较明显,这时,他们开始关注父母对于不确定情境的情绪反应,并依此调整自己的行为。著名的"视觉悬崖"试验就是说明婴儿这种情绪的社会性参照作用。随着年龄的增长,这种社会参照越来越频繁,并且扩展到父母以外的人。

情绪的社会性参照对婴儿的发展具有极其重要的意义,特别是对于6个月左右到1.5岁的儿童,其语言能力尚未发展,情绪的社会性参照在儿童发展中起着更为核心的作用,它在很大程度上决定着婴儿的生活质量和发展机会。但值得注意的是,要注意避免消极的社会性参照。

总之,婴幼儿通过表情传达了丰富的情感,随着年龄的增长,每一种表情都更清楚地成为某一特定情绪的标志,进而呈现出婴幼儿情绪不同的发展阶段。婴幼儿情绪发展阶段,见表7-3。

表7-3 0~3岁婴幼儿情绪发展阶段

年龄	情绪表达/调节	情绪理解
出生~6个月	所有基本情绪出现 积极情绪的表达受到鼓励并更为经常地出现 通过吸吮和回避方式调节消极情绪	可以对快乐、愤怒、伤心等面部表情加以区分
7~12个月	愤怒、恐惧和悲伤等消极的基本情绪更经常地出现 通过滚动、撕咬或远离令人不安的刺激物等方式对情绪进行自我调节	能更好地再认他人的基本情绪 社会参照出现

续表7-3

年龄	情绪表达/调节	情绪理解
1~3 岁	出现次级(自我意识的)情绪 通过转移注意力或者控制刺激物的方式调节情绪	能体验到复杂的情感，自我表现意识增强，幼儿开始谈论情绪和掩饰情绪。同情反应出现

二、婴幼儿情绪情感发育的特点

(一)婴儿情绪的发育特点

婴儿情绪和情感的发育可以追溯到新生儿期。新生儿最初的情绪反应或哭、或静、或四肢舞动，都是原始的情绪反应，与婴儿的生理需要是否得到满足有直接关系。愉快和不愉快，是新生儿最初的情感分化。从新生儿期的后期到第 3 个月末，婴儿除了愉快和不愉快的表现以外，还相继增加其他情绪反应及面部表情，如喜悦、厌恶、吃惊等。婴儿最初表现出来的情绪反应具有如下两个突出特点。

1. 与生理需要是否得到满足直接相关。婴儿初生情绪反应的产生、出现或消失、转移，都与其生理需要是否满足密切相关，随生理需要的出现而出现，并随其减弱、消失而消失、停止。婴儿身体内部或外部不舒适的刺激，如饥渴或尿布潮湿等刺激，会引起哭闹等不愉快情绪，只有当直接引起这些消极情绪的刺激消除，这些情绪反应才能停止，代之以新的情绪。如给孩子喂饱或换上干爽尿布后，婴儿就会立即停止哭声，变得愉快、安静。

2. 是儿童与生俱来的遗传本能。具有先天性基本情绪反应是人类进化和适应的产物，婴儿天生具有情绪反应的能力，无须经过后天的学习。新生儿以哭表示身体痛苦，以微笑表示舒适愉快，这些都是不学就会的，是与生俱来的遗传本能，具有先天性。因此，人们常把婴儿初生时的情绪称作“本能的情绪反应”或“原始的情绪反应”。

(二)幼儿情绪情感发育的特点

随着活动内容的增加和活动范围的扩大，情绪经验也变得越发丰富，幼儿的需要逐渐扩大，因此，他们的情绪情感的发育表现出以下特点。

1. *情绪的丰富和深刻化*　从情绪所指向的事物来看，其发展趋势是越来越丰富和深刻。情绪的丰富主要表现为：情绪体验继续分化，引起体验的动因不断增多；情绪的深刻化是指它指向事物性质的变化，表现为情绪从指向事物的表面现象转化为指向事物的内在特征。随着年龄增长，活动范围不断扩大，有了许多新的需要，继而出现了多种新的情绪体验。在幼儿中、晚期逐渐出现了一些高级社会性情感，如友谊感、集体荣誉感等。此外，情绪指向的事物不断增加，有些先前并不引起儿童情绪体验的事物，随着年龄增长，可不断引起幼儿的各种情绪体验。例如，周围成人对幼儿的态度，经常会引起幼儿愉快、自豪或委屈等情绪体验，周围动物、植物甚至自然现象同样也可引起幼儿的同情、惊奇等体验，使其情绪不断地丰富和深刻，促进其情绪的发展。

2. *情绪的稳定性逐渐提高*　随着脑的发育以及言语的发展，幼儿的情绪稳定性逐步提高。首先表现为幼儿情绪的冲动性、易变性逐渐减少。幼儿早期情绪冲动易变，情绪非常容易受周围人的情绪所影响，容易受感染和暗示。到了幼儿晚期，个体对情绪的自我调节能力逐渐发展，从起初的被动控制，发展为有意识地控制自己的情绪，减少冲动性，使幼儿的情绪稳定性逐渐提高。其次表现为情绪逐渐从外露到内隐。婴儿期和幼儿初期的儿童，不能意识到自己情绪的外部表现，通常丝毫不加以控制和掩饰，而完全表露于外，喜、怒、哀、乐都清楚地在脸上反映出来。到幼儿晚期，随着言语和心理活动有意性的发展，幼儿逐渐能调节自己的情绪情感和外部表现。幼儿还可学会在不同场合下以不同的方式表达同一种情绪。

婴幼儿情绪和情感外露的特点，有利于成人及时了解孩子的情绪，给予正确的引导和帮助，但同时，控制调节自己的情绪，是社会交往的需要。因此，应该对幼儿进行一定的培养。

3. 情绪情感的社会化　幼儿情感社会化表现为情感在社会交往中越来越起作用。儿童早期的情感反应大多与生理需要紧密相连，随着幼儿的成长，需求不断增加，幼儿与周围人们的社会交往增加，幼儿的情感更多地在社会交往中表现出来，逐渐与社会性需要和社会性适应相联系，即情绪的社会化过程。同时，表达情感的表情在社会交往中起到更大的作用。

幼儿的社会交往，主要指幼儿与成人的交往，也包括幼儿与其他儿童之间的交往。从发生的进程看，婴儿运用表情作为交往的手段要比运用语言早。随着语言交往能力的发展，表情的交往能力也在发展。当语言表达发生困难时，往往采用表情和动作来补充。在实际交往中，幼儿还能比较正确地领会别人表露的情感，并做出相应的反应。这种交往能力不仅反映出幼儿认知能力的发展，也反映了情感交往能力和社会化水平的提高。

总之，幼儿的情绪情感发展表现一定的趋势，从在很大程度上的生理需要相联系转为多与社会性的需要相联系；从容易不随意地外露转向有意识地控制；从容易变动转向逐渐稳定。随着社会交往经验的增多，情绪的动因逐步过渡到社会需要为主，社会性动因不断增加，幼儿逐渐掌握了周围人们的表情手段，表情也日渐社会化；此外，道德感、理智感、美感等高级社会情感开始萌芽和出现，并获得了初步发展。

三、情感引发的社会功能发育

儿童从出生之日起，就被包围在各种社会物体、媒介和关系之中，与不同的人发生着联系。儿童只有在与人交往、相互作用的过程中，才能逐步发展其心理能力和社会性。对于婴幼儿，生活中最经常、最主要的接触者是父母和同伴，他们对婴幼儿的心理发展有重大影响，是儿童生活和发展的“重要他人”，与他们的交往是婴幼儿生活和发展的重要内容。婴幼儿的社会功能发育是指婴幼儿学习社会性情绪、形成对父母的依恋、气质、道德感和道德标准、自我意识、性别角色、亲善行为、对自我和攻击性的控制以及同伴关系等，情感则是上述功能发育的基础。

(一) 情感引发的婴幼儿依恋

依恋是儿童早期生活中最重要的社会关系，是个体社会性发展的开端和组成部分，是婴幼儿情感社会化的主要标志。它对于儿童身心发育尤其是社会性发育具有重要的影响。依恋(attachment)是指婴儿与抚养者之间所建立的亲密的、持久的情绪联结。表现为婴儿和养护者之间相互影响并渴望彼此接近的依附、身体接触、追随等行为。它主要体现在母婴之间。母婴依恋指婴儿与母亲间的感情联结，表现为婴儿努力寻求并企图保持与母亲密切的身体联系。母亲是婴儿社会性行为和社会交往发展的重要基础。许多研究表明，婴儿与母亲的关系是以后诸多社会关系形成的基础，母婴关系在很大程度上影响了婴儿以后人际关系的形成。

英国精神分析学家鲍比尔(Bowlby，1979)认为，像其他动物一样，人类拥有一个基本的需要，即与生活当中的其他人形成依恋。只有获得这种依恋，人类才能够良好地建立起与人交往的技巧。根据鲍尔比的观点，依恋的能力是天生的，但它的形成受到早期与重要他人经验的影响。鲍比尔根据自己的研究，提出了依恋形成和发展的阶段模式。

1. 前依恋期(出生至2个月)　婴儿有种有助于依恋发展的内在行为。新生儿用哭声唤起别人的注意，随后，用微笑、注视和咿呀语同成人进行交流，使成人与婴儿的关系更亲近。这时的婴儿对于前去安慰他的成人没有选择，所以此阶段又叫无差别的依恋阶段。

2. 依恋建立期(2个月至6~8个月)　婴儿能对熟人和陌生人做出不同的反应，能从周围的人中区分出最亲近的人，对熟悉的人有特殊友好的关系，并特别愿意与之接近。这时的婴儿仍然能够接受陌生人的注意和关照，同时也能忍耐同父母的暂时分离。这表明依恋尚在形成中。

3. 依恋关系明确期(6~8个月至24个月)　婴儿对于熟人的偏爱变得更强烈，并出现“分离焦虑”，即离开养护者时感到不安和“陌生焦虑”，即对陌生人的谨慎与回避。由于运动能力的发展，婴儿可以去主动接近人和主动探索环境，同时把母亲或看护人作为一个“安全基地”，从此出发，去探索周围世界。

4. 目的协调的伙伴关系(24个月以上)　由于言语和表征能力的发展，此时的小儿能较好地理解父母的愿望、情感和观点等，同时能调节自己的行为。如能够忍耐父母迟迟不给予注意，还能够忍耐同父母的短期分离，他相信父母将会返回。

通过与母亲建立依恋关系，小儿认识到母亲是最值得信赖的，母亲在与不在都是安全的。长大后，儿童对人与人之间的关系产生一种安全感，指导儿童建立各种亲密的人际关系。

(二)情感与幼儿自我意识的发展

自我意识是作为主体的自我对自己以及自己与他人关系的一种认识。它在个体社会性发展中处于中心地位，其形成和发展影响着社会性其他方面的形成和发展。

自我意识的发展以儿童动作的发展为前提。当婴儿作用于客观事物时，会注意到他的不同动作可以产生不同的结果。因而，1岁左右的儿童开始把自己的动作和动作的对象区分开来，开始知道自己和客体的关系，把自己和客体区分开来，认识自己的存在和自己的能力，产生自信心。如常见到1岁左右的孩子不小心将手里的玩具弄掉，成人马上拣起递给他，之后他会有意地把玩具反复扔到地上，看见成人去拣时，会非常高兴，似乎从中获得了极大的乐趣。

到1.5岁左右，小儿开始能够把自己作为客体来认知。这种客体感的发展首先表现在对自己的面部特征的认知上。当把鼻子上涂了红点的婴儿放在镜子前面时，会产生明确的指向红点的行为。这表明他会清楚地认识到本不属于自己的面部特征的东西，表现出了自我再认。

自我意识的真正出现和儿童语言的发展相联系。1.5~2岁的小儿，开始用语言称呼自己身体的各部分，具有用语言标志自我的能力，并且具有用适当的人称代词称呼某个形象的能力。但此时儿童只是把名字理解为自己的代号，遇到别人也叫相同的名字时就会感到困惑。2~3岁时，掌握代词“我”，这是儿童自我意识萌芽的最重要标志，标志着儿童自我意识的萌芽。

(三)情感与亲子交往的发展

亲子交往在广义上指家庭中父母与自己的孩子之间的交往活动，而狭义上则指以血缘和共同生活为基础，以抚养、教养、赡养为基本内容的物质交往和精神交往的总和。亲子交往是存在于亲子之间的双边活动，是种相互影响的过程。是婴幼儿早期生活中最重要的社会关系，对婴幼儿的心理发展具有重要的影响。新生儿的哭位，吮吸，探索、抓握等本能反射客观上构成交往信号，抚养者(主要是母来)则以哺乳、抚摸、拥抱等照看行为对婴儿作出应答。这种相互作用不仅使婴儿的生理需要得到满足，而且母亲身体接触也给予婴儿安全感。随着与母亲交往活动增加，婴儿的注视、微笑等情感表现也逐渐获得了社会意义。婴儿的亲子关系主要表现为亲子间的依恋，即婴儿与母亲(或能够代替母亲的人)之间所形成的由爱连接起来的永久性心理联系。几个月的婴儿会通过靠近和跟随来表达对母亲的依恋。2岁左右的小儿，在通过与父母一起游戏的过程中，得到极大的兴奋和满足，并建立了良好的亲子关系。而且，在亲子交往中，父母自觉不自觉地向儿童传授着多方面的社会性知识、道德准则、行为习惯和交往技能，也为婴幼儿提供了练习社交技能的机会，并在其中给予大量引导、纠正或强化。儿童的许多社会性行为，如分享、谦让、友爱、尊敬长辈、关心他人等，就是在与父母的交往中、在父母的帮助和指导下逐渐学习并发展的。总之，通过婴幼儿情感的需要，使亲子双方的关系得到了进一步的强化与发展。

(四)情感与同伴关系的发展

同伴关系是儿童在早期生活中除亲子关系之外的重要的社会关系。随着婴幼儿的发育，与同伴的交往时间和交往数量越来越多，同伴在儿童发育中的作用也越来越大，影响着婴儿个性、社会性的发展。

同伴的交往使儿童在更大范围内体验到一种全新的人际关系，这是他们发展社会能力、提高适应性、形成友爱态度的基础。在实际的交往中，婴幼儿由于还不具有充分的语言表达能力，常常需要向对方表达出相应的情感表情，如微笑、气愤、拒绝、请求等，尝试、练习社会交往的技能和策略，并根据对方的反应做出调整。情感表达可以促进同伴交往，同伴交往也有助于儿童形成积极的情感。良好的同伴交往，使儿童产生安全感和归属感，从而心情愉快。同伴交往是儿童的一种情感依赖，对婴幼儿具有重要的情感支持作用。婴幼儿同伴关系的发展经历以下三个阶段。

1. *以客体为中心阶段(6个月~1岁)*　这个阶段的婴儿建立同伴关系，通常直接用表情和动作进行交往，如微笑注视对方，而对方常常也模仿这种方式将信息返回。9个月以后，婴儿之间彼此注视的时间越来越长，他们的微笑、手指动作常常会得到其游戏伙伴适宜的连续的反应和模仿。这个阶段没有真正意义上的同伴交往。但为今后合作性的同伴活动奠定了基础。

2. *简单交往阶段(1~1.5岁)*　此时婴幼儿之间的交往行为就是社交指向行为。社交指向行为指婴儿直接指向同伴的各种具体行为，如微笑、发声和说话、给或拿玩具、身体接触(如抚摸、轻拍、推、拉等)、走或跑到同伴身边等。婴儿发出这些行为时，总是伴随着对同伴的注意，也总能得到同伴的反应。最显著的交往特征就是相互模仿对方的动作，交往的目的从最初主要是自己获取玩具到倾向于引起同伴对自己的注意。于是婴幼儿之间就有了直接的相互影响，简单的社会交往由此产生。

3. *互补性交往阶段(1.5~2.5岁)*　随着婴幼儿的发育，婴幼儿之间的交往内容和形式更为复杂。2岁以后的小儿逐渐习惯与抚养者分离，与同伴在一起交往，他们一起玩耍，逐渐出现了婴幼儿之间的合作游戏、互补行为。18~24个月婴幼儿社会性游戏明显多于单独游戏，与同伴游戏的数量明显多于母亲。1.5~2岁期间，只要有机会就与同伴交往，这个时期将是社会性交往的转折点。

总之，情感可以通过影响婴幼儿自我意识、亲子关系、同伴关系发展等多条途径，进一步影响儿童其他高级社会功能的发育，因此健康的情感发育是儿童社会化进程中至关重要的一环。

第二节　情绪情感发育的影响因素及异常发育

情绪是婴幼儿心理生活中的一个重要方面，早期儿童，特别是2~3岁的幼儿，其情绪的发展对今后的成长有着重要的影响。良好的情绪是个体心理健康的重要标志，也是个体适应现代复杂的人际关系的社会化水平的重要标志。婴幼儿的情绪能力有所不同，许多因素可调控和影响情绪的发展，甚至可引起情绪严重偏离正常的波动范围，即情绪障碍。

一、情绪情感发育的影响因素

(一)生物、遗传因素

1. *生物学因素*　和其他心理过程一样，情绪和情感也是大脑的功能。在情绪活动中所发生的机体变化和外部表现，与神经系统多种水平的功能相联系。

(1)大脑额叶及边缘系统：支配人类的理性或突发情绪，是情绪的中枢部分。前额叶损伤可改变人格特点，使其产生情绪波动，缺乏对情绪活动的适宜调节；邻近前额叶的部分皮质受损可出现冷漠、缺少感情、出现缄默症；切断额叶与其他大脑联系则引起情绪缺失症。右侧额叶主管消极情绪，是消极情绪如恐惧、攻击意念的发源地；左侧额叶与积极情绪建立有关，可监控右额叶的这些负性情绪。

边缘系统是控制人类情绪的主要神经中枢之一，是所谓的“情绪脑”所在地。丘脑是情绪脑的重要组成部分，其中的许多神经核如杏仁核直接参与支配人类情绪，在危机状态下杏仁核是脑结构中的警报系统，也是人的情绪之源和情绪前哨。

(2)情绪与自主神经系统的联系：是十分密切的，人在情绪状态下表现出许多生理反应。呼吸系统、循环系统、骨骼与肌肉组织、内分泌腺、外分泌腺体以及代谢过程的活动，在情绪状态中都发生变化。例如，在激动、紧张的情绪状态中，呼吸加速、加深，心跳加速、加强，外周血管舒张，血压升高；突然的惊惧，呼吸会出现暂时的中断，外周血管收缩，脸色变白，出冷汗；焦虑，忧郁状态抑制胃肠蠕动和消化液的分泌，引起食欲减退。

(3)内分泌腺的变化：与情绪状态有直接联系。而且上述多方面的生理变化与内分泌腺的变化有关。如，在紧张的情绪状态中，肾上腺素分泌的增加导致血糖、血压、消化、其他腺体一系列的变化反应，特别是由于去甲肾上腺素是交感神经系统的传递物质，它对交感神经系统神经元的激活起着直接的作用，从而说明内分泌系统的化学激活与上述有机体的许多方面的生理变化直接关联，内分泌系统成为情绪反应的一个重要标志。

（4）母孕期状况：母孕期情绪和精神状况也可影响婴幼儿情绪和行为，母孕期情绪和精神状况差，婴幼儿情绪和行为的异常率高，主要表现在对婴幼儿睡眠、负性情绪、饮食等失调行为和沮丧、退缩、焦虑等内化行为的影响。孕妇的情绪变化，可通过血液和内分泌成分的改变，对胎儿产生影响。如果孕妇经常情绪不良，如焦虑、紧张，会影响胎儿脑发育，日后增加幼儿发生情绪行为问题的可能性。有学者认为，孕期有焦虑、抑郁等情绪问题母亲所生的儿童，在以后的社会学习任务中，表现出更多的消极情绪。

2. *遗传因素*　研究发现遗传对气质有较直接的影响，而气质的不同在很大程度上造成了情绪行为的不同。气质（temperament）是个体典型的、稳定的心理特征，是高级神经心理活动的不同类型在心理过程的动力特点方面，特别是情绪动力特点在行为方式上的表现。气质是个性（prsonality）形成的基础。婴幼儿期不良的气质类型今后更有可能发展成不良的个性，从而构成情绪障碍的发病基础。此外，情绪反应性强度、引起反应的阈限、抑制冲动的能力、兴奋后重获安慰的容易度等，这些特征构成了个性相对稳定的结构基础，对获得控制情绪的能力很关键。如：患有唐氏综合征的儿童之所以会有情绪调节问题，是因为大脑中与抑制控制有关的组织发展缓慢，另一方面，生理反应性低，其结果是这些孩子很难兴奋起来，但是一旦兴奋又很难控制自己的兴奋情绪。

婴幼儿情绪障碍与遗传因素有关，有研究发现，分离性焦虑与遗传因素有关，“容易焦虑的父母将养育出焦虑的儿童”这一现象确实存在，支持遗传因素对儿童情绪障碍的影响。

（二）环境因素

儿童在发育过程中对各种有害因素的反应较为敏感，尤其是有遗传易感素质的个体，受到不良环境因素的影响容易诱发疾病。婴幼儿期，关系最密切的环境就是家庭，他们对于家庭环境依赖性很强。对家庭的依赖不仅是物质方面的，也有心理方面的。

1. *家庭因素*　家庭是社会的组成细胞，是儿童最重要的生活环境，父母的个性、爱好、教育方式、对子女的期望和态度以及家庭气氛和环境等都会直接或间接地影响婴幼儿的情绪，产生潜移默化的影响。

（1）家庭背景因素：包括家庭的社会经济状况、父母职业、文化素质和身心健康等方面。事实证明，贫穷、物质生活条件差、疾病和父母的不良心境（如焦虑、抑郁等），会导致家庭内部的社会心理联系失调，婴儿期困难气质较多，各种内、外向行为问题的患病率是正常家庭儿童的2~5倍。但也有研究显示，许多富裕家庭，由于父母忙于工作，无暇关心孩子的成长，婴幼儿因缺乏亲情而可能导致情感淡漠、焦虑，甚至长大后出现焦虑、敌对等情绪问题，人际关系紧张的发生率较高。

（2）亲子关系和养育态度：多个研究和教育实践均表明，婴幼儿早期的亲子联结对小儿今后良好的性格、情绪情感形成有重要作用。重点强调出生后第1小时内的母婴接触，早期的母婴接触会使婴儿增进食欲、体重增加较多，情绪紊乱发生较少。

亲子关系和养育态度对婴幼儿情绪发展有重要的影响。亲子关系不良会明显影响小儿身心发展轨迹，对他们的心理发展、情绪以及人格形成等都有重要影响，但如何影响和导致情绪障碍的机制有各种学说。养育态度与儿童性格特点有密切关系。在教养过程中，父母的理解、情感温暖，都能促使子女情绪稳定、有同情心，而过分干预、过度保护的养育态度，则可使他们变得内向、情绪不稳、胆小怕事。此外，家长养育态度不一致，也会使儿童无所适从，容易出现焦虑、抑郁等情绪问题。但父母与婴幼儿的亲子交流、密切接触和相互游戏，能使其体验到父母的关爱和温情，有利于婴幼儿情绪的良好发展。

(3)家庭环境因素：婴幼儿期的生活仍以家庭为重心。愉快、和谐的家庭生活，充分的亲情对其情绪发展影响极大。家庭环境中的某些不良因素，如婚姻不和谐、矛盾冲突多、家庭不和、父母离异，必然影响父母的养育技能和亲子安全性依恋关系的形成，容易造成婴幼儿抑郁、焦虑、恐惧、悲观等不良情绪，乃至形成不良个性。

儿童应对压力的能力首先取决于天生的气质特征，但是，这些特征受到父母提供帮助的方式的影响。如果缺乏这种支持和帮助，如虐待，儿童就很难发展必要的情绪自控能力。同样，在一个充满冲突的家庭中，儿童不断目睹消极情绪的暴发，就不会有控制自已情绪的动机。有抑郁等情绪问题的父母，儿童很可能会在情绪发展上出现异常。

此外，父母的情绪示范作用也很重要。1~3 岁幼儿的情绪易受感染、模仿能力强，日常生活中若成人经常显示出积极热情、乐于助人、关心爱护幼儿等良好情绪，对幼儿今后情绪的发展将起到潜移默化的作用，否则将会助长不良情绪的形成。父母还可以通过自身的情绪情感感染儿童，例如当面临危险时父母表现的临危不惧，孩子也会以父母的行为表现为榜样，变得胆大起来。

除了家庭环境因素，依据幼儿身心特点制定的合理生活制度，也会有利于幼儿身体健康和良好行为习惯的形成，也有助于他们的情绪稳定。般来讲，单调、枯燥的环境，容易使幼儿疲劳，从而产生厌倦、不愉快的情绪。相反，丰富多彩的生活内容，会使幼儿产生兴趣，感到快乐和满足。为此在家庭中还应该为孩子建立起科学合理的生活制度，让幼儿生活在轻松活泼的多样化生活环境之中。

2. 社会环境因素　人类生存于社会环境中，社会因素对婴幼儿情绪的影响是多方面的。社会因素包括社会的政治制度、经济文化因素、卫生保健和社会福利等。这些因素相互交织，共同影响儿童的身心发展。

(1)社会经济文化因素：幼儿的情绪发展离不开幼儿的生存环境。以贫穷环境为例，低收入带来的压力对父母的情绪生活有着消极的影响，这对婴幼儿的社会情绪能力构成了明显的威胁。而高收入家庭无温饱之忧，在提供丰盛食物的同时，还能提供更多的玩具、读物和试听条件，使婴幼儿能够有机会接受各种感官刺激，有利于开阔思维、愉悦心情、促进积极情绪的发展。心理学家皮亚杰强调：“儿童是在周围环境的影响下，通过主体与环境的交互作用而获得心理上的发展”。社会化环境主要是为幼儿提供了有利于他们进行社会化交往的丰富机会，让幼儿了解社会、熟悉社会、学习社会、适应社会。

(2)现代媒体：随着网络技术的飞速发展，现代媒体文化已经深入到人们的生活当中，不仅成人，婴幼儿也成为了现代媒体的消费群体之一，并潜移默化地受其影响。现代媒体主要指电视和网络，看电视的时间和内容都会影响到孩子的情绪、认知和心理发展，过度沉湎于看电视，势必影响其与父母及家人相互接触的机会，限制其思维活动范围，久而久之，影响其个性和情绪的发展。此外，如果家长不注意电视节目的内容，而只将看电视当做让孩子安静不闹的筹码，如果孩子经常看到不适宜儿童的电视节目如离婚、暴力等，就容易在头脑中渗透这些不健康的想法，产生易怒、冲动、攻击性强等情绪和行为问题，甚至形成孤僻、内向的人格特征。

(3)城市流动儿童和农村留守儿童：农村剩余劳动力大规模向城市转移，是中国改革开放后最重要的社会现象之一。城市流动儿童专指那些随进城务工父母居住，或在父母务工所在地出生但户口不在居住地的18岁以下儿童。由于地区、城乡和生活习惯的差异，对婴幼儿的生存、生活方式以及生活环境等产生明显影响，常因为在生活中自然表现出的乡村行为方式得不到同伴认可，难以融入群体，产生被孤立和被抛弃感，易出现退缩、冷漠和不合群的个性特征，久而久之，导致同伴交往困难，使自身的社会适应能力下降。

乡村留守儿童专指父母双方或一方外出务工连续6个月以上的18岁以下的乡村儿童。这些孩子双亲健在，但经常处于亲子分离状况，不得不面临隔代抚养、亲友抚养、单亲抚养等问题。他们的核心问题是亲子情感链断裂，许多留守儿童是自幼与父母分离，导致家庭的正向影响作用缺失，尤其是与父母短暂相聚却又不得不分离，情绪波动大，易出现任性、冷漠、内向、孤独等情绪问题，也是危险行为的高发阶段；如果长期得不到父母情感抚慰和关爱，缺乏父母的引导和帮助，甚至会产生抑郁、焦虑、敌对、恐惧以及人际关系不良等问题。

总之，婴幼儿情绪情感的发展，受多方面因素的影响。解释婴幼儿的情绪能力，需要考虑一系列的交互作用的因素。父母和妇幼保健人员都应该重视幼儿的情绪情感教育，建立良好的亲子交流，采取积极的养育态度，使他们不仅体魄健壮，智力发达，而且具有良好的、稳定的情绪情感。

二、情绪情感的异常发育

所有要幼儿在正常的成长过程中，都体验过恐惧、恐怖、担忧、焦虑、羞怯等情绪情感变化，但对于不能符合自己的需要而产生的过度的、削弱身体功能的态度体验，则会出现情绪情感的异常发育。常见的异常发育和障碍性疾病如下。

(一)婴幼儿依恋障碍

婴幼儿依恋障碍(infant atachment disorder)包括反应性依恋障碍和童年脱抑制型依恋障碍两种类型，均是由于与抚养者依恋关系的改变所导致的儿童早期情绪和行为障碍所致。

1. *反应性依恋障碍*(reactive atachment disorder)　是指已形成特殊依恋关系的婴幼儿，由于抚养者和抚养方式的突然变动，产生强烈而持续的情绪反应和依恋行为改变，如长期存在，可妨碍儿童生长发育。反应性依恋障碍多发生于下列情况。

(1)6~7个月以后，已产生了特殊依恋的婴幼儿。

(2)原有的依恋对象少而固定、且依恋较强烈时，如单亲家庭。

(3)由于领养、寄养、住院等情况，导致依恋对象和养育方式、环境突然改变时。

反应性依恋障碍明显地是对抚养者恶劣关系的反应，多发生于婴幼儿和童年早期，表现为与严重的儿童教养不良有关的儿童社交关系模式的长期异常。包括对婴幼儿的冷淡、虐待或忽视，甚至故意的伤害，对儿童的基本需求不给予满足，如饥饿时不喂食，当婴幼儿身体病痛时，不关心、不爱抚，不提供诊疗和足够的营养，或主要养育者反复变化等。这类婴幼儿常常表现为情绪紊乱，如恐惧、愁苦，表现出强烈而持续的情绪反应和依恋行为改变，焦虑不安、哭闹不已。此后对于任何人、甚至包括原来依恋对象所给予的任何形式的安抚，都一概表示拒绝，有安慰无效的恐惧、愁苦，伴有明显的情绪反应及不安全感，多数患儿对同伴交往有兴趣，但其苦恼和恐惧又妨碍了其社交活动，因此，同伴交往差，成人后在人际交往方面可出现对人的疏远、冷漠和不信任。

该障碍发生的原因明确，主要是对抚养者恶劣关系的反应，持续存在时间的长短取决于婴儿与抚养者适应不良、相互关系不融洽的时间。该障碍诊断明确，关键特征是5岁前产生的与抚养者的关系异常，且持续存在，是对抚养方式明显变化的反应。如能改变抚养者与婴幼儿之间的关系，给以亲近、关心、爱护，及时提供感情上的温暖和物质上的需要，给予充分的安全感，将取得良好的效果。

2. 童年脱抑制型依恋障碍(disinherited attachment disorder)

以往又称为福利院儿童综合征。此类障碍主要发生于从婴幼儿期就一直在福利院这类集体性养育的环境中，也可发生于极其频繁更换养育者的儿童中。由于抚养者的经常变更，不能形成固定的依恋关系，从而导致泛化的、无选择性的依恋行为。不论生疏与否，对任何人一概不加选择地主动寻求亲近，他们对人的感情依恋需要达到近乎乞求的程度。常常同伴关系失调，可在环境的影响下伴发情绪或行为紊乱。在以后的社会交往中，不能与别人保持必要的、恰当的距离，交往方式显得幼稚，常常遭到拒绝和疏远，因而会感到困惑和焦虑不安。这种泛化依恋现象即使环境发生了巨大变化，也仍有继续存在的倾向。

该病的发生，除了婴幼儿长期在福利院照料的原因外，也与多次变换抚育者，或多次变换寄养家庭或其他安置有关。该障碍诊断要点是在5岁前表现出选择性依恋异乎寻常的泛化，伴有无选择的、趋于寻求注意和无区别的友好行为。治疗方法主要应建立固定的养育者和相对稳定的寄养家庭。

(二)分离性焦虑障碍

分离性焦虑障碍(separation anxiety disorder，SAD)指儿童与其依恋对象分离或离开家时出现的过度的、损害行为能力的焦虑情绪。通常，婴幼儿与自己依恋的人分离有明显的焦虑反应，6~9个月的婴儿就会对陌生人和陌生环境产生警觉并拒绝接近，当幼儿入托、生病住院或送交他人抚养，要与主要依恋对象分离，会表现为哭闹，发脾气，不听指令，不与同伴交往，每日离家相当困难，出现明显的焦虑情绪和行为反应。

部分幼儿与依恋对象分离，会产生焦虑和回避行为，会感觉不安，但经过一段时间能够自行缓解。该病的诊断，除了考虑症状标准，还要看症状持续的时间以及严重程度。其诊断要点是，不现实地强烈担心主要依恋对象可能消失或受到伤害，不现实地强烈担心会发生某种不幸事件，使他们与主要的依恋对象分离；反复出现与分离有关的噩梦，持久而不恰当地害怕独处，与主要依恋者分手，会反复出现躯体症状，如恶心、腹痛、头痛与呕吐等；在与主要依恋对象分离前过分担心、分离时或分离后出现过度的情绪反应，表现为烦躁不安、焦虑、哭闹、发脾气、痛苦、淡漠或社交退缩，并影响其日常生活，使社会功能受损。分离性焦虑常起病于6岁前，病程上符合症状标准和严重标准至少1个月。

一旦婴幼儿出现了分离性焦虑，在治疗方面应注意，对较小的婴儿在其母亲或替代者离开前找一个对孩子同情和爱护的专职照料人。对较大的婴幼儿，在依恋者离别前，向他们说清楚以取得理解，但必须找一个孩子所熟悉的替代者照料。必要时应根据焦虑原因及表现，采用支持性心理治疗，系统脱敏、认知重建和心理教育以及开展家庭治疗，调整父母与儿童的关系，鼓励孩子面对新环境并尽快适应新环境。大多数分离性焦虑预后较好，能够适应幼儿园和学校生活，适应社会。

(三)儿童恐惧症

儿童恐惧症(phobia)是指儿童显著而持久的对日常生活中的事物和情境产生过分的、无理由的恐惧情绪，并出现回避或退缩行为，其程度严重影响了儿童的日常生活和社会功能。恐惧情绪是儿童期最常见的心理现象，一般儿童对某些物体或情境如黑暗、动物、昆虫、死亡、登高、雷电等都会产生恐惧，但其恐惧的程度轻、时间短，时过境迁恐惧心理很快消失。不同发育阶段的儿童，所恐惧的内容和对象也不同，与年龄密切相关。婴幼儿期常见的恐惧如表 7-4 所示。

表 7-4 婴幼儿期常见的恐惧及其对象

年龄	恐惧对象
0~6 月	情感和身体支持的丧失、大的声音
7~12 月	陌生人、巨声、怪声、突如其来冲向自己的物体
1 岁~	与父母分离、伤害、大小便、陌生人
2 岁~	噪音、怪声、动物、黑暗房间、与父母分离、大型物体或机器、个人环境改变
3 岁~	面具、黑暗、动物、与父母分离

但儿童恐惧症则不同，多表现为一种过分的、持续存在的恐惧体验，其程度与外界刺激不成比例，患儿所害怕的东西往往事实上并不具有危险性，或者虽有一定的危险性，但其所表现的恐惧反应程度明显地与之不相称，远超过客观存在的危险程度，持久地存在预期性焦虑，害怕自己恐惧的事物发生，虽经劝解、安慰也不能消除，并由此而产生的回避、退缩行为，以期达到免除恐惧所致的痛苦，此外，一旦接触所恐惧的刺激物，立即产生焦虑反应，表现为尖叫、哭闹、发脾气，并伴有自主神经功能紊乱，甚至出现食欲减退、睡眠障碍，严重影响了患儿的正常生活以及建立同伴关系。儿童恐惧症的诊断并不困难，只要患儿对某一种客观事物或情境感到过分恐惧，出现强烈的焦虑反应或回避、退缩行为，并严重干扰了儿童的正常生活和同伴关系，日常生活和社会功能受损，病程至少持续 1 个月，即可进行诊断。

对于儿童恐惧症的治疗通常采用心理治疗，在支持和认知疗法的基础上，加以行为疗法，行为疗法可采用系统脱敏、阳性强化法治疗，此外，可采用音乐和游戏治疗等方法，能取得较好的效果。

(四)选择性缄默症

儿童选择性缄默症(selective mutism)是指起病于童年早期，已获得了语言功能的儿童，由于精神因素的影响而出现的一种在某些场所(学校、幼儿园、陌生环境)保持沉默不语的现象。实质是一种情绪和社交功能障碍，而不是言语障碍。

在发病前，婴幼儿已经获得了言语的发展，已有正常的言语理解及表达能力。而此类儿童常常在家或熟悉环境时语言交流正常，而在另外某些特定的社交和集体场合则保持沉默不语，拒绝用语言交流，可以用手势、点头、努嘴、摇头等躯体语言交流，但越是鼓励其讲话，越是缄默不语。另一些幼儿在幼儿园里问一句说一句，回家后则一言不发；见到亲人与其他孩子说话，或有其他人在场时，立即低头不语。由于其言语的表达在场景上和对象上有鲜明的选择性，仅在某些选择性环境下拒绝讲话，故称为选择性缄默症。

患儿大多伴有情绪和行为方面的问题，如焦虑、对立行为等，难以管理，易怒，在家里易出现攻击行为。选择性缄默症的诊断明确，如果病前获得了语言能力，病后在特定的环境下拒绝讲话，而在其他环境则能进行正常的言语交流，言语的理解和表达正常，智力正常，病程一个月以上，并排除其他器质性疾病和神经精神疾病，就可诊断此病。选择性缄默症只要治疗及时，可以恢复正常言语及社交功能，预后较好，极少数可持续到成年。有人格缺陷家族史的患儿预后较差。治疗主要采用家庭治疗、行为治疗等心理治疗方法，其中以正、负强化的行为矫治方法效果较好，即当患儿出现良好的行为时，即给予奖赏强化；出现回避、退缩等不良行为时，则不予强化或给予负性刺激，可逐渐消除敏感、恐惧、紧张等不良情绪。此外，应尽量消除不良精神刺激。对患儿的缄默表现不要过分注意，不要逼迫他们讲话，以免使其精神更加紧张。改善生活环境，如果家庭中存在亲子关系问题、家庭气氛不良，治疗者应对所存在的一系列问题进行全方位调整和干预；多鼓励患儿参加集体活动，确定支持的同伴，降低焦虑情绪，提高患儿的互动和交流能力。

（五）孤独症谱系障碍

孤独症谱系障碍（autism spectrum disorder，ASD）是种起始于婴幼儿时期的以不同程度的社交交流障碍、狭隘兴趣和重复刻板行为为主要特征的神经发育障碍性疾病。通常3岁前起病，男女发病率差异显著，男女患病率之比约为4.5∶1。ASD的病因复杂，发病机制不明，与父母亲的教养方式无关，可能涉及遗传和环境因素的交互作用。

近20年来，在全球范围内ASD的患病人数呈快速增长趋势。WHO（2013年）估计全球ASD的患病率为1/160，占全球疾病负担的0.3%。美国疾病控制预防中心（CDC）的监测数据表明，ASD在美国的患病率自2007年的1/150上升到2016年的1/68。我国自1982年在南京首次确诊了4例ASD以来，也得到广泛关注，但目前尚缺乏全国性的流行病学调查数据，按照1%的患病率推测，我国ASD的患病人群超过1000万，且多个城市调查显示ASD的患病率呈上升趋势，已经成为我国特殊教育机构和康复训练机构的主要收治群体。

社交交流障碍是ASD的核心症状。具体表现为：①社会情感互动的缺陷，表现出异常的社交活动，不能进行正常的往复交谈，缺少兴趣、情绪和感受的分享，不能发起或回应社交互动；②社交互动中的非言语沟通行为存有缺陷，难以协调言语沟通和非言语沟通，异常的眼神接触和肢体语言，缺乏与亲人的目光对视，缺乏对手势的理解与使用；③在人际关系的建立、维持和理解等方面存在缺陷，难以调整行为去适应不同的社交情景，无法参与想象性的游戏或交友困难，对同龄人缺乏兴趣等。社交沟通障碍的表现有程度差异，轻者愿意交流但缺乏交流技巧，重者会表现为无交流状态，体现谱系特征。

限制性兴趣或重复刻板行为模式是ASD的典型特征。具体表现为：①动作、物品使用或讲话方式的刻板或重复：如对某些玩具和物件表现出不同寻常的喜好，如喜欢看车轮、风扇等圆形物体，反复观看某电视广告或天气预报，“鹦鹉学舌”式的言语模仿、怪异的措辞等；②坚持单调且无变化的常规，或程序化的言语、非言语行为：如难以适应转变，僵化的思维模式和问候用语，每天必须走相同的路线或吃相同的食物等；③高度限制性和固定的兴趣，其兴趣点和兴趣的强度有别于常人：例如对某些不寻常的物品表现出强烈的迷恋或专注；④多数ASD患儿存在感知觉异常，如对某些声音特别恐惧或喜好，对疼痛或温度的反应麻木，难以忍受某种声音，不喜欢被人拥抱，过度地嗅或触摸某些物品，喜欢盯着看灯光或转动的东西。

ASD儿童的智商可显著低下，也可能正常，甚至表现出天才能力，呈谱系分布。智力正常和超常的ASD称为高功能ASD（high function autism，HFA）。尽管ASD儿童智力水平不同，但多数患儿机械记忆较好，或音乐艺术能力较强，尤其是机械记忆能力较好甚至超常。此外，多数ASD患儿表现为多动和注意力分散，还有发脾气、攻击、自伤等行为表现，可能与父母教育中较多使用打骂或惩罚有关。

早期识别、早期诊断以及早期干预对ASD尤为重要。不看人、不理人、不指点是ASD婴幼儿重要的早期征象。ASD儿童临床表现可能会有不同，典型的ASD的诊断不难，通过病史询问、体格检查以及儿童行为观察并辅以诊断评估量表，最后依据2013年《美国精神障碍诊断统计手册》第5版(DSM-5)给予确诊。对于2~3岁语言发育落后的儿童，如果合并有非言语交流障碍和重复刻板行为均应该考虑ASD的可能。

目前对ASD缺乏统一的治疗方法，但早期干预可帮助ASD儿童改善症状和提高技能。ASD的早期干预以教育训练为主，其目的是最大限度地改善核心症状，促进社会交往能力、改善言语和非言语交流能力，减少异常行为。同时，促进其认知能力发展，培养生活自理和独立生活能力。康复治疗的原则强调早期干预、科学和系统的个体化干预(individualized educational program，IEP)以及高强度干预，灵活应用结构化教育(structured and specialized program)、应用行为分析(ABA)、人际关系发展干预(RDI)等主流方法，即以结构化教育为基本框架，以社会交往为训练的核心内容，行为疗法为基本方法，兼顾行为矫正、情绪调控、认知促进、生活自理等。强调父母的积极参与，并结合以家庭、社区生活为基础的教育干预模式。

ASD的预后取决于患者病情的严重程度、智力水平、是否共患病和教育治疗干预方法的选择和干预强度，儿童智力水平较高、干预年龄越小、干预方法适当、训练强度高者效果明显。轻型预后较好，多数未经干预的ASD儿童预后较差。若患儿错过了最佳干预期，会严重影响预后，即使后期有所改善，也难以实现赶上生长，至青春期和成人后，在人际沟通、社会交往等方面仍会存在持续的困难，甚至成为终身残疾。

第三节 情绪情感及其社会功能发育评定

情绪在婴幼儿心理活动中起着非常重要的作用，这种作用是其他任何生理、心理过程所不能替代的，它是人的认知和行为的唤起者和组织者，指导着幼儿的社会化进程。因此，通过借助科学的方法和工具对婴幼儿进行系统地观察，并在掌握大量信息的基础上进行深入地分析和判断，使我们可以更加深人、客观、全面了解婴幼儿的情绪和社会功能。

一、评定的内容及方法

婴幼儿情绪与社会功能的评价是一项计划性和科学性很强的工作，组织与实施过程是否科学、有序，决定着评价结果的可靠性，要根据研究目的和婴幼儿实际发育情况选择一种或几种评价方法。目前通常使用的婴幼儿情绪和社会功能评价方法包括：观察法(自然观察法和情景观察法)、谈话法、实验法以及问卷调查法。

(一)婴幼儿基本情绪的评定

采用实验法进行。养护者利用玩具和相应的工具来诱发婴幼儿的各种基本情绪，多用于6~18个月的婴幼儿评定，可采用以下方法进行。

1. *兴趣* 将一个新奇的玩具呈现在婴幼儿的眼前，不做任何逗引动作，观察婴幼儿是否表现出一段时间的注视，并伴有特定的面部表情。

2. *愉快* 将一件新奇的玩具(色彩丰富，会动或发出悦耳声响的)呈现在婴幼儿面前，并用其逗引婴幼儿，同样观察婴幼儿的面部表情。

3. *惊奇* 向婴幼儿呈现一件装有小动物的小盒，观察婴幼儿是否可见小动物在小盒内活动，并观察婴幼儿的面部表情。

4. *愤怒* 养护者或同龄儿童将其手中的玩具抢走，或者限制婴幼儿双臂的活动，使其无法拿到放在面前的玩具，观察其面部表情变化。

5. *悲伤与痛苦* 当婴幼儿玩得正高兴时，母亲或主要养护者离开，并把婴儿手中的玩具拿走；或当婴幼儿打预防针注射时，观察婴幼儿的情绪变化。

6. *厌恶* 让婴幼儿品尝略带苦味的食物或药品，观察婴幼儿的情绪变化。

7. *恐惧* 母亲或主要养护者离开，陌生人出现并缓缓接近婴儿；或将婴儿抱住自一定高度突然向下放，使其产生典型的高度恐惧。观察婴幼儿情绪变化。

(二)婴幼儿的情感发育状况评定

采用观察法进行。乔治·华盛顿大学心理和儿科学教授斯坦利·格林思潘博士设计了一套“里程碑”式的评定标准，可以用来了解婴幼儿在出生后各个时段所具备的社交技能和情感发育状况。参照这些具体方法，可以跟踪婴幼儿的情感发展历程，帮助他们达到“里程碑”目标。具体观察指标及方法见表7-5。

表7-5 婴幼儿情感发育观察表

3个月	5~6个月	10个月	18个月
最初的交际：婴儿做出谨慎的反应，对别人发生平静的兴趣，不时对周围人绽露出微笑	花样翻新：随着同外界交往的日益增多，婴儿流露出惊奇、欢乐、受挫和失望等情感	定睛凝视：婴儿开始跟踪父母的视线，以便理解令他们感兴趣的是什么	用行动表达情感：刚开始蹒跚学步，自我意识更强，也能体验到复杂的情感，如骄傲或违抗
注意和调节：当你发出声响或面部表情有所变化时，婴儿是否转过头来对着你瞧	参与和交往：婴儿见到他最喜爱的人，看上去是否快乐或高兴	情感交流：是否试图捕捉你的目光或主动表示友好，比如探出身子让人抱	解决问题：蹒跚学步的孩子是否能到处找你，以满足他(她)的需求比如缠着你牵住他的手
既看又听：一边缓慢地向右或向左扭动表情欢快的脸，一边同婴儿随便说些什么	微笑的游戏：用话语和滑稽的面部表情，逗你的婴儿开怀大笑	好玩的游戏：留心婴儿发出的声响和流露的表情，不无嬉戏地用镜子反射给他看	通力合作：设想一个需要你帮助解决的问题；让他最心爱的玩具也参与进来

(三)情绪表达与控制状况评定

情绪表达与控制是指用适当的方式表达自己的喜、怒、哀、乐以及控制、调节自身情绪状态的能力，是婴幼儿情绪健康发展的重要指标。当婴幼儿学会用适当的方式表达自己的情绪时，成人便可以更好地了解他们的感受和需要，还能够与周围人建立更融洽、更和谐的关系。评价可采用问卷法进行。

婴幼儿情绪情感表达与控制家长问卷，主要是评价婴幼儿的情绪表达与控制情况，内容不多，可以在短时间内获得信息(表7-6)。家长只需要在每题目后的相应括号内画"√"，目的是了解婴幼儿情绪波动和控制情况，并分析其可能的内外部原因。

表7-6 情绪表达与控制家长问卷

请家长在每个问题后面的括号内填写"是"或"否"	
1. 要求得不到满足时是否会大哭大闹?	(　　)
2. 是否为一点小事就情绪波动?	(　　)
3. 发生不愉快的事情后是否长时间闷闷不乐?	(　　)
4. 是否经常发脾气?	(　　)
5. 不愉快时是否用语言或表情告诉父母?	(　　)

培养婴幼儿控制和调节情绪情感的能力，对婴幼儿的心理健康具有重要意义。因此，应密切观察其情绪情感及其变化，并应该进行多次观察。如果经过多次观察，婴幼儿都表现出同样的行为倾向，则可认为是代表其发展水平的典型行为。

(四)婴幼儿社会功能发育评定

1. *依恋关系评定*　儿童的社会交往能力最初始于家庭亲子关系的建立。而亲子关系中，依恋是婴儿与其养育者(通常是母亲)间最初的情感联结，也是小儿情感社会化的主要标志。依恋主要表现为对母亲微笑、牙牙学语、哭叫、依偎、注视、追踪、拥抱等。依恋的程度与质量，直接影响婴幼儿能否获得正常的安全感。缺乏依恋的儿童会出现所谓的"分离焦虑"。换言之，婴儿是否同母亲形成依恋，依恋的性质如何，直接影响婴儿的情绪发展，社会性行为、性格特征和对他人交往态度的形成。

最广泛使用的评价依恋类型的方法为"陌生情境"(strange situation)技术，由美国心理学家艾恩斯沃斯(Ainsworth，1978)首次提出。陌生情景法是一种在有控制的实验室情境中测量婴儿依恋行为的技术。它通过在实验室设置一种类似于儿童日常生活的典型情境陌生情境，观察儿童在此情境中的反应，从而判断儿童依恋关系的现状与特点、性质与类型，是依恋分类的依据，并对其未来人际关系发展做出可能的推测。这技术的研究思路是，具有安全型依恋的婴儿能利用其母亲作为安全基地，从这一基地出发探索不熟悉的游戏场地；当母亲离开时，婴儿应表现出分离焦虑，陌生人的安慰行为不能很好地降低焦虑。

依据陌生情境法的测定结果，将依恋划分为安全型、不安全-回避型、不安全-拒绝型。各类儿童在陌生情境中表现出与其依恋类型相应的行为，其中安全型在总体上表现为舒适安全，不安全-回避型儿童在人际关系中表现得淡漠疏远，不安全-拒绝型儿童常陷于行为的矛盾与冲突中。

陌生情境法的产生不仅为依恋的分类提供了实验依据，促进了人们对依恋的具体特性及其本质的理解，而且为人们研究儿童早期社会性发展的影响因素及儿童成长环境的实际控制创造了有利条件。

2. 同伴关系评定　同伴(peer)是指儿童与之相处的具有相同社会认知能力的人。同伴关系(peer relationships)是指年龄相同或相近的儿童之间的一种共同活动并相互协作的关系，或指同龄人之间或心理发展水平相当的个体间在交往过程中建立和发展起来的一种人际关系。同伴关系在儿童青少年的发展和社会适应中起着重要作用。测量同伴关系有以下两种方法。

(1)观察法：即对自然状态下儿童的同伴关系进行观察。使用观察技术确能发现大多数群体中同伴接纳性的差异，但这种方法比较费时，而且有时带有主观性，因此使用较少。

(2)社会测量技术：包括同伴提名法(peer nomination)和同伴评定法(peer rating)。这是测量同伴关系最典型的方法，两种方法各有利弊。同伴提名法是指在一个社会群体(比如一个班)中，让每个儿童根据所给定的同学名单或照片进行限定提名，让每个儿童说出他们最喜欢的和最不喜欢的同伴，如“你最喜欢(或最不喜欢)和谁一起玩(或学习)”等。根据从每个儿童那里获得的正负提名的数量多少，对儿童进行分类。该方法可以测量出同伴地位的一些重要差异。但这种测量不能给出介于“最喜欢”和“最不喜欢”中间的儿童的信息。因此，有研究者主张用同伴评定法，即要求每个儿童根据具体化的量表对同伴群体内其他所有成员进行评定，如让儿童回答有关同班内每个同学的问题：“你在多大程度上喜欢和这位同学一起学习(或一起玩)？”并且给出一个“喜欢-不喜欢”的评定量表。此方法比较可靠和有效，而且利用此方法获得的结果与从实际同伴交往情况和同伴偏好观察获得的数据有较高的相关性。

3. 婴幼儿适应行为及社会功能评定　适应行为又称社会生活能力，它是指人适应外界环境赖以生存的能力，也就是说个体对其周围的自然环境和社会需要的应对和适应能力。人的适应行为受个体发展和环境要求两因素影响，因此人的适应行为评定既要考虑个人独立的程度，又要满足个人和社会义务以及要求的程度。目前我国最常用于评价婴幼儿的适应行为能力的方法是婴儿~初中生社会生活能力量表。该量表是1988年的日本S-M社会生活能力检查量表的修订版，由北京医科大学左启华和张致祥等修订，并建立了我国的常模，适用年龄范围为6个月至15岁，用于评价儿童社会生活能力，协助临床智力低下的诊断。

二、常用的情绪及社会功能评定量表

(一)2~3岁儿童行为量表(CBCL/2-3)

Achenbach儿童行为量表(CBCL)是应用较多、内容较全面的种行为量表。是由美国心理学家Aceobch编制。2~3岁CBCL问卷于20世纪90年代初由西安交通大学引进并主持修订，并制订了国内常模。用于筛查幼儿的行为问题，可为衡量幼儿行为标准提供参考工具。

该量表内容分为两个部分。第一部分为一般资料，包括姓名、性别、年龄、出生日期、填表日期、父母的文化程度和职业等；第二部分包括100条行为问题，是该量表的重点部分。可归纳为六个行为症状因子(简称行为因子)，即社交退缩、抑郁、睡眠问题、躯体诉述、攻击行为和破坏行为。每个行为因子包括若干个条目，从“无此行为、偶尔有、经常有”这三个等级按“0、1、2”予以计分。每个症状因子的各条目得分之和为这个行为因子的总粗分。社交退缩因子与抑郁因子之和构成内向性；攻击行为和破坏行为构成外向性。任何一个行为因子分或行为问题总分超过 98 百分位或任何一项 T 分超过 70，即提示行为异常，应进一步进行临床评定和检查。

（二）婴幼儿气质评定量表（Carey 儿童气质系列量表）

气质在婴儿情绪和社会性发展中具有非常重要的作用，对婴儿气质进行早期评定，并针对其不同特征因材施教，可促进婴儿情绪和社会性行为的健康发展，防止行为问题的发生。

目前国内用于评价婴幼儿气质主要采用 Carey 儿童气质系列量表。该系列量表的原版是由 Carey 和 McDevit 于 1996 年提供，国内张劲松于 1998—1999 年间在上海市区对适龄儿童进行了信度测试及标准化，更适合在我国使用。该量表系列共包括五套儿童气质问卷，其中小婴儿气质问卷（1~4 个月）、婴儿气质问卷修订版（4~11 个月）、幼儿气质评估表（1~3 岁）适用于婴幼儿。每套问卷分为九个维度，即：活动水平、节律性、趋避性、适应性、反应强度、情绪本质（又称心境）、坚持性（又称持久性）、注意分散度（又称分心度）、反应阈。由了解情况的家长或抚养人填写。按照“从不”“偶尔”“很少”“有时”“经常”“总是”六等级记分，然后由专业人员根据 9 个维度的得分情况进行统计、记分，最后由评定者划分出气质类型，分为难养型、偏难养型、易养型、偏易养型、启动缓慢型五种类型。

（三）婴儿~初中生社会生活能力量表（S-M）

该量表是 1988 年由北京医科大学左启华和张致祥等修订的日本 S-M 社会生活能力检查量表，并建立了我国的常模，适用年龄范围为 6 个月婴儿至 14~15 岁初中学生。主要用于筛查此年龄阶段儿童的社会生活能力，协助临床智力低下的诊断。全量表共 132 个题目，涵盖了六个基本行为领域：

1. 独立生活能力（self-help，SH）　包括进食、衣服脱换、穿着、料理大小便及个人卫生等方面。

2. 运动能力（locomotion，L）　包括走路、上阶梯、过马路、串门、外出玩耍、遵守交通规则等方面。

3. 作业（occupation，O）　包括抓握东西、乱画、家务及使用工具等技能方面。

4. 交往（communication，C）　包括叫名字转头、说话、听从指令、说出姓名和所见所闻、交谈、看并理解简单文字书等方面。

5. 参加集体活动（socilization，S）　包括做游戏、同小朋友一起玩、参加班内值日、校内外文体活动、组织旅游等方面。

6. 自我管理（self-direction，SD）　包括总想自己独自干、自控能力、关心他人等方面。

全量表共有 7 个检查起始年龄段，针对婴幼儿包括 6 个月至 1 岁 11 个月、2 岁至 3 岁 5 个月、3 岁 6 个月至 4 岁 11 个月三个年龄段，可以根据受试儿童年龄选择相应的起始年龄段项目进行评定。

如连续 10 项通过，则认为这以前的项目均已通过，可继续向后面检查，直至连续 10 项不能通过时终止评定。评定后将通过项目数累加得该量表的粗分，再转换成标准分（标准化九级分制），根据受评定儿童的标准分判断其社会生活能力水平（从非常优秀到极重度低下共 9 个等级）。

综上，婴幼儿的情绪情感发育在儿童的生活和整个心理行为发育中占有重要地位，在儿童少年认知、行为、社会关系、个性形成与发展中都起着非常重要的作用。情绪情感发育受生物、遗传因素的影响，也受家庭、社会环境因素制约。在多方面因素的影响下，可能导致婴幼儿情绪情感的异常发育，甚至发生某些障碍性疾病。因此，应密切关注婴幼儿的情绪情感问题，针对其实际发育状况做好评估，及时发现问题并给予有效干预，促进儿童期乃至其一生的健康发展。

视频：情绪情感发育的影响因素及异常发育

视频：情绪情感的异常发育

婴幼儿情绪情感及社会功能发育习题

第八章

学龄前期与学龄期发育

学习目标

1. 掌握：学龄前期和学龄期儿童神经系统、运动系统发育的生理特点，运动和动作发育、言语语言发育、认知发育的特点，此阶段发育的影响因素及常见的异常发育。
2. 熟悉：学龄前期和学龄期儿童呼吸、循环、泌尿、消化、淋巴系统与性、其他系统的生理发育特点，学龄前期和学龄期异常发育的临床表现。
3. 了解：评定内容与方法，以及常用的评定量表。

儿童从婴幼儿期进入到学龄前期，继而进入学龄期，其体格发育更成熟，语言和心理功能发展进入新的阶段。学龄前期儿童主要表现为求知欲强，爱学习，有各种各样的兴趣，注意力相对稳定；喜欢与小朋友一起玩，假扮游戏是此期儿童主要的游戏方式；自主能力强，穿衣、吃饭都要求自己做，主动帮成人做事；有同情心，愿意帮助他人；逐渐建立道德感和美感；遇到困难努力克服，并想办法完成任务；独立性逐步得到发展。而进入学龄期的儿童，学习活动成为主导活动，社会交往面扩大，与学习、同学、教师有关的社会情感越来越占主导地位，理智感、荣誉感、责任感等都有了一定的发展，儿童的情感处于过渡期，从外露的、易激动的表现，向内向化、稳定的表现发展。

第一节　生理与心理发育特征

一、学龄前期发育特点

学龄前期(preschool period)是指自3周岁至6~7岁入小学前的时期。此期体格生长发育速度已经减慢，处于稳步增长状态；而智能发育更加迅速，与同龄儿童和社会事物有了广泛的接触，知识面得以拓宽，自理能力和初步社交能力得到锻炼。

(一)生理发育特点

1. 呼吸、循环系统　学龄前期儿童的心肺功能比成人差，心肺体积比较大，心脏的收缩力差，平均心率90~110次/分，大强度的运动会使儿童的心脏负担加重，影响身体健康。肺的弹性较差，对空气的交换量较少，所以儿童呼吸时频率较快，许多学龄前期儿童为了方便呼吸养成用口呼吸的不良习惯，易患感冒、肺炎等疾病。因此要及时纠正，养成用鼻呼吸的习惯。

2. *泌尿系统*　学龄前期儿童的膀胱肌肉层较薄，弹性差，贮尿功能弱，神经系统对排尿过程的调节作用差，因而此期儿童的排尿次数多，控制力差，在儿童兴奋或疲劳时特别容易遗尿。另外由于女孩的尿道口经尿道入膀胱的距离短，容易感染，所以要特别注意外阴的卫生。

3. *神经系统*　3 岁儿童的脑约重 1010 g，相当于成人脑重的 75%，7 岁儿童则达到 1280 g，基本接近成人脑重量，神经细胞的树突和轴突数量仍继续增加以及“修剪”。神经纤维的髓鞘化，新生儿期只有脊髓水平与脑干髓鞘化，随着生长逐渐向大脑皮层发育，2 个月可达脑桥，6 个月达中脑，1 岁大脑皮层髓鞘化才能发育，此期神经纤维髓鞘化速度缓慢，但逐渐完成，神经兴奋的传导比婴幼儿期更加精确、迅速，由于运动和感觉区域神经元的髓鞘化一直到 6 岁才完成，因此学龄前期儿童仍然表现手眼协调能力较低且动作较笨拙。大脑半球的单侧化也仍在继续，左右的优势进一步加强，3 岁儿童踢球或拿东西时可能左右都常用，6 岁时大脑半球的单侧化优势基本定型。

学龄前期儿童睡眠时间有一定规律性，平均每日睡眠时间随年龄增加而逐渐减少，3 岁时睡眠为 12~13 小时，5 岁时睡眠为 11 小时，6 岁时睡眠为 10 小时。其脑电图特点为 3 岁时出现 a 波活动，4~7 岁时 θ 波减少，6 岁时两侧枕部出现 a 节律并逐渐增多。清醒时，顶枕区常有慢活动插进 a 节律中。

关于儿童大脑皮层区成熟度的研究表明，个体大脑各区成熟的路线为枕叶-颞叶-顶叶-额叶。到学龄前期末，大脑皮层各区都接近成人水平，7 岁时连发育最晚的额叶也基本成熟。这就为学龄前期智力活动的迅速发展和接受教育提供了可能。

4. *运动系统*　学龄前期儿童身高每年平均增长 5~7 cm，体重每年增长 2~2. 5 kg。2015 年卫生部全国第五次儿童体格发育调查报告表明，我国 7 岁以下儿童的生长发育水平较 10 年前又有不同程度提高。以 5~5. 5 岁年龄组为例，男童平均体重、身高分别为 20. 17 kg、113. 6 cm；女童平均体重、身高分别为 19. 29 kg、112. 5 cm。从体重、身高的增长情况看，与全国第四次儿童体格发育调查相比，城区 3 岁以前儿童变化不大，3 岁后有不同程度增长，并且随年龄增长增幅逐渐增大，体重增长范围为 0. 05~1. 18 kg，身高增长范围为 0. 5~1. 8 cm。此期儿童的骨骼硬度较小，弹性大，可塑性强，因此一些舞蹈、体操、武术等项目的训练应从学龄前期开始。但如果儿童长期姿势不正确或受到外伤，就会引起骨骼变形或骨折。

学龄前期肌肉的发育还处于不平衡阶段，大肌肉群发育早，小肌肉群发育还不完善，而且肌肉的力量差，特别容易受损伤。此期肌肉发育的特点是：跑、跳十分熟练，但手的动作较笨拙，一些比较精细的动作还不能完成。

5. *其他系统*　学龄前期儿童的皮肤娇嫩，特别容易损伤或感染，对温度的调节功能比成人差，因此当外界温度变化时，容易受凉或中暑，因此要及时增减衣服。

学龄前期儿童的体内血液含量比成人多，但血液中水的成分较多，凝血物质少，出血后血液的凝固速度慢。此期儿童正常的血红蛋白为 130~140 g/L，低于 130 g/L 为贫血。儿童淋巴细胞较多，中性粒细胞较少，所以易感染各种传染病，因此要注意增强体质，提高抵抗力。

学龄前期儿童的听觉和嗅觉能力较强，但外耳道比较狭窄，3 岁时外耳壁还未完全骨化和愈合，咽鼓管(又称鼻咽腔)与鼓室之间的通道比成人粗短，呈水平位，因此要注意耳鼻的卫生，防止水进入耳内，引起中耳炎。

综上所述，学龄前期儿童的身体发育还不够完善，因此关注贫困农村儿童的营养不良，预防城市儿童肥胖，促进儿童体格发育的均衡发展，全面增强儿童体质健康，应该引起全社会的广泛重视。

(二)运动和动作发育特点

学龄前期儿童的大肌肉比小肌肉发育快。肌肉的发育为运动和耐力发育奠定了基础。

3~4 岁的儿童动作发育：可以到处任意活动，能跳高跳远，两脚交替上下楼梯，会单脚站立 5 秒钟左右。在日常生活方面，能自己洗脸洗手，在家长协助下能穿脱简单衣服。这个年龄的儿童由于脑功能及小肌肉发育日趋完善，手指功能更灵活，可以使用筷子、扣纽扣、画图形，会折纸、剪贴，会一页一页地翻书等。

4~5 岁儿童动作发育：可以单脚跳跃，能抓住弹起的球，平衡功能进一步发展，能脚尖对着脚跟直线向前走，能玩翘翘板、滑滑梯等。在日常生活方面，可以很好地洗脸、刷牙、擦鼻涕，能独立穿衣服。在精细动作方面，可以很好使用筷子，可以简单画出人的几个部分，包括头、躯干、四肢等，能画三角形、正方形等。

5~6 岁的儿童动作发育：能迅速自如地奔跑，且跑得比较协调，平衡能力较好，会拍球、踢球，并能边跑边踢。能连续走半小时路程，能单脚站立 10 秒钟左右，能脚尖对着脚跟往后走。在生活能力方面，能帮助家长做一些简单的家务劳动，如扫地、擦桌子、收拾碗筷等。儿童手指的动作更加协调，会用小刀削铅笔，会投球，会画比较完整的小人，能用铅笔书写 10 以内的阿拉伯数字以及简单的汉字，手工能力有了进一步的提高。粗大与精细运动能力的发育进程见表 8-1。

表 8-1　学前儿童粗大与精细运动能力的发育进程

年龄	移位性能力(双脚)	非移位性能力	手的操作能力
3~4 岁	单脚上楼梯；双脚跳跃；用脚尖走路	骑三轮车，手拉着大玩具四周走；准确投球，投掷时能扭转身体，仍然只会用上肢	系上并解开扣子；张开双臂接球；用剪刀剪纸；用拇指和示指、中指持笔
4~5 岁	单脚下楼梯；用脚尖站立；跑和走很好	投掷姿势成熟(躯干与上肢)	能用手抓住球；用线穿珠子；握笔熟练；用铅笔模仿画三角形
5~6 岁	交替双脚跳跃；走细直线；滑行；原地向上跳的姿势成熟	前后摇摆着踢腿 多数儿童投掷和踢球的姿势已成熟	抓住的姿势成熟；用线穿针，会缝纫

学龄前儿童的行走动作和婴幼儿期相比，进一步提高，主要表现在掌握跑和跳的技巧上，见表 8-2。

表 8-2　学前儿童粗大运动动作发育顺序

顺序	动作项目名称	月龄	顺序	动作项目名称	月龄
1	独脚站 10 秒钟	38.1	4	脚跟对脚尖地向前走	47.0
2	独脚跳	40.2	5	脚跟对脚尖地退着走	51.9
3	抓住蹦跳的球	46.3			

(三)言语发育特点

随着实践活动(游戏、学习、自我劳动)的进一步复杂化，学龄前期儿童在与成人交际范围日益扩大的情况下，言语能力也随之发展起来。此期的言语发展主要表现：①语音方面，声母、韵母的发音随着年龄的增长逐步提高，所以学龄前期是儿童学习语音的最佳、最关键时期；②词汇的数量不断增加，词汇的内容不断丰富，词类范围不断扩大，积极词汇(主动词汇)不断增加；③从语言实践中逐步掌握语法结构，语言表达能力有进一步发展；④从外部语言(有声语言)逐步向内部语言(无声语言)过渡，并有可能初步掌握书面语言。

学龄前期儿童言语的迅速发展为这个阶段的思维发展提供了基本前提，促进此期思维的不断发展。学龄前期儿童言语发展主要还是口头言语或外部言语占显著地位，这正是决定这个时期思维的具体形象性特点的因素之一。因此在了解学龄前期儿童思维、认知的发展特点之前，有必要先对学龄前期儿童言语发展的状况进行分析。

1. 词汇的发育　学龄前期儿童的词汇发育可以从词量、词类和词义三个方面的变化来分析。

在表 8-3 中，从总体上看，随着年龄的增加，名词、动词、语气词、象声词和叹词在总词汇中占的比例越来越小，而形容词、副词、代词和其他虚词在总词汇中所占的比例却有增加。

表 8-3　3~6 岁儿童各种词类比例变化表(%)

词类	3 岁	3.5 岁	4 岁	5 岁	6 岁
名词	26.00	22.38	22.90	22.49	22.32
动词	29.46	27.35	26.17	25.17	24.36
语气词	8.55	7.90	7.66	7.16	6.57
副词	7.05	8.50	8.30	9.65	11.03
代词	13.68	14.77	15.55	14.10	12.84
形容词	4.22	5.55	5.82	4.82	3.68
象声词	0.38	0.15	0.15	0.10	0.10
助词	3.20	2.97	2.56	3.10	3.50
助动词	2.26	2.27	2.35	2.20	1.02
叹词	0.72	0	0.28	0.03	0.69
量词	1.88	3.90	3.33	4.90	5.92

续表8-3

词类	3 岁	3.5 岁	4 岁	5 岁	6 岁
数词	1.29	2.07	2.69	4.09	4.56
介词	1.12	2.02	2.09	1.86	2.76
连词	0.19	0.17	0.15	0.33	0.65
总计	100	100	100	100	100

学龄前期儿童词汇的发展可以概括为以下三点：

(1)词汇数量的增加：在婴幼儿期词汇发展的基础上，学龄前期儿童是词数增加较快的一个时期。6 岁较 3 岁时词汇数量增加超过 3~4 倍。

(2)词类范围扩大：学龄前期，掌握的实词和虚词进一步扩大，并仍以名词和动词占多数，但名词和动词在各类总词汇中所占比例，随着年龄增长而递减。这说明其他种类的词汇比例日渐增加。当然，从总体上看，数量词仍在实词中掌握得比较多，虚词在学龄前期儿童的词类中所占比例不是很大。

(3)积极词汇增长：在儿童语言发展过程中，有很多积极词汇(或称主动词汇)，即能理解又能使用的词；也有一些消极词汇(或称被动词汇)，即对词义不十分理解，或者虽然有些理解但不能正确使用的词。

2. 言语表达能力的发育　包括以下几方面。

(1)各类句子的变化：主要表现在简单句和复合句两者之间比例的变化上(表 8-4)。

表 8-4　3~6 岁儿童简单句和复合句的发育比例

句型	3.5 岁		4 岁		4.5 岁		5 岁		5.5 岁		6 岁	
	句数	%	句数	%	句数	%	句数	%	句数	%	句数	%
简单句	886	76	1251	73	1580	74	1407	71	1359	64.6	1563	63.7
复合句	280	24	465	27	548	26	563	29	746	35.4	891	36.3
总计	1166	100	1716	100	2128	100	1970	100	2105	100	2454	100

随着年龄的增长，简单句和复合句的比例由 3.5 岁时的三倍余(即 76%：24%)下降到 6 岁时的近两倍(即 63.7%：36.3%)。总体上考察，学龄前期，简单句所占比例还是比复合句高，其中，简单句所占比例随着年龄增加而逐渐下降，而复合句所占的比例随着年龄增加而逐渐上升。

(2)句子的字数进一步增加：采用看图讲述和观察后讲述两种手段，对我国 10 省市 3~6 岁学龄前期儿童的句子含词量进行调查，发现 3~4 岁以含 4~6 个词的句子占多数；4~5 岁以含 7~10 个词的句子占多数；5~6 岁时多数句子含有 7~10 个词，同时也出现了不少于 11~16 个词的句子。整个学龄前期儿童，在有明确目的的讲述中，含有 3 个词以下和 16 个词以上的句子均很少出现。

(3)口头表达能力的顺序性、完整性和逻辑性发育：顺序性是指学龄前期儿童按事件发生的顺序来描述。完整性是指学龄前期儿童描述事件发生的整个过程。逻辑性是指学龄前期儿童描述时的结构、层次清晰细密，有条理，有中心。上述三方面的发育都是随年龄的增长而愈趋完善。但口语表达能力三个特点的发育是有差距的，顺序性发育最好，逻辑性较差，这与其抽象逻辑思维能力的发育状况密切相关。

(4)连续性表达能力的发育：学龄前期阶段，随着日常活动的增加，以及集体生活的展开，儿童的独立性明显增强。这要求儿童能把自己看过的、听过的事情，把自己的体验和意图，连贯地告诉别人，从而促使儿童连贯性言语的逐渐发育。

(四)认知发育特点

学龄前期儿童认知觉发育具有相对具体性和不可逆性。

1. *感知觉*　学龄前期，儿童的各种感觉在迅速地完善，特别是一些复杂的感觉，如视觉、听觉和触觉，有了进一步的发展。随之，知觉方面也有较大变化，特别是空间知觉和时间知觉的发展。

空间知觉(spatial perception)是一种复杂的知觉，这首先有赖于儿童从生活经验中不断掌握各种空间表象，如由距离知觉、位置知觉、方向知觉而来的空间表象。一般发展趋势为：3岁仅能辨别上下方位，4岁开始辨别前后方位，5岁开始能以自己为中心辨别左右方位，6岁能达到完全正确地辨别上下、前后、左右六个方位的水平。

时间知觉(time perception)的一般发展趋势：3~4岁儿童已有了一些初步的时间观念。例如，“早晨”这是吃饭以前，“晚上”这是妈妈下班的时候，但对“今天”“明天”这些带有相对意义的时间概念，还不能正确掌握。4~5岁儿童能更好地运用“早晨”“晚上”这些词，而且也能正确辨别“昨天”“今天”和“明天”，但对较远时间，如“前天”“后天”等还不能掌握。6岁左右儿童不但能辨别“昨天”“今天”和“明天”，也开始能辨别“前天”和“后天”“大后天”。但对于更小或更大的时间单位，如几小时、几分钟或几个月、几年就感到困难。

2. *思维*　学龄前期儿童思维的主要特点是它的具体形象以及进行初步抽象概括的可能性。

具体形象性思维，是指儿童的思维主要是凭借事物的具体形象和表象，即凭借具体形象的联想来进行的，而不是对事物的内在本质和关系的理解，即凭借概念、判断和推理来进行的，儿童的这种具体形象思维，与儿童知识经验的贫乏相关，是与儿童第一信号系统活动占优势分不开的。

当然，整个学龄前期内，思维的特点在不断发展变化。例如，刚进入学龄前期的儿童还保留着相当大的直觉行动思维的成分，而学龄前期儿童，抽象逻辑思维则开始有了一定的发展。思维发育的特征表现：①思维的具体形象性是学龄前期儿童思维的主要特点；②思维的抽象逻辑性开始萌芽；③学龄前期儿童思维的发育，也改变着思维中言语与行动的关系。

3. *注意*　是心理活动对一定对象的指向和集中。它包括无意注意和有意注意。无意注意也叫被动注意，是一种事先没有预定目的，也不需要意志努力，主要是由外界刺激引起的，是自然而然发生的注意。有意注意也叫主动注意，是一种有预定目的，必要时需要意志努力的注意。学龄前期儿童的无意注意达到了高度的发展，而有意注意还在逐步形成中。注意时间短，容易分散，注意范围小，并且经常带有情绪色彩。除形象鲜明、生动具体、活动多变的事物仍是学龄前期儿童注意的对象外，他们对很多事物都发生兴趣，都愿意亲自看看、摸摸、听听。所以，学龄前期儿童的注意力仍然以无意注意占优势，只有无意注意的对象色彩鲜明、外观生动形象时，才能引起儿童的有意注意。3~4岁儿童的主动注意时间仅为10分钟，5~6岁儿童不超过15分钟，在对学龄前儿童进行知识教育时，可应用一些新奇的、色彩鲜明的、变化的、相对强烈的刺激，这些很容易引起儿童的注意。所以，对学龄前期儿童进行早期教育，应当利用儿童无意注意占优势的特点，通过生动直观、非常有趣的方式来进行。

学龄前期儿童的有意注意逐步形成，是随着语言的发展，在成人要求和教育影响下逐渐发展起来的。3~4岁儿童有意注意还不稳定，有赖于成人有计划地提出儿童能够完成的任务，帮助儿童组织注意；5~6岁儿童开始能够独立地组织和控制自己的注意。在教育影响下，学龄前期儿童注意的品质是随着年龄增长而不断发展的，表现在注意的稳定性增强和注意范围的增长，注意的分配和注意的转移等品质也有所提高。

4. 观察力

(1)学龄前期儿童观察的发育阶段：观察的有意性可以分为四个阶段。

第一阶段(3岁)：不能接受所给予的观察任务，不随意性起主要作用。

第二阶段(3~4岁)：能接受观察任务，主动进行观察，但深刻性、坚持性差。

第三阶段(4~5岁)：接受观察任务后，开始能坚持一段时间，进行观察。

第四阶段(6岁)：接受观察任务后，能不断分解目标，能坚持较长时间，反复进行观察。

(2)学龄前期儿童观察特性：学龄前期儿童观察特性包括观察的目的性、精确性、持续性和概括性。以6岁儿童为例，很多6岁儿童能用内部言语支配调节自己的知觉活动；50%以上的6岁儿童在观察的精确性测验中能接近或达到满分。6岁儿童持续的观察时间有显著增加，其概括性也不断增长。

5. 记忆　一般情况下人们的回忆最早可以追溯到3~4岁。3岁儿童可再现几星期前的事情，4岁儿童可再现几个月前的事情。3岁前儿童的记忆带有很大的童真性，凡是儿童感兴趣的、能给人带来鲜明印象的事物容易记住。有意的记忆般在3~4岁出现并逐渐发展起来，5岁后运用简单的记忆方法来帮助记忆，如重复、联想。学龄前儿童机械识记占主导地位，无意记忆的效果优于有意记忆的效果，并且是以无意的形象记忆为主。尽管学前儿童容易学也容易忘，但这时给孩子一些记忆训练，入学后面对大量需要记忆的东西则不会感到十分困难。例如，学习背诵些儿歌、诗词，背诵时要注意形象化和趣味性，发挥儿童的想象。尽管儿童不能完全领会意思，但这种训练对提高记忆能力，并奠定今后的知识基础有一定的益处。儿童在积极的情绪状态下，记忆能得到良好效果，因此要重视激发儿童的学习兴趣和积极性。

学龄前期儿童容易受成人语言暗示的影响，即使从未发生的事情，在被多次问过以后，许多孩子都会说发生过。如果家长给了孩子错误的信息，儿童更容易将其融合进自己的记忆中，而且保持相当长的时间。因此，要重视给儿童正确的信息，避免误导。

6. 想象　在人类生活中起着重要作用，人类劳动与动物本能行为的根本区别在于借助想象力产生预期结果的表象。人生活的各个领域，都离不开想象。儿童从3~4岁开始，就已有想象力了，如在想象性游戏中，常把玩偶当做小朋友，拿杯子给“娃娃”喝水，拿小手帕给娃娃“擦眼泪”等，都反映了儿童的想象力。但4~6岁的儿童，其想象力是贫乏、简单的，缺乏明确的目的，以无意想象为主，有意想象和创造想象正在逐步发展，但不占主导地位。

(1)无意想象：特点：①想象的主题多变，不能按一定目的进行下去，容易从一个主题转到另一个主题；②想象与现实分不开，不能把想象的事物跟现实的事物清楚地区分开来；

③想象具有特殊的夸大性，喜欢夸大事物的某些特征或情节；④以想象为满足，想象常常并不指向于某一预定的目的，而是以想象过程本身为满足，故富有幻想的性质。

(2)再造想象(reroductive imagination)：4~6岁儿童以创造符合于描绘的形象为基础的想象叫做再造想象。此期占主导地位，儿童常借助于画报想象动物在森林中生活、嬉戏。

(3)创造想象(creative imagination)：创造想象的前提是独立创造出来的，具有积极地、有目的地运用直观表象探索满足需要途径的形式。随着小儿的发展，大大促进了想象的创造性。5~6岁的儿童已能对大人提出的游戏主题通过自已的想象加以充实。如大人说“开轮船”游戏，儿童能主动提出游戏的情节、角色的分配以及玩法等。

想象能活跃儿童的思维，诱发创造的情趣，有利于智力发展。因此，家长应有意识地引导儿童从无意想象进入再造想象和创造性想象，注意培养表达想象的基本技能，如通过续讲故事，补画面和听音乐，提出问题让儿童来解决等形式培养儿童的想象能力。

二、学龄期发育特点

学龄期(school age)是指自入小学始(6~7岁)至青春期前的时期，也是小学阶段的时期。此期体格生长速度相对缓慢，除生殖系统外，各系统器官外形均已接近成人。智能发育更加成熟，可以接受系统的科学文化教育。

(一)生理发育特点

1. 呼吸系统　肺的发育已成熟，肺脏容量逐步增大，肺泡数量已接近成人，肺活量不断增加，男孩肺活量大于女孩，经常参加体育锻炼者，其肺活量可显著增高。随着年龄增大呼吸深度增大，频率逐渐减少而肺活量增大，呼吸频率已达到20次/分。10~11岁和13~14岁时摄氧量增大最明显。16~17岁增加较缓慢，最大摄氧量与负债能力较低，女孩比男孩低。

2. 循环系统　儿童心脏发育呈跳跃式，7岁前和青春期发育最快。新生儿心脏容积只有20~22 mL，7岁时增至100~110 mL，以后发育速度减慢，到青春期加速；男孩心脏比女孩略重。6~7岁后，左心室壁逐渐增厚，弹性纤维增加，增强了心脏的收缩功能和弹性。儿童稍微做剧烈运动，心率就明显增加。因此，诸如举重、拔河、双杠等需要长时间憋气或静止性用力的活动，对儿童是不适合的，因为心率持续加速，心脏舒张期明显缩短，使心脏本身冠状循环的血流量减少，引起心肌供血不足而相对缺氧，如再长期屏气，加重心肌缺氧程度，容易造成心肌过度疲劳而影响健康。

3. 消化系统　6岁以后乳牙开始脱落换恒牙，先出第一磨牙，12岁以后出第二磨牙，17岁以后出第三磨牙(智齿)，恒牙共32个，一般于20~30岁时出齐，也有终身不出第三磨牙者。

健康的牙齿结构需要健康的身体和适当的食品，包括蛋白质、钙、磷及维生素C、维生素D等营养素和甲状腺激素。食物的咀嚼有利于牙齿发育。牙齿发育异常可见于外胚层发育不良与甲状腺功能低下等疾病。

4. 神经精神　神经系统的结构发育基本成熟，脑重由6岁时的1200 g增至7~8岁时的1400 g左右，接近成人水平，在功能上则继续发展。大脑功能的单侧化在学龄期逐渐完成，6岁儿童的手、脚优势在很大程度上开始定型。约90%的学龄儿童与成人一样明确地使用右手，但不到一半的儿童在所有方面都表示出一致的单侧化优势。随着神经细胞体积增大，细胞之间的轴突和树突联系更加密集，出现了大量新的神经环路。大脑皮层内部结构和功能更加复杂，使学龄儿童的运动更加协调和准确，大脑皮层的抑制能力也加强，已能对自己的欲望和情感进行自我控制，分析综合能力加强，能进行复杂的联想、推理、概括、归纳等抽象思维活动。通过系统学习知识，词汇大量增加，理解力、注意力和记忆力变得更有意识。

学前儿童所有皮层传导通路的神经纤维，6 岁时完成髓鞘化。这时的神经纤维具有良好的“绝缘性”，可以按一定的传导路径迅速传导神经兴奋，极大地提高了神经传导的准确性。在小学阶段，神经纤维还从不同方向越来越多地深入到皮层各层，在长度上较大地增长。

兴奋过程和抑制过程是高级神经活动的基本功能，学龄儿童的这两种功能都有进一步增强。与成人相比，学龄儿童大脑兴奋与抑制的平衡性较差，兴奋强于抑制，要求儿童过分地兴奋或抑制都会产生不良后果。过分地兴奋容易诱发疲劳，例如学习负担过重，作业量太大，儿童连续长时间地用脑，致使大脑超负荷地兴奋，长此以往，会使兴奋与抑制过程、第一与第二信号系统间的正常关系遭到破坏。同样地，过分地抑制会引发不必要的兴奋，也让儿童难以忍受。例如，要求小学低年级儿童学习既不能理解又毫无兴趣的内容，坚持不了多久，儿童必然会变得烦躁不安，乱动起来。

皮层抑制功能是大脑功能发展的重要标志之一，抑制性条件反射(抑制性制约反射)系因条件刺激的出现而致使个体反应减弱的现象，这种反射对儿童来说有很大意义。抑制性条件反射加强了儿童心理的稳定性，提高了儿童对外界环境的适应能力。学龄儿童由于神经系统结构的发展及第二信号系统的发展，特别是由于学校生活有要求(要求儿童上课坐好、安静听讲、守纪律、不乱动等)，所以更快地形成各种抑制性的条件反射，而且一旦形成，就很巩固，从而使儿童能够更好地对刺激物(如学习内容)加以精确的分析，从而更好地支配自己的行为。

5. 淋巴与内分泌系统　淋巴系统在学龄中期迅速发育，于青春期前达顶峰，以后逐渐退化至成人水平。白细胞数目也明显增加，8~9 岁时达到最高值。因此，儿童机体的抵抗力明显增强，疾病显著减少。

脑垂体出生时发育良好，4 岁前和青春期生长最迅速，功能最活跃，从出生到青春期，腺垂体分泌的生长激素是促进人体生长发育的最重要激素，肾上腺分泌的雄激素与性发育有关。甲状腺出生时形成，14~15 岁发育最快，功能也达高峰，对骨的生长发育、骨化过程、牙齿生长、面部外形、身体比例等方面都产生广泛的影响，松果体和胸腺促使身高的增长。

性激素的变化最早可发生在 6~7 岁的女孩或 9~10 岁的男孩中，女孩乳房开始发育，最早年龄是 9~10 岁，2%~3%的女孩 10 岁以前月经初潮，15%的女孩 12 岁前月经初潮。

6. 运动系统　体格逐渐增大，女孩 10 岁、男孩 12 岁前处于相对稳定阶段，每年平均体重增长 2 kg，身高平均增长 5 cm 左右。到青春期，生长再次加速。

学龄期儿童的骨骼有两个特点：一是软骨多，骨干又短又细，骨化尚未完成；二是骨的化学成分与成人不同，有机成分(主要是蛋白质)多，无机成分(钙、磷等无机盐)少，两者比例为 1∶1，而成人是 3∶7，所以骨的弹性大而硬度小，不容易骨折，但容易变形。

长骨远端(四肢和指、趾骨)又称干骺端，骨化十分活跃，特别是下肢骨骼(腿、足)的生长速度又比其他部位要快。长骨远端的骨化中心数量最能代表骨骼的生长，被称为骨龄，是衡量儿童躯体成熟的指标之一。运动能促进骨骼发育，增加骨密度和促进身高增长。

（二）动作和运动发育特点

学龄期儿童运动协调性发展最快。学龄早期，儿童肌肉更加发达，粗大运动协调性持续发展，大运动越来越熟练和灵活。例如，骑自行车更熟练，能用手和身体保持平衡。同时体能也在稳步增强。

随着运动记忆能力的发展，儿童将视觉、听觉信息转化为本体运动的能力也随之增强，6~7 岁儿童已经能较好地完成复杂的动作，完成包含多个步骤或连续性的动作组合，例如跳绳、游泳、舞蹈和体操等技能。9~10 岁以后的儿童不仅在运动中掌握了更多的技能，而且更具有组织性和合作性，普遍能参加有规则的、集体的运动，并进行比赛，如跑步、跳远、跳高、游泳和球类等运动。运动对儿童的骨骼和肌肉发育、增强体质和社会相互关系等多方面均有显著的好处，恰当的大运动能增强儿童的体质，提高学习效率，而且集体运动可以增强伙伴关系。对于多数儿童，应强调运动的娱乐性和对体能的促进，而不是竞赛。在重视体育运动的国家，儿童比较热衷于参加体育活动，大运动能力的强弱对儿童的自信和伙伴关系带来较大的影响，可以促进自尊、自信以及受伙伴欢迎的程度。应重视发展学龄儿童的大运动，建议每日的运动时间不少于 1 个小时。

与学龄前期儿童相比，学龄期儿童的视觉输入、脑信息加工的本体运动通路发育更成熟，输入和传出的协调性更好，因而精细运动的反应速度更快，精确性更高。6~7 岁儿童的小肌肉群尚未很好发育，手脚并不灵活，约到 8 岁时可熟练地进行小肌肉的精细运动。小肌肉的协调发展使儿童能进行更复杂的手工操作或工艺性活动，例如书写、绘画、使用剪刀和乐器等，很多精细协调能力迅速发展。

总体而言，男孩的运动速度和强度优于女孩，女孩的运动灵活性优于男孩，运动中性别差异随年龄的增长明显。学龄期儿童的运动在速度、强度和协调性上仍未达到青少年和成人的水平，四肢大运动的协调和手眼协调性尚未达到较好的水平，因此与青少年相比，显得反应速度和运动速度较慢，动作笨拙，投掷不够准确。

（三）言语语言发育特点

学龄期儿童的言语发育不仅是词汇的持续增加，而更主要的在于能正确地使用语句和掌握复杂的语法形态。

1. *词汇量逐步增加*　儿童对词汇量的掌握随年龄的增长而增多，但 5 岁以后词汇的增长速度有所下降，根据国内研究，一般 6 岁儿童的词汇数量为 3500~4000 个。6~7 岁儿童对数量词的使用更为准确。

2. *句子的使用更加完善*　在句子的使用上，学龄期儿童使用更长、更复杂的句子。5~6 岁出现了"因为""为了""结果"等说明因果、转折、条件假设的连词，以及"没有…只有…""如果…就…"等成对连词，但使用连词的句子仅占复合句总数的 1/4 左右，关联词的使用并不十分确切。7 岁以后能恰当地使用被动语态和条件语句。

对句子的理解，6 岁儿童能较好地理解常见的被动语态，并开始理解基本的双重否定句，但对更复杂的双重否定的理解要到更大些年龄，开始能从简单的语句中作出推论，察觉语句中的隐含意思，但能力相对低。7~8 岁时可以理解让步复合句，9~11 岁时的语言推论能力和察觉隐含意思的能力有比较显著的提高。

3. *言语表达能力进一步增强*　儿童入校后，在以学习为主导活动的新环境条件下，言语能力有了进一步发育。首先，在教学条件下，对儿童的口头言语提出新的要求，要求儿童的言语必须富有自觉性和连贯性。同时也给学龄期儿童的口头言语内容方面，提出更严格的要求：①要求儿童发音正确；②要求儿童掌握的口头词汇更丰富、更深刻、更精确；③要求儿童的口语表达能力更加完善。其次，儿童入校后，语言方面尤其是书面语言成为儿童专门的学习科目。语文课要求儿童把语言作为专门的学习对象，要求儿童不是自发地而是自觉地掌握祖国的语言，也就是要求儿童学会读和写。读和写是语言发展的高级形式，也是人类文化延续的必要手段。儿童在读和写的教学过程中，语言的发展水平逐步达到了更高水平。再次，掌握语言不但是语文课的要求，而且是一切学习的先决条件。众所周知，掌握语言，特别是书面语言，是学习数学、常识等科目的必要手段，因此，儿童入学后，各种科目也同时向儿童提出要进一步掌握语言的要求。

（四）认知发育特点

1. 感觉　感觉的发育包括以下几方面：①视觉的发展：儿童视敏度的发展随年龄而增长，学龄儿童视敏度的增长速度要比幼儿期缓慢，但学龄儿童视敏度的差别感觉性，要比学前儿童有显著提高，颜色视觉的发展主要表现在颜色差别感受性方面；②听觉的发展：听觉随年龄而提高，对纯音的听敏度要到13~14岁才能发生显著变化，并能接近成人，一年级就能辨别四声和相近的语音，小学中年级能辨别母语的细微语音差别；③运动觉的发展：初入学儿童在写字和精细手工动作方面尚不熟练，儿童运动觉的精巧性随年龄增长而逐渐发展，在8~14岁可以提高60%以上。

2. 知觉　知觉的发育包括以下几方面：

（1）形状知觉：初入学儿童仍然存在以熟悉的物体替代形状名称（如手绢形、窗户形）的现象，有突出物体形状特征的特点。学龄儿童的形状知觉发展仍有一定的局限性，一般局限在日常生活经验中和教科书上出现的几种几何图形。平面形状知觉先于立体形状知觉的发展。

（2）方位知觉：有关研究发现7~8岁儿童能够辨别对面人的左右，10~11岁儿童可以正确地掌握左右概念的相对关系，即将左右的方位知觉上升到概念水平。

（3）距离知觉：一般认为学龄儿童在接近的空间环境中确定对象间的距离，但对较长、较远的空间距离往往混淆不清。时间知觉发展较晚，但学龄儿童对小时等时间单位的知觉能力明显提高。

3. 思维　思维的发育包括以下几方面：

（1）概念的发展：学龄儿童在教育、教学的影响下，获得各种日益丰富的新概念，概念数量迅速增加。概念的内涵和外延不断得到改造，逐渐成为意义精确的科学概念。学龄儿童概括能力的发展是逐渐从事物的直观属性中解脱出来，儿童的概括能力处于从形象水平向抽象水平过渡的阶段，在概括中既有本质属性又有非本质属性。抽象水平的概括，在小学高年级儿童得到进一步发展。

（2）判断和推理的发展：儿童判断的发展是从简单到复杂，从反映事物的单一联系到反映事物的多方面的联系；另一方面是从直接判断向间接判断发展，从实然判断向盖然判断发展。推理能力的发展是由以直观为前提的简单直接推理向掌握间接推理的发展形式。另外在小学阶段演绎推理、归纳推理和类比推理都发展起来。判断和推理的发展是儿童逻辑思维发展的重要环节和主要标志。

(3)理解能力的发展：儿童入学之初，理解能力低，对事物理解慢，特别是对抽象材料更难以理解，往往不能清楚地理解教师的要求。待积累了一定的知识和经验，分析综合能力有了进一步的发展，儿童的理解能力就逐渐提高起来。

4. 注意　学龄期有意注意逐渐发展起来，儿童更能控制自己的注意，注意具有更高选择性和目的性。在学习的开始阶段，有意注意较大程度上还是被动的，需要老师或家长的督促，以后逐渐自觉起来。低年级儿童对于具体的、活动的事物以及操作性的工作，注意容易集中和稳定，中、高年级的儿童对一些抽象或引起思考的事物的注意更容易集中、稳定。

关于注意的时限，5~7 岁儿童能集中注意的平均时间为 15 分钟左右，7~10 岁为 20 分钟，10~12 岁为 25 分钟左右，12 岁以后为 30 分钟。注意的持久性与多种因素有关：如自身神经活动的特点，兴趣，被注意信息的强度、连续性等。当儿童有明确的要求，并积极参加紧张的操作活动，注意就能保持更长的时间。对于注意的范围，小学生平均能看 2~3 个客体，而成人能看 4~6 个客体，因此教学时不能同时让儿童注意太多的东西。学前儿童的注意分配能力很差，小学低年级儿童不能边听讲边记笔记，到高年级甚至初中才慢慢学会，注意分配可以通过训练获得。

5. 观察力　学龄期儿童观察能力的发展表现为以下四个阶段。

(1)认识个别对象阶段：只看到各个对象，或各个对象之间的一个方面。

(2)认识空间联系阶段：看到各个对象之间能直接感知的空间联系。

(3)认识因果联系阶段：可以认识对象之间不能直接感知到的因果联系。

(4)认识对象总体阶段：能从意义上完整地把握对象总体，理解图画主题。

6. 记忆　是认知活动的仓库，也是思维的材料，然而记忆水平又决定于思维的特点。在学龄期儿童的记忆中，体现出其具体运算思维的特点。

学龄期儿童记忆的发展特点：

(1)有意记忆得到迅速发展，成为儿童记忆的主要方式：学龄期的有意记忆和无意记忆都在发展，但发展速度随年龄变化而不同。小学低年级儿童，两种记忆的效果和发展速度相当，小学中年级以后，无意记忆的发展速度减缓，有意记忆的发展速度加快，致使有意记忆超过无意记忆，而且两者的差距逐渐增大。这种趋势是一般的发展规律，同时还要了解无意记忆和有意记忆的效果，也受记忆材料的难易、活动性质、活动动机等条件的影响。

(2)意义记忆在记忆活动中逐渐占重要地位：由于教学和学习任务的要求，学龄期儿童逐渐学会有系统地阅读材料、分析材料，经过思维加工进行合乎逻辑的意义记忆。随着年龄的增长，儿童识记方法的比重由机械识记向意义识记过渡，即年级越高，意义识记所占比例越大，意义识记在记忆过程中所占的地位也越来越重要。这里指的是两种记忆方法在识记中的地位，机械识记和意义识记都随年龄增长而发展，不能认为年长儿童机械记忆的效果不如年幼儿童。

(3)词的逻辑记忆迅速发展：学龄儿童随年龄、年级上升，形象记忆和词的逻辑记忆效率都在增加，但同幼儿期一样，仍然是形象记忆的效率优于抽象记忆；不过从发展速度看，抽象记忆比形象记忆要迅速。

7. 想象　想象的发育包括以下几方面：①想象的有意性迅速增长：在教学中要求儿童按照学习内容积极地想象，所以儿童想象的有意性和目的性逐渐提高，主题日益明确；②想象越来越富有现实性：低年级儿童和幼儿相似，儿童的想象常常与现实不符合又时常变换，缺乏稳定性，到中、高年级儿童逐渐使自己的想象接近现实，儿童幻想的稳定性也逐渐发展；③想象中创造成分日益增多：低年级儿童的想象仍然富有模仿性和再现性，创造成分不多。随着年龄的增长，中、高年级儿童想象中的创造成分越来越增加。由于实践活动的扩展，教学中在教师语言描述的启发下，儿童的想象日益丰富，并且能对已获得的想象做出创造性的改造，产生出新的构思。学龄期儿童的发育进程总结如表 8-5 所示。

表 8-5　学龄期儿童的发育进程

年龄	躯体发育	认知发育	自我、人格发展
6 岁	跳绳，跳跃，熟练地骑儿童三轮车	性别认知确定；发展各种具体运算的技能(包括守衡和分级)，开始掌握各种记忆策略和执行过程(元认知)	从 6 岁开始的整个学龄期；自我概念愈加抽象，很少与外貌联系
7 岁	能学骑两轮自行车	性别认知确定；发展各种具体运算的技能(包括守衡和分级)，开始掌握各种记忆策略和执行过程(元认知)	对人的描述越来越内在，注重本质特点
8 岁	骑车好，用好铅笔	发展推理逻辑；具体操作技能的应用越来越好；发展重量守衡	在游戏和友谊中，性别几乎完全分开
9 岁	女孩开始青春期发育	发展推理逻辑；具体操作技能的应用越来越好；发展重量守衡	友谊的发展持续整个阶段
10 岁	女孩进入青春期	发展推理逻辑；具体操作技能的应用越来越好；发展重量守衡	开始发展全面的自我价值感
11~12 岁	男孩开始青春期发育	发展容量守衡	友谊建立在相互信任的基础上

第二节　学龄前期和学龄期发育的影响因素及异常发育

一、学龄前期和学龄期发育的影响因素

（一）自身因素

1. 残疾与慢性躯体性疾病　这些疾病中，有些可使儿童产生不适、疼痛，有些影响限制了儿童的日常活动和社会交往，有些则使儿童恐惧和焦虑，有些则使儿童感到羞辱、孤立、窘迫、自卑和困惑，残疾与慢性躯体性疾病对儿童的身心发育有很大影响。

2. 神经系统成熟度与智能　神经系统的成熟与智能有关，对于智能发育较缓慢的儿童，如果对其期望过高，则往往会使其产生挫折感和不安全感；智力相对较高的儿童，常对幼儿园和学校产生厌倦情绪。

(二)家庭因素

1. 家庭环境对儿童个性的影响　家庭环境是影响儿童个性形成的主要因素。那些从小缺乏母爱的儿童，长大后的个性往往孤僻、任性、不合群。家长的抚养态度和教育方式在儿童个性的最初形成中起着决定性的作用。家庭氛围也对儿童的个性形成有明显的影响。和睦家庭成长的儿童大多愉快、乐观、友善，而破裂家庭成长的儿童变得孤独、悲观、恐惧、焦虑。父母如果经常对孩子发脾气或打骂讥讽，那么孩子就会形成爱发脾气、事事都反抗或胆小退缩的两极性格；父母对孩子的态度双方不一致，如对同行为一人宽容、一人惩罚，则使孩子产生是非混淆，易形成不诚实、两面讨好的性格。父母对孩子的态度与儿童的性格存在一定关系，见表8-6。

表8-6　父母态度与儿童个性倾向的关系

父母的态度	儿童个性倾向的特征
民主	独立，合作，善于交往，机灵
过于严厉、专制	顽固，反抗，冷酷，缺乏自信或依赖，服从
溺爱	幼稚，任性，依赖，缺乏独立性，情绪不稳定
过于保护	被动，幼稚，依赖，缺乏社交能力
支配性	顺从，依赖，缺乏主动性和独立性
父母意见分歧	警惕性高，两面讨好，易说谎，投机取巧
不关心	攻击，情绪不稳定，冷酷，自立
过于干涉	幼稚，被动，神经质

2. 家庭诸因素对儿童心理行为的影响　家庭的诸因素均影响学龄前期和学龄期儿童的心理行为，如家庭的经济状况，父母的婚姻状况、健康状况，母亲妊娠时的心理压力和分娩时的情况，父母对子女的态度，父母的榜样作用，父母与子女的矛盾冲突，家庭破裂等。

(三)教育因素

1. 学龄前期教育因素　对于学龄前期儿童，家庭教育的影响占重要地位。家庭教育方式表现出明显而长久的影响，根据家长的关爱、期望和一致性，家庭的教育方式可分为五种类型：专断型、放纵型、权威型、忽视型和民主型。

(1)专断型：对孩子采取高度控制、命令式的教育，缺乏温暖。

(2)放纵型：对孩子没有什么限制，允许孩子做任何他们想做的事情，这样的结果是孩子任性、缺乏规矩，攻击性也可能偏高，行为比同龄儿童幼稚。

(3)权威型：对孩子既控制又有温暖的关爱，既有明确的限制又允许孩子的个人需要，这种家长对孩子的要求和控制恰当。

(4)忽视型：对孩子缺乏爱心、冷漠、不关心孩子的需要。

(5)民主性：对儿童既关心又温暖、情绪稳定、积极向上，有领导能力。

2. 学校因素　儿童进入学龄期后，要在学校中接受规范、系统的教育，因此学校的校风，教师为人师表、教书育人的教风，对学龄期儿童性格的形成存在至关重要的作用。教师态度与学生性格关系见表 8-7。

表 8-7 教师的态度和学生性格的关系

教师态度	学生性格
专制	情绪紧张，冷淡或带有攻击性，自觉性差
民主	情绪稳定，积极，友好，有领导能力
放任	无集体观念，无组织，无纪律，散漫放任

(四) 社会因素

社会风尚也是儿童个性形成中很重要的因素，学龄前期儿童喜欢多媒体游戏和看动画片，善于模仿游戏和电视中的形象，不良的言行和道德观念很容易传播给儿童，特别是暴力形象的影响，形成长时间玩手机等电子设备和看电视的习惯，也必然减少探索性和创造性游戏的时间，因此必须正确引导儿童，适当控制儿童看电视、玩手机等电子设备的时间和内容。

学龄期儿童的攻击性程度与暴力影片关系极为密切。随着接触带有性内容书刊和影片的机会增多，我国学龄期儿童的性意识发展也明显提前，甚至出现性行为。随着电脑的普及，电脑游戏、互联网的作用也越来越大，儿童容易被电脑游戏所诱惑，因玩电脑游戏而影响学业，说谎、偷窃等违纪和犯罪的行为呈上升趋势，因此学龄期儿童在利用互联网和多媒体学习时要注意因势利导和素质教育。

二、学龄前期和学龄期儿童的异常发育

学龄前期和学龄期儿童的异常发育主要是指发育、精神与行为障碍。发育性问题包括智力障碍、孤独症谱系障碍、语言发育障碍、运动发育障碍等；行为问题包括注意缺陷多动障碍、遗尿症、幼儿攻击性行为、暴怒发作、儿童擦腿综合征，抽动障碍等；情绪问题包括儿童恐怖症、社交恐怖症、儿童分离性焦虑、儿童强迫症等。以下简要介绍注意缺陷多动障碍、儿童抽动障碍、特定学习障碍、学校恐怖症。

(一) 注意缺陷多动障碍

注意缺陷多动障碍(attention deficit hyperactivity disorder，ADHD)是儿童时期最常见的神经和精神发育障碍性疾病，表现为持续存在的与年龄不相符的注意力不集中和(或)多动冲动症状。

智力可以正常或接近正常，常伴有学习困难，人际关系和自我评价低下。一般 6 岁前起病，学龄期症状明显。注意缺陷在学龄期会较为显著，往往多动的症状在青少年期变得不明显，但是坐立不安、注意缺陷、计划性差及冲动等困难会持续存在。14 岁以下儿童的患病率约为 7%~9%，半数患儿 4 岁以下起病，男：女比例为 4：1~6：1。1/3 以上患儿伴有学习困难和心理异常。药物治疗是最有效的治疗方式，也可结合开展心理-行为指导，改善 ADHD 的主要症状。目前多采用脑电生物反馈治疗等手段。此外，家庭不和睦、单亲家庭、教养方式不当、早期母爱剥夺等都可能影响 ADHD 的预后，因此，家庭教育、行为治疗及学校补救

教学都是不可或缺的治疗策略。

ADHD症状多种多样，并常因年龄、所处环境和周围人对待其态度的不同而有所不同。注意缺陷多动障碍的临床表现可出现很早，如自幼即出现睡眠不安、喂养困难、易发脾气等。进入幼儿园、学前班或小学时，症状更趋明显，如喜欢激惹周围的小朋友、上课时坐立不安、注意力分散、不能听从教导和作业完成不好等。神经系统检查基本正常，IQ基本正常。具体表现：①活动过度：大多于幼儿期即已开始，进入小学后因受到各种限制，表现得更为显著；②注意集中困难：注意很易受环境的影响而分散，因而注意力集中的时间短暂；③情绪不稳：冲动任性是ADHD的突出而又常见的症状，由于缺乏克制力，常对一些不愉快刺激做出过分反应，在冲动之下伤人或破坏东西；④学习障碍，智力水平大都正常或接近正常，然而由于以上症状，仍给学习带来一定困难。部分患儿存在知觉障碍、综合分析障碍、空间定位障碍。

诊断以患儿家长和老师提供的病史、临床表现特征、体格检查(包括神经系统检查)、精神检查为主要诊断依据。注意缺陷多动障碍根据美国DSM-5诊断标准，可分为注意分散为主型(满足注意缺陷的标准，而不满足冲动1多动者)、多动冲动为主型(满足冲动1多动标准，而不满足注意缺陷者)和混合型(同时满足注意缺陷和冲动1多动标准)，并可分为轻度、中度和重度。

治疗原则为：促进患儿注意力提高，改善对冲动行为的控制；减少烦躁不安；改善社会交往技能；改善认知行为；改善精细和大肌肉协调运动。

(二)抽动障碍

抽动障碍(tic disorders，TD)是一种起病于儿童和青少年时期，具有明显遗传倾向的神经精神性疾病。临床主要表现为不自主的、反复的、无目的、快速的一个部位或多个部位肌肉运动性或发声性抽动，并可伴有注意力不集中、多动、强迫性动作和思维或其他行为症状。抽动障碍病程不一，可呈短暂性的或慢性的，甚至持续终生。抽动通常以眼部、面部或头部的运动抽动为首发症状，而后向颈、肩、肢体或躯干发展，常由简单症状发展为复杂症状。该病起病于儿童和青少年时期，病因尚不明确。

抽动症状的表现包括：运动抽动、发声抽动和感觉性抽动。运动抽动症状表现多种多样，简单性运动抽动常见表现为眨眼、眼球转动、努嘴、皱鼻、伸舌、点头、挺腹等，复杂性运动呈奇特多样的怪态，如冲动性触摸人或物、戳刺动作、跺脚、触电样全身耸动、踢腿等动作或反复出现系列连续无意义的动作。发声抽动可表现为清嗓、咳嗽、吸鼻声、各种叫声等简单发声，也可表现为重复言语或无意义语音、无聊语调、秽语等复杂性发声。感觉性抽动是指在运动或发声抽动之前出现的身体局部不适感，是非局限性和无特征性的感觉，如冲动、焦虑或其他精神感觉。

根据临床特征和病程特征抽动障碍分为三种类型：

(1)短暂性抽动障碍，又称暂时性抽动障碍，是儿童期最常见的抽动障碍类型。临床表现为突然的、重复的、刻板的一种或多种运动性抽动和(或)发声性抽动。大多数表现为简单性运动抽动，少数表现为单纯的发声性抽动。病程持续不超过一年。

此类型的抽动障碍首发症状大多数为简单性运动抽动，较为局限，局限为于某一组肌肉，一般以眼、面肌抽动为多见，在数周或数月内症状波动或部位转移，可向颈部或上下肢发展，多见眨眼、挤眉、翻眼、皱额、咧嘴、张口、点头、摇头、伸脖、耸肩等动作。少数可出现简单发生性抽动，表现为清嗓子、咳嗽、类似呼噜声、吸气声、犬吠声等。抽动症状频率和严重程度不一，常表现各种症状此起彼伏。

（2）慢性运动或发声抽动障碍，表现为简单或复杂的运动或发声抽动，但运动和发声两种症状不同时存在，一般以运动抽动为多见。慢性运动或发声抽动障碍以病程长、症状持久、刻板不变为特点。病程至少持续1年以上，有些病人症状甚至可持续终生。抽动症状类似短暂性抽动障碍，一般以眼、面肌抽动为多见；慢性发声抽动较少见，常表现为反复清嗓子、吸鼻子、胸或腹肌收缩发声等。

（3）发声与多种运动联合抽动障碍，临床沿用的名称包括 Tourette 综合征（Tourette's syndrome，TS）、抽动-秽语综合征、多发性抽动症、多种抽动症、冲动性抽动等。临床特点是在抽动的同时伴有发音肌群的抽动，发出有意义或无意义的声音或说骂人的话。TS 病儿还常伴有模仿动作、重复言语、模仿言语攻击、强迫、情绪障碍及注意缺陷等行为障碍或猥亵行为，可以不同程度损害认知功能和社会功能，甚至迁延致残。

诊断需要详细询问病史、体格检查、访谈和观察一般表现，辅以必要实验室检查以排除易混淆的病症。

抽动障碍的治疗应同时关注抽动及共患病对儿童功能的影响。治疗主要包括心理行为治疗、药物治疗和支持治疗。

（三）特定学习障碍

特定学习障碍（SLD）属于神经发育障碍的范畴，是发生在儿童的一组特异性学习障碍综合征，指不存在智力低下和视听觉障碍，也没有环境和教育剥夺以及原发性情绪障碍而出现的特殊学习技能获得困难，表现在倾听、阅读、书写、表达、推理、计算等方面的心理过积存在一种或一种以上的特殊性障碍。这种障碍以生物学原因为基础，导致了认知层面的异常，从而出现了学习障碍的表现特征。生物学因素包括遗传、表观遗传和环境因素的相互作用，影响大脑准确有效地觉察或加工言语或非言语信息。这类儿童不是由智力发育迟缓、中枢神经系统疾病、视觉、听觉或情绪障碍所致，智力正常，可能是中枢神经系统的某种功能障碍所致。学龄期儿童患病率在3%~8%之间，以男孩多见，男女比例约为4∶1。该障碍病程稳定，没有其他精神障碍所具有的缓解和复发特点。

早期临床表现为自幼好动和哭闹，对外刺激敏感和过激反应，建立母子情感关系困难和养育困难。可能有语言发育落后、发音不清，伴有啃咬指甲、攻击或退缩和同伴交往不良等表现。学龄前期表现认知偏离，如视觉认知不良、协调运动不良、精细动作笨拙、沟通和书写困难等。学龄期的表现主要在一般认知和特殊学习技能方面表现困难，包括阅读障碍、书写障碍、数学计算障碍和不能特定的学习障碍。诊断需详细询问发育史、发病过程及其表现特征，观察和记录儿童行为，了解其在校表现。

DSM-5 诊断标准为：学习和使用学业技能困难，不管是否接受过干预训练，至少连续6个月表现出以下一种症状：①错误或慢而费力地阅读字或词；②理解阅读内容的含义有困难；③拼写有困难；④书面表达有困难；⑤难以掌握数字感、数字事实或者计算；⑥数学推理方面有困难。受影响的学业技能显著低于根据个体的生理年龄所预期的水平，对学业或职业表现，或日常生活活动产生明显的阻碍作用，并经过个别施测的标准化成就测验和综合的临床评估确认。年龄大于或等于17岁的个体，学习障碍的档案记录可以代替标准化评估。学习困难开始于学龄期，但是可能直到某项任务所需要的受影响的学业技能超过了个体有限的能力时才完全表现出来。SLD 的预防和治疗主要依赖于母孕期卫生保健、父母养育指导、儿童的康复教育训练和心理社会支持等。系统的、强化的、个体化的指导或使用基于实证的干预方法，可以改善或缓解某些个体的学习困难，提高学习水平。

（四）学校恐惧症

学校恐惧症（school phobia）是儿童青少年对学校特定环境异常恐惧、焦虑，出现强烈拒绝上学的行为，是社交焦虑障碍的一种特殊形式。由于心理因素造成的拒绝上学行为，其背景是由于儿童与母亲的分离焦虑而导致对学校的恐惧，与逃学有本质区别，后者往往伴有品行问题和反社会特征，而学校恐惧症则无明显反社会行为。学校恐惧症可发生于整个学龄期阶段，但好发于5~7岁和10~11岁。学校恐惧症可发生在各种智力水平的儿童，低年龄组中女生多见，高年龄组中男生多见，发病与患儿家庭经济和社会地位无关。

临床表现为厌倦上学，以各种理由、借口推诿不去学校，或虽然勉强去学校，但上课精力不能集中，出现各种身体和心理不适又很快逃离。往往伴有睡眠障碍；躯体化症状，如头痛、头晕、腹痛、呕吐、哮喘发作、自主神经功能紊乱等；精神症状，如与同龄人交往障碍、冲动毁物等行为。

学校恐惧症的学生最常见的症状不是焦虑、紧张或不愉快，而是驱体症状，但这些躯体症状很难从相应的体格检查或实验室检查中及时发现。病程中后期儿童还会出现攻击行为，如通过毁物、攻击父母、自伤等达到不去学校的目的。开始获得允许留在家里情绪马上平静好转，接着出现情绪消极倦怠，逐渐变得情绪低落消沉、倦睡。后期可伴随出现某些精神症状，如幻听幻觉、心境不良和抑郁。

诊断要通过综合行为评价方式，即采用观察法和调查法，考察儿童的学校行为，通过学生自我说明和自我监控，了解学生行为出现的比率，将学生行为观察和家庭的评估策略相结合，综合做出诊断。诊断标准为：对到学校有持久恐惧、焦虑情绪和回避行为；对学校环境感到痛苦、不适、哭闹、不语或退出；儿童对其行为有自我意识，表现为过分关注；不在学校环境，与家人或熟悉人在一起表现正常；有明确的社会功能受损；上述症状和社会功能受损至少已1个月（不包括最初入学的第一个月），并排除分裂症、广泛性发育障碍、情感性精神障碍、癫痫性精神障碍、广泛性焦虑障碍等所致。

学校恐惧症如果干预及时，多数儿童尤其是低年龄组儿童都能获得治愈，重返学校。多采用的方法有支持性心理干预和家庭指导治疗，对情绪、行为等症状严重的儿童，应用必要的药物治疗。

第三节　学龄前期和学龄期发育评定

一、评定内容和方法

学龄前期和学龄期儿童认知、情感、社会适应能力等功能发育，和体格生长一样，随年龄增长而不断发展，总体呈正态分布，也会有少数偏离正常范围。儿童的智能、行为、情绪、个性等方面的发育对儿童一生影响巨大，因此学龄前期和学龄期儿童的评定更关注儿童的人格、注意力、行为等方面的发展。

1. 智能发育评定　是学龄前期和学龄期重要的评定内容，智能发育影响儿童的学习、社会交往及社会适应等各个方面，评估分为学龄前期和学龄期智力测验，其中包括语言理解、视觉空间定向（临摹和匹配比较几何图形）、时间序第组织（复读数字，按照吩咐顺序做几件事）、记忆力评定（复读句子，按照吩咐顺序做事、看图后随即凭记忆复绘）等。

2. 运动功能评定　内容包括肌力、肌耐力、肌张力、反射、关节活动范围、运动模式等常规性的运动功能评定，还应进行儿童感觉统合能力的评定，反映儿童的平衡协调、感觉辨别和调节能力以及姿势控制、双侧统合和基本动作能力等，儿童感觉统合能力评定分为3~6岁和6~12岁评定量表。

3. 社会适应能力评定　学龄前期是儿童适应能力发展的重要阶段，儿童的社会适应能力是儿童心理发展的重要内容。社会适应能力包括：感知觉、动作的发育水平，即视觉、听觉、大动作（四肢使用）、双手控制能力、走和跑、身体平衡（单脚站立、脚尖站立）等；生活自理能力，即吃饭（餐具使用技巧）、喝水、大小便自理、穿脱衣服、梳洗（洗手、洗脸、洗澡）等；语言能力的发展，即发音清晰度、说的能力和理解指导语（方位词、先后次序、该做不该做等）；社会能力（与人相处交往的能力），即与他人在交往中的行为（主动交往、相处融洽、交换玩具、建立同伴关系、发展友谊）、助人、社会成熟度（掌握相关安全知识）、了解他人（了解亲人和熟悉人的基本情况）；5岁以上的儿童还要进行时空定向（外出、时间概念）和劳动技能、个人取向（持久性、注意力、主动发起游戏、学习习惯和生活习惯等）等。

4. 行为、情绪和个性评定　观察儿童在检查过程中注意力是否集中，有无冲动性行为和暴力攻击性行为，各种测试前后结果是逐渐进步还是逐渐退步，配合程度如何，对成功和失败的情绪反应如何，面对挫折如何应对等。根据儿童的具体情况，应用行为问卷、个性问卷、情绪障碍筛查表等进行相关测试。

5. 注意力评定　儿童随着年龄增大，神经系统逐渐发育完善，注意力的水平也相应发展。学龄前期儿童无意注意占优势，而学龄期儿童有意注意逐渐发展起来，注意力集中的时间逐渐延长。因此，儿童家长和幼儿园或学校教师对于儿童的学习时间安排，要按照儿童的发育规律进行调节。目前国内可供使用的注意力测验很少，一般适用于6岁以上的儿童。

二、常用评定量表

（一）智力评定量表

1. 韦氏学龄前儿童智力量表（The Wechsler Preschool and Primary Scale of Intelligence, WPPSI）　是1963年由美国医学心理学家D. Wechsler制定，是韦氏学龄儿童智力检查修订版（WISC-R）的延伸，适用年龄为4~6.5岁。全表共11个分测验，归纳为言语测验和操作测验两个部分。言语分量表包含的测验项目有常识、问题理解、算术、两物的相似性和词汇等；操作分量表包含的测验项目有整理图片、积木、图像组合、译码和迷津等。各分测验测得的量表分可与正常儿童参考值对照比较，同时各分测验之间也可进行对照比较。总量表分为各分测验量表分相加所得值，可用于计算该儿童的离差智商，进而评价其语言发育及智能发展情况。

2. 韦氏儿童智力量表　目前应用的是韦氏儿童智力量表（Wechsler Inelligence Scale for

Children，WISC）第 4 版（WISC-IV），由 14 个分测验组成，适用于 6～16 岁。其测量结果除了提供一个全量表的总智商，可说明儿童的总体智能，还给出四个分领域分数，用以说明儿童在不同领域中的认知能力，四个指数分别为：①言语理解指数，主要用于测量学习语言的能力、概念形成、抽象思维、分析概括能力等；②知觉推理指数，主要测量人的推理能力、空间知觉、视觉组织等；③工作记忆指数，主要反映人的记忆能力、对外来信息的理解应用能力；④加工速度指数，考察对外界简单信息的理解速度、记录的速度和准确度、注意力、书写能力等。

（二）适应行为评定量表（Adaptive Behavior Scale）

3～12 岁儿童适应行为评定量表由原湖南医科大学龚耀先教授等编制，于 1994 年完成全国常模。内容分为 8 个分量表，分别为感觉运动、生活自理、语言发育、个人取向、社会责任、劳动技能、经济活动和时空定向。归类为三个因子，即独立功能因子、认知功能因子和社会自制因子。该量表采用适应行为商数（ADQ）对儿童的适应行为水平进行分级，ADQ≥85 为正常，70≤ADQ≤84 为边缘状态，55≤ADQ≤69 为轻度缺损，40≤ADQ≤54 为中度缺损，25≤ADQ≤39 为重度缺损，ADQ<25 为极重度缺损。

（三）行为评定量表

1. *Achenbach 儿童行为量表（CBCL）*　是目前使用较为广泛的评定儿童行为和情绪的量表之一，适用于 4～16 岁儿童，主要用于评定儿童的社交能力和行为问题。本量表一般作为筛查，分为家长用量表、教师用表和自填用表（智龄在 10 岁以上儿童）。本量表按儿童年龄、性别的不同分为三个年龄组（4～5 岁、6～11 岁、12～16 岁）和两个性别组。量表内容分为三部分：第一部分为一般资料；第二部分为社交能力；第三部分由 113 项行为问题组成。

2. *Ruteer 儿童行为量表*　由英国儿童精神病学家 Ruteer 设计，20 世纪 80 年代初引入我国。本问卷分为家长用和教师用两种，前者包括 31 个项目，后者包括 26 个项目。分析时将行为问题分为两大类：第一类为“A 行为”；第二类为“N 行为”。“A 行为”即为违纪行为或反社会行为，包括的项目有：经常破坏自己和别人的东西；经常不听管教；经常说谎；欺负其他儿童；偷东西。“N 行为”即为神经症行为，包括的项目有：腹痛、呕吐；经常烦恼，对许多事情都感到厌烦；害怕新事物和新环境；到学校就哭闹或拒绝上学；睡眠障碍。两种问卷评分均分为三级：从来没有此种行为评“0”分；有时或每周不到 1 次或症状轻微评“1”分；症状严重或经常出现或每周至少 1 次评“2”分。父母用表最高分为 62 分，教师用表最高分为 52 分。前者临界值为 13 分，后者为 9 分。总分高于或等于临界分时，该儿童被认为有问题。在此基础上，当所有 A 行为项目总分等于 N 行为项目总分时，即可认为该儿童有反社会行为；反之，是神经症行为。如果 A 行为与 N 行为总分相等，则为“M 行为”，即混合性行为。本量表项目不多，易于掌握，较适合于学龄儿童行为问题的流行病学调查使用，也可作为临床诊断儿童情绪问题和行为问题的参考。

3. *Conners 儿童行为量表*　此量表是筛查儿童行为问题广泛使用的量表之一，多用于 3～17 岁注意缺陷多动障碍儿童的筛查。包括父母问卷（Parent Symptom Questionnaire，PSQ）、教师问卷（Teacher Rating Scale，TRS）。父母问卷包括 48 项问题，可归纳为品行问题、学习问题、心身障碍、冲动多动、焦虑多动五个因子，概括了儿童常见的行为问题。评分方法采用 0、1、2、3 四级评分法。教师问卷包括 28 个儿童在学校中常见的行为问题，归纳为品行问题、多动、注意缺陷-冲动、多动指数四个因子。评分也采用0、1、2、3四级评分法。如果问卷总分大于15分，即被认为有注意缺陷多动障碍的可能。

(四)人格评定量表

艾森克个性问卷(Eysenck personality questionnaire，EPQ)适合用于测查7岁至成人的人格特征。国外EPQ儿童有97项，成人有101项。我国修订版儿童和成人均为88项，由三个人格维度和一个效度量表组成：即神经质(N)维度：测查情绪稳定性，高分反映易焦虑、抑郁和较强的情绪反应倾向等特征；内-外向(E)维度：测查内向和外向人格特征，高分反映个性外向，具有好交往、热情、冲动等特征，低分则反映个性内向，具有好静、稳重等特征；精神质(P)维度：测查一些与精神病理有关的人格特征，高分儿童可能具有残忍、敌意、好攻击、缺乏同情心、无是非感等，常是一种问题儿童；掩饰(L)量表：测查掩饰自己朴实，遵从社会习俗、道德规范的特征，高分表明掩饰。

(五)注意力评定

1. 划消测验

有数字划消、字母划消、符号划消等不同的划消类型。在专用划消表中将指定的数字(或字母、符号)划去，记录在规定时间内的错误率及完成量，从而进行注意力评定。

2. 视、听觉连续执行任务测试(Integrated Visual and Auditory Continuous Performance Test，IVA-CPT)　是美国Brain Train公司编制的测试软件，其基本原理是通过反复的声音刺激和视觉刺激，观察并记录儿童对刺激的反应情况，包括反应时间、遗漏情况、持久力、重复次数等。IVA的测试软件包括13分钟的声音和视觉刺激的测试系统，设计分成两个测验部分：反应控制和注意力。IVA给出22个原始分值，是关于反应控制、注意力、属性和测试有效性的分值，分值高的表现出色，分值较低的可能在某一些方面存在问题。通过相应的算法得出一个评估结论，对于儿童青少年能够提供用于注意缺陷多动障碍儿童行为判断依据的客观测量数据。是目前较常用的测试儿童注意力的电脑软件。

视频：学龄前期和学龄期发育的影响因素及异常发育

学龄前期与学龄期发育习题

第九章

青春期发育

学习目标

1. 了解：青春期生理及心理发育的维护。
2. 熟悉：青春期心理和生理发育影响因素与异常因素。
3. 掌握：青春期心理和生理发育特点。

青春期(adolesence)是由儿童发展到成人的过渡时期。从体格生长突增开始，到骨骼完全愈合、身体停止生长、性发育成熟而结束。这一时期人体在形态、功能、内分泌及心理、行为等方面都发生着巨大的变化。

青春期的年龄范围和分期很难明确划分。目前国内外一般将青春期的年龄范围定为10~20岁，女孩的青春期开始和结束年龄都比男孩早2年左右。青春期可分为早、中、晚三期。青春早期的主要表现是身高生长突增，出现突增高峰，性器官和第二性征开始发育，一般约持续2年；青春中期以性器官和第二性征发育为主要特征，出现月经初潮或首次遗精，身高生长速度逐渐下降，通常持续2~3年；青春后期体格生长缓慢，但仍有所增长，直至骨骺完全融合，性器官及第二性征继续缓慢发育直至达成人水平，此期一般为2年左右。上述各期在身体发育的同时，还伴随着心理社会发育。

第一节　青春期生理与心理发育特征

一、生理发育特征

(一)青春期体格发育

1. 生长突增　进入青春期，在神经内分泌作用下，身体迅速生长，出现生长突增。生长突增(growth spurt)指儿童少年体格生长出现的突发性快速生长的现象，可用按年龄绘制的生长速度(每年生长量)曲线表示。在生长突增过程中出现的身高增高峰值及出现突增高峰的年龄男孩与女孩也不一样。突增开始的年龄女孩比男孩早2年左右。女孩约在9~11岁，男孩约在11~13岁。身高突增约持续2~3年，男孩平均每年可增长7~9 cm，最多可达10~12 cm；女孩平均每年可增长6~8 cm，最多可达10 cm。2014年中国学生体质与健康调研中汉族学生生长发育测试指标的平均值见表9-1、表9-2。

表 9-1 青少年生长发育指标的平均值(男)

年龄(岁)	身高(cm)	体重(kg)	胸围(cm)	50 米跑(秒)	肺活量(mL)	脉率(次/分)	收缩压(mmHg)	舒张压(mmHg)
10	142.1	37.2	68.4	9.7	1734.4	85.9	101.0	63.1
11	148.1	41.9	71.5	9.4	1969.1	85.6	103.7	64.6
12	154.5	46.6	74.1	9.0	2272.6	84.4	105.6	65.1
13	161.4	52.0	77.3	8.5	2667.5	83.2	108.8	66.7
14	166.5	56.2	79.9	8.2	3045.1	82.5	111.7	68.5
15	169.8	59.5	82.0	7.9	3369.0	81.0	113.4	69.7
16	171.4	61.5	83.5	7.7	3575.7	80.2	114.2	70.4
17	172.1	63.3	85.0	7.6	3726.8	79.9	116.1	71.7
18	172.0	63.5	85.3	7.7	3772.3	79.2	116.3	72.1
19	172.4	63.5	85.8	7.6	3924.6	78.1	115.7	72.4

来源：2014 年中国学生体质与健康调研报告。

表 9-2 青少年生长发育指标的平均值(女)

年龄(岁)	身高(cm)	体重(kg)	胸围(cm)	50 米跑(秒)	肺活量(mL)	脉率(次/分)	收缩压(mmHg)	舒张压(mmHg)
10	142.6	35.5	66.6	10.2	1564.4	86.8	100.6	63.1
11	149.3	40.6	70.6	9.9	1783.0	86.4	103.1	64.8
12	153.7	44.5	73.6	9.7	1976.2	84.7	103.8	65.2
13	157.0	48.0	76.3	9.6	2132.8	83.6	105.0	66.2
14	158.7	50.4	78.3	9.6	2261.7	83.2	106.8	67.5
15	159.4	51.6	79.1	9.6	2345.0	82.3	106.3	67.2
16	159.8	52.7	80.2	9.7	2423.7	81.5	106.6	67.5
17	159.8	53.0	80.9	9.7	2450.7	81.3	107.2	68.1
18	159.4	52.6	80.6	9.8	2431.3	81.0	107.5	68.5
19	160.2	52.4	80.8	9.8	2574.0	79.6	105.9	68.1

来源：2014 年中国学生体质与健康调研报告。

2. 各部位发育顺序　青春期各部位发育时间及发育速度不同。肢体生长早于躯干；脚最先加速增长，也最早停止增长，脚加速增长 6 个月后，小腿开始增长，然后是大腿；上肢突增稍晚于下肢，其顺序是手—前臂—上臂；最后是躯干加速生长。由此可见身体各部突增顺序为从远端到近端，这一现象被称作青春期生长的向心律。由于这一生长特点，青春期出现长臂、长腿不协调的体态；但这是暂时的，随着躯干长度及各部横径的增长，各部比例将恢复正常。因脚先期突增及先期停止生长的特点，可用于利用脚长预测身高。

3. 体型的差异　男、女孩在进入青春期后身体各部出现一系列变化，使得男、女孩具有不同的体型：男孩较高，肩部较宽，肌肉发达结实；而女孩较矮，臀部较宽，身材丰满。造成这种现象的原因是身高、体脂及体重的性别差异。

4. 骨骼发育　是体格发育的重要组成部分，人体许多形态指标的大小都取决于骨骼的发育状况。判断骨骼的发育程度可应用骨骼年龄（骨龄）。骨（skeletalage）可较时间年龄更好地反映机体的成熟程度。通过骨 X 线摄片，观察身体某一部位骨钙化的程度与标准骨龄比较，即可确定该儿童的骨龄。一般以手腕部最为理想。骨龄可应用于下列几方面：①预测成年身高；②预测月经初潮；③协助诊断某些疾病。

青春期，在儿童骨发育的基础上，已经出现的骨化中心继续发育，并出现新的骨化中心，各骨化中心相继钙化或与骨干的干骺端愈合。长骨骨干与骨骺完全愈合，女孩约 15、16 岁，男孩约 17、18 岁，椎骨体与骨骺要到 20 岁以后才能完全愈合。

（二）青春期的功能发育

伴随体格发育的同时，青春期的呼吸、循环、消化、代谢、造血、免疫、运动等各种生理功能也发生着明显的变化。一般常以循环、呼吸功能及肌肉力量反映功能发育状况。

1. 心肺功能　常用于反映心肺功能的指标有心率、血压、肺活量等。随着测定技术和仪器的发展，在实验室条件下，应用极量运动负荷下的最大耗氧量测定，可以更全面地反映心肺功能。随着年龄的增长，心率呈现负增长，青春期后逐渐接近成人水平，男性心率略低于女性。运动时，心率随运动强度增大而增加，到极量运动时的心率为最大心率。最大心率随年龄的增大而下降，通常以 20 减去年龄估计最大心率。最大心率与安静心率之差，在一定程度上反映心脏的储备能力。青春期之前，女孩血压值高于男孩，青春期来到后，男孩血压值高于女孩。肺活量随着年龄而增长，女孩的增长量低于男孩。在青春期，男孩可增长 2000～3000 mL，年增长 200～500 mL；女孩只增长 1000～2000 mL，年增长 100～300 mL。

人体在极限状态下吸收和利用氧的能力为最大有氧活动能力，说明这种能力的指标为最大吸氧量。最大吸氧量绝对值随年龄增长而逐渐增加，青春期后达最大值。随后逐渐下降。按体重计算的最大吸氧量相对值，男孩在 13 岁前呈增长趋势，以后不再增长；女孩在 13 岁前比较稳定，以后呈下降趋势。成年期，男女性均缓慢下降。

2. 肌力反映　肌力的常用指标是握力和背肌力。握力用于表示手及臂部肌肉的力量，青春期时，男孩可增长 25～30 kg，年增长 4～10 kg；女孩增长 15～20 kg，年增长 2～5 kg。男孩握力值始终高于女孩，随年龄增长性别差异增大。背肌力具有相同趋势。

3. 运动能力　人体在活动中所表现出的力量、速度、灵敏及柔韧性，统称为运动能力。青春期运动能力的发育有明显的阶段性和性别差异。男孩的快速增长发生在 7～15 岁，15～20 岁增长趋缓，20～25 岁为一生中最高峰；女孩的快速增长期为 7～12 岁，但在 13～16 岁阶段部分女孩可停滞或下降，16～20 岁间又可出现缓慢增长。在青春期，男孩各项运动指标均高于女孩，并随着年龄的增长而差距增大，形成性别间运动能力的差别。但女孩在柔韧性、协调性及平衡能力方面往往比男孩更具有发展潜力。各项运动能力的发育顺序大致为：速度、耐力、腰腹肌力先发育，其后是下肢爆发力，较晚的是臂肌静止耐力。

（三）青春期的性发育

1. 青春期的内分泌变化　现已公认下丘脑–垂体–性腺轴的迅速发育以及其功能的充分

发挥是青春期神经内分泌变化的核心。

与性发育相关的内分泌变化开始于青春期生理特征出现之前，在下丘脑-垂体-性腺轴发育成熟前约2年，肾上腺皮质分泌的性激素开始增多。这些激素主要是去氢表雄酮、雄烷酮和雌酮。很可能是由于中枢神经系统与性腺之间负反馈调节的敏感性下降，下丘脑分泌的促性腺激素释放激素逐渐增加，同时垂体的分泌细胞也对性腺激素释放激素敏感性增加，产生黄体生成素和促卵泡激素的功能也随之加强。在青春早期这种分泌增加现象仅发生在夜间睡眠时，到了青春中期白天清醒状态下也出现下丘脑及垂体的促性腺激素释放激素、黄体生成素和促卵泡激素分泌增加现象。已有研究发现，无性腺的患者青春期同样出现睡眠时黄体生成素分泌增加，提示上述过程是由于中枢神经系统及下丘脑的不断发育成熟所致，而不是继发于性腺的变化。

继发于垂体激素的分泌增加，血清中睾酮(男)和雌二醇(女)水平在整个青春期成熟过程中呈进行性增加。生长激素分泌增加发生于青春中期。到了青春中晚期，影响黄体生成素和雌激素分泌的一个正反馈调节系统被建立，并由此导致雌激素诱发的黄体生成素周期性高潮分泌及排卵现象的出现。

2. 男性性生理发育

(1)生殖器官发育：男性生殖器官分内外两部分。前者包括睾丸、输精管和前列腺等附属腺，后者包括阴囊和阴茎。男孩青春期性发育个体差异很大，但各指征出现顺序大致相似。睾丸最先发育；一年后阴茎开始发育，与此同时身高出现突增。青春期前睾丸很小，单侧容积仅1~2 mL，仅稍大于婴儿期。睾丸开始增大的平均年龄为11.5岁，只比女性乳房开始发育年龄晚0.5~1岁；其后体积迅速增大，15岁时平均容积13.5 mL；18~20岁时达15~25 mL。阴茎开始增大的年龄约比睾丸迟0.5~1年，平均12.5岁开始突增，2~3年内即从青春期前的5 cm左右增至青春后期的12~13 cm。

(2)性功能发育：随睾丸生长，生殖功能开始成熟。首次遗精是男性青春期生殖功能开始成熟的重要标志之一，一般发生在12~18岁，最早12.1岁，最晚17.3岁，约比女性平均初潮年龄晚2年。

多数发生在夏季，初期精液主要是前列腺液，有活力的成熟精子不多；18岁左右，随着睾丸、附睾等发育成熟，精液成分逐步与成人接近。首次遗精发生后，身高生长速度逐步减慢，而睾丸、附睾、阴茎等迅速发育，接近成人水平。具体发育情况见表9-3。

表9-3　Tanner男孩生殖器发育分期

分期	发育表现
G1	青春期前，睾丸、阴囊、阴茎仍是儿童早期的大小和比例
G2	阴囊和睾丸增大，阴囊皮肤变红，纹理改变，阴茎无变化或变化很小
G3	主要是阴茎长度增大，睾丸和阴囊进一步增大
G4	随着阴茎头增粗、发育，阴茎进一步增大，睾丸和阴囊继续增大，阴囊皮肤颜色加深
G5	生殖器大小和形状已达成人水平

(3)第二性征发育：主要表现为阴毛、腋毛、胡须等毛发改变(表9-4)；变声、喉结出现

等。阴毛一般11~12岁左右出现，1~2年后出现腋毛，再一年左右胡须萌出；额部发际后移，脸型轮廓从童年型向成年型演变。随着雄激素水平增高，喉结增大，声带变厚、变长，一般13岁后变声。大多数男孩18岁前完成所有第二性征发育。

3. 女性性生理发育

（1）性器官形态发育：女性生殖器官分内外两部分。内生殖器包括阴道、子宫、输卵管和卵巢；外生殖器包括阴阜、大小阴唇、阴蒂、前庭和会阴。进入青春期后，在促卵泡激素、黄体生成素和性激素作用下，内外生殖器迅速发育。卵巢从8~10岁起发育加速，呈直线上升；重量从6~10岁时的1.9 g增至11~15岁时的4.0 g左右，18~20岁时达8.3 g。初潮来临时卵巢仍未发育成熟，重量仅为成人30%左右。随卵巢发育增大，功能逐渐完善，开始排出卵子；排卵后卵巢表面从光滑变得凹凸不平。子宫重量、长度明显增加，宫体长度的增加比宫颈更明显。外生殖器也出现明显的变化，阴阜因脂肪堆积而隆起；小阴唇变大，色素沉着，大阴唇变厚；可见大量阴道分泌物，由碱性变为酸性。

（2）性功能发育：最重要的标志是月经初潮。从初潮至更年期，子宫内膜受性激素影响，子宫内膜呈周期性改变，出现月经。与此同时，输卵管的口径增大，管腔黏膜上皮出现皱襞，并逐渐纤维化。月经初潮并不代表女性生殖系统已发育成熟。初潮多发生在夏天，发生年龄波动在11~18岁。初潮年龄的早晚与遗传、经济水平及营养状况有关。已来潮的女孩，其身体形态、功能水平及第二性征发育都明显超过同龄未来潮女孩。绝大多数女孩的初潮出现在身高突增高峰一年左右；来潮后身高生长开始减速，总增长额平均5~7 cm。

（3）第二性征发育：主要是乳房、阴毛和腋毛的发育（表9-4）。乳房发育是女孩进入青春期的第一信号，平均开始于11岁（8~13岁）。从乳房发育Ⅱ度到Ⅴ度历时约4年。乳房开始发育后0.5~1年出现阴毛，再一年后出现腋毛。身高突增的开始几乎与乳房发育同时，而突增高峰年龄一般出现在其后一年左右。具体发育情况见表9-5。

表9-4　Tanner男（女）孩阴毛、腋毛发育分期

分期	阴毛发育分期表现	腋毛发育分期表现
Ⅰ	无阴毛	无腋毛
Ⅱ	男阴茎根部、女大阴唇，出现淡色绒毛性细毛	腋窝外侧出现软、短而稀疏的细毛
Ⅲ	阴毛增粗，色增深，开始卷屈，范围向耻骨联合扩展	腋窝外侧毛较密，色较深，开始卷曲，向中心部扩展
Ⅳ	似成人，但范围较小，毛稀疏	似成人，但范围较小，毛稀疏
Ⅴ	阴毛呈倒三角形或菱形分布，毛浓密，达到成人水平	毛密而长，分布在腋窝中心及后部

表9-5　Tanner女孩乳房发育分期

分期	发育分期
Ⅰ	发育前期，仅有乳头突出
Ⅱ	乳腺萌出期，乳头隆起，乳房和乳晕呈单个小丘状隆起，伴乳晕增大

续表9-5

分期	发育分期
Ⅲ	乳房、乳晕进一步增大，二者仍在同一丘状水平面上，乳晕色素增深
Ⅳ	乳头和乳晕突出于乳房丘面上，形成第二个小丘
Ⅴ	成熟期，乳房更大，但乳晕与乳房又在同一丘面上，乳头突出于其上

二、心理发育特征

(一)青春期的认知发育

青春期认知能力飞速发展，既有量变又有质的突破。量变主要体现为感知觉、记忆、注意等认知能力的改善和提高，能更有效地完成学习任务；质变表现为抽象思维、推理能力快速发展，能运用抽象、形式逻辑的归纳或演绎方式去思考、解决问题，发现事件的多样性，以系统的方法提出假设并试验各种可能的解决办法。按皮亚杰关于个体认知能力发育的阶段理论，12~15岁时已到达“形式运算”阶段，是认知发育的最高水平。然而许多心理学家发现，个体的思维发育15岁左右并没有停止，还在进一步发育，逐步达到认知的成熟水平——辩证运算。此时，思维变成一种无矛盾的形式，能意识到矛盾的相对性，从而在辩证的整体中整合矛盾。青少年的认知发育有以下几个特点。

1. 抽象思维占主导地位　能运用抽象思维来突破心理运算的界限，不再受具体事物限制，思维范围扩大，能分析抽象的政治、哲学现象，理解各种抽象的概念，如自由、正义和博爱等，由此获得更多的增长新知识机会。能摆脱现实和知觉局限性，从而带着较少的限制、束缚进入虚拟世界。解决问题时，不再直接抓结果，而是通过逻辑推理来提出一连串的假定和新设想，并利用逻辑分析或实验证明的方法展开验证、最后确定事实。

2. 逻辑推理能力加强　归纳和演绎是逻辑推理的主要形式，推理能力的加强意味着超越具体内容，把同样的逻辑过程运用于对相近问题的处理和解决，从而具备解决更多相关问题的能力。青少年的归纳、演绎、推理能力的发展不平衡，归纳能力一般高于后两者。

3. 思维中残留自我中心特征　青少年总是认为自己备受瞩目、自己是独一无二的；总是过分夸大自己的智慧和能力、自己的情绪体验。这些想法会促使青少年去冒险，如尝试吸烟、酗酒、吸毒及违法行为。而且，这种“个人神话”和理想主义所虚构的主观世界与客观现实的矛盾，常触发青少年与家庭和社会的冲突。只有当他们的自我意识发育成熟，能正确评价自我，才能摆脱自我中心思维的局限性，发展辩证思维的能力。

(二)青春期的自我意识发育

伴随着抽象思维能力的提高、生理的巨变以及日益广泛的社会接触，青少年进行自我探索的意识不断增强。“我是一个怎样的人?”“别人喜欢我吗?”“我该怎样做才对?”等，这些问题常困扰着他们，随着探索和认识的深入，自我意识迅速发展。青春期自我意识的发育有以下特征：

1. 成人感和独立意向发展　由于抽象思维的发展，青少年超越现实的想象，为自己构建起一个完美的世界，因而他们无法忍受现实生活中的缺点和错误，变得好批评和吹毛求疵。这种理想化思想与成人构成了“代沟”，易导致与家长、教师的矛盾冲突。随着成人感的产生，青少年希望别人把他当成人看待，得到别人尊重，并享受与成人同样的权利。若此时父母仍把他们当小孩看待，会引发不满情绪，认为这是对自己的束缚和监视。青少年的独立愿望日益高涨，有时故意反抗、疏远父母。

2. *自我的分化*　自我有两种，一种是指作为行动者、观察者的“主观自我”；另一种是被观察或作为自我认识对象的“客观自我”。随着青少年自我探索的深入，两种自我由最初的混沌状态逐渐分化。主观自我里包含着理想化的自我，它可以是现实的，也可以是一种幻想。自我的分化使青少年更深刻的认识自己，并试图按自己的愿望来塑造、统一自己。

3. *自我意识逐步成熟*　随着身心的急剧变化，青少年的自我意识变得强烈而敏感。这使他们过分关注自己的仪表和行为举止，竭力避免各种形式的尴尬，极不耐受来自家长、老师的批评和指责。

随着自我探索的深入，他们关注的焦点逐渐转向自己的内心世界和个性成长，对自我的认识由表及里日益深化。自我意识的成熟还表现为自我评价(对自己能力和行为的客观评价，是自我调节的重要机制)能力的提高。最初，他们对自己的评价易出现两个极端：过低或过高估价自我的倾向；并十分反感别人的批评。此时一方面提高了自我评价的客观性，同时也学会了不完全排斥他人意见，能更认真、辩证地倾听这些意见。自我评价从片面性向全面性发展，不仅注重外表，更能独立评价自己的内心品质、行为动机及效果。评价的稳定性也不断加强，不会因偶然的成功而洋洋自得，也不会因偶尔的失败而全盘否定自己，从而逐步实现了主客观的辩证统一。

4. *自我同一性状态的发育*　自我同一性(self identification)是个体对自己的本质、信仰、发展趋向的一种满意的、一致的意识，即关于“我是谁”的认识，虽然同一性的形成贯穿终身，但青春期因生理和心理的巨变，加之面临众多的社会义务和对未来的生活选择，易出现同一性危机。人生每个阶段都会面临因自身需要和所处的社会环境间的矛盾冲突所导致的危机。人格的发育过程就是危机的不断解决、不断转化的过程。顺利解决矛盾，就能形成积极品质，有助于增强自我、适应环境；否则将形成消极品质，削弱自我、阻碍对环境的适应。

因年龄、能力、经历、背景等因素，青少年可能处于以下四种不同类型的同性状态：①同一性混乱(角色混乱)：迷失人生目标，所作所为与自己的应有角色不符，难以承担自己的社会责任；②同一性暂停或延缓：已对自我同一性问题进行过探索，但未得到满意的解答，故暂时用回避的方式来继续探索，试图再经过一段时间的探索和试验来认识自己；③同一性提前闭合：对自己的评价大多建立在别人认可的基础上，对自我的思考肤浅、刻板，过早地将自我意象固定化，从而阻碍了自我发展的其他可能性；④同一性成就：个体已完成对价值观和各种生活的选择及自我评价，并对自己的选择感到满意。虽然某些生活事件(如失学、失业、失恋)可能打破同一性，使其再次面临危机，但毕竟曾完成过同一性，故经历一段困难、挫折后，可再回到原来的成就状态。自我同一性还有一种极端情形，即“自我同一性过剩”，即艾里克森所称的“狂热主义”，指过分卷入特定的团体或角色，绝对排他，坚信自己选择的方式是唯一的方式。这些人将自己的信念和生活方式强加于人，而不考虑他人的感受。该“过剩”状态导致自我中心、个人崇拜、狂热主义等不良社会态度产生。

(三)青春期心理发育的矛盾性

进入青春期以后，因生理发育迅速，而心理发育相对缓慢，使青少年身心发展处于非平衡状态。渴望进入成人世界的追求，使青少年对事对人的态度、人生观、价值观、情绪和情感的表达方式、行为的内容和方向都发生了明显的变化。但由于青少年知识积累及社会经验相对不足、思维还较片面和欠深刻；在人格特征上还残存着自我中心、情绪和行为控制能力差、冲动偏激、感情脆弱、意志力薄弱等特点，使青少年的心理活动往往处在矛盾冲突之中。

1. 独立自主性与被动依赖性的矛盾　随着自我意识的觉醒，青少年产生强烈的独立意识，他们不愿顺从，遇事喜欢自己做主，不愿受到限制和约束，不愿听取成人的意见，常处于和成人相抵触的情绪状态中。然而，他们的内心并没有完全摆脱对父母的依赖，因解决问题和承受压力的能力均不充分，他们需要成年人的帮助和指导，面对挫折和压力时，他们渴望得到精神上的理解、支持和保护。

这种独立自主的要求和现实上的被动依赖在心理上产生强烈的困扰，能否正确处理这种矛盾，对于青少年的自尊心、自信心都会有着重大的影响。

2. 思维的独立性、批判性、创造性与看问题的片面、主观、偏激的矛盾　青少年的思维虽然已经以抽象逻辑思维为主要形式，但水平还比较低，还处于从经验型向理论型的过渡时期。虽然喜欢独立思考，喜欢争论，不墨守成规，但由于缺乏社会经验，知识储备不足，思考问题往往表现为单纯幼稚，因而导致分析问题、处理问题仍带有很大的片面性和表面性，缺乏辨别是非的能力，易受不正确、不健康思想观念的影响。

3. 闭锁性与社交欲望强烈的矛盾　随着独立性和自尊心的发展，青少年内在的心理活动变得丰富了，但却越来越不愿坦露自己的内心世界，加之对成人的抵触和不信任情绪，增加了这种闭锁性的程度。同时，他们因此感到非常孤独和寂寞，希望有人关心理解他们，渴望有推心置腹的知心朋友，对社会交往的需求极其强烈。这种闭锁心理与强烈交往需要的矛盾，解决得好，就会形成正向积极的情感体验，导致成功感和自尊心的增强，有助于形成和发展积极的个性品质。相反，则会影响个性的健康发展。

4. 性发育成熟与性心理幼稚的矛盾性　发育逐渐成熟，使青少年的性意识迅速觉醒。对异性从最初的好奇，转变为一种朦胧的眷恋、向往和神秘感，但他们又无法公开表现对性的这种渴望和兴趣。此时，男女双方虽表面上互相回避和疏远，实际却在敏锐注意着对方的举止言行和身体变化；虽在异性面前拘谨、羞涩，却常用爱美、出风头、冒险行为甚至恶作剧来招引异性的注意。他们开始特别喜欢在学习、工作的余暇时间，用美术、摄影、音乐、舞蹈、观看电影、文艺作品等兴趣活动来陶冶自己的情操。此时，也常出现“纸条式恋爱”和“狂热初恋”，带有鲜明的好奇、模仿成分，但他们认为自己对爱情是认真、严肃的，而他们对真正的爱情及其包含的社会责任和义务却知之甚少。他们对自己的性生理现象还没有充分的了解，对初潮或遗精等现象带来的问题以及对性的兴趣、好奇与欲望不知如何处理。若得不到正确的指导，会产生许多无以名状的困惑、烦恼、孤独和苦闷。

5. 勇敢、好强与怯懦、自卑的矛盾　青少年能表现很强的勇敢精神，因他们思想上很少受到条条框框的限制和束缚，较少顾虑。但因缺乏经验，他们在公众场合常表现得羞羞答答，不够坦然和从容。青少年因不能准确地评价自己，自信程度把握不佳，会因偶然的成功而沾沾自喜，又会因偶然的失败陷入极度的自卑情绪。

第二节　青春期发育的影响因素及异常发育

一、青春期发育的影响因素

(一)遗传因素

遗传因素决定生长发育的可能性，即决定生长发育的潜力。在生长发育中遗传基因决定着各种遗传性状，因而在不同的民族间及家庭间，有着不同的体格差异。但遗传需要在一定的环境条件下才能发挥作用，各社会经济阶层之间的差异越小，遗传的表现越明显。

1. *家族因素*　在良好环境下成长时，儿童成年后的身高在很大程度上依赖于遗传。一般而言，父母身材高的，其子女身材也高；父母身材矮的子女身材也矮，遗传度为0.75。另外，遗传因素对子女的神经反应类型也有影响。

2. *种族因素*　从体型、躯干和四肢比例以及牙齿发育、骨骼发育和性发育来看，受种族遗传的影响更大，受环境影响则较小。

3. *遗传性疾病*　很多先天性遗传疾病都会影响生长发育。如21-三体综合征、一些单 基因性或多基因性遗传病等，通常都伴随全身性疾病，导致生长发育障碍、性发育延迟、身材矮小。

(二)后天获得性疾病因素

1. *感染性疾病*　细菌、病毒、寄生虫等感染所导致的疾病可以影响生长发育，但程度不同，取决于疾病的性质、严重程度、所累及的组织、器官和系统功能以及病程的长短、有无后遗症等。如蛔虫、钩虫、血吸虫等寄生虫感染，可导致营养不良性生长发育迟缓，其中血吸虫感染对体格发育(尤其是在青春突增期)有严重的不良影响。

2. *慢性疾病*　如儿童糖尿病、肾炎、风湿病、结核病等，危害不仅来自疾病本身，还对机体的内环境造成不利影响，持续时间越长，对生长发育的不利影响越大。

(三)环境污染因素

都市化、工业化造成的环境污染不仅影响青少年的健康，引发各种疾病，而且明显阻碍其正常的发育进程。环境污染包括以下三类：

(1)化学性污染：在所有的环境污染因素中，化学性污染的危害最直接、最严重。如重金属污染、有机磷农药污染、有机溶剂污染等，均会导致多器官系统的损害，阻碍身心发育。

(2)物理性污染：包括噪声、放射性辐射、电磁辐射、光辐射等。噪声可干扰学习和生活，损伤听觉功能，重者引发噪声性耳聋。噪声还可造成视觉功能不良，引发神经衰弱、消化道疾病等。电磁辐射中的射频辐射可影响神经系统、视力和生殖系统的发育，引起神经衰弱，严重者(长时间上网)引起暴盲症。

(3)生物性污染：拥挤的生存环境、公共场所、使用中央空调等会导致病原微生物的聚集和传播。

（四）营养因素

营养是生长发育最主要的物质基础。尤其是足够的热量和优质的蛋白质、各种维生素、矿物质以及微量元素等，更为生长发育迅速、新陈代谢旺盛的青少年所必需。营养素的缺乏，各种营养素的摄入不均衡，膳食结构不合理等，都不但会引起生长发育迟缓，而且会导致急、慢性营养不良和各种营养素缺乏症。

营养对智力活动的影响是当前研究的热点。例如，学习智力活动的效率高低取决于大脑细胞能否获得稳定的血糖供应所产生的能量；脑神经元和神经胶质细胞的成熟和代谢有赖于必需氨基酸，其中谷氨酸可纠正脑细胞中生化缺陷；酪氨酸直接参与脑细胞的神经环路构成；色氨酸是5-羟色胺的前体，能促使注意力集中、改善记忆功能。糖、蛋白质、脂肪、胆固醇等组成各种脑磷脂、髓鞘磷脂、糖脂、糖蛋白、脂蛋白等，有的参加脑细胞的核代谢，有的组成神经髓鞘，有的参与记忆过程中新蛋白分子的合成等。包括各种矿物质和维生素，尤其B族维生素，都参与了神经系统的生物氧化和功能维持，均为促进智力发育所必需的神经营养物质。

（五）体育锻炼因素

对处于生长发育期的青少年来说，体育锻炼可以全面加强各器官、系统的功能，改善大脑的控制能力和指挥能力，促进生长发育。体育锻炼可直接影响青春期正常发育。研究发现，处于青春期生长突增的少年，生长激素水平比青春期前约高出近3倍。10～12岁运动组男孩血睾酮水平比对照组约高3倍，锻炼一年后睾酮水平约为锻炼前的2倍，说明耐力训练可显著增加少年运动员的性激素分泌。

（六）季节因素

季节对生长发育有明显影响。一年内以春季身高增长最快；3～5月的身高增长值等于9～11月增长值的2～2.5倍。体重与身高相反，9～11月增加最快，季节差异比身高更明显。月经初潮同样受季节影响，我国女孩的初潮高峰普遍发生在2～3月和7～8月。气候对生长发育有影响，但是这种影响是长期的，不是短期的即刻效应。而且，气候不同的地区往往在食物种类、热量摄入、生活习惯和社会经济状况等方面都有很大不同。

（七）社会因素

社会因素通常指社会经济状况、生活学习环境、文化教育、卫生保健、家庭结构和家庭生活质量、父母职业和受教育程度、亲子感情联结、个人与社会成员的交往等。这些因素相互交织，错综复杂，对生长发育产生多层次、多方面的综合影响，不仅影响儿童少年的体格发育，同时也影响心理、智力、情绪和行为的发展。社会因素的影响效应比较复杂，可以是正向的，也可以是负向的，或正负向作用都存在。一个国家、地区的社会经济状况显著改善，儿童少年的生长发育水平会逐步提高；反之，可出现群体生长发育水平的停滞或下降。在发展中国家，城乡差异是社会经济状况对生长发育影响的集中体现。

社会环境因素对青少年心理发育的影响主要表现在以下方面：

1. 家庭环境　对青少年心理发展的影响极为重要，主要表现在以下方面：

（1）家庭支持：随着自我意识和独立性的增强，青少年在情绪情感上需要逐渐地独立于父母，表现更强的自主性与责任感。在这期间，他们与父母的冲突增加，各种消极情绪体验也较儿童期显著增多。此时，父母的关爱、理解、赞许和信任会促进积极自我概念的发展，表现高水平的自尊、社会能力强、学业成功、有责任感、易建立同伴友谊。所以，支持性的家庭气氛有助于缓冲消极情绪对个体的影响，促进积极情绪和情绪调节能力的发展，提高自信并学会更多解决冲突的应对策略。而家庭结构的不健全、家庭成员关系不和睦、缺乏温馨的家庭气氛，都易造成亲子感情淡漠，导致紧张、焦虑、冷漠、敌意、社会适应不良甚至反社会行为。

(2)亲子关系：在青少年试图探索一个更为宽广而复杂的社会世界时，他的父母是重要的依恋对象和资源，也是最有力的支持系统。与父母的亲密关系为有效的同伴交往提供了必要的支持，继而又为更为广泛而复杂的其他同伴关系打下了基础。研究证实与非安全依恋型的个体相比，安全依恋型的个体对同伴很少有敌意，不易焦虑，很少有无助感，社会能力更强，已学会用积极、灵活的行为策略应对各种情况，而不是逃避。但那些过分依恋父母的子女则很难建立起成熟的社会关系，也难以建立职业的认同，甚至无法建立独立的、积极的自我认同。过度依恋走向相反的极端就是离开父母。

(3)父母的教养模式：独裁型的父母为子女做所有的决定。这种教养模式既会导致青少年子女的反叛，也可能导致子女的依赖。在这种环境下长大的子女常会对父母产生敌意并往往伴有情绪障碍和情绪问题。父母若用惩罚的手段实施对子女的控制，则子女会不自觉地模仿父母的行为，从而引发更多的家里或家外的暴力。纵容型家庭的子女既得不到父母的指导，也没有具体的限制，会感到不安全、迷茫和困惑。这种家庭的子女若是在溺爱中长大，他们会难以面对挫折，不想承担责任，不会关心他人，自私自利，与不迁就他们的人发生冲突。若他们把父母的管教松懈理解为对他们不感兴趣或拒绝，他们会对父母产生怨恨。权威型家庭的父母常用交谈的方式管教子女，常会鼓励他们自己做决定、逐渐脱离家庭、承担起个人的责任，这种家庭气氛充满了尊重、赞赏、温情和接受，对青春期子女产生的影响是最积极的。若父母对子女的管教方式反复无常，子女因缺乏清晰明确的指导，会感到迷惑和不安全，易出现对父母的反叛、反社会和犯罪行为。顽固型的父母拒绝改变固有观念和行为反应，固执地坚持他们认定正确的方式，与子女永远不会互相理解，对子女吹毛求疵，满腹怨言，其结果是破坏了青少年的自尊，造成子女难以承受的压力和紧张，在这种家庭长大的子女容易出现情绪问题。

2. 伙伴关系

青春期建立积极的伙伴关系会促进青少年的心理健康和社会能力的发展。随着自我意识的迅速增长、性意识的日趋成熟，青少年逐渐由父母转向同伴去获取新的情感满足。这是出于自主的需要、情感交流的需要、摆脱父母的需要。因为同伴之间是平等的，他们能够提供一种特殊的亲近感和情绪支持，同伴友谊以及积极的同伴关注作用，给予个体所需社会性支持和情绪支持，并间接为个体提供了一种形成高度自尊感的可能。同时，同伴之间的交往、自我表白、相互帮助也促进了青少年社会能力的发展。

同时，青春期同伴关系也可能产生消极的影响。青春期是相对脆弱的时期，由同伴关系而产生的压力对青少年的影响很大。被同伴欺负会导致不良自我概念的发展，甚至出现情绪和行为障碍。被同伴忽视或遭到拒绝可能使青少年产生孤独感和敌意，也会导致情绪和行为问题。为赢得友谊或赞许，青少年会屈从于同伴或同伴群体的压力而产生不良行为，如吸烟、酗酒、逃学、偷窃等。青春期同伴文化氛围所产生的不良影响也可能导致父母失去对孩子价值观的引导和控制。

3. 学校环境　学校是促进青少年身心健康最有潜力的场所。因为学校是与青少年关系最紧密的社会环境之一。教师的信仰和行为直接影响学生期望的建立与对社会文化标准的理解。师生关系和校园环境也极大地影响着青少年的身心健康。营造融洽的师生关系和友善平等的同学关系、有效抵制不良风气和不良行为的氛围及严格的监控管理措施、能激发学生求知欲望又相对轻松的教学模式、经常组织活跃健康的校园活动等，无疑是有利于青少年健康心理的培植。反之，因学习、考试负担过重，或受到不公平待遇（如体罚、讥笑），易使青少年产生自卑感，丧失信心，对学习失去兴趣，易拒绝上学或逃学，甚至产生校园暴力，而影响青少年心理健康。

4. 社会环境　社会经济、文化和社区环境对青少年心理健康的影响不容忽视。低经济地位或经济困难对青少年的自尊会产生负面的影响。传统文化和现代文化也潜移默化地影响着青少年的心理发展。还有，传媒带来的某些负面影响必须引起社会的关注。此外，生活在低经济地位阶层集中、流动性高的社区，青少年的犯罪率增高。

二、青春期的异常发育

（一）青春期常见的生理发育异常

1. 矮身材（short stature）　是身高低于同龄同性别健康儿童身高平均值 2 个标准差或正常值第 3 百分位者，每年生长速度低于 5 cm 者。以下情况提示儿童生长缓慢：①儿童的生长速度 3 岁前小于 7 cm/年；②3 岁到青春期小于 5 cm/年；③青春期小于 6 cm/年。导致矮身材的原因很多，分生理性因素和病理性因素。如家族性矮身材、体质性生长延迟等生长发育的正常变异；一些内分泌疾病（如侏儒症）、遗传代谢病、染色体疾病、骨骼发育不良、先天性畸形综合征、宫内发育障碍、全身系统性疾病、营养性发育障碍会导致矮身材。

2. 高身材（tall stature）　为身高超过同龄、同性别正常儿童身高平均值加 2 个标准差或正常值第 90 百分位者。可见于家族性高身材、垂体性巨人症、马方综合征等。

3. 性早熟（sexual precocity）　是指女孩在 8 岁、男孩在 9 岁以前呈现性发育征象。通常根据性早熟的发病机制和病因，可分为中枢性性早熟和外周性性早熟，两者具有明显的本质差异。中枢性性早熟：亦称完全性或真性性早熟，是指由于下丘脑-垂体-性腺轴功能提前激活，导致性腺发育及功能成熟，与正常青春发育成熟机制完全一致，并可具有一定的生育能力。外周性性早熟：亦称假性性早熟，是非受控于下丘脑-垂体-性腺轴功能所致的性发育，有性激素水平的升高，并促使性征提前发育，但无生育能力。

4. 性发育迟缓（sexual retardation）　性成熟时间很难有一绝对的界限，但是如果女孩超过 14 岁、男孩超过 15 岁或者比当地同龄发育均值落后 2 个标准差（或 2 年）以上，仍无性发育征象，就称为性发育迟缓，又称青春期延迟。引起性发育迟缓的原因常见的有：营养不良；慢性消耗性疾病；丘脑、垂体、性腺疾病；体质性青春期发育延迟等。此外，还可因性染色体畸变导致性腺功能不完全而引起。

5. 青春期肥胖（pubertal obesity）　肥胖儿童青春期启动提前，并可导致男性乳房发育。肥胖儿童在青春前期生长速度加快，性激素水平增高促进骨骺软骨成熟和融合加速，而使生长减速，导致肥胖儿童的青春期生长和成熟之间的平衡受损，从而对青春期生长及成人终身身高产生负面影响。

(二)青春期常见的心理发育异常

1. 青春期情绪障碍(adolescent emotional disorder)　过度的精神压力和强烈的应激，会导致某些青春期个体的情绪障碍。

(1)青春期焦虑症：表现精神紧张、忧虑、烦恼、记忆力下降、易激动等心理症状，以及心慌、发抖、多汗、口干、尿频等自主神经失调的症状和运动性不安、坐立不住等。治疗上要取得患者的充分信任，自始至终地给他们以支持并设法避免和消除各种刺激因素。可采用放松疗法治疗，必要时可使用抗焦虑药物。

(2)青春期抑郁症：表现以情感低落、思维迟缓以及言语动作减少、迟缓为典型症状的一组情绪障碍综合征。严重时有自杀意向和行为。可进行抗抑郁药治疗、物理治疗和心理治疗。

(3)青春期恐惧症：表现对某种特定的事物或环境的恐惧感，一旦接触，就会出现无以名状的紧张、害怕，伴随发抖、心动过速、出汗等自主神经反应。这可能是因曾经历创伤性事件所导致。可用心理分析和抗抑郁药物治疗。

2. 青春期品行障碍(adolescent conduct disorder)　青少年最初可能因为模仿成人、寻求同伴的赞许、好奇、有意反叛或追求自主等原因，去尝试吸烟、酗酒、吸毒甚至犯罪。这些行为持续下去，其原因可能是为了消除紧张焦虑、追求兴奋的体验或逃避等。青少年犯罪行为多发生于自我认同消极、自我控制水平低下、学业成绩差、受同伴影响深、经济地位低、父母监管无效并且支持少、生活在高犯罪率社区的青春早期男孩。

3. 青少年网络成瘾(internet addiction disorder in adolescents)　是青少年对互联网过度依赖而导致明显的心理异常症状以及伴随的生理性受损的现象。主要原因是面对现实中的各种挫折，缺乏父母、教师、同伴的情绪支持，内心孤寂、自卑，为逃避现实中的各种挑战，而转向网络寻求刺激、赞赏，消除焦虑和紧张。

4. 对立违抗障碍(oppositional defiant disorder，ODD)　属于破坏性行为障碍，是以对抗、消极抵抗、易激怒和敌对等行为为特征的一类障碍。表现为经常发脾气、经常与大人发生争辩、经常藐视或拒绝大人的要求或规定，经常有意惹恼他人，经常因自己的错误或错误行为而指责他人，常被他人激怒或容易烦恼，常生气或发怒，常怀有敌意或报复心，以上行为出现4项以上，并且持续6个月以上。这些紊乱的行为常使社会功能严重受损。可通过心理治疗、教育父母行为管理的方法、家庭问题的解决、患者教育和自我控制等方式来治疗。

(三)青春期生理及心理发育指导

1. 合理营养　青春期因生长发育迅速，所需要的营养应该从日常食物中获得，绝不能天天依赖各种各样的“营养补品”。食物中所具有的营养相当丰富，其中主要有蛋白质、碳水化合物、脂肪、维生素、矿物质、微量元素和水，这就是人体所需要的七大营养素。

如果营养的质和量不能满足需要，便会影响正常的生长和发育，在劳动量增大的情况下更应注意热量的补充。这一时期的营养问题不仅直接受家庭经济条件和社会发展水平的影响，在青少年中还受饮食习惯、思想情绪或心理、社会因素等的影响。因此，在饮食营养问题上，不仅要普及营养知识，注意营养成分的搭配，还应培养饮食的好习惯，吃饭定时定量，不暴饮暴食、不偏食、不挑食。

青少年需要较多的蛋白质、脂肪和碳水化合物，以供给组织生长的需要，可以从各种肉类、动物内脏、禽蛋类、鱼类食物中取得；豆制品有较丰富的蛋白质，因此动、植物蛋白互相搭配，不应只偏于肉类。水、多种维生素和矿物质、微量元素都是不可缺少的，因此膳食的调配原则应该多样化，粗细、荤素、稀干、干鲜俱全，品种要多，数量要足。这样就能给旺盛的机体提供足够的营养素。

2. 注重体育锻炼

"生命在于运动"，提示了体育锻炼的重要性。锻炼不仅可促进机体的新陈代谢以及消化、吸收功能，增强呼吸、循环系统的功能发育，在适当的营养保证下，还可提高体格发育的水平。体育锻炼有利于骨骼及全身的钙磷代谢，加速矿物盐在骨内的沉积，长期锻炼可使骨骼直径增粗，骨髓腔增大；肌纤维变粗，线粒体氧化酶活性增加，从而使青少年身体素质明显提高。同时，锻炼又能对紧张的学习生活进行调节，它有助于消除疲劳，改善注意力和记忆力，大大提高学习效率。

3. 生理卫生知识　教育青春期处于生理发展迅速，而心理发展相对滞后的时期。随着第二性征和性功能发育所带来的变化，青少年逐渐萌发了对异性的兴趣和好奇以及与性关联的情绪体验。但因种种限制不能公开表现这种欲望和情绪，又不能从适当途径获取相关性知识，因而易产生压抑情绪和冲动行为，或借助黄色书籍、网络来满足需求。因此，父母和老师应向青少年传授性生理卫生知识，引导他们充分认识到青春期异性相互倾慕属自然生理现象，要抑制冲动和幼稚行为，应注重自身修养，不断完善自我，培养自尊和社会责任感，才能有效避免早恋、性行为等，促进青少年的身心健康和发展。

4. 促进心理健康和心理发展

(1)促进青少年自尊和情绪健康有以下五种方法：①父母应克制自身的不良情绪，让子女充分感受父母的关爱和温情，形成亲密依恋的亲子关系；②父母要理解并接受子女，要把他们看成是已具备了人类品质的成年人，不可随意按自己的意愿去塑造他们，不能追求完美无缺，要做出持久的努力表现出对子女的赞许，此外，青少年个体所敬重的成人的支持对其自尊也有着重要的影响；③父母和老师要鼓励青少年努力去解决所遇到的问题，而不是逃避，要设法让他们去完成一些具有挑战性的任务，并让他们从中体验到成就感；④要鼓励和支持青少年建立积极健康的同伴友谊；⑤要鼓励和支持青少年参加一些健康有益的社会活动。以上这些都能促进青少年自尊的提升、积极情绪和情绪控制能力的发展。

(2)善于沟通，减少青春期逆反心理：随着青少年的成长，强烈的成人感和独立意识逐渐成为他们重要的心理倾向，他们希望获得尊重和行为自主，对父母和老师之言再不"惟命是从"，对居高临下的、指令性的、批评指责的家长式态度非常反感，容易产生逆反心理。因此，父母和老师需要采取朋友式的、平等的、赞赏的、建议式的沟通方式，要注意倾听他们的想法，接受他们的有关意见，或者试图去理解他们的某些感受和观点，以宽容平等的心态来消除逆反心理，与青少年进行有效交流。

(3)恰当的扶助和引导，促进青少年独立：青少年希望自己被看成是一个自主的成年人，希望能够获得自己做选择的权力，并试图发挥自己的独立性，但由于知识经验不足，面对困难时会感到困惑和迷惘，此时，若父母给他们完全的行动自由和自主权，他们很可能理解为是一种拒绝。所以，父母应充分了解子女的能力，善于在他们能够做出合理决定的领域适时放弃对他们的控制，并且继续在子女还不太清楚的那些领域对他们进行必要的指导，引导青少年逐渐获得自己做出成熟的决定的能力，从而使他们逐步摆脱对父母的依赖而完全独立。父母和老师还应注意避免青少年接受某些传媒的不良影响。

(4)开展心理咨询和心理治疗：青少年的心理健康关系到家庭的幸福、社会的安定及国家的未来，所以，应引起全社会的高度重视。应面向青少年及其家庭开展广泛的心理咨询和心理治疗服务，可采取个别治疗、网络咨询、家庭辅导、集体治疗活动等多种形式，尽可能地提高青少年的心理素质。

第三节　青春期发育评定

一、评定的内容及方法

1. *青春期的启动标志*　一般情况下，女孩青春期要早男孩2年左右。从乳房发育开始到月经初潮，需要2~3年，继而腋毛、阴毛长出，骨盆变大，全身皮下脂肪增多，形成女性丰满的体态。男孩随着睾丸增大，同时伴有胡须长出，喉结突出，变声，肌肉骨骼发育坚实，形成男性魁伟的体格(可参见表9-3~表9-5)。

2. *心理行为学的变化*　常采用自评量表进行评定。可分为适应行为评定量表、行为评定量表、人格评定量表等。

3. *生长发育主要指标*　身高(cm)、体重(kg)、身高最大增长年龄(maximum increment of age，MIA)，肌力、耐力跑等运动素质指标。

二、常用评定量表

1. *Achenbach儿童行为量表(CBCL)*　是在众多的儿童行为量表中用得较多，内容较全面的一种。1970年首先在美国使用，1983年出版了使用手册(主要针对家长用表)，1986年及1987年又分别出版了针对教师用表及儿童自填用表。我国在1980年初引进适用于4~16岁的家长用表，在上海及其他城市作了较广泛的应用，并总结出了我国常模的初步数据。这量表主要用于筛查儿童的社交能力和行为问题。具体评定内容参见第八章。

2. *症状自评量表*　又称90项症状清单(symptom check list 90，SCL-90)，是当前使用最为广泛的精神障碍和心理疾病门诊检查量表，对有心理症状(即有可能处于心理障碍或心理障碍边缘)的儿童青少年有良好的区分能力。该量表包括90个条目，共9个分量表，即躯体化、强迫症状人际关系敏感、抑郁、焦虑、敌对、恐怖、偏执和精神病性，采用5级评分，初筛阳性者，需做进一步检查。适用于测查不同人群中的心理卫生问题。

3. *青少年生活事件量表(adolescent self-rating life events check list，ASLEC)*　于1987年编制，适用于青少年尤其是中学生和大学生生活事件发生频度和应激强度的评定。通过对过去12个月内青少年及其家庭发生过的事件进行问卷调查，属自评量表。由填写者根据自身的实际感受去判断那些经历过的事件对本人的影响及程度，影响程度分为5级，从无影响到影响极重分别记 0、1、2、3、4 分，分别代表事件给青少年造成的苦恼程度为“无、轻度、中度、重度、极重”。总分越高反映个体承受的精神压力越大，尤其是负性生活事件的分值越高对身心健康的影响越大。

青春期发育习题

第十章

成人期生理与心理特征

学习目标

1. 了解：成年期心理变化的指导。
2. 熟悉：成年期心理和生理发育影响因素与异常因素。
3. 掌握：成年期心理和生理发育特点。

成人期包括青年期、成年期和老年期。由于成人期跨越的年度较长，又受到多种因素制约，所以不同时代，不同国家，不同民族划分各期的年龄标准也不尽相同。在这一时期人的发展方向是多维度、多方向，是获得(成长)和丧失(衰退)共同作用的结果。

第一节　青年期

青年期(aolsenee)年龄大致是18~25岁左右，标志着生理功能发育已处于完全成熟的阶段，认知功能也已获得较大提高，人格特性逐渐形成。在此阶段，将面临着就业、恋爱等一系列问题，导致各种心理纠葛和矛盾，若能妥善地解决这些矛盾，就能适应这一时期的社会生活，顺利地进入成年期。否则会带来许多心理问题，引发精神心理疾病。

一、生理与心理特征

(一)生理特点

青年期生理特点：①面部皮肤滋润，头发乌黑浓密，牙齿洁净整齐，体魄健壮，骨骼坚固且柔初，肌肉丰满且有弹性，脂肪所占体重比例适中；②内部各种功能良好，心脏血液输出量和肺活量均达到最大值，血压正常，有时略有偏高；个体消化功能也很强，因此，食欲较好；③自身的抵抗力强，而且能自觉地使用各种方法增强体质，预防疾病，疾病的发生率相对较低，即使患上某些疾病，也能在较短时间内治愈恢复；④体力和精力均处于“鼎盛”期，能承担较繁重的脑力劳动和体力劳动，能为社会做出较大贡献，如运动员获得冠军，固然以运动技能技巧为主，但与其体力发展和生理特点也有直接关系；⑤男性和女性都有良好的生殖能力。

(二)心理特征

1. 认知的发育　是人走向成熟与稳定的基础。青年期认知发育核心是思维的发育。具体表现为逻辑性强，具备思维的独立性、批判性和创造性，对事物有独特见解，喜欢怀疑与争论。青年期喜欢深讨人生的理想、价值、意义等方面的问题，对人生观、价值观、世界观等问题感兴趣。此外记忆、分析能力等有了较大发展，但同时此期易产生苦恼和迷惑。

2. 自我意识的确立　主要表现以下三个方面。

(1)理想与信念初步形成：较多谈论理想、信念、人生观、价值观、道德观和社会观等问题，开始把注意力集中在自己的内心世界上，表现出明显的封闭性。人生观是每个人对人生的根本看法，且伴随相应的态度。

人生观的成熟或稳定，主要表现在价值观、道德观和社会观。

此期的价值观具有以下三个方面特点：①价值观趋于稳定；②对人生的看法比较乐观；③关注面扩大。

道德观方面，大学生心目中排前十位的道德观：诚实、正直、自信、爱国、自尊、自强、民主、上进心、宽容和坚强。最无价值的道德目标：虚伪、阴险、狡诈、毒辣、横蛮、轻浮、怯懦、势利、放荡、无耻。大学生心目中最有价值的道德动机：人格高尚、言行一致、聪明颖慧、自我克制、宽以待人、洁身自好、乐于助人、见义勇为、大公无私。在“最无价值”的道德手段中，其排列顺序依次为：吹牛拍马、阴谋诡计、不择手段、以势压人、自我炫耀、谦恭顺从、默默无闻。

社会观包括人际观、自我观、审美观、宗教观和幸福观。青年人的社会观已相当稳定。

(2)第二次心理诞生：这是青年步入成年所必需的心理变化，主要过程是“分离”和“个别化”。分离是指个体与家庭或亲密朋友渐渐地或突然地脱离，去寻求个别化，即寻求更高程度的适应社会的独立性。

(3)同一感形成：所谓同一感是一种关于自己是谁，具有什么样的社会地位和将来努力成为什么样人等一系列感觉。

3. 情绪敏感而不稳定　青年人的社会接触增多，随之产生了大量的内心体验，使得他们的情绪、情感不断分化，并表现出敏感而不稳定的特点，对事物的反应带有明显的双向性，时而热情奔放，时而郁闷消沉。

4. 人格逐渐形成　青年人在与外界接触的过程中，在知识学习与经验积累的同时，在接触社会的历程中，不断调整自己的行为方式，形成对客观事物稳定的态度，完成社会化过程，同时形成了自己的人格特点。另一方面，由于自我意识迅猛发展，对自己的心理活动、心理品质和个性特点有了较清晰的认识和体验，并通过不断的自我调控、自我修养，使自己的人格日益完善。

5. 性心理不断成熟　由于性器官发育成熟，个体对异性产生好奇、好感，青年人渴望对性知识了解，在了解过程中，逐渐形成了男性、女性的概念，产生性别认同，强化了自己的性别角色。此外，在个体人格特征的参与下，在家庭、学校教育、社会传播媒介和周围环境的影响下，逐步形成了自己的性观念，包括对性行为、性道德、性伦理等的认识和态度，还包括恋爱观、婚姻观等。随着年龄增长，个体在与异性的接触过程中，不断修正完善自己的性观念，到了青年期，对性问题有了比较系统稳定的认识和态度，性观念基本完善，性心理发育成熟。

6. 职业适应问题　人为了生存和发展，在社会中总要寻求一个适合于自己的职业，这就是职业适应，也称择业。青年期处于择业的关键时期，他们在择业过程中常表现出一些共同的心理特点，其主要表现如下。

(1)理想与现实的矛盾：青年人往往理想崇高、远大，志存高远。而现实生活中存在与理想相背离的情况，阻碍理想实现，因此出现明显自我矛盾，常常使青年在择业理想和现实需要面前感到痛苦。

(2)情感矛盾：高中毕业生和大学毕业生开始寻求职业，一方面是即将走上工作岗位的激动与兴奋；另一方面是机遇与挑战并存，希望与困难同在，常产生难以掩饰的焦虑情绪。

(3)意志的摆动：青年择业时，摆动性很大。顺境中，则积极进取，攻坚克难，自我推销。逆境中，则意志衰退、决心动摇、不思进取，甚至出现“顺其自然”、“自暴自弃”的想法。

二、生理与心理的影响因素

(一)营养因素

营养是生长发育的最主要的物质基础。如营养素供给不足，或膳食结构不合理，会导致急、慢性营养不良和各种营养素缺乏症。

(二)体能锻炼因素

锻炼不仅可以促进机体的新陈代谢，促进呼吸、循环系统的功能发育，提高机体免疫力，在适当的营养保证下，还可提高体格(尤其是骨骼和肌肉)发育的水平。

(三)疾病因素

随着计划免疫工作的深入开展，许多传染病得到控制，但仍有一些重要器官及全身性疾病可影响青年期的生长发育，常见的有：慢性消化道疾患、寄生虫病、地方病(如甲状腺肿)、先天性疾病、内分泌疾病、遗传性疾病及哮喘、结核病等。

(四)不良生活习惯

随着社会的不断发展，人们的生活也发生了很大的改变。从日行千里博览群书到足不出户知天下。这样的生活改变给人们的健康生活方式提出了新的挑战。如大学生的生活状态就存在多种不健康生活方式，无节制玩游戏、网吧上网不计日夜、经常熬夜、不注重体能锻炼等。这些都会对青年的生理及心理产生影响。

(五)环境污染

包括物理性环境污染、化学性环境污染、环境内分泌干扰物等因素。环境污染不仅影响青年健康，引发各种疾病，而且明显阻碍其正常发育进程。如环境内分泌干扰物暴露是儿童性早熟的直接病因或促进因素，严重影响成人期性健康。

(六)家庭因素

家庭的社会经济状况、父母素质、非智力因素的培养、正确的教育方式及家庭结构的完整性都会对青年期发育产生影响。如父母经常吵架或再婚家庭的青年，最可能出现心理调适方面的问题，发生离家出走、结伙打架、斗殴、过早性行为等比例明显增高。

(七)社会因素

社会经济状况的差异、城乡差异、战争、工业化等社会因素都会对青年期发育产生深远的影响。

三、生理与心理问题及指导

（一）心理问题

1. 社会适应问题　青年期的自我意识迅猛增长，成人感和独立感、自尊心与自信心越来越强烈，期望个人的见解能得到社会与他人的尊重。然而，他们的社会成熟则显得相对迟缓，社会生活中常常会遇到各种挫折与人际关系的矛盾。为此而感到苦闷、自卑，以致影响了身心健康。

2. 情绪情感问题　青年人富有理想，向往真理，积极向上。但往往由于认识上的局限性和尚处于走向成熟阶段，易产生某些误区。如不能满足需要则引起强烈的不满情绪，以致消极颓废甚至委靡不振，强烈的自尊也会转化为自卑、自弃。青年人虽然懂得一些处事道理，但却不善于处理情感与理智之间的关系，以致不能坚持正确的认识和理智的控制，而成为情感的俘虏，事后又往往追悔莫及，苦恼不已。

3. 性的困惑问题

青年时期是发生性及相关心理卫生问题的高峰期。这与青年时期性生理成熟提前与性心理成熟相对延缓的矛盾有关，青年期性心理卫生问题较多，主要表现：①对性的好奇与敏感；②性欲冲动的困扰；③异性交往的问题。

（二）心理问题指导

1. 顺利度过心理上的“断乳”期　从青春期到青年期，心理发育发生了很大变化，一些矛盾突显，所以必须解决好下列矛盾：①独立性与依赖性的矛盾；②孤独感与强烈交往需要的矛盾；③求知欲强烈与识别力低下的矛盾；④情绪与理智的矛盾；⑤幻想与现实的矛盾；⑥强烈的性意识与社会规范的矛盾。

2. 处理好人际关系　人际关系是指在人际交往过程中，交往主体对交往客体及其属性与满足交往主体需要的程度、重要性做出评价的观念系统，包括对人际交往的动机、目标、手段等的基本态度和看法。只有充分认识人际交往的意义与作用，才能学会克制自我，尊重他人，对他人应彬彬有礼；才能增强个人魅力，增强交往与沟通能力。

3. 正确对待职业适应

（1）培养职业兴趣：对职业有浓厚的兴趣，才能积极主动，充分发挥自身潜能，并能创造性地开展工作。同时，从事有兴趣的职业，可使青年获得良好的情感体验，是青年维护良好的心理健康水平，维护心理卫生的重要方面。

（2）端正职业意识：有的人在择业时对一些职业有偏见，较多考虑地位、收入，而较少考虑其社会价值，这易使青年产生心理困扰，因此要纠正职业意识偏差，注意职业的社会价值，处理好远大理想与现实需要的关系。

（3）坚定职业信心：许多青年人在择业时犹豫不决，职业行为缺乏目的性，职业情绪低落，缺乏应有的工作热情，常常因此产生焦虑情绪，影响心身健康。因此，青年人应注意培养自身的意志品质，勇于面对择业中的困难，坚定信心，敢于实践，不怕失败，以赢得事业的成功。

（4）注重职业方向：青年在寻求职业、走向事业成功的道路上，首先要认识自我，学会分析自己的人格，对自己的职业兴趣、职业气质、职业性格和职业能力有所了解，并能扬长避短。只有这样才能把握职业方向，工作才能轻松愉快，事业有成。

第二节　成年期

成年期（authood）是从25～60岁人生跨度最长的时期，成年期又可分为成年早期（25～35岁）、成年中期（35～50岁）及成年后期（50～60岁）。世界卫生组织（WHO）1991年提出关于划分年龄分期的标准，中年期一般指45～60岁的人群。

一、生理与心理特征

（一）生理特点

进入中年期，机体的各组织、器官、系统的生理功能开始走向衰退。一般认为，30岁以后的个体，其生理功能的衰退平均每年以1%左右的速度递增。由于组织器官的功能开始衰退，各类疾病发生的危险性亦增高。

1. *呼吸系统功能的衰退*　表现为肺组织的弹性开始下降，肺活量变小，肺泡和毛细支气管的直径开始增粗，尤其是肺支气管的抵抗能力下降，容易遭受各种感染，如果治疗不及时则可迁延不愈，形成慢性支气管炎等慢性呼吸道疾病。

2. *消化系统对营养物质的需求相对减少*　胃酸、胃蛋白酶的分泌以及其他消化腺的分泌逐渐减少，胃的消化功能逐渐下降。其原因在于生长发育停止和机体新陈代谢功能趋于缓慢。

3. *心脑血管系统功能的衰退*　呈逐渐加快趋势，因为动脉硬化、血管壁的弹性下降、心排血量的降低、血压的自我调节能力减弱等。中年期心室舒张功能的变化表现在两个方面：一是二尖瓣舒张早期的血流峰值速度和血流积分值降低，舒张晚期的血流峰值速度和血流积分值升高，以及两项比值的减小；二是肺静脉血流峰值速度、流速积分收缩与舒张期逆转均说明心室舒张功能减退的前期表现。

同时中年期脂质代谢功能降低，胆固醇的浓度有所增高。这些因素都可促使中年人发生心脑血管系统的动脉粥样硬化，致使心脏、脑或其他重要器官的供血不足，导致心绞痛、心肌梗死、脑血栓形成、脑出血和猝死等疾病发生。

4. *内分泌系统*　各种内分泌激素的分泌功能开始减退，如性激素分泌的减少可导致性欲减退，胰岛素分泌异常可以导致糖尿病，中年后期可出现内分泌紊乱而导致更年期综合征。

5. *免疫系统功能*　整体水平下降。体液免疫方面，各种免疫球蛋白的产生随年龄的增长而逐渐减少，而针对正常组织的自身抗体的形成则可能会增加，因此自身免疫性疾病的发病率可以升高。细胞免疫方面，各种免疫细胞如T淋巴细胞、吞噬细胞功能开始下降，对各种感染的抵抗作用明显不如青年人，这也是中年人易发生慢性疾病的主要原因之一。细胞免疫功能下降的另一个重要的表现是免疫监视功能下降，对变异细胞的免疫监视作用减弱而易患癌症等各种恶性疾病。这些变化的高峰大约在50岁左右，因此在此期间的中年人常易患各种疾病。

6. 其他　毛发逐渐稀少、变白；皮肤日益粗糙，出现褶皱，体重有增加趋势，尤其是腹部脂肪明显增加；身高也有所降低。机体组织中钙质降低，感觉功能衰退，尤其是视听能力变化明显。视力衰退容易产生病变；听觉方面按声音频率高低顺序，听觉逐渐减弱。生活条件、工作状况、身体素质、心理特点等都对生理变化产生一定影响，从而造成个体差异。

（二）心理特征

不管人的寿命如何延长，中年期作为其漫长人生旅途的"中点"，是确定无疑的，也是众多发展心理学家的共识。中年期是个体心理能力最成熟的时期，但是心理能力的状况也因人而异，主要与个体的个性心理，如理想、信念、世界观、人生观和性格等因素有关。只有锐意进取，开拓创新、与时俱进、正确认识社会与自我，才能保持心理上的青春活力。中年期心理特征表现在以下六个方面。

1. 感知觉变化　在人的心理发展过程中，感知觉出现最早，也最先开始衰退。中年前期人的感觉比较灵敏和稳定，中年后期各种感觉能力都开始减退。人过40岁以后视敏度和视觉感受性逐渐下降，听觉阈限也随年龄增长而逐步提高。

2. 智力存在明显的上升或下降智力变化　随着年龄的增长，中年期的智力不可避免地会逐渐发生变化。对此，不同智力发展理论的观点也不一致。霍恩和卡特尔将智力的不同方面归纳为两类，即"液态智力"和"晶态智力"。液态智力主要与人的神经系统的生理结构和功能有关，是指获得新观念，洞察复杂关系的能力，如知觉整合能力、近事记忆力、思维敏捷度及与注意力和反应速度等有关的能力。成年后，液态智力随年龄增长而减退较早。晶态智力与后天的知识、文化及经验的积累有关，如词汇、理解力和常识等。健康成年人晶态智力并不随增龄而减退，反而随年龄增长而继续上升。中年期的经验日益丰富和知识不断提高是晶态智力继续呈上升趋势的基础。

智力活动的最高形式是创造力，中年期是创造的黄金年代，是成就最多的年龄阶段。创造是一种行为表现，此行为表现的结果富有成效与价值，故创造性人物有能力在其一生中，创造出他人望尘莫及的成果。在青年期获得一定成就以后，中年期则进一步投入创造，使其成就达到登峰造极的地步，这样中年期顺理成章就成为创造的年龄阶段。许多研究者的研究表明，中年人撰写的论文和著作，发明的科研成果和创造性成果最多。

3. 情绪稳定、心理平衡　人到中年，应该是一个金秋收获的季节，自然会有许多喜悦和令人振奋的事情，但同时也会遇到许多麻烦和棘手的问题，产生许多紧张的压力，体验到烦恼和焦虑等情绪与情感。中年人的紧张，既来自生理上的变化，又来自社会的因素。职业、工作给中年人提出了更高的要求，如果青年人关心的是如何在工作中立足，那么中年人更关心的则是事业的发展、声望和成功。此外，家庭负担，特别是子女教养也给中年人提出了新的要求。随着子女年龄的增长，尤其是现代的独生子女，父母更加操心劳力，然而他们的权威地位反而日益降低。于是工作的沉重负担，家庭的繁重负担，加上自己的体力、精力正逐渐减弱，必然使中年人心理压力也随之加重。但与青年人相比，性格与情绪的稳定较为突出，更善于调控自己的情绪，决定自己的言行，有所为和有所不为，较少冲动性。此外，丰富的阅历、广博的知识、学习的潜力使他们保持较强的自信，尽管中年人的生活中会有各种矛盾、问题的出现，但由于他们具备了良好的心理素质和较强的调适能力，因此，心态常处于动态平衡之中。

4. 意志坚定、自我意识明确　中年人的自我意识明确，对自己的才能、学识、地位等均有较客观的认识和评价，并能根据自己和社会的要求支配调节自己的言行。因此，在实现人生目标的道路上，一方面具有勇往直前的精神，百折不挠、坚韧不拔的坚强意志；另一方面，又能理智地调整目标和选择实现目标的方式。

5. 个性成熟、特点鲜明　中年阶段是自我与社会相互作用，自我不断成熟的过程。在几十年的阅历中，个体经历了自我意识的确立、改造、再完善的漫长社会化过程，个性逐步成熟起来，且呈现出独特性，这种成熟而独特的个性有助于个体排除干扰、坚定信念。以自己特有的行为方式和态度体系建立人际关系、适应社会环境、完成工作任务及追求自己的人生目标。

6. 压力增大、心理冲突增多　中年人是社会的中坚力量，扮演多种社会角色。中年期是一生中价值体验的高峰期，是人生中社会责任和家庭责任最重要时期。他们在工作上大多成为了业务骨干，在家庭中又承担着赡养老人、教育子女的责任。因此，他们承担了工作、家庭、社会等多方面压力。

这诸多的社会角色，反映在中年人心理活动中，很容易引起各种心理冲突，形成有碍其心身健康的各种心理问题。

二、生理与心理的影响因素

(一)生理因素

进入中年期以后，人体的各个组织、器官、系统的生理功能从完全成熟走向衰退。到中年后期，就会因内分泌功能紊乱而出现更年期综合征，表现为情绪的变化，如焦虑、抑郁、烦躁等以及阵发性潮湿、出汗、心烦等为主的自主神经功能紊乱的症状。

(二)心理压力超负荷

在人的一生中，可以说中年期负担最重。在社会上中年人备受青睐，成为中坚，充当各行各业骨干；在家庭里，上敬老、下扶小，充当一家之主，肩负社会与家庭的重任。但由于主客观因素的影响，事业上经常会遇到一些困难挫折与失败，长期承受着高强度的精神紧张和心理压力，因此严重威胁中年人的身心健康。

(三)社会事件

中年人出现频度较高的生活事件，主要是父母死亡、晋升、工作量增加及人际关系较为紧张，人际关系包括上下级关系的处理，朋友关系的亲疏，长辈的关心照顾等，这似乎反映了中年人较为普遍的情况，常常使他们心力交瘁、情绪烦躁，导致身心疾病。

(四)婚姻问题

婚姻的变化会成为影响中年人心理健康的重要因素。婚变常常带来感情上的创伤，经济上的纠葛，子女的亲疏等一系列问题，特定历史条件下的高离婚率也确实给中年人带来许多心理健康问题。丧偶给家庭成员带来的精神创伤也会极大地损害心身健康。

(五)亲子关系的处理

在我国，望子成龙是一种普遍存在的现象，父母希望后代超过自己，希望未酬之志由子女来实现。然而愿望并非现实，一方面是子女意向是否与父母的期待相符；另一方面，事物的发展也非愿望所决定，过分苛求，将造成亲子关系的紧张与不快。

（六）其他

家庭情况差，经常过量饮酒，缺少业余爱好，患慢性病，睡眠不足，工作时间延长，接触毒物或噪声也是影响中年人心理健康的危险因素。

三、生理与心理问题及指导

（一）生理与心理问题

1. 更年期综合征（climacterium syndrome）　女性更年期指妇女绝经前后的一段时期。即指性腺功能开始衰退直至完全消失的时期，其持续时间的长短因人而异，一般为 8~12 年。多数女性更年期发生在 45~55 岁之间，平均年龄为 47 岁左右，但也有少数女性要到 55 岁左右才开始进入更年期。目前随着人们生活水平的不断提高，体质的增强，绝经年龄已出现了向后推延的趋势。表现为自主神经系统功能紊乱等一系列症状：如面部潮红、出汗、头痛、眩晕、肢体麻木、情绪不稳定、小腹疼痛、心慌、失眠、易怒，甚至多疑等。

男性更年期虽然没有女性那样以绝经为明显标志，但是在 50 岁左右，男性的睾丸逐渐萎缩，性功能也出现由盛到衰的变化过程，主要表现为以性功能减退为其鲜明特征的一系列症状。如：精神情绪的变化、自主神经循环功能障碍、疲劳、性功能降低的症状。

2. 亚健康（sub-health）　又称第三状态，也称灰色状态、病态状态、亚临床期、临床前期、前病期等，包括无临床症状或症状感觉轻微，但已有潜在病理信息。它本身拥有广泛的内涵，是人们在身心情感方面处于健康与疾病之间的健康低质量状态及其体验。亚健康状态是在不断变化发展的，既可向健康状态，也可向疾病状态转化。大体有以躯体症状为主的躯体性亚健康状态，以心理症状为主的心理性亚健康，以人际交往中的不良症状为主的人际交往性亚健康。处于亚健康状态的人群中的一部分人（特别是那些工作狂），若不对健康给予足够的重视并及时进行治疗，进一步恶化就有可能转变成过劳死。

（二）生理与心理问题指导

中年期是人生的又一重大转折期，身心各方面都发生着一系列变化，个体认识事物的能力、适应环境的能力、控制自身的能力等都达到高峰。意志力更强，感情稳定，性格特点鲜明。也就是说，中年人在心理发展上进入了一个积极进取，事业上进入了创造高峰的“年富力强”的时代。但是事物发展到顶点也就意味着衰退，由于年龄的增长，身体老化在外貌和功能上有了明显的表现，各种心理功能的明显下降，说明成年人进入到了一个由盛到衰的转折点。这一年龄特征决定了中年人心理素质教育的内容应包括以下几方面。

1. 角色适应性指导　中年期的角色适应包括：①对自己生理变化的适应；②对家庭角色变化的适应；③对工作和人际关系的再适应。可见中年人所面临的需要适应的问题很多、很艰巨，如果不能做到和谐的适应，就会严重影响中年人潜能的充分发挥和心理健康以及人格完善。所以中年人必须做到：①正视现实：正视自身身心发展的基础、现状和可能性，对生活中的各种问题、困难和矛盾，既要积极进取，奋发图强，尽我所能，又要从实际出发，实事求是，量力而行；②知足常乐：客观评价自己在学习、工作和事业上的成绩，既要继续努力，又要知足常乐，不应该为达不到的某种成绩、职务、名望而耿耿于怀，造成心理负担；③善与人相处：中年人所面临的人际关系很复杂，因此，与人相处要豁达、尊重和信任；④情绪稳定：遇事冷静，不断调整自己的情绪。

2. 科学的生活行为方式指导　现代医疗模式认为，治疗的根本目的及其关键所在不是患者身体病症的解决，而是其生活方式和生活风格的改善，是其心理素质和生活质量的提高，现代社会中70%的人致死的原因在于其心理和行为，是“行为杀手”所致。因此，进行科学的生活行为方式教育，就成为提高中年人心理素质、保障身心健康的有力措施。

3. 婚姻调适与家庭稳定　对于中年人来说，注意婚姻的调适显得十分重要，一般来说，婚后夫妻之间的矛盾多可逆转。因此，采取妥善措施对缓解夫妻矛盾非常重要。常用的方法：①理解：结婚乃是恋爱的继续和升华，应对配偶及自身再认识，并做出相应调整，做到心心相印；②互补：夫妻间能否互补，如何互补，关键取决于彼此进一步了解和找到相互联系部分的尝试和广度，只有通过相互进一步了解，才能取长补短，和谐相处；③主动：家庭生活中存在矛盾既是正常的，又是不可避免的，只有彼此主动沟通与交流，主动探讨不足，主动加倍体贴，主动防止矛盾发生，主动解决矛盾，才是婚后生活稳定的基础；④避免激化矛盾：如一方发火时，另一方最好保持沉默或暂停“交流”，或转移话题，或幽默对答；⑤激发情趣，生活需要激情，爱情也是如此。

4. 自我“减负”指导　中年人肩负着承上启下、继往开来的历史使命。就自身的业务来讲，多数中年人仍然处于努力拼搏、奋力“爬坡”、攀登高峰的时期；就家庭生活而言，他们上要赡养老人，下要教育孩子、家务繁重。总之，人生的使命、时代的重任、社会多重角色，练就了中年人生活目标明确、坚强果敢、自制力强、不畏劳苦等多种良好的意志品质，使他们生活充实，有意义、有价值、自我实现的需要得到较充分的满足。也正因为如此，使得中年期成为人生最繁忙、最劳苦、负担最沉重的阶段，被称为“负荷沉重之年”。面对诸多客观事实的压力，有意识地作出调整，主动减轻压力才能保证身心健康。

5. 休闲指导　人到中年，由自己支配的一项重要内容就是学会运用休闲时间，发展积极的休闲活动，使自己在变化的生活中得到满足。同时，由于中年期生理上的变化，年轻时的一些活动已不再合适，因此，发展新的、适合中年人特点的休闲活动就十分必要。中年人还应该注意不断发展、开拓新的感兴趣的休闲活动，使自己的兴趣爱好更加广泛。这样，在退休日渐来临之时，就可以很容易地把注意力转移到已经培养起来的兴趣爱好上，不至于产生空虚、失落、苦闷、烦恼等心理不适应。所以，对中年人开展休闲教育，不仅可以丰富生活，减轻中年人的各种压力，而且还可以为生命周期的最后一个阶段做好准备。

6. 退休前的心理准备　在现实生活中，许多人都很注意老年人退休后的适应问题，而很少关注退休前的心理准备。其实，许多老年人退休的适应困难，都来自退休前的心理准备不充分。因此，应积极做好退休前的心理准备工作。

（1）提前安排好退休后的角色转变：提前安排退休前主要社会角色、社会地位和价值向退休后主动设计的社会角色转变，这一角色转变前的提前安排越有序、越合理，退休后的适应就越主动、越平稳。

（2）培养新的兴趣与爱好：用新的兴趣、爱好填充退休后的时空，是老年人退休后愉快生活的重要保证。因此，退休前新的兴趣和爱好的培养是重要的心理准备内容。

（3）重新认识和调整夫妻生活：总体而言，此时期夫妻关系是稳定的，情感是默契的，也可能出现波折，甚至是痛苦。尤其是更年期时双方的情感都很脆弱，也易导致夫妻关系矛盾。重新认识和调整夫妻生活，包括生活起居的调整和培养共同的兴趣、爱好等。只要彼此给予更多的理解和关心，情感的依恋会更为加强，甚至有的夫妻会产生“重新恋爱”的感觉。这可以说是夫妻感情的一次新的升华，有助于退休前的心理准备和退休后的生活适应。

7. 加强体育锻炼　有健康的机体才能产生健康的心理活动，体育锻炼对中枢神经系统和内分泌系统都有良好的刺激。能改善代谢，活跃氧化过程，改善物质循环和呼吸功能，为大脑输送更多的氧气和血液，使大脑提高工作效率和进行积极的休息，体育锻炼能焕发出青春活力，还可以增强自信心，以旺盛的精力和愉快的心境去工作和生活。

8. 心理咨询　随着社会的发展和人们思想观念的改变，专业的心理咨询已经逐步进入我们的生活，成为提高生活质量的一条重要途径。解决中年人的心理矛盾和冲突，作为一门科学的心理咨询比其他的途径更为有效。

第三节　老年期

我国通常将60岁以后时期确定为老年期(aging period)，随着人口的老龄化，老年疾病发病率的增高，致残率明显上升，以及老年人对生活质量的要求提高，老年期人口的康复医疗需求越来越多。

一、生理与心理特征

(一)生理特点

机体各器官生理功能正常是赖以生存的基本条件。各器官衰退是人类不可抗拒的自然规律，表现为人须发由黑变白或脱落，颜面部皱纹增多，皮肤松弛及色素沉着，眼睑下垂，耳聋眼花，牙齿脱落，脊柱弯曲，步态缓慢，反应迟钝等，呈现出整体水平的衰老。器官的衰老，则表现为许多重要酶的活力下降，代谢缓慢，储备能力下降，组织萎缩，细胞数量减少以及某种微量元素的缺乏或过高等，导致其生理功能的改变。

1. 呼吸系统的变化　随着年龄增长，呼吸系统逐渐老化，具体表现如下。

(1)鼻：老年人鼻黏膜变薄、萎缩，嗅神经细胞数量减少，嗅觉功能减退；鼻腔血管、海绵体和许多腺体组织均发生衰退，鼻腔变宽，鼻甲变薄，上皮纤毛及黏液腺体萎缩，分泌功能减退；呼吸道比较干燥。血管脆性增加及收缩力差，容易发生血管破裂而出血。

(2)咽、喉：咽喉淋巴结，50~60岁几乎消失。这是因为老年人的咽黏膜和淋巴组织萎缩，所以老年人易患下呼吸道感染。老年人扁桃体隐窝凹陷，可见残存扁桃体；如两侧不对称，应警惕新生物。老年人咽喉黏膜、肌肉退行性变或神经通路障碍时，出现吞咽功能失调。在进食流质食物时易发生呛咳，有些高龄老人甚至将食团误入咽部和气管，造成窒息。

老年人喉黏膜萎缩、变薄，上皮角化，甲状软骨钙化，防御反射变得迟钝，所以老年人患吸入性肺炎比年轻人多。会厌基质萎缩，致使会厌软骨的游离缘弹性减退而内翻。喉老化另一个表现是喉部肌肉和弹性组织萎缩，声带弹性下降，故老年人发音的洪亮度减弱。

（3）气管和支气管：老年人气管和支气管黏膜上皮和黏液腺退行性变，纤毛运动减弱。细支气管黏膜萎缩、黏液分泌增加，可导致管腔狭窄增加食管内阻力，同时细支气管壁弹性减退及其周围肺组织弹性牵引力减弱，在呼吸时阻力增高，使肺残气量增加，也可增加分泌物的排出，而易导致感染。

（4）肺脏：老年人肺萎缩，肺组织重量逐渐减轻，肺泡壁薄弱，肺泡扩大。肺内胶原纤维交联增多，肺的硬度加大，弹性下降。由于长期吸入粉尘，使肺组织呈黑色。老年人肺泡数量逐渐减少，肺泡壁弹力纤维也逐渐减少，肺泡弹性下降，导致肺不能有效扩张，终末细支气管和肺泡塌陷，使肺通气不足。由于弹性纤维和胶原纤维减少，肺弹性回缩能力减弱。再加上气道阻力增加，使得肺顺应性增加，呼气末肺残气量增多，肺活量减少，最大呼气量也减少。肺动脉壁随年龄增长可相继出现肥厚、纤维化、透明化等。肺静脉内膜硬化使肺血流量和肺动脉压力增高。

（5）胸部：由于骨质疏松、脊柱变形、胸椎后凸，加之胸骨及肋骨钙质减少，肋软骨钙化，脊柱侧凸畸形，胸廓的前后径增大，横径缩小，使得保护肺脏的胸廓发生改变；又由于胸壁肌萎缩，呼吸肌收缩力下降，使得呼吸动度减弱。

（6）肺功能：胸廓改变，肺脏老化，其生理功能也发生改变，肺活量下降，而残气量增加；肺弹性回缩力减弱，气管的阻力增加；肺泡换气不足，氧气吸入减少，动脉氧分压低，呼吸道防御功能降低，对外界气候变化抵抗能力减弱，咳嗽无力，呼吸道内的异物和痰清除困难易患呼吸系统疾病。

2. 消化系统变化　食物中的糖、蛋白质和脂肪产生能量，保证了人体生长发育，食物需经过消化，才能被机体吸收和利用。消化包括咀嚼等机械消化和一些酶变作用引起的化学消化。广义消化系统应包括口腔、食管、胃、肠、肝、胆、脾和胰。老年人消化系统解剖结构及生理功能的衰退对其健康及寿命带来一定影响。

（1）唾液腺：老年人的唾液腺萎缩，唾液分泌减少，每日分泌量仅为青年人的1/3，约350~500 mL，特别是在病理状况或使用某些药物时，唾液分泌更加减少，影响了口腔的自洁作用和对淀粉的消化作用，唾液分泌减少，使口腔黏膜萎缩易于角化，常导致口干、吞咽困难和说话不畅。

（2）口腔：老年人牙齿咬面的釉质和牙本质逐渐磨损，牙龈萎缩，使牙根暴露；牙釉质变薄、发黄，使釉质下牙本质神经末梢外露，对冷、热、酸、甜、咸、苦、辣等刺激过敏，易产生酸痛；牙髓的暴露易引起疼痛，并易发生感染。牙髓血管内膜变厚，管腔变窄，牙髓供血不足，使牙齿易于折裂或微裂。牙槽骨萎缩，牙齿部分或全部脱落，一方面牙列变松，食物残渣易残留，使龋齿、牙龈炎的发病率上升；另一方面牙齿松动、脱落，使咀嚼能力大为下降，从而影响营养的吸收，老年人更容易发生营养不良，舌乳头逐渐萎缩，舌表面变得光滑；味蕾明显减少，味觉功能减退，老年人对酸甜苦咸的敏感性下降，特别是对咸味感觉显著迟钝，同时食欲下降，影响老年人对营养物质的摄取。

（3）食管：随着年龄的增长，食管黏膜逐渐萎缩，黏膜固有层的弹力纤维增加，而发生不同程度的咽下困难。食管非蠕动性收缩增强，伴食管下端括约肌松弛，活动减慢，而食管蠕动性收缩减少，使食管排空延迟，食管扩张，输送食物的功能减弱，可引起老年人进食减少，营养吸收困难。同时，因食管下段括约肌压力的下降，胃十二指肠内容物自发性反流，而使老年人反流性食管炎、食管癌的发病率增高。由于食管平滑肌的萎缩，使食管裂孔增宽，从而使老年人食管裂孔疝的发生率也增高。

(4)胃：老年人胃黏膜变薄，平滑肌萎缩，弹性降低，胃腔扩大；因血管硬化，胃黏膜供血不足，血流减少，使黏膜内的腺细胞减少或退化，故老年人常出现消化能力下降，胃排空速度减慢等胃功能明显降低的表现。老年人胃腺体萎缩，胃腺多种细胞分泌功能减弱，如胃酸分泌减少，60 岁下降到正常水平的 40%~50%，胃蛋白酶原分泌减少，使胃消化作用减退，影响营养物质的吸收。

(5)肠：老年人小肠结构的老化表现为黏膜和黏膜肌层萎缩、肠上皮细胞数减少，肠黏膜皱襞粗大而杂乱，绒毛活动减弱，小肠腺体萎缩，小肠液分泌减少，肠壁血管硬化，血液供给减少，使肠蠕动减弱，排空时间延迟，小肠吸收功能减退，老年人结肠结构老化表现为结肠黏膜萎缩，肠腺形态异常，结肠壁的肌肉或结缔组织变薄，平滑肌层萎缩。

(6)肝、胆：随着年龄的增长，肝脏实质细胞减少、变性，肝脏萎缩，面积和体积均缩小，肝脏重量明显减轻。40 岁以上的人肝平均重量 1900 g，70 岁以上显著下降，100 岁时减低到 1000 仅占体重的 1.6%。老年人的胆囊亦有萎缩，胆囊壁增厚，胆管壁的弹性和胆囊的收缩减弱，胆囊不易排空，胆汁黏稠，胆固醇增多，易使胆汁淤积而发生胆道系统疾病。

(7)胰腺：随着年龄的增长，胰腺重量逐渐减轻，30 岁时约 60~100 g，50 岁后逐渐减轻，80 岁时减至 40 g。胰腺位置降低，可达第 2 腰椎水平。胰淀粉酶和胰蛋白酶与年轻人相同，而脂肪酶减少。胰腺分泌胰岛素的生物活性下降，导致葡萄糖耐量降低，老年性糖尿病的患病率增高。

3. 心血管系统的变化　随着年龄的增长，老年人心脏和血管结构可能会发生不同程度的老化，易患心血管疾病。

(1)心脏：

①结构变化：表现在心脏的重量随着年龄增长而增加，30 岁为 240 g，之后平均每年增加 1.0~1.5 g，60 岁时可增至 300 g，左心室壁也随年龄增长而增厚，40 岁时动脉内膜厚度为 0.25 mm，70 岁时可增加至 0.5 mm。随着年龄的增长，心脏内膜及瓣膜增厚、变硬和钙化。心肌细胞间质内出现纤维组织变性或淀粉样变。心肌细胞胞质内脂褐素颗粒增多，其颜色亦有改变，呈深褐色。心肌细胞和传导纤维的数量也减少，钙和镁离子含量减低，酶的活性下降，使心肌收缩力减弱，排出血量降低。营养心脏的冠状动脉发生硬化和管腔狭窄，导致心肌的血液灌注量减少。

②功能变化：一方面表现为心肌收缩力下降，心输出量减少，70~80 岁老年人心输出量仅为 20~30 岁年轻人的 40%。另一方面，由于心脏传导系统发生退行性变，窦房结内的起搏细胞数目减少到 78%~80%，老年人休息时的心率减慢，60 岁时平均心率为 66 次/分，70 岁时平均为 62 次/分，80 岁时平均为 59 次/分。

(2)血管：老年人的动脉、静脉和毛细血管均发生老化。如胶原、弹性蛋白及钙沉积使血管变得僵硬、韧性降低、管腔缩小，周围血管阻力增加，使老年人动脉血压波动过大，全身血流缓慢，老年人血管壁弹性纤维减少，胶原纤维增多，动脉血管内膜逐渐发生粥样硬化，血管壁中层常钙化，使血管增厚、变硬，弹性减弱，外周阻力增加，导致血压上升。此种血压上升常常是收缩压升高，同时由于外围血管阻力增大也可使舒张压增高。另外，老年人血管硬化，自主神经对血压调节功能减弱，容易发生体位性低血压。老年人动脉搏动速度增快，其主要原因是由于动脉硬化，血管壁弹性降低和血管腔变窄，使血管阻力增加所致。因此，老年人容易患动脉硬化、冠心病、脑血管意外等疾病。

4.神经系统的变化 神经系统随着年龄的增长逐渐走向衰退，在解剖、生理上都会发生逐渐明显的改变。脑、脊髓、自主神经与周围神经都可发生萎缩，细胞数量减少及神经纤维数量减少，影响其生理功能，进而使生理协调与平衡遭受破坏。

（1）脑：是身体各部位生理功能活动的调节中枢。成人脑的平均重量约1500 g左右。随着年龄的增长，脑的神经细胞逐渐减少，脑的重量逐渐减轻。60~70岁减轻10%，90岁时减轻20%，脑萎缩见于小脑蒲肯野细胞，颞上回、中央前回、额上回、脑干的蓝斑核等细胞数明显减少，视丘下部较轻，而外展神经核、下橄榄核等处并无改变。由于脑组织的萎缩、体积缩小，颅管内的腔隙增加，硬脊膜增厚，蛛网膜成为纤维结缔组织，脑回萎缩，脑沟变宽，脑室逐渐扩大，脑脊液增多。脑血管可发生硬化，血液循环减慢，脑血液灌注量下降。

随着年龄的增长，丘脑-垂体系统也发生退行性改变，使丘脑对内环境稳定性的控制能力降低，导致应激能力减弱，代谢紊乱，导致动脉硬化及高血压的发生，并使蛋白质和酶的合成能力降低。

（2）老年斑、脂褐质、神经原纤维缠结：

①老年斑：是退化变性的神经轴突围绕其淀粉样蛋白质的核心所组成，淀粉样物质成分用银染色呈嗜银性斑块，是神经细胞崩解部分形成的，大小为15~20的球形斑块。60岁以后，老年斑就逐渐在大脑中堆积起来，大部分在大脑皮层，也可见于杏仁核等灰质中。这些斑块使神经细胞传递及接受信息的能力下降，老年斑的多少常与智力衰退程度相关。

②脂褐质：是神经细胞中呈褐色的色素，约从8岁开始出现，以后随着年龄的增长而增多，它是含有蛋白质和高浓度中性和酸性的类脂多聚物，是酸溶性物质。由于细胞不能将其排出，可影响细胞内的合成代谢，从而影响神经细胞的功能与生存。脂褐质增加到一定程度会导致细胞萎缩和死亡。

③神经原纤维缠结：是由大量致密的神经元丝组成。这些缠结的神经纤维沉积于神经细胞的胞体内，随着年龄的增长逐渐增加，55~60岁时发生率可达43%，90岁时可达90%。神经原纤维缠结量过多时可引起阿尔茨海默病。

（3）脊髓：30岁左右重量最大，以后逐渐减轻，脊髓后索根及后索的Goill束的变化随年龄增长而见明显。神经细胞除数量减少外，其形态学也发生改变。如尼氏小体减少、老化、色素沉着，突触数量减少。

（4）反射：老年人的反射受抑制，常由于肥胖或腹壁松弛，使腹壁反射迟钝或消失；深反射的减弱，如踝反射、膝反射，肱二头肌反射减弱或消失。老年人还可出现轻度肌张力增高。

（5）其他：随着老年人的自主神经系统本质的退行性变及各脏器细胞数量的减少、萎缩，其功能也相应降低。当某一脏器衰退剧变时，自主神经系统就很难使其相互协调平衡，因而产生疾病。周围神经纤维及感觉器官的细胞数亦减少。

5.运动系统的变化 运动系统由骨、关节和肌三部分组成。在神经系统的调节和其他系统的配合下，对人体起着支持、保护作用。肌的活动可以促进新陈代谢过程及体内各系统的功能活动。人体99%的钙储蓄于骨骼中。

（1）骨骼：随着年龄的增长，骨中的有机物质如骨胶原、骨黏蛋白含量减少或逐渐消失，骨质发生进行性萎缩。而无机盐如碳酸钙与硫酸钙等却增加。青年人骨中含无机盐50%，中年人含62%，老年人则达80%。无机盐含量越高，骨骼的弹性韧性则越差。不论是骨质老化，还是骨质疏松，骨的大小和外形均不发生改变，但骨骼中的矿物质在不断减少，内部构造方面出现明显变化，如骨基质变薄，骨小梁减小并变细，以致骨质密度减少而导致骨质疏松，可出现脊柱弯曲、变短，身高降低。随着总骨量的减少，骨骼力学性能明显减退，甚至不能承受正常的生理负荷，骨骼容易发生变形和骨折。骨质疏松越严重，骨骼性能越差，骨折发生的危险性越高。同时，又因骨细胞与其他组织细胞同时老化，使骨的新陈代谢缓慢，造成老年人骨的修复与再生能力逐渐减退。骨折愈合需要的时间较长，不愈合的比例增加。再加上有些老年人由于偏食、牙齿松动、脱落，咀嚼困难，肠胃功能减退，造成食物中蛋白质、钙、维生素 D 等摄入不足，也会影响骨骼代谢。由于老年人性腺功能衰退，性激素分泌过少，导致骨生成能力下降，同样会造成骨骼的改变。

由于椎间盘水分及有机物质减少，从而椎体变薄，椎体逐渐疏松，脊椎变短并弯曲，使老年人发生驼背、身高下降。男性老人身高平均缩短 2. 25%，女性老人身高要缩短 2. 5%，容易发生颈椎病及椎间盘突出症。

(2)肌肉：老年人骨骼肌的肌细胞内水分减少，细胞间液体增加，肌失去弹性，因而功能减退。老年人更容易发生脱水。肌组织有脂肪和纤维组织生长，个别生长特别明显，使肌假性肥大、效率降低，且易疲劳；同时肌纤维也变得细小，其弹性、伸展性、兴奋性和传导性都大大减弱。肌力随年龄增长而下降，且肌韧带萎缩，弹性消失、变硬。其次，老年人在机体内的肌量亦可发生变化。30 岁时男性肌可占体重的 42%~44%，而老年人的肌则占体重的 24%~26%。由于肌强度、持久力、敏感度持续下降，加之老年人脊髓和大脑功能的衰退，使老年人活动更加减少，最终老年人动作迟缓、笨拙，举步抬腿不高，行走缓慢不稳。

(3)关节：随着年龄的增长，老年人普遍存在关节的退行性改变，尤以承重较大的膝关节、腰椎和脊柱最明显。

1)关节软骨：关节软骨面变薄，软骨粗糙、破裂，完整性受损，表面软骨为小碎片，脱落于关节腔内，形成游离体，即“关节鼠”，可使老年人在行走时关节疼痛；由于关节软骨的变性，使连接与支持骨和关节的韧带、腱膜、关节囊因纤维化及钙化而僵硬，表现出关节活动受限；有时可因关节软骨全部退化，使老年人活动时关节两端的骨面直接接触而引起疼痛；另外在退化的关节软骨边缘出现骨质增生形成骨刺，导致关节活动障碍更加明显。

2)滑膜：老年人滑膜萎缩变薄，表面的皱襞和绒毛增多，滑膜细胞的细胞质减少，纤维增多，基质减少，滑膜代谢功能减退。滑膜下层的弹力纤维和胶原纤维均随退变而增多，引起滑膜表面和毛细血管的距离扩大，造成循环障碍，滑膜细胞的溶酶体活性下降，也可促使关节软骨变性，导致软骨损害。

3)滑液：由血浆透析物和滑膜细胞所分泌的透明质酸构成。关节软骨退变时，滑液的水分将由 80%减少到 75%，亲水性黏多糖也减少到 60%。与此相反，胶原则由 26%增加到 59%。滑液中透明质酸减少，细胞数明显增多，并发滑膜炎症时，则滑液中有大量炎症细胞。

4)椎间盘：连接于两椎体之间的椎间盘，是由髓核及其周围的纤维组成。颈部和腰部的椎间盘因长期负重，承受各种冲击和挤压力，使纤维环中的纤维变粗，弹性下降。30 岁以后，富于弹性的髓核物质逐渐被纤维组织的软骨细胞所代替，椎间盘液体减少，弹性下降、变硬，使椎间盘逐渐演变成一个软骨实体，加之椎间盘周围韧带松弛，在椎体活动出现错动不稳，韧带松弛而刺激和牵拉椎骨，出现骨质增生、骨赘或骨刺。上述因素刺激和压迫脊髓、神经、神经根及动脉，使一些老年人出现颈、腰椎病的症状和体征。

总之，由于关节软骨、关节囊、椎间盘及韧带的老化和退变，使关节活动范围随年龄增长而缩小，尤其是肩关节后伸、外旋，肘关节的伸展，前臂的旋后，脊柱的整体运动，髋关节的旋转及膝关节伸展等活动明显受限。

6. 内分泌系统的变化　内分泌系统是由内分泌器官如下丘脑、垂体、甲状腺、肾上腺、性腺、胰腺和具有内分泌功能的细胞组成。内分泌器官及其分泌的激素通过血液循环与靶细胞上的相应受体结合，调节机体的新陈代谢，控制机体生长、发育、生殖和衰变的过程，维持机体内环境的稳定。内分泌系统的活动一旦发生失调，将意味着衰老的发生。

（1）下丘脑：随着年龄的增长，下丘脑重量减轻，血液供给减少，结缔组织增加，细胞形态学改变。生理学方面的改变为神经递质含量和抗利尿激素的变化。前者引起中枢调控失常，因此也导致老年人各方面功能衰退，故有人称下丘脑为“老化钟”；后者则引起代谢的变化，由于抗利尿激素减少，有效作用下降，使钠的保存减少，水分也易丢失，故临床上老年人出现呕吐、腹泻、高热或使用利尿剂时，比年轻人更易发生脱水和电解质紊乱，并有心律失常的危险。

（2）垂体：老年人的垂体重量减轻，有些高龄老年人可减轻20%，结缔组织增多。垂体可分泌多种激素，其中，腺垂体分泌的生长激素随年龄增长而降低，成年人比年轻人下降14%，老年人的生长激素进一步下降到较低水平。生长激素减少，可使老年人肌肉萎缩，脂肪增多，蛋白质合成减少和骨质疏松等。神经垂体分泌的抗利尿激素在老年期也减少，以致肾小管的再吸收减少，出现利尿或多尿表现。同时，抗利尿激素减少又可引起细胞内与细胞外水分的再分配，影响排尿。正常人的泌尿量白天高于夜间，老年人的泌尿昼夜规律发生改变，夜间尿量与尿电解质增多。

（3）甲状腺：老年人甲状腺发生纤维化和萎缩，导致重量减轻，体积缩小，有淋巴细胞浸润和结节化。甲状腺素的生成率减少，以三碘甲状腺原氨酸（T）最为明显。血中甲状腺素减少，蛋白质合成减少。由于甲状腺功能的改变，使老年人基础代谢下降、体温调节功能受损。甲状腺的老化，给老年人带来了全身性变化，如基础代谢率下降、高脂血症、皮肤干燥、怕冷、便秘、精神障碍及思维和反射减慢等。

（4）肾上腺：随着年龄的增长，肾上腺皮质和髓质的细胞均减少，肾上腺重量逐渐减轻，肾上腺皮质变薄，出现多灶性增生，甚至有多发性小腺瘤形成。血清醛固酮水平下降，在应激状态下儿茶酚胺的分泌迟缓，由于老年人下丘脑-垂体-肾上腺系统功能减退，激素的清除能力明显下降，使老年人对外界环境的适应能力和对应激的反应能力均明显下降，表现为对过冷、过热、缺氧、创伤等耐受力减退，运动和体力劳动能力下降，从体力劳动中恢复所需的时间延长，使机体功能进一步降低，甚至引起疾病和死亡。

（5）胰岛：老年人的胰岛萎缩，胰岛内有淀粉样沉积。老年人胰高血糖分泌异常增加，使糖尿病特别是非胰岛素依赖型糖尿病的发病率增高。由于胰岛功能减退，使胰岛素分泌减少，血中胰岛素水平降低，细胞膜上胰岛素受体减少，使机体对胰岛素敏感性下降，导致老年人葡萄糖耐量随年龄增高而降低，也是老年人糖尿病发病率增高的原因之一。

7. 其他

（1）泌尿系统的变化：泌尿系统衰老性变化主要表现为肾脏和膀胱的组织形态改变和功能的减退。肾小球滤过功能、肾小管浓缩稀释功能、肾脏的水电解质调节功能、酸碱平衡功能、内分泌功能等，随着年龄增长均逐渐下降；老年人膀胱肌肉萎缩，肌层变薄，纤维组织增生，使膀胱括约肌收缩无力，膀胱缩小，膀胱容量减少。老年人容易出现尿外溢，残余尿增多，尿频，夜尿量增多等。

(2)生殖系统的变化：睾丸与卵巢属于内生殖器官，其生理功能是产生生殖细胞，繁殖后代，分泌性激素。随着年龄增长，睾丸逐渐萎缩、重量变轻、体积变小，睾丸血液供给和容积减少，精子生成障碍，有活力精子减少。睾丸间质细胞分泌的睾酮下降；卵巢体积逐渐缩小，重量逐渐减轻，绝经后期，卵巢分泌功能几乎完全消失，血中雌激素水平日益下降；老年妇女子宫体积缩小，重量减轻，子宫内膜萎缩，腺体分泌减少，子宫韧带松弛，易发生子宫脱垂。

(3)免疫系统的变化：免疫系统在特异性和非特异性免疫功能下实现机体对来自外环境和自身的异物进行识别、清除的过程，从而保持自身的完整和稳定。免疫系统的功能随着年龄的增长而衰退，既可使老年人易患感染性疾病，也可使免疫系统的完整性失调，容易产生自身免疫和发生自身免疫性疾病。

(4)感觉器官的变化：皮肤脂肪减少，弹力纤维变性、缩短，使皮肤松弛、弹性差，出现皮肤皱纹，老年人皮脂腺减少、萎缩，皮脂分泌减少，老年人皮肤表皮层变薄，细胞层数变少，再生缓慢，同时老年人皮肤色素沉着增加；老年人皮肤中感受外界环境的细胞数减少，对冷、热、痛觉、触觉等反应迟钝；老年人皮肤的毛细血管较稀疏，因此面部皮肤变得苍白。组织血管脆性增加，容易发生出血现象，如老年性紫癜。

老年人眼眶内的脂肪组织减少，眼球向内凹陷、松弛、体积变小、上眼睑下垂。角膜边缘出现1~2 mm的灰白色圈，通常称为“老年环”。这是由于动脉硬化和脂肪组织的浸润所致，但不影响视力。角膜的曲度发生变化，出现散光。眼内晶状体的调节功能减弱，俗称“老花眼”，晶状体发生混浊，即为“老年性白内障”，使视力减退或失明。不同颜色光波的频率不同，红、黄色光的频率低于蓝、绿色光的频率。在七旬老人中，发现他们对蓝、绿色高频率的光波感受能力有所降低，而对红、黄色低频率的光波感受能力变化不大。

老年人耳郭弹性减小，软骨日趋钙化，前面凹面变浅，皱褶变平，故辨音的方向差；外耳道皮肤变薄、增宽，细毛变硬密生，神经末梢日渐萎缩，耵聍易栓塞，导致听力下降；鼓膜增厚，变混浊、呈乳白色，周边有白环。

(二)心理特征

1. 情绪变化　老年人由于各方面原因，情绪变化较大，易兴奋、激惹、喜欢唠叨、常与人争论。具体表现：①情绪体验强烈而持久；②易产生消极情绪，如失落感、孤独、抑郁、悲伤等；③“丧失”是老年人消极情绪体验的最重要原因，如：地位、经济、专业、健康、容貌、体力、配偶等的丧失；④与青年人相反，老年人多在清晨情绪最佳；⑤老年人对于生命时间有限性的意识使情绪调节目标变得尤为重要，老年人更加注重情绪或情感的积极体验，在一定程度上更善于调节自己的情绪以促进情感健康。老年人的积极情绪体验仍是主流，多数老年人具有积极的情绪体验。

2. 记忆力减退

(1)初级记忆保持较好，次级记忆减退较多：初级记忆，即老年人对于刚听过或看过的事物记忆较好，是记忆减退较慢的一类记忆。次级记忆是对已听过或看过一段时间的事物，经过编码储存在记忆仓库，以后需要加以提取的记忆。初级记忆随增龄基本上没有变化，或者变化很少，而次级记忆的减退程度大于初级记忆，主要是由于大多数老年人对信息进行加工、编码、储存的能力较差所致。

(2)回忆能力衰退明显，再认能力衰退不明显：当人们看过、听过或学过的事物再次出现在眼前时能辨认出曾经感知过即为再认。如果刺激物不在眼前，而要求将此再现出来即为回忆。由于再认时，原识记材料仍在眼前，是有线索的提取，难度小些，故老年人再认能力的保持远比回忆好。

(3)有意记忆处于主导地位，无意记忆则应用很少：有意记忆，即事先有明确识记目的并经过努力、运用一定的方法进行识记，而无意记忆则相反。老年人无意记忆能力下降，故在记忆时，老年人应集中注意力有意识地进行记忆，以减少遗忘。

(4)机械记忆明显衰退，意义记忆保持较好：老年人对于生疏的需要机械记忆或死记硬背的内容，记忆较差。一般40岁开始减退，60岁以后减退明显。而对于有逻辑联系和有意义的内容记忆较好，尤其是一些与自己工作或生活相关的重要事情记忆保持较好。逻辑记忆衰退出现较迟，一般60岁才开始衰退。此外，老年记忆衰退与记忆材料的性质和难度有关。

(5)老年人的远事记忆较好，近事记忆衰退：数年前或数十年前的记忆称为远事记忆，最近几年或几个月发生的事物为近事记忆。老年人对往事回忆准确而生动，对近期记忆的保持效果较差。故老年人喜欢谈论往事，留恋过去，而对近期的人和事却常常遗忘，表现为丢三落四。

老年记忆衰退出现有早有晚，速度有快有慢，程度有轻有重，个体差异很大。说明其中有很大潜能。故老年人如能注意自我保健，坚持适当的脑力锻炼和记忆训练，并主动利用记忆方法，保持情绪稳定，心情愉快，有信心，就可延缓记忆衰退。

3. *思维衰退*　老年期的思维呈衰退趋势，突出表现如下。

(1)老年人思维的自我中心化，主要表现在老年人坚持已见，具有很大的主观性，而不能从他人和客观的观点去全面地分析问题。

(2)老年人在考虑问题时深思熟虑，但又缺乏信心。

(3)老年人思维的灵活性较差，想象力弱，但又没有较大的平衡性。那些依赖于机体状态的思维因素衰退较快，如思维的速度，灵活程度等。而与知识、文化、经济相关的思维因素衰退较迟，如语言理论思维、社会认知等，甚至老年期仍有创造性思维。另外，老年人思维转换较困难。由于长期依赖积累的知识、经验，这束缚着老年人从新的角度看问题，造成老年人固有的思维定式，使之对事物的认识或在解决问题时常常带有倾向性，易与年轻人之间形成代沟。

4. *智力的改变*　智力的构成非常复杂，主要包括注意、记忆、想象、思维、观察、实践操作和环境适应等方面的能力，是一种整体的、综合的能力。老年人智力变化的特点是液态智力衰退较早、较快；而晶态智力衰退较晚、较慢，甚至直到70岁或80岁以后才出现减退，且减退速度较缓慢。总之，智力发展存在不平衡趋势，为老年人智力的开发提供了理论依据。

5. *人格改变*　老年期的人格特点主要是完善感与失望感、厌恶感，体现着智慧的实现。这时人生进入到了最后阶段，如果对自己一生获得了最充分的评价，则产生一种完善感，这种完善感包括一种长期锻炼出来的智慧和人生哲学，延伸到自己的生命周期以外，产生与新一代的生命周期融为一体的感觉。一个人达不到这一感觉，就不免恐惧死亡，觉得人生短促，对人生感到厌倦和失望。老年期的人格特征主要表现如下。

(1)稳定、成熟、可塑性小是老年期人格的主要特点：老年期的人格是其毕生人格发展的连续、成熟和终结，基本人格特征、类型是难以改变的，于是表现出稳定性和顽固性的倾向。

(2)自尊心强、衰老感及希望做出贡献传于后世：随着身心衰退的变化，老年人会产生衰老感，常常被孤独和冷寂的感觉所困扰，于是人格趋于内向性。

(3)老年期人格的消极因素：主要是自我中心，猜疑多虑，刻板性强，不容易听取反面意见等。

6. 人际关系　老年期角色的变化，使老年人的人际关系也发生较大的变化。如何协调老年人的人际关系，这直接影响到老年人能否顺利适应老年期的生活及其身心健康、心理气氛和行为表现。所以应注意分析老年期人际关系的各种影响因素，尤其是退休后的人际交往特点，使老年期的人际关系更加和谐。

7. 老年人心理变化的主要特点　老年人由于衰老的影响及外界环境的改变，在思想、情绪、生活习惯和人际关系等方面，往往不能迅速适应而产生不同程度的种种心理变化。但不同年龄段，其心理变化有着不同的规律特点。老年期心理变化的主要特点表现如下。

(1)身心变化不同步：生理和心理既相互联系，又有区别。生理变化主要由生物学自然法则所决定，而心理变化却复杂得多，并主要受社会文化影响。随着老年期的到来，生理机制逐渐衰退，但并非必然导致心理状态也走向衰退。事实上，许多人高龄后仍有建树，取得“第二个黄金时代”的辉煌成绩。

(2)心理发展仍具潜能和可塑性：老年期所面临的人生大事很多，如离退休、工作与地位的失落、丧偶、亲朋好友去世等问题，这就必然存在着适应的过程。这种适应需要心理潜能，更要求较大可塑性。社会地位的更迭、生活方式的改变、疾病的困扰、经济状况的改变，人生的回顾与安排等，对这些问题的良好适应本身就意味着心理发展。

(3)心理变化体现出获得和丧失的统一：获得与丧失在人生的任何时期均可产生。如健康老人随增龄晶态智力呈现稳定或增长趋势，而液态智力则出现减退，便体现了这种统一。老年期的心理发展会因增龄受到许多制约，但健康老人一般都能有选择性地发展替代和优化能力，来补偿下降能力，适应新的生活。

(4)心理变化存在较大个体差异：由于受遗传、周围环境和个体遭遇的影响，老年人的心理变化必然会存在较大差异。

二、生理与心理的影响因素

1. 社会角色的改变　老年人离退休以后，生活、学习由紧张有序状态转向自由松散状态，子女离家、亲友来往减少、门庭冷落、信息不灵，均易使老年人出现与世隔绝的感觉，感到孤独无助。尤其是原来曾担任领导职务的老年人，由于地位变了，原有的权力没有了，心理上产生失落感，感到“人走茶凉”。有的放不下架子，不愿与一般群众交往，自我封闭，导致情绪障碍。由于多年习惯忙碌的工作环境，一日闲下来很容易感到自己在别人眼中的重要性逐渐降低，才华无法施展，产生“无用感”。同时随着子女们长大成人，老人从原来精神上支撑家庭，经济上维持生活，要求小辈言听计从的“家长”角色逐渐降低为被照顾的对象，在家庭中的“主导”和“影响”缩小，常使老人精神空虚、情绪消沉。

2. 经济供给与社会保障　缺乏经济收入，尤其是依靠老伴的经济收入维持生活的老年人，一旦丧偶，即使能依靠子女赡养，终不如老伴在世时的经济状况。这些现实问题会形成沉重的心理压力，使老年人变得沉默寡言，谨小慎微，抑郁不乐。加之原社会地位丧失，部分老年人甚至会产生"一死了之"的念头。

3. *老年夫妻关系问题及再婚老年夫妻*　虽经历了人生的磨难，相濡以沫，经历了生与死的考验，但总有许多因素影响老年夫妻关系。生理上更年期因素和性生活不和谐等，心理上诸如兴趣、爱好及性格的变化等；也有生活中的各种分歧。老年人再婚问题，既受自身心理、观念上的，又受社会舆论方面的和来自子女的阻力等。

4. *生活应激事件*　老年人有着强烈的安度晚年的愿望和较强的长寿愿望，但同时由于生理衰老和心理脆弱，实际生活中意外刺激难以避免。常见的生活应激事件为以下几个方面。

(1)机体的衰老性改变与疾病：老年人的体态与生理功能随着年龄会出现明显的衰退，如：精力不足，记忆力下降，视听功能减退，性功能减退，运动能力低下等。这些改变，加上疾病的影响，容易使老年人产生一种"垂暮感"。表现为缺乏信心，不积极与医务人员配合治疗；同时又向往着健康长寿，对衰老、死亡有忧虑和恐惧感。疾病对老年人引起的心理挫折比心理障碍更严重，他们的老朽感、价值感会因此油然而生。

(2)丧偶：对老年人的生活影响最大，所带来的心理问题也最严重。"少年夫妻老来伴"，多年的夫妻生活，所形成的互相关爱、互相支持的平衡状态突然被打破，常会使老年人感到生活无望、乏味，甚至积郁成疾。

(3)家庭不和睦：由于代际关系的影响，长晚辈之间缺乏沟通和理解，导致各种家庭矛盾，为老年人的晚年生活投下了阴影，危害老年人的身心健康。

(4)死亡临近的影响：年龄的增大，机体的衰老性变化，同年人的相继去世，再加上自身又患各种疾病，使老年人从心理上感到自己正与死亡临近。当其接近死亡年限时，常常回忆自己的一生，产生自豪感、满足感、悔恨感与罪恶感等各种各样复杂的心理。这对老年人的心理健康极为不利。

5. *文化程度*　文化程度的不同，对社会生活的需求亦有不同。文化程度低的老年人对社会的带求多偏重于物质方面；文化程度较高的老年人除了物质方面外，更注重精神方面的需求。

三、生理与心理问题及指导

(一)生理与心理问题

1. *老年期常见慢性疾病*(chronic diseases in the elderly)　由于老年人身体各项功能的减退，疾病的发生率明显提高，常见的慢性病有：高血压、高血脂、高血糖、糖尿病、冠心病、脑出血、脑梗死、慢性肾衰竭、贫血、慢性心力衰竭、消化性溃疡、类风湿性关节炎、肝硬化、老年慢性支气管炎(简称老慢支)、睡眠障碍等。

2. *阿尔茨海默病*(Alzheimer's disease)　即通常所说的老年痴呆症。是一组病因不明的原发性、进行性发展的致死性神经退行性疾病，临床表现为认知和记忆功能不断恶化，日常生活能力进行性减退，并有各种神经精神症状和行为障碍。据中国阿尔茨海默病协会 2011 年的公布调查结果显示，全球有约 3650 万人患有痴呆症，每 7 秒就有一人患上此病，平均生存期只有 5.9 年，是威胁老人健康的"四大杀手"之一。阿尔茨海默病的痴呆症状是缓慢发展、逐渐加重的，患者家属必须做好长期护理患者的心理准备。对早期患者，指导家属反复训练患者生活自理能力，减缓其智能全面衰退的速度；对晚期患者，指导家属协助患者维持正常的生活，实施最基本的生活护理，保持良好的生活状态。

3. 老年抑郁症

进入老年期后，由于心身两方面的状况大不如前，生活质量下降，社会作用或地位丧失，或可依赖的人或亲人失去等，使老人发作抑郁症的比例远高于年轻人。西方国家约3%~4%的老人患有轻度抑郁症，约2%~3%的老人患有严重的抑郁症，我国发病率为2.10%~5.20%。在患抑郁症的老人中，以65岁左右者为最多，但在一般的社区群体普查和内科病房中，老人的抑郁症状很难被调查者和内科医师发现。老年期抑郁症主要有三个方面的临床表现，包括主观体验、行为抑制和躯体不适。病人自觉情绪低落、伤感、悲伤，整日无精打采，早醒，对任何以前感兴趣的事情均缺乏应有的兴趣，动作与言语减少，动作退缩、迟缓，思维迟缓，讲话速度变慢，对外界环境的变化无动于衷；头痛、背痛或腰酸腿痛、胸闷、口渴、焦虑、食欲缺乏、容易疲劳、便秘、性欲下降或丧失。病人可伴有顽固的疑病，情绪激惹，甚至可伴有明显的记忆缺陷和注意力涣散，有的则可有内容为指责的听幻觉，约有10%的病人可出现程度不同的意识障碍。老年期抑郁症自杀的危险要明显大于其他年龄段，且自杀的成功率高。老年期抑郁症自杀是西方国家老人自杀的主要原因。病人除精神症状外，往往伴有躯体疾病或营养失调等。

(二)生理与心理问题指导

老年人应积极参与一些力所能及的生活公益活动，承担一些公益事务(如当治安员，青少年思想教育辅导员等)，在参与中广泛交友。除了不忘老朋友外，还应结识一些青少年朋友，“忘年交”可以使老年人感受年轻人的朝气蓬勃，令自己心态年轻；与老朋友经常“聚一聚”，将个人心底深处的不痛快“底朝天般”倾倒出来，获得挚友的启发，开导与帮助，有忧愁会被分解，有喜悦会共同分享，自然走出忧郁的“沼泽”与“围城”。坚持健身运动，可使大脑分泌出更多的脑啡肽，以支配人的生理和行为，放松精神压力。参与一些文化娱乐活动，听听音乐、戏曲、养花种草、读书与笔耕，有利于人性情陶冶。

1. 争取老年新生　老年人的心理维护没有灵丹妙药，但是努力认识和实践老年新生观，对于增进老年人的心理卫生是有益的。赫尔提出了这个观点，他认为老年人为使以后的岁月过得满意，就必须有一个崭新的心理阶段的开始，把自己从“青年情结”中释放出来，以协调的统一人格在现实生活中计划未来。至于某些随年龄出现的生理、心理功能的衰退，而愈来愈感到和周围世界隔绝，如耳聋、眼花、白发、驼背等的老人，应尽可能利用人造工具的帮助，以补偿日益增长的感觉缺陷，为实现老年新生铺平道路。

2. 更新思想观念　思想决定行动，老年人的思想观念和心理维护关系密切。老年人一旦有了积极向上、乐观进取的精神，他的心情将是愉快舒畅的，胸怀将是豁达宽广的，对生活充满了信心和力量，这是心理健康的思想保证。然而，不可能每个老人都能做到积极进取这一点，更多的人则是现实地生活着。鉴于此，面对现实的人生，接受有益的观念是必要的。首先，正确对待死亡，把它看成是人生的一个过渡，生命过程的一个部分；第二，慷慨赠予，照亮自身。老年人在把自己的光明慷慨地赋予世界之后，太阳收起光线，以照亮自身；第三，重视晚年生活的意义，晚年一样有着自己的意义，必须从中挖掘生活的意义，拓展人生的价值才能找到生命的归宿。上述这些观念，对维持老人保持正常的心理状态是有益的，同时也有利于他们面对现实的人生。

3. 保持乐观情绪　乐观情绪可使神经系统、内分泌系统和呼吸系统调节到最佳状态，促进身体健康，同时乐观情绪也有利于促进人的感知、记忆、想象、意志等心理活动，延缓心理衰老。保持乐观情绪，善于调控自己的情绪，防止不良情绪对自己的伤害，这是许多长寿老人养生的秘诀。老年人要有知心朋友，学会调控情绪，保持年轻心态。通过交友，促膝谈心，交流思想，化解烦恼，可以减轻压力，调控情绪。要善于修饰自己，不畏老、不服老，始终充满青春活力，保持心理年龄年轻。

4. 改善家庭关系　家庭人际关系是一种特殊的社会关系，具有自然和社会双重属性。改善老人的婚姻，老年人的夫妻关系与代际关系等，有利于老年人的情绪稳定，消除孤独，使老年人晚年更丰富与和谐。

老年夫妻同时应注重相互尊重与理解，相互照顾与关心，相互协商与公开，遇到矛盾学会“冷处理”。同时要处理好再婚、子女、婆媳关系等问题。

5. 培养学习兴趣　老年的生活内容、形式发生了很大变化，空巢家庭越来越多，要填补空虚的好办法就是学习。这种学习可以通过“老年大学”的方式实现。在老年大学里，他们在思维方式、知识结构等方面相似，也就有了共同语言。但也必须指出，老年人的学习受不同的兴趣制约，有的依靠自学，有的依靠讨论，从而表现出不同的学习活动。老年人的学习兴趣多种多样，照顾和满足老年人的兴趣，使他们找到新的精神寄托，是保持良好的心理状态，适应新环境变化的有力保证。

6. 参加身体锻炼　老年的身体状况是个敏感的问题，同样的病发生在其他年龄段可能不以为然，而在老年人则可能带来很大的心理负担。因此，老年人对自己的身体健康状况尤为关心。老年人勤于锻炼，原因颇多，但其中主要的还是对健康的重视，这无疑丰富了老人的生活，增强了体质，对他们的心理健康，也产生积极的促进作用。

7. 合理饮食　老年患者的饮食原则应易消化，保证足够的优质蛋白、低脂肪、低糖、低盐、高维生素和适量含钙、铁的食物，饮食宜少量多餐，避免暴饮暴食或过饥、过饱。根据患者的不同病情，制订不同的饮食方案，如高血压患者，指导其改善不良的生活习惯，如嗜烟、饮酒、高盐等，增加膳食纤维、限制脂肪及高胆固醇食物、坚持每天钠盐摄入量应小于6 g；对糖尿病患者，既要科学地控制能量、碳水化合物、蛋白质、脂肪的摄入，又要注意各种营养的平衡，教会患者及家属能量计算，为患者制订出三餐的合理分配，同时应注意防止低血糖的发生；对脑出血及脑血栓形成患者的饮食应适当增加鸡蛋、牛奶、鱼、新鲜水果、蔬菜的补充，均衡饮食等。

8. 安全用药指导

老年人的用药特点是种类多、数量多、发生副作用多，给药必须慎重。不规律用药、擅自停药可造成疾病反跳，导致严重并发症的发生。要向患者介绍疾病的特点，教会正确用药，并遵医嘱坚持长期用药。纠正患者有症状吃药、无症状停药等错误用药方法。老年人的记忆力普遍衰退，口服药物易漏服或误服，医护人员或家人必须亲自看患者服下口服药，方可离开，避免药量不足或中毒。

我们相信通过全社会的关心与老年人自身的努力，能够使老年人老有所养、老有所乐、老有所学、老有所为、安度晚年、健康长寿。

成人期生理与心理特征习题

下 篇

儿童康复学

第一章

儿童康复学概论

学习目标

1. 了解：儿童康复的概述。
2. 熟悉：儿童康复的康复内容。
3. 掌握：儿童康复的学习方法。

第一节 概 述

一、儿童康复学概念

(一) 康复

1. 康复的定义 康复是综合协调地应用医学、教育、社会、职业以及工程等综合措施，消除或减轻病、伤、残对个体身、心、社会功能的影响，使个体在生理、心理、社会功能方面达到和保持最佳状态，从而改变病、伤、残者的生活，增强其自立能力，使其重返社会，提高生存质量。

康复不仅是指训练病、伤、残者适应周围的环境，而且也指调整病、伤、残者的环境和社会条件以利于他们重返社会。在拟定有关康复服务的计划时，应有病、伤、残者本人，以及他们的家属和所在社区的参加。康复应为综合性康复或全面康复，包括采用医学康复、教育康复、职业康复、社会康复、康复工程等方面的措施。

2. 康复的领域

主要包括五个领域。

(1) 医学康复：是采用包括各类医学或医疗的方法和手段促进康复。医学康复涵盖整个医学范围，但着重于临床医学。

(2) 教育康复：是采用各类教育的方法和手段促进康复。对适龄儿童而言，多采用医教结合的方法。

(3) 职业康复：是针对成年人实施针对性的职业训练，使其掌握一种或多种实用技能，重返社会。

(4) 社会康复：是从社会学角度推进和保障康复的实施，改善康复对象的环境条件。

(5)康复工程：利用或借助工程学的手段服务于康复医材、辅助器具及假肢矫形器等。

(二)康复医学

康复医学是临床医学的重要组成部分，以研究改善功能、提高生活自理能力、改善生活病、伤、残者功能障碍的预防、评定、治疗为主要任务的一门医学学科。

(三)儿童康复医学

1. 儿童康复医学的定义　儿童康复医学(pediatric rehabilitation medicine)是康复医学的亚独特医学学科。

2. 儿童康复医学的特点　儿童康复医学的疾病种类、临床特点、康复理论与技术、预后有很大差别。

(1)服务对象：是各种特殊需求儿童(功能障碍儿童)，包括发育障碍、先天性疾病、后天性疾病、急性疾病、慢性疾病、各类损伤以及个人或环境因素导致的功能障碍者。随着社会的发展及生活方式的变化、现代学水平的提高和疾病谱的变化，儿童康复医学涉及的疾病及康复需求范围日益扩大。

(2)工作方式：儿童康复医学同样是通过来源于不同专业的人员联合开展工作的方式，即以小组工作的方式，采取综合性康复的方法，改善功能障碍，促进全面发展。

(3)生长发育：是儿童不同于成人的重要特征，要遵循发展的特征和规律开展康复治疗。

二、儿童康复学研究范围

(一)儿童康复学研究对象

1. 残疾儿童。

2. 发育障碍儿童。

3. 各类疾病及功能障碍者包括：①先天性疾病：先天性颅脑发育畸形、先天性脑积水、先天性脊柱裂、先天性肢体畸形等；②围生期疾病：早产及低体重儿、新生儿脑病、胆红素脑病等；③后天性疾病：急性疾病、慢性疾病、各类损伤以及个人或环境因素导致的功能障碍者；④亚专科疾病：重症新生儿、先天性心脏病、儿童骨科疾病、儿童遗传性疾病、儿童糖尿病、儿童肿瘤等。

(二)儿童康复服务的途径

儿童康复服务的途径，主要包括三个途径：机构康复、社区康复和上门服务。

1. 机构康复(institution-based rehabilitation, IBR)　是指在具体的机构内开展的康复，包括医院康复、不同的机构康复和幼儿园及学校康复。①医院康复：包括综合医院、儿童医院、妇儿医院(妇幼保健院)、康复医院(康复中心)康复；②机构康复：包括民政系统、残联系统康复机构，民间康复机构；③幼儿园及学校康复：包括特殊幼儿园或特殊学校的康复，目前我国有至少两千所特殊教育学校，大都开展不同程度的康复。目前我国儿童康复服务的主要途径是机构康复。

2. 社区康复(community-based rehabilitation, CBR)　是指在社区内或基层开展的康复，依靠社区资源，为本社区病、伤、残者开展就地康复服务。我国儿童社区康复主要是社区诊所及康复站点康复，医院或社区康复站点指导下的家庭康复。社区康复是目前的发展方向，但我国儿童社区康复服务尚未普及。

3. *上门康复服务*(out-reaching rehabilitation service, ORS) 是指机构内康复的外延服务，具有一定水平的专业人员走出康复机构，到病、伤、残者家庭或社区开展康复服务。我国儿童上门康复服务尚在起步阶段。

(三)儿童康复研究与应用的内容

1. *生长发育* 全面了解和掌握儿童生长发育全过程中不同阶段从量变到质变的现象、规律及影响因素，是对儿童康复医学工作者的基本要求。既要研究儿童正常生理功能、心理功能及社会功能的发育，也要研究异常发育及其影响因素，包括先天因素与后天因素、内在因素与环境因素等对生长发育的影响及其特征，各种影响因素的作用机制及后果等。学习和研究儿童生长发育规律，对于加深理解儿童康复医学理论与技术的内涵和外延，提高儿童康复水平具有重要意义。如儿童脑瘫的不同临床表现，反映了中枢神经系统不同程度和不同部位的发育障碍及损伤；神经发育学治疗技术的理论基础、评定原则及治疗技术，均遵循儿童神经发育规律。儿童生长发育早期，姿势与粗大运动功能的改善和提高，主要依据反射发育及粗大运动发育规律；精细运动功能的改善和提高，主要依据儿童精细运动功能发育规律；言语障碍的矫治，主要依据言语发育规律；精神心理障碍的矫治，主要依据精神心理发育规律。学习和研究人体发育学，还有助于在治疗中正确认识患儿的心理状态，使康复治疗更加人性化、个体化，更符合从生物医学模式向生物-心理-社会模式的转变。儿童康复医学应将单纯从生物学角度、心理学角度、社会学角度或不同学科需求角度研究生长发育，变为融合相关学科研究成果、对生长发育的全面研究，避免仅从不同层面、不同阶段、不同领域进行研究，从而形成整体和全面的正常与异常生长发育理念，更好地指导儿童康复医疗工作。

2. *康复评定* 从19世纪80年代美国Amold Lucius Gesell制定的《Gesell发育诊断量表》，到儿童神经心理发育评定中各类筛查性评定、诊断性评定、适应性行为评定、运动功能评定，以及21世纪WHO所倡导的《国际功能、残疾和健康分类(儿童及青少年版)》(International Classification of Functioning Disability and Health (Children and Youth Version), ICF-CY)，均不同程度地应用于儿童康复医学临床工作中。儿童康复工作者不仅需要掌握和应用各类康复医学相关评定方法与技术，还应熟悉和应用能够反映儿童生长发育状况的评定方法及技术。对康复需求儿童所要进行的评定一般包括身体状况评定、体格发育评定、神经心理发育评定、运动发育评定、日常生活能力评定，以及肌力评定、肌张力及关节活动范围评定、平衡与协调评定等。此外，还应根据需要，选择采用实验室或仪器设备的辅助检查及评定，如影像学评定、电生理学评定、三维步态分析等。儿童康复工作者还应了解、熟悉和应用某些特殊障碍或疾病的实验室检查及评定方法，以对某些特殊障碍或疾病进行判定，如言语语言障碍、视觉障碍、听觉障碍、孤独症谱系障碍、精神类疾病、遗传代谢性疾病等的专项评定。

3. *康复治疗* 对于儿童康复工作者而言，应在全面掌握康复医学基本理论与技术的前提下，在康复评定的基础上，根据特殊需求儿童特点选择康复治疗策略，采用适合于该儿童生长发育需求以及功能障碍特征的康复治疗途径、方法与技术。作为隶属于康复医学的亚专科，儿童康复治疗师应全面掌握儿童康复治疗学理论、方法及技术，在康复治疗团队的紧密合作下，实现最佳康复效果。儿童康复治疗通常包括：运动治疗、物理因子治疗、作业治疗、语言治疗、中医治疗、外科治疗、药物治疗、引导式教育、医教结合治疗、辅助器具及矫形器治疗、感觉统合治疗、多感官刺激治疗、心理治疗、音乐治疗、游戏及娱乐治疗、行为治疗、护理与管理等。特殊需求儿童具有与健全儿童同样的全面发展需求和权利，为实现这一目标，儿童康复医学工作者应高度重视综合性康复及全面康复，不仅要有正确的理念，而且应学习、掌握和应用相关理论与实施方法和技术。努力实现集中式康复与社区康复相结合，医疗康复与教育、职业社会等康复相结合，现代康复与中医传统康复相结合，内科康复与外科康复相结合的全面康复。

4. *预防及预后*　早期发现、早期干预是预防各类致残性因素以及降低残疾程度，实现最佳功能的最重要途径。按照 WHO 所提倡的 ICF 理念，各类致残性因素、功能状况以及残疾程度，不仅与疾病或创伤相关，与生物学机制相关，而且与个人因素及社会因素相关。预防各类致残性因素的发生，最大程度发掘功能的潜力，使功能障碍降低至最低程度，需要研究制订和实施综合的预防与康复措施。不仅最大限度地阻止导致残疾或功能障碍的因素发生，而且通过综合治理，改善与疾病、创伤、功能障碍发生、发展相关的个人因素及环境因素；不仅要采取医学手段，更需要建立完善的法律法规、科学的康复途径、规范的康复行为以及教育、职业、社会康复途径和全社会的积极参与。

5. *儿童康复的技术进步*　随着康复医学在世界范围内的快速发展，儿童康复治疗技术也在不断创新、发掘与应用。我国儿童康复发展进程中，近些年引进和应用了一些先进理念、方法和技术，有些已经广泛应用，有些尚在探索起步阶段。

(1)神经肌肉激活(neuromuscular activation)技术的应用：该技术源自 20 世纪 60 年代的挪威，采用悬吊运动疗法是其最具代表性的方法。利用装置的不稳定性，调动身体整体协同运动，产生负重与重心转移；通过自重牵拉等高强度的肌肉训练，发挥稳定肌群与动力肌群良好的配合，激活“休眠”或失活的肌肉(特别是躯干、骨盆周围深部核心肌群)，依靠感觉运动刺激技术，使大脑、脊髓或肌肉感受器发出或接收的信息重新整合，对运动程序重新编码，重建正常功能模式及神经控制模式。该技术在儿童康复中的应用具有集游戏与康复治疗为一体的特点，充分调动儿童主动参与治疗的积极性和依从性。该技术的应用具有以下优势：减除运动负荷，提供助力，提供不稳定支撑，解放治疗师的手，治疗过程安全和放松，更容易将患者置于无痛体位，以及更容易控制躯体的运动等。该项技术已较为广泛地应用于我国儿童康复中。

(2)运动想象(motor imagery，MI)及镜像视觉反馈疗法(mirror visual feedback therapy，MVFT)的应用：运动想象疗法是内心反复模拟、排练运动活动，不伴有明显的身体运动，根据运动记忆，在大脑皮质激活某项活动的特定区域，调动运动觉、听觉、视觉、触觉及嗅觉等感觉介入，融入与活动相配的心情或情绪，与躯体锻炼相结合，有助于运动学习和功能性活动能力。研究证明，大脑皮质的运动执行激活区域与运动想象激活区域相同，但程度不同。镜像疗法又称平面镜疗法，借助“镜箱”的设备进行康复治疗，患者面前正中矢状面位置放置镜面，将健侧肢体放在镜面前方，患儿可观察到健侧肢体镜像，患侧肢体放在镜箱背面，无法看到患肢。患儿看着健侧肢体活动的影子，想象患侧肢体在做同样的活动，在治疗师的帮助下进行患肢训练。以上方法多用于偏瘫型脑瘫儿童的康复治疗。上述疗法的理论基础是，遍布在不同脑区的镜像神经元构成了镜像神经元系统，具有“观察-执行匹配机制”，在进行动作的理解、模仿、想象及运动学习等重要活动的神经生理过程中起关键作用。此外由此衍生的动作观察疗法(action observation therapy，AOT)也已开始应用于儿童康复治疗中。

(3)经颅磁刺激(transcranial magnetic stimulation，TMS)的应用：该技术是脉冲磁场作用

于中枢神经系统，改变大脑皮质神经细胞的膜电位，通过感应电流影响脑内代谢和神经电活动，产生系列生理生化反应的磁刺激技术。TMS 具有无痛、无创、操作简单的特点，既可用于脑功能检测(皮质脊髓束、运动皮质兴奋性)，也可用于脑瘫、癫痫、孤独症谱系障碍等临床治疗。我国采用该项技术应用于儿童康复评定和治疗中仍处于初级阶段，目前尚缺少成熟经验。

(4)生物反馈(biofeedback，BF)技术的应用：该项技术是将意识不到的生理信号(肌电、脑电、皮温、心率、血压等)转变为可被察觉到的信号(视觉、听觉等)，患者根据这些信号，学会在一定范围内，通过意识调控器官的活动，纠正异常状态。临床应用最为广泛的是肌电生物反馈技术，但以往肌电生物反馈治疗较为枯燥且为静态装置。目前，肌电生物反馈装置已从静态装置发展为关节活动装置，或可穿戴式步行装置等。此外，该项技术的应用还以操作性肌电生物反馈、神经网络重建肌电生物反馈、脑电生物反馈、探针阵列式振动触觉反馈、肌电反馈体感游戏、辅助治疗平衡功能等多种装置应用于儿童康复治疗中。

(5)音乐治疗(musical therapy，MT)的应用：音乐治疗的理论基础包括神经内分泌学说、共振学说和心理学机制学说。近些年，音乐治疗逐渐在我国儿童康复界得到广泛认同及应用，主要形式和方法包括：与引导式教育相结合、与语言治疗相结合、与康复训练相结合，通过体感音乐调整肌张力、行为与情绪的矫治等。音乐治疗多以主动性音乐治疗、被动性音乐治疗、神经音乐治疗和综合性音乐治疗而应用于儿童康复中。

(6)虚拟现实技术(virtual reality，VR)的应用：该项技术多用于儿童存在注意力缺陷障碍、空间感知障碍、记忆障碍等认知障碍，焦虑、抑郁、恐怖等情绪障碍和其他精神疾患的康复，也应用于运动障碍、平衡协调障碍、舞蹈症等的康复。该项技术可以提供多种形式的反馈信息，使枯燥单调的康复训练过程通过虚拟现实技术的应用，变得更轻松、更有趣和更容易。该项技术采用仿真技术手段和计算机图、人机接口、多媒体、传感以及网络技术等结合，形成实时互动的模拟环境等。允许用户进行个性化设置，将运动训练、心理治疗及功能测评有机结合，针对儿童个人的实际情况制订恰当的康复训练计划。由于与真实世界的高度相似性，在虚拟环境中习得的各类技能可更好地迁移到现实环境中。

(7)体外冲击波疗法(extracorporeal shockwave therapy，EST)的应用：该项技术是通过物理学机制介导的机械性脉冲压强波，将脉冲声波转换成精确的冲击波，通过治疗探头的定位和移动，通过物理效应和生物效应等产生治疗效果。该项技术已应用于骨科康复、疼痛康复、卒中康复等领域中，在儿童康复治疗中的应用研究还很少。有学者发现脑瘫患儿进行冲击波治疗，能有效降低脑瘫患儿肌张力，改善步态及提高运动功能。

(8)震动疗法(vibration therapy，VT)的应用：该项技术已开始应用于儿童康复领域中，其作用机制可能是通过皮肤、肌肉、肌腱、前庭以及本体感受器的持续振动作用，通过激活脊髓本体感觉环路而发生作用，低频震动有助于降低肌张力，高频震动有助于提高肌张力。此外，还可促进成骨和肌肉增长，预防制动患者的骨质丢失和肌肉消耗，高频低强度震动可增强四肢的骨皮质强韧度，有助于预防骨折。有报道，对脑瘫患者进行的研究表明，震动疗法可明显提高患者的步速、步长和踝关节活动范围。

(9)机器人技术(robot technology，RT)的应用：机器人技术的应用也是当前儿童康复治疗辅助技术的热门之一。该项技术主要包括上下肢康复机器人、游戏类康复训练机器人、脑机接口(brain-computer interface，BCI)技术等。上肢康复机器人多是通过辅助患肢运动和特定任务，如点对点抓取、进食、饮水、梳头等，提高患者的生活技能及精细运动功能，同时也可增强肌力。下肢康复机器人多是通过减重步行训练、步态训练、下肢肌力训练等，提高下肢运动功能。辅助行走机器人可以使得无行走功能的患者站立和行走。目前已明确，利用机器人辅具可以促进儿童脑功能重塑、肢体功能恢复或进行功能代偿，机器人技术或将成为未来儿童康复的重要手段之一。

（10）限制性诱导疗法及双手协调加强疗法的应用：限制性诱导疗法是根据习得性废用理论，在康复治疗中限制健侧肢体的活动，以重复性任务-导向的患肢训练，坚持-增强的方式强迫儿童使用患侧，达到对患侧肢体康复的效果。双手协调加强疗法保留了限制性诱导疗法强化训练的优点，采取健侧与患侧双手同时进行各种简单或复杂的功能性操作训练，以实现更佳效果。

三、学习儿童康复学的意义和目的

由于儿童康复的特点与成人不同，因此所涉及的基本理论、基本技能、康复策略等具有其独特的特点。学习儿童康复学的意义和目的主要包括以下两方面。

1. 全面掌握儿童康复基础理论及基本技能　通过学习，可以较为清晰地掌握“儿童康复”及相关的基本概念，我国儿童康复学研究的范围、儿童康复途径以及儿童康复的基本方法和技能等；全面了解我国儿童康复学的特点、儿童康复的策略选择、儿童康复的技术进步以及儿童康复的发展与挑战。学习上述知识，不仅有利于掌握和深入理解儿童康复的基本概念，同时有利于从宏观的角度全面了解我国儿童康复学的特点，为深入学习儿童康复学的其他章节打下基础。

通过学习，还将全面系统地了解儿童康复所涉及的相关评定及康复治疗技术，从而有利于对儿童康复各类评定及康复治疗技术的特点、适用范围及操作技能等的学习、理解和应用。

2. 系统了解儿童康复的临床特点和方法　通过学习，将较为全面、系统地了解儿童康复所涉及的各系统及各类疾病、功能障碍和特殊需求儿童的状况、临床特点、康复评定、康复治疗策略的选择和应用以及预防和预后等知识，将来能独立、正确地处理与儿童康复相关的实际问题，为未来从事儿童康复治疗工作打下坚实基础。

3. 规范儿童康复专业技术和加快学科队伍的人才培养　儿童康复学的学习包括基本理论、基本技能和临床实践，有利于培养儿童康复专业人才。可以将《儿童康复学》课程应用于不同院校、不同专业的教学中，有利于规范、保障和提高教学质量，为我国儿童康复专业建设培养合格人才。

第二节　儿童康复学的特点

一、生长发育与儿童康复学

儿童康复与成人康复有相似之处，但更多的是不同之处。儿童并不是成人的微缩，而是具有其特殊生理特征和康复需求，需要提供综合性或独特干预的人群。生长发育贯穿儿童时代不同阶段，一般分为新生儿期、婴儿期、幼儿期、学龄前期、学龄期及青春期。生长(growth)是指儿童身体器官、系统和身体形态上的变化，是量的增加；发育(development)是指细胞、组织和器官的分化与功能成熟，主要指一系列生理、心理和社会功能发育，是质的改变。儿童早期发展是成年期基本素质形成的最初阶段，也是某些疾病或功能障碍产生的关键时期。婴幼儿期，特别是婴儿期，各项功能处于发展的"关键期"，"关键期"内给予科学合理的早期干预，如同一把钥匙开一把锁，最有可能成功开启尚未建立或已经遭到破坏的功能之锁，起到事半功倍，甚至出乎预料的理想效果。

二、《国际功能、残疾和健康分类(儿童和青少年版)》与儿童康复学

世界卫生组织(WHO)继2001年发布《国际功能、残疾和健康分类》(International Classificatio f Functioning, Disability and Health, ICF)后，于2007年颁布了《国际功能、残疾和健康分类(儿童和青少年版)》(international cl fication of functioning, disability and health children and youth version, ICF-CY)，以更广泛的类目编码用于描述儿童和青少年的功能和健康状况。ICF-CY的基本理论及基本框架与ICF主卷一致，分为4个部分：第一维度是身体功能与身体结构；第二维度是活动，ICF中每个身体系统与功能都对应着各种活动的功能，采用"活动"取代"障碍"的负面描述；第三维度是参与，取代残障概念；第四维度是背景性因素，指个体生活和生存的全部背景，包括环境因素和个人因素。ICF-CY分类系统将残损作为结果，将其看作残疾现象的一部分，注重评价健康状况的结果，更加符合生物-心理-社会学模式。虽然ICF-CY和ICF采用了相同的模式，但ICF-CY更关注儿童面临的问题，这些问题主要涉及家庭环境、发展迟滞、参与和环境对儿童发育和发展的影响。ICF-CY的框架及基本理念使各类儿童康复从单一的生物学领域，引申到生物-心理-社会学模式；从线性因果关系引申到四个维度的相互作用、相互影响的关系。这一转变，使人们更为重视特殊需求儿童的活动和参与以及环境因素与结构和功能的相互关系及重要性，从而使儿童康复医学视野功能更为开阔，儿童康复的策略更为合理，儿童康复的效果更为理想。

ICF-CY用来记录儿童和青少年健康和功能的特点，方便临床医生、教育工作者、公共政策制定者、家庭成员、消费者和研究人员使用。ICF-CY主要应用于四个方面：①儿童特殊需求与康复政策开发、实施与监测；②儿童功能和残疾流行病学调查；③儿童特殊需求与康复计划以及康复干预与结局和经济效益评估；④儿童康复医疗信息管理与数据库系统建设与管理。

ICF-CY 同样分为以共性为纲的通用组合及以疾病为纲的核心组合两种类型。①核心组合：是指在特定疾病和特定环境下，选出尽可能少的与功能、残疾和健康相关的 ICF-CY 类目。目前关于脑性瘫痪核心分类组合的开发与应用已经形成 5 个版本：综合版核心分类组合类目、简明通用版核心分类组合类目以及 3 个年龄段(<6 岁组、6~14 岁组、14~18 岁组)的简明版核心分类组合类目。已经对唇腭裂、天使综合征、孤独症谱系障碍、注意缺陷多重障碍、儿童肥胖症、儿童脑卒中、低体重儿、特发性脊柱侧凸等疾病的 ICF-CY 核心组合类目，进行了不同程度的探索和开发。ICF-CY 不仅可应用于儿童康复评估，还可将其贯穿于整个康复程序中，包括监测功能及其进步情况，评价康复结局，制订康复目标、措施等。②通用组合：是涵盖较少编码的以共性为纲的 ICF-CY 类目，适用于所有疾病和不同环境，目前正在开发中。

总之，ICF-CY 可以全面有效地评估儿童的健康状态及综合功能结局，在临床上广泛使用将是一种趋势。依据我国国情，探索建立我国各类疾病 ICF-CY 评估核心模板，将是未来一段时间研究的重点。但 ICF-CY 并不能取代临床检查和评定，发育神经学及康复医学理论与实践技能仍是儿童康复评定的基础。ICF-CY 限定值的判断需要采用国际通用的标准化量表或方法，因此 ICF-CY 作为评定工具仍需很长的路要走。

三、儿童康复的策略

儿童康复所涉及的疾病种类很多，目前在我国排在前几位的是脑性瘫痪、智力发育障碍、孤独症谱系障碍、颅脑损伤、癫痫等。应根据不同疾病及功能障碍特点，选择采用不同的康复治疗策略。例如：单纯运动发育落后、语言发育落后或认知发育落后的儿童，只有10%左右需要进行专业性康复，而多数只需要在家庭进行合理的干预；全面性发育迟缓只是暂时性诊断，在康复干预过程中需要进一步观察、评定和诊断；脑性瘫痪的康复应采用以康复训练为主的综合康复方法；脑性瘫痪合并癫痫的康复应在药物或手术有效控制癫痫发作的前提下进行康复训练及其他治疗；孤独症谱系障碍的康复应当根据儿童的具体情况，采用教育干预、行为矫正、药物治疗等相结合的综合干预措施；学习障碍儿童的康复应通过医学、教育学、心理学、社会学等多学科努力，缩小此类儿童的能力与学习成绩之间的差距；小儿脊髓损伤的康复包括急性期的康复治疗和恢复期的康复治疗以及合并症的处理和治疗。

儿童无论哪种疾病或功能障碍，都发生于生长发育阶段，其发病机制、病理生理学特点、临床表现等生物学特征及其生长发育和致病的社会学因素，均明显区别于成人。因此，在临床康复工作中，以儿童发展理论为依据，才能全面理解和正确解释儿童发展障碍、各类损伤与残疾以及相关疾病的临床表现，恰当地应用适合于儿童的康复方法、途径和技术。

不同生长发育阶段的康复治疗目标及策略的选择不同。婴幼儿期的主要目标是建立基本功能及促进生理、心理、社会功能的全面发展，学龄前期的主要目标是为入学作准备，学龄期的主要目标是适应学校及社会的环境，青春期的主要目标是为成年后参与社会作准备。无论何种原因所致的功能障碍，无论功能障碍的特点、程度如何，均应遵循以上原则，根据不同年龄段儿童康复目标，选择采用不同的康复策略。

儿童康复的策略选择还要充分强调特殊需求儿童及其家庭参与的重要性，特殊需求儿童的活动和参与既应作为康复的方法，也应作为康复的目标。家庭成员作为重要的康复团队成员，所能起到的作用不亚于专业人员，因此康复治疗师所面对的不仅是康复对象，还包括家庭成员以及所有相关人员。因此，康复治疗师不仅实施康复治疗，还有责任实施对家庭成员的引导以及努力创造有利于特殊需求儿童康复的环境。

第三节　我国儿童康复医学的主要途径

一、康复地点

(一)医院式康复

目前，我国儿童康复已经不同程度地在儿童医院、妇婴医院/妇幼保健院、综合医院的儿科或康复医学科、公立或民营的儿童康复医院/康复中心开展。在现阶段，医院式康复仍然是我国儿童康复的主要渠道，其普及程度和发展速度在全国各地有较大差别。医院式康复具有康复技术及专业人才资源丰富的优势，但大多存在康复空间不足、资金短缺等硬件条件欠缺的问题。

(二)集中式康复

除医院康复外，儿童福利院、残联系统的康复中心、特殊学校以及各类民办康复机构正在不断增加，积极开展儿童康复工作，其数量应与医院式康复相当。集中式康复大多具有资金投入较大、康复空间充足、硬件条任较好的优势，但专业技术及人才短缺仍是目前的普遍现象。

(三)社区康复

自 20 世纪 90 年代初开始，在联合国儿童基金会等国际组织的帮助下，我国主要由残联机构开展了儿童社区康复，特别是小儿脑瘫的社区康复试点，并逐渐推广。伴随社区医疗的发展，医疗卫生系统也在推进儿童社区康复。虽然社区康复已经有很大程度的发展，但尚未普及，尚未形成网络，农村的发展速度更为缓慢。上门服务这一在发达国家已经开展多年的儿童康复模式，我国现阶段仍未真正开展。

二、我国儿童康复医学方法和技术

20 世纪 80 年代初开始引进现代康复理论与技术以来，我国儿童康复的理念、理论和技术已经有了长足发展，国际所流行的各类技术多已引进并被普遍应用。目前，儿童康复治疗方法和技术总体分为两大部分：一是现代康复治疗方法和技术的应用；二是我国传统康复治疗方法和技术的应用，主要包括以下几个方面。

(一)现代康复治疗

1. *物理治疗*　包括运动治疗和物理因子治疗。我国针对儿童康复最早引入的运动疗法是治疗脑瘫的诱导疗法(Vojta 疗法)，以 Bobath 技术为代表的神经发育学疗法逐渐被广泛应用。

运动再学习技术等引导式教育(Peto疗法)于20世纪80年代后期引进，目前日益受到重视并被采用。其他如强制性诱导疗法、渐增阻力训练、关节活动度的维持与改善训练、关节松动技术、减重步态训练、平衡功能训练等，以及借助于辅助器具的训练都有不同程度的开展。

物理因子治疗在我国开展较为广泛，包括水疗、传导热疗(石蜡、水、泥、蒸汽以及化学热袋等)、经络导频、功能性电刺激、小脑电刺激、头部低频电刺激、仿生电刺激、穴位电刺激、神经肌肉电刺激、肌电生物反馈、脑电生物反馈、仿生物电刺激的电疗法、超声波疗法、经颅磁刺激等。但诸如高压氧治疗、体外反搏治疗等虽然在我国有部分应用，但仍存在不同见解，有待循证医学的进一步研究。

2. 作业治疗　在大多数康复机构中，儿童作业治疗的开展晚于物理治疗，大多开始于20世纪90年代，目前仍然处于学习、不断加深理解与提高阶段。近些年，作业治疗已经有了很大进步和普及。作业治疗的进步主要体现在：①从主要注重解决上肢结构性障碍，转变为更为重视功能训练；从关注正确姿势、关节活动度、肌力和耐力、肢体负荷体重等方面，转变为关注感觉输入、反馈、控制和协调能力的发育。②不仅注重上肢及手功能障碍，而且注意伴有行为异常、孤独症倾向、学习障碍、注意力不集中等心理行为障碍、学习障碍及智力障碍等；从主要促进粗大运动及精细运动功能，转变为解决ADL障碍、作业技能障碍、心理行为障碍、适应能力障碍、交流障碍、认知功能障碍等。③不仅较为熟悉较大儿童的作业治疗，而且逐渐熟悉小婴儿的作业治疗，治疗技术不断进步。④从康复治疗形式死板、单一到与游戏相结合，更加人性化，增加互动性和趣味性。⑤从辅助器具的单调、简单化，专门机构制作逐渐变为更多地发展自制和多样化的辅助器具。

3. 语言治疗　多数康复机构开展语言治疗晚于作业治疗，虽然语言治疗已逐渐在各地开展，但普及程度与水平存在较大差别，很大一部分机构理论学习和技术应用还处于学习阶段。近些年语言治疗水平有了长足发展，从过去不重视、不熟悉，到逐渐重视并在各儿童康复机构逐渐开展起来。有些应用中西医结合方法(如结合头面部相关经络的疏通及穴位按摩)，较好地解决了流涎、咀嚼、吞咽等问题，运用计算机辅助设备的言语训练、采用替代言语交流的辅助器具等也已不同程度地开展。

4. 手术治疗　我国于20世纪90年代开始采用选择性脊神经后根切断术(selective posterior rhizotomy，SPR/selective dorsal rhizotomy，SDR)治疗脑瘫，有了很大进步，但也取得了一些经验教训。巴氯芬鞘内注射尚未被广泛应用，我国开展较为广泛的仍以矫形手术为主。外科医生与儿童康复科医生、康复治疗师及相关人员的合作还有待加强，手术与康复训练的结合以及合理使用矫形器等方面仍存在不足。

5. 药物治疗　目前我国应用比较广泛的是对脑损伤的各类促进脑代谢和神经生物制剂，针对脑损伤儿童伴随症状及合并症的药物治疗，如抗感染药物、抗癫痫药物、降低肌张力的药物(地西泮、巴氯芬等)、抑制不自主运动的药物(左旋多巴和盐酸苯海索等多巴胺类药物)、神经肌肉阻滞剂等，肉毒毒素A注射治疗痉挛越来越被重视并逐渐广泛应用。抗精神疾患的药物、中枢神经兴奋剂、抗组胺类药物、抗抑郁制剂、锂盐和维生素等被选择性地应用于孤独症等疾病的治疗。抗癫痫的药物治疗，在我国已经普遍应用，其技术与其他药物治疗比较相对成熟。

6. 辅助器具及矫形器　我国各类康复机构及社区康复站点都配备了数量不等的康复器材和辅助器具，矫形器的制作与使用也已经逐渐开展，但总体水平、多数机构矫形器制作的基本条件和技术与发达国家相比，尚有较大差距。康复治疗师设计并动手制作简单适用辅助器具的观念和能力还有待提高。近些年，矫形器材质、重量、配型等向着多种类、个性化发展，配置较为普遍，但质量尚待提高。专业工作者及残疾儿童家长的认识还不全面，而且重视程度有待提高。

7. *马术治疗*　马术治疗起源于英国，20 世纪 90 年代中后期引进我国。作为综合康复治疗的一种方法，以马作为治疗工具，在治疗师的指导下，利用马的规律性运动模式及人马互动活动，对患儿进行躯体、心理、认知、社会化及行为障碍的康复训练。由于马术治疗需要具备场地、符合条件的马匹以及具有康复治疗资质、经过专业培训的马术治疗师等条件，在我国只有较少机构开展这项康复治疗，尚未广泛开展。

8. *感觉统合治疗*　在我国最早大多应用于孤独症谱系障碍儿童的治疗，自 20 世纪 90 年代后期逐渐应用于脑瘫、精神(运动)发育迟缓以及其他康复需求者。目前开展得较为普遍，但人们对其内涵以及治疗方法还缺少全面深刻的认识、理解和应用，在我国也还没有实现普及。

9. *心理治疗*　已有不同程度的开展，但由于缺少儿童心理治疗师，尚未普及。心理咨询是儿童康复的必要部分，帮助父母、老师及看护者正确认识疾病，改变对所谓“坏孩子”采取惩罚的态度，以多理解和鼓励为主。学校和家庭训练对心理治疗都有一致的需求，经常组织家长学习班，家长之间互相交流心得，创造机会宣泄心中的郁闷，改正不良的教养态度与方法等在我国各地逐渐开展。越来越多的专业工作者，更加关注残疾儿童及其家长和家庭成员的心理问题，努力采取相应的对策和方法进行心理疏导和治疗。

10. *多感官刺激治疗*　对于婴幼儿尤为重要，主要针对视觉、听觉、触觉、嗅觉等障碍，引导儿童做出反应行为，减低紧张情绪和一些不适应行为，提高专注力和反应，促进对外界的探索和沟通、人际互动等。作为儿童康复治疗的一项重要内容，自 20 世纪 90 年代后期开始应用，目前已经在相当多的儿童康复机构和设施开展，但尚未达到普及。

11. *游戏及娱乐治疗*　游戏是儿童学习的最佳途径，儿童在游戏或娱乐(文娱体育)中探索世界和生长发育。人类的行为、注意、记忆、思维、想象、分析、判断、言语、操作、能力、人格特征以及情绪和情感的形成，社会知觉、人际吸引、人际沟通、人际相互作用的发育水平，在人生早期阶段是通过游戏和娱乐而逐渐形成的。因此，游戏是儿童生活的自然本性和社会性的最佳融合，是生长发育十分重要的途径，残疾儿童的生长发育同样需要这一过程。我国儿童康复领域，开展比较普遍和较好的机构大多为教育系统、残联、民政系统所设立的儿童康复机构，以及公立或民营的儿童康复中心/医院、妇幼保健院、儿童医院等单位，综合性医院的儿童康复科室尚未普遍开展。

12. *音乐治疗*　有利于促进运动功能，改善认知学习能力，促进沟通交往能力，提高心理素质，发展社会行为。近些年引进我国，在一些儿童康复机构逐渐开展，有些机构还尝试多种音乐治疗方法的应用或具有中国特色的音乐治疗，如采用中国五行音乐配合康复治疗等。但总体而言，音乐治疗应用于儿童康复尚处于初级阶段，大多康复机构尚处于探索阶段。

13. *行为治疗*　主要针对具有行为异常的各种康复需求儿童，治疗重点是促进儿童的社会化，尽量减少干扰患儿功能和与学习不协调的病态行为。如针对注意缺陷多动障碍的“正性强化法”“消退法”“处罚法”以及针对孤独症的“分析疗法”“人际关系发展干预”“地板时光训练”等。儿童行为治疗的需求量越来越多，已经不同程度地在儿童康复机构中开展。

以家庭为基地，通过训练父母和特殊教育老师实施行为治疗，在取得家庭成员密切合作的前提下，也有所开展。但总体而言，我国尚缺少这方面的专业人才和技术，儿童行为治疗尚未普及。

14. 护理与管理　康复需求儿童的护理与管理主要由护士及家人承担。对于患儿精神、睡眠、饮食的合理调整，残疾儿童的抱姿、转移和移动方式，制作和选择简易的防护用具及辅助器具，改善和促进残疾儿童日常生活活动能力，提高交流、理解、交往能力和智力水平，开展特殊的游戏及娱乐方式等日常护理和管理，进行残疾儿童和家长的心理管理，进行残疾儿童康复及生活环境管理等，专业工作者的重视程度以及对家长和看护者的培训都在各地逐步开展，但尚未普及和得到充分的重视。

(二)传统康复治疗

采用中医中药进行儿童康复治疗的方法很多，如中药治疗，针刺疗法的头针、体针、手针、耳针、电针等，推拿疗法的各种手法，穴位注射，口服药物、中药药浴、熏蒸(洗)等。有些形成了集中药、推拿按摩、针灸为一体的中医综合疗法，积累了很多经验并得到广大康复需求者的认可。中医中药特别在缓解肌张力，预防挛缩，有效控制流涎，提高咀嚼、吞咽、言语、交流能力和智力水平，促进康复训练的效果等方面，已较为普遍应用，取得了可喜成绩，成为我国儿童康复的特色，但尚未形成规范一致的处方和证据等级高的循证医学证据。尚未实现真正意义上的中西医结合。

第四节　我国儿童康复的发展与挑战

一、我国儿童康复的发展

(一)发展历程及特点

主要包括以下几方面。①历史沿革：我国儿童康复在以李树春教授为代表的老一代儿童康复工作者的带领下，起步于20世纪80年代初期。自20世纪80年代开始，国际所流行的儿童康复治疗理论和技术以不同渠道引入我国，并逐渐被推广应用。我国儿童康复事业从星星之火到燎原之势，特别是进入21世纪以后，形成快速发展的局面。儿童康复机构从20世纪80年代仅有少数几所，发展为不同层次、不同类型的康复机构和设施遍布全国。②康复队伍不断壮大：从最初仅有小儿神经病学工作者开展小儿脑瘫的防治与研究，教育工作者开展智力残疾、听力残疾及视力残疾等的康复，发展到针对不同康复需求、不同医学领域及相关领域专业工作者共同参与，多专业合作开展儿童康复的局面。③康复技术不断提高：康复方法从最初探索引进现代康复医学方法，或仅仅采用我国传统康复医学方法，到逐渐形成现代康复医学与传统康复医学方法相结合的综合康复医学方法。儿童康复的专业技术水平不断提升，特别是《中国脑性瘫痪康复指南(2015)》的发表，对规范和提高我国脑性瘫痪儿童的康复水平发挥了积极的推动作用。④康复模式不断完善：康复模式从起步于医院式/集中式康复，到努力发展医院式/集中式康复与社区康复相结合；从仅为医学康复或教育康复，发展为努力探索和实践医学康复、教育康复、职业康复以及社会康复相互结合的模式。⑤客观环境不断改善：人们的思想观念在不断转变，包括康复需求儿童及其家庭成员在内的社会各界，越来越重视儿童的全面康复，政府和社会共同努力，以实现康复需求儿童同样得以享有受教育、学习技能、参与社会的机会和权利，身心得到全面发展。

（二）我国政府的重视与支持

我国政府自 20 世纪 80 年代开始，将儿童康复纳入中国残疾人事业“八五”“九五”“十五”“十一五”“十二五”“十三五”发展纲要。20 世纪 80 年代政府的重点为白内障复明手术、小儿麻痹后遗症矫治及聋儿语训。“八五”期间增加了低视力儿童配用助视器、智力残疾儿童康复训练等内容。“九五”期间残疾儿童康复服务领域拓展，增加了肢体残疾儿童矫治手术、残疾儿童辅助器具装配等。“十五”期间国家进一步推动残疾儿童工作，提出到 2015 年残疾人“人人享有康复服务”的目标，其中包括残疾儿童，并应优先重视和实现这一目标。“十一五”期间，国家加大对贫困残疾儿童康复的救助，提出“优先开展残疾儿童抢救性治疗和康复，对贫困残疾儿童给予补助，研究建立残疾儿童救助制度”。2010 年，在国务院办公厅转发中国残联等部门和单位《关于加快推进残疾人社会保障体系和服务体系建设指导意见的通知》中，要求“支持对 0~6 岁残疾儿童免费实施抢救性康复”的“民生工程”。包括贫困聋儿康复、贫困肢体残疾儿童康复、贫困智力残疾儿童康复、贫困孤独症儿童康复、贫困残疾儿童辅助器具配备等实施专项资金补助。“十二五”期间，国家开展大规模、全方位残疾儿童康复工作，更加注重残疾儿童康复制度建设，探索建立残疾儿童早预防、早筛查、早转介、早治疗、早康复的工作机制。“十三五”我国政府提出，到 2020 年，残疾人权益保障制度基本健全、基本公共服务体系更加完善，残疾人事业与经济社会协调发展；残疾人社会保障和基本公共服务水平明显提高，共享全面建成小康社会的成果。《残疾预防和残疾人康复条例》的颁布，通过五章三十六条，全面阐述了如何保障残疾预防和残疾人康复的有效实施，为发展我国残疾儿童康复事业奠定了基础，也为全面应对上述挑战和困难指明了方向，提出了措施。其中第 14、16 条阐述了残疾预防、筛查及早期干预，第 17、21 条阐述了有效实施康复服务，第 26 条阐述了残疾儿童康复服务的保障。《残疾预防和残疾人康复条例》的颁布，标志着我国残疾人康复事业的发展跨入新的时代。我国儿童康复事业在各级政府的重视下，在社会各界的关注与支持下，在康复工作者、特殊需求儿童及其家庭的共同参与下蓬勃发展。

二、面临的挑战

综上所述，我国儿童康复与研究经历了 30 余年从无到有、从开创到发展的历史阶段，近 10 年来正在以前所未有的速度快速发展。随着儿童康复需求量的急剧增加，我国在康复医疗资源还十分有限，康复服务还不能满足康复需求，康复治疗队伍还十分年轻，康复治疗的理念、理论、技术、方法、途径等方面与部分发达国家相比仍存在较大差距的情况下，更需要以科学严谨的态度努力探索、学习和实践。政府与社会的重视和支持，专业工作者素质的提高，社会因素及环境条件的改善，都为儿童康复事业的发展创造了条件。与国际接轨，不仅需要法律法规的保障、环境的改善、观念的更新，更需要全社会的关心、支持和参与。包括儿童康复治疗师在内专业工作者扎实的理论基础，深刻理解、掌握、应用和创造先进的康复治疗理论与技术，遵循循证医学原则科学规范地开展儿童康复，仍然是目前十分迫切和重要的课题与挑战。

随着我国经济快速发展、社会进步、国家富强以及人民生活水平的提高，人们对生命质量的要求有了巨大变化，加之国家和地方政府不断出台的各项有利政策，广大残疾儿童及特殊儿童的康复需求数量快速增长，对康复质量的要求不断提高，但是现阶段我国儿童康复服务的现状还不能满足康复需求。儿童康复服务机构设施及三级服务网络建设还不够健全；缺少信息监测平台及网络指导平台；各类准入制度、规范及标准正在研制和建立之中；儿童康复专业队伍的数量、质量及结构尚不尽合理，专业素质有待提高；专业人才培养的学历教育及继续教育亟待加强；社区康复发展较为缓慢，尚不能覆盖所有康复需求者；尚未实现真正意义的综合康复、全面康复及中西医结合康复；卫生系统、教育系统、残联系统、民政系统的资源共享及有机结合尚不够健全。此外还存在诸如如何规范地应用康复治疗技术、辅助器具和技术、药物治疗、外科手术治疗、康复护理与管理，如何提高康复治疗质量控制水平等康复实践中亟待解决的一些具体问题。

上述状况说明我国儿童康复事业仍然处于发展阶段，机遇和挑战并存，成就和进步与需求和不足同在。在国家不断出台的利好政策和强有力的法律法规保障下，在全社会的共同努力下，应大力发展不同形式和途径的儿童康复服务；不断加强康复服务的网络化建设、信息平台建设及社区康复建设；不断加强儿童康复治疗师培养和整体素质提高的学历教育及继续教育；不断强化医教结合、全人发展理念及 ICF 理念和框架指导下的儿童康复；不断加强卫生、教育、残联、民政等系统的合作、交流和资源共享；不断加强中西医结合、内外科结合的儿童康复综合治疗；不断引进国际先进理念、理论和技术；不断强化质量控制、规范发展及精准康复；不断加强儿童康复医学与相关学科合作；不断缩小地区间、城乡间、不同机构和系统间康复需求与水平的差别。让我们大家共同努力，努力实现符合我国国情、具有中国特色并与国际接轨的中国儿童康复事业的跨越式发展。

视频：儿童康复学概述

儿童康复学概论习题

第二章

儿童康复评定

学习目标

1. 熟悉：儿童康复评定的概述。
2. 掌握：发育评定的具体方法。

第一节　概　述

一、定义

康复评定是对功能障碍者的功能状况及水平进行定性和(或)定量描述，并对其结果做出合理解释的过程。康复评定是通过收集患者的病史和相关信息，使用客观的方法有效和准确地评定功能障碍的种类、性质、部位、范围、严重程度、预后以及制订康复治疗计划评定疗效的过程。

二、目的与意义

(一)目的

1. 判断功能障碍的状况　了解功能障碍的性质、范围、程度。明确引起身体功能和结构损伤是先天性、后天性，还是继发性的。儿童康复科收治的病人大多与先天性因素相关，如脑性瘫痪、孤独症谱系障碍、智力发育障碍、遗传代谢性疾病等；脑炎后遗症、脊髓炎后遗症是后天性的；骨折后制动造成的肌肉失用性萎缩和关节挛缩是继发性的。需要明确并发损害有哪些，是否合并认知、语言言语、行为障碍等。

需要对功能障碍进行全面描述，例如需要明确影响患儿关节活动度变小的原因是痉挛或挛缩，或是由于肌力不足引起的。功能障碍涉及的肢体范围是一侧肢体还是双侧肢体。痉挛和肌力都可以采用标准化评定量表进行评定，确定功能水平和程度。

2. 制订康复治疗计划　不同性质的功能障碍需要选择不同的治疗措施和方法，因此需要寻找和分析导致功能障碍的原因、限制患儿活动和参与能力的具体因素。不同疾病的功能障碍特点不同，需要选择不同的康复治疗策略和计划。小儿脑性瘫痪以运动障碍为主，孤独症谱系障碍以社会交往障碍为主，智力发育障碍以认知障碍为主。一种疾病的不同亚型，也需要选择不同的康复治疗策略和计划。注意缺陷多动障碍(ADHD)以注意力缺陷为主型、多动/冲动为主型或混合型的患儿，康复治疗的重点是不同的。选择适当的治疗手段，以促进功能恢复。在考虑进行自身功能代偿的基础上，强调使用康复辅助器具改变环境因素，进行补偿以提高功能是十分重要的。

3. 评定康复治疗效果　一个康复治疗的过程至少包括入院后的初期评定、中期评定，出院时的末期评定，有时根据病情、病程等原因可能会有多次中期评定。通过初期评定，找出影响活动和参与能力的主要障碍因素，制订出适宜的康复治疗方案，进行有针对性的康复治疗。中期评定确定康复治疗效果，并根据需要调整康复治疗方案以进行针对性的康复治疗。末期评定对康复治疗进行整体疗效评定，并对社区康复和家庭康复提出具体目标和康复治疗方案。

4. 帮助判断预后　对功能障碍的动态评定，有利于对结局有一定的预见性，对预后的科学评定可给患儿和家长一定心理准备，可使制订的治疗计划更合理，以便充分地利用各种资源，避免患儿及其家长对康复期望值过高或过低。例如在小儿脑性瘫痪复中，粗大运动功能分级(GMFCS)应用广泛，GMFCS 中Ⅰ~Ⅲ级可独立行走，或在康复辅具帮助下完成功能性行走；Ⅳ~Ⅴ级不能独立行走，仅可在帮助下维持坐位或卧位。

5. 分析卫生资源的使用效率　如何科学使用现有的康复医疗资源，节省康复治疗费用和达到理想康复治疗效果，是患儿、社会以及医疗保险管理部门共同追寻的目标。功能独立性测量量表(FIM)的临床应用，达到了上述目标，但由于各种原因所制，FIM 在中国内地尚未得到广泛应用。

(二)康复评定的意义

1. 指导康复治疗　全面、科学、系统制订出更为全面合适的康复治疗计划，随时掌握患儿的病情，明确患儿在活动和参与能力方面存在的问题，评定的结果，可以明确康复的预后，从而控制康复治疗情况和功能变化，指导康复医疗工作。

2. 加强医患间沟通　通过康复评定，可提高对康复治疗的依从性，促使患儿主动参与康复治疗。帮助患儿制订合适的治疗目标，增强信心。

3. 社会学意义　通过康复评定，为医疗保险对功能障碍儿童的医疗费用支付提供依据。康复评定还可以提供准确的卫生统计学数据，供政府相关部门等作为依据制定相应的政策。

三、康复评定的方法

由于不同功能障碍的特殊性，常常需要进行定性和定量评定。

(一)康复评定方法的分类

1. 定性评定　是从整体上分析评定对象特征的描述性分析，主要是解决评定对象“有没有”或者“是不是”的问题，适用于个案分析和比较分析中的差异性描述。使用访谈、调查问卷和观察等手设获取病例信息，反映病例质的描述性资料，而不是量的资料。可以将获得的病例信息与正常人群的表现特征或常模进行比较，初步判断被评定对象是否存在功能障碍、功能障碍的性质和程度等。定性评定结果容易受一些主观因素的影响，有一定的不确定性。

2. 定量评定　等级资料的量化评定是将定性评定中所描述的内容分等级进行量化，临床上常采用标准化量表对定性资料进行量化，通过数字表达显得直观、具体，并可以比较与常模以及不同患者之间的差异，或同一患儿不同时间点功能障碍的变化。

（二）常用的康复评定方法

1. 访谈、问卷调查和观察　通过与患儿及其家长的交谈接触，填写调查问卷以及全面观察，了能障碍发生的原因和时间、持续的时间、发展的过程以及对活动和参与能力的限制等资料，做出初步判断。

2. 标准化评定量表　是采用标准化的康复评定量表对患儿的功能进行评定的方法。在儿童评定中使用的量表，按照评定方式分为自评量表和他评量表，自评量表又称客观量表，他评量表又称主观量表；按照量表的编排方式分为等级量表和总结性量表；按照量表的内容分为运动功能量表、语言言语功能量表、心理精神量表、日常生活活动能力量表和社会功能量表等。

3. 质性评定　质性评定是儿童康复评定中至关重要的评定技术，由于儿童尤其是特殊儿童不是有良好合作能力以及有经验的受试者，质性评定的灵活、多维度、与环境相适应、使家长和儿童充分参与、较少干扰儿童等特性有助于我们全面深入地评定儿童的各项特性。比如使用标准化测试可以用来评定儿童的坐位能力，但是采用临床观察法能更加注意观察姿势、对称性以及上肢的使用情况，还可以在各种体位下进行评定，所以能够发现一些轻度的障碍儿童（如痉挛型偏瘫）。但是临床观察法不能提供科学研究需要的量化数据，且评定者必须具备良好的儿童运动发育知识，一般多与标准化测试相结合使用。质性评定采用的方法具有多样化的特点，比如观察法、问卷访谈、录音录像实物分析。在儿童康复中常见的质性评定有临床观察法、原始反射和姿势控制评定、全身运动质量评定、家庭访谈、环境分析等。

近年来，生态学和行为学的大量研究证实环境对儿童的行为发育起着重要的影响作用，随着现代康复理论中环境因素与功能间有着密切的交互作用的观点越来越受到关注，在教育和心理学中常被使用的生态和行为评定方法将在儿童康复评定中逐步被使用。

四、康复评定的内容

康复评定的内容包括主观资料、客观资料、功能评定和制订康复治疗计划四个部分，即目前普遍采用的是 SOAP 法，内容包括：主观资料（subjective data，S）、客观资料（objective data，O）、功能评定（assessment，A）、制订康复治疗计划（plan，P）。主观资料、客观资料和功能评定是制订康复治疗计划的基础，制订康复治疗计划是核心内容。主要评定的内容包括以下几个部分。

（一）病史

病史的内容主要包括主诉、现病史、既往史、生长发育史和家族史等。主诉一般是以症状为表现的功能障碍，也可能是功能障碍的早期表现，如“至今 8 个月不会翻身”“至今 6 个月竖头不稳”等。由于儿童康复科收治的疾病大多是先天性的，因此应详细描述孕期胎检情况、出生史、生长发育史等，尤其是脑损伤高危因素等。

(二)体格检查和专科检查

通过详细的体格检查，可以确定功能障碍的性质、范围、程度，包括生命体征和一般情况、皮肤和淋巴、头和五官、颈部、胸部、心脏和周围血管、腹部、泌尿生殖系统和直肠、肌肉骨骼系统、神经系统等。康复医学的专科检查中要特别注意神经学和骨科检查，幼儿要观察在仰卧位、俯卧位、坐位、立位和步行等不同体位下的姿势和反应，要认真观察患儿在安静休息和兴奋状态下的功能改变等。

(三)功能评定

不同疾病、不同类型的特殊障碍儿童需要选择功能评定的方向，一般围绕以下几个方面进行评定：运动功能评定、语言言语功能评定、日常生活活动能力评定、心理精神功能评定、社会功能评定。通过对损伤、活动受限和参与受限三个层次评定，指导制订个性化、整体性的康复治疗计划。

(四)制订康复治疗计划

康复治疗计划是康复医师向康复治疗人员以及康复团队成员下达有关康复治疗的医嘱性医疗文件。康复治疗计划是整个康复治疗过程的核心内容。

1. *康复治疗计划及其内容*　康复治疗计划应包括患儿的一般信息、诊断、主要功能障碍、康复目标、廉复治疗方案和治疗过程中的注意事项六个部分。一般康复目标由康复医师确定，康复治疗师充分发挥各自的专业技能，廉复团队所有成员共同合作，使患儿取得较好的康复效果。康复治疗计划是医师、康复治疗师和其他专业技术人员，以及患儿和家属检验预期结果和预后的工具，在康复治疗过程中，应根据康复治疗目标的完成情况动态调整康复治疗计划，使之更为科学、合理。

2. *康复治疗计划的制订方法*　包括设定康复目标、康复目标的内容、康复治疗和训练方案。

(1)设定康复目标：应根据患儿的具体情况制订个性化的康复目标，科学、适宜的康复目标应建立在全面准确的康复评定基础之上，康复目标包括远期目标和近期目标，远期目标一般指在1~3年后所期望的活动和参与能力水平，近期目标一般是指在机构集中康复治疗的1~2个月内力争达到的康复目标，是实现远期目标的基础和阶段性目标。

(2)康复目标的内容：根据康复评定的结果，紧紧围绕活动和参与能力，包括运动功能、语言言语功能、心理精神功能、日常生活活动能力和社会功能等。

(3)康复治疗和训练方案：通过对患儿全面的康复评定，掌握功能障碍情况，理解其康复需求，制订科学、适宜的康复目标，选择和确定康复治疗项目、康复治疗时间和康复治疗频次。目前我国儿童康复常用的康复治疗方法和手段包括：物理治疗、作业治疗、语言言语治疗、康复辅具、中医传统康复治疗、心理治疗、手术治疗、药物治疗、特殊教育或早期教育以及社会融合教育等。

3. *康复质量控制*　康复治疗中期康复评定以及康复团队的综合评定是重要的信息反馈和团队成员之间的信息交流，是持续改进康复治疗质量的重要途径。由于我国大多数儿童康复机构工作量较大，康复团队的综合评定一般较难实现对所有康复治疗儿童的实施。

五、康复评定的实施

(一)康复评定的场所

康复评定的场所应根据康复治疗需求和环境条件设定，门诊、住院康复地点往往是整个康复团队进行综合评定的最佳场所，随着康复治疗形式的不断变化，尤其是残联、民政和社会团体对康复领域的积极参与，社区、家庭和康复诊所等都已经成为康复评定的重要场所。

(二)康复评定的人员

康复评定人员是经过严格的康复医学或专科规范化培训，通过考核、取得相关资质的康复医师、康复治疗师及相关专业人员，只有康复医师和受过康复医学规范化培训的医师才有资格制订整体的(或全面的)康复治疗计划。亚专业的各种评定，如运动、语言等功能评定应由相应的物理治疗师(PT)、作业治疗师(OT)、语言言语治疗师(ST)、教师或其他专业技术人员进行，便于制订各亚专业康复治疗计划和实施康复治疗。治疗前后尽可能是同一个人进行康复评定。

(三)注意事项

1. *选择合适的方法*　应根据患儿年龄、生长发育情况和疾病特点、功能障碍特点以及评定工具的适用范围，选择合适的评定工具，避免对康复治疗计划的制订和康复治疗方案的实施产生干扰。

2. *选择恰当的时间*　无论是急性期还是恢复期患者，都应尽早进行康复评定。尽可能一次完成评定，评定时间要尽量短。

3. *采用 ICF-CY 的理念*　在进行康复评定时，能够以 ICF-CY 的理念指导康复评定，强调提高活动和参与能力为核心，将有利于康复评定策略的选择。

第二节　发育评定

一、概述

(一)定义

发育(development)又称发展，是指个体细胞、组织、器官和系统的分化和功能成熟，主要指系列生理、心理和社会功能发育，重点涉及儿童的感知发育、思维发育、语言发育、运动功能发育、人格发育和学习能力的发育等。

(二)分类

1. *体格发育*　一般常用的体格生长发育指标有体重、身高(长)、坐高(顶臀长)、头围、胸围、上臂围、身体比例与匀称性等。国家卫生和计生委妇幼保健与社区卫生司 2009 年公布了《中国 7 岁以下儿童生长发育参照标准》，其中包括 7 岁以下男童和女童身高(长)标准值、

7 岁以下男童和女童体重标准值、7 岁以下男童和女童头围标准值等。

2. 神经与心理发育　神经系统的发育和成熟是神经心理发育的物质基础，神经心理发育主要评估神经系统发育、运动发育、语言发育、感知发育、心理活动发育等。

（三）实施

1. 评定方式　通过访谈、问卷、随访和操作等方式。采用现场观察和看护人叙述相结合的方式进行评估。

2. 康复评定时间　高危儿建议 6 个月内每个月进行康复评定 1 次，7~12 个月每 2 个月评定 1 次，1 岁以上根据情况每 3~6 个月进行康复评定 1 次。脑性瘫痪、智力发育障碍、孤独症谱系障碍等其他疾病患儿建议每 3~6 个月进行康复评定 1 次。

（四）注意事项

1. 注意不同国家、不同地区、不同种族、不同性别之间的整体发育差异，以及受遗传因素和环境因素等影响所致的个体差异。

2. 空间明亮，温度适宜。

3. 评估前要有充足睡眠，餐后 30 分钟以上，状态较好时进行。

二、评定方法

（一）发育评定量表

1. 发育筛查性测验　使用简单的测试项目和测试方法，在较短时间内把发育可能有问题的儿童从人群中筛查出来，常用的方法有新生儿 20 项行为神经测定（neonatal behavioral neurological assessment，NBNA）、丹佛发育筛查测验（Denver development screenicreening test for child，DST）等。

新生儿 20 项行为神经测查（NBNA）：NBNA 适用于足月新生儿，早产儿需要胎龄满 40 周后，足月窒息儿可在生后第 3 天开始进行检查。评定共分为 5 个部分：6 项行为能力、4 项被动肌张，3 项原始反射和 3 项一般评估。每项评分为 3 级（0 分、1 分、2 分），满分为评定在新生儿 2 次喂奶中间进行，整个评定应在异常后应重复检查，仍不正常者 12~14 天后再复查。评定在新生儿 2 次喂奶中进行，整个评定应在 10 分钟内完成。该评定能较全面地反映新生儿大脑发育的状态，了解新生儿行为能力，以便及早发现脑损伤情况，进行早期干预。

2. 离均差法　平均值加减标准差（SD）来表示，当人群数据呈正态分布时，68.3%的人群指标值在均数±1SD 范围内，95.4%的人群指标值在均数±2SD 范围内，99.7%的人群值在均数±3SD 范围内。离均差法适合于人群数据呈正态分布的指标，当数据非正态分布时，离均差法表达值将与实际有所偏离。离均差法计算简单，在随访样本统计中使用方便。

3. 百分位数法　人群数据呈偏态分布时，百分位数法能更准确地反映所测数值的分布情况。而当人群数值呈正态分布时，百分位数法与离均差法两者表达值相当接近。百分位数使用简便、直观精确，但参考数据计算相对复杂。

4. 曲线法　体格指标以年龄为横坐标，有的按离均差法，有的按百分位数法分为若干等级绘制成曲线图，可以较直观地了解发育水平，另外还能对儿童的体格发育进行定期纵向观察，判断儿童生长趋势有无偏离，以便及早发现，寻找原因，及早干预。一般情况下，正常儿童检测时间间隔为6个月内的婴儿每月1次，7~12月每2个月测量1次，1~3岁每3个月测量1次，3~6岁每6个月1次。对于体格指标异常的儿童，1岁之内每月测量1次，1岁以后每3个月1次，直至指标正常按常规监测。

从评定内容来看，儿童体格发育评定可分为单项指标评定和多项指标的评定。单项指标评定主要可以判断被测儿童某项发育指标在相对应的参考人群中的水平或相对位置，比如按年龄的体重、按年龄的身高水平。但是类似单项指标的发育水平不能综合地来评定一个儿童的生长发育情况，会出现将体型匀称的正常矮小身材儿童诊断为营养不良，或将体型匀称的高身材儿童诊断为肥胖。因此有必要结合身高别体重来综合评定，以弥补单项评定的不足。

（二）综合评定指数

另外，在体格发育评定时，各形态指标间的相互关系也不容忽视，需应用综合评定指数。

1. Quetelet 指数　算式为【体重（kg）/身高（cm）】×100，实际含义是每厘米身高的体重，是以相对体重反映人体的密度和充实度，有助于了解儿童的营养状况与生长发育的关系。

2. BMI 指数　计算式为【体重（kg）/身高（cm）^{2}】，实际含义是单位面积体重。目前，BMI是确定成人肥胖最常用的指标。由于儿童的BMI随生长而变化，因此判断儿童肥胖时，BMI应大于相应年龄标准值的第85百分位。

二、体格发育指标的测量

体格评定结果的准确与否，不仅和我们选择合适年龄的参考数据、检查项目以及评定的方法有关，更为重要的是与所获取的数据的准确性和可比性有关。因此，对各项指标的测量进行标准化的说明非常重要。要求测量前应先有完整的设计，测量用具要有事前的严格检验，测量人员必须经过培训，并注意环节的质量控制。

1. 体重的测量及评定

（1）体重的测量

1）测量前准备：测量前先选择合适的磅秤，婴儿可选择盘秤，1~3岁儿童可选择坐式磅秤，3岁以相上儿童可选用立式磅秤。磅秤需定期检修，并要求每年由衡器厂检修站检修合格后方可使用。每天测量前，应先检查量具是否平稳，各部件是否齐全，并校正磅秤的零点。

2）测量时：要求被测儿童先排空大小便，脱去鞋袜帽子和外衣，仅穿背心（或短袖衫）、短裤。

3）测量时的体位要求：婴儿可卧于秤盘中，1~3岁可选择坐位磅秤，年长儿可立于磅秤中央，要求被测者不要摇动或接触其他物体，以免影响准确性。测量时加砝码于横杆的自由端，调整游锤，直到杠杆呈正中水平位。读数时将砝码和游锤所示读数相而加，以kg为单位，记录至小数点后两位数。

（2）体重的评定：分为发育水平评定、生长速度评定和体型匀称度三种。

1）发育水平评定：按照五等级划分方法来评定儿童目前体重在参照人群中的水平，但不能说明过去存在的问题，也不能预示该儿童的生长趋势。

早产儿生长水平评定时应校正胎龄至40周胎运动再评定，体重至24月龄后不再矫正。体重在均数减2SD~3SD（z-score：-2~-3）为中度体重低下，在均数减3SD（z-score：<-3）为重度体重低下。应结合多项指标评定其营养状况，如按身高体重、皮脂厚度等。

2)生长速度评定：观察个体儿童的生长曲线在参照曲线中的变化趋势，了解生长速度。

个体儿童的生长曲线有5种情况：①正常曲线：即儿童生长曲线与参考曲线走向平行；②体重不增：即本次体重值减上次体重值等于零，儿童曲线不与参考曲线走向平行，而与横轴平行；③体重下降：本次体重值减上次体重值等于负数，儿童生长曲线与儿童参考曲线走向相反；④体重增长缓慢：即本次体重值、发育减上次体重值虽为正数，但其增长值低于该月龄增度评定，长的最低值，曲线偏离原来的曲度；⑤体重增长加快：即本次体重值减上次体重值为正数且数值较大，以至于曲线严重偏离原来曲度。另外也可以通过两个检测点体重的SDS值的差来分析体重变化的速率，两点差值有三种可能结果，即“0”、“正数”和“负数”。“0”表明两次检测值在同一条参考曲线上；“正数”表明第二个点的值在原先曲线的上方，提示生长速度快于人群平均值；而“负数”则表明生长速度慢于人群平均速度，第二个点的值落在原先曲线的下方。此法没有曲线法评定时直观，但有利于统计学上的比较。

3)体型匀称度：反映儿童体型(形态)生长的比例关系。选用身高别体重的参照数据，结果常以等级表示。身高别体重在均数减2SD~3SD为中度消瘦，低于均值减3SD为重度消瘦。

2. 身长(高)的测量及评定　测量前准备，先选择合适的身长计(3岁以下)或身高计(3岁以上)，测量前检查测量床有无裂缝，头板是否与底板呈直角，足板是否歪斜，身高计的立柱与木板台是否固定牢靠，木板台是否放置平稳，立柱与滑测板的位置是否垂直。定期用标准尺(2 m长，精确到毫米刻度的钢尺)检查测量床和立柱上的刻度是否准确。测量时要求脱去被测儿童鞋袜帽子和外衣，3岁以内儿童仰卧于量床底板中线上，助手将头扶正，头顶接触头板，儿童面向上，两耳在一水平上。测量者位于儿童右侧，左手握住双膝，使腿伸直相互接触并贴紧底板，右手动足板使其接触两侧足跟。如果量床两侧有刻度，应注意量床两侧的读数应该一致，否则应注意足板底边与量尺紧密接触，使足板面与后者垂直，读刻度，记录到小数点后一位。

3岁以上，立于木板台，取立正姿势，两眼直视正前方，胸部稍挺起，腹部微收，两臂自然下垂，手指并拢，脚跟靠拢，脚尖分开60°，脚跟、臀部和两肩胛角间同时靠着立柱，头部保持正直位置。测量者手扶滑测板，使之轻轻向下滑动，直到板底与头顶点恰相接触，此时再看被测者姿势是否正确，待校正后读滑测板底面立柱上的读数，记录到小数点后一位。

身长的评定分为发育水平评定和生长速度评定。

发育水平评定：同体重评定。早产儿至40月龄后不再矫正。身长(高)在均数减2SD~3SD为中度生长迟缓，低于均数减3SD为重度生长迟缓，需排除内分泌、骨、软骨发育异常以及其他系统的因素，因身高的个体差异比较大，评定时还应考虑父母身高甚至父母幼年时的生长曲线。

生长速度评定：利用生长曲线或SDS差值进行分析。身高的生长速度评定时需考虑两个生长高峰年龄的个体差异性，尤其在青春期，个体的生长差异很大。一般身高的增长在青春期有五种模式：一是青春期开始于平均年龄，成年期身高位于平均水平；二是青春期生长突增开始得早，因而突增结束年龄也较早，导致他们的生长期较短、身高增长量较少，以致最终身高低于平均水平；三是整个童年期及青春期早期的生长都低于同龄人，但较晚的生长突增及较长的生长期导致他们的成年身高达到平均水平甚至高于平均水平；四是遗传性高身材，尽管青春期开始于平均年龄，但身高总是处于较高的水平；五是遗传性矮身材，青春期开始于平均年龄，但身高总处于较低的水平。总之，在进行身高评定时应结合性发育程度、年龄以及遗传因素进行综合评定。

3. 坐高(顶臀长)的测量及评定　测量前准备：同身高(长)。3岁以下儿童测量顶臀长，取卧位，助手固定儿童头及身体，测量者位置同测身长的要求。测量者左手提起儿童小腿，膝关节弯曲，同时使骶骨紧贴底板，大腿与底板垂直，移动足板，使其压紧臀部，读刻度误差不超过0.1 cm。3岁以上测量坐高，被测者坐于坐高计合适高度的矮凳上，坐下时脚可以接触足底板但不致屈曲，先是身躯前倾，骶部紧靠墙壁或立柱，然后坐直，两大腿伸直与身躯成直角而与地面平行，大腿与凳面完全接触，相互靠拢，膝关节屈曲成直角，足尖向前，两脚平放在地面或脚底板上，头及肩部位置同身高的要求。令被测者挺身，移下头板使与头顶接触，读数到小数点后一位。

4. 皮下脂肪的测量及评定　测量前准备：可使用皮脂卡尺进行测量，带有弹簧的皮脂卡尺弹簧的牵力应保持恒定，约在15 kg/mm^2。测量前应检查卡尺的钳板是否灵活。测量时用左手拇指及示指在测量部位捏起皮肤，捏时两指的间距为3 cm。右手提量具，张开两钳，使得从捏起皮肤的两旁伸下并钳住皮肤皱褶两面，同时读数。

由于脂肪的堆积或消失在各个部位的发生顺序不同，评定时应予以注意。当婴幼儿出现营养不良时皮下脂肪消减的顺序为腹部、背、腰部，然后是上肢、下肢、臀部，最后是额、颈、下颏、面颊。而当营养开始恢复时，皮下脂肪增加的顺序恰好与消失的顺序相反。因此，在评定营养状况时可以选择多部位的测量来判断营养状况。

5. 指距的测量及评定　即指当两手臂水平伸直时两手中指指尖之间的距离。测量时要求儿童两手臂向两侧平伸，手掌向前，臂长轴既与地面平行，又与身体的矢切面垂直。通过画于墙壁上的刻度读出两手指中指尖的距离。

评定意义：指距主要反映长骨增长的情况，出生时身长较指距长，至12岁时两者约相等。在某些疾病状态指距会明显减短，如软骨发育不全。

6. 头围的测量及评定　测量前准备脱下帽子，解去头饰。测量时的体位立位、坐位或仰卧位。测量者立或坐于儿童前方或右方。测量时左手拇指将软尺零点固定于头部右侧齐眉弓上缘处，从头部右侧经枕骨粗隆，从左侧眉弓上缘回至零点，皮尺紧贴皮肤，左右对称，读数到0.1 cm。

评定及意义：用于发育水平和生长速度评定，头围小于均值减2SD提示可疑脑发育不良、小头畸形或狭颅症。头围大于2SD，并且增长过速往往提示脑积水或其他中枢神经系统疾病可能。

7. 胸围的测量及评定　测量时被测者应处于平静状态，测量时要求3岁以下取卧位或立位，3岁以上取立位，不要取坐位。两手自然平放(卧位时)或下垂(立位时)，两眼平视。测量者立于其前或右方，用左手拇指将软尺零点固定于被测者胸前乳头下缘，乳腺已突起的女孩以胸骨中线第四肋间高度为固定点，右手拉软尺使其绕经右侧背部肩胛下角下缘，经左侧乳头下缘回至零点，注意软尺紧贴皮肤，左右前后对称，取平静呼吸的中间读数至小数点后一位。

评定及意义：发育水平和生长速度评定同上，反映儿童营养和运动状况。

8. 上臂围的测量及评定　测量前准备，脱去一侧(非利手)衣袖，测量时被测上肢放松下垂。测量时皮尺在肩峰与尺骨鹰嘴两点连线中点，周径与肱骨成直角紧贴皮肤绕臂一圈。

评定及意义：是反映儿童营养状况的简单指标，>13.5 cm为营养良好，12.5~13.5 cm

为营养中等，<12.5 cm 为营养不良。

第三节　儿童运动功能评定

一、概述

(一)定义

儿童运动功能评定是通过收集患儿的有关资料、选择适当的评估量表或测量工具，依据儿童运动发育规律、运动与姿势发育顺序、肌力、肌张力、关节活动度、反射发育、运动类型等特点，综合评定是否存在运动发育落后、运动障碍、运动异常。为制订康复目标和康复治疗计划提供依据。

(二)分类

儿童运动功能评定主要是评定粗大运动和精细运动，粗大运动是指竖头、翻身、坐、爬、站、姿势转换、走、跑、跳等运动，精细运动主要包括手的抓握、捏、双手协作能力、手的灵巧性和稳定性等。

(三)实施与注意事项

1. 评定室一般要求令儿童感到舒适、安全、简洁。卧位与翻身、坐、爬和跪项目需在垫子上评定，站立、走、跑、跳项目在地上测试。评估工具应提前备好。若评定难以在一次全部完成，可分成几次评定，且全部评定要在 1 周内完成。

2. 以正常儿童整体发育标准为对照，严格按照评定指导中的要求进行全面的评定，评定中治疗师一定要观察到每个项目的关键描述。对于 2 岁之前的早产儿，需要以纠正年龄进行评定。

二、评定方法

(一)全身运动质量评估(GMs)

全身运动是最常出现和最复杂的一种自发性运动模式，从妊娠 9 周的胎儿，持续至出生后 5 个月，能够有效地评定婴幼儿神经系统的功能。正常全身运动的发育分为早产时期和扭动运动阶段(出生后~足月后 8 周龄)，不安运动阶段(足月后 9 周龄~足月后 5 月龄)两个阶段。

1. 早产时期和扭动运动阶段

(1)正常表现：整个身体参与的运动，手臂、腿、颈和躯干以变化运动顺序的方式参与这种全身运动。沿四肢轴线的旋转和运动方向的轻微改变，使整个运动流畅优美并产生一种复杂多变的印象。

(2)三种异常表现

1)“单调性”全身运动：指各连续性运动成分的顺序单调，不同身体部位的运动失去了正常全身运动的复杂性。

2)“痉挛-同步性”全身运动：指所有肢体和躯干肌肉几乎同时收缩或放松，动作僵硬，失去流畅性。如果该异常表现在数周内持续存在，可预测该婴儿可能发展为痉挛型脑瘫。

3)“混乱性”全身运动：指所有肢体运动幅度大，动作突然不连贯，失去流畅性。常在数周后发展为“痉挛-同步性”全身运动。

2. 不安运动阶段

(1)正常表现：是一种小幅度中速的循环式运动，颈、躯干和四肢在各个方向的可变运动加速度，在清醒婴儿中该运动持续存在(烦躁哭闹时除外)。

(2)两种异常表现

1)“不安运动缺乏”：如果在足月后9周到5月龄内一直未观察到不安运动，称之为“不安运动缺乏”，但是通常仍可观察到其他全身运动。“不安运动缺乏”对于中枢神经系统损害，尤其是脑瘫具有高预测价值。

2)“异常性”不安运动：“异常性”不安运动看起来与正常不安运动相似，但在运动幅度、速度以及稳定性方面中度或明显夸大。该异常模式少见。

3. 全身运动评定的临床意义　全身运动的表现受颅脑结构的调节，当婴儿中枢神经系统受损时，全身运动则失去复杂多变的特性从而表现各类异常。痉挛型偏瘫儿童从出生后早期即可观察到异常全身运动的存在，最早的非对称性偏瘫表现为脑损伤对侧的“部分运动”减少或消失。连贯一致的“痉挛-同步性”全身运动和“不安运动缺乏”用于预测痉挛型脑瘫。不随意运动型脑瘫的婴儿表现出“单调性”全身运动、异常的“环形手臂运动”和手指伸展。

(二)发育性反射与反应的评定

1. 原始反射　是人原始反射、立直反射和平衡反应的评定。

原始反射大部分在2~6个月内消失。包括觅食反射、手握拥抱反射、放置反射、踏步反射、张口反射、上肢移位反射、侧弯反射、紧张性迷路反射、非对称性颈反射、对称性紧张性颈反射、交叉伸展反射和阳性支持反射等。

2. 立直反射　4个月出现，持续终生。包括颈立直反射、躯干颈立直反射、躯干躯干立直反射、视性立直反射和降落伞反射等。

3. 平衡反应　是神经系统发育的高级阶段，其中枢位于大脑皮质。主要作用是当身体重心移动或支持面倾斜时，躯体通过调节肌张力以及躯干与四肢的代偿性动作，适应重心的变化以保持正常姿势。平衡反应多在立直反射出现不久即开始逐步出现和完善，持续终生。包括仰卧位倾斜反应、俯卧位倾斜反应、膝手位倾斜反应、坐位倾斜反应、跪位倾斜反应和立位倾斜反应。

(三)Alberta婴儿运动量表(AIMS)

由加拿大Alberta大学的M. C. Piper和J. Darrah制定，通过观察来评定0~18月龄或从出生到独立行走这段时期婴儿的运动发育水平。包括58个项目，主要对婴儿负重、姿势、抗重力运动三方面特征进行评定，分为俯卧位(21个项目)、仰卧位(9个项目)、坐位(12个项目)及站立位(16个项目)四个亚单元，对每个项目依据“观察到”或“未观察到”评分，并计算出 AIMS 的原始分，然后通过与常模比较得出受试婴儿在同龄儿中所处的百分位，由此判断受试婴儿运动发育水平。该量表可以敏感地反映出正常婴儿在较短时间内所发生的运动发育微小变化，还可用于精确地评定婴儿运动发育成熟水平以及在干预治疗后的变化。因此在国际上应用广泛，适用于高危婴儿群体的监测。

（四）小儿肌力、关节活动度和肌张力评定

1. 肌力评定　小儿不同程度的局部或全身肌力降低，可表现为不能实现抗重力伸展，抗阻力运动差。通常检查四肢关节周围肌群以及躯干肌群，可在全身各个部位，通过一定的动作姿势，分别对各个肌群的肌力作出评定。常用方法为徒手肌力检查（manual muscle testing，MMT），分级标准为六级。

2. 肌张力评定　肌张力的变化可反映神经系统的成熟程度和损伤程度。根据被动活动肢体时的反应以及有无阻力变化，将肌张力分为 5 级，常采用改良 Ashworth 痉挛量表（modified Ashworth scale，MAS）评定。小儿肌张力评定的指标量化比较困难，评定可通过观察、触摸肌肉的软硬程度、被动运动肢体、关节活动范围正常与否来判断。

3. 关节活动度的评定　关节活动度的评定通常采用量角器法，针对小儿关节活动度和肌张力的评定还有以下一些特殊方法。

（1）头部侧向转动试验：正常时颈部左右活动时下颌可达肩峰，左右对称，肌张力增高时阻力增大，下颌难以达肩峰。

（2）臂弹回试验：使小儿上肢伸展后，突然松手，正常时在伸展上肢时有抵抗，松手后上肢恢复原来的屈曲位置。

（3）围巾征：检查时小儿头和颈部保持在中立位，以免上肢肌张力不对称。将小儿一侧上肢通过前胸拉向对侧肩部，使上臂围绕颈部，尽可能向后拉，观察肘关节是否过中线，新生儿不过中线，4~6 月龄婴儿过中线。肌张力低下时，手臂会像围巾一样紧紧围在脖子上，无间隙，肌张力高时肘不过中线。

（4）腘窝角：仰卧位，骨盆紧贴床面，屈曲大腿使其紧贴到胸腹部，然后伸直小腿，观察大腿与小腿之间的角度。肌张力增高时角度减少，降低时角度增大。正常 4 月龄后应大于 90°。

（5）足背屈角：仰卧位，评估者一手固定小腿远端，另一手托住足底向背侧推，观察足从中立位为起始的背屈角度。肌张力增高时足背屈角度减少，降低时足背屈角度增大。正常 4 月龄应在 30°~60°之间。

（6）跟耳试验：仰卧位，评估者牵拉足部尽量靠向同侧耳部，骨盆不离开床面，观察足跟骨与股骨大转子的连线和桌面形成的角度。正常 4 月龄后应大于 90°。

（7）内收肌角：仰卧位，评估者握住小儿膝部使下肢伸直并缓缓拉向两侧，尽可能达到最大角度，观察两大腿之间的角度，左右两侧不对称时应分别记录。肌张力增高时角度减小，降低时角度增大。正常 4 月龄后应大于 90°。

（8）牵拉试验：仰卧位，评估者握住小儿双手向小儿前上方牵拉，正常小儿 5 个月时头不再后垂，上肢主动屈肘用力。肌张力低时头后垂，不能主动屈肘。

第四节　儿童日常生活活动能力评定

一、概述

(一)定义

ADL是指人们为了维持生存及适应生存环境而每天必须反复进行的、最基本的、最具有共性的活动，包括衣、食、住、行、个人卫生等动作和技巧。ADL包括运动、自理、交流及家务活动。运动方面包括床上运动、轮椅上运动和转移、室内或室外行走、公共或私人交通工具的使用。自理方面包括更衣、进食、如厕、洗漱、修饰等。交流方面包括言语、电话、阅读、书写、使用电脑、环境标志等。家务劳动方面包括购物、备餐、洗衣、使用家具及环境控制器。

(二)分类

1. *基本的或身体的日常生活活动能力*　基本的或身体的日常生活活动能力(basic or physical ADL, BADL or PADL)是指每天生活中与穿衣、进食、保持个人卫生等自理活动和坐、站、行、走等身体活动相关的基本活动。

2. *复杂性或工具性日常生活活动能力*　复杂性或工具性日常生活活动能力(instrumental ADL, IADL)是指人们在社区中独立生活所需的关键性的较高级的技能，如家务杂事、炊事、采购、骑车或驾车、处理个人事务等，大多需借助或大或小的工具进行。

BADL反映较粗大的运动功能，IADL反映较精细的功能。BADL常在医疗机构中应用，IADL多在社区老年人和残疾人中应用，目前部分ADL量表是将两者相结合进行评定。

(三)实施

1. *直接观察*　ADL评定可以在患儿实际生活环境中进行，在此环境中指令患儿完成动作，以评定其能力。

2. *间接评定*　有些不便完成或不易完成的动作，可以通过询问患儿本人或家属的方式取得结果，如患儿的大小便控制、个人卫生管理等。

(四)注意事项

评定前应与患儿或监护人沟通，让患儿或监护人明确评定的目的，以取得患儿或监护人的理解与合作。评定前还须对患儿的基本情况有所了解，如活动和参与的能力、运动发育水平、是否佩戴矫形器等，还应考虑到患儿生活的社会环境、反应性、依赖性等。重复进行评定时应尽量在同一条件或环境下进行。在分析评定结果时应考虑有关的影响因素，如患儿的心理状态、合作程度与活动和参与能力限制等因素。

二、评定方法

1. Barthel 指数(BI)

(1)评分标准：包括进食、洗澡、修饰、穿衣、大便控制、小便控制、如厕、床椅转移、活动步行、上下楼梯 10 项内容。①洗澡、修饰两个项目分为 2 个等级(0 分、5 分)；②进食、穿衣、大便控制、小便控制、如厕、上下楼梯六个项目分为 3 个等级(0 分、5 分、10 分)；③床椅转移、活动步行两个项目分为 4 个等级(0 分、5 分、10 分、15 分)。满分为 100 分。得分≥60 分表示有轻度功能障碍，能独立完成部分日常活动，需要一定帮助；59~41 分表示有中度功能障碍，需要极大的帮助，多数日常生活活动不能完成或需人照料。

(2)改良 Barthel 指数评定。

2. 功能独立性评定量表(Wee-FIM)　评定适用于 6 个月~7 岁儿童，主要评定 ADL 的独立度和依赖程度，此量表在美国康复机构广泛使用，其信度和效度已得到检验。

三、ADL 评定的实施及注意事项

1. 直接观察　ADL 评定可让患者在实际生环境中进行，评定人员观察患者完成实际活动的情况，以评定其能力。也可以在 ADL 评定室或练室中进行，在此环境中指令患者完成动作，较其环境更易取得准确结果，且评定后也可根据患者功能障碍情况在此环境中进行训练。

2. 间接评定　有些不便完成或不易完成的作，可以通过询问患者本人或家属的方式取得，如患者的大小便控制、个人卫生管理等。

3. 注意事项　评定前应与患者交谈，让患者了解评定的目的，以取得患者的理解与合作。评定前还必须对患者的基本情况有所了解，如肌力、关节活动范围、平衡能力等，还应考虑到患者生活的社会环境、反应性、依赖性等。重复进行评定时应尽量在同一条件或环境下进行。在分析评定结果时应考虑有关的影响因素，如患者的生活习惯、文化素养、职业社会环境、评定时的心理状态和合作程度等。

四、脑瘫儿童日常生活活动能力评定

脑瘫儿童往往存在多方面能力缺陷，在进行运动康复时，除了要促使运动功能的恢复，也需要同时进行 ADL 训练，ADL 训练使儿童在现实生活环境中，将学到的各种动作结合起来，运用到实际生活中。当前，家庭与社会对脑瘫儿童康复最基本的要求是儿童生活自理，即掌握穿衣、进食、个人卫生、坐立行走等最基本的技能，ADL 训练已列为康复医学的重要目标。

(一)儿童基本 ADL 评定要点

1. 进食动作　中国人除一些特殊场合外一般都使用筷子，但是欧美等国家都使用餐叉和刀具，所以进食方面有国别和民族之分。儿童在成长过程中继承传统，逐渐学会了正确使用餐具的方法，同时儿童通过使用筷子，即锻炼手指精细动作及动态操作能力，也促进大脑的发育。

(1)开始训练使用筷子的时间：作为父母，从多大开始教孩子练习使用筷子比较好？据日本研究表明，3~4岁儿童为练习使用筷子最佳时期，5岁以上的儿童就能正确地使用筷子。

(2)使用筷子的优点

1)促进大脑的发育：管理和支配手的神经中枢，在大脑皮层所占的区域最为广泛，尤其是大拇指。手部关节和肌肉只有在大脑中枢神经系统的指令下，才能完成用筷子夹取食物的动作。反过来，这些关节和肌肉夹取食物的动作，又刺激了脑细胞，有助于儿童大脑的发育。

2)提高动作协调性和精细动作能力：用筷子夹取食物的动作，不仅是5个手指的精细活动，也是牵动着肩、肘、腕、手指间等各部位的30多个大小关节和上臂、前臂、手掌、手指等处的50多块肌肉的粗大运动和精细运动，尤其右利手人更是如此。儿童肌肉的发育是不平衡的，大肌肉发育较早，小肌肉发育较晚。使用筷子就可以充分活动手部小肌肉，儿童往往是四肢已经灵活自如了，而还不会拿筷子。粗大运动及精细运动训练是协调性训练的前提，反复准确的练习是提高协调性的关键。

3)开发智力：3岁以后，正是儿童智力发育的关键时期，这时的儿童也不满足用小勺进餐，喜欢模仿大人吃饭的动作，有想用筷子的要求，家长正好因势利导，让儿童学用筷子进餐，提高儿童的思维能力和操作技巧，是训练手脑并用的重要手段之一。

4)促进视觉发育：使用筷子夹食物，离不开眼睛的视觉定位，即两眼注视同一目标，再将它们分别所得的物像融合成具有三维空间完整的像。这一过程看似简单，但需要两眼外肌的平衡协调。因此，经常使用筷子能促进孩子视觉的发育，预防斜视和弱视。

5)为握笔写字打基础：儿童练习使用筷子之初，可以先练习夹大块的较软的食物，逐渐练习夹小块的较硬的食物。使用筷子动作需要拇指与示指、中指、无名指共同控制，而书写动作需要拇指与示指、中指配合完成，使用筷子不仅可以促进手部肌肉骨骼的发育，还可以为握笔写字打基础。

(3)进食动作评定：可利用带有餐桌的轮椅或椅子，评定儿童如何使用筷子、勺子、抓食物及把食物送入口中。评定要在实际生活场景中，比如病房、食堂等训练室以外的场所。评定过程中要考虑桌子的高度是否合适，餐具是否容易抓握。同时还要评定一些整体状况，比如进食所需时间、感受饥饱程度等，特别是有半侧忽略的儿童还要检查食物残留情况。个别的儿童在进食动作评定时还要评定关节活动范围。

2. *更衣动作*　就寝、起床时以及入浴时都要有更衣动作。衣服的种类有裤子、上衣、鞋、袜子等，随着时间和场所的变化，人们所着服饰有所不同。即使对于每天躺在床上完全需要他人照顾的儿童，也需要有更衣动作。

更衣动作通常在立位下完成，但是由于平衡功能不好，也有一些儿童需要在卧位或坐位下完成。更衣动作能否顺利完成还取决于衣服的种类(开衫、套头衫、松紧带裤子等)、衣服的材质(弹性、摩擦力大小、厚度等)、自助具的介入和穿脱衣裤的步骤。近年来，很多衣服的扣子都采取尼龙搭扣，使穿着衣服简化，而我们要做的是在日常生活中如何指导儿童自己独立去完成更衣动作。

3. *修饰动作*　包括洗脸、刷牙、整理头发、剃胡子、化妆等，这些动作也是生活中必需的动作，成功地完成这些动作可以提高生活质量。修饰动作是否能顺利完成取决于上肢的肌力和关节活动度，以及杯子的形状、牙刷的形状、牙膏的材质(粉状、膏状、液体)、毛巾等，修饰动作的自立度随着修饰体位、周围环境的变化而变化。考虑患者的功能状况，自助具应用及对动作步骤简化改良也可以提高患者修饰动作能力。

4. 排便动作

(1)儿童坐便盆大小便的条件：①2 岁左右的儿童有控制大小便的能力，但由于人为的一些因素(如家长舍不得儿童接受训练或方法不对等)而没有养成坐盆排便的习惯；②儿童能听懂少量的语言(可以不会说)，这样才能接受坐盆训练；③儿童有一定的自己整理衣裤的能力(至少自己会脱裤子)。

(2)评定方法：马桶的种类有蹲式和坐式，儿童一般都使用坐式马桶，也有一些学校和幼儿园使用蹲式，对于平衡能力不好的儿童在使用蹲式坐便就比较危险。另外，冲洗式马桶的应用越来越多，按钮的使用也需要有很好的认知能力，可以教给儿童什么是冲洗按钮、什么是加热按钮等。排便动作受环境影响很大。可以将排泄动作进行分解，分析哪些动作成分允许辅助等，根据辅助情况的多少来评分。在评定过程中常常会出现一些问题，如儿童不肯坐便盆，要蹲地大小便；拒排大小便，可以憋几个小时；大小便已经学会控制后，又有反复，时好时坏。以上这些问题如果一直很难自控，要先找医生看看是否有其他疾病。耐心与家长沟通交流，多次评定得出最理想的评定结果。

5. 入浴动作　儿童皮肤非常娇嫩，容易受汗水、大小便、眼泪、奶汁、灰尘等刺激，尤其是皮肤皱褶处，如耳后、颈项、腋下、腹股沟等处，容易发生皮肤溃烂；而且脱落的皮屑与汗水皮脂结合，易堵塞毛孔，夏天易生痱子、疖子。所以，要经常给儿童洗澡，清洁皮肤，这样可减少各种皮肤感染，如脓疱疮、皮炎、皮下坏疽等。同时，洗澡也能使周身血液循环增加，促进新陈代谢。

夏天，儿童每天可洗澡 1~2 次；春秋季节，每天洗澡 1 次；冬季也要每周洗澡 1~2 次。每次洗澡时间，最好在哺乳前 1 小时左右进行。

儿童入浴时间不宜过长，动作要轻柔，自上而下洗，注意避免脏水弄进儿童的眼、耳、鼻等处。水温要适中。加热水时，要把儿童抱起，用手搅和，以免烫伤。洗澡时无论遇到什么事情，都不能让儿童独自浸在盆内。洗毕，立刻用吸水性好的棉布或浴巾轻裹吸干。在儿童的皮肤皱褶处，可洒些滑石粉，但不宜过多，然后立刻穿衣。要让儿童感到舒适、安全、不害怕、不拒绝、乐于洗澡。成人可以边操作，边抚摸逗引，并配合安抚的语言。也可以让儿童边洗边玩玩具，或是给儿童一块小毛巾，使他觉得洗澡很有趣，也愿意配合成人的动作，有时也会积极参加清洗。模仿成人擦肥皂，用手撩水在身上搓洗。洗好后，不要急于把他抱出来，可以让他在水里玩一会儿，拍打水发出声响，溅起水花，接受声音和视觉的刺激。

对儿童入浴动作评价及治疗可以分解为居室转移动作、更衣动作、洗澡动作(洗头、洗身体)、浴盆内的姿势保持等，是基本日常生活活动中最难的一项动作。

(二)脑瘫儿童常用 ADL 评定量表

脑瘫儿童日常生活活动能力评定表：该量表由中国康复研究中心制定，可较全面反映脑瘫儿童治疗前后粗大动作、精细动作、手眼协调动作、肌力及肌张力情况。

量表包括 9 个部分：个人卫生动作、进食动作、更衣动作、排便动作、器具使用、认知交流动作、床上动作、移动动作、步行动作，共 50 项，满分 100 分。

第五节　儿童语言功能评定

语言是一种社会现象，是人类最重要的交际和思维工具。人们在日常生活、学习、工作中，在感知、记忆、阅读、思考的过程中，都难以离开语言。婴幼儿语言发育大体经历前语言期(出生~1岁)、单词句期(1~1岁半)、多词句期(1岁半~3岁)三个阶段。

一、S-S语言发育迟缓评定法

S-S(sign-significate relations)语言发育迟缓评定法简称S-S法，1991年由中国康复中心将此法由日本引进我国，2001年正式应用于临床。

(一)S-S法原理

从认知研究的角度，一般将语言行为分为语法、语义、语言应用三方面。S-S是依据此理论对语言发育迟缓儿童进行评定的，在此检查法中对“符号形式与指示内容关系”“促进学习有关的基础性过程”和“交流态度”三方面进行评定。

(二)适应证

S-S法适用于各种原因引起的语言发育迟缓，原则上适合1~6.5岁的语言发育迟缓儿童，有些儿童的年龄已超出此年龄段，但其语言发展的现状如未超出此年龄段水平，也可应用。另外，学龄前的儿童获得性失语也可参考应用。不适合病因为听力障碍的语言障碍患儿。

(三)S-S法的内容

检查内容包括符号形式与内容指示关系、基础性过程、交流态度三个方面。以言语符号与指示内容的关系评定为核心，比较标准分为5个阶段。将评定结果与正常儿童年龄水平相比较，即可发现是否存在语言发育迟缓。

1. 阶段1：事物、事物状态理解困难阶段　此阶段语言尚未获得，并且对事物、事物状态的概念尚未形成，对外界的认识尚处于未分化阶段。表现为对物品的抓握、舔咬、摇动、敲打一般无目的性，例如，拿起铅笔不能够做书写操作而放到嘴里舔咬；另外，自己的要求不能以某种手段表现，常可见到儿童身体左右摇晃、摇摆、旋转等，正在干什么突然停住，拍手或将唾液抹到地上、手上等反复的自我刺激行为。

2. 阶段2：事物的基本概念阶段　此阶段虽然也是语言未获得阶段，但与阶段1不同的是能够根据常用物品的用途大致进行操作，对于事物的状况也能够理解，对事物开始概念化。此时可以将他人领到物品面前出示物品，向他人表示自己的要求。包括从初级水平到高级水平的三个阶段，即事物功能性操作、匹配和选择。

(1)阶段2-1——事物功能性操作：此阶段儿童能够对事物进行功能性操作，例如：拿起电话，让儿童将听筒放到耳朵上，或令其拨电话号码等基本操作。在生活中，如穿鞋、戴帽等，只要反复练习，会形成习惯。检查分三项进行，即事物、配对事物及镶嵌板。

(2)阶段2-2——匹配：在日常生活中不难判断是否有“匹配行为”，如果能将2个以上物品放到合适的位置上，可以说“匹配行为”建立。例如，将书放到书架上（或书箱里），将积木放到玩具箱里，在这样的日常生活场面中很容易将“匹配行为”引出来。

（3）阶段2-3——选择：当他人出示某种物品或出示示范项时，儿童能在几个选择项中将出示物或与示范项有关的物品适当地选择出来。与阶段2-2匹配不同的是后者是儿童拿物品去匹配示范项，而本项则是他人拿着物品或出示物品作为示范项。

3. 阶段3：事物的符号阶段　符号形式与指示内容关系在此阶段开始分化。语言符号大致分为两个阶段：具有限定性的象征性符号，即手势语阶段和幼儿语及与事物的特征限定性少、任意性较高的成人语阶段。

（1）阶段3-1——手势符号阶段：开始学习用手势符号来理解与表现事物，可以通过他人的手势开始理解意思，还可以用手势向他人表示要求等。

手势语与幼儿语并不是同一层次的符号体系。手势符号为视觉运动回路，而幼儿语用的是听力言语回路，因为听力言语回路比视觉运动回路更难以掌握，所以将此两项分开为阶段3-1（手势符号）及阶段3-2（言语符号）。

（2）阶段3-2——言语符号阶段：是将言语符号与事物相联系的阶段，但是事物的名称并不都能用手势语、幼儿语、成人语来表达。①能用三种符号表达的，如“剪刀”，用示指与中指同时伸开做剪刀剪物状（手势语），“咔嚓、咔嚓”声（幼儿语），“剪刀”一词（成人语）；②能用手势语及成人语表达的（如“眼镜”）；③能用幼儿语及成人语表达的（如“公鸡”）；④仅能用成人语表达的。在理论上，儿童按a→b→c→d顺序来获得言语符号。

在检查中，阶段3-2共选食物、动物、交通工具和生活用品方面名词16个，身体部位6个，动词5个，表示属性的2个种类。阶段3-1手势符号的检查词汇中，使用的是阶段2（事物的基本概念）中用的词汇以及阶段3-2（言语符号）词汇中的手势语。

4. 阶段4：词句、主要句子成分阶段　本阶段能将某事物、事态用2~3个词组连成句子。此阶段中又按两词句和三词句分成两个阶段。

（1）阶段4-1——两词句阶段：开始学习用2个词组合起来表现事物、事态的阶段。儿童在此阶段能够理解或表达的两个词句各种各样，在本检查法中仅举了四种形式，即：【属性（大、小）+事物】、【属性（颜色）+事物】、【主语+宾语】、【谓语+宾语】。

在日常生活中，如不设定一定的场面检查是很困难的。另外，注意选择项图片不宜太多，否则儿童进行起来很困难。

（2）阶段4-2——三词句阶段：此阶段与阶段4-1相同，但考虑到句子的多样化，仅限定两种形式，即【属性（大小）+属性（颜色）+事物】，例如：大红帽子、小黄鞋等；【主语+谓语+宾语】，如：妈妈吃苹果。

另外，在阶段5中也有三词句，但有所不同，阶段4的句型是非可逆句，主语与宾语不能颠倒，如“妈妈吃苹果”，不能为“苹果吃妈妈”。

5. 阶段5：词句、语法规则阶段　能够理解三词句表现的事态，但是与阶段4-2不同的是所表现的情况为可逆。5-1阶段为主动语态，如“乌龟追小鸡”。5-2阶段为被动语态，此阶段中要求能理解事情与语法规则的关系，如“小鸡被乌龟追”等。

（四）评定结果分析

检查结束后，要对检查结果与各种信息如磁共振、CT结果等进行综合评定、诊断。

1. 评定总结

将 S-S 法检查结果显示的阶段与实际年龄语言水平阶段进行比较，如低于相应阶段，可诊断为语言发育迟缓。

2. 分类

(1)按交流态度：分为两群，即Ⅰ群，交流态度良好；Ⅱ群，交流态度不良。

(2)按言语符号与指示内容的关系：分为 A、B、C 三个主群。但要注意到这种分群并非固定不变，随着语言的发展，有的从某一症状群向其他的症状群过渡。原则上适用于实际年龄 3 岁以上儿童。

根据对言语符号与指示内容的相关检查和操作性课题(基础性过程)的完成情况比较，将以上的 A 和 C 群又分为 6 个亚群。

1)A 群：言语符号尚未掌握，符号与指示内容关系的检查在 3-1 阶段以下，不能理解口语中的名称。A 群 a：操作性课题与符号形式与指示内容的相关检查均落后于实际年龄。A 群 b：操作性课题好于符号形式与指示内容的相关检查。

2)B 群：无亚群，但应具备以下条件和言语表达困难。条件：①实足年龄在 4 岁以上；②词句理解在 4-1 阶段以上；③一般可以用数词表达；④言语模仿不可，或有波动性；⑤上述 b~d 的状态，持续 1 年以上；⑥无明显的运动功能障碍。

3)C 群：语言发育落后于实际年龄，言语符号与指示内容相关检查在 3-2 阶段以上。C 群 a：动作性课题和言语符号与指示内容相关的理解和表达全面落后。动作性课题 = 言语符号的理解 = 表达。C 群 b：动作性课题好于言语符号与指示内容的相关情况。动作性课题>言语符号的理解 = 表达。C 群 c：言语符号的理解好于表达，操作性课题检查基本与言语符号理解相当。动作性课题 = 言语符号的理解>表达。C 群 d：言语符号表达尚可，但理解不好，此亚群多见于孤独症或有孤独倾向的儿童。

二、构音障碍评定

应用中国康复研究中心构音障碍评定法进行评定，该评定法是由李胜利等依据日本构音障碍检查法和其他发达国家构音障碍评定方法的理论，按照汉语普通话语音的发音特点和我国的文化特点于 1991 年研制而成。该评定法包括两大项：构音器官检查和构音检查。通过此方法的评定不仅可以检查出儿童是否存在运动性构音障碍及程度，而且对治疗计划的制订具有重要的指导作用。

(一)构音器官检查

1. 目的　通过构音器官的形态和粗大运动检查确定构音器官是否存在器官异常和运动障碍。

2. 范围　包括肺、喉、面部、口部肌、硬腭、腭咽机制、下颌和反射等。

3. 用具　压舌板、手电筒、长棉棒、指套、秒表、叩诊槌、鼻息镜等。

4. 方法　首先观察安静状态下的构音器官状态，然后由检查者发出指令或示范运动，让儿童执行或模仿，检查者进行观察并对以下方面作出评定。

(1)部位：构音器官的哪一部位存在运动障碍。

(2)形态：构音器官的形态是否异常及有无异常运动。

（3）程度：判定异常程度。

（4）性质：如发现异常，要判断是中枢性、周围性或失调性等。

（5）运动速度：确认是单纯运动，还是反复运动，是否速度低下或节律变化。

（6）运动范围：运动范围是否受限，协调运动控制是否不佳。

（7）肌力：确定肌力是否低下。

（8）运动的精巧性、准确性和圆滑性：可以通过协调运动和连续运动来判断。

5. *检查说明* 做每项检查前应向儿童解释检查目的，构音器官检查方法按构音器官检查记录表的要求检查和记录。

（二）构音检查

构音检查是以普通话语音为标准音，结合构音类似运动，对儿童的各个言语水平及其异常进行系统评定以发现异常构音。此检查对训练具有明显的指导意义，并对训练后的儿童进行再评定也有价值，可根据检查结果制订下一步的治疗方案。

1. *房间及设施要求* 房间内应安静，没有可能分散儿童注意力的物品；光线充足、通风良好，应放置两把无扶手椅和一张训练台；椅子的高度以检查者与儿童处于同一水平为准。检查时，检查者与患者可以隔着训练台相对而坐，也可让患者坐在训练台的正面，检查者坐侧面。

2. *检查用具* 单词检查用图卡50张、记录表、压舌板、卫生纸、消毒纱布、吸管、录音机、鼻息镜。上述检查物品应放在一清洁小手提箱内。

3. *检查范围及方法*

（1）会话：可以通过询问儿童的姓名、年龄等，观察是否可以说，音量、音调变化是否清晰，有无气息音、粗糙声、鼻音化、震颤等。一般5分钟即可，需录音。

（2）单词检查：此项由50个单词组成，根据单词的意思制成50张图片，将图片按记录表中词的顺序排好或在背面注上单词的号码，检查时可以节省时间。表中的所有单词和文章等检查项目均用国际音标，记录采用国际音标，无法用国际音标记录的现象要尽量描述。检查时首先向儿童出示图片，让儿童根据图片的意思命名，不能自述可复述引出，要边检查边将检查结果记录。

（3）音节复述检查：音节复述表按照普通话发音方法设计，共140个音节，均为常用和比较常用的音节，目的是在儿童复述时，观察发音点同时注意儿童的异常构音运动，发现儿童的构音特点及规律。方法为检查者说一个音节，患者复述，标记方法同单词检查，同时把患者异常的构音运动记入构音操作栏，确定发生机制，以利于制订训练计划。

（4）文章水平检查：通过在限定连续的言语活动中，观察儿童的音调、音量、韵律、呼吸运动。选用的文章通常是一首儿歌，儿童有阅读能力者自己朗读，不能读的由复述引出，记录方法同前。

（5）构音类型运动检查：依据普通话的特点，选用有代表性的15个音的构音类似运动［f］（f），［p］［b］，［p］（p），［m］（m），［s］（s），［t］（d），［t'］（t），［n］（n），［l］（l），［k］（g），［k'］（k），［x］（h）等。

方法：检查者示范，患者模仿，观察患者是否可以做出，在结果栏的“能”与“不能”项标出。此检查可发现患者构音异常的运动基础，例如一个不能发［p］的患者，在此项检查时发现其不能做鼓腮、叩腮吐气的运动，就要在此栏标出，这对今后训练有重要意义。

4. 结果分析　将前面单词、音节、文章、构音运动检查发现的异常分别加以分析，共8个栏目。

(1)错音：是指出现错误发音。

(2)错音条件：在什么条件下发成错音，如词头以外或某些音结合时。

(3)错误方式：所发成的错音方式异常。

(4)一贯性：包括发声方法和错法，儿童的发音错误为一贯性的，就在发音错误栏内以"+"表示，比如在所检查的词语中把所有的[p]均发错就标记"+"；反之，有时错误，有时又是正确，就标记"-"。

(5)错法：指错时的性质是否恒定，如把所有的[k]均发成[t]表示恒定，以"+"表示；反之，如有时错发为[t]有时错发为别的音，就用"-"表示。

(6)被刺激性：在单词水平出现错误时，如用音节或音素提示能纠正，为有刺激性，以"+"表示；反之则为无刺激性，以"-"表示。

(7)构音类似运动：可以完成规定音的构音类似运动以"+"表示，不能完成以"-"表示。

(8)错误类型：根据临床上发现的构音异常总结出常见错误类型共14种，即省略、置换、歪曲、口唇化、齿背化、硬腭化、齿龈化、送气音化、不送气化、边音化、鼻音化、无声音化、摩擦不充分和软腭化等。

第六节　心理功能评定

一、概述

(一)定义

儿童心理评定是收集儿童认知、情绪、行为等发展特征的信息及探索影响儿童认知、情绪和行为的环境因素的过程。这个过程可以使用多种信息的技术，包括交谈、观察、行为评定、心理测验以及其他技术。它是心理治疗的开始过程，也是诊断和设计治疗计划的依据。

(二)分类

儿童心理评定包括智力和发展量表、神经心理测验、行为评定量表等，以下是临床比较常用的儿童心理评定量表。

1. 婴幼儿发育量表　丹佛发育筛查测验(DDST)、Gesell发育诊断量表(GDDS)、Brazeton新生儿行为评定量表(NBAS)、贝利婴儿发育量表(BSID)、0~6岁儿童神经心理发育量表。

2. 智力评定量表　韦氏幼儿智力量表第四版(WPPSI-Ⅳ)、韦氏儿童智力量表第四版(WISC-Ⅳ)、Peabody图片词汇测试(PPVT)、斯坦福-比奈智力量表(SBIS)、瑞文测试(SPM)。

3. 孤独症谱系障碍评定量表　儿童孤独症评定量表(CARS)、孤独症行为检测量表(ABC)。

4. 其他评定量表　成套神经心理测验儿童版、儿童焦虑性情绪障碍筛查表、儿童抑郁障碍自评量表、Conner行为评价量表。

(三)实施

评估室内安静舒适简洁，除了评估用具以及设备外，无其他多余物品，以减少对儿童评估的干扰。内设一桌两凳，施测时评估者与儿童对坐，评估的桌子、椅子的尺寸尽可能地符合儿童的高度。在行为观察的评估中，可使用录音笔、摄像机等设备进行。

评估时不要边检查边记录，以免扰乱儿童行为自然的表现。评估者要将儿童的各种行为在自己的头脑里保留一个生动的图像，检查完毕立刻记在记录单上，力求描述和评价。

同时，进行一个完整的心理评估实施前，应通过对儿童各个方面的了解以选择相应的评估方法进行评估。

1. 来自儿童、儿童的父母及其他重要人员的想法。

2. 了解儿童出生状况。例如出生时有无窒息史、产伤史，也要了解有无既往史、家族史等。

3. 儿童的成长与发展过程。例如：健康状况和早期发展、认知和情绪发展、社会性发展是否与同龄儿童相似。

4. 儿童会不会处理与父母、同伴之间的关系等。

5. 了解儿童的学校生活。例如：会不会专心听课，完成课后作业，与老师、同学的相处是否和谐等。

6. 儿童的能力、天赋与兴趣，了解有没有特殊的才能。例如：对音乐、记忆超乎常人的能力，是否有狭隘的兴趣等。

7. 在儿童的行为方面，要了解是否有特殊的行为或刻板行为等。

(四)注意事项

1. *评估者的态度*　评估者应保持和善态度。对于儿童的有关试题内容的探索性问题，比如对他说："你自己想一想。"对于他的答案，不论对与不对，都不要表示肯定或否定的态度，以免影响他的测验结果。

2. *评估时间*　评估者必须按照各试题的时限控制时间，不可随意延长或缩短。

3. *辅助设备*　可使用录音笔或摄像机记录儿童的评估情况，以便根据真实材料核对分数。在测验进行过程中，评估者按指导语让儿童回答试题问题。

二、评定方法

儿童的大脑与神经心理功能处于快速发展过程中，不同年龄阶段，其心理功能在量与质上均有不同表现。评估者必须对儿童生活的所有方面都有详细的了解，以选择适宜评估工具进行评估。

(一)婴幼儿发育量表

1. *丹佛发育筛查量表(DDST)*　适用于0~6岁小儿智力发育问题的早期筛查以及对高危儿童的发育监测。

2. *Gesell发育诊断量表(GDDS)*　属于行为发育诊断量表，检查4周~6岁婴幼儿及学龄前儿童的神经精神发育，具有较强的专业性。检查内容分为适应性行为、大运动、精细动作、语言、个人-社交行为五方面。以发育商(DQ)来评估发育水平。如果 DQ 低于 85，要慎重分析原因。

3. *Brazeton 新生儿行为评定量表(NBAS)*　是目前检查新生儿行为表现适用年龄最小的量表，从出生第一天到满月都可使用。包括 27 个检查新生儿对环境刺激的行为反应的项目及 20 个检查反射和运动的项目。

4. *0~6 岁儿童神经心理发育量表*　是我国首次自主编制的标准化量表，适用于 0~6 岁儿童神经心理发育水平的检查。

以上四种婴幼儿发育水平量表的具体测试内容和评分方法详见本章第二节发育评定。

5. *贝利婴儿发育量表(BSID)*　评估 2 月龄~2.5 岁小儿智力发育水平，确定小儿智力发育偏离正常水平的程度。量表由 3 部分组成。①心理量表 163 项：测查感知觉准确性、言语功能、记忆和简单解决问题的能力，如对铃声的反应、用言语表达要求、用棍子够取玩具等。②运动量表 81 项：测查粗大和精细运动能力，如行走拾物等。③婴幼儿行为记录 24 项：观察记录小儿在测查过程中表现出的社会化、协作性、胆怯、紧张和注意等行为。结果与评分：每个条目分通过与未通过 2 级评分。将各量表的条目通过数累加，分别得出运动量表粗分及精神发育量表粗分，查表得总量表分。该量表评估婴幼儿智力发育水平相对较全面、精确，但方法较复杂，需时 45~60 分钟，需要专业培训。

(二)智力测定

1. *韦氏智力测验*　共包括三套量表，即韦氏成人智力量表(Wechsler adult intelligence scale，WAIS)，适用于 16 岁以上成人；韦氏儿童智力量表第四版(WISC-Ⅳ)，适用于 6~16 岁；韦氏幼儿智力量表第四版(WPPSI-Ⅳ)，适用于 3.5~6.5 岁儿童。各量表间相互独立，又相互衔接，可连续评定 3 岁幼儿~70 岁老人的智力水平。

WISC 包括 6 个言语分测验，即常识、类同、算术、词汇、理解、背数；6 个操作分测验，即图画补缺、图片排列、积木图案、物体拼配、译码、迷津。施测时，言语分测验和操作分测验交替进行，以维持被试的兴趣，避免疲劳和厌倦。整个测验需 50~70 分钟。结果以离差智商(imtelligence quotient，IQ)求示。可得到语言 IQ、操作 IQ。操作部分对于那些对口头指示理解困难的幼儿难实施，分测定中的 3 项要求对幼儿进行相当的言语提示和解释，另外 3 项要求模仿性应答。对于言语和语言障碍儿童及孤独症谱系障碍儿童不建议使用。

目前已有最新的第四版中文版(WISC-Ⅳ)，修订内容包括常模的取样及题目的本土化。WISC-Ⅳ由 14 个分测验组成，包括保留的 10 个分测验和 4 个新增的分测验。新增的分测验是图画概念、字母、数字排序、矩阵推理和划消。言语智商、操作智商、抗干扰指数分别被言语理解指数、知觉推理指数、工作记忆指数、加工速度指数所代替。测量结果为：总智商+言语理解指数、知觉推理指数、工作记忆指数、加工速度指数内容。

WISC-Ⅳ的结构更完善、操作更简便、测评更精确，体现和代表当代儿童智力测评领域最新和最高发展水平。

2. *Peabody 图片词汇测试(PPVT)*　该量表用于评定 3 岁 3 月龄~9 岁 3 月龄的儿童词汇能力，可预测智力水平。属于一般智力筛查，需时 15 分钟左右。因其不用操作和语言，故适用于某些特殊情况，如脑损伤伴运动障碍、言语障碍和胆小、注意力易分散的儿童。但此测验结果并不全面反映智力水平，主要侧重言语智力。

3. *斯坦福-比奈智力量表(SBIS)*　是世界上第一个正式的心理测验。我国使用的是 SBIS

第一版的修订本，称“中国比内量表”，测验年龄为2~18岁。结果以IQ表示。该量表没有单独的非言语部分分数，对于无言语的儿童难实施。

4. 瑞文测试(SPM) 是一种非文字智力测验。测量人的观察力和清晰严密的思维能力。包括：①标准型，是瑞文测验的基本型，适用于8年级到成人被试，有5个黑白系列；②彩色型，适用于5岁半~11岁的儿童及智力落后的成人，分为三个系列；③高级型，供智力较高者使用。可为团体和个别测验，以百分位常模表示。目前常用的是彩色型和联合标准型，该测验全是由无意义的抽象图形所构成，计60题，分5个单位。每题一页，上半部分是一个矩阵，其中右下角缺失一块，下半部分是6或8个截片图形，要求被试从6~8块截片中选择一块，使其补在缺失处，正好符合矩阵的整体结构。每题1分。5组题难度逐步增加，每组题也是由易到难。实际完成作业时，解决各组问题都由各种能力的协同作用，难截然分开。且完成前面的题对解决后面的题有帮助，有学习效应。本测验侧重于测量儿童青少年的抽象推理能力和类比能力。

(三)孤独症谱系障碍评定量表

1. 儿童孤独症评定量表(CARS) 适用于儿童、少年和成人孤独症谱系障碍的辅助诊断。由人际关系、模仿、情感反应、躯体活动、对玩具等物品的使用、对环境变化的适应、视觉反应、听觉反应、触觉、嗅觉、味觉、焦虑反应、语言交流、非语言交流、活动水平、智力水平及总体印象等15个项目组成。分为轻、中、重3个等级，界限分为30分，总分低于30分为非孤独症；30~35分且高于3分的项目少于5项，为轻、中度孤独症；总分大于35分且至少有5项得分高于3分，为重度孤独症。

2. 孤独症行为检测量表(ABC) 本量表由家长或抚养人使用，适用于18月龄以上儿童孤独症的筛查。由Krug(1978)编制，共列出孤独症儿童的行为症状表现57项，每项选择是与否的回答，对“是”回答，按各项负荷分别给予1、2、3、4的评分。分为感觉能力、交往能力、运动能力、语言能力、自我照顾能力等5个功能区。将各项得分相加即为量表总分，总分<53分，孤独症可能性小；总分≥67分，孤独症高度可能。

(四)其他评定量表

1. 成套神经心理测验儿童版(Reitan-Indiana neuropsychological test for children, RINTC) 用于测查多方面心理功能或能力状况，包括感知觉、运动、注意力、记忆力、抽象思维能力和言语功能。分为少年版(9~14岁)和幼儿版(5~8岁)。目前国内较少使用。主要由10部分组成：①范畴测验：测查分析、概括、推理等能力；②触摸操作测验：测查触知觉、运动觉、记忆和手的协调和灵活等能力；③节律测验：测查注意力、瞬时记忆力和节律辨别能力；④手指敲击测验：测查精细运动能力；⑤失语甄别测验：测查言语接受和表达能力的功能以及有无失语；⑥语声知觉测验：测查注意力和语声知觉能力；⑦侧性优势检查：判断言语的优势半球；⑧握力测验：测查运动功能；⑨连线测验：测查空间知觉、眼手协调、思维灵活性等能力；⑩感知觉障碍测验：测查儿童有无周边视野缺损、听觉障碍、触觉和知觉障碍。

2. 儿童焦虑性情绪障碍筛查表(screen for child anxiety rdelated emotional disorders, SCARED) 用于9~18岁儿童青少年自评焦虑障碍，是一种实用有效的儿童焦虑症状筛查工具。量表由41个条目(其中5个条目为简明条目)组成。分为躯体化/惊恐、广泛性焦虑、分离性焦虑、社交恐怖、学校恐怖5个因子。按没有(0)、有时有(1)、经常有(2)三级计分。

3. 儿童抑郁障碍自评量表(depression self-rating scale for children, DSRSC)　适用于 8~13 岁儿童抑郁症的评估。量表共有 18 个项目，按没有(0)、有时有(1)、经常有(2)三级评分。量表为负性评分，得分高表示存在抑郁，其中第 1、2、4、7、8、9、11、12、13、16 项为反向记分，即没有(2)、有时有(1)、经常有(0)，在统计时将其转换成 0、1、2 记分，再将各项目分相加即为量表总分。

4. Conner 行为评价量表(Conner abbreviated rating scale, CARS)　包括 Conner 父母用症状问卷(parent symptom questionnaire, PSQ)和 Conner 教师用评定量表(teacher rating scale, TRS)。通常采用 Conner 简明症状问卷(abbreviated symptom question, ASQ)，包括 10 个条目，是表示多动的常见症状，一般称 ASQ 为泛指的多动指数。ASQ 可供患儿父母和老师评估。采用四级评分法(0，1，2，3)，如问卷总分大于 15 分，即认为有多动障碍的可能性。

视频：儿童评定

视频：儿童康复学评定

儿童康复评定习题

第三章

儿童康复治疗技术

学习目标

1. 熟悉：儿童康复治疗技术的概述和内容。
2. 掌握：儿童康复治疗技术的具体操作方法。

第一节　物理治疗

一、物理因子疗法

(一)概述

物理因子疗法是应用电、光、声、磁和热动力学等物理学因素结合现代科学技术方法治疗儿童的方法。主要包括利用各类物理特性结合现代科技手段而采用的治疗手段，其中有音频、超声、激光、红外线、短波、微波、超短波、固频干扰、电磁、旋磁、电、仿生物电、水等许多种类；另外还有采用各种冷或热的物理特性进行治疗的方法，如水疗、蜡疗等就是利用了热动力学因素。根据物理作用性质不同、强弱程度不同、作用深度不同，直接引起局部组织的物理、化学、生理、病理变化，从而产生不同的作用如神经反射作用、经络作用、体液作用和组织适应等，达到治疗的目的。物理因子治疗一般无创伤、无痛苦、无毒副作用，感觉舒适，易为儿童所接受。

(二)物理因子的主要治疗作用

1. *消炎作用*　皮肤、黏膜、肌肉、关节及内脏器官，由各种病因引起的急慢性炎症，都是理疗适应证，可采用不同的理疗方法进行治疗。临床研究认为，某些物理因子除了具有直接杀灭病原微生物作用之外(如紫外线)，还与改善微循环、加速致炎物质排除和增强免疫机制等因素有关。如对于急性化脓性炎症，表浅者可应用紫外线照射或抗生素离子导入治疗；对于慢性炎症，则可采用温热疗法、磁场疗法，或低、中频电疗法。只要方法得当，均可取得预期疗效。

2. *镇痛作用*　应用物理因子镇痛，首先要弄清病因，有针对性地进行治疗。与因子的选择、采用的方法、剂量、治疗部位等有密切关系，要结合儿童的具体情况认真研究，有的放矢，方能取得理想效果。炎症性疼痛以抗炎性治疗为主；缺血性和痉挛性疼痛宜用温热疗法，改善缺血，消除痉挛；神经痛、神经炎应用直流电导入麻醉类药，以阻断痛觉冲动传入，或应用低、中频电疗法，以关闭疼痛闸门，激发镇痛物质释放。

3. 抗菌作用　紫外线以杀菌作用著称，主要是引起DNA两个胸腺嘧啶单体，聚合成胸腺嘧啶二聚体，使细菌失去正常代谢、生长、繁殖能力，乃至死亡。杀菌效力最强的光谱为254～257 nm。

4. 镇静与催眠作用　通过增强大脑皮质扩散性抑制，解除全身紧张状态，产生明显的镇静和催眠效果。主要方法包括电睡眠疗法、镇静性电离子导入疗法、颈交感神经节超短波疗法、静电疗法、磁场疗法、温水浴、按摩疗法等。

5. 兴奋神经-肌肉作用　作用机制是细胞膜受电刺激后，产生离子通透性和膜电位变化，形成动作电位发生兴奋，引起肌肉收缩反应。主要是应用各种技术参数的低、中频电流，如间动电流、干扰电流、调制中频电流，能引起运动神经及肌肉兴奋，用于治疗周围性神经麻痹及肌肉萎缩，或用于增强肌力训练。

6. 缓解痉挛作用　理疗解痉挛作用机制主要在于热能降低肌梭中传出神经纤维兴奋性，使牵张反射减弱和肌张力下降。具有缓解痉挛作用的理疗方法有作用于深部组织的短波、超短波和微波疗法，也有作用于浅部组织的石蜡疗法、太阳灯和红外疗法，还有作用于全身的热水浴、光浴疗法等。

7. 软化瘢痕、消散粘连作用　石蜡疗法、超声波疗法、碘离子导入疗法，可以改变结缔组织弹性，增加延展性，常用于治疗术后瘢痕和组织粘连，有明显的软化瘢痕和消散粘连的作用。

8. 加速伤口愈合作用　应用小剂量紫外线照射，在防止和控制伤口感染的同时，还能刺激肉芽组织生长，加速上皮搭桥和创口愈合过程。

9. 加速骨痂形成作用　实验证明，弱直流电阴极、TENS、干扰电疗法和脉冲磁场，均能促进骨质生长，加速骨折愈合。

(三)常用的物理因子疗法

1. 电疗法　又称功能性电刺激疗法(functional electric stimulation，FES)，是使用高频、低频、中频等瞬间出现的医用电流来刺激失去神经控制的横纹肌或平滑肌，引起肌肉收缩，以获得有益的功能性运动，使肌肉产生被动的、节律性收缩。FES在医学上可用以控制肌肉收缩，控制各种节律性功能如心跳，刺激膈神经调整呼吸。通过植入电极用于调节膀胱功能，还可用于调整胃肠运动与其他功能。FES的一个特别分支是控制瘫痪肢体的运动及运动量，如使足下垂的偏瘫患者做足背屈、外翻。FES的疗效在某些方面优于其他神经病学治疗方法，该法可以启动反射机制，活化运动神经元活性和促进动作的形成，是必不可少的辅助治疗方法。应用FES治疗时可以观察到肌肉的收缩活动，使儿童亲身体验治疗效果。功能性电刺激疗法可作为医院治疗方案的一部分；同时可作为一种矫正辅助疗法在儿童家庭中独立应用。在治疗阶段完成后，还有少数儿童可以将其作为矫正方法持续使用。本疗法既可以作为一种独立疗法，亦可与其他疗法联用，作为功能矫正器做运动功能的直接替代物。也可用于上运动神经元损伤后的正常肌肉的电刺激治疗。FES应用的最大特点是可以交替输出波宽与频率均可调的两组脉冲，分别刺激痉挛肌和拮抗肌。通过两组电流的交互抑制使痉挛肌松弛，从而改善肢体功能。

(1)神经生理学基础和矫正特点：肌肉收缩和肌张力取决于运动神经元的活性，运动神经元的活性又对反射刺激、意志或 FES 起反应。这种反应是通过本体感受器和肌肉皮肤的反射机制被激活而实现的。行走及肢体的其他交替运动主要是在脊髓整合，大多数反应取决于从肢体到达节段水平或节间水平的向心性传导。

(2) FES 分类：包括以下几方面。

1) 离心式功能性电刺激疗法：是利用肌肉的抑制机制，直接控制肌肉收缩，原理是通过电流兴奋运动神经纤维、神经肌肉接头和肌肉从而产生收缩，这称为离心式 FES。

2) 向心式功能性电刺激疗法：刺激向心神经纤维，通过脊髓反射机制间接影响肌肉收缩，则称为向心式 FES。由运动神经纤维去极化直接引起的肌肉收缩，和来自肌肉感受器的附加输入信号，掩盖了向心式 FES 的效果。脊髓反射机制的基本特征是兴奋主动肌、抑制拮抗肌，使协同肌同时收缩，并按顺序相互支配主动肌和拮抗肌。

(3) 常用治疗方法种类：包括以下几个方面。

1) 经皮神经电刺激法：包括高频模式、低频模式、强刺激模式、断续模式、慢速断续模式及力量-时间模式。高频模式：此法频率高，强度低，应用最为广泛。通常频率为 50~100 Hz，脉冲宽度 50~125 微秒，电流强度以产生较舒适的震颤感且不引起肌肉收缩为最佳。效果明显，但持续时间短。重症肌肉痉挛儿童治疗时间需延长。低频模式：此法频率低，强度高，较为常用。频率为 2~5 Hz，脉冲宽度 200~500 微秒，电流强度以儿童能耐受且引起相应关节的局部肌肉较强的收缩为宜(运动阈上)，为减轻重复收缩造成的潜在肌肉疼痛治疗，应限制在 1 小时。强刺激模式：此型的频率和强度均高，常选用可使儿童舒适和耐受的频率、脉宽和波幅高值，即频率大于 100 Hz，脉冲宽度 150~250 微秒，电流强度选择儿童耐受的高限。持续时间短，关机后，治疗区域快速恢复原来的感觉，每次治疗时间为 15 分钟。断续模式(断续输出法)：此型的特点是在较低的频率下，产生一组一组的脉冲。组中的脉冲频率为 50~100 Hz，脉冲宽度为 200~500 秒。电流强度以引起儿童相关节段的局部肌肉收缩为宜。此型兼有高频型、低频型的优点，每次治疗后持续时间比较长，刺激一般应限在 1 小时。慢速断续模式：产生成组脉冲的低频，频率比断续型低，每 3 秒左右出现一组脉冲，停止间隔时间相对变长，儿童会感觉比断续模式舒服。力量-时间模式：主要特点是首先可在高频率如 100 Hz，在脉冲宽度为 50 微秒的条件下调整电流强度至儿童肌肉出现可见的轻微收缩，然后降低电流强度至肌肉恰好出现收缩的水平，记录此时电流强度值，然后将现有的电流强度值降低 1/4 并保存，增加脉宽以达到儿童产生舒服的震颤为止(一般情况增加 1/3)。此型有较好的舒服感，大部分儿童易于接受，作用机制发生较快，在短时间内可快速确定治疗的有效性。

2) 神经肌肉电刺激法：利用低频脉冲电流刺激神经和肌肉两端使其收缩，以恢复运动功能的方法，称为神经肌肉电刺激法。

此方法的特点是快速断续输出的波形，频率 10~100 Hz，脉冲宽度 200~500 微秒，电流强度为以引起肌肉的强直收缩为准。激活快肌纤维，促使其向慢肌纤维转变，延迟萎缩发生，增强已萎缩肌肉的肌力，激活失神经支配肌肉的运动单位活性，使其同步化，恢复运动单位的募集顺序，增强和维持关节活动度；引起关节活动牵拉其周围软组织；使麻痹肌发生易化；通过刺激拮抗肌，减轻肌肉痉挛；使肌肉收缩，维持肌肉健康；促进失神经支配肌肉的恢复；使肌力弱和不能主动收缩的肌肉产生收缩，由于“肌肉泵”的作用，能减轻肢体肿胀，克服因疼痛引起的对肌肉的反射性抑制；能增加部分失神经支配肌肉残留的正常运动单位的肌力，从而使整个肌肉的肌力增强。

3）单极运动点刺激法：利用笔型电极进行运动点的刺激和穴位电疗。运动点是在人体表面应用电刺激时，施加最小电流就能引起明显的神经肌肉反应的区域，即刺激神经肌肉时刺激阈最低的点。周围神经可以有多个运动点，都是神经最靠近皮肤之处，而且由于各点的局部结构不一样，每个运动点的刺激阈也不同。

4）仿生物电刺激法：研究表明，小脑电刺激技术作为一种中枢仿生电物理疗法，电刺激小脑或小脑顶核后，通过大脑皮质的纤维联系形成的特殊传导通路，可以增加缺血区局部脑血流，改善脑循环，使脑电图复原，减轻脑损害，直接诱导病灶半影区的脑组织表达一生长相关蛋白（神经纤维生长与再生的重要物质），提高神经组织的可塑性，促进神经功能康复效果。Davis 报道 600 例脑瘫儿童中，90%接受了电刺激小脑治疗，其中 85%痉挛性脑瘫儿童得到了不同程度的缓解，包括流涎、语言、交流、呼吸、姿势、步态、关节活动度及运动能力等。年龄越小，恢复越好。电刺激治疗后的脑瘫儿童经颅超声多普勒检测发现，大脑前、中、后动脉的血流速度均明显增加，脑血流动力学的改善与运动功能的恢复具有相关效应；此外，电刺激还可能直接兴奋大脑皮层的运动中枢，引起相应的大脑皮层神经发生可塑性改变，从而促进运动功能恢复。另据研究表明，脑在乏氧或（和）缺血时，脑内存在可以保护其自身生存的机制，其中之一存在于小脑顶核的条件性中枢神经元性神经保护，它对儿童脑损伤具有防治作用。

（4）适应证：FES 适用于上运动神经元性瘫痪，包括偏瘫、下肢轻度瘫痪和脑性瘫痪及某些多发性硬化症儿童。应用 FES 的目的是缓解痉挛、在发病早期帮助重新组织运动、加速随意运动控制的自然恢复、促进脊髓基本运动控制的重建、用电控制替代简单的运动如足背屈等。

FES 可作为一种独立疗法，亦可与其他疗法联用，或作为功能矫正器作为运动功能的直接替代物。

（5）禁忌证：心脏功能不佳，先天性心脏病；开放性骨折；发热、咳喘；可能有眼底出血及视网膜剥离；皮肤溃疡、感染、脓血症；脑外伤出血者；颅内感染；开放性软组织损伤者。

需严格按“操作规程”操作，认真阅读使用说明书。

2. *超声波疗法*　超声波疗法是指利用每秒振动频率在 20 kHz 以上的声波作用于人体，达到治疗疾病、促进康复的物理治疗方法。主要是通过声波的机械作用、热作用和理化作用对机体产生治疗作用。目前用的超声频率有 800 kHz、1 MHz 和 3. 2 MHz，近年还应用 30 kHz、50 kHz 低频超声。超声波疗法有单纯超声波治疗、超声药物透入治疗、超声雾化治疗以及超声与其他治疗联合的疗法，如超声-间动电疗法、超声-中频电疗法和超声-直流电疗法等。

（1）作用机制：包括以下几个方面。

1）温热作用：作用机制是温热，因为超声波通过组织时有热的产生，选择性加温对治疗非常有利。

2）微动按摩：超声波可使组织发生机械性轻微震动，即组织受到微动按摩（micro massage），引起膜渗透性增加，细胞间按摩、细胞复活、炎症（非细菌性）的进展阻断、新陈代谢亢进、胞质的搅拌、水离子的移动、pH 值的改变、扩散促进、组织呼吸的改变、凝胶相的改变等许多现象。

3）对神经系统的作用：通过神经中枢及自主神经系统的间接作用。临床上出现的是镇痛作用和肌肉弛缓作用。

4）对脑损伤的作用：研究证明，超声波可改变脑组织的供血状态，使输送到血的氧分压及营养物质增多，提高组织的新陈代谢，改善脑细胞的功能，有利于脑细胞的再生。使受损的脑细胞逐渐被新生的脑细胞所取代。此外，超声波的机械振动、温热等作用，还有利于侧支循环的形成，从而增加对受损脑组织的血液供给。机械振动可以对脑组织细胞产生细微的按摩作用，从而改善细胞膜的通透性，有利于细胞膜内外的物质交换，对细胞功能的恢复有促进作用。

脑性瘫痪儿童应用超声波治疗可使神经兴奋性下降、神经传导速度减慢，肌肉的兴奋性降低，可应用上述特点对不同类型脑瘫儿童进行治疗。

（2）仪器的组成：超声波治疗机由主机和声头两部分组成。主机包括电源、高频振荡器、调制器和报时器。声头实际上是换能器，是在压电芯片的两面镀上很薄的金属层，其外面盖有辐射板以传递声波。超声波的输出分连续辐射和脉冲辐射两种。接触剂为了避免超声反射和能量丢失，声头与体表间的空隙必须充分充填声阻与人体组织相近的介质接触剂。接触剂可用甘油、凡士林。

（3）超声药物透入的用药选择：由于超声透入无极性之分，也不受电离、电解的影响，故药源广泛。但选择药物时应注意选择对金属无腐蚀性的药，以免损坏声头。常用组胺、烟酸、乙酰胆碱、抗生素类、可的松类和维生素类药物。

（4）操作方法：

1）直接法：①固定法：治疗部位的皮肤上涂以接触剂，声头固定于治疗部位，治疗时声头必须与皮肤紧密接触，超声剂量宜小，一般强度小于 0.5 W/cm^2，时间 3~5 分钟，多用于小部位；②移动法：治疗部位涂以接触剂，声头置于患处，与皮肤紧密接触，操作者在声头上稍加压力，做缓慢螺旋形或直线形反复移动，强度 0.8~1.5 W/cm^2，时间 6~12 分钟。

2）间接法：①水下法：准备水槽或盆一个，以 37~38℃的水作为介质，将治疗的身体部位浸在水中，声头放入水内对准治疗部位固定好，声头与皮肤间距离 1~2 cm，强度 0.5~1 W/cm^2。多用于治疗表面不平的部位，如手、足。②水袋法：用塑料或薄乳胶膜做成大小不同的袋，内灌满水后密闭（袋内绝不允许有空气），治疗时将水袋置于声头与体表之间，使声头紧压水袋并涂少量接触剂，用于体表不平的部位，如眼睛、会阴部。③漏斗法：采用上口大、下口小的特制漏斗，下口大小按治疗部位选择，治疗时下口紧压治疗部位，斗内充满水，声头从上口浸入水中，适用于小部位治疗。④反射法水下治疗时，用平面或凹面反射器以改变声束的投射方向，使声能作用于声头不宜直接投射的部位。超声波治疗一般每天一次，12~15 次为一疗程。

（5）适应证与禁忌证

1）适应证：软组织损伤，关节挛缩，腱鞘炎，瘢痕及粘连，挫伤，脱臼，骨关节病，皮下淤血，注射后硬结，神经炎，神经痛等。

2）禁忌证：感染的急性期，儿童骨骺处，高热、菌血症、败血症。

（6）注意事项

1）声头与治疗部位间必须充分充填接触剂，声头与体表接触后再输出，以免损坏芯片和影响治疗效果。

2)用水下法、水袋法或漏斗法治疗时，必须采用不含气体的水，如蒸馏水或煮沸的水冷却后使用，倾注时要缓慢，避免产生气泡。

3)用移动法治疗时需在声头上稍加压力，用力和移动速度需均匀，不可时重时轻、时快时慢。

4)治疗过程中应经常询问儿童感觉，如治疗部位有灼热或痛感，须立即停止治疗，找出原因加以纠正。

二、运动疗法

(一)概述

1. 定义　运动疗法采取主动运动和被动运动，通过改善、代偿和替代的途径，改善运动组织(肌肉、骨骼、关节)、减轻异常压力或施形针对某些疾患进行康复治疗。

2. 目的

运动疗法可以看做是对运动障碍的直接治疗法。从障碍和运动疗法关系来看，对功能障碍的康复途径应为：针对关节活动度运动、肌力增强运动、伸展运动、神经系统促通等。对能力障碍的康复措施，如改善日常生活活动能力(ADL)的方法应为：伴有辅助用具的使用，如杖、矫形器、轮椅的运动疗法和对基本动作训练等。对社会参与能力的提高措施应为：在教育的同时促进正常运动发育、预防能力低下和维持肌力等。

目的归纳如下：①运动时抑制不必要的肌肉收缩，使之充分弛缓；②降低肌张力，扩大关节活动度率；③增强肌力和耐力；④保持适当的肢位和体位，改善神经肌肉的功能，进行再教育；⑤保持各肌群相互间的协调性；⑥力求获得基本动作，从卧位、立位到步行的顺序；⑦通过运动刺激改善心脏、肺、肝脏等功能。为完成上述康复目的，在运动疗法实施中要与患儿保持良好的人际关系，建立信赖关系。鼓励患者主动练习，开展评比，树立信心。同时，对儿童来说，父母和家属的参与与完成训练也是十分必要的。

3. 分类

(1)主动运动：医疗体操，日常生活活动训练等，目的是改善和恢复肌肉、关节和神经系统。

(2)被动运动(passive movement)：是指患儿完全不用力，肢体处于放松状态，动作的整个过程全靠外力来完成的运动。其目的是增强瘫痪肢体的本体感觉，防止关节挛缩和关节损伤后的功能障碍，促进肌力恢复，促发主动运动。被动运动要求动作要慢，患儿在训练时意识要集中于运动。

(3)助力运动(assisted movement)：是指借助力的帮助，通过患儿主动收缩肌肉来帮助完成动作。要求患儿以主动用力为主，在能够收缩的感觉，促进肌力的恢复，建立起协调的动作模式。

(4)抗阻运动(resisted movement)：是指运动时必须克服外部阻力才能完成的运动，又称为负重运动。阻力可由人为施加，亦可来自器械。其目的是更有效地增强肌肉的力量和耐力，改善肌肉的功能。抗阻运动要求患儿肌力达4级以上，阻力应加在受累关节的远端，且由小到大。

(5)等长运动(isometric exercise)：是指肌肉收缩时肌肉起止点的距离无变化，关节不产生肉眼可见的运动，但肌肉的张力明显增高，又称为等长收缩或静力性收缩（static contraction）。在日常生活和工作中，等长收缩常用于维持特定的体位和姿势。在运动疗法中，等长运动是增强肌力的有效方法。

（6）等张运动（isotonic exercise）：是指肌肉收缩时肌张力基本保持不变，但肌纤维的长度发生变化，由此导致关节发生肉眼可见的运动，又称为动力性收缩。收缩时肌肉起止点之间的距离缩短，肌纤维的长度变短称为向心性等张运动（concentric isotonic exercise），如屈肘时的肱二头肌收缩，伸膝时的股四头肌收缩。动作进行时，肌肉起止点之间的距离逐渐延长，肌纤维的长度被拉长称为离心性等张运动（eccentric isotonic exercise），如伸肘时的肱二头肌收缩，下蹲时的股四头肌收缩等，其作用主要是使动作的快慢或肢体落下的速度得到控制。

（7）等速运动（isokinetic exercise）：是指利用专门设备，根据运动过程的肌力大小变化，相应调节外加阻力，使整个关节运动依照预先设定的速度运动，运动过程中肌肉用力仅使肌张力增高，力矩输出增加，又称为可调节抗阻运动（accommodating resistance training）。等速运动与等长运动、等张运动相比，其显著特点是运动速度相对稳定，不会产生加速运动，且在整个运动过程中所产生的阻力与作用的肌力成正比，即肌肉在运动全过程中的任何一点都能产生最大的力量。等速运动能依据肌力强弱、肌肉长度变化、力臂长短、疼痛、疲惫等状况，提供适合肌肉本身的最大阻力，且不会超过负荷的极限，有助于从神经生理学的角度训练肌肉。因此，等速运动具有相当高的效率与安全性。

4. 实施　随着小儿的生长发育，应从患儿身体的结构和功能、活动和参与、个人因素、环境因素等方面对其进行综合评价的基础上，选择恰当的治疗方法。同时应遵循以下原则：①遵循儿童运动发育的规律促进运动发育；②在抑制异常运动模式的同时，进行正常运动模式的诱导；③使患儿获得保持正常姿势的能力；④促进左右对称的姿势和运动；⑤诱发和强化所希望的运动模式，逐渐完成运动的协调性；⑥康复训练前缓解肌张力；⑦增强肌力；⑧处理功能障碍；⑨管理肌肉-骨骼系统；⑩根据需求采用目前国内外公认的技术。

5. 注意事项　①患儿应取舒适体位；②控制不必要的运动；③原则上应在全关节活动范围内进行运动；④运动要反复进行；⑤定期判断治疗效果；⑥治疗前向患儿说明运动目的使其理解。

（二）常用的运动治疗技术

随着运动疗法的发展，治疗技术不断创新，关节活动度、肌力、耐力改善的传统训练方法不断完善，训练方法也日趋成熟。主要有如下方法：

1. 生物力学疗法

（1）渐增阻力技术：是一种逐渐增加阻力的训练方法，肌肉的能力增强时负荷量也随之增加。阻力训练是根据超量负荷的原理，通过肌肉的主动收缩来改善或增强肌肉的力量。

（2）关节活动技术：是一种主要用于改善和维持关节的活动范围的康复治疗技术。关节活动度的维持和改善是运动功能恢复的前提和关键，是恢复肌力、耐力、协调性、平衡等运动的基础，也是进行日常生活训练、职业训练，应用各种辅助器具、假肢和轮椅的必需条件。

（3）关节松动技术：是指治疗者在关节活动允许的范围内完成的一种针对性很强的手法操作技术，运动时常选择关节的生理运动和附属运动作为治疗手段。

（4）软组织牵伸技术：是针对病理性缩短的软组织延长的治疗方法，其目的是改善或重新获得关节周围软组织的伸展性，降低肌张力，增加或恢复关节的活动范围，防止发生不可逆性的组织挛缩，预防或降低躯体在活动或从事某项运动时出现的肌肉、肌腱损伤。

（5）协调性训练：协调能力是指人们迅速、合理、省力和机敏地完成有控制的运动，特别是复杂而突然的运动能力。协调性训练就是以发展神经肌肉协调能力为目的的练习，常用于神经系统和运动系统疾病的患儿。

（6）平衡训练：通过激发姿势反射，加强前庭器官的稳定性，从而改善平衡功能。训练内容主要包括静态平衡和动态平衡。

（7）减重步态训练：通过悬吊装置减少下肢的负重，并结合电动跑台强制带动患者重复产生有节律的步行，使患者可以早期进行步行训练。是一种安全有效的治疗功能性步态及耐力的方法。

（8）核心稳定性训练：核心稳定性是指在运动中控制骨盆和躯干部位肌肉的稳定姿势，为上下肢运动创造支点，并协调上下肢发力，使力量的产生、传递和控制达到最佳化。核心稳定性训练可以提高人体在非稳定状态下的控制能力，增强平衡能力，更好地训练人体深层的小肌群，协调大小肌群的力量输出，增强运动功能，可以增强深层稳定肌的肌力及本体感受性反射活动。核心稳定性训练目前已逐渐成为运动训练领域的新热点，受到了国内外众多专家学者的关注。

1）“核心”的概念：在人体，核心部位是指膈肌以下至骨盆底肌之间的区域，包括膈肌、脊柱、髋部，由躯干、骨盆相关的肌肉维持，被称之为核心肌群。核心肌群共包括表层运动肌和深层稳定肌在内的约29块肌肉。表层运动肌主要为整体肌肉，含有腹直肌、臀大肌、竖脊肌等，这些肌肉主要的作用是控制脊柱运动方向；深层稳定肌则主要为局部肌肉，含有多裂肌、腹横肌、腹外斜肌、腹内斜肌、膈肌、腰方肌和骨盆盆底肌等，这些肌肉通常位于脊柱深部，起于脊柱，多呈腱膜状，具有单关节或单一节段分布特点。这些肌群具有静态保持能力，可以通过离心收缩控制脊柱活动，控制脊柱的弯曲度，维持脊柱的机械稳定性。

2）核心力量训练：核心力量是指附着在人体核心部位的肌群和韧带在神经支配下收缩所产生的力量，是一种以控制重心运动、稳定人体核心部位、进行上下肢力量传递的能力。核心力量训练的直接目的就是增强核心部位的稳定性。

理论依据为：动态不稳定的支撑环境增加了对中枢神经系统的刺激，进而提高了中枢神经系统动员肌纤维参与收缩的能力（即提高中枢激活）。核心力量训练的关键是借助动态不稳定的支撑面创造一个动态的训练环境。由于身体在不稳定的支撑面上姿势难以保持稳定状态，重心位置难以固定不变，身体必须不断地调整姿势以控制身体重心和姿势的平衡与稳定，此时，核心肌群的工作负荷变大，神经-肌肉系统的刺激效果增强。

3）训练的作用：①增强躯干深层稳定肌的肌力；②协调大小肌群的力量输出；③改善运动平衡性、协调性和灵敏度；④增强躯干骨盆周围本体感受器的刺激作用；⑤提高能量的利用效率；⑥减少运动过程造成的损伤。

4）核心力量训练和传统力量训练的区别：两者的区别在于核心力量训练时增加了“不稳定的因素”。传统力量训练的特点是力量训练中身体的重心处于相对平稳的状态，这种平稳的状态是通过辅助器械提供一个相对平稳的支撑面而实现的。核心力量训练增加的这一不稳定因素不仅增加了力量训练的难度，而且为传统力量训练增添了新鲜的元素。既有徒手练习，也有借助各种辅助器械的训练方法如SET、滚筒、瑞士球、平衡板和一些机械设备等。其目的是为训练提供一个不稳定的支持面，使躯干的表层运动肌和深层稳定肌更加全面地投入到平衡与协调的调节反应中，强调在不稳定的状态下达到对运动感觉器官的诱发，有效地提高核心肌群的力量及稳定性。

5）训练原则：从最大收缩阻力的30%～40%的等长收缩训练开始，而后逐渐延长训练时间，但是运动负荷量不增加；强调不稳定状态下的训练负荷效应；强调以闭链运动为主的训练原则；着重依据个体水平遵循渐进抗阻的训练原则。

6）训练特点：核心稳定力量训练突出了提高力量的传递、协调组合和控制肌肉的能力，表现在全身多肌群整体性在多个维度内同时参与运动。核心稳定力量的训练注重位于深层的小肌肉群的训练，强调两端固定的静力性收缩，重视二维和三维的运动，负重较轻。很多情况下是在不稳定条件下进行训练，以使更多的小肌肉群特别是关节周围的辅助肌参与运动，培养儿童在运动中稳定关节和控制重心的能力。

7）操作方法：①不借助任何器械的单人练习；②运用单一器械进行的练习；③使用综合器械进行的练习；④各种 pilates 练习形式（用意念控制动作）；⑤振动力量和悬吊训练；⑥平衡板、泡沫桶、气垫、滑板、瑞士球、震动杆，各种垫子上做徒手练习等。

8）临床应用：主要包括以下几个方面。

①核心稳定性训练促进头的控制：头的控制是抗重力伸展及保持对称性姿势的关键，受到颈部、肩部、躯干等各个部位肌肉肌张力的影响，与 ATNR、TNR 等反射的存在与消失以及平衡反应的建立密切相关。若患儿的背伸肌紧张，角弓反张明显，则头部前屈困难；患儿呈全身屈曲模式且紧张性迷路反射残存，则俯卧位时抬头困难；患儿若腰腹肌无力，则脊柱控制能力差，会直接影响到头控。此时，治疗师可以通过利用 Bobath 球上俯冲训练、桥式训练等来促进脊柱的伸展，抑制背肌紧张；仰卧位或坐位抱球训练、悬吊床滚动训练等来抑制角弓反张；仰卧起坐训练、搭桥训练、侧位体轴回旋、坐位体轴回旋、弯腰拾物训练等来提高患儿的腰腹部肌力，增强患儿对躯干的控制能力。

②核心稳定性训练促进坐位平衡的发育：通过控制骨盆、协调躯干与骨盆的分离、协调控制躯干各肌群进行前后左右动态平衡训练和自动态平衡训练形成坐位平衡反射。同时患儿可骑跨在治疗师腿上，治疗师通过双下肢上下高度的调节促通患儿坐位躯干稳定与回旋，以此提高躯干控制能力、回旋能力及卧位至坐位姿势转换的能力。

③核心稳定性训练促进四爬的发育：躯干的稳定性、髋关节良好的负重能力及控制能力和双下肢充分的交替运动，是四爬位平衡反应出现的保证。可通过四爬位的重心移动训练来控制髋部：患儿取双膝支撑跪位，治疗师双手置于其髋部，缓慢于垂直位加压以提高其髋关节负重能力，同时向前后方、侧方用力使其重心前后左右移动，以此提高髋关节的负重能力及四爬位平衡反应能力。

④核心稳定性训练促进膝立位平衡发育：膝立位的完成，除了躯干肌群的参与，更多的是髋关节周围肌群的稳定与协调。治疗师可根据不同情况通过髋关节外展训练缓解患儿内收肌痉挛，提高外展肌群肌力；利用搭桥训练及飞燕式臀部伸肌训练降低髋关节屈曲肌张力及提高后伸肌群肌力，可通过内收肌主动内收训练或内收抗阻训练提高内收肌力，还可以进行双膝、单膝立位训练及髋关节自我控制训练来提高患儿膝立位静态平衡和动态平衡的建立。

⑤核心稳定性训练促进立位、行走的发育：由于下肢肌张力异常或髋关节控制能力差，患儿表现为立位时躯干或骨盆的后倾及左右摇摆。治疗时，在消除或降低下肢异常肌张力的前提下，可进行扶站位骨盆控制训练、立位姿势控制训练或立位促通板上被动站立训练等，

以增强患儿的骨盆与躯干的控制能力。

2. 神经生理学疗法　是根据神经生理与神经发育的规律，即由头到脚、由近端到远端的发育过程，应用易化或抑制方法，使患儿逐步学会如何以正常的运动方式去完成日常生活动作的训练方法。在康复治疗中应用较普遍的有：Bobath 疗法、Brunnstrom 技术、PNF 技术、Vojta 技术以及 Rood 技术等。

（1）Bobath 疗法：又称神经发育学疗法（neuro-development therapy，NDT），是英国学者 Karel Bobath 和 Berta Bobath 夫妇在长期治疗小儿脑瘫的基础上结合神经生理学关于姿势控制和小儿发育学的理论基础上共同创造的治疗方法，已经发展成为儿童康复治疗中主要运动疗法之一，并在世界范围内被广泛应用。

1）基本理论：①运动发育的未成熟性：由于小儿在发育过程中脑组织受到了损伤，导致运动功能发育迟缓或停滞；临床表现出运动发育与正常同龄儿童相比明显落后或停滞。②运动发育的异常性：脑损伤后，由于上位中枢对下位中枢的控制解除，从而释放出各种异常姿势和运动模式。这种病态异常模式，在正常小儿运动发育的任何年龄段都不会出现，所以称为运动发育的异常性。由于正常的神经传导通路受损，患儿感受不到正常运动、姿势、肌张力，而是不断体会和感受异常，结果导致异常姿势和运动模式逐渐明显，症状就逐渐加重，至少要进行到青春期才能停滞。Bobath 疗法强调早期治疗，因早期脑组织正在发育阶段，其可塑性强，是学习运动模式潜力最大时期。虽然有脑损伤，但仍可通过各种方法使患儿学习到正常的运动模式，促进未成熟性向成熟性发展，抑制异常姿势，促进正常姿势，达到治疗和康复的目的。

2）目的：①通过关键点控制，抑制异常姿势运动模式，从而促通正常姿势和控制运动姿势紧张的能力；②通过促通手技（立直反射等）促通体位变化，从而建立不同体位的转换及正常姿势运动模式，包括抗重力能力等；③通过局部刺激，调整肌力和肌张力，增强体表及本体感觉的反馈来促进运动功能的发育；④通过游戏和训练方式，改善儿童的日常生活动作能力；⑤预防关节挛缩和变形，从而达到康复的目的。

3）基本技术与手法：其手技有 3 种，即关键点调节、促通技术、刺激本体感受器和体表感受器手技。

①控制关键点：通过控制人体的某些特定部位抑制挛缩和异常姿势反射，促通正常姿势反射。关键点多在近位端，随治疗进展而向周围移行，并随之减少操作点和量。包括：头部、肩胛带及上肢、躯干（脊柱部）、下肢及骨盆带。

A. 头部关键点的调节。

包括以下几方面：头部的屈曲（前屈）：头部前屈使全身屈曲模式占优势，对全身伸展模式起到抑制作用，对屈曲运动起到促通作用。前屈可在仰卧位、坐位、立位时进行。可抑制伸肌痉挛与挛缩，这种伸肌痉挛与挛缩可见于痉挛型与不随意运动型患儿，患儿在仰卧位上颈部与肩胛带被强力地拉向背侧，造成头后仰，通过操作使头部前屈可抑制这种异常姿势。对仰卧位向坐位拉起和翻身至侧卧位时头的控制起作用。也可抑制不随意运动型患者在起立与步行时发生的髋关节与膝关节的过伸展。但对存在对称性紧张性反射患儿，前屈头部会出现髋关节、下肢伸肌的痉挛和脊柱的后弯。

头部的伸展（背屈）：头部伸展使全身以伸展占优势，可促通全身的伸展模式与伸展运动，抑制全身屈曲模式，可在俯卧位、立位上进行手法操作。坐位上进行此手法操作可能会妨碍髋关节的屈曲。

头部回旋：通过使头部回旋的操作，可以破坏整体性屈曲和整体性伸展模式，诱发体轴内回旋和四肢的外展、外旋模式和内收、内旋模式。对于痉挛、强直和阵发性痉挛等肌紧张过强的重症患儿，应避免直接操作头部，最好通过肩胛带与躯干部关键点的调节来改变头部位置。

B. 肩胛带及上肢关键点的调节包括以下几方面。

肩胛带前突：通过操作使患儿的肩胛带呈向前方突出的位置，可使全身以屈曲占优势，可以抑制头部向后方的过度伸展及全身的伸展模式。可以诱导上肢伸展状态的向前伸出，促通肩胛带向前方突出。

肩胛带后退：通过操作使肩胛带后退，使全身以伸展占优势，可以抑制因头部前屈而形成的全身性屈曲模式，并促通抗重力伸展活动。进行操作时可直接保持或操作肩胛带，也可以通过上肢使肩胛带的肢位发生变化。

肩关节内旋：通过前臂旋前使肩关节完全内旋的手技操作，可抑制伸肌挛缩，此手技对不随意运动型患儿有效。而对痉挛型患儿，应注意防止增加颈部、躯干、髋关节以及下肢的屈肌痉挛。

肩关节外旋：通过在前臂旋后、肘关节伸展状态下使肩关节完全的外旋的操作，可抑制全身的屈曲模式，增加全身的伸展。

上肢水平外展：通过在前臂旋后、肘关节伸展、肩关节外旋位上(手心向上)使上肢水平外展的操作手技，可抑制屈肌痉挛(特别是胸部肌群和颈部屈肌群)，同时促通手与手指的自发的伸展，促通下肢的外旋、伸展。

上肢上举：通过肩关节在外旋位上肢上举(手心向后)的手技操作，可以抑制痉挛型四肢瘫和双瘫患儿的屈肌痉挛以及上肢与肩胛带被牵拉向下方的异常模式，可使脊柱、髋关节及下肢的伸展变得容易。但是，对于痉挛型偏瘫的患儿，由于其存在的患侧上肢的屈肌痉挛而导致形成下肢的伸肌痉挛和伸展模式时，可以通过患侧躯干的侧屈肌群的伸展及同时上举同侧上肢的操作，达到促通患侧下肢的屈曲和外展，打破上肢的屈曲模式和下肢伸展模式的目的。

上肢的对角线伸展：通过使上肢对角线向后方伸展的手技操作，可以产生与上肢水平外展的手技同样的效果，抑制屈肌痉挛。对角线伸展与上肢的外旋可同时进行。重症患儿常用这一手技，比上肢的水平外展手技更有效，因此操作时最好先从这一手技开始。

拇指外展：通过使伴有前臂旋后的拇指外展与伸展的手技操作，可以促通手指的伸展，使手张开，注意必须在腕关节伸展状态下进行。

C. 躯干(脊柱)部关键点的调节：包括以下几方面。

躯干后屈：通过手技操作使躯干部后屈，形成全身伸展模式，能抑制全身屈曲模式，达到促通伸展姿势与伸展运动的目的。痉挛型四肢瘫患儿，在俯卧位上受全身性屈曲模式控制，上肢屈曲抱在胸的下面，髋关节和膝关节屈曲，体重负荷于头部与颜面。这时可应用躯干后屈的操作，方法是将上肢从胸的下面拉出来，使肩和胸抬起到一定高度。并使髋关节与下肢伸展、骨盆紧贴床面，形成躯干部后屈、全身伸展的姿势。在这种姿势下鼓励患儿抬头和用两下肢负荷体重，可促通抗重力伸展活动。

躯干前屈：通过手技操作使躯干部前屈，使全身成为屈曲位，可以抑制全身性伸展模式，达到促通屈曲姿势和屈曲运动的目的。不随意运动型患儿，若在仰卧位上呈现非常明显的全身性伸展模式时，可应用强制性的使躯干屈曲的手技，达到减少全身过度紧张的目的，这就是所谓的“抱球姿势”。年长的不随意运动型患儿，坐于轮椅和椅子上时一定要注意，避免因姿势不当而增强躯干的过度伸展，可以在头部和背部设靠背，使躯干保持前屈位。

躯干回旋：通过手技操作使躯干回旋，破坏全身性的伸展模式和全身性的屈曲模式，促通正常的体轴内回旋运动和四肢的回旋活动。

④骨盆带及下肢关键点的调节：主要用于坐位和立位时。

骨盆带后倾：坐位时通过手技操作使骨盆带后倾，可使上半身以屈曲占优势，下肢以伸展占优势。立位时通过手技操作使骨盆带后倾，可使身体以后倾姿势占优势并促通全身伸展模式。不随意运动型脑瘫患儿治疗常采用坐位手技，痉挛型患儿治疗常采用立位手技。

骨盆带前倾：坐位时通过手技操作使骨盆带前倾，可促通上半身以伸展占优势，下肢以屈曲占优势。立位时通过手技操作使骨盆带前倾，可形成身体的前倾姿势和全身性屈曲模式。

下肢屈曲：通过手技操作使下肢屈曲时，可促通下肢外旋、外展及踝关节的背屈。

下肢伸展位上外旋：通过手技使下肢在伸展位上外旋，可以促通下肢的外展及踝关节的背屈。

足趾背屈：通过手技操作使足趾，特别是外侧的3、4趾背屈时，可抑制下肢的伸肌痉挛，促通踝关节背屈及下肢的外旋、外展。但是这样会使髋关节和膝关节伸展困难，特别是立位时，操作时应注意。

②促通手技：促通是能使患儿获得有主动、自动反应和动作技巧的手法，可以防止异常的感觉输入，主要手技是利用矫正反应进行促通。在促通之前或同时，应先用抑制方法减轻痉挛。在治疗过程中，不断地利用抑制-促通手法来使患儿有正常的肌张力、动作模式、立直反应及平衡反应。目的是最大限度诱发患儿潜在的能力。包括：颈立直反应的促通，上肢保护伸展反应的促通，平衡反应的促通。

颈矫正反应的促通：通过操作患儿头部，促通躯干、上肢、下肢的运动，达到运动的正常发育。从仰卧位至俯卧位的促通手技：患儿呈仰卧位，训练师跪坐在患儿头的上方，一手放在下颌部(以左手为例)，另一手放在后头部，缓慢抬起患儿的头部。为了增强颈部周围肌群的同时收缩性，要逐渐地减少对患儿头部支撑的力量。当肌肉的同时收缩性波及肩胛带和腹部时，可以感觉到患儿头部在手中变轻，其两手仍固定好头部轻轻上提头部，然后缓慢将头部向左侧回旋。这时需注意，要持续地保持头部使之距离床有一定的高度。头部回旋后，肩胛带、上肢、躯干、骨盆带、下肢会依次出现活动，引起矫正运动。即诱发了从仰卧位向侧卧位、俯卧位的翻身运动，然后又从俯卧位向仰卧位翻身的运动。这种手技不能只是被动地操作，而是通过翻身运动诱发正常运动发育的协调模式，即同时收缩性、体轴为中心的指向、对称性姿势、抗重力伸展活动、上肢和下肢的分离运动等，使患儿体验到正常运动的感觉，所以治疗中必须按照患儿的反应慎重操作。

③刺激本体感受器和体表感受器：适应于全身低张力或同时收缩障碍，难以控制姿势的不随意运动型和共济失调型患儿，以及整体的肌肉过度紧张已经被控制，但仍有局部肌张力低下的痉挛型患儿。通过这种手技的反复进行，增加患儿感觉-运动经验，学习正常的肌肉收缩。刺激的效果可以在时间上、空间上增强，从而促通正常的神经通路。本方法应注意：

以刺激局部反应为目的，避免诱发广泛的联合反应；刺激后如果肌张力明显增高，应立即中断此种操作；配合使用反射性抑制手技。

压迫性叩击：叩击的目的是使主动肌、拮抗肌、协同肌同时发挥作用，主动肌与拮抗肌用同样的长度，维持中间位的方法。多用于过度的活动、缺乏固定性、难以维持一定姿势紧张的不随意运动型患儿。

放置反应与保持反应：将某一肢体被动地放置在一定肢位并保持不动，通过肢体负重的刺激诱导姿势反应，进行肌肉张力的调整。比如让患儿取坐位，使上肢水平上举，慢慢减少支持或突然撤去支撑，使上肢保持在固定的位置，这时可增大肩关节各部位的同时收缩性，如果此时患儿有意识地控制，则可以对进行姿势变化的肌肉起到自动调节的作用。

抑制性叩击：局部发生肌紧张时，不直接接触紧张的肌肉，而是在小范围内，瞬间地反复给予叩击刺激，激活拮抗肌的功能，称为抑制性叩击。此手技多用于刺激固有感觉器和浅表感受器，增加颈部、躯干部、四肢的姿势张力。例如，若患儿的上臂的肱二头肌明显痉挛，可以一手在肘的下方予以支持，另一只手对患儿的上臂的明显收缩处给予小的叩击，逐渐使肘关节伸展就会增强肱三头肌的收缩。

交替性叩击：是利用相反神经支配，诱发立直反应和平衡反应出现，可以采取不同体位，叩击可以前后方向，也可以左右方向。

扫刷样叩击：为了达到增强主动肌和协同肌的活性，对特定的肌肉和皮肤给予强力的刺激。用伸展的手指，流畅地、扫刷样地、快速地刺激肌肉和皮肤。

上述的几种叩击方法要选择适当，防止出现异常性反射活动的模式，应与反射抑制模式同时应用。

(2) Rood 技术：是由美国学者 Margaret Rood 在 20 世纪 50 年代创立，它强调选用有控制的感觉刺激，按个体的发育顺序通过应用某些动作的作用引出有目的的反应，又称多感觉刺激疗法。Rood 认为，在不同任务中，不同的肌肉有不同的“责任”，即使是最简单的活动也需要多组肌肉的参与，它们包括主动肌、拮抗肌、固定肌和协同肌。Rood 还认为，随意性运动是基于固有反射和在此基础上来自高级中枢的调节，因此该方法的治疗是从诱发反射活动入手，结合发育模式来增强运动反应。

理论基础：利用温、痛、触、视、听、嗅等多种感觉刺激，调整感觉通路上的兴奋性，以加强与中枢神经系统的联系，达到神经运动功能的重组。正确的感觉输入是产生正确运动反应的必要条件，感觉性运动控制是建立在发育的基础之上，并逐渐发展起来的。因此，治疗必须依据患儿个体的发育水平，循序渐进地由低级感觉性运动控制向高级感觉性运动控制发展。通过感觉刺激，增加感觉和运动功能。通过各种感觉刺激促进肌、关节功能，从而增加运动能力。基本技术与方法如下：

1) 触觉刺激：可选用软的或根据情况选用不同硬度的毛刷，进行一次刷擦（在相应肌群的脊髓节段皮区刺激，如 30 秒后无反应，可重复 3~5 次，这种方法适用于意识水平较低而需要运动的患者）或连续刷擦（在治疗部位的皮肤上做 3~5 秒来回刷动。诱发小肌肉时每次要小于 3 秒，休息 2~3 秒后再进行下一次，每块肌肉刺激 1 分钟，诱发大肌肉时没必要间隔 3 秒）。

也可用轻手法触摸手指和脚趾间的背侧皮肤、手掌和足底部，引出受刺激肢体的回缩反应，对这些部位的反复刺激则可引起交叉性反射性伸肌反应。

2)温度刺激：常用冰袋来刺激，因为冰(温度-17～-12℃)具有与快速刷擦和触摸相同的作用。具体方法有两个：一次刺激法(用冰一次快速地擦过皮肤)和连续刺激法[将冰按5次/(3～5)秒放在局部，然后用手巾轻轻蘸干，以防止冰化成水。一般30～40分钟后疗效达到高锋。这种方法可以引起与快速刷擦相同的效应。用冰快速刺激手掌与足底或手指与足趾的背部皮肤时，可以引起与轻触摸相同的效应-反射性回缩，当出现回缩反应时应适当加阻力，以提高刺激效果]。

3)轻叩：轻叩手背指间或足背趾间皮肤及轻叩掌心、足底均可引起相应肢体的回缩反应。重复刺激这些部位还可以引起交叉性伸肌反应，轻叩肌腱或肌腹可以产生与快速牵拉相同的效应。

4)牵伸：牵拉内收肌群或屈肌群，可以促进该群肌肉而抑制其拮抗肌群。牵拉手或足的固有肌肉可以引起邻近固有肌的协同收缩，用力握拳或用力使足底收紧可对手和足的小肌群产生牵拉，可使近端肌群易化，若此时这一种动作在负重体位下进行，近端关节肌群成为固有肌，可以促进这些肌群的收缩，从而进一步得到易化。

5)挤压：按压肌腹可引起与牵拉肌梭相同的牵张反应；用力挤压关节可使关节间隙变窄，可刺激高阈值感受器，引起关节周围的肌肉收缩。对骨突处加压具有促进、抑制的双向作用，如在跟骨内侧加压，可促进小腿三头肌收缩，产生足跖屈动作；相反，在跟骨外侧加压，可促进足背屈肌收缩，抑制小腿三头肌收缩，产生足背屈动作。

6)特殊感觉刺激：选用一些特殊的感觉(视、听觉等)刺激来促进或抑制肌肉的活动。视觉和听觉刺激可用来促进或抑制中枢神经系统；光线明亮、色彩鲜艳的环境可以产生促进效应，而光线暗淡、色彩单调的环境则有抑制作用；节奏性强的音乐具有易化作用，轻音乐或催眠曲则有抑制作用；治疗者说话的音调和语气也可影响患者的动作和行为。

(3)本体感神经肌肉易化技术(proprioceptive neuromuscular facilitation，PNF)：是通过各种感觉输入来强化本体感觉性刺激所产生的肌肉反应，促进患儿学习和掌握正确的运动功能。螺旋对角线型的运动模式是PNF技术的基本特征。PNF技术不仅可以提高人体肌肉的力量、耐力及控制能力，而且能够有效地调动人体协调的潜在功能，建立稳定与活动的平衡，进而改善患儿的日常生活能力。可提高肌力、耐力和协调性，扩大主动肌模式的活动范围对头和颈部肌力不平衡、四肢和躯干肌力弱者及痉绎所致关节活动受限等均有疗效。适用于年长儿痉挛性偏瘫、四肢瘫等。

理论基础：PNF的神经生理学原理包括：①刺激的后期放电，导致持续静态收缩使肌肉力量增加；②时间总和造成的神经肌的兴奋性；③空间总和导致神经肌的兴奋；④时间和空间的总和引起较强的肌收缩；⑤利用交互神经支配(又称神经交互抑制)的原理，产生主动肌收缩时拮抗肌的自动放松；⑥通过扩散(又称溢生)原理引起较弱运动肌群的收缩；⑦通过连续性诱导导致拮抗肌收缩等。

操作方法：①本体感觉输入的阻力法、扩散与强化、手法接触、体位与身体力学原理、言语刺激(指令)、视觉刺激、牵张、加压法、动作出现的时间顺序等。②运动模式的上肢的屈曲—外展—外旋、伸展—内收—内旋、屈曲—内收—外旋、伸展—外展—内旋；下肢的屈曲—外展—内旋、伸展—内收—外旋、屈曲—内收—外旋、伸展—外展—内旋。③节律性起始、等张组合，拮抗肌反转的动态反转、稳定性反转和节律性稳定。④反复牵张(反复收缩)的起始范围、全范围的反复牵张。⑤收缩—放松。⑥保持—放松。⑦重复等。该技术根据需求，多应用于年长儿。

PNF 在脑性瘫痪康复中的应用：①上肢的屈曲—内收—外旋模式：侧卧位，促进肩胛骨上方旋转、外展，带动躯干转体。这种模式可抑制肩胛骨的内收，提高肩胛带的稳定性，促进翻身动作。②下砍模式的维持—放松：可促进上部躯干的屈肌群、旋转肌群，增强躯干的旋转能力，抑制头、颈过度伸展，促进正中位指向的发育及翻身动作。③坐起动作：患儿侧卧用单肘支撑体重时，用手对两侧肩胛带实施抗阻运动，可促进患儿头的控制、躯干回旋、肘支撑及手支撑能力。④患儿取椅坐位，双足着地，用手接触其两侧肩胛带，阻力的大小不等，施加的角度不同，使用交替等长收缩的手法。可提高患儿的坐位平衡能力和耐力，从而有利于坐位稳定。⑤桥式运动时骨盆旋转：患儿仰卧位，用双手接触其骨盆，促进手法为节律稳定及慢逆转运动后挺住。这种模式可抑制髋关节屈曲、内收、内旋，促进下肢负重、髋关节的伸展、外展运动及脊柱伸展，诱发骨盆的旋转及活动性。⑥肩胛带前方上提和骨盆后方下降模式、肩胛带后方下降和骨盆前方上提模式：患儿取侧卧位，用手接触肩胛带及骨盆，实施抗阻运动。这种模式可明显降低痉挛型患儿躯干的肌紧张，促进体轴内回旋及躯干部的可动性。⑦骨盆前方上提和膝关节伸展模式：患儿取扶持立位或立位，用手接触其髂前上棘和膝后面，实施抗阻运动，必要时可使用节律启动。这种模式可抑制患儿髋关节屈曲、内收及膝关节屈曲，提高髋关节与躯干部的抗重力伸展活动及下肢的支持性。⑧从坐位到爬位模式：患儿取侧坐位，单手支撑床面，用手接触其骨盆、髂前上棘，对躯干旋转和骨盆前方上提两方面施加阻力。这种模式可促进低重心状态下的重心移动，提高重心移动时的躯干旋转和上、下肢运动之间的协调性。⑨双膝跪位到单膝跪位模式：患儿双膝跪位，用双手接触其双侧髂前上棘，从斜上方压迫骨盆，促进单侧下肢负荷体重，手法为抗阻运动和等长收缩。这种模式可抑制患儿踝关节跖屈及髋关节内收、内旋，使骨盆周围的稳定性、下肢的支持性及膝关节的活动性得到增强，促进身体重心移动的能力及上肢的保护性伸展反应。⑩爬位时的节律稳定：患儿取四爬位，用手接触其肩胛带和骨盆，阻力方向为沿患儿躯干的对角线方向，提醒患儿不要低头。这种模式使患儿上、下肢和躯干的协调运动能力得到提高，对脊柱伸展、四肢的支持性及头部控制能力的发育起到促通作用。⑪站位平衡：患儿立位或扶持立位，用手接触其骨盆，从不同方向施加阻力，使用节律稳定的促进手法提高立位稳定性。⑫后方步行模式：患儿步行时，在后方用手接触其骨盆后外侧，实施抗阻运动。这种模式可促进伸髋同时屈膝，提高分离运动能力。

（4）Brunnstrom 技术：在脑损伤后恢复过程中的任何时期，均使用可利用的运动模式来诱发运动反应，以便让患者能观察到瘫痪肢体仍然可以运动，刺激患者康复和主动参与治疗的欲望。强调在整个恢复过程中逐渐向正常、复杂的运动模式发展，从而达到中枢神经系统的重新组合。

理论基础：Brunnstrom 技术的理论基础是利用包括各种原始反射在内的反射和初级运动模式，促进运动控制。这些反射和运动模式主要包括紧张性颈反射、紧张性迷路反射、支持反射、整体运动、联合反应及联合运动等。

操作方法：①在疾病恢复早期，随意运动尚未出现时，充分利用对侧的联合反应与其他反射活动，诱导产生某种动作，当这种动作出现后，给予充分利用并进行有意义的组合，使之达到随意完成这一动作的目的。②一旦某种程度的共同性运动确立后，通过各种方法去训练完成这一共同动作的分离和独立的动作。训练包括躯干及上肢的训练、行走与步态训练等。

(5) Vojta 疗法：是德国学者 Vojta 博士创建的疗法。此方法是通过对身体一定部位的压迫刺激，诱导产生全身的协调化反射性移动运动，改善患儿的运动功能，因而又称其为诱导疗法。

理论基础：利用诱发带的压迫刺激，诱导产生反射性移动运动。通过这种移动运动反复规则地出现，促进正常的反射通路，抑制异常反射通路，达到治疗目的。Vojta 博士认为人类所有的移动运动都是以系统发育期的协调性复合运动为基础，必须充分认识这种移动运动。

移动运动的特点：①移动运动是一种起始于一定的出发肢位，运动后又恢复到出发肢位的一种反复性的、协调性的自动功能。这种运动可分为一定的相(期)，如步行运动分为摆动期和支撑期。②全身骨骼肌均参与到移动运动某种规律的经过之中。③每种骨骼肌各自的作用，又能在时间上与空间上发生相互作用。具体地说，每一个运动都有主动肌、拮抗肌、固定肌、中和肌，只有这些肌肉的共同的作用，才能保证运动的正常进行。④移动运动本身未必是目的，往往是要达到一定目的的一种手段。

构成移动运动的三要素：①姿势调节能：是人类对于自己的身体的体位在空间上发生变化时，所采取的头部、躯干、四肢的反应性适应能力。②相运动能：是一种活动身体某一部分或使身体的位置发生变化的能力。人类的相运动发育规律遵循以下顺序：活动眼球追视某一物体，手伸向眼前的物体，爬行移动到远处的物体放置处，独步到达目的物或目的地。③抬起结构与支持性：在移动运动中尚需抬起结构与支持性的要素。在小儿的发育过程中可以见到这一过程，新生儿俯卧位瞬间抬头；3 个月时肘支撑可抬起胸部；5~6 个月时可用手支撑，抬起身体至腹部；继而向四爬位、坐位、立位的发育过程中都需要抬起结构与支持性起作用。

从运动发育学观点看 Vojta 疗法，在充分领会掌握移动运动三要素的基础之上，还要时刻牢记运动的发育规律是从头侧向尾侧，从中枢向末梢；手的精细运动发育是从尺侧向桡侧；整体运动发育是左右对称的发育。治疗时除了结合运动发育决定治疗手技外，切不可忘记赋活抬起机构和促进支持运动。只有赋活躯干与上、下肢的抬起机构，才能使头、手、足的相运动得以进行，姿势调节能才能随之正常化。

另外，头部是一效应器官，它的功能要在肩胛带的抬起机构发育的基础上才能反映出来。肩胛带、上部躯干、下部躯干、骨盆带、髋关节、头部，都要看做一个个运动发育单位，但是绝不能把每一个单位分割开来，因为手与足的发育是在肩胛带、躯干、骨盆带发育的基础上出现的。

治疗方法：①反射性腹爬(reflex kriechen，R-K)通过出发姿势，刺激诱发带使患儿产生反射性腹爬运动模式。是一个从出发肢位，经过中间肢位到终了肢位的过程。是一种作为反射性移动运动的交替性腹爬运动模式，是一种综合的、协调的复合运动。基本手技包括 R-K1、R-K2 及各种变法。②反射性翻身(reflex umdrehen，R-U)基本手技包括：R-U1，R-U2，R-U3，R-U4，常用的是前两种。

治疗实施原则：①摆好正确的出发姿势。②刺激前要使欲促通的肌肉处于伸展状态。③诱发带以压迫刺激，诱发全身反射性运动。④诱发的反射性运动以抵抗，延长反应时间。

(6) 运动再学习(motor relearning program，MRP)：根据对正常人习得运动技能过程的充分认识，通过分析与运动功能障碍相关的各种异常表现或缺失成分，针对性地设计并引导患者主动练习运动缺失成分和功能性活动，促进脑功能重建，获得尽可能接近正常的运动技能。

理论基础：以神经生理学、运动学、生物力学、行为科学为理论基础，以中枢神经可塑性和功能重组为理论依据，通过具有针对性的练习活动，实现功能重组，采用多种反馈（视、听、皮肤、体位等）强化训练效果。这些基本理论和治疗原则，已经不同程度地在各种技术中被采用，但不够充分和全面。该方法强调，促进功能重建的因素主要是以下几个方面：①具体的而非抽象的训练项目或目标；②反复强化；③兴趣性；④挑战性；⑤社会交流性；⑥醒觉程度；⑦避免或减少损伤后的适应性改变。

操作方法：在小儿脑瘫康复治疗中强调：①任务导向性训练（task-oriented training）或活动聚焦性治疗（activity-focused therapy）；②遵循运动技能学习过程的特点进行训练；③任务或活动导向性训练与残损针对性治疗相结合；④个体化治疗；⑤以难易恰当的主动性运动为主；⑥反复强化训练；⑦注重肌力和体能训练；⑧指导家长参与。

运动学习的理论符合小儿脑瘫康复的特点以及促进儿童发育的需求，我们提倡在综合采用上述各类康复治疗技术中，将运动学习的理念贯穿之中，以全面提高康复治疗的效果。

第二节　作业治疗

作业（occupation）是人类的根本特质和发展基础，是指人类的活动、劳作、事件或从事作业。作业活动可作为一种治疗手段，参与作业活动有利于健康恢复、保持和促进。由于作业具有多维性和复杂性，参与作业活动不仅能促进肢体康复，也能促进心理和社会适应方面的康复。

一、概述

（一）定义

作业治疗：是通过有目的，经过选择的作业活动，对身体、精神程度丧失生活自理能力和（或）职业劳动能力的患者进行治疗性训练，使其生活、学习、劳动能力得以提高、恢复和增强，帮助患者重返社会的一种治疗方法。儿童作业治疗是指治疗有发育障碍或其他功能障碍的儿童，通过有目的的训练、游戏、文娱活动等。促进感觉和运动技能的发展，提高患儿生活自理能力和帮助其获得学习的能力。儿童作业治疗的作用包括：①改善患儿心理：增强患儿的独立意识和自信心；提高患儿的注意力和记忆力；提高患儿的成就感和满足感；给患儿提供情绪宣泄的机会，重新获得心理平衡；调节患儿情绪，发展兴趣爱好；培养患儿的社会交往能力和意识。恢复患儿功能；调节患儿的神经系统功能，改善机体代谢，增强体力和智力；改善患儿的肌力和关节活动度。③提高患儿生活自理能力：提高患儿翻身、坐起穿衣、进食、洗浴、修饰、行走、用厕等日常生活活动能力。

（二）分类

1. 按项目分类　木工作业，手工艺作业，日常生活活动，编织作业，黏土作业，制陶作业，纺织作业，园艺作业，计算机作业，治疗性娱乐和游戏，文书类作业，认知作业等。

2. 按性质分类　功能性作业疗法，心理性作业疗法，精神疾病作业疗法，儿童作业疗法，老年人作业疗法。

3. 按功能分类　日常生活活动，生产性作业活动，娱乐休闲活动，特殊教育活动。

4. 按目的分类　减轻疼痛的作业，增强肌力的作业，增强耐力的作业，改善关节活动范围的作业，改善手眼协调和平衡控制的能力，改善知觉技能的作业，改善视、听、触觉的作业活动，改善认知功能的作业，增强语言表达及沟通能力的作业，改善整体功能的作业等。

（三）实施

1. 适应证

（1）中枢神经系统疾病：脑炎后遗症、头部外伤后遗症、脑肿瘤、脊柱裂、脑积水、重度身心障碍。

（2）肌肉、骨骼和关节障碍：慢性风湿性关节炎、重症肌无力等。

（3）外伤：骨折、颈椎损伤、脊髓损伤、颅脑损伤、手部损伤、骨关节损伤后遗症、截肢后（尤其是上肢截肢后）。

（4）感觉障碍：视觉障碍、感觉迟钝。

（5）认知、心理障碍：认知障碍、失认症、失用症。

（6）神经发育障碍：脑瘫、特定学习障碍、智力发育障碍、孤独症谱系障碍、注意缺陷/多动障碍、进食障碍、运动障碍等。

（7）精神障碍：精神分裂症康复期、情感障碍、物质相关及成瘾障碍、人格障碍、焦虑障碍、抑郁障碍等。

2. 禁忌证　对于意识不清者，严重认知障碍不能合作者，急危重症患儿，心、肺、肝、肾功能严重不全，需绝对休息者，属于作业治疗的禁忌证。

3. 实施步骤

（1）综合评定，明确需要解决的问题：作业治疗师首先收集有关患儿性别、年龄、诊断、病史、用药情况、社会经历、学习情况和护理记录等数据，然后针对患儿的功能障碍状况、障碍对其日常生活和学习的影响以及残存功能进行分析，了解是否需要给予代偿帮助，明确患儿需要解决的问题。

（2）设定预期目标：目标一般分为短期、长期和最终目标。最终目标是为了实现患儿日常生活独立自理，回归家庭和社会。长期目标是作业治疗结束时，患儿能最大限度恢复其功能活动，并能实际体现机体的综合活动能力。短期目标不宜设定过高，应具体、明确，具有可测量性，使患儿感到经过康复治疗后，能很快达到效果，以增强信心。可针对患儿的每个日常生活活动分别进行训练，达到逐一独立完成，循序渐进地实现日常生活的自理和独立，以最终实现回归家庭、重返社会的最终目标。

（3）制订治疗方案：作业治疗以患儿为核心，根据患儿的个体情况，如年龄、性别、文化程度、家庭、学校和社会适应等情况，并结合患儿的发育水平、兴趣和爱好等因素综合考虑，选择适合患儿个体的作业治疗方案。作业治疗方案包括作业治疗项目、目的、方法、强度、持续时间、频率及注意事项等内容。作业治疗一般是循序渐进、从简单到复杂、从轻到重，根据患儿不同情况，对作业活动进行调整。

（4）实施治疗：根据处方或确定的治疗程序表，与各专科治疗师密切联系，按照总的治疗方针，并运用专业技术进行治疗。治疗师可依照评估时的结果和自己的补充评估，结合自己的经验及技术水平选择最佳治疗手段。可以分步骤、分阶段完成。

（5）再评估：在初期评估的基础上，经过一段时间（一般为 15～30 天）的作业康复训练后，进行中期评估，并结合初期评估结果进行综合分析，对治疗效果进行评价反馈。若治疗效果不佳，应找出问题所在，并修订治疗方案；若治疗效果明显，达到短期目标，则可以根据中长期目标，制订新的治疗方案。

（6）修订治疗计划：治疗计划在整个治疗过程中要不断进行评估、修改并实施。包括治疗目的的修订、作业治疗量的调整等。

（7）出院计划：随着患儿在康复过程中取得了一定的功能和能力，经过反复评估、训练、修正康复计划、再评估、再训练等，当患儿的功能恢复进入一个相对静止的平台期后，治疗师可以启动出院计划。制订出院计划，应包括患儿、家属及所有相关的康复人员的共同参与。内容包括：患儿作业治疗活动的具体方法、时间、强度、注意事项；患儿的心理适应和准备；家人及朋友的理解、支持和帮助；陪护者的教育和训练指导；家庭生活环境或学校环境的评估和改造；辅助器具或者转移装置的使用和维护，以及定期随诊等。

（四）注意事项

1. *作业治疗内容的选择应因人而异* 作业治疗内容的选择须参照患儿的年龄、性别、体力、病情、兴趣、发育阶段、生活、学习和工作的需要，因人而异。

2. *作业治疗方法的选择应因地制宜* 作业治疗方法的选择要参照医院、社区、家庭和环境的条件，因地制宜。作业治疗师在对患儿进行作业治疗或训练时，应尽量使患儿在模拟实际的环境情况下进行，以使患儿能更好地适应环境，提高患儿回归家庭和社会后的独立生活、学习和工作的能力。

3. *提高患儿的主动参与意识* 在作业治疗过程中，应加强与患儿的沟通，取得患儿的积极配合。如患儿主动性不足，应找出原因（如病情、兴趣等），随时调整治疗处方。

4. *制订适宜的、循序渐进的作业治疗方案* 作业治疗应根据患儿的功能障碍情况，制订适宜的、循序渐进的作业治疗方案。

5. *作业治疗过程应加强保护，防止意外* 患儿具有不同程度的身心障碍，有些作业操作可能会带来一些伤害，因此作业治疗时须有医务人员或家人监护和指导。

6. *作业治疗过程中要定期评估* 作业治疗过程中要定期评估，根据病情的变化及时调整治疗方案。

7. *治疗与教育结合* 由于儿童在解剖、生理、心理和社会行为等方面尚未发育成熟，且随着年龄的变化而不同，其身体和心理的可塑性大，所需要的是获得能力和技巧而不仅仅是恢复能力，因此作业治疗应与教育结合。

8. *以游戏为手段* 游戏是儿童的天性，因此针对儿童疾病的作业治疗，应是以游戏为手段去恢复、维持或重新开发因病残而丧失的功能，要将训练融入日常生活中，根据儿童的心理特点，充分利用玩具和游戏活动，作为儿童作业治疗的重要手段，以提高患儿康复治疗的兴趣和效果。

9. *鼓励家属参与* 儿童多依赖父母及家属的照顾，在训练中要重视家属的作用，指导他们掌握帮助儿童进行训练的技巧。

二、常用的作业治疗方法

(一)日常生活活动能力的训练

日常生活活动能力(activities of daily living, ADL)是指人们为了独立生活而每天必须反复进行的、最基本的、具有共同性的一系列身体动作群，即进行衣食住行及个人卫生等的基本动作和技巧。日常生活活动能力是个体在发育过程中逐步习得，可通过反复实践不断完善。

日常生活活动能力训练是指以改善或恢复日常生活活动能力为目的而进行的一系列针对性的训练。日常生活活动能力训练是康复治疗中非常重要的内容之一，具有功能障碍的患儿要独立生活就必须从最简单的、基本的日常生活活动开始。掌握日常生活活动技能是患儿走向独立的重要一步，不仅可以提升患儿的自我照顾技能、建立良好的生活习惯，同时也能培养孩子的责任感、自信心及解决困难的能力，减轻家长在照顾上的负担。

1. 原则

(1)了解患儿及其家属对日常生活活动训练的要求，充分调动患儿及家属参与训练的积极性。

(2)了解患儿目前的功能水平、病程阶段，找出影响其生活独立性的主要问题所在，提出相应的训练目标。

(3)应以目标为中心，满足患儿的个人需求与社会角色。

(4)应由易到难，从简单到复杂，突出重点。训练中，可将每一动作分解成若干个部分进行练习，熟练后再结合起来整体练习。

(5)最好让患儿在真实的，有居室、卫生间、厨房等家居设备的环境中进行，如家庭就是很好的 ADL 训练场所。

(6)训练时间最好与患儿作息时间吻合，如进食活动在中、晚餐中进行训练，更衣活动在早晨或晚间进行训练。

(7)进行 ADL 训练时，应充分配合其他治疗性活动和功能训练，以促进患儿的机体功能恢复。

2. 注意事项

(1)作业治疗师设计训练活动时难度要适当，应比患儿现有能力稍高但不应相差太远，经患儿努力能完成。

(2)患儿完成某一作业活动时，应积极引导其把注意力集中在某一功能动作的完成上。

(3)如果某一动作完成不正确，需要将动作分解成若干步骤和几个阶段完成。患儿完成动作时，务必要求每个动作的正确操作。

(4)每一项训练活动应维持良好的姿势和位置。

(5)训练过程中，注意患儿有无疲劳和使用工具的安全性。患儿疲劳时，应进行休息和减量，训练时应有治疗师或家属陪伴指导。

(6)训练的内容与实际生活密切结合。训练中掌握的动作必须应用到实际的日常生活中去。注意分析患儿在日常生活中存在的困难动作，带着问题进行训练，可提高康复训练效果。

3. 方法

(1) 自我照顾性训练：自我照顾性训练包括如厕、穿衣、进食、梳洗、收拾个人物品及一般家居技能等训练。

1) 更衣训练：着装与时间、场所、目的相适应是作为一个社会人应掌握的常识和行为。完成更衣活动需要综合很多技能，如对衣服部位与身体部位相适应的认知判断能力、平衡协调能力等。当患儿的坐位平衡较好时，即可开始更衣训练。训练的内容包括穿脱上衣、穿脱裤子、穿脱鞋袜等。

2) 进食训练：进食功能是人类生存的基本功能，生后早期进食能力的获得，对其日后的生长发育具有较大影响，所以不管原因如何，均应早期开始指导训练。进食的过程较为复杂，与体位、姿势、咀嚼、吞咽、体能等因素密切相关。训练内容包括餐具命名及操作训练，进食动作命名训练，手眼协调训练（喝汤或吃东西时能保持平衡，不掉下来等），食物咀嚼（咬、卷、吹、舔等）训练，饮食控制训练（限量、纠正偏食）。

3) 个人卫生训练：清洁是人的基本需要，不仅可以让人感觉舒适、心情愉快，还可以保持皮肤的正常功能，减少感染的机会。个人卫生训练包括修饰（刷牙、洗脸、梳头、修剪指甲等）、洗澡、如厕。

(2) 转移活动训练：转移活动训练是作业治疗中的一个极其重要的活动，这种姿势变化可以增强患儿主动训练的意识，也是坐位到站起的必备条件。患儿获得最大的功能独立，通常由治疗师指导从转移活动训练开始。转移活动训练主要适合用于脊髓损伤患儿或者各种原因导致的偏瘫患儿。转移前需要进行肌力训练、改善关节活动范围训练、躯干平衡能力训练和肌肉牵张训练。

转移活动训练需要注意以下几个问题：①转移活动训练的前提条件是患儿必须具备一定的平衡能力，即要求身体在进行每项作业时配合重心的转移；②髋、膝关节有足够的关节活动范围；③完成独立转移要注意平衡的训练；④治疗师教会患儿转移训练方法时，尽量模仿患儿状态，精确到每一个细节；⑤完成轮椅到其他位置的转移时，一定要注意刹车，注意安全。

转移活动训练的内容包括：床上翻身、卧坐转移、床椅转移、滑动转移、坐站转移等。

1) 床上翻身：是日常生活活动的开始，也是穿衣、站立、转移等日常生活活动的前提。患儿应该学会向健侧或患侧翻身，通常先学习向患侧翻身，这比翻向健侧更容易。

2) 床椅转移：床椅转移活动适用于床和椅子之间相互转移，也适合于高度相差不大的床和轮椅之间的转移。45°床椅转移是患儿床椅转移最常用的方法，因为椅子或轮椅与床成45°，患儿容易握住椅子或轮椅的外侧扶手，比较容易转移，但身体转动的角度比较大。90°床椅转移只需转身90°即可，在坐位平衡较好的偏瘫患儿中适用。滑动转移简单易行，适合于那些双下肢能够负重，静态和动态坐位平衡好但站位平衡差的患儿。床和患儿所移向椅子的高度通常相当，椅子没有扶手，床和椅尽可能靠近，最后撑着床垫坐到椅子上。

(3) 床上活动训练：床上活动是ADL中重要的活动训练内容之一，是进行衣、食、住、行等活动的前提和基础。及早进行床上活动训练可以更好地预防压疮、坠积性肺炎等并发症的发生，也利于患儿获得最大的功能独立性。

训练前应注意以下问题：①患儿如果能进行躯干的主动活动，有较好的静态和动态平衡能力，则对于床上活动训练有利；②在认知方面，患儿应具备基本的遵从简单指令的认知能力；③训练初期，应保证床的空间足够患儿安全翻身；④床的高度应以患儿坐在床沿时双足能够平放在地面上，同时保持髋、膝和踝屈曲 90°左右为宜。

训练的方法包括：

1）桥式运动：通过屈髋屈膝、抬起臀部来帮助患儿提高下肢的动作控制与协调，为训练站立和行走提供基础、同时有利于穿脱裤子等日常生活活动的训练。桥式运动可根据患儿的能力选择单腿搭桥与双腿搭桥，如果患儿还不具备独立完成桥式运动的能力，可在治疗师的协助下进行。

2）床上翻身：指改变卧床时身体与床之间接触面的姿势转换，可增强躯干与肢体动作的控制技巧。患儿功能不同，所采取的翻身训练方式也不同，通常向患侧翻身比向健侧翻身更容易。

3）床上坐起：坐起指从卧位到坐位的转换。在身体条件允许的情况下，当患儿完成床上的翻身和桥式运动后，应及早训练床上坐起，因长期卧床会引起一系列不良的生理效应。而早期采取直立位（即坐和站），可以提供更多的视觉刺激，增加患儿的活动范围，从而促进患儿的认知发育，增强信心，消除抑郁心理。需要注意的是，对于卧床时间较长或者是体质差的患儿，开始训练前，应先让其进行不同角度的半坐位适应性训练，直至能维持直立坐位超过半小时，再进行床上坐起训练。

（4）家务活动训练：家务指家庭的日常生活事务。家务活动内容丰富，可以分为三个层次。第一是为了满足生理需求的家务，如与进食、睡眠、排泄相关的准备工作；第二是为了生活的舒适而进行环境的调整，如扫地、布置家具、给阳台上的花浇水等；第三是家族内部、与邻居或社区居民的各种关系处理。家务训练可提高以下几方面能力：移动能力、上肢在一定范围内活动的能力、手的精细动作能力、足够的体力、基本的智力、交流能力等。

（5）社会活动训练：社会活动训练的目的是创造条件，加强患儿参与社会活动所需的感知经验、认知能力、社交技巧和语言理解及表达技巧等，按部就班地提高患儿适应及参与社会活动（如到超市购物，到发型屋理发，乘搭地铁公交等）的能力，使患儿能获得参与社会活动的平等机会和乐趣。社会活动训练的内容主要包括：①治疗师应帮助患儿积极参与家庭生活，尽可能体现出在家庭担当角色的相应行为和能力。②根据患儿的功能状态、发育水平、个人兴趣和爱好，与患儿及其家属一起讨论、学习新的知识和技能，进行专业培训。③指导患儿利用闲暇时间，积极参加有益的集体活动，应用所学的交流技巧和手段与他人交往，丰富自己的社交生活。④指导训练患儿社交中必需的功能活动，如上街购物、交通工具的使用、进餐馆就餐、到公共场所娱乐等。⑤对有语言障碍的患儿应训练其交流能力，帮助他们掌握用言语、手势、文字和图画等任意一种方式来理解和表达自己的意思，提高与他人沟通和交流的能力。

（6）良肢位的摆放：正确的体位姿势是顺利完成各种日常生活动作的基础，可以有效地避免身体损伤的出现；在损伤发生后也需要通过正确的体位姿势来缓解症状，预防并发症，促进功能的恢复，因此日常生活中无论是卧、坐还是站立时都需要保持良好的体位姿势，且要定时进行体位变换。作业治疗时，体位摆放应注意以下几点：①要针对患儿功能障碍的特点选择合适的体位摆放姿势；②良肢位的摆放应从疾病的急性期开始，以不影响临床救治为前提；③针对瘫痪患儿的良肢位，是从治疗角度出发设计的临时性体位，为了防止关节挛缩影响运动功能，必须定时进行体位变换；④在进行体位摆放时，切忌使用暴力牵拉肢体；

⑤保护后枕部、肩胛部、肘、骶尾部、坐骨结节、股骨大转子、膝内外侧、踝内外侧、足跟等骨突处，防止形成压疮；⑥在坐位、立位情况下，良肢位的保持需要患儿具备一定静态坐位、立位平衡能力；⑦为了达到好的效果，患儿需要具备遵从简单指令的认知能力；⑧在任何一种体位下，若患儿出现不适症状，应及时进行调整。

（二）治疗性作业活动

治疗性作业活动（therapeutic activities）指经过精心选择的、具有针对性的作业活动，目的是维持和提高患儿的功能，预防功能障碍或残疾的加重，提高患儿的生活质量。

1. 原则

（1）在全面评估的基础上，有目的地进行选择：在选择活动前，首先对患儿的功能情况进行全面的评估，了解其功能状态和治疗目标。评估内容包括一般情况、躯体功能、心理功能、认知言语状态、兴趣爱好、职业情况、康复需求等，可通过查阅病例、询问、观察、问卷、检查和测量等全面了解患儿的功能情况和治疗需求，找出存在的问题和需解决的问题，并分析解决的先后顺序。

（2）对活动进行分析，选择具有针对性又安全可行的活动：在进行任何活动前，均应进行活动分析，以了解活动所需要的技能和功能要求、活动的顺序、场所、时间、工具以及有无潜在的危险等。

（3）对活动进行必要的修改和调整，适应患儿的需求：在功能评估和作业分析的基础上，根据患儿的情况，对活动进行必要的调整，以更好地达到治疗的目的。

（4）尽量以集体活动的方式进行，提高患儿治疗的积极性和治疗效果：作业治疗鼓励集体训练，尤其是趣味性活动，集体训练效果远远大于一对一训练。集体训练可以提高治疗的趣味性，培养患儿的合作和竞争意识，塑造良好行为，提高社交能力，促进患儿间交流，增进友谊，并促使患儿正确认识自己的功能障碍和预后情况。

（5）充分发挥治疗师的指导、协调作用，保证活动的顺利进行：治疗性作业活动中，作业治疗师起到组织、指导和协调的作用，以保证活动的顺利进行，治疗师在活动中扮演组织者、策划者、协调者、指导和教育者等角色。

2. 注意事项

（1）每一种活动都必须有明确的目的和针对性。

（2）选择的活动对患儿来说很重要、其重要程度可随患儿治疗的不同阶段而改变，但其作用不可忽视。

（3）每种作业活动都符合患儿的需求且能被患儿接受，患儿能积极主动地参加具体活动。

（4）作业活动可以维持和（或）提高患儿的功能，防止功能障碍或残疾进一步加重，提高患儿的生存质量。

（5）多数作业活动与患儿的日常生活、学习和工作相关，有助于患儿恢复基本生活能力，提高其必要的学习和工作技能。

（6）具有趣味性、有利于患儿主动参与。

（7）作业活动由作业治疗师根据他的专业知识和判断力，并结合患儿的需要和发育状况来选择。活动量可根据患儿的功能情况和治疗需要进行必要的调整。

3. 方法

（1）生产性活动：生产性活动是指可以生产出产品的活动，包括木工、金工、制陶、缝纫、搬运、建筑、机械装配、纺织作业等多种，是传统作业治疗所常用的活动。

1）木工作业：木工作业是指利用木工具对木材进行锯、刨、打磨、加工、组装，制作成各种用具或作品的一系列作业活动。通过木工作业可制作各种家具、玩具、艺术品、乐器和一些康复治疗器材。木工作业是我国现代作业疗法中应用最广泛、时间最久的作业活动之一，尤其适合于男性患儿。主要适用于上肢肌力较弱、上肢关节活动度受限、手部肌力较弱、手指精细动作协调性较差者。禁用于平衡困难、认知及感觉障碍、精神障碍者。木工作业动作较多，但其中具有代表性的作业动作是锯木、刨削和钉钉三种。

2）制陶作业：制陶是中国的传统文化，制陶的基本材料是土、水、火等，主要通过水土柔和的可塑性、流变性、成型方法及烧结规律等工艺，生产制造出不同的陶艺形态。制陶作业趣味性及操作性强、对场地和材料要求不高，可用替代材料（如橡皮泥），易于开展。制陶是康复治疗中常用的作业疗法之一，是一种符合儿童身心发展特点的综合性教育活动，可以改善拇指及四指的伸展、屈曲、对指、内收、外展的微细动作，增强手的肌力和精细动作的协调性，培养儿童的观察能力、理解能力、记忆能力和创作力。制陶技术包含原料选择与处理、器物成型与装饰、烧成工艺三个部分，其中最具代表性的训练是调和黏土和成型工艺。

（2）手工艺活动：手工艺活动是应用手工制作具有艺术风格的工艺品来治疗疾病，具有身心治疗价值。手工艺活动可以培养儿童的动手能力，是发展儿童智力、丰富其想象力的极为有效的手段之一。我国的民间手工艺制作种类丰富，常用的有编织、织染、刺绣、剪纸、折纸、布艺、粘贴画、插花和雕刻等。

1）手工编织作业：手工编织是作业治疗常用的活动之一，是将植物的枝条、叶、茎、皮等加工后，用手工编织工艺品，也包括各种编织丝线或毛线作品。手工编织工具简单，动作易学易练，产品多种多样，且易于开展，特别适合用于手关节活动度训练、灵活性训练和协调性训练等。

2）十字绣作业：十字绣是用专门的绣线和十字格布，利用经纬交织搭十字的方法，对照专用坐标图案进行刺绣的方法。十字绣可以锻炼儿童手眼协调能力，培养耐心和专注力，提高患儿认识和解决问题的能力，调整不良情绪，培养创造力，提高自我价值感和社会适应能力。十字绣简单易学，丰富多变，富有创造性和娱乐性，易于在作业治疗中开展，适用于年龄较大的患儿。

3）剪纸作业：剪纸是指利用剪刀、刻刀将纸镂空一部分后形成图画、图案或文字的过程。剪纸作业可改善患儿的双手同时操作的能力，提高手眼协调能力和手指灵活性，培养注意力，提高创造力。较适合用于进行耐力训练、手稳定性训练、灵活性训练等。剪纸作业简单易学，趣味性强，工具材料简单，制作工序相对单一，作品丰富多彩、耗时少，易在作业治疗中广泛开展。

4）剪贴画作业：剪贴画是用各种材料剪贴而成，所选材料大都是日常生活中废弃的物品，故又称“环保艺术品”。剪贴画制作技艺独特，取材容易，制作方便，变化多样，目前广泛应用于作业治疗。

（3）园艺疗法：利用园艺活动进行训练以达到愉悦心情、促进身心健康的训练方法称为园艺疗法（也叫园艺治疗）。园艺疗法是一种辅助性的治疗方法，利用植物栽培和园艺活动可改善患儿的身体功能，能消除患儿不安心理和急躁情绪、增加活力、培养忍耐力及注意力，培养其创造力。园艺活动包括锄地除草、种植花草、栽培盆景、园艺设计、整修庭院等。

1）种植作业：种植作业是指种植园林植物所进行的活动，包括花木种植、园林草坪的生产及养护等活动。通过种植作业，不仅美化环境，净化空气，还可以增强患儿肌力和耐力，改善心肺功能，提高注意力，培养创造力，增强行动的责任感、自信心，提高社交能力，锻炼职业技能，为将来进入社会做好准备。

2）花木欣赏：花木通过迷人的色彩、绚丽的花朵、芳香的气息以及别致的造型给人以赏心悦目的感受。通过集体游园和花木欣赏可增强身体功能，调节情绪，改善心理状态，增加对生命的热爱，促进与社会的接触。但要注意的是，对花粉过敏的患儿尽量少靠近花草。

3）插花作业：插花是将剪切下来的植物的枝、叶、花、果作为素材，经过修剪、整枝、弯曲及构思、造型设色等加工，重新制作成花卉艺术品。通过插花活动，患儿可以锻炼手部功能，还可以陶冶情操，愉悦心情，提高信心和创造力。

（4）艺术活动：艺术治疗是将艺术作为一种方法和手段，以此来治疗一些躯体和心理疾病，以促进康复。目前，艺术类作业活动已被广泛用于身、心障碍的儿童康复中，艺术治疗成为特殊儿童有效的辅助治疗方式和教育方式，它能帮助特殊儿童增强自信与自尊，使其与教师和正常儿童建立更融洽的关系。艺术类活动包括音乐、绘画、舞蹈、喜剧、书法、诗歌等。

1）音乐：音乐是儿童成长过程中的一部分，音乐不但可以很好地启发儿童的智力、陶冶孩子的情操，还对儿童的健康成长和情感道德的建立起到不可忽视的作用。音乐活动较适用于调整心理状态、增强肌力及耐力、改善关节活动度、抑制肌痉挛、进行协调性训练等。需要注意的是，音乐活动所选择的乐曲要适合患儿的功能训练需要；否则可能带来相反的效果。音乐活动包括音乐欣赏、乐器演奏和声乐歌唱等。

2）绘画：绘画指用线条、色彩描绘出来的形象（如油画、素描或版画等）。在一般的康复治疗中，绘画会进行肩、肘关节活动度练习，耐力练习，起到调节情操等作用。绘画活动包括欣赏和自由创作两方面。绘画还可以作为心理治疗的重要手段，这将在后面第四节中进行介绍。

3）书法：书法是以汉字为表现对象，以毛笔及各类硬笔为表现工具的一种线条造型艺术。书法练习能够有效改善特殊儿童一般负性行为，提高儿童注意力，减少负性活动量，提高情绪活动稳定性和抑制冲动行为；书法练习能够有效地提高特殊儿童人际交往能力，提高他们对参加集体活动的兴趣。书法也可作为一种心理治疗手段。现代书法包括硬笔书法、软笔书法和篆刻艺术三大类，按字体分楷书、隶书、行书、魏碑、篆书和草书等。

（5）游戏：游戏是儿童作业治疗的重要手段，具有几个方面的作用：首先，由于游戏的趣味性，游戏可以激发儿童治疗的积极性，使儿童主动参与到治疗活动中；其次，游戏使儿童经历了丰富的生活内容，体验快乐，学会灵活的思维，集体游戏还可发展儿童的社交能力，获得对集体的归属感和对自身的认同感；游戏中自然、放松、自主的活动有利于儿童不良情绪的释放，促进大脑发育，形成健康人格。在作业治疗中，常用的游戏包括桌上游戏，如棋类（包括围棋、象棋、军旗等）、扑克、麻将、跳棋等运动身体的游戏，如套圈、飞镖、击鼓传花、丢手绢等其他游戏，如学说绕口令、拼图，中国传统的益智游戏如九连环、鲁班锁、七巧板等。

1）棋牌类游戏：棋牌类游戏是作业治疗常用的治疗性游戏，可用于进行认知训练、手灵活性训练、感觉训练、协调训练等。棋类游戏包括象棋、围棋、跳棋、陆战棋、飞行棋和大富翁等。牌类静戏包括扑克牌、麻将牌等。

2)套圈游戏：套圈游戏是使用若干靶棍和环圈构成的装置，环圈可于远处抛掷而套于靶棍上训练手、眼、躯干和下肢的协调能力以及上、下肢肌力和关节活动范围，具有多样性和趣味性，可调节情绪，缓解抑郁。套圈训练的代表性活动包括水平投掷和垂直投掷。

3)迷宫游戏：迷宫游戏可以提高患儿的思维、记忆、注意力和定向力。迷宫游戏的代表性活动包括手迷宫、脚迷宫及组合迷宫。

4)电脑游戏：近年来电脑游戏由休闲娱乐发展为教育、培训和医疗工具。电脑游戏对患儿视觉功能、手眼协调功能、认知功能、感知觉功能等方面具有改善作用。电脑游戏代表性活动有"记忆大师""仓库大师""逃避吃人花""迷宫游戏""拼图游戏""大富翁"等。

(6)体育活动：体育活动主要包括健身活动、娱乐活动和竞技活动。用体育活动进行治疗的方法称体育运动疗法，又称适应性体育或康复体育，在康复治疗中占有重要地位。在作业治疗中，常用的体育活动有篮球、足球、排球、乒乓球、台球、射击、飞镖、游泳、体育舞蹈、太极拳、八段锦、五禽戏等。

1)篮球：篮球作业活动趣味性强，易学易练，在篮球运动中，患儿不仅增强了机体的平衡性、协调性，更增强了肌力和耐力，提高患儿社会交往和合作能力。篮球作业活动较适合于进行平衡训练、协调训练、关节活动度训练、耐力训练、集体训练等。代表性活动包括传球、投篮和轮椅篮球。

2)排球：排球属于集体项目，排球作业活动可以提高患儿的平衡能力、耐力和协调能力，并且能使患儿获得一种归属感和集体荣誉感，促进沟通和交流，加强集体观念。代表性活动包括准备姿势、移动、传球、垫球、扣球和拦网。

3)乒乓球：乒乓球是残疾人体育活动中最易开展的项目之一，技巧性强，尤其适合灵活性、手眼协调性和上肢关节活动度训练。代表性活动包括发球、接发球、步法、推挡球、削球、弧圈球等基本技术，以及轮椅乒乓球。

4)飞镖：飞镖运动是一项集趣味性、竞技性于一体的室内体育运动。由于技术简单、易于掌握，不需要专门的场地和设施，且运动量适宜，不受年龄、性别的限制，经济实惠，是作业治疗最常用的训练项目之一。较适于进行肘部及手部关节活动度训练、平衡训练、协调训练和耐力训练等。代表性活动包括肩、肘和腕的基本姿势和动作，以及投掷过程中瞄准、后移、加速、释放和随势动作的训练。

(三)感觉统合治疗

感觉统合(sensory integration)是指大脑将从身体各器官(眼、耳、口、鼻、皮肤等)传来的感觉信息进行组织加工、综合处理的过程。感觉统合失调是指儿童大脑对人体各种感觉器官如眼、耳、皮肤等传来的感觉信息不能很好地进行分析和综合处理，造成整个身体不能和谐有效地运作。主要表现为前庭平衡功能障碍、运动协调障碍、结构和空间知觉障碍、听觉语言障碍和触觉防御障碍等五个方面。

感觉统合治疗就是为感觉统合失调的儿童提供一种感觉输入的控制，特别是从负责身体平衡、方向和速度的内耳前庭系统、肌肉关节和皮肤等处输入的感觉，使儿童能够统合这些感觉，促进神经功能的发展，并作出适应性反应，从而达到治疗的目的。感觉统合治疗实际上是一种游戏治疗，它将感觉统合失调的儿童用"游戏"的方式加以组织，让他们置身于色彩丰富、花样翻新的活动中，在轻松和快乐的游戏中改善症状。感觉统合治疗最初是为学习障碍儿童设计的一种治疗方法，现已广泛应用于特定性学习障碍、协调运动障碍、孤独症谱系障碍等疾病的干预和康复治疗中。感觉统合治疗的临床应用年龄是4~12岁。感觉统合治疗可明显改善儿童的注意力问题、动作不协调、运动能力差、学习困难、孤僻独处和攻击行为。

1. 原则

(1)针对性原则：治疗师通过详细的评估确切了解儿童的感觉统合问题、各方面发育水平、日常生活能力和学习能力，根据儿童的问题和能力有的放矢地组织治疗性活动。

(2)兴趣性原则：儿童的积极参与是感觉统合治疗成功的关键，因此感觉统合治疗最重要的是培养出儿童想做训练的兴趣。如果儿童对某些训练动作一时做不到，训练师要细心而有计划地去引导，变被动训练为主动参与，让儿童在训练中体验到乐趣。

(3)成功、快乐原则：活动内容、时间、频度以及难度必须适合儿童的能力水平，让其觉得“有点难又不太难”；活动必须能激发兴趣，促使儿童自己主动尝试各种活动，让儿童成功地做出适应性反应，享受成功带来的快乐。

(4)综合性治疗原则：对感觉统合失调儿童治疗时应该以综合性的方法进行。动态与静态、粗大与精细活动互相搭配，既保存适当体力，又能接受全面的刺激，使儿童的大脑能组织与统合感觉刺激信息，从而做出适合环境的反应。

2. 方法

(1)触觉训练：触觉训练可以强化皮肤、大小肌肉关节神经感应，辨识感觉层次，调整大脑感觉神经的灵敏度。适应证包括爱哭、胆小、情绪化、怕陌生、笨手笨脚、怕人触摸、发音不正确、偏食、挑食、注意力差、自闭、体弱多病等患儿。训练器材包括按摩球、波波池、平衡触觉板。

(2)前庭平衡觉训练：前庭平衡觉训练可以调整前庭信息及平衡神经系统自动反应功能，促进语言组织神经健全、前庭平衡及视听能力完整程度。适应证包括身体灵活度不足、姿势不正、双侧协调不佳、多动、爱惹人、语言发展迟缓、视觉空间不佳、阅读困难、自信心不足、注意力不集中、容易跌倒、方向感不明、学习能力以及习惯培养不起来。训练器材有圆筒、平衡踩踏车、按摩大龙球、滑梯、平衡台、晃动独木桥、袋鼠袋、圆形滑车等。

(3)固有平衡训练：可用于调整脊髓中枢神经核对地心吸力的协调，强化中耳平衡体系，协调全身神经功能，奠定大脑发展基础。适应证有多动不安、容易跌倒、脾气急躁、好惹人、语言发展不佳、缺乏组织能力及推理能力、双侧协调不良、手脚不灵活、自信心不足。训练器材包括独脚椅、大陀螺、脚步器、竖抱筒等。

(4)本体感觉训练：主要用于强化固有平衡功能、触觉功能、大小肌肉双侧协调能力，灵活身体运动能力、健全左右脑均衡发展。适应证有语言发展缓慢、笨手笨脚、注意力不集中、多动不安、情绪化、组织力及创造力不足。训练器材包括跳床、平衡木、晃动独木桥、滑板、S形垂直平衡木、S形水平平衡木、圆形平衡板等。

(四)手的作业治疗

手的功能非常复杂，它基本的功能形式包括：悬垂、托举、触摸、推压等支持和固定作用；击打等重复性操作；球形掌握、柱状抓握、钩拉等力量性抓握；指腹捏、三指捏和侧捏等精细抓握；还有尺侧三个手指固定、拇指和食指进行操作的复合式抓握，如调节手等动作。手高度精细的功能与其精细的解剖结构和复杂的运动生物力学密切相关。手损伤后常会导致水肿、疼痛、软组织粘连、关节痛硬、肌无力、感觉障碍等，影响手功能。手部常见畸形包括拇指的Z字畸形、掌指关节的掌侧脱位、掌指关节尺侧偏倚、天鹅颈畸形和扣眼畸形等。

1. *手康复目标*　手康复目标的设定可根据阶段不同而不同。手部损伤或术后开始至第3周为早期阶段，其主要目标是促进愈合、减轻疼痛、控制水肿、防止并发症、维持关节互动范围和预防粘连和畸形。损伤或术后第3周至第9周为中期，增加关节活动度、增加肌腱和神经滑动、改善关节活动度、防止软组织挛缩为此期的主要目标。损伤或术后第9周以后为后期，此期组织基本愈合，病情稳定，目标是最大限度地提高关节活动度、增强肌力、控制瘢痕、减轻新生组织敏感，增强手功能，包括手眼协调、灵活性、持久力等、恢复日常生活及工作能力。手康复的总体目标是最大程度恢复手的功能，包括运动和感觉功能，特别强调手的功能性应用能力，包括其在日常生活活动、工作和业余爱好中的应用。

2. *方法*

(1)体位摆放：手损伤后常将患肢抬高，有利于降低血管的压力，帮助淋巴液、渗出液的吸收回流、减轻水肿及疼痛。卧位时，抬高患肢，使患肢高于心脏水平，但有动脉栓塞时，患肢应低于心脏水平。坐位或行走时，采用三角巾悬挂患肢，手高于肘部平面，避免患手下垂或随步行而甩动。

(2)被动运动：被动运动包括被动活动、向心性按摩以及软组织牵伸。有助于减轻水肿，防止软组织粘连和关节僵硬。

(3)主动运动：手损伤后即使是很小的肌肉主动收缩也有助于手和上肢的淋巴回流。应让能够活动的关节尽早开始主动运动，可有效控制水肿、预防软组织粘连、增强肌力、改善关节活动度和手的协调、灵活性。遇有下列情况不宜早期开始主动运动：严重创伤后的3~4天、关节急性炎症、不稳定骨折、手术后需延迟抗阻运动。常用方法包括肌腱滑动练习、维持和增大关节活动度练习、增强肌力练习、改善手的协调性练习等。

(4)压力治疗：从肢体远端开始向近端增加外界压力，促进淋巴液和血液的回流。可选用橡皮筋或弹力带、弹力手套、指套等材料进行治疗。治疗期间需密切观察局部的血液循环情况，如手部皮肤颜色、温度和麻木情况，以防止压力过大。

(5)感觉重塑训练：神经损伤后部分再生的神经束在与原有的神经束对接时可能发生错位，使得感觉中枢对一个以往所熟悉的相同输入信号刺激产生了与受伤前不同类型或程度的解释。感觉重塑训练的目的就是促使大脑重新理解这部分改变了的信号，促使感觉恢复正常。训练方法包括感觉再教育和脱敏治疗。

(6)肌内效贴扎技术：肌内效贴扎技术是一种将肌内效贴布贴于体表，以达到增进或保护肌肉骨骼系统，促进运动功能的非侵入性治疗技术。肌内效贴可以起到改善局部血流，促进淋巴回流，消除软组织肿胀及疼痛，增进感觉输入，放松软组织或促进软组织功能活动的作用。根据疼痛部位和治疗目的可将贴布剪成不同的形状，常用的形状有I、Y、X和扇形(爪形)。使用前需清洁局部皮肤、除去毛发以增加贴布与皮肤的黏性。

(五)认知能力的作业治疗

认知是指人在对客观事物的认识过程中对感觉输入信息的获取、编码、操作、提取和使用的过程，是输入和输出之间发生的内部心理过程，这一过程包括知觉、注意、记忆、思维和语言等。认知的加工过程通过脑这一特殊物质实现。认知损害是所有损害中影响脑外伤和脑卒中患儿最终康复结局最为重要的因素。认知障碍是认知过程一方面或多方面的损害，主要是由于发育和学习迟滞，脑外伤或颅脑疾病(如脑卒中、帕金森病、阿尔茨海默病、多发性硬化、精神分裂症和其他慢性疾病)或社会文化状况(如营养不良或环境剥夺)所致。认知障碍通常包括感知障碍(忽略症和失认症)、任务组织障碍(失用症)、注意障碍、记忆障碍、语言和交流障碍、智力障碍和执行功能障碍,临床上以注意障碍、记忆障碍多见。

认知康复训练是脑损伤后认知功能再学习的过程,包括基本技能再训练和将教育和训练的成果应用到日常生活中的训练,以改善实际生活活动能力。

1. 注意力训练　注意是心理活动对一定事物的指向和集中。人要正常地生活与工作,就必须选择重要的信息,排除无关刺激的干扰,这是注意的基本功能。改进注意障碍,应考虑患儿各方面神经心理功能和日常生活需求。训练方法可从以下几个因素进行调整:首先,考虑患儿学习生活环境的任务要求,区分轻重主次,需加工信息的性质以及所处社会关系。其次,对患儿的个性、动机以及自知力加以考虑,这可以预计患儿能够多大程度地使用所建议的策略。注意力训练包括信息处理训练、以技能为基础的训练、分类训练等。

(1)信息处理训练:包括兴趣法、奖赏法、示范法。

(2)以技能为基础的训练:该训练不仅需要注意力集中,尚需要一定的理解力和判断力。可选择的有猜测游戏、删除作业、时间感和数目顺序等。

(3)分类训练:分类训练的目的是提高患儿不同程度的注意力。操作方式多以纸笔练习形式进行,要求患儿按指示完成练习,或对录音带、电脑中的指示做出适当的反应。包括连续性注意训练、选择性注意训练、交替性注意训练、分别性注意训练。

2. 记忆训练　记忆是脑对外界输入信息进行编码、存储和提取的过程。记忆连接着人们的心理活动的过去和现在,是人们学习、工作和生活的基本功能。记忆障碍是指一个人处于一种不能记住或回忆信息、技能的状态。记忆障碍会影响整个康复过程,因而限制患儿获得独立的能力。常见的记忆障碍包括记忆增强、记忆减退、遗忘、错构、虚构和似曾相识症。记忆训练的目的是逐步延长刺激与记忆的间隔时间,使患儿在相对较长的时间后能准确回忆或再现。记忆训练常用的方法包括环境适应、外在记忆辅助、内在记忆辅助。

(1)环境适应:环境适应适用于记忆系统失去了足够功能的患儿。通过环境的重建,满足他们日常生活的需求,对严重智力障碍者则是唯一的解决方法。

(2)外在记忆辅助:外在记忆辅助是利用身体外的辅助物品或提示来帮助记忆障碍者的方法。适用于记忆问题不严重且其他认知障碍较少的患儿。对于功能性记忆障碍者,这可能是最有用的策略。外在记忆辅助工具分为存储类和提示类两种。

(3)内在记忆辅助:内在记忆辅助是通过调动自身因素,以损害轻或者完好的功能代替损伤的功能,以达到改善或补偿记忆障碍的一些对策。包括无错误学习和助记术。

3. 知觉训练　知觉是人对直接作用于感觉器官的客观事物的各个属性的整体反映,是人对感觉信息的组织和解释的过程。换句话说,知觉是客观事物直接作用于感官而在头脑中产生的对事物整体的认识。知觉障碍最常见的表现是失认症和失用症。针对知觉障碍的作业活动有改善功能作业和功能适应性作业两种。在疾病或损伤的早期以改善功能的作业活动为主,而后逐步增加与实际生活相关的功能代偿和适应性训练的内容。

(1)失认症:失认症(agnosia)是指在没有感觉、意识、智能、注意等障碍的情况下不能识别熟悉的物体,常由大脑特定部位功能受损伤而致的识别缺陷,主要包括视觉失认、听觉失认、触觉失认和身体失认。多见于脑血管病、脑瘤、脑外伤等。

1)视觉失认:视觉失认是一种仅限于视觉通道的识别缺陷,患儿尽管有正常的视敏度、智力及语言等能力，但仍不能识别视觉呈现的物体。改善功能的作业训练包括：①识别训练：训练中给予非语言的感觉、运动训练；②对面孔失认者，反复用家人、亲属、名人等的照片或录像借助语言提示进行辨识；③对颜色失认者，可用色卡进行命名和辨别颜色练习。

2）触觉失认：触觉失认指触觉、温度觉、本体感觉以及注意力均正常，却不能通过触摸识别原已熟悉的物品，不能说出物品的名称，也不能说明和演示物品的功能、用途等。改善功能的作业训练包括感觉刺激和识别训练。功能适应性训练可利用视觉或健手的感觉帮助患肢进行感知，让患儿了解触觉失认在日常生活中的潜在危险性，避免损伤。

3）听觉失认：听觉失认指非听力下降或丧失，能判断声音的存在，但不能识别和肯定原本熟悉声音的意义。改善功能的作业训练包括建立声与发声体之间的联系；分辨发声和不发声体声、词联系；声辨认。功能适应性训练主要是指导患儿利用其他感官进行代偿。

（2）失用症：失用症（apraxia）是指实施器官在没有异常的情况下，不能执行有目的的动作行为。它是一组反映运动系统在皮质功能水平上的障碍的综合征，是一种获得性障碍。失用症的存在将影响患儿日常生活活动能力及回归社会能力，甚至有时失用症对日常生活活动能力的影响要大于躯体功能障碍对它的影响。

1）意念性失用：意念性失用是意念或概念形成障碍，是动作的构思过程受到破坏而导致复杂动作的概念性组织障碍。连续性动作越复杂，患儿的错误就越明显，主要为动作顺序及方向错误。改善功能的作业治疗包括：在治疗前及治疗中给患肢以触觉、本体感觉和运动觉刺激，加强正常运动模式和运动计划的输出；对于动作笨拙和动作异常，尽量不用语言来纠正，而应握住患儿的手帮助完成，并随动作的改善逐渐减少辅助量；训练前先进行想象或观摩，然后再进行尝试。功能适应性训练包括：训练时不宜将活动分解，而应尽量使活动在无意识的水平上整体地出现；ADL 训练尽可能在恰当的时间、地点和场景进行。

2）意念运动性失用：患儿不能执行运动口令，不能按照口令用手势表演（演示）使用某一种工具的活动。模仿可使表现有所改善，但仍不正常。意念运动性失用仅仅在检查时发现，为最经典的失用症。改善功能的作业治疗包括：故事图片排序练习；对日常活动分解练习；让患儿大声说出活动步骤逐渐变为低声重复，直至默念，应回避口头提示而采用视觉或触觉提示；单项的技能训练。功能适应性训练包括：选用动作简化或步骤少的代偿方法；慎重选择需较高水平运动计划能力的自助具。

3）运动性失用：为一侧大脑皮质运动前区轻度受损的结果，引起对侧肢体，尤其是上肢远端的运用障碍。常表现为一侧手指实施精细快速动作或系列灵巧的单个手指的运动障碍。改善功能的作业治疗包括：进行特定的作业活动前先给肢体以本体感觉、触觉、运动觉刺激；在训练中给予暗示、提醒或亲手教，症状改善后逐渐减少提示并加入复杂的动作。功能适应性训练主要是尽量减少口头指令。

4）结构性失用：反映在绘画及装配作业中的视觉结构能力障碍。是由于不能成功整合结构活动所需的视觉与运动信息所致。改善功能的作业治疗包括：复制几何图形；用积木复制结构；用火柴棍、木钉板、几何拼图或图画拼图进行复制练习；ADL 训练，如做饭、摆餐具等。

5）更衣失用：更衣失用症是视觉空间失认的一种失用症，患儿不是由于运动障碍或不理解指令而影响穿衣，而是在穿衣的动作顺序和穿衣的方式方法上错误，导致自己不能穿上衣服、不会穿衣服，或衣服的上下、里外、左右、前后搞不清楚。改善功能的作业活动包括：在更衣前让患儿用手感觉衣服的质地、重量等；在穿衣过程中给予语言和视觉提示；教给患儿一套固定的穿衣方法，反复练习；没有治疗师指导时，利用录音机或口述提示穿衣的先后顺序，功能改善后逐渐减少并去除指导。功能适应性训练包括：教会患儿根据商标或做标记区分衣服的不同部位；每次系扣时从最下面的扣开始或将每对扣子做不同的标记。

6）言语失用：言语失用是在语言交流过程中，中枢神经系统中构音运动程序编制和激活障碍，致外周构音器官在肌力、共济运动正常的情况下出现音素、音节等语言符号的生成障碍，最终表现为运动性交流障碍，可伴有失语、构音障碍、口吃和吞咽障碍等症状。治疗原则要集中在异常的发音上，提高患儿对构音运动的自我控制能力，建立每个目标音发出的运动模式，最终达到能随意精确地进行言语表达。对严重病例可通过提供代偿性的交流手段如手势语、写字板或语音合成器等来达到交流目的。

（六）压力治疗

压力治疗（pressure therapy，compression therapy），也叫加压疗法，指通过人体体表施加适当的压力，以预防或抑制皮肤瘢痕增生，防治肢体肿胀的治疗方法。压力治疗是作业治疗常用的重要技术之一，基本作用机制是通过局部的机械压力促进血液回流，并造成一定程度的缺血缺氧，从而控制局部水肿或瘢痕增生。压力治疗常用于控制瘢痕增生、防治水肿、促进截肢残端塑性、防治下肢静脉曲张和预防深静脉血栓等。禁忌证包括：治疗部位有感染性创面、脉管炎急性发作、下肢深静脉血栓。常见的不良反应有皮肤损伤、过敏、瘙痒加重、肢端水肿和下颌骨发育不良等。

1. 应用原则

（1）早期应用：压力治疗应在烧伤创面愈合后尚未形成瘢痕之前就开始。一般 10 天内愈合的烧伤不用压力治疗，10~21 天愈合的烧伤应预防性加压包扎，21 天以上愈合的烧伤必须预防性加压包扎，消痂植皮后的深Ⅱ、Ⅲ度烧伤应预防性加压包扎。

（2）有效压力：有效压力是指不同体位或姿势下，压力始终保持在有效范围。理想的压力为 24~25 mmHg（有效压力 10~40 mmHg），接近皮肤微血管末端的压力。若压力过大，皮肤会缺血而溃疡，压力过小则影响治疗效果。四肢压力可大一些，躯干、头面部以及儿童压力应小些。

（3）长期使用：对于增生性瘢痕，从创面基本愈合开始，持续加压至瘢痕成熟，至少需半年到一年时间，一般需 1~2 年甚至 3~4 年时间。另外，长期使用也指每天应用的时间长，每天应保证 23 小时以上有效压力，只有洗澡时才解除压力，每次解除压力时间不应超过 30 分钟。

2. 方法　压力治疗的常用方法包括绷带加压法和压力衣加压法，一般在使用压力衣加压前，先是用绷带进行加压治疗，同时常需配合压力垫和支架灯附件以保证加压效果。

（1）绷带加压法：通过使用绷带进行加压的方法。根据使用材料和方法的不同，可分为弹力绷带加压法、自粘绷带加压法、桶状绷带加压法、硅酮弹力绷带法。

（2）压力衣加压法：压力衣加压法是通过制作压力服饰进行加压的方法。主要包括量身定做压力衣加压法、智能压力衣加压法、成品压力衣加压法。

（3）附件：在进行压力治疗时往往需要配合使用一些附件以保证加压效果，同时尽量减少压力治疗的不良反应。主要包括压力垫和支架。

第三节　语言治疗

一、概述

(一)定义

语言是人类约定俗成的符号系统，言语是音声语言形成的机械过程。儿童语言障碍主要体现在语言发展异常和失语症、言语障碍主要表现在发音、声音和语言的流畅性异常。

(二)分类

根据语言障碍类型，儿童语言治疗主要包括语言流畅性治疗等。

(三)实施

根据儿童的年龄、障碍性质、治疗史、家庭及学校环境情况设定治疗目标。治疗目标设定的策略可有以下方向：消除障碍的原因，如佩戴适宜听力辅具，以补偿策略改进沟通功能；改善儿童的说话、语言及语用行为，促进其沟通交流能力。治疗形式可采取自主训练、家庭训练。

(四)注意事项

治疗以早期开始、及时评定、循序渐进、及时给予反馈、要求患儿主动参与为原则。训练时，治疗师要注意取得患儿的配合，并选择其感兴趣的环境、工具及内容进行训练。注意训练工具的消毒。

二、常用语言治疗方法

(一)听障所致语言障碍治疗

听觉障碍是指听觉系统中的传音、感音及对声音作综合分析的各级通路发生器质性或功能性异常，从而导致听力出现不同程度的减退。

听觉能力训练根据听觉能力发育阶段主要分为听觉察知、听觉注意、听觉识别、听觉理解等，而听觉能力发展的几个阶段是互相融合并，非截然分开的。听觉能力康复适合有残余听力儿童或听力补偿后的儿童。部分未能及早佩戴适宜听辅具的听障儿童由于错过了语言学习的最佳年龄，此时其早期训练重点应是看话和手势语结合，并尽早佩戴适宜听辅具。在其获得了好的听力补偿后，可首先进行听觉能力训练并融入言语语言训练，最终提高儿童的听觉言语语言能力的整体水平。

常用训练方法如下：

1. 听觉察知训练　指对声音有无的感知。可使用鼓、双响筒、三角铁、响板、沙蛋等声响玩具，训练儿童对各频段声音的感知能力。训练时应注意避免任何视觉因素的干扰，以达到听觉察知的训练目的。近年来，听力康复软件的发展与普及给康复训练提供了丰富的素材库。

2. 听觉注意训练　包括听障儿童对声源的定位、选择性注意、维持注意等。

(1)听觉定位：指儿童对声音的寻找行为，此为听觉注意训练的第一步。在训练中，让小儿听到来自不同方向的声音并指出其方位，可将音响玩具放在儿童看不到的位置并提醒其寻找。

(2)选择性注意：要求儿童在声音定位基础上选择某一声音为主导的听觉刺激，将该声音与环境中其他声音区分开来，也称信噪知觉。训练时，治疗师可要求小儿在背景噪音下听某些声音或说出什么声音或重复词语。

(3)维持注意：让小儿在听觉信息处理中维持一定的时间，即"注意持续时间"。训练时，先以简单有趣的刺激引起小儿兴趣与注意。成功后，可让小儿持续听一系列乐器所发出的声音(若孩子感兴趣还可让其自己敲乐器)。其维持注意时长可能与听觉刺激的性质有关。

3. 听觉识别训练　包括对乐器声、动物叫声、自然声音、人声等各种声音的辨认。其中，听障儿童对自然环境声的识别较有难度，且家长和治疗师在训练中也经常忽略此点。训练中，可将声源与其相应的自然现象的图片或录像予以呈现，使患儿更好地将声音与情景结合起来以理解声音的意义。在对人声辨认中，音素的辨认最为基础，对于音素的辨认训练，为避免多音节词可能对儿童提供提示，可采用单音节词进行训练。

4. 听觉理解训练　对所听到的声音的理解，包含对所听内容进行解释、理解、储存和应用。训练听障儿童对听觉刺激的记忆能力，反复刺激，强化记忆，积累更多的听觉信息，以便将音素组成字，由字组成词语、短语，乃至扩展成句子。

(二)儿童语言发育迟缓治疗

语言发育迟缓是指处于发育过程中的儿童，其语言发育并没达到与其年龄相应的水平，语言发育出现较为明显的延迟。狭义的语言发育迟缓不包括听力障碍、构音障碍、孤独症谱系障碍所致语言障碍等其他语言障碍类型。根据其语言发育迟缓的检查结果确定儿童处于哪个阶段水平，把此阶段定为开始训练的出发点来设定训练内容。

1. 阶段性的治疗程序

(1)言语符号尚未掌握阶段(A群)：包括阶段1、阶段2和阶段3-1。此阶段训练以获得言语符号(理解)与建立初步交流关系为目标。方法为先导入手势语、幼儿语等象征性较高的符号。

1)事物、事态概念未分化阶段(阶段1)训练：旨在充分调动儿童听、视觉及皮肤的痛、温、触、压等感觉，帮助儿童充分注意外界人与事物的存在。①注视及追视训练：采用听、触、视觉刺激，促进儿童对事物的注意及对活动事物的持续追视。②运动游戏训练：使用能使触觉和身体感觉变化而感到快乐的游戏，增加儿童与成人身体接触或其对人的注视。如哄抱、举高、转圈、荡秋千、羊角球等。③对事物持续记忆训练：建立事物恒存概念，让儿童注视到眼前存在的物品，然后将其遮盖或藏匿于箱中，让儿童寻找。④事物的动手性操作：通过对外界事物进行某种操作而发生变化的过程。从简单操作如触摸、抓握等发展到复杂操作如敲打、拿出等。可利用各种玩具，最初可帮助及引导儿童完成希望出现的反应，逐渐过渡到儿童能够独立做出适合事物用途的操作。

2)事物功能性操作到匹配、选择阶段(阶段2)训练：以不断扩大能进行功能性操作事物的范围，从而使儿童能做到多数事物的辨别性操作为目的。①事物功能性操作的扩大训练：

通过模仿引起儿童对身边日常用品（电话、水杯等）的注意，并能够执行治疗师的指令、掌握其用途。该训练应与家庭指导同时进行，使儿童能做到泛化，即在训练室、幼儿园、家庭等不同场所均能使用。②多种事物的辨别训练。A. 以形式特点为基础的操作课题：通过匹配、选择等分类游戏，认识事物的属性，如对不同颜色、大小的球进行分组；B. 以功能特性为基础的操作课题：通过匹配、选择等，让儿童认识事物的特征和用途。

3）手势符号阶段（阶段 3-1）的训练：对儿童来说，手势符号比言语符号更容易理解、掌握和操作，故以此为媒介逐渐向获得言语符号过渡。训练手势符号的同时也要给予言语符号作为刺激。该训练适用于中重度语言发育迟缓、言语理解及表达尚未掌握的儿童，或言语符号理解正常但不能表达的儿童。①场景依存手势符号训练以培养儿童对手势符号的注意程度为目的，训练应在日常生活空间及游戏场面中进行。例如儿童想要“妈妈抱”时，必须让其看到妈妈“张开双臂”的手势令其模仿。②表示事物的手势符号训练以训练儿童对手势符号的模仿、理解其与事物的对应关系为目的。手势符号与指示内容相结合，训练过程中必须让儿童充分注意到手势符号的存在，如给玩具娃娃戴帽子、治疗师拍拍娃娃头部，再拍拍自己的头部，然后说“帽帽”，促使儿童选择帽子并进行动作模仿。③利用手势符号进行动词及短句训练。日常生活中根据儿童行为及要求，在给予言语刺激的同时给予一定的手势符号，并让儿童模仿，逐渐将动作固定下来，并将手势符号运用在日常生活当中。如“吃苹果”先做“吃”的动作，再做“苹果”的手势符号，让儿童模仿，使儿童学会自然地造句。

（2）阶段 3-2 过渡群、言语表达困难（B 群，阶段 4-1 以上）：此类语言发育迟缓儿童侧重于模仿、掌握与理解水平相适应的言语表达行为、扩大理解与表达的范围。具体训练步骤如下：

1）发声诱导训练：从腹式呼吸训练着手，由下而上依次训练发声、共鸣、构音等。

2）从儿童熟悉的事物着手练习发音。早期引导的发音词汇包括：易于构音的词（mama、baba）；多音节词，但词头或词尾等词的一部分音能够发出，如西瓜（gua）。

3）结合儿童认知水平，由手势符号阶段逐渐过渡到言语符号阶段。先从事物名称开始引入，后引入动词、形容词。手势语向言语表达过渡阶段的儿童接受训练时，手势符号或言语符号引入的词、手势符号与言语符号共同引入的词应交替呈现，以逐渐增加口语表达的词汇量。

（3）语言发育水平低于实际年龄（C 群）：该类语言发育迟缓儿童主要表现为语言水平落后于实际年龄，其语言理解与表达已具备一定基础，训练时应考虑扩大词汇量，增加理解与表达的语句长度与复杂度等。

1）扩大词汇量训练：词汇的导入可从最常接触的事物图片开始，进行词汇的理解训练。手势符号→言语符号（幼儿语→成人语）词汇的范围包括名词、动词、形容词、代词、量词、数词、副词、助词、连词、介词、叹词。正常 2 岁儿童词汇中各类词汇均已出现，其中以名词和动词占绝大多数。①名词分类训练：训练目的是对常用名词的同一范畴进行分类训练。如把猫、象、狗的词汇混在一起进行动物类别的训练不容易完成。此时，可用各种不同的猫、象、狗玩具和图片来辅助进行分类训练，以形成动物概念的分化。②动词训练适合于名词词汇量已扩大，可以理解分类的儿童。可用单词结合游戏进行训练，从有手势语或幼儿词的动词句形式导入到动词的训练。③形容词训练以图片和游戏为主，获得过程如下：体态符号→幼儿语（言语符号）→成人语（言语符号）。

2）词句训练：从实物、镶嵌板、图片中选择儿童感兴趣的语言素材；训练从两词句向三词句过渡，逐步进行句法训练。常见训练内容如下：①名词句（大小+事物/颜色+事物）训练：适合于可以理解人名、大小、事物、颜色等构成句子的要素，但对词句中的一个指示内容及对应关系掌握困难的患儿（例如儿童能理解大、小，鞋、帽等，但不能理解大的帽、小的鞋等对应关系），治疗师需根据儿童理解程度，选择训练的句型。②动词句（主语+谓语/谓语+宾语）训练：适合于可以理解人名和动词的语言发育迟缓儿童。如在训练"爸爸切""姐姐洗"时，治疗师可利用"谁""做什么"等询问，应答关系训练的同时可逐渐扩展句长。③三词句（主语+谓语+宾语/大小+颜色+事物）训练：适合于可以理解两词句的儿童。训练程序如下：确定构成三词句中的两词句是否理解→能够理解三词句的图卡→三词的理解→表达。

3）句法训练：包括可逆句和被动句训练。其训练程序为：明确显示句子的内容→排列句子成分的位置→表达。例如，①可逆句"小猫洗小狗"的学习：治疗师出示大图"小猫洗小狗"，并让儿童注意观察拿刷子的动物；治疗师将小图按"小猫"+"刷子"+"小狗"顺序从左到右排列，让儿童注意主语的位置并让其联系排列顺序来说出句子。②被动句"兔子被小猫追"的学习：治疗师让儿童注意观察大图中被追的动物，并将小图按照"兔子"+"小猫追"顺序从左到右排列，让儿童注意各自的位置来说出句子。训练过程中，治疗师可做相应的模仿动作或游戏来促进儿童对不同句型的理解，反复训练至儿童能自己排列、理解、说出。

（4）交流态度不良（Ⅰ群）：根据言语符号的发育阶段，以改善其交流为目的进行训练，训练方式可多样。

1）语言与物体相结合：帮助儿童理解语言，促进其模仿和运用。对于有听力、视力缺陷的儿童还应采用口语与肢体语并行及口语与触觉相结合的训练方法。

2）语言训练与操作训练相结合：应用扣衣扣、彩色绘画等操作性训练，促进手指的精细功能，增进智力和语言发育。

3）语言训练与娱乐相结合：唱、跳、敲打击乐、玩智力拼图、看卡通故事等，把语言和智力培养渗透在娱乐活动中，是一种轻松愉快的学习方法。

4）语言训练和运动相结合（集体游戏模式训练效果更佳）：蒙眼猜象、丢手绢等。

5）语言训练与文字教学相结合：在语言训练的同时，治疗师可进行简单的文字教学。如写数字、字母、拼音等，还可以训练辨认钱币，对于进步快的儿童还可教阅读短小句子和文章、数学和书写文字。

（5）言语代偿训练：进行上述训练后，许多语言发育迟缓儿童仍不具备言语表达能力，但却有语言接受能力；有的儿童言语清晰度极差，不能作为交流的手段，治疗师可采用辅助沟通系统，又称增益及替代性语音沟通辅助具（alternative and augmentative speech communication system，AAC），或文字阅读书写的方式来建立代偿性的非语言交流方式。

1）辅助沟通系统包括：沟通图卡、沟通簿、沟通板、笔记本电脑、便携式电子交流装置等。而专业的计算机软件系统也逐步运用于言语障碍患儿的交流，这些装置还可以合成言语声音来替患儿发声。

2）文字训练包括：①文字字形的辨别训练：几何图形辨别→单字字形辨别→单词水平辨别；②文字符号与意义的结合训练：字字匹配→字字选择→字图匹配→图字匹配，儿童能够辨别1~2个音节后即可进行此阶段的训练；③文字符号与意义、声音的结合训练：可进行图片与相应文字单词连接的作业，然后读出文字。

2. 训练技巧　主要包括一些常用的情绪调控与行为处理技术。

(1)示范与提示：儿童若缺乏反应或反应不当时，应予以示范，帮助其达到治疗要求。若仍反应不正确，可予以口语或手势提示。

(2)扩展与延伸：扩展是在儿童讲话的同时，治疗师予以语言回应，保留了儿童讲话的主要内容，将儿童不足的话语补充起来。延伸是在儿童的讲话内容外给予反馈或其他相关的内容。

(3)说明：当孩子正在进行一活动的同时，治疗师可适时予以相关的说明。

(4)鼓励：鼓励可分为物质鼓励(如吃东西、玩玩具等)和精神鼓励(如口头称赞、贴星星或大人的愉悦表情等)。

(三)儿童语用障碍治疗

语言应用能力简称语用能力，是个体在一定的语言环境下应用语言的能力。语用能力主要体现在三个方面：轮流讲话、在讲话中不断变换说话者和听者角色；说话时要表达清晰，所讲的话要让听者明白；听的时候要集中注意力、在说者词不达意时，让其知道。语用、语音和语言三者协同作用，促进人际交往中的有效沟通。

语用障碍主要表现为语用能力低下、多见于孤独症谱系障碍患儿，在阿斯伯格综合征中表现得尤为明显、已经作为症状之一写入阿斯伯格综合征的诊断标准。这类患儿沟通能力低下的主要原因之一就是其语用能力的低下。在人际交往中，这类患儿往往表现为不懂轮流说话的原则、在别人讲话时他们随时插嘴，打断别人，同时刻板重复性语言也体现不出说者和听者之间的角色转换，部分患儿虽然词汇量、语法、句法和语音等均已习得，但不能主动、清晰地表达自己的观点，不能根据讲话的场合和对象调整自己的讲话内容和讲话方式；不能认真倾听并通过身体语言或口头语言对讲者所讲内容给予反馈。患儿由于语用能力不足，往往不能主动发起话题并维持话题，最终导致沟通效率低下甚至为无效障碍。

语用障碍的常用治疗方法如下：

1. 认识语用能力的发育进程　儿童语用能力发育与习得语用能力发育过程：10月龄，语用能力开始发育；3岁，健谈，开始注意自己的语言如何影响他人的行为；4岁，对2岁幼儿讲话时会简化自己的语言；5岁，据听者情况调整自己说的话，尝试把所谈内容解释清晰；学龄期儿童，可以像成人一样自如使用语言。根据患儿现在语用的能力水平，促进患儿语用能力向下一个阶段过渡。

2. 训练儿童学习听别人讲话的能力　鼓励并引导患儿在别人讲话时，要注意听别人讲，比如看着对方，或者时不时给予语言上的回应，比如“嗯”“是的”“对”等；当别人没讲完时，不要离开；当不明白别人讲话内容时，可以使用“嗯?”“请再说一遍?”“我听不懂”或者其他身体语言表示自己的疑问；对于能力较强的儿童引导他们学着去听“言外之意、弦外之音”，学着去听比喻、寓意、幽默语、笑话等。

3. 训练儿童正确表达自己的想法　当别人听不懂自己讲的内容时，要重复或者使用其他方式进行解释；当别人对其讲话内容不感兴趣时，要学着去终止；对于能力较强的儿童，可以尝试训练儿童去讲别人感兴趣的话题；在不同场合讲适合该场合的话；根据听者特征、兴趣、年龄等调整自己讲话的方式等。

4. 学习轮流讲话的原则　听别人讲话的能力和正确表达自己想法的能力是轮流讲话的前提。不顾及别人正在谈话，随时打断别人讲话，或者喋喋不休地讲自己感兴趣而别人不感兴趣的都不符合轮流讲话的原则，不利于话题的维持。

在语用障碍的训练中，根据患儿的特点，可以选用 ABA 法(强化疗法)、自然疗法、视觉教法、语言行为教育模式，可以使用正性强化法、思维解读和角色扮演等技巧，合理使用奖励物和各种辅助技巧。

(四) 儿童失语症治疗

儿童失语症是指在儿童语言发育过程中，由于各种原因引起的脑损伤所导致的儿童语言功能损伤。包括对既有已经习得语言能力的损伤，也包括阻碍未发育成熟仍需进一步发育成熟的语言能力。

发生年龄多为 2~16 岁儿童。由于儿童处于运动、认知、语言等各项功能发展及学习中，儿童的语言功能具有迁移能力，其损伤后的语言功能替代和重组能力优于成人。儿童失语症一旦发生，应及早接受系统的语言治疗。根据患儿失语症特征，尤其是对于年长儿童，可以酌情选用 Schuell 刺激法、阻断去除法、程序操作法、功能重组法、旋律语调治疗法以及计算机辅助下的失语症康复技术等。

(五) 构音障碍治疗

构音障碍(dysarthria)是指由于神经病变，与言语有关的肌肉麻痹、收缩力减弱或运动不协调所致的言语障碍。强调呼吸、共鸣、发音和韵律方面的异常，从大脑到肌肉本身的病变都可引起言语障碍。构音障碍包括运动性构音障碍、器质性构音障碍、功能性构音障碍三大类。儿童构音障碍的治疗主要从三方面入手：直接对有障碍的言语功能进行训练；强化和补助残留言语能力的训练；对儿童家长进行指导及改善周围语言环境。

常用训练方法如下。

1. 基础训练

(1)姿势体位训练：让儿童坐在矫正椅上，躯干固定，头稍后仰，两腿稍分开，脚面自然平稳地放在踏板上。此法较适用于有异常姿势的特殊儿童，能降低全身肌张力，抑制异常姿势，同时方便治疗师进行训练。

(2)放松训练：患儿取放松体位，做双肩上耸，保持 3 秒，然后放松，重复 3 次以放松肩关节。

(3)呼吸训练：呼吸气流及气流量的控制是正确发音的基础，是构音的动力，是语调、重音、音节、节奏形成的先决条件。呼吸训练体位：头部保持正中位，躯干挺直，双肩水平。

1)深呼吸与吸气控制训练：①同时堵住口鼻，屏住呼吸，一定时间后急速放开，从而促进深呼吸。操作时可先让儿童屏住呼吸 3 秒，逐渐延长至 5 秒、8 秒、20 秒。②让儿童取仰卧位，膝、髋关节同时屈曲，用大腿前部压迫腹部，然后迅速伸展下肢以解除其对腹部的压迫，从而促进深呼吸。③对有一定理解能力、年龄偏大的儿童，可给予口头指示，模仿治疗师"深吸一口气，然后慢慢地呼出去"。④若儿童呼气时间短且弱，可采取辅助呼吸训练法。患儿仰卧位，治疗师帮助其进行双臂外展和扩胸运动，或将双手放在儿童两侧肋弓稍上方，在呼气终末时给胸部压力，也可在呼气末向前下方轻按腹部以延长呼气时间和增加呼气力量，也可用吹口琴、吹肥皂泡、吸管等进行训练。同时可结合发声、发音一起训练。

2)口、鼻呼吸分离训练：患儿取抑制异常姿势体位，闭住嘴巴用鼻子吸气，再捏住鼻子用嘴呼气。呼气前需停顿以免过度换气，逐渐增加呼气时间，呼气时尽可能长时间地发"f" “s”等摩擦音，但不出声音，数周训练后，呼气时同步发音并坚持10秒。亦可采用可视性口、鼻呼吸训练来提高儿童兴趣，如将薄纸撕成条状放于儿童口鼻前，让其吹或吸气。

3）促进发音与发音持续训练：利用“可视语音训练器”对儿童进行训练。

2. 口部运动训练

（1）口部运动及刺激训练：对智力较好的儿童可用语言指示做张口、闭口、噘嘴、咧嘴、示齿、圆唇、鼓腮、微笑、吮颊的动作，反复练习至熟练为止。也可用拍打下颌法，或利用压舌板、毛刷、唇肌刺激器等刺激。

（2）口唇与下颌的运动训练：下颌控制不良口唇就难以闭合以致无法构音，也是儿童流涎的原因。

1）控制口唇闭合：利用冰块或冰棒对口唇及舌进行冷刺激，用刷子快速（5次/秒）刺激口脂、口唇、下颌内侧，轻轻拍打下颌中央及颞颌关节部位皮肤以治疗下颌的过度张开；利用奶嘴或吸管让儿童做回吸运动，用口唇吹纸条、吹泡泡、吹喇叭等。遵循从易到难的原则。

2）下颌拾高，尽可能张口至最大开口位，然后缓慢闭合下颌前伸，慢慢地由一侧向另一侧移动。

3）唇闭合、唇角外展，双唇最大限度向前噘起（发“u”音位置），然后尽可能地向后收拢（发“i”音位置），逐渐加快速度，重复数遍、但不发出声音。双唇闭紧夹住压舌板，治疗师可向外拉压舌板以增加唇闭合的力量。练习鼓腮有助于发爆破音。

4）腭运动练习张口、闭口、用力叹气反复发短“a”音。

（3）颌唇训练：闭唇、咧唇、咂唇、圆唇等。口唇与下颌的协调运动为发音打下初步基础。

（4）舌的运动训练：舌是最重要、最灵活的构音器官，其精细分化运动是发音训练的重要组成部分，训练内容包括舌前伸、后缩、上举抵上腭、向后卷舌以及舌在口腔内的各向运动。治疗前可对舌内外肌做冰或毛刷刺激以提高其感知觉。

3. 类似构音运动训练

（1）/p/音：在纸片飘动的视觉反馈及治疗师的手法辅助（控制患儿闭唇动作及避免气流从鼻腔流出）下，诱导患儿做快速吐气的动作。

（2）/f/音：让儿童练习上齿咬下唇的动作，当动作能较流畅完成后，让其在做动作的同时以擦音方式呼出气流。

（3）/g/音：用舌根音训练器按压患儿舌中部并做下压向舌根方向推的活动，促进患儿舌根隆起。

（4）/j/音：使用舌抗阻训练器让患儿舌头前伸并用力顶训练器，治疗师缓慢调整训练器角度使其舌体呈“拱桥”形态。

（5）/s/音：将压舌板一侧顶端部分置于患儿下齿背稍后部位，让患儿舌尖轻触压舌板尖部，再嘱患儿轻咬压舌板并让其气流集结于舌尖部呼出。

（6）/zh/音：将舌定位训练器置于患儿硬腭前中部，嘱患儿用力顶训练器的小孔。

4. 引导发音训练　发音训练要按照语音发育规律，并与视、听、触觉等功能密切配合，根据儿童发音器官运动障碍程度，从易到难，选择与其相适应的训练方法。可先从简单的唇音/b/、/p/、/m/、/f/开始，再进行较难的软腭音/k/、/g/等，最后进行齿音及舌齿音/t/、/d/、/m/等。也可按先训练发元音/a/、/u/等到辅音/b/、/p/、/m/等，再将已掌握的辅音与元音结合起来进行训练，如/bal /pa/、/ma/等。训练时让儿童看着治疗师发音的口形，反复模仿，熟练掌握后采用元音+辅音+元音的形式，如/ama/、/apa/等继续训练，最后过渡到单词和句子的练习。需注意发音清晰度、音量、语调和韵律。

其中进行软腭音/k/、/g/训练时，要求舌头不触及上腭进行发音，儿童可采取仰卧位、两腿屈曲向胸部靠拢，或坐在矫正椅上身体稍后倾、头稍后仰，治疗师用压舌板限制舌尖触及上腭或用手轻压下颌舌根部，鼓励患儿发音，当压舌板或手拿开时则发出/k/、/g/音。

进行齿音及舌齿音/t/、/d/、h/等训练时，儿童的姿势非常重要，可采取仰卧位，四肢伸展，治疗师托起其头部略向前屈；或采取坐位，两手支撑躯干，头向前屈。头向前屈是关键，能使下颌受到从下至上的压迫，令其被动地往上推，治疗师发音的同时令患儿模仿，或用工具固定舌再做发音训练。

5. *泛化训练*　当患儿能够很容易地发出正确音时，治疗师应把重点转移到泛化训练。泛化训练主要是让患儿将所获得的正确音向多个情景迁移。此类训练内容的结构化程度较低，治疗师可以采用朗读、对话等方式进行训练，这些方式都比较接近正常说话的情景。

（六）语言流畅性治疗

语言流畅性障碍是因不自主的声音重复、延长或中断，无法表达清楚自己所想表达的内容。常见的语言流畅性障碍为口吃。其中，运动与平衡及协调功能发展异常、语言功能发展异常、心理发展异常均可导致口吃的发生。针对已发生口吃的孩子，应采取综合的治疗措施以预防口吃程度进一步发展；由心理行为相关因素造成的口吃，应尽力了解造成口吃的对应心理行为因素并据此消除根本原因。口吃的治疗主要有家庭训练及相关专业人员（如语言治疗师）的训练。

常用训练方法如下。

1. *指导性家庭训练*　家庭成员日常与孩子接触时间较长，治疗师有必要教父母如何鼓励孩子在放松的语言环境下说话。

（1）语速：口吃患儿及倾听者的语速是影响流畅性的因素之一，口吃患儿经常加快语速以紧跟成人的语言节奏，因而可能出现重复、拖音、发音不清晰现象及语音形成与呼吸不协调现象。家庭训练中，成人应减慢语速以引导儿童减慢语速。

（2）语言交流方式：当提问问题数量很多时，儿童的非流畅性语言增多。而许多成人与儿童的交流为提问式，这些问题常常把孩子卡住。治疗时，可改变口语交流方式，减少提问式语句，用陈述句方式与口吃患儿交流；说话语气要适中，不要让儿童感到你在给他做训练。

（3）语言交流内容：若家长在与儿童交流时能够经常谈论当时发生的事情，儿童的流畅语言会增加。当谈论的物体和事情摆在他们面前时，儿童发音会更加流畅，获取词汇速度加快。如果让儿童回忆昨天或2小时前他做了什么、看到了什么，他似乎要搜寻名字或单词来表达自己的想法，可能不利于他的流畅性语言的表达。实物特征可促进口语形成，也可用图画代替实物。家长与儿童一起看图书或故事书时，避免采用“合上书考试”的方式，应该让儿童看着图画来进行会话交流，如进行图画命名、描述图画的特征、评论图画上的行为等。若口吃患儿能够自发地给图画命名或进行评论，就更容易诱导出流畅性语言。

（4）倾听与关注：当儿童要求我们注意听他们说话时，其语言非流畅性有可能增加。因此，应尽可能地集中注意力听他们讲话，倾听时可注视他们的眼睛，切忌边听边做别的事。

2. *流畅性技巧训练*　口吃的治疗重点不在口吃本身，而应尽可能地应用合适的指导性技巧教口吃儿童在口唇处于放松状态时如何发起始音或起始词。

(1)语速与节律：口吃患儿常有不良的语速与节律，如时快时慢、越来越快后阻塞的语速与节律。治疗师需设计一种缓慢说单词或短语的游戏，要求儿童缓慢说话并示范如何缓慢说话，如装机器人说话游戏、唱歌游戏(打拍子以获得缓慢的节奏)。这样减慢语速可减少单词重复的次数，易化起始音的发出。

(2)音量设计：一种让口吃儿童说话柔和的训练。治疗师要求儿童轻声说话(声带不震动而用呼吸声说话)，切忌用力低语(会增加肌肉紧张度而出现喉部发紧现象)。

(3)语音：当起始词为浊辅音时，儿童语言更加流畅，起始音为元音或双元音时，口吃更加严重，甚至有时会出现停顿现象。

(4)呼吸和气流控制：口吃患儿的气流控制较难，容易导致深呼吸、喉头与口腔气流中止、喘气、说话气流不足、长句"拖延"等症状。治疗师需设计一种让其放松呼吸、回归正常呼吸模式的训练。如让儿童以"气息音"方式发/o/、/m/音，从每次呼气只发一个音逐渐到每次呼气说出短语、短句，保持气流和发音的连续性。

(5)肌肉紧张度：有时患儿在说话时胸腹部僵硬紧张却不懂得如何自我放松，此时治疗师可以一边轻轻按摩其腹部、一边说"保持你的肚子软软的"，此法对某些口吃患儿比较奏效。

(6)态度：治疗师在与儿童口头交流时应尽可能不用评价性单词，如"好""坏""正确""错误""非常好"等，而应以称赞性话语代替，以减轻其开口说话的心理负担。

(七)吞咽障碍的治疗

伴有构音器官的肌肉协调障碍的儿童，会影响咀嚼、吞咽功能及摄食能力，严重的会造成儿童进食困难，影响儿童的营养摄入和体格发育。通过咀嚼、吞咽障碍的治疗可以提高儿童的咀嚼与吞咽功能，改善身体的营养状况，增加进食安全，减少食物误咽、误吸入肺的机会，减少吸入性肺炎等并发症发生的机会。

咀嚼、吞咽运动是非常复杂的过程，无论哪个环节发生障碍，均会影响正常进食功能。咀嚼、吞咽运动的启动从食物被认知开始，即认识所摄取食物的硬度、一口量、温度、味道和气味。食物的信息通过视觉、听觉、嗅觉等感觉器官被送往大脑皮质，确认为食物。唾液、胃液等的分泌会变得旺盛，做好进食准备。决定进食的口腔活动包括纳食、加工处理、食块形成、送入咽部等过程。

纳入口腔的食物因形态不同而有不同的加工方式。为了使食物有可能在口腔内进行加工处理，原则上，口腔必须为封闭空间，也就是说，前方入口—口唇关闭，后方通往咽部的出口—舌根与软腭相接，避免食物落入咽部。

咀嚼、吞咽运动过程分为以下三相：

第一相称为口腔相：由下颌的上下运动与口唇的闭锁运动将食物送入口腔内，然后将送入的固体食物弄碎，混以唾液，形成表面润滑、易于吞咽下去的食物块(为了充分弄碎食物，舌可将食物送到左右的臼齿，下颌不仅做上下运动，也向侧方运动而促使食物移动)，由口唇、舌、下颌的协调运动将形成的食物块送入咽部的这一阶段称为口腔相。

第二相称为咽腔相：是由食物块的刺激诱发吞咽反射的阶段。产生吞咽反射，舌后部上举与软腭相接，完全封住口腔前部与咽腔，使食物块不能逆行；软腭上举，闭锁住咽腔，咽腔与后鼻腔闭锁，以防止食物进入鼻腔。同时，呼吸暂时停止，喉头向前上方运动与喉会厌相接，闭锁气管(喉头的气管防御作用)，食管入口处肌肉松弛而张口。随之咽部肌收缩，咽腔容积变小，由此产生向食管入口处的压力(吞咽压力)，食物块由咽腔被送入食管。第二相为复杂的反射运动过程，这个过程所需要时间很短，在0.5秒以下。另外，哺乳小儿与成年人不同，喉头位置较高，很难发生乳汁向气管流入现象，可以不闭锁鼻咽腔，一边进行呼吸一边可进行吞咽。

第三相称为食管相：食物块借助食管壁的蠕动运动而送入胃内的过程。

在咀嚼、吞咽运动中第一相可由自己的意志支配，故又称为自主相。吞咽的第二相和第三相不受自己的意志支配，故也称为不自主相。根据以上咀嚼与吞咽运动过程对咀嚼、吞咽障碍的儿童进行治疗。

1. 吞咽器官的运动训练　目的是加强唇、下颌、舌、软腭的运动控制，强化肌群的力量及协调性，从而改善儿童的吞咽功能。儿童吞咽器官的运动训练可与构音器官的运动训练方法相同，在此基础上还可进行下述治疗：

(1)下颌、面部及腮部练习：加强上下颌的运动控制、力量及协调性，从而提高进食及吞咽功能。把口张开至最大，停顿，然后放松；将下颌向左右两边移动，停顿，然后放松；夸张地做咀嚼动作；张开口说“呀”，动作要夸张，然后迅速合上；紧闭嘴唇，鼓腮，放松。以上每个动作重复5~10次。

对于下颌肌痉挛的小儿可采用如下方法：①牵张法：小心将软硬适中的物体插入儿童切齿间令其咬住，逐渐牵张下颌关节使其张口，持续数分钟；②轻柔按摩咬肌，可降低肌紧张；③训练下颌的运动，开口与闭口时均做最大的阻力运动，如用力咬住臼齿及开口时给以最大阻力。

对于下颌开合异常的儿童，当肌高度紧张、咬反射残留时，可对高度紧张的肌进行冷刺激按摩和牵伸疗法，使咬肌放松；当咬肌肌张力低下时，可对咬肌进行振动刺激和轻拍。另外，可通过主、被动运动让儿童体会开合下颌的感觉。为强化咬肌肌力可让儿童咬紧臼齿或让其以臼齿咬紧压舌板。

(2)口周肌肉的运动训练：口腔周围肌肉的运动障碍不仅阻碍咀嚼和吞送，对咽相期吞咽反射的开始也有很大的影响。以下运动有助于增强咀嚼和吞咽运动相关肌肉的肌力，改善口周肌的控制能力：

1)口唇闭锁运动是提高口轮匝肌随意运动的方法：让儿童面对镜子独立进行紧闭口唇练习。训练时如果出现痉挛一侧被拉至健康侧，儿童可以用自己的手保持正常位置。

对于无法通过主动运动闭锁口唇的儿童，治疗师可帮助进行被动的口唇闭锁运动，待口唇肌肌力逐渐增强后，会逐渐产生主动运动。具体方法：让儿童闭拢口唇，治疗师从外部加以对抗力，迫使口唇张开，这样有助于增强肌力。另外，可以让儿童口含压舌板或系线的大扣子，治疗师往外拉，让儿童尽量使之不被拉出，以此来训练口唇闭锁运动。

2)口唇突出(撅唇)与旁拉(咧唇)也可同样进行主动与被动运动：目的是加强唇的运动控制、力量及协调，从而提高进食吞咽的功能。具体方法：①咬紧牙齿，说“衣”声；拢起嘴唇，说“乌”声；双唇含着压舌板，用力闭紧及拉出压舌板，与嘴唇抗力；压舌板放嘴唇左面，用力闭紧，拉出对抗嘴唇咬合力，然后放右面再做。以上每个动作重复5~10次。②吹气练习：吹气、吹风车、吹肥皂泡、吹哨子等。③唇肌张力低下时的训练方法：用手指围绕口唇轻轻叩击；用冰块迅速敲击唇部3次；用压舌板刺激上唇中央；令儿童在抗阻力下紧闭口唇。

(3)舌训练：加强舌的运动控制、力量及协调，从而提高咀嚼、吞咽及进食功能，包括舌肌的侧方运动训练，舌尖和舌体向口腔背部升起训练，面颊吸入、舌体卷起、抗阻等动作训练。具体方法：把舌尽量伸出口外，然后缩回，舌伸展不充分时，用纱布轻轻包住舌尖，用外力向外拉，然后让儿童往后收缩舌，使舌前后运动；拉出动作有困难时，用茶匙凸面压迫舌背使舌平展，可使舌一点一点向外伸出，同时还可以加上轻微振动。使舌尽量贴近硬腭向后回缩口腔内；张开口，舌尖抬起到门牙背面并伸出；张开口，舌尖抬起到门牙背面，贴硬腭向后卷；舌尖伸向左唇角，再转向右唇角；用舌尖舔唇一圈；把舌伸出，舌尖向上，用压舌板压着舌尖，对抗阻力；把舌尖伸向左唇角，与压舌板抗力，维持，随即把舌转向右唇角，与压舌板抗力。舌尖运动不良时，边用茶匙凹面压迫舌侧前方，边交互进行左右运动训练。舌能够进行自动运动后，再加上运动舌尖使之触及口角，挤压脸颊内部使之膨胀等训练。以上每个动作尽量维持数秒，然后放松，重复5~10次。

当以上训练无法进行时，可戴上一次性手套，按指令直接指导儿童进行舌运动并予以确认。这种训练要注意避免儿童会厌过于紧张。另外，在压迫舌背进行训练时，避免只向下压舌及下颌，需用另一只手支撑舌根进行训练。

(4)腭咽闭合训练：

1)口内含住一根吸管(封闭另一端)做吸吮动作，或在水杯中放一根吸管，让儿童含着吸管做吸水的动作。

2)两手在胸前交叉用力推压，同时发“咔”或“啊”音，或按住墙壁或桌子同时发声，感觉腭弓有上提运动。

3)寒冷刺激：口唇闭合差(咬肌无力)、鼻咽腔闭锁差是咀嚼障碍常见的表现。寒冷刺激法能有效提高口唇、脸颊、软腭和咽部的敏感度，使咀嚼能够完成。用冰棉棒刺激腭咽弓，同时发“啊”音，可起到以下作用：①提高对食物知觉的敏感度；②减少口腔过多的唾液分泌；③通过刺激，提高对进食吞咽的注意力。

刺激方法：可将棉棒在碎冰块中放置数秒，用冰过的棉棒接触口周肌肉、上下唇、脸颊及颊黏膜口腔内以前腭为中心，包括后腭弓、软腭、腭弓、咽后壁及舌后部的刺激部位。应大范围(上下、前后、左右)地接触刺激部位，快速移动棉棒前端，左右交替，每次10分钟，促进唇舌运动，完成口唇闭锁。将棉棒浸入水然后冷冻，用冰过的棉棒刺激咽后壁、腭弓、舌后、舌根等部位，如果出现呕吐反射，则应中止。

(5)颈部放松训练：头部和躯干的过度紧张会妨碍舌及口腔周围肌的运动，降低咀嚼及吞咽能力。在训练前和进食前放松颈部，可以有效改善咀嚼能力。

具体方法：前后左右放松颈部，或通过左右旋转颈部运动及做提肩和沉肩运动，重复此运动。

(6)呼吸训练：同构音障碍治疗。

2. 促进口腔感觉训练　对儿童口腔进行各种感觉刺激，使其能够改善吞咽、咀嚼功能。方法包括：用冰块对口唇及舌进行冷刺激；用刷子快速地对口周、口唇、下颌内侧进行刺激；用手指拍打下颌中央部位及颞下颌关节附近的皮肤；用各种各样形状的软硬物体等对其口腔及舌进行刺激，以改善其口腔的感知觉；把食物送入口中时，增加汤匙下压舌部的力量；给予感觉较强的食物，例如冰冷的食团，有触感的食团(例如果冻)，或有强烈酸甜苦辣味道的食团；在所给予的食物适合口腔器官发育的基础上，尽量给予需要咀嚼的食团，借助咀嚼运动增加口腔刺激；给予腭舌弓温度触觉刺激。另外，鼓励儿童自己进食，家长逐渐减少帮助，可使儿童得到更多的感觉刺激。

3. 进食训练　儿童的进食训练可以提高口腔诸器官的协调运动功能，这对构音运动有很大的促进作用，可以说进食训练是发音训练的基础。

(1) 食物的选择：在纳食上，情况因食物形态而异。液体食物不必咀嚼，主要靠口唇将食物保持于口腔内，半固体食物取决于舌部运动，而固体食物则取决于门牙咀嚼及吞入咀嚼。应本着先易后难的原则选择食物，首选糊状食物，能较满意地刺激触、压觉和唾液分泌，使吞咽变得容易，然后由糊状→软食→固体食物→正常饮食。食物的内容必须适合口腔器官的发育。

(2) 姿势与体位：进行进食训练之前，必须让儿童进行抑制原始反射姿势的训练。抑制原始反射的姿位，即髋关节屈曲 90°，骨盆与脊柱的位置保持正常状态，缓慢活动头部。降低颈部的紧张性，使头部稳定在身体正中位置。

另外，进食的体位还因年龄、病情和食物的性状而异，如小年龄儿进食糊状和软食训练时宜采取抱姿。培养良好的进食习惯至关重要，最好定时、定量，能坐位进食不要躺着进食，能在餐桌旁进食不要在床边进食。

(3) 训练方法：通过进食过程中送入、咀嚼、吞咽等各个分过程进行进食功能训练，包括上肢功能训练、头控制训练、使用进食辅助用具等综合训练手法。通常对吞咽器官的训练包括：①先进行口、鼻分离训练(训练方法同构音障碍的治疗)。②对于高敏感型口腔功能障碍者以及残存口腔原始反射者要先进行口腔功能训练，使口腔脱敏，抑制原始反射。③当儿童口唇闭合不良时，可用压舌板伸入儿童的口腔内稍加压力；当向外拉压舌板时，儿童出现闭唇动作，要防止压舌板被拉出。

另外还可以采用以下方法促进口唇闭合：①冰块刺激法：用冰块在口唇或口唇周围进行摩擦，用冷刺激促进口唇闭合和张口的连续动作；②毛刷法：用软毛刷在口唇及口唇周围快速地以 5 次/秒的速度刺激局部皮肤，也可以起到闭唇的作用；③拍打下颌法：用手拍打下颌及下颌关节附近的皮肤，可促进口唇闭合。

进食时应将食物放在口腔最能感觉食物的位置，且能最适宜促进食物在口腔中保持及输送，最好将食物放在舌后部或颊部，以利于吞咽。进食时选择大小合适的一口量，防止食物从口中漏出或刺激不足，并且注意避免出现误吸、误咽现象。要调整合适的进食速度，前一口吞咽完成后再进行下一口，避免两次食物重叠入口。在餐具的选择上，要根据儿童上肢的功能状态，既要注意安全，又要达到最大的训练效果。对于年龄较小且不能主动进食的儿童，治疗师需把食物放在牙齿和颊之间，让儿童用舌把食物送到口腔中间，治疗师用拇指、示指和中指顶住下唇和下颌，使食物不能流出，帮助儿童完成吞咽的动作。

(4) 进食提示：在儿童进食时使用适当的语言、手势、身体姿势等提示，以促进儿童的吞咽，帮助儿童减少吸入的危险。另外，在吞咽时要注意防止误吸，因此，吞咽困难的儿童要在安静环境下进食，避免分心影响吞咽。

(5) 进食前后清洁口腔：儿童进食前后均需清洁口腔。吞咽障碍儿童口腔及咽部感觉、反射差，进食后残留在口腔及咽部的食物不易清除干净，容易随呼吸进入呼吸道，导致进食后潜在的肺部感染。儿童正处于发育期，不注意口腔卫生，容易造成牙齿的损害，进一步影响进食功能。因此，进食后口腔与咽部的清洁对于吞咽障碍患者预防肺部感染是一项重要措施。

第四节　心理治疗

一、概述

（一）定义

心理治疗是以一定的理论体系为指导，以良好的医患关系为桥梁，应用心理治疗的方法，感受、认识、情绪及行为，调整个体与环境之间的平衡，从而达到治疗的目的。心理治疗的治疗的目的在于解决病人所面临的心理困难，减少焦虑、抑郁、人际关系紧张等主症状，改善其依赖、退缩、敌对等适应不良行为，促进其人格进一步成熟，以积极的态度、适当的行为方式来处理心理问题和适应社会生活。

（二）分类

1. 从理解上分类

（1）广义的心理治疗：指医疗全过程，通过各种方式和途径积极地影响患儿的心理状态而达到治疗目的。

（2）狭义的心理治疗：指医生运用心理学的理论和方法，对患儿进行有针对性的治疗，如精神分析、行为疗法、人本疗法等。

2. 从形式上分类

（1）个别心理治疗：通过治疗者与患儿的个别谈话或其他方法进行的治疗。

（2）集体心理治疗：把数个或十几个病情相似或不同的患儿编成小组，由治疗者分次向集体实施的治疗。

3. 根据患儿意识范围大小分类

（1）觉醒治疗：指患儿的神志处于清醒状态，根据医生表达的信息，患儿能自觉进行积极的思考，有意识地调整自己的情绪。

（2）催眠治疗：指患儿处于意识极度狭窄的状态下，患儿可接受医生的言语指导，可将在意识中已经忘却的心理创伤回忆起来。

4. 根据学派理论分类　主要包括精神分析心理治疗、行为治疗、认知治疗、以人为中心的治疗等学派。

5. 根据理论模式分类

（1）分析性心理治疗：以“精神分析”的原理为基础，经由探讨患儿的深层心理，了解潜意识之心理动机、欲望及精神动态，协助患儿增进对自己心理的了解，进一步改善适应困难的心理机制。

（2）认知治疗：主要原理是认为凡是情绪或行为反应，均与其认知有连带关系。因此其治疗的着眼点放在认知修正上。

（3）支持性心理治疗：并非帮助患儿了解自己的心理因素或动机，而是支持协助患儿去适应目前所面对的现实环境。

(4)行为性心理治疗：根据学习心理学，对患儿的行为给予适当的奖赏或处罚，以消除不适应的行为，建立适应的新行为。

(5)人际性心理治疗：包括人本主义治疗、婚姻治疗、家庭治疗或团体治疗等，主要着眼于人际关系，包括人与人之间的沟通、权利和分配、角色扮演、情感与关系、认同与联盟等。

6. 根据实施的时间分

(1)长期心理治疗：指治疗的时间较长久，如超过三个月，甚至一两年。

(2)短期心理治疗：尽量在短期内完成，可能是五六次或十余次的会谈，也可经历两三个月的治疗。

(3)限期心理治疗：在治疗开始时，就立下一个共同的制约，如五次、十次或两个月等。

(三)实施

1. 一般性原则

(1)尊重信任原则：尊重和信任是治疗过程中治疗关系得以健康发展的重要保证。对于前来治疗的人，不论其地位高低，职业好坏，病情轻重，也不管是否喜欢、经济收入如何，均要求医生自始至终对病人保持尊重、同情、关心、支持的态度，积极主动地与其建立相互信任的关系。

(2)保密原则：很多心理问题涉及个人隐私。作为心理治疗师要遵守保密的职业道德，不把他人的隐私向公众或媒体散播，不做茶余饭后的谈资和笑料。当有教学、科研和心理健康的宣传教育等工作需要，不得不引用某些案例时，可事先征得当事人同意，或隐去其真实姓名和身份。

(3)综合性原则：心理治疗所要解决的心理问题千变万化，心理治疗所涉及的理论、技术和知识也非常丰富。因此心理治疗师在分析问题时，应全面考虑各种影响因素，既要重视心理活动的内在联系，又要考虑心理、生理及社会因素的相互影响。在进行治疗时，要有综合的观点，将诸多的理论和技术整合在一起，综合运用于需要帮助的每一个人。

(4)发展性原则：在治疗过程中，病人病情是不断变化的。治疗师应以动态发展的眼光分析病人的心理问题的成因，用发展的观点解决病人的心理问题和预测心理治疗效果。

(5)中立原则：中立原则包括两个含义，一是要求心理治疗师对病人的思想暴露、行为表现不予任何批评和是非判断，鼓励对方自己评价个人的行为表现。另外也要求治疗师在治疗过程中，不替来访者做决定或选择，而是保持某种程度的“中立”，引导病人认识自己、自我成长。

(6)回避原则：亲人与熟人应在治疗中回避。心理治疗往往涉及个人隐私，交谈非常深入，因此不宜在熟人之间开展心理治疗。

(7)转介或转诊：在心理治疗过程中，治疗师一旦发现自己不适合或不能为病人提供专业性帮助，应该将病人转介给其他治疗师，以利于病人心理问题的解决和康复。

2. 儿童心理治疗的特殊性

(1)不会主动求助：儿童年龄小，心理发育不完善，他们不善于表述自己的心理问题和需求，也甚少主动求助，通常由周围的成人或者家长为其做出是否治疗的决定。由于并非儿童自己做出要治疗的决定，所以会影响治疗关系的建立，治疗依从性比较差。

(2)言语理解和表达能力弱：儿童语言和言语发展不完善，缺乏使用语言进行有效沟通。

(3)更多依赖于家庭环境：相对于成人对家庭环境变化的左右和控制，儿童往往是家庭环境变化的反应者，几乎没有力量采取行动去消除环境的压力，只能被动地对父母争吵、父母离异、学习压力等作出反应。由于儿童的生活完全依赖于环境，所以应该把环境作为治疗的一部分来处理。

(4)处于发展阶段：随着年龄的增长，儿童自身处于发展过程中，不同阶段会有不同的心理表现，相同的心理表现在不同年龄的意义差别很大，治疗师必须根据其年龄特点，来认识其问题的性质和严重程度。

(5)可塑性强：儿童的个性在不断地变化和发展，具有很大的潜力和可塑性，早期干预可能会起到事半功倍的效果。在治疗过程中，只要排除各种障碍因素，给予情绪上的关注，建立一个可信赖的关系、儿童就会自行发展。

3. *实施步骤*

(1)了解儿童存在的行为问题：可通过治疗者的观察、与儿童的直接对话及家长对儿童情况的介绍来了解。

(2)进行诊断性评估：初步了解儿童的问题后，进一步了解儿童的出生史、生长发育史、疾病史、家族史，个性特点、情绪状态、同伴交往情况、学校的表现、同老师的关系、家庭文化背景、经济状况、父母的个性特征等，获得一个初步的印象。在此基础上，根据疾病的诊断标准进行详细的诊断性评估，明确儿童的问题。

(3)制订详细的治疗计划并实施干预：根据诊断评估，针对不同儿童制订长期而详细的行为矫正计划，同时提出改善家庭和学校教育环境的建议，使家长和教师充分合作，共同帮助儿童提高自尊心和自信心。同时还应包括给予有情绪困扰的家长的帮助，如指导他们正确认识孩子的问题、避免争吵、建立良好的亲子关系、充分沟通等。在制订治疗计划时，必须使家长对计划能够接受和理解，并容易执行治疗计划，否则会影响心理治疗的进程和最终的效果。

(4)监测治疗进展，必要时修订治疗计划。如能及时发现问题，则能对治疗方法和计划进行必要的修改从而达到治疗目标。

(四)注意事项

1. *与儿童建立良好的治疗关系*　年龄小的儿童，较多地依赖于父母或家人，不会轻易与外人接近，建立良好的治疗关系至关重要。首诊可多观察、少讲话，适时地发表观点；如果儿童对父母依恋明显，可以让父母陪在身边，顺便观察儿童与父母的互动方式，待慢慢熟悉后才让父母离开；要以欣赏的眼光、好奇的态度、适合儿童的语言使治疗得以顺利进行。

2. *治疗环境应符合儿童的心理特点*　根据儿童的心理特点，在布置治疗环境时，应该光线明亮、安静温馨，室内墙壁上可挂些儿童喜闻乐见的卡通人物或儿童画，摆放些不会发出噪声的玩具。心理治疗师不宜穿白大褂，可以穿些暖色调衣服，以消除儿童的恐惧心理。总之，治疗环境的安排和布置要利于儿童心理放松，不存恐惧和戒心，能真实地表达自己。游戏室、活动间、图书室等都可以成为儿童治疗的场所。

3. *交流的方式应符合儿童的心理特点*　比如在对儿童进行解释和指导时，要用通俗、儿童可以接受和理解的语言，正确表达自己的意图，让儿童明白。切忌模棱两可甚至相互矛盾的语言，以免儿童误解。在治疗过程中，要多用鼓励和支持的方法，帮助儿童挖掘自身和周围的潜力资源，以成熟适应社会的方式战胜困难。但避免包办，要“授其渔”，不是“给其鱼”。

4. 善用“学习”并注重情感治疗　由于儿童的言语及认知尚未成熟，难于靠自我的力量来操纵自己的情感与欲望，不能像成人一样，经由解释、辅导来改善自己的行为。因此，要善用行为治疗所依据的“学习”原则与技巧，采用奖励、惩罚、强化和负强化等来改善儿童行为。如果患儿还是婴幼儿，则要用“情感治疗”方法，主要给婴幼儿以陪伴、照顾和爱护，使婴幼儿感到安全、舒适和快乐。婴幼儿如能获得基本的安全感，其身心状况通常会自然而然恢复常态。

5. 重视父母的参与和合作　由于儿童的身心发展深受父母的影响，对儿童的治疗，要尽量让父母参与，取得他们的合作，以改善儿童行为和生活习惯。儿童年龄越小，越需要父母的参与。父母亲的参与和养育行为的改变对儿童康复起着至关重要的作用。

6. 认识和处理儿童治疗中可能存在的阻力　儿童心理治疗可能遇到来自家长、教师和儿童自身的阻力，他们可能会表现出不合作的态度，从而影响治疗效果。为了消除阻力，对家长，治疗者应尽可能让家长了解，他们的参与对孩子的治疗非常重要。对教师，应向他们请教帮助孩子进步的策略，并邀请他们加入治疗小组；对儿童自身，则要做出保密的协议，并力求与儿童建立和谐、信任的关系。

二、常用的心理治疗方法

(一)精神分析心理治疗

精神分析心理治疗基于西格蒙德·弗洛伊德(Sigmund Freud)所创立的精神分析理论。精神分析心理治疗认为精神症状往往是对心理挫折或困难所发生的防御作用，尤其与早年的创伤性经历有关。这一理论相信每个人在愿望未能满足或产生不愉快、不可接受的情感时，会产生内在的心理冲突和紧张，个体往往通过保护性的防御机制，把这些冲突压抑在潜意识里，从而暂时缓解心理冲突和紧张。通常个体在意识领域里意识不到这些心理冲突和压抑的过程。一旦心理冲突过于激烈或防御机制失效，就会产生病态的心理和行为。因此，精神分析治疗时主要运用自由联想、梦的解析、移情、阻抗等技术，让病人回忆早年的经历，分析潜意识里的矛盾冲突与症状的关系。当这些被压抑的心理冲突被病人识别和接受，他们就能尝试以更成熟的防御机制去适应。

但对于心理发展尚不成熟的儿童来说，不能应用内省来探讨潜意识里的精神活动，因此不能直接运用自由联想等技术进行治疗，可以运用游戏、讲故事、说愿望等治疗技巧帮助儿童将潜意识里的欲望和困扰“投射”出来。精神分析心理治疗最常见的形式是对话，对于年幼的儿童则是通过游戏的形式展开对话。在游戏的过程中儿童会不知不觉地展现出自己家里或伙伴之间的人际关系或生活实况，表达出内心的不满和愿望。治疗者可在游戏中引导儿童正确处理人际关系，宣泄不良情绪，学习以成熟的方式处理问题，增加适应性。同时，治疗师还应向家长解释儿童病症的缘由，使他们积极配合治疗，及时纠正不良的教育方法，建立良好的亲子关系，减轻或消除儿童的病症。精神分析心理治疗适用于某些有心因性情绪障碍的儿童，如恐怖症、焦虑症、癔症等。

(二)行为治疗

行为治疗(behavior therapy)是以行为学习理论为指导，按一定的治疗程序，来消除或纠正人的不良行为的一种心理治疗方法。行为治疗基于经典条件反射原理、操作性条件反射学说和学习理论，认为个体的病态行为是通过学习并经条件反射固定下来，相反，通过条件反射、学习过程或强化手段，可以矫治病态行为或塑造良好的行为。行为治疗主要针对个体当前的问题，不考虑过去的经历，适用于治疗抽动症、拔毛癖、睡眠和排泄障碍、恐怖、焦虑、重复行为、进食障碍等多种儿童心理和行为问题。行为治疗过程中建立良好的信任关系非常重要，同时需要家长的积极配合，学校和其他与家庭有重要联系者在治疗过程中有时也是必要的。

行为治疗方法较多，主要包括系统脱敏法、冲击疗法、厌恶疗法、强化疗法、放松疗法、权伤疗法、生物反馈疗法。

1. *系统脱敏法*　系统脱敏法(systemafie desensitization)的基本思想是：一个可引起微弱焦虑的刺激，由于在处于全身松弛状态下的患儿面前暴露，因而逐渐失去了引起焦虑的作用。系统脱敏法是由精神医学专家 Wolpe 根据条件反射学说，通过动物实验研究提出的。Wolpe 认为恐惧或焦虑不可能与肌肉松弛同时存在，而克制焦虑(或恐惧)最有效的反应是肌肉松弛，故以肌肉松弛作为阴性刺激，用于对抗焦虑(恐惧)情绪。对于年幼儿童，因其难以学会自我松弛，也不可能对焦虑情境进行想象，故可采取真实情景的逐级脱敏训练。操作方法是将儿童不良情绪分为若干层级，让其逐级暴露于引起焦虑的实际情境或实物前，并在暴露同时，给予阳性刺激(如给吃喜爱的食物)，使二者产生拮抗而逐步脱敏。例如对怕狗的儿童，治疗开始，让他吃喜爱的食品的同时，看狗的录像，讲关于狗的故事，之后看远处活动的狗，然后逐渐走近狗，直至消除害怕狗的情绪反应。系统脱敏法适于治疗儿童焦虑症、恐怖症、神经性厌食等。

2. *冲击疗法*　冲击疗法(implosive therapy)又称暴露疗法(flooding therapy)或满灌疗法。其治疗的基本原则与系统脱敏法相反，是指让儿童直接大量地接触引起恐怖或焦虑的情境，坚持到恐怖或焦虑消失的一种快速行为治疗方法。在治疗过程中，当儿童体验到最可怕的恐惧时，看到自己仍安然无恙，恐惧便会降低或消退。如此反复重现刺激，让儿童重新充分体验全部不愉快的情绪，从而使原来引起的症状逐渐减弱，直至消失。冲击暴露疗法的次数不等，一般进行 1~4 次治疗，每次治疗时间大约 30~60 分钟。这种方法虽然简单，见效快，但痛苦也大，实施困难，应慎重使用，一般在采用脱敏治疗疗效不明显时，方可考虑改用冲击疗法或暴露疗法。此法适于治疗儿童恐怖症、焦虑症、强迫症等。

3. *厌恶疗法*　厌恶疗法(aversion therapy)或称厌恶条件反射法，是基于学习原理建立的一种治疗方法。这种方法通过轻微的惩罚来消除适应不良行为，当某种不良行为或变态行为出现时，给予一个惩罚性的刺激引起不愉快的体验，如电击、药物或言语责备等，利用惩罚性的条件刺激引起的痛苦来替代异常行为带来的快感，从而减少或消除异常行为。因为厌恶疗法是一种惩罚性的治疗手段，应在严格控制下使用，治疗前应向儿童讲清楚厌恶治疗会引起痛苦的体验，争得他们及家长的同意后方可实施，在厌恶治疗的同时，应帮助他们建立适应性的行为，才能有长期的效果。厌恶疗法适于治疗青少年酗酒、贪食症、强迫症、性心理异常等。

4. *正性强化法*　正性强化法(positive reinforcement procedures)或称阳性强化法，是应用操作性条件反射原理，使用正性强化手段，增加适应性行为，矫正不良行为的方法。例如，每当儿童出现所期望目标行为后，立即给予物质奖励或精神鼓励加以强化，以增加此种行为出现的频率。该法适于治疗多种行为问题，如儿童注意缺陷多动障碍、孤独症谱系障碍、神经性厌食等。代币制(token program)是正性强化疗法的一种，以代币作为条件强化物，在患儿出现目标行为时，立刻给予代币加以强化，当代币积累到一定的数额时，可以换取各种奖励物(如玩具、食品、购物券等)。此法较体罚法或暂时隔离法优越。适合治疗儿童多种行为障碍、情绪障碍、神经性厌食、功能性遗尿或遗粪等。

5. 负性强化法　负性强化法(negative reinforcement procedures)是将行为与减少厌恶刺激相结合，使该行为增多。因此负性强化是通过厌恶刺激来抑制不良行为，并建立良好行为。适于多种行为障碍和情绪障碍。例如、当儿童无理哭闹时不给予他喜爱的食物，当其不哭不闹时则立即给予食物，如此通过撤销不给他食物这一厌恶刺激来促使其建立起良好的行为。

6. 其他行为治疗方法　如惩罚法、消退法、示范和模仿疗法、生物反馈治疗等。

(三)认知治疗

认知治疗(cognitive therapy)旨在纠正个体错误或歪曲的认识，改变他们对事物的看法与态度，从而改善和消除存在的心理问题。个体适应不良的情绪和行为往往缘于不正确的评价，纠正产生这些扭曲评价的认知过程就可改变个体的情绪和行为。该法适用于治疗抑郁症、焦虑障碍、惊恐障碍、恐怖症、强迫症、神经性厌食、性倒错、人格障碍及躯体形式障碍的病人，在成人的治疗过程中取得了较好的疗效，目前也逐步用于治疗儿童多种情绪与行为问题，并被证实有效。

认知治疗常用的有 Eills 的合理情绪疗法、Meichenbaum 的自我指令训练以及 Beck 的认知治疗构成。其中，最具有代表性的是 Eills 的合理情绪行为疗法(rational emotive behavior therapy，REBT)。该方法的核心理论是 ABC 理论，即对诱发事件(activating events，A)所持有的不合理的信念(believes，B)是导致情绪和行为问题等结果(consequence，C)的主要原因，因此治疗的主要方法是通过认知技术、情绪技术和行为技术使求助者的不合理信念得到改变，从而消除情绪和行为问题，并达到无条件地接纳自己这一治疗目标。REBT 属于短程高效的心理治疗方法，一般在 3~6 个月内取得明显效果。治疗形式包括个体治疗、小组治疗、大型工作坊、计算机辅助治疗、危机干预等。尽管 REBT 对于高智商、高教育水平、高治疗动机的求助者有较高的疗效，不过，它也可以通过适当改良，变成简单易懂的语言，指导儿童以及未受教育的求助者，在这方面这种治疗比其他治疗方法更有优势。目前，REBT 被许多临床对照研究证实有效，且其疗效优于其他流派。REBT 主要临床适应证包括：抑郁障碍、焦虑障碍、强迫症、恐怖症、广泛性焦虑、创伤后应激障碍、进食障碍、成瘾行为、疑病症、性功能异常、愤怒情绪管理、冲动控制障碍、反社会行为、嫉妒、性虐待、人格障碍、疼痛管理、应激管理、青少年行为问题、人际关系和家庭问题。

(四)家庭治疗

家庭治疗(family therapy)是指当家庭功能失调时，将家庭作为一个动态的系统，对家庭的心理问题进行治疗，以改进家庭心理功能的方法。研究报道家庭治疗对各种儿童情绪和行为障碍均有良好的疗效。在儿童成长的过程中，家庭对他们情绪的分化发展、个性的形成及行为模式的建立发挥着重要的作用。欲矫治儿童的心理问题，从整个家庭的角度进行矫治是十分有效的。

家庭治疗与个人心理治疗不同，并不十分注重个人的内在心理活动，而是关注家庭成员之间的相互作用和整体的心理状况，目的是建立应有的家庭结构、促进良好的人际沟通、树立适当的家庭界限、形成必要的家庭规范、辅助家庭度过各个发展阶段、正确发挥家庭功能。家庭治疗建立在系统论的基础上，将家庭视为一个系统，这一系统并不是所有家庭成员的简单组合，系统中的任何改变将使其他部分发生变化，进而整个系统也随之改变。这种系统论的理论框架将家庭成员间的相互作用看成连续或循环的过程。

家庭治疗的方法包括结构性家庭治疗、策略性家庭治疗、分析性家庭治疗、支持性家庭治疗、认知行为等家庭治疗模式。这是因为不同的家庭治疗学派对行为问题起因的解释不同，所以分别建立了自己的治疗理论框架。在儿童心理问题矫治中，要根据儿童的心理特点及家庭状况，依据不同理论，有针对性地综合应用不同方法对家庭成员进行心理指导，从而达到心理矫治的目的。

（五）团体心理治疗

团体心理治疗（group psychotherapy）是指以团体为治疗对象而实施的心理治疗。这种治疗方式一般是由1~2名治疗者主持，治疗对象可由8~15名具有相同或不同问题的成员组成。治疗以聚会的方式出现，每周可一次，每次时间约一个半至两个小时，治疗次数视患儿的问题和具体情况而定，一般10次左右。团体心理治疗必须考虑选择发展水平、问题类型、防御机制类似的个体集中进行治疗，可以帮助儿童发展与同伴交往的技巧，提供心理支持，经历其他成员疏泄情感的感觉，分享治疗成功的体验，增加治愈疾病的信心。适用于有某种焦虑障碍、恐怖症、癔症、强迫症、多动症、孤独症谱系障碍、功能性遗尿、智力低下、社交技巧差、自尊心降低、孤僻的儿童等。团体治疗运用心理分析、认知、行为等多种方法，培养积极的人际关系，改善错误认知，建立适应性行为。但有行为障碍、自杀倾向、精神病和发育障碍者不适合用团体治疗。

（六）游戏治疗

游戏治疗（play therapy）是以游戏活动为手段或媒介，让儿童有机会自然地表达自己的感情或者暴露问题，从游戏中得到解脱并促进身心发展的一种心理治疗方法。游戏治疗是在儿童与治疗者之间建立的一种关系，目的在于解决儿童存在的症状，稳定其情绪，使之对环境的适应性更强。

1. *游戏治疗的原则*　①儿童的问题多为亲子关系异常引起，故对儿童进行游戏治疗的同时，应对家长进行咨询；②在治疗的早期阶段，要尽快与儿童建立良好的关系；③尊重儿童的个性和特点；④让儿童有自由表现情感的机会，使儿童受压抑的情绪在游戏活动中得到宣泄或净化；⑤善于观察儿童的行为变化和心理状态；⑥以儿童为主题，相信儿童有自我认知的潜力，并能通过游戏发现问题、解决问题；⑦不轻易对儿童进行训斥和说教，采用循循善诱的辅导方式，遵循儿童先行、治疗者随后的原则；⑧不单方面终止治疗，治疗者要培养自己的耐心，应看到儿童的治疗过程较长；⑨有现实的眼光和头脑，只有当儿童走向非现实时（如有破坏、病理表现时），治疗者才实施限制。

2. *游戏治疗的实施步骤*　①建立关系：在游戏互动中，当治疗者听到且明白儿童的象征性语言表达且和儿童对此展开交流时，儿童就开始自由探索复杂矛盾的想法、感受和行为了；②释放情感：儿童通过游戏宣泄情感、释放紧张情绪；③再现重要事件、关系：在游戏中提供机会让儿童玩出意识和无意识层面的感受，再次经历过去困扰的事件和关系；④通过这种修正经历，帮助儿童发现可以改变自己思考和行为的方法；⑤治疗者提供机会让儿童在游戏中练习新的行为，让他们可以解决问题并发展更有效的策略处理那些以前不能解决的问题。

3. *游戏治疗的技术* 游戏治疗技术包括玩偶或木偶游戏、讲故事、阅读、棋盘游戏、沙盘等。

（1）沙盘游戏：沙盘游戏是建立在患儿自我康复基础上的治疗方式，给予受创者一个自由的和保护性的环境以及共情性的关注，自我康复的进程就可以被启动。在游戏过程中，治疗师不去评判，接受个体的独特性以及他们处理创伤、问题、疾病的方式。沙盘游戏有着很深的荣格精神分析理论背景，临床应用效果良好。沙盘游戏治疗的时间至少需要5~6次，治疗前要和孩子的父母商定他们是否可以坚持下去。如果父母要停止咨询，应提前通知治疗师，治疗师可以让孩子有结束的心理准备，并再咨询1~2次，否则，突然停止会使孩子不适应，进而对孩子的心理产生不良影响。

（2）玩偶或木偶游戏：玩偶用于治疗是因为儿童会把玩偶或洋娃娃当作自己，投射自己的感情到游戏的人或物上，把它们的冲突转移到玩偶身上。玩偶可以包括和实物大小相近的玩具娃娃、仿真玩偶、家庭成员玩偶、玩具房玩偶、填充好的布制动物以及其他和人相似的玩偶。玩偶游戏可被用于以下情况：①温和地帮助儿童将注意力集中于他不愿讨论的话题上；②评判儿童的性知识掌握得如何，包括不同性别儿童的姓名区别及不同人体部位的功能；③使儿童能展现出过去发生了什么，并能澄清什么是不适当的性虐待动作；④提供机会让儿童与玩偶互动，这会证实他们是否受过性虐待。与玩偶游戏相类似，木偶可以让儿童象征性地讲述故事并表演出他们的想象。木偶游戏形式在儿童和家庭中广受欢迎，研究者建议木偶游戏对5~11岁儿童最合适。

（3）讲故事：讲故事是采用儿童在游戏治疗中自编故事来帮助儿童探索已有问题的解决方法。讲故事是一种建立融洽关系的很好的方式，并能更多地了解儿童，明白儿童的防御、冲突和家庭动力系统。治疗过程包括：首先，让儿童说出自己的故事，然后治疗者回应故事，介绍一个更合理的解决故事中儿童冲突的方法。这个技术可以配合录音和录像来给予补充，以便让儿童直观地看见并听到他们自己讲的故事。有时，治疗者可以让儿童通过写作文的方式写下故事。此外，讲故事的时候还可以伴随玩具、木偶游戏一起进行，这种技术性的调整可以让儿童更生动地表演出他们的故事。

（七）艺术治疗

艺术治疗分为广义的艺术治疗和狭义的艺术治疗。广义的艺术治疗或创造性治疗，即所有的艺术表现形式的治疗，包括视觉艺术、音乐、舞蹈、喜剧、文学、书法等形式的治疗。狭义的艺术治疗指绘画艺术治疗。艺术治疗的目的是借助绘画、音乐、舞蹈、戏剧、文学、书法及其各种创造性的自由表现活动，当事人可将潜意识内压抑的感情与冲突呈现出来，并在绘画或艺术表现活动过程中获得纾解与满足，进而达到诊断与治疗的效果。

绘画治疗是最早的艺术治疗形式，有助于儿童心理的发展。绘画不仅可以促进儿童的手腕、肘和手指各个关节的协调运动，促进儿童的感觉统合，眼、手和整个身体的协调发展，还可以促进儿童的人格发展。在绘画过程中儿童可以抒发情感，表达反抗，满足想象和创造的欲望，学习自我表现和控制。对于儿童来说，绘画是一种富有想象力的、可以满足某种愿望的游戏。绘画治疗包括涂鸦画、自由画、续笔画、绘人测验、动态“房-树-人”测验、家庭动态图、学校动态图、自画像等多种技术。

绘画治疗特别适合下述人使用：不能说话或不想说话的患儿，如孤独症谱系障碍、失聪、迟钝、大脑损伤、妄想；对言语治疗有阻抗的人或情况，如对谈话疗法有抵触情绪，而其他方法均无疗效的。绘画治疗可以处理的心理问题有：饮食障碍(如食欲减退、贪食症、暴饮暴食)、物质滥用(如酗酒、吸毒)、性虐待受害者、分裂样人格障碍、精神分裂症等。

第五节　中医康复治疗

中医康复治疗是指在中医理论指导下，采用针灸、推拿、中药等措施，对先天或后天各种因素造成残疾或急慢性疾病而导致功能障碍和(或)发育落后者进行康复的疗法。将中医康复技术与现代康复医学相结合，以整体康复、辨证康复理念，综合康复方法共同干预，最大限度减轻功能障碍，从而达到改善和提高生命质量的目的。中医康复治疗技术是我国康复医疗的特色，下面将介绍推拿、针灸、中药等中医疗法在康复治疗中的应用。

一、推拿疗法

(一)概述

推拿又称按摩、按晓等，是运用一定的手法技巧或借助器具在人体的穴位及经脉或某个部位上施行操作，以达到防治病残、养生保健和功能障碍康复目的的一种治疗方法。是中医康复治疗技术的重要组成部分。

在康复过程中，推拿具有调理气血、通经活络功效。可以降低肌张力、提高肌力、改善关节的活动度及神经系统敏感性，同时可以提高机体免疫力，在增进食欲和改善体质等方面有独特疗效。

(二)推拿手法

推拿手法可分为摆动类手法、摩擦类手法、振动类手法、挤压类手法、叩击类手法、运动关节类手法及捏脊法等。

1. *摆动类手法*　摆动类手法是指以指或掌、鱼际部作力于体主要包括㨰法、推法和实摆动，使手法产生的力轻重交替、持续不断地作用于操作部，为支点，前臂做主动摆动，带动腕部做使用。

(1)㨰法：是以小指掌拍儿童颈、肩背、腰臀及四肢等肌肉较丰厚的部位。具有舒筋活血，滑利关节，缓解肌肉、韧带痉挛，增强肌肉、韧带活动能力，促进血液循环及消除肌肉疲劳等作用。

(2)推法：是用拇指指端、偏锋或螺纹面着力于施术部位或手法，推关节有节律，灵活度大，接触面小，适用于全身各部。

(3)揉法：是用手指螺纹面、手掌鱼际、掌根、前臂尺侧或肘尖吸定于一定部位或穴位上，以肘部为支点，前臂或上臂(前臂尺侧或肘尖吸定时)做主动摆动，带动腕部、掌指、前臂尺侧或肘尖取轻来缓和的摆动。分指揉、鱼际揉、掌根揉、前臂揉、肘尖揉等，小儿大多以指揉、掌根揉，协调而有节律。揉法轻柔缓和，刺激量小，该处的皮下组织随手的揉动而滑动。压力要轻柔，具有活血祛瘀、消肿止痛、舒通络的作用。

2. 摩擦类手法　以掌、指或肘臂部附在体表做直线来回或环旋移动，使之产生摩擦的一类手法称为摩擦类手法。包括摩法、擦法、推法、搓法、抹法等手法。

顺时针或逆时针方向环形移动摩擦。操作时，手法要轻柔、均匀协调，压力要适当。本法多用于儿童胸胁腹部，常用于治疗胃肠道疾患、呼吸道疾患。具有和中理气、消积导滞、调节胃肠蠕动等作用。

(1)推法：分直推法、旋推法、分推法。以拇指桡侧或指面，或食中二指在穴位上或经脉上做直线运动称直推法；以拇指指面在穴上做顺时针方向的旋转推动称旋推法；以两手拇指桡侧或指面，或食中二指指面自穴位向两旁分向推动称分推法，如从穴位两端向中间推动称合推法。操作时用力要稳，速度要缓慢而均匀、始终如一。直推法在儿童治疗中主要应用于腰背部。分推法多用于小儿手部，有行气活血、促进血液循环、舒筋活络的作用。

(2)擦法：是用手掌的(大、小)鱼际或掌根附着于一定部位，进行直线的来回摩擦，分大、小鱼际擦法和掌根擦法。小儿多用(大、小)鱼际擦法。操作时，可适当在操作部位涂润滑油、滑石粉或药膏。

3. 挤压类手法

(1)按法：常与“揉法”复合使用，边按边揉称“按探法”。该手法是最早出现的推重，刺激性较强，指按法适用于儿童全身各处穴位，可替代针刺，也常称之为指针手法，常用于腰背腹部。具有放松肌肉、开通闭塞、活血止痛等作用。

(2)点法：是用拇指端点压体表穴位称拇指点。用拇指指间关节桡侧点或食指近侧指间关节点压体表穴位称屈指点。五指指腹尽量靠紧，以腕部抖动带动五指指端“啄”于体表穴位称五指点穴法。小儿多用拇指点，较大儿童肌肉丰厚处可应用五指点穴法。点法作用面积小，刺激性强。点法与按法的区别在于：接触面积大、压力较为缓和的为按法；接触面积小、压力较大的则为点法，有以指代针之义。点法多用于儿童肌肉较薄的骨缝处具有开通闭塞、活血止痛、调整脏腑的作用。

(3)捏拿法：分三指捏拿和五指捏拿两种。三指捏拿是用拇指与食、中二指夹住肢体相对用力提起挤压，五指捏拿是用拇指与其余四指进行操作。操作时要循序渐进，由轻至重，和缓而有连贯性。该手法既有力又柔和，患儿感觉轻松舒适。本法适用于儿童全身各处，常用于治疗肌肉酸痛和放松肌肉紧张。具有舒筋通络、行气活血、祛风散寒、开窍止痛等作用。

(4)捻法：用拇、该手法刺激较强，着力面积小，可在全身多处应用，多用于儿童四肢小关节对指大融，不可呆滞。电不利者，具有理筋通络、滑利关节的作用。

4. 叩击类手法

(1)拍法：是用虚掌拍打体表及经脉走行处。用拳背、掌根、掌侧小鱼际、指尖或用桑枝棒叩击体表及经脉走行处称击：小儿多用拳背击或掌侧小鱼际击。操作时拍击法速度要均匀而有节奏，拍法应平稳，击法用力要快速短暂，垂直叩击体表。拍击法适用儿童身体各部，常用于肩背部、腰骶部和下肢后侧，具有缓解肌肉痉挛、舒筋通络、行气活血等作用，常作为结束手法。

(2)叩法：是以小指尺侧或空拳的尺侧缘叩击体表的手法，称之为叩法。常见可分为佛手掌叩法、屈拳。叩法与拍击法操作相似，但刺激较拍击法轻，有“轻击为之叩”之说。要两手交替上下叩唾。

5. 运动关节类手法

(1)摇法：是使关节做被动的环转活动。操作时动作要缓和，用力要稳，摇动方向及幅度须在儿童生理范围许可内，由小到大进行。摇法适用于儿童四肢关节及颈、腰部，小儿多用于四肢关节部。具有滑利关节、增强关节活动功能的作用。

(2)拔伸法：是固定肢体或关节的一端，牵拉另一端的方法。操作时两手要逐渐用力，均匀而持久，动作要缓和。拔伸法适用于儿童全身关节，临床中主要用于四肢关节。

6. 注意事项

(1)推拿强度：根据患儿症状、体征、治疗部位及耐受程度选择适宜的治疗手法。开始时手法轻而柔和，逐渐增加强度。先从刺激性较小的四肢推拿开始，其次是背部，最后是头面颈部。

(2)操作顺序：推拿操作过程中，摇、扳、拔伸各关节时，手法刺激性都较强，对年龄较小儿童或体质较弱的儿童应适当减少操作时间及次数。体位要安置得当，注意控制对侧肢体异常姿势，保持在功能位。

(3)综合治疗：推拿属于被动运动，因此必须与其他治疗，如物理治疗、运动疗法等相结合，才能取得较好疗效。

(4)保持双手清洁，每次治疗前后洗手。推拿师要注意个人卫生，必须勤剪指甲，以防损伤患者，冬天治疗时，双手要保持温暖，以免治疗部位受到凉的刺激而引起肌肉紧张，同时可选择性的选用按摩介质。治疗时出现不适反应，应及时调整治疗体位或者改变按摩手法，仍然不见好转应及时停止治疗，并及时处理。

7. 适应证　小儿脑瘫、脑损伤高危儿、小儿斜颈、脑血管疾病、脑外伤、周围神经损伤、脊髓炎、外伤性截瘫、遗传代谢疾病等引起的各种功能障碍。

8. 禁忌证　局部皮肤感严重感染、急性传染病、恶性疾病、血液病或正栓塞、骨折，全身性疾病等。

二、针灸疗法

(一)概述

针灸是针法和灸法的合称。针法是把毫针按一定穴位刺入患儿体内，用捻、提等手法来治疗疾病。灸法是把燃烧着的艾绒按一定穴位熏灼皮肤，利用热的刺激来治疗疾病。针灸是在中医基础理论指导下，依据中医的脏腑、经络、腧穴、针法和灸法的基本原理，作用于经络、脏腑调和阴阳、扶正祛邪、疏通经络、行气活血，从而达到防病治病的目的。

(二)治疗作用

1. 疏通经络　经络“内属于脏腑，外络于肢节”，具有运行气血、沟通机体表里上下、调节脏腑功能的作用。针灸选择相应的腧穴、经络和针刺手法等使经络通畅，气血运行正常，是针灸最基本最直接的治疗作用。

2. 调和阴阳　中医认为人体在健康状态下体内处于一种阴阳平衡状态，一旦这种状态被破坏，就容易出现疾病。针灸通过经络、脏腑、阴阳五行、腧穴配伍和针灸手法等达到调整阴阳而治疗疾病的目的。

3. 扶正祛邪　针灸时根据辨证虚实后采用补或泻不同手法，扶助机体正气，增强和提高机体抗病的目的。

(三)具体治疗方法

1. 针法　包括毫针刺法、头皮针法、电针法、穴位注射法等。

(1)毫针刺法

1)概述：毫针刺法是以毫针为针刺工具，通过在人体经络穴位上施行一定的操作方法，以通卫气营血，调整经络、脏腑功能而治疗相关疾病的一种方法。

2)毫针的治疗作用：用毫针刺激躯干以及四肢的穴位，通过针感的传导以达到疏通经络、运输气血、改善肢体功能的目的。

3)治疗技术

①取穴原则：基本原则是循经取穴。包括近部取穴：近部取穴是指在病变的局部和邻近的部件选取腧穴；远部取穴：远部取穴是指在距离病变较远的部位选取腧穴；随证取穴：又称辨证取穴，指针对某些全身症状或疾病的病因病机而选取腧穴。

②针刺方法与疗程：选用0.35 mm×25 mm 毫针，快速进针，留针30~60分钟，15~20分钟行针1次，每天1次，30次为1个疗程。

(2)头皮针法

1)概述：头皮针法又称头针法，是通过毫针或其他方法刺激头部特定的刺激区，以治疗疾病的一种方法。

2)治疗作用：具有疏通经络、运行气血、调节阴阳的作用，能增加脑部的血流量，改善脑部的血循环，以及皮层缺氧缺血状态，促进脑细胞的代谢，减轻组织损伤，使患儿肢体肌力和关节功能得以改善或恢复。同时还可提高患儿的智力，促进患儿语言、听力发育。

3)治疗技术

①头针穴位取穴：主要采用国际标准方案分区定位、焦氏头针及靳氏头针取穴。

②头针的针刺方法与疗程：选用0.35 mm×25 mm 毫针，针体与头皮成15°~30°角快速进针，刺入帽状腱膜下，快速捻转3~5次，留针30~60分钟，15~20分钟行针1次，每天1次，30次为1个疗程。

4)适应证：多用于脑源性疾病如脑性瘫痪、智力低下、言语障碍、脑损伤、脑炎后遗症、注意力缺陷多动症、孤独症谱系障碍等。

5)注意事项：①严格消毒，防止感染；②头针刺激较强，注意观察患儿面色、表情，以防晕针；③婴幼儿颅缝未闭合者慎用，前囟未闭者针刺时避开前囟；④高热、心力衰竭、病情危重者不宜采用头针；⑤头部血管丰富，容易出血，出针后必须用干棉球按压针孔1~2分钟，以防出血。

(3)电针法

1)概述：电针法是在毫针刺入腧穴得气后，再将电针仪输出的脉冲电流通过毫针作用于人体经络腧穴，以防治疾病的一种方法。

2)分类：电针器种类较多，常见的有蜂鸣式电针器、电子管电针器、半导体电针器等，其本质都属于低频电疗法。

3)治疗作用：电针不但可以提高毫针治疗效果，还可扩大针灸治疗范围。能提高人体痛阈，产生镇痛作用；调整人体功能；增强免疫力。

4）治疗技术

①毫针操作常规得气后，连接电极。

②打开电源，选择合适残疾参数，如波形、频率等。

③治疗结束，将各个旋钮转至零位，关闭电源，从毫针上取下导线夹，最后起针。

（4）穴位注射法

1）概述：穴位注射法又称水针，以中西医理论为指导，依据穴位作用和药物性能，在穴位内注入药物以防治疾病的方法。

2）穴位注射药物分类：注射剂应符合《中华人民共和国药典》的规定。①中草药制剂：复方当归注射液、丹参注射液、黄芪注射液等。②维生素类制剂：维生素 B_1 注射液、维生素 B_6 注射液、维生素 B_{12} 注射液、甲钴胺注射液等。③其他常用药物：脑蛋白水解物、神经节苷脂、鼠神经生长因子针、辅酶、三磷酸腺苷等。

3）治疗作用：它将针刺与药物的双重刺激作用有机结合起来，发挥综合效能，以提高疗效。

4）治疗技术

①针具：无菌的注射器和针头。

②穴位选择：选穴原则同针刺法，但作为本法的特点，常结合经络、临床症状以选择相应的穴位。穴位注射所选穴位不宜过多。

头部取穴：其主要作用是改善患儿的运动、智力、语言发育落后。主要选穴：百会、四神聪、智三针、运动区、语言一区、语言二区、语言三区、晕听区、脑三针、耳门、听宫、听会。

颈部取穴：其主要作用是治疗颈部痿软无力，竖头不稳。主要选穴：颈部夹脊穴。

腰部取穴：其主要作用是增强腰部肌肉力量，支持患儿坐位运动发育。主要选穴：腰部夹脊穴、肾俞。

上肢取穴：其主要作用是改善上肢的运动功能，纠正上肢的异常姿势，促进上肢精细动作的发育。主要选穴：肩髃、曲池、外关、手三里、合谷。

下肢的穴位注射：其主要作用是改善下肢的运动功能，纠正异常姿势。下肢痿软无力、抬腿困难：取伏兔、血海、梁丘、足三里、绝骨等。下肢外展、外旋：取箕门、血海、三阴交；足外翻：取三阴交、太溪；足内翻：取穴申脉、悬钟。

③注射方法：使患儿家长采用舒适体位，尽量固定好患儿，选择适宜的无菌注射器和针头，抽取适量的药液，在穴位消毒后，右手持注射器对准穴位或局部反应点，快速刺入皮下，然后缓慢推入，达到一定深度后产生得气感，如无回血，便可将药物注入。年纪稍长患儿可用较强刺激，推液可快；婴幼儿宜用较轻刺激，推液可慢；一般情况则用中等刺激，推液也用中等速度。如所用药液较多时，可由深至浅，边推液边退针，或将注射器分别向几个方向注射药液。

④注射剂量：应根据药物说明书规定的剂量使用，不能过量。可用原药剂量的五分之一到二分之一。一般以穴位来分，头面部可注射 0.35~0.5 mL，四肢可注射 0.5~2 mL，腰臀部可注射 2 mL。

⑤疗程：每日一次或隔日一次，10~15 次为一个疗程。每个疗程后休息一到两周。

5）适应证：穴位注射法的适用范围很广，凡是针灸的适应证大部分都可以采用本法治疗。

2. 灸法

(1)概述：灸法是用艾绒或其他药物放置在体表穴位或患病部位，点燃后熏熨或烧灼，借助温热性刺激及药物作用，通过经络的传导，起到温通气血、扶正祛邪作用，从而达到保健养生、防病治病的目的。

(2)分类：常用有艾炷灸、艾条灸和温针灸等。

1)艾炷灸：艾炷灸又分肤灸(直接灸)、隔物灸(间接灸)。临床多选用间接灸，施灸时在艾炷与穴位之间垫一隔物，将艾炷点燃施灸。施灸时既发挥艾灸的作用，又发挥药物的功能，因而具有转殊的疗效。

2)艾条灸：艾条灸有温和灸、雀啄灸、回旋灸、按压灸、隔物悬灸等不同种类。临床多用温和灸和雀啄炎。温和灸：将艾条的一端点燃，对准施灸处，约距0.5~1寸左右进行熏灸，使患儿局部着温热感而无灼痛。一般每处灸3~5分钟，至皮肤稍起红晕为度。雀啄灸：艾条燃着的一端，与施灸条不固定距离，而是像鸟雀啄食一样，上下移动或均匀地向左右方向移动或反复旋转施灸。

3)温针灸：是针刺与支灸结合使用的一种方法，适用于既需要留针又必须施灸的疾病。方法为先针刺得气后，将毫针留在适当深度，再将艾绒捏在针柄上点燃，直到艾绒燃完为止。或在针柄上壁置一段长约1~2 cm的艾条施灸，使热力通过针身传入体内，达到治疗目的。

(3)治疗作用：疏风解表，温经散寒；温通经络，活血逐痹；回阳固脱，升阳举陷；消瘀散结，拔毒泄热；防病保健，延年益寿。

(4)治疗技术

1)穴位配伍原则

①主穴：神阙、关元、中脘、脾俞、肾俞、身柱。

②配穴：颈软者，可加颈百劳、大椎等；腰软者，可加大肠俞、脊中等；免疫力低下、易患呼吸道感染者，可加肺俞、风门、丰隆等；脾胃虚弱、不欲进食者，可加梁门、足三里、三阴交等；四肢不温者，可加气海俞、关元俞等。

2)操作方法及疗程：儿童进行灸法治疗，可选用艾条悬灸、艾灸盒、艾灸棒或电子艾灸器等避免直接灸，以免因患儿不能配合而导致烫伤。施艾条悬灸时，艾卷点燃的一端对准应灸的腧穴或患处，距离皮肤约2~3 cm进行熏灸，使患儿局部有温热感而无灼痛为宜，可将中、示两指分开，置于施灸部位两侧，这样可通过医者手指的感觉来测知患儿局部的受热程度，以便随时调节施灸的距离以防止烫伤。一般每穴灸10~15分钟，至皮肤红晕为度。每天1次，10~15次为一疗程。

(5)注意事项：在施灸过程中，随时询问患儿有无灼痛感，及时调整距离，防止烧伤，应认真观察病情变化及有无体位不适引起的痛苦等。

(6)适应证：灸法适应证范围较为广泛，临床多用于虚证、寒证和阴证。小儿脑瘫、脑损伤高危儿、小儿斜颈、脑血管疾病、脑外伤、周围神经损伤、脊髓损伤、外伤性截瘫、遗传代谢疾病等引起的各种功能障碍。

(7)禁忌证：热证、实证、阴虚阳亢、邪热内炽者慎用；局部皮肤感染、软组织或关节感染、开放性伤口、烧伤、神经嵌顿、深静脉血栓或栓塞、骨折。全身性疾病如严重感染、急性传染病，恶性疾病、血液病或正在接受抗凝治疗的患儿等。

第六节　儿童康复治疗常用的辅助器具

(一)康复治疗的辅助器具

1. 平衡板　通过重心前后或左右转移，诱发坐位、跪立位、站立位保护性伸展反射，促进平衡反应建立和发育完善(图 3-1)。

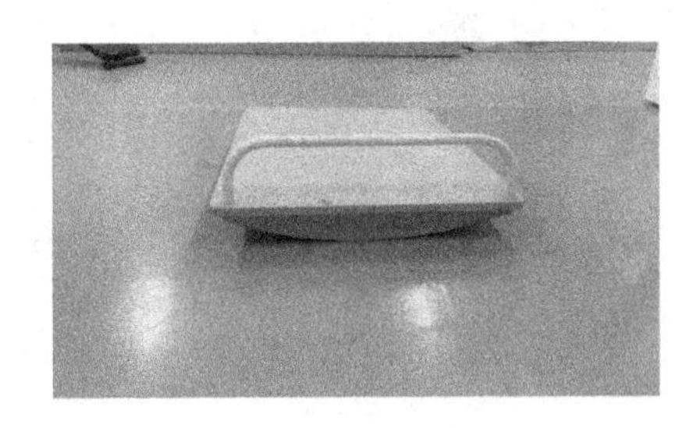

图 3-1　平衡板

2. 木箱组合　可以用来调整坐姿，促进坐位脊柱伸展。可以用来练习坐位-立位-坐位姿势转换，促进不同形式的肌肉收缩和运动控制。可以用来模拟练习上下楼梯训练，以及提高廓清能力等训练。

(二)姿势保持辅具

在日常生活中，最基本的姿势是卧姿、坐姿和站姿。

1. 脊柱抗重力伸展　脊柱抗重力伸展能力是从头到尾的方向上发育，小月龄婴儿和功能障碍儿童可以采用楔形垫和 Bobath 球等辅助器具进行脊柱抗重力伸展能力的训练。

(1)楔形垫：可以采用俯卧肘支撑或手支撑的体位下，诱发抬头促进脊柱抗重力伸展(图 3-2)。

(2)训练球：体位同上，治疗师可压低脊柱尾端(臀部)，利用球的弹性，促进脊柱抗重力伸展(图 3-3)。

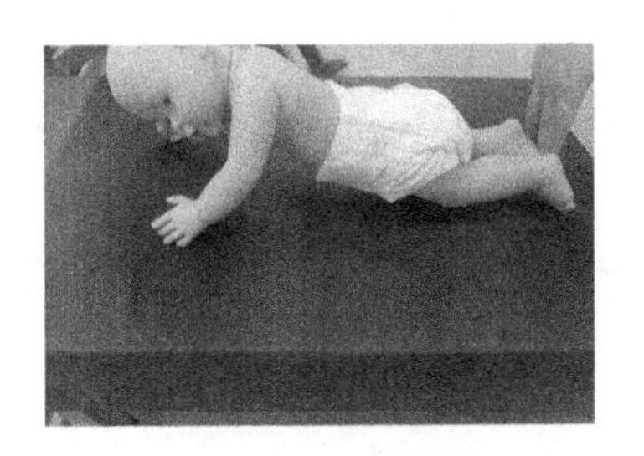

图 3-2　楔形垫

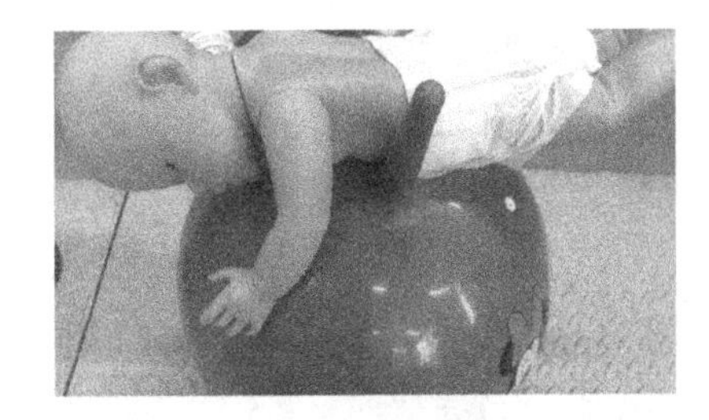

图 3-3　训练球

2. 坐姿　坐姿是为了工作、学习等目的而进行的一种活动姿势，坐姿可以分为地板上的坐姿和椅子上的坐姿两种。针对坐姿障碍的儿童，必须及时采用适配的坐姿椅来矫正坐姿。

(1)坐姿矫正椅：要求髋、膝、踝关节保持 90°，坐位支撑面和脚踏板高度适中，躯干保持脊柱充分伸展或略前倾能完成功能性活动的位置(图 3-4)。

(2)坐姿矫正器：控制骨盆的位置，充分牵伸腘绳肌，促进骨盆前倾，促进脊柱伸展(图 3-5)。

3. 站姿　用于不能独立站立的儿童进行站立位训练，常根据年龄和需求选择立位促通板或站立架。

（1）立位促通板：常用于特殊婴幼儿立位负荷体重训练，调整站立位下肢对线。

（2）站立架：有膝部、腹部和胸部护带及膝部挡板、桌面等，可调整站立位下肢对线，完成站立位下的功能性活动（图3–6）。

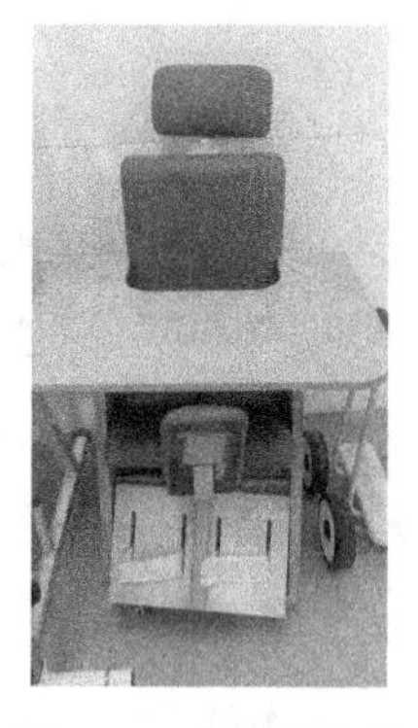

图3–4　坐姿矫正椅

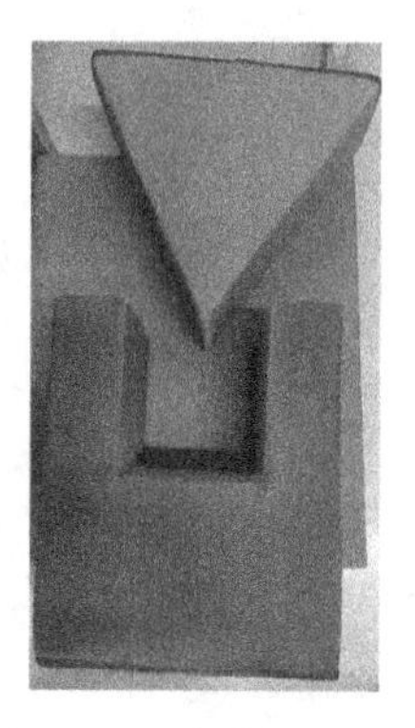

图3–5　坐姿矫正器

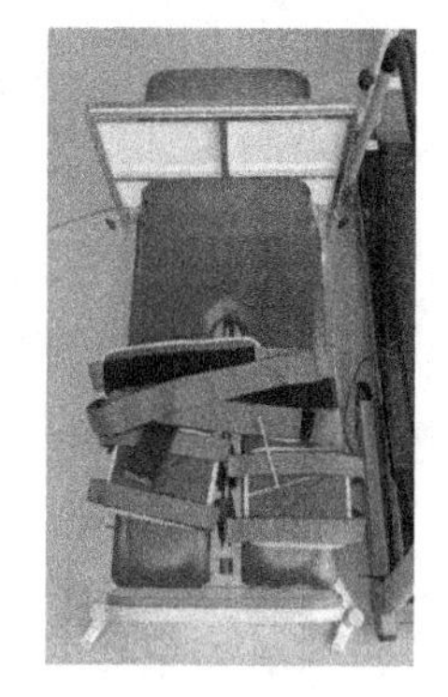

图3–6　站立架

（三）移动用辅助器具

特殊儿童康复中常用的有爬行器、坐位移动辅助器具、步行辅助器具等。

1. *爬行器*　促进俯卧位或四点支撑位下的爬行训练，四肢负荷体重和交互运动训练。

（1）爬行架：发育迟缓或功能障碍儿童俯卧在爬行架上，进行爬行训练。

（2）辅助爬行架：调整两条腹带的长度进行减重状态下的爬行训练。

2. *坐位移动辅助器具*　根据功能障碍儿童的特点选用不同的坐位移动辅助器具。

（1）改造后的儿童自行车：改造后的儿童三轮脚踏车，可以促进双下肢交互运动等。

（2）轮椅：根据运动功能分级与参与和活动能力受限情况选用不同的轮椅（图3–7）。

3. *步行辅助器具*

（1）手杖和拐杖：可用于步行训练中支持体重、保持平衡、辅助步行，提高步行能力（图3–8）。

（2）助行器：有带轮和不带轮两种，还可以根据年龄和功能选择前置助行器和后置助行器（图3–9）。

（四）生活自理辅具

给餐具配置不同手柄便于抓握，辅助功能障碍者进食（图3–10）。

（五）学习用辅助器具

绘本等幼儿图书，可以用来提高认知、语言和交流等能力。

（六）肌力训练辅助器具

主要进行核心肌群、下肢抗重力肌肌力训练，步态训练等。常用的相关辅助器具包括悬吊运动训练系统、密集运动训练治疗系统、康复机器人、上下肢主被动运动训练系统、功率自行车等。

1. *悬吊运动训练系统*　治疗核心肌群的深层小肌肉，可激活“休眠”或失活的肌肉（图3–11）。

2. 密集运动训练治疗系统　给予肌力弱的肌肉支持，增强核心控制能力，矫正身体的异常姿势。

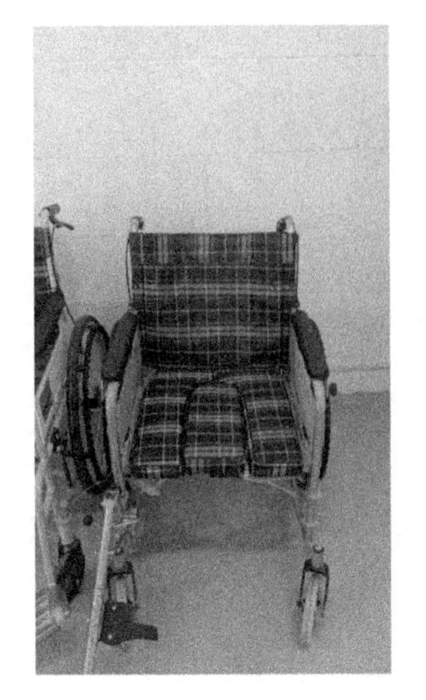

图 3-7　轮椅

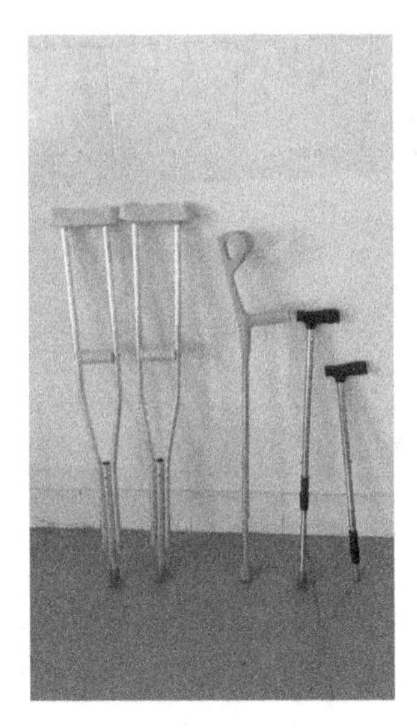

图 3-8　手杖和拐杖

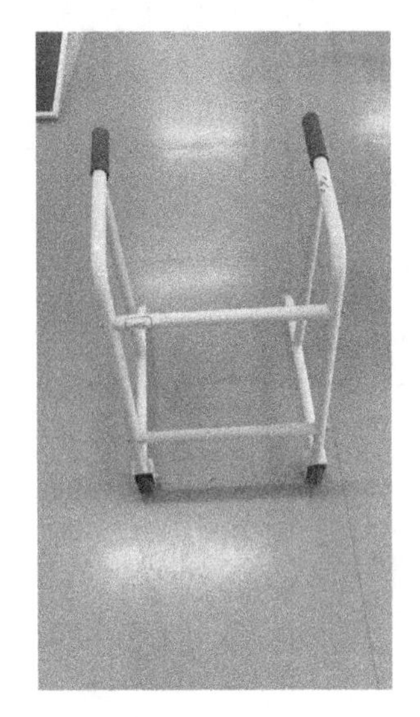

图 3-9　助行器

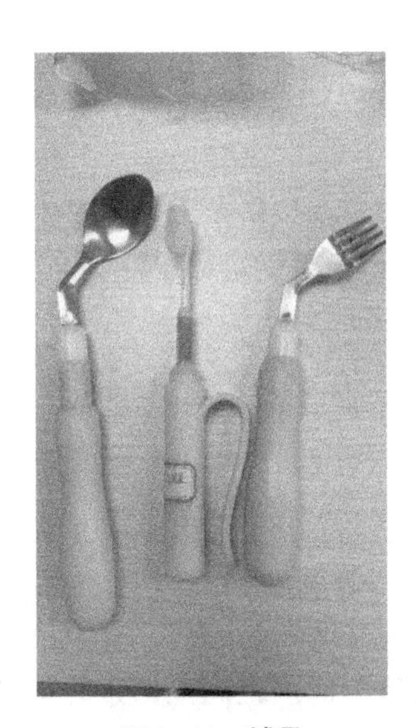

图 3-10　辅具

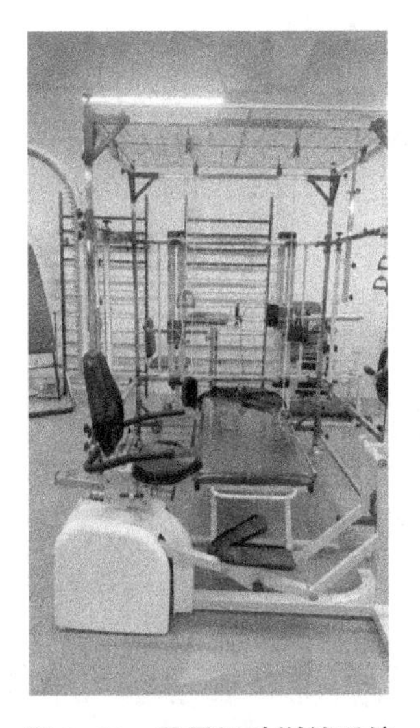

图 3-11　悬吊运动训练系统

视频：儿童康复游戏

儿童康复治疗技术习题

第四章

高危儿早期干预与康复(0~1岁)

学习目标

1. 熟悉：高危儿的概述和临床表现。
2. 掌握：儿童高危儿的康复评定和治疗。

第一节 概 述

一、高危儿定义

高危儿：指在胎儿期、分娩过程中、新生儿期以及婴儿期因受到各已经存在生长发育障碍(特别是精恒、感染等)的影响，其生长发育尤其是脑组织的发育可能发生或已经存在生长发育障碍(特别是神经心理发育障碍)潜在危险的小儿。高危儿与一般健康儿童相比，他们需要特别的监测和健康管理。

二、高危因素

高危儿的高危因素分为先天因素及后天因素，目前，后天因素范围逐渐扩大，国际上把社会、经济、心理环境、文化剥夺等因素也纳入其中。高危因素发生所处的时间阶段也由高危新生儿逐渐扩大到整个胎儿期、发育可塑性较高的儿童早期(婴儿期甚至幼儿期)。本章高危儿定义的时间范围是从孕期到婴儿期阶段，因为该时间段是高危因素的集中期，也是小儿组织器官可塑性和代偿性较高而临床表现不典型、模糊的时期，易被漏诊或忽视。

高危因素很多，需要筛查影响突出、危险显著、容易识别并可以干预的高危因素来重点管理。高危因素主要来自产前、分娩、新生儿，甚至婴儿期等，如孕期健康状况(如年龄、营养、吸烟、酗酒、妊高征、糖尿病、甲低、妊娠期发热、孕期TORCH病毒感染、服用有害胎儿的药物、接触高放射性物质)、难产、早产、过期产、多胎、出生时窒息、低体重、新生儿疾病、先天性遗传性家族病史、家庭社会因素(家庭结构、父母亲文化教育水平、家庭氛围、经济地位、卫生条件等)。

三、美国儿科学会对高危儿的认定标准

美国儿科学会将下列围产情况列为高危儿：①极低出生体重儿(小于1500 g)及孕周小于34周；②小于胎龄儿；③围产窒息；④惊厥；⑤脑室内出血；⑥严重的高胆红素血症；⑦严重的围产期感染等。

四、高危儿的三种状态

大部分高危儿属于正常儿童范畴，但高危儿存在发生发育障碍、脑损伤或相应疾病的潜在危险，高危儿的三种状态如下：

1. 出生时已经出现病损的高危儿　有明确的脑损伤病史的高危儿，如窒息、颅内出血、高胆红素脑病、惊厥或有基础疾病的婴儿。

2. 疾病征象暂未表现出来的高危儿　例如难产、早产儿、低体重儿、多胎、脑发育不良的婴儿等。

3. 存在高危因素的健康高危儿　通过医学检测没有发现病损，如孕期高危因素等，可按照正常儿童保健方法实施保健。虽然高危儿的存活率逐年上升，但高危儿有不同程度的近期或远期后遗症，如听视觉障碍、精神神经系统疾病的发生率也随之增加。高危儿是一个特殊、复杂的群体，前期不一定发生显著的异常，后期也可能发生显著的神经系统发育障碍。因此高危儿需要长期系统的监测和管理。

第二节　临床表现

引起脑损伤的原因较多，如新生儿缺氧缺血性脑病、新生儿颅内出血、早产儿脑白质损伤、新生胆红素脑病、胎儿和新生儿中枢系统感染性疾病、新生儿低血糖、小于胎龄儿、呼吸机治疗的新生儿等。以下介绍相关疾病的临床特点。

一、新生儿缺氧缺血性脑病

新生儿缺氧缺血性脑病(hypoxic-ischemic encephalopathy，HIE)是指由于围生期缺氧窒息导致的脑缺氧缺血性损害，部分小儿可留有不同程度神经系统后遗症。据统计，我国每年活产婴儿2000万，新生儿HIE的发生率约为3%~6%。其中15%~20%在新生儿期死亡，存活者中25%~30%可能留有不同类型和程度的远期后遗症，成为危害我国儿童生活质量的重要疾病之一。

1. 轻度　生后24小时内症状最明显。检查时肢体自主运动存在，肌张力正常，神经反射基本正常，吃奶不受影响。脑电图正常。预后良好。

2. 中度　大多数在生后48~72小时症状明显，出现嗜睡或反应迟钝，哭声弱，常有惊厥、脑水肿。检查时缺乏自主运动，肌力减弱，神经反射减弱或消失，常有持续性踝阵挛，四

肢抖动，一般自第三天病情逐渐恢复，如1周后仍存在神经症状则提示可能预后不良。中度HIE需要早期及时治疗，以改善预后。

3. 重度　生后即昏迷，不哭，不会吸吮，呼吸不规则或呼吸暂停伴有惊厥，且药物不易控制。肌张力极度降低，呈松软状态，自发动作完全停止，原始反射消失，常伴有多脏器功能衰竭。重度患儿因病情危重，病死率高，存活者多有后遗症，大部分在医院接受治疗，但预后不好。

临床应对出生3天内的新生儿神经症状进行仔细的动态观察，并给予分度。轻、中度患儿预后较好，需给予早期积极治疗和干预。

二、新生儿颅内出血

新生儿颅内出血（intracranial hemorhage，ICH）是新生儿时期的常见病，与这一阶段自身的解剖生理特点和多种围产期高危因素有关，严重者可有神经系统后遗症。根据不同病因、不同部位出血，可分为脑室周围-脑室内出血、蛛网膜下腔出血、硬膜下出血、脑实质出血，小脑、丘脑、基底核等部位出血。硬膜下出血和小脑出血等少见，病情较严重。

1. 早产儿脑室内出血（intraventricular hemorrhage，ICH）　是早产儿最常见的颅内出血类型，根据程度不同在临床上分为三种类型。

（1）临床无表现型：见于出血量较小的病例，此型最为常见，由常规头颅B超筛查中发现。

（2）继续进展型：由于短期内出血量较大或渐进性出血，症状在数小时至数天内持续进展，此类出血不多见。首要表现为兴奋性增高，如烦躁不安、易激惹、尖叫、惊厥，继而出现大脑皮质抑制症状，如神志异常、四肢张力低下、运动减少、呼吸异常等。部分患儿可存活。

（3）急剧恶化型：极少见，发生在短时间内严重出血的早产儿。在数分钟至数小时内病情急剧进展，很快出现意识障碍、光反射消失，前囟紧张、隆起，惊厥发作、呼吸抑制、肌张力低下、肢体松软。患儿常在短时间内死亡。

头颅超声对此类出血具有特异性的诊断价值，根据出血发生发展的过程，将出血分为Ⅰ～Ⅳ度，Ⅰ～Ⅱ度预后较好，Ⅲ～Ⅳ度为严重，可留后遗症。

2. 新生儿蛛网膜下腔出血（subarachnoid hemorrhage，SAH）　是新生儿期常见的出血类型，病因与缺氧、酸中毒、低血糖等因素有关，产伤也可致严重SAH。临床上分为3种类型：

（1）出血量很少：无临床征象，或仅有极轻的神经系统异常表现，预后良好。

（2）间歇性惊厥：由于出血对脑皮质的刺激而诱发惊厥，常于生后2天内发生，呈间歇性发作，预后也良好。

（3）大量SAH并急剧进展：血液存留在脑间隙、后颅凹，表现为嗜睡、反应低下、中枢性反复呼吸暂停，反复惊厥、肌张力低下。此类出血极少见。

三、早产儿脑损伤

脑白质损伤（white matter injury，WMI）是早产儿特有的脑损伤形式之一，最严重的结局是早产儿脑室周围白质软化（periventricular leukomalacia，PVL），会导致小儿神经系统后遗症，如脑瘫、视听功能异常、认知障碍等。新生儿循环异常、低氧血症、低血糖，均可发生脑白质障碍而致损伤；感染对脑白质的损伤更广泛、更严重。

早产儿脑白质损伤时缺乏特异性的神经系统症状体征，往往同时伴有全身多种严重性疾病，临床表现呈非特异性。白质是脑实质的重要组成部分，在神经信息的传递中起重要作用，脑白质损伤典型的远期神经系统异常是脑瘫，侧脑室前角附近发生 PVL 时，下肢运动功能最易受累，严重的 PVL 可造成四肢痉挛性瘫痪，而弥漫性的大片白质损伤时，还会因皮质及皮质下神经元受损，星型胶质细胞迁移、增殖障碍，导致认知缺陷。当侧脑室后角及三角区附近白质或位于额中回的眼球协调运动中枢受损时，会使小儿发生视力、视野异常。当发自内侧膝状体、向额叶听觉中枢投射的白质纤维受损时，可影响听觉功能。

四、新生儿胆红素脑病

新生儿胆红素脑病(bilirubin encephalopathy，BE)是由于严重黄疸引起，早产儿黄疸不严重也发生红素脑病。临床表现可分为急性胆红素脑病，包括既往分类的警告期、痉挛期、恢复期；慢性胆红素脑病，即后遗症期。急性胆红素脑病可分为三个临床阶段。

1. 第一临床阶段　在生后前几天，表现为反应略低下、嗜睡、轻度肌张力减低、活动减少、轻微高调哭声。若胆红素迅速降低，上述表现是可逆的。

2. 第二临床阶段　表现为易激惹、哭声高调、拒乳、呼吸暂停、呼吸不规则、呼吸困难、肌张力增高。该阶段若能紧急换血，可能逆转。

3. 第三临床阶段　肌张力增高消失，逐渐转为肌张力减低。典型的核黄疸后遗症在发生痉挛后易诊断，包括：①锥体外系运动障碍：主要表现为手足徐动，严重受累的儿童可有发音困难；③眼球运动障碍：表现为眼球转动困难；②听力异常：是胆红素神经毒性的突出表现，特别是表现为眼球转动困难；④牙釉质发育异常：有绿色牙或棕褐色牙，门齿有弯月形缺陷。

第三节　康复评定

一、评定时间

一般来说新生儿访视一次，生后半年内每个月随诊一次，半年后每两个月随诊一次，1岁后每 3 个月随诊一次，一般来说新生儿次随访后根据婴儿情况告知家长下次随访时间。

二、评定的内容

评定内容：对大运动、精细运动、适应性、语言发展、感知觉等五大功能区进行评定。高危儿脑损伤的主要后遗症是脑性瘫痪，所以高危儿的神经运动发育是评定的重要内容。

1. 采集主客观资料　主观资料包括：①询问胎儿期、分娩过程中、新生儿期的高危因素，婴儿期间的治疗过程及后期的随访情况。询问婴儿喂养及生长发育情况，特别是仔细询问婴儿大运动和精细运动发育史，判断其发育的年龄阶段和发育趋势(发育的速度和质量)。询问婴儿的发音、在家庭活动中对语言的理解和表达能力，对周围环境和人的反应能力，初步了解其智能、认知等方面的发育水平。②患儿的健康状况，特别注意有无惊厥、自发活动、异常姿势。③询问婴儿发育性疾病家族史、家庭成员情况及环境。

2. 客观资料　包括一般测量(特别是头围偏小或偏大、体格不匀称、矮小、消瘦)、皮肤、气味、面容、头颅、异常体征、发育性神经行为检查、智力评定、实验室检查及影像学检查等。

(1)发育性神经行为检查：新生儿行为神经测定见第二章第三节儿童运动功能评定。

(2)全身运动质量评估：见第二章第三节儿童运动功能评定。

(3)0~1岁神经运动20项检查：见第二章第三节儿童运动功能评定。

(4)Peabody运动发育量表(PDMS-2)：适用范围0~6岁。

(5)盖泽尔发育诊断量表(Gesell development diagnosis scale)：适用于4周~6岁小儿智力评估。

3. 实验室检查及影像学检查　根据临床诊断需要，选择性检查血尿常规、TORCH筛查、染色体、血或尿代谢性筛查、甲状腺功能检查、基因检测、骨龄检查、诱发电位检查、脑电图、肌电图、头颅超声、CT或MRI等。

(1)诱发电位检查：①视觉诱发电位：已逐步应用于检测新生儿视功能和了解视觉神经传导通路的髓鞘化程度、视觉皮层的成熟度等相关中枢神经的功能状态；②脑干听觉诱发电位：可以早期诊断听力障碍，了解听路损害的部位是周围性(听神经、耳蜗神经核)还是中枢性(脑干)。在脑损伤和脑发育迟缓时，诱发电位检测可出现潜伏期延长、不出波或波幅异常、两侧不对称、阈值增高等。

(2)脑电图检查：可以评价患儿脑细胞电生理活动的成熟度是否与月龄相符，是否合并癫痫或合并癫痫的风险。脑电图异常可表现为：①广泛失律性慢波、快波；②脑波的波幅高低不定，可低至20 μV，或超过150 μV；③两侧不对称；④睡眠纺锤波异常；⑤有病理波出现，如棘波、尖波、棘慢波、尖慢波等。

(3)头颅超声检查：是婴儿颅内疾病诊断的首选方法，常用于缺氧缺血性脑病、颅内出血、脑损伤、脑发育不良、脑积水及脑内占位性病变的检查。脑损伤头颅超声常见的异常表现有：①丘脑与尾状核沟处回声增强，提示有室管膜下出血；②脑室内或脉络丛回声增强、增宽，提示有脑室内出血或脉络丛出血；③脑实质弥漫性或局限性回声增加，脑室变窄或消失，是缺氧缺血性脑病表现；④侧脑室前角增宽、脑室增大，是脑发育不良、脑萎缩或脑积水的表现。

(4)影像学检查头颅CT或MRI：可以通过对颅内结构、脑的整体影像背景的显示，来对脑发育或脑损伤的程度进行评价。常见的异常表现有：①脑白质髓鞘化异常，明显的脑白质异常提示会出现严重的运动功能障碍；②脑外间隙增宽和脑室增大，提示大脑皮质萎缩和侧脑室旁脑白质软化灶存在可能。

第四节　康复治疗

一、早期干预

1. 定义　广义的早期于预，是针对所有儿童；狭义早期干预，是针对有高危因素儿童。为了预防和减轻高危儿伤残的发生，最大限度地减少可能造成儿童发育迟缓的因素，并提供发展、治疗的多种多样的服务支持，从而使其能力有所提高或达到正常水平。

2. 早期干预的理论基础　“干预”主要是以行为主义的学习理论为依据，对动物自发的操作活动（如熊猫用脚踢了一下球）进行正强化（给它吃一点食物进行鼓励），多次后能够形成条件反射。对于某种动物来说，凡是一种操作活动发生后，紧接着给予强化，那么在这个操作活动发生后，紧随出现的次数就会增多。反之，给予负强化，紧随的出现次数就会减少。这种理论强调两点：①得到正强化的行为容易再出现；②行为的出现需要合适的条件，当一个儿童学不会某个行为的时候，应该研究是不是给了他足够产生这个行为的条件，而不是去埋怨他为什么不会，应该着重研究促进儿童成功的条件。所以干预还是一个长期的过程，不是数天、数月就能够实现的。在教育、训练过程中，应该提供良好的环境因素，综合长期的方法，摒弃短期突击、简单粗暴的错误做法。

3. 早期干预的类型

（1）直接针对受干预婴儿（包括个别和集体训练）的干预方法；

（2）通过指导家长间接对干预对象进行训练（示教、家长会等）的干预方法；

（3）将对婴儿直接干预和指导家长进行干预相结合的干预方法。

4. 早期干预的意义　“早期”的含义可理解为“生命的早期”或“症状出现的早期”，干预开始的年龄对干预效果具有极其重要的意义，特别是生后第一年最为重要。脑的可塑性不是神经细胞的再生，而是指由于突触再生所造就的神经回路的巨大潜力。研究表明动物脑皮质中的神经细胞只占皮质容积的3%，而轴突、树突及神经胶质却占97%。大脑早期可塑性表现为可变更性和代偿性，可变更性是指某些细胞的特殊功能可以改变；代偿性是指一些神经细胞能代替临近受损的神经细胞的功能，或通过较低级的神经中枢来代偿，但这必须发生在儿童早期。

生后第一年为改善及避免神经系统损伤后遗症的“黄金时间”，如果能够给予足够的良性刺激，尤其是针对高危儿，可促进损伤脑细胞修复，激发大脑的潜在代偿能力，从而有效地补偿高危因素所造成的脑损伤。但康复需要在疾病急性期后、生理功能稳定后开始，保证干预安全有效。且早期干预不能急功近利，需要尊重儿童早期发展的自然过程。在干预过程中还要根据个体的发育水平，制订个体化的教育、训练计划，并定期评估，必要时调整训练内容。

早期干预需要多学科、多理论、多方面综合提供服务支持，例如儿科学、教育学、护理学、保健学、心理学、康复医学、社会服务等。所以高危儿的早期健康管理需要将儿科、保健、康复、教育、心理等多学科专业人员组建一支综合性团队，接受培训，学习分工与合作，共同管理高危儿，实行评估-干预-再评估-再干预的系统科学的管理。这种早期干预模式效果显著，实施性较强，需要大面积推广，以此减少高危儿的残障率，使我国"优生、优育、优教"的方针得到切实的落实与实施。

二、康复治疗的实施

采用视觉刺激、听觉刺激(包括音乐疗法)、按摩、神经发育治疗、运动功能训练、喂养指导学、亲子活动等方式进行干预。

课室按照婴儿的发育规律进行：3个月前主要目标是视觉、听觉、触觉、前庭功能、抬头、身体扭转训练，4~6个月主要目标是翻身、坐、手触物、平衡能力等，7~12个月主要是手的精细动作、爬行、站立、语言训练，每日训练参与和干预内容相关的课堂教学活动。对于中度或重度神经系统发育障碍患儿来说，要抑制异常行为和运动模式，在治疗过程中还要配合理疗、脑循环治疗仪、高压氧治疗、电针、经颜磁治疗仪认知功能训练、药物治疗等辅助干预。对高危儿采取医院内康复治疗与家庭康复护理相结合的治疗方案，使家庭康复护理能够贯穿始终，因为它是医院康复治疗的延续，是高危儿能够得到长期康复的保证。

三、婴儿抚触、被动操

早期干预计划中，婴儿的被动操、抚触疗法可以通过皮肤触觉刺激传到中枢神经系统，对促进脑功能的发育有良好的作用；能提高婴儿的进食量，改善睡眠质量，利于婴儿的生长发育；加深母婴感情交流，使婴儿身心更加健康；此外，适当的被动运动对发展婴儿运动功能、姿势，锻炼肌肉和关节功能非常有利。

四、0~1岁神经发育治疗

在生命的早期接受丰富的视、听、感、触觉可塑造最优的大脑皮质结构，加速突触形成，重组大脑功能区。对可能发生异常的高危儿应采取有目的、有计划的教育活动，给予良好的育儿刺激。

第五节　预防及预后

一、预防

1. 预防总则　高危儿的管理应该贯彻预防为主和防治结合的原则，开展高危儿童的筛查、监测、干预及转诊工作，构建高危儿综合管理系统，可以预防残障，提高高危儿的生活质量，减轻家庭及社会的负担。

管理模式框架应以一个孩子为中心，以一个家庭为单位，以社区或妇幼机构为团队。以妇产科、儿科专科医院为依托共同构建。建立健全高危儿监测，系统地管理到每一个高危儿，降低失访率。从备孕即开始预防，妇产科医生、儿科医生需要做好咨询，对孕妇做好早孕保健、定期检查及相关知识的宣教，新生儿科医生参与到产时-出生后高危儿的干预中，提高新生儿疾病的医疗水平，出院前告知家长孩子存在脑损伤的高危因素，建立高危儿的档案，并记录在高危儿监测网上。社区或妇幼机构承担着新生儿访视工作，要对高危儿重点访视，访视成员应包括儿科、产科、保健、康复、护理、教育、心理等多学科专业人士。访视时贯穿新生儿护理、喂养、防病和早期检查以及早期教育指导(婴儿抚触、婴儿操、视听训练)等工作。访视过程中，一旦怀疑或诊断脑瘫即进行早期干预治疗，若出现无能力完成以上工作或效果不佳的情况，需要将患儿转诊至儿童专科医院进行规范的早期干预。

对高危儿的科学管理至关重要，必须在每个市、县范围内建立高危儿监测网，把当地的医疗保健机构、社区卫生保健机构以及家庭联系在一起，构筑起一道高危儿健康的保护墙。连续、系统、动态地对高危儿进行监测并不断扩大实施范围，才能使更多的高危儿受益，促进其健康发展。

2. 监测的实施

(1)胎儿期：各类医疗卫生机构(妇女保健科、产科等)、社区、乡镇卫生院均承担一定的孕期胎儿保健任务，做好相关知识的传授，完成对胎儿的定期检查，筛选、评定出各种孕期高危因素，记录在孕期档案中，并给予干预指导，直到分娩。超出本机构服务能力的做好转诊和随访。

(2)分娩期：产科要根据孕期档案充分了解孕期存在的高危因素，做好生产准备，选择合适的生产方式。对胎儿分娩时和新生儿在产科住院期间的高危情况进行筛查，对发生窒息、早产、低体重、过期产儿、多胎、新生儿疾病等高危儿及时请新生儿科会诊，需要住院治疗的转入新生儿科。对于在孕期和分娩期存在高危因素但不需要住院的高危儿，离开产科时告知家长婴儿存在的高危因素，并开具高危儿管理知情书，录入监测网，当地社区或乡镇卫生院完成其家庭访视。

(3)新生儿期：①新生儿科出院后高危儿的随访和管理：对于在新生儿重症监护室住院治疗出院的新生儿，均按照高危儿进行管理，出院时同样开具高危儿管理知情书，录入监测网。当地负责家庭访视的工作人员需要在普通访视的基础上，适当增加随访次数，由每月1次增加到每月4次，指导家长进行观察、护理，一旦有异常情况应及时到医疗机构就诊，防止延误诊断和病情加重。②普通新生儿的高危筛查与管理：在孕期、分娩期均没有高危因素的新生儿，进行常规新生儿访视。若在访视过程中发现异常情况，应做好记录，开具高危儿管理知情书，录入监测网，对其进行干预、专案管理。

(4)婴儿期：①高危儿的专案管理：由各级妇幼保健机构儿童保健科负责。凡在孕期、分娩期、新生儿期筛查确定为高危儿者，持高危儿管理知情书在其满月时到辖区妇幼保健机构儿童保健科建立专案，进行高危儿筛查、体检、发育评估，给予保健指导，必要时早期干预。各级妇幼保健机构是辖区儿童保健技术指导中心和专业服务机构，对辖区从事儿童保健的各级各类专业机构负有专业指导、技术培训和管理协调职责，也是接受基层医疗机构(社区卫生服务中心和乡镇卫生院)高危儿转让的上级机构，在高危儿筛查、评定、管理网络中处于中枢地位。②普通婴儿的常规健康管理：基层医疗机构(社区卫生服务机构和乡镇卫生院)或承担基本卫生服务的专业医疗机构负责。在常规儿童健康管理中发现的具有高危因素的高危婴儿可以转诊到妇幼保健机构进行管理，妇幼保健机构经过评估已经正常的高危儿可以转回基层医疗机构，社区卫生服务机构和乡镇卫生院是各时期高危儿筛查、评估、管理的前哨。通过上述的筛查和健康管理流程，能够最大程度地识别高危儿，并及时进行早期干预，有效减少误诊、漏诊。具体见各时期高危儿筛查、评估。

二、预后

早期干预及预后与康复治疗能有效降低高危儿发生率和神经系统后遗症发生率（特别是智力发育障碍、脑瘫发生率），提高高危儿的存活质量和整体人口素质。

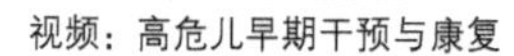

视频：高危儿早期干预与康复

高危儿早期干预与康复(0~1岁)习题

第五章 神经发育障碍性疾病的康复

学习目标

1. 熟悉：发育指标延迟的概述和临床表现。
2. 掌握：发育指标延迟的康复评定和康复治疗。

第一节　发育指标延迟

一、概述

（一）定义

是指婴幼儿运动、语言或认知中有一项标志性的发育指标/里程碑（如坐、站、走和语言等）没有达到相应年龄段应有的水平。

包括单纯的运动发育落后（motor delay）、语言发育落后（language delay）或认知发育落后（cognition delay）。最新的研究认为发育指标延迟（DD）还应包括睡眠模式的变化和落后。DD是暂时性、过渡性、症状描述性诊断，适合于婴幼儿。如病情发展或进一步检查明确诊断为脑性瘫痪、孤独症谱系障碍、某一遗传代谢病等时就不再诊断DD。

（二）流行病学特征

1. 发病率　国外报道DD发病率为5%～15%，男女比例为（1.5～4.7）：1。国内尚无报道。

2. 病因　危险因素中排名前3位的是出生时有新生儿缺氧缺血性脑病、母亲妊娠不良史（妊娠期高血压、糖尿病及先兆流产保胎治疗）和早产；新生儿窒息、宫内窘迫、病理性黄疸和母亲多胎妊娠等均为发育指标延迟的高危因素；另外还报道母亲年龄、父母教育水平、家庭社会经济水平和环境因素等都是DD的危险因素。

二、临床特点

（一）临床表现

主要表现为运动、语言或认知等单一因素发育落后于同龄儿童发育水平。运动发育落后包括粗大运动和精细运动，6月龄时头控仍差，8月龄时不会坐，12月龄时不会用手指物，18月龄不会走路和不会说单字，2岁时不会跑和不能说词语，3岁时不能爬楼梯或用简单的语句交流。睡眠模式发育迟缓包括小婴儿每天睡眠不足8小时，可伴有喘哭不安，或每天睡眠时间太长，新生儿期后每天累计清醒时间不足2小时。

运动发育迟缓依次为竖头、独坐、独站和独走；认知发育和社交发育迟缓主要表现为视、听等感知发育迟缓，以及眼神不与人交流、不能逗笑、笑不出声、不能认人、不能咿呀学语、不能与大人交流等；语言发育延迟主要表现为18~36月龄时还不会有意识地喊爸妈。临床以运动发育迟缓最多，一般要延迟2个月以上方可诊断。以下正常运动发育指标可作为参考。

1. 粗大动作发育指标　1个月俯卧时试抬头；3个月俯卧时抬胸；4个月扶两手和髋部能坐；4个月竖头；5个月扶两臂可站立；6个月试独坐；8个月会爬；11个月牵一只手会走，会自己站立；1岁左右自己会走；15个月会蹲着玩，可倒走；16个月会爬上小梯子；2岁左右会双足跳或单足立，举手过肩；3岁能自由地两脚交替上下楼梯。

2. 精细动作（手指功能）发育指标　1个月两手握拳，刺激后握得更紧；3~4个月能松开双手，并将双手放到面前观看和玩自己的手，出现企图抓握玩具的动作；5个月能抓近的玩具；6~7个月能在两手间有意识地交换玩具；9~10个月能用拇指与食指取玩具，可敲击玩具；12个月会翻书，握笔乱涂；18个月会叠4块方木；2岁会一页页翻书，可叠放6块积木，会模仿画线条；3岁会叠放8块积木，会临摹画“O”和“+”；4岁会自己穿衣，画正方形，甚至绘画人体1~2个部位；5岁能写简单字，模仿画；6岁能画三角形、房屋，能绘人体6个部位。

（二）诊断

1. 只有1项标志性的发育指标/里程碑（如竖头、坐、站、走和语言等）没有达到相应年龄段应有水平，如6个月不能竖头，8个月不能独坐，18个月不能独走，可诊断为运动发育指标延迟。18个月不会说单字可诊断为语言发育指标延迟。

2. 发育量表检查有1个能区或项目分值低于人群均值2个标准差，或智力发育指数（MDI）或运动发育指数（PDI）低于70分。其他能区或项目均正常即可诊断DD。

3. 如果2个能区是粗大动作和精细动作发育指标延迟，而其他能区均正常仍可诊断为运动发育指标延迟。如一个18个月的孩子有不能独走的粗大运动和手部的精细动作两个能区发育延迟，而语言、交流和认知等发育均正常，还应诊断为运动发育指标延迟。

4. 对于翻身和爬，可能因为儿童不需要或没有给他机会而脱漏，如果其他运动发育正常可暂不作为发育指标，需要进行训练后随访。如果伴有其他发育指标延迟还应综合考虑。

（三）鉴别诊断

1. 全面性发育迟缓（global developmental delay，GDD）　5岁以下的婴幼儿具有运动加认知或社会适应能力两个以上发育指标延迟，因年龄过小而不能完成一个标准化智力功能的系统性测试，病情的严重性等级不能确切地被评估者。

2. 智力发育障碍（intellectual developmental disorder，IDD）　IDD是一种起始于发育期的障碍，包括在思维、社会和实践三大领域中认知功能损害和适应能力两种缺陷者，同时强调只有智力和社会适应能力共同缺陷才可诊断。因此，一个低智商（intelligence quotient，IQ）的患儿不能诊断为智力发育障碍。DSM-5中将DSM-4及ICD-10中的精神发育迟滞（mental retardation，MR）改为智力残疾或智力发育障碍。

3. 脑性瘫痪(cerebral palsy, CP)　是指一组持续存在的导致活动受限的运动和姿势发育障碍症候群，这种症候群是由于胎儿或婴幼儿发育中的脑部非进行性损伤引起的。常伴有感觉、认知、交流、感知和(或)行为障碍，以及癫痫和继发性肌肉骨骼问题。

4. 孤独症谱系障碍(autism spectrum disorder, ASD)　主要表现为：①持续性的多情境下目前存在或曾经有的社会沟通及社会交往的缺失；②限制性的、重复的行为、兴趣或活动模式，可以是现症的，也可以以病史形式出现；③症状在发育早期出现；④症状导致了在社会、职场等其他很多重要领域中非常严重的功能缺陷；⑤交流障碍不能用 IDD 或 GDD 解释，有时 IDD 和 ASD 共同存在。

5. 先天性甲状腺功能低下　有发育落后、生理功能低下和特殊面容(黏液性水肿)。血清游离甲状腺素 4(T4)水平较低、促甲状腺素(TSH)水平增高和骨龄发育落后可确诊。

6. 遗传病及遗传代谢病　对有明显发育指标延迟伴有神经系统损害表现、发育倒退、惊厥、肌张力异常、代谢性酸中毒、酮症酸中毒、低血糖、高血氨等代谢紊乱，不明原因的肝功能损伤或其他脏器受累，骨骼畸形、特殊气味(鼠尿味、汗脚)、皮肤白皙、毛发色浅、色素沉着、湿疹、容貌怪异、喂养困难、反复呕吐、腹泻、体格发育不良、嗜睡、易激惹等临床表现，要进一步做染色体或基因检查等以除外遗传代谢病。

三、康复评定

(一)量表评定

1. Gesell 发育量表　是对婴幼儿的一个发育评定。具有发育诊断的作用：①评价中枢神经系统的功能；②识别神经肌肉或感觉系统是否有缺陷；③检测是否存在发育异常；④评估和随访高危儿的神经系统发育情况。

2. 贝利婴幼儿发展量表(Bayley Scales of Infant development, BSID)　评定婴幼儿行为常模，信度和效度很高。大多数国家都已相继引用或修订了各国自己的 BSID 表。适用于 0~42 个月婴幼儿，包括精神发育量表、运动记录。

3. 全身运动质量评估　新生儿、足月儿和小婴儿中枢神经系统功能的保健工具。能够在 4 个月内对脑瘫等作出较可靠的预测。尤其是连贯一致的“痉挛-同步”和“不安运动缺”可以应用于早期预测脑瘫。对运动发育指标延迟的小婴儿应做 GMA 检查早期预测脑瘫，以便早期干预阻止其向脑瘫发展。

4. 韦氏学龄前儿童智力量表(Wechsler preschool andprine)　是美国心理学家 D. 韦克斯勒制定的幼儿智力测量工具，在我国完成了标准化工作。

(二)主要体征

1. 肌力和肌张力运动发育　指标延迟者部分可表现为肌力和肌张力偏低，如竖头延迟可伴有腰背部肌力和肌张力降低；可伴有部分颈部的肌力和肌张力降低；独坐延迟可伴有腰背部肌力和肌张力减低，可伴有部分一过性的双下肢肌张力轻度增高和尖足，但不能满足脑性瘫痪的体征要求。认知、语言发育指标延迟的肌力和肌张力一般正常。

2. 反射发育　一般正常，可伴有握持反射消失延迟，少数可伴有踝阵挛阳性。

3. 姿势发育　大多正常，少数运动发育迟缓可伴有一过性轻微尖足。

（三）辅助检查

1. 头颅影像学　头颅MRI分辨率较头颅CT高，运动脑室稍扩大和脑室周围轻微白质软化；语言认知发育指标延迟多表现颞叶脑外间隙增宽和脑白质偏少。部分患儿头颅影像学可完全正常。

2. 听视觉脑干诱发电位　对疑有听视觉障碍者，应做听视觉脑干诱发电位和相应检查。

3. 脑电图　有惊厥者应做脑电图检查以排除癫痫。

4. 肌电图　对肌力和肌张力很低的患儿应做肌电图检查，以排除脊髓性疾病（损伤、脊髓空洞症、脊髓压迫症）和脊髓性肌萎缩等。

5. 其他　疑有内分泌或遗传及遗传代谢病，应做血清T4、TSH、血糖、血氨、肝功能、磷酸肌酸激酶、染色体核型、基因测序等检测，进一步明确诊断。

四、康复治疗

（一）早期干预

早期干预是指对发育偏离正常或可能偏离正常的高危儿进行有组织、有目的的综合性康复治疗。早期干预可提高DD患儿的感受能力、活动能力和身心协调能力。通过增加感知活动、肌肉活动对大脑的刺激频率，丰富大脑信息量，以及大脑本身的分析、综合、调节等反复进行的思维活动，促进大脑的功能代偿和组织的修复，提高运动、语言和认知功能。早期干预含义包括早期和干预两方面。

1. 早期的含义　早期可解释为生命的早期或症状出现的早期，但干预开始的年龄对干预效果具有极其重要的意义，特别是生后第一年极为重要，早期干预越早效果越好。早产儿、高危儿最好从出生后就开始干预。

2. 干预的含义

（1）根据婴幼儿智力发育规律进行有组织有目的的丰富环境的教育活动：即利用触觉、视觉、听觉、运动的本体感觉和前庭平衡觉，促进婴幼儿智能和运动发育，促进婴幼儿发育里程碑的获得，减少发育指标延迟的风险。

（2）发现有发育偏离正常或可能偏离正常的高危儿：及早发现发育指标延迟或出现神经发育随碍的临床表现，早期干预，可直接针对功能障碍和只应用于有选择的人群。因此，早期干预既包括预防也包括康复。对于那些在后来显示神经发育异常需要特殊干预治疗（物理、语言、认知、教育和行为康复等）的患儿而言，早期干预是同一过程的两个不同阶段。

新生儿生后第1个月内，由于中枢神经系统具有很强的适应性和可塑性，将有更多机会通过神经元替代原理补偿功能性障碍。在出生后1~4个月开展早期物理治疗非常重要，可防止肌肉挛缩及关节变形，阻止异常姿势的发展。

（二）早期干预的方法

早期干预强调时间越早越好，内容是指导家长进行运动、认知、感觉刺激、喂养、睡眠和睡安训练。同时要遵循适量原则。

1. 认知训练　通过多感官刺激训练，如视觉、触觉、听觉、嗅觉等不同的感官活动来输送信息，促进幼儿对知识的理解，加强其对外界的认知，丰富他们的信息量。人工化设计的多感官刺激练习单元，将放松及刺激经验通过多感官环境进行互动，与特殊教育相结合，是促进脑发育和提高认知功能的最佳治疗方式之一。

2. *运动训练*　早期积极的运动和干预可促进运动皮层活动，使大脑运动系统发育和细化、神经可塑性最大化，产生有效功能。婴儿与环境的相互作用的运动可促进行为控制和肌肉、韧带、骨骼的生长发育，以及推进神经运动系统的持续发展。应结合日常生活活动进行粗大运动和精细运动的练习。运动训练不仅可以提高他们的运动功能，扩大活动范围，增长新的知识，同时可增进认知功能的发育。运动训练主要针对竖头、坐、站和走的大运动以及精细动作进行训练。

3. *语言与交流能力训练*　语言训练包括个别训练和小组训练。个别训练的环境应安静、安全，室内布置简单，避免因丰富的环境分散孩子的注意力。时间最好是上午，30~60分钟为宜。治疗师要和孩子目光平视，诱发孩子的语言，及时鼓励非常重要。同时应用小组的形式进行集体语言和交流的训练，结合实际，与人和物密切接触中进行训练，循序渐进，稳步提高，达到目的。

4. *感觉统合训练*　为特殊儿童提供一套科学与游戏相结合的训练环境作为一种有效的治疗手段，能改善儿童的感觉障碍及神经心理发育，刺激患儿前庭-眼动系统，增加视觉感觉统合、视觉或协调功能，尤其对伴有感觉统合失调的特殊儿童综合能力的提高有明显效果。

5. *引导式教育*　通过娱乐性、节律性意向激发儿童的兴趣，引导诱发儿童学习动机，鼓励和引导孩子具有主动思考的意识，向往目标，主动积极参与各种训练。

五、预防及预后

(一)预防

1. 早期大范围的筛查有利于DD的早期发现和诊治，改善预后。

2. 对有明显脑损伤的高危儿要早期筛查、早期干预，可减少DD的发生率。

(二)预后

1. 大多数患儿预后良好，通过积极的早期干预可发展为正常儿。

2. 部分患儿可进一步加重，可能发展为GDD、CP、IDD、ASD、语言发育障碍、学习困难和多动伴注意力缺陷等。

3. 对222例DD患儿的随访研究表明：发育达到正常占71.62%，仍为DD占15.31%，进一步加重发展为GDD占6.30%、CP占4.50%、婴儿痉挛症占0.14%、ASD占0.9%。

第二节　注意缺陷多动障碍

一、概述

(一)定义

为发育障碍性疾病之一，造成儿童的学业成就、职业表现、情感、认知功能、社交等多方面损害。智力可以正常或接近正常，男童发病率明显高于女童，约为 3∶1，学龄期症状明显，随年龄增大逐渐好转，约 60%的病例可延续至成年期。

（二）流行病学特征

1. *发病率* 发病率 3%左右。

2. *病因和发病机制* 尽管已经进行了大量的研究，但 ADHD 的病因和发病机制至今仍不明确。目前认为该病是多种遗传、生物、心理和社会因素所致的一种综合征。

（1）遗传因素：大量的研究证明 ADHD 具有高度的遗传性，是受遗传和环境因素共同作用的疾病，ADHD 患儿的父母或兄妹患 ADHD 的风险是正常人的 2～8 倍。单卵双胎同时患有 ADHD 几乎为 100%。

（2）生物学因素

1）神经生化因素：神经系统的活动主要通过神经递质作为媒介进行信息交换。5-羟色胺和去甲肾上腺素在脑内属于两种功能拮抗的中枢神经递质，ADHD 患儿中枢神经递质两者之间存在不平衡。

2）脑结构：ADHD 儿童的脑结构和功能与正常对照组儿童存在差异，而且报告异常主要集中分布在脑的额叶、扣带回、纹状体及其相关的基底节结构和神经网络。目前已证实前额叶和纹状体的体积小与脑抑制功能不足有关。

3）轻度脑损伤和额叶发育迟缓：母亲患孕期综合征、毒血症、产程过长或早产等因素可导致患儿大脑缺氧而引起损伤，凡影响额叶发育成熟的各种因素均可致病。

4）神经电生理功能：ADHD 患儿脑电图功率谱分析发现 ADHD 患儿具有觉醒不足的问题，觉醒不足属于大脑皮质抑制功能不足，从而诱发皮质下中枢活动释放，表现出多动，兴奋等行为。

（3）环境因素：家庭不和睦以及父母教育不当的 ADHD 患儿会有更多的破坏性行为问题，心理压力以及不当的家庭教育，很可能是导致 ADHD 发生的潜在因素。轻微的铅负荷增高即有可能引起神经生理过程的损害，导致多动、注意力不集中、易冲动等。

二、临床特点

（一）症状

1. *ADHD 三大核心症状*

（1）注意缺陷：难将精力集中于所需完成任务当中；无法抵御干扰因素；注意力难以保持长久；难以完成任务的组织实施；常常无法完成任务。

（2）多动：无法安静地坐在课堂里听完一堂课；常常无目的地来回走动、奔跑、跳跃；总是不停地活动与说话，少有片刻安静；总是动手动脚，课堂小动作多，干扰他人。

（3）冲动：极端缺乏耐心；行为唐突；突然插话；干扰他人；难以自制。

2. *继发症状* 包括以下几个方面。

（1）学习困难：多动症儿童在学业上最突出的表现是成绩波动性大，一般都学习成绩低下。

（2）运动与感知功能异常：部分患儿手指精细协调困难，快速轮替动作不灵活，拿筷子、握笔书写、扣纽扣、系鞋带、做手工操作等动作笨拙。手眼协调性差，共济活动不协调。视运动功能障碍，空间位置障碍，左右分辨困难，眼球轻微震颤。

(3)品行问题：由于患儿对环境中抑制性信息反应缺乏，难以接受约束和控制，所以部分多动症儿童出现违抗性、攻击性和反社会性行为。

(4)情绪问题：多动症患儿常常自我评价降低，自信心不足，把自己看成不成功和无能的人，表现为烦躁、烦恼、激越、烦闷，甚至还出现自伤、攻击他人的行为。

(5)人际关系问题：由于核心症状以及继发性品行问题，多动症患儿在与同伴、老师及父母关系方面经常存在问题，与环境发生冲突，社会适应和调节困难。

3. 共患病　ADHD 易于合并对立违抗障碍(oppositional defiantdisorder，ODD)、品行障碍(conduct disorder，CD)、焦虑、抑郁症、学习障碍、抽动障碍、睡眠障碍等多种心理行为异常，称为 ADHD 共患病。

4. 起病时间　ADHD 的起病大部分是在 6 岁以前，一些儿童在婴儿期就表现出好动的特征。其中部分在 3 岁左右起病，一般症状最突出的时期是 9～10 岁，到少年期后部分儿童的症状减轻或消失，也有一些儿童的部分症状持续到成年期。

(二)诊断

ADHD 的诊断多以患儿家长和教师提供的病史、临床表现特征、体格和精神检查为主要依据，采用量表评分，辅以相关检查排除其他精神疾患后，作出诊断。

临床医生可以根据需要选用诊断标准，2016 年中国《ADHD 临床诊疗指南》建议采用 DSM-5 的诊断标准，以确保诊断的准确性和减少诊断方法的变异。DSM-5 标准将 ADHD 分为注意力不集中、多动/冲动和混合型三类，诊断必须符合以下 5 项标准。

1. 症状学标准包括以下几个方面。

(1)注意缺陷症状：符合下述注意缺陷症状中至少 6 项(且症状出现在 7 岁以前)持续至少 6 个月，达到适应不良的程度，并与发育水平不相称。①在学习、工作或其他活动中，常常不注意细节，容易出现粗心所致的错误；②在学习或游戏活动时，常常难以保持注意力；③注意力不集中，说话时常常心不在焉，似听非听；④往往不能按照指示完成作业、日常家务或工作，不是由于对抗或未能理解所致；⑤经常难以完成有条理、有顺序的任务或其他活动；⑥不喜欢、不愿意从事那些需要精力持久的事情如作业或家务，常常设法逃避；⑦常常丢失学习、活动所必需的东西，如玩具、书、铅笔或工具等；⑧很容易受外界刺激而分心；⑨在日常活动中常常丢三落四。

(2)多动、冲动症状：符合下述多动、冲动症状中至少 6 项，持续至少 6 个月，达到适应不良的程度，并与发育水平不相称。①常常手脚动个不停或在座位上扭来扭去；②在教室或其他要求坐好的场合，常常擅自离开座位；③常常在不适当的场合过分地奔来奔去或爬上爬下，在青少年或成人可能只有坐立不安的主观感受；④往往不能安静地投入游戏或参加业余活动；⑤常常一刻不停地活动，好像有个马达在驱动他；⑥常常话多；⑦常常别人问话未完即抢着回答；⑧在活动中常常不能耐心地排队等待轮换上场；⑨常常打断或干扰他人，如别人讲话时插嘴或干扰其他儿童游戏。

2. 起病与病程　12 岁前出现症状的一致性即在家中和学校都必须表现此症状才符合要求

3. 必须具有跨越至少两种场合出现(例如学校和家里)。

4. 严重程度标准　在社交、学业或成年后职业功能上，具有负性的影响证据。

5. 必须排除以下疾患：智力障碍、孤独症谱系障碍、儿童精神分裂症、躁狂发作和双相障碍、焦虑障碍、特殊性学习技能发育障碍、各种器质性疾患如甲亢和各种药物的副作用所导致的多动症状等。

研究显示，对于小于4岁的儿童，简单利用标准中的一些指标来衡量(如往往不能按照指示完成作业、常常擅自离开座位等)则不是很合适，所以对于他们的表现(如好动、注意集中时间短、冲动、不听父母话等)，可能还需要更多地结合日常的观察，以判断这些是孩子的正常发育还是ADHD。

综上所述，ADHD的诊断必须结合综合病史、临床表现、躯体和神经系统检查、行为量表评定、心理测验和必要的实验室检查，同时参考儿童的年龄、性别因素考虑，才能得到一个准确的诊断。必要时需与以下疾病相鉴别：正常儿童的多动、情景性多动、智力发育障碍、特殊学习障碍、焦虑障碍、品行障碍和对抗行为等。

三、康复评定

(一)智力测验

常用韦氏学龄前儿童智力量表(WIPPS-CRR)和韦氏学龄儿童智力量表。

(二)学习能力评定

主要以五级记分法评定：言语得分在20分以下，非言语得分在40分以下为阳性筛查标准。

(三)注意测定

持续性操作任务(continuous performancetask，CPT)评定：ADHD的核心症状并非多动，而是注意缺陷的评定多采用CPT。

(四)行为评定

1. Conner儿童行为问卷量表　该量表分为父母症状问卷及教师评定量表。

2. Achenbach儿童行为量表　由家长根据儿童6个月的行为表现来填写，按0、1、2计分法，专人收集、评分。

(五)感觉统合能力评定

儿童感觉统合能力发展评定量表由58个题目组成，根据年龄及性别将各项原始分数转换成标准分数。得分低于40分为有轻度感觉统合失调，低于30分为有严重的感觉统合失调。

四、康复治疗

早期识别和正确诊断是及时采取恰当治疗的前提，而综合应用多种治疗方法，是ADHD儿童获得满意预后的关键环节。

(一)药物治疗

1. 中枢性兴奋剂　中枢神经兴奋药仍是目前治疗ADHD的首选药物。中枢神经兴奋药主要有甲酯、盐酸派甲酯控释片、苯异妥英(匹莫林)等。

2. 非中枢兴奋药　托莫西汀(atomoxetine)是高度特异性的去甲肾上腺素(NE)调节剂，原来被批准用于治疗青少年 ADHD。作为我国 ADHD 防治指南中的主要用于抗抑郁治疗，国外近年推荐药物之一，可用于治疗成人及 7 岁以上儿童的 ADHD。

五、预防及预后

(一)预防

ADHD 的预防主要是避免各种危险因素及对有高危因素者进行早期干预治疗。

(二)预后

ADHD 的预后与病情的轻重程度、是否及时有效地坚持治疗、是否有家族史、是否有共患病以及经过适当的治疗后，持续存在等相关。

第三节　智力发育障碍

一、概述

(一)定义

智力障碍/智力发育障碍(intellectual disability/intellectual developmental disorder，ID/IDD)是指在发育时期内的智力明显低于同龄儿童正常水平，同时伴有社会行为缺陷的发育障碍性疾病。只有智商(intelligence quotient，IQ)和社会适应能力(social adaptation ability)共同缺陷才可诊断。

DSM-5 强调临床症状评估和智力检测标准对疾病的诊断都是必需的。适应能力缺陷的严重性远比 IQ 的分数更重要。只要有两项或两项以上测试低于人群标准，就可以诊断为智力障碍。在 DSM-5 中对 5 岁以下儿童发育商 DQ≤75 的，不诊断为智力障碍而诊断为智力发育迟缓，这一类儿童需要在一段时间后进行再评估。

(二)流行病学特征

1. 发病率　据美国智力低下协会(AAMD)和 WHO 报道，儿童 IDD 患病率为 1%~2%。我国报道总患病率为 1.20%；城市总患病率为 0.70%，农村为 1.41%；男孩总患病率为 1.24%，女孩为 1.16%；7 岁以下儿童为 1.10%，7~11 岁儿童为 1.44%，11~14 岁儿童为 1.50%，患病率随年龄的增长有增高趋势；不同经济文化条件下 IDD 患病率不同，城市为 0.78%，农村为 2.41%。

2. 病因　导致智力障碍的原因十分复杂，现在已经知道的病因已达数百种之多。多种疾病均可导致儿童表现为智力功能低下及适应性行为的异常。这些导致智力低下的病因主要分为两大类：生物医学因素，约占 90%；社会心理文化因素，约占 10%。生物医学因素是指大脑在发育过程中受到各种不利因素的影响，导致大脑的发育不能达到应有水平。社会心理文化因素是指文化剥夺、教养不当、感觉剥夺等因素导致信息输入不足或不适当，从而影响智力水平的发展。

（1）按照影响因素作用的时间分类：可以分为产前、产时和产后三大类。

1）产前因素：①遗传性疾病：染色体异常、代谢性疾病、近亲结婚；②药物影响：母孕期用药史；③宫内感染：风疹病毒感染等；④内分泌异常；⑤母孕期情绪压抑或有重大精神创伤；⑥母孕期饮酒、抽烟；⑦母孕期受到辐射影响。

2）产时因素：新生儿窒息、羊水吸入、母亲体质虚弱、分娩时间过长等。

3）产后因素：新生儿溶血导致高胆红素血症、交通事故等意外伤害、中枢神经系统感染、营养不良、癫痫、一氧化碳中毒、不良的教育环境、教育缺乏等。

（2）病因分类：依据 WHO1985 年分类法，智力障碍的病因分为以下几大类：

1）中毒及感染因素：指出生前、出生后的脑部感染，例如母孕期宫内弓形虫、巨细胞病毒、单纯疱疹病毒感染，生后颅内感染等。中毒因素包括高胆红素血症、铅中毒、长期服用过量的苯巴比妥等药物。

2）脑的机械性损伤和缺氧：出生前、出生时、出生后均可能发生，如孕妇重度贫血、新生儿窒息、产伤、溺水、麻醉意外等。

3）代谢、营养和内分泌疾患：体内氨基酸、脂肪、黏多糖、嘌呤等物质代谢障碍会影响神经细胞的发育及功能，例如苯丙酮酸尿症、半乳糖血症等。而出生前、出生后蛋白质、铁、维生素等物质的缺乏可能会导致胎儿、婴儿脑细胞数目形成减少或者功能低下。内分泌系统疾病也可能影响智力发育，如甲状腺功能减退。

4）脑的先天性发育畸形、遗传代谢性疾病：先天性发育畸形包括脑血管畸形、脑积水、小头畸形、神经管闭合不全、巨脑回畸形等。遗传代谢性疾病，如肾上腺脑白质营养不良等。

5）染色体畸变：包括常染色体、性染色体数目或者结构的改变，如 21-三体综合征、猫叫综合征、脆性 X 染色体综合征、先天性卵巢发育不全综合征等。

6）其他围产期因素：包括早产儿、低出生体重儿、母孕期妊娠期高血压疾病等。

7）伴发于精神疾病：ASD、儿童期精神分裂症等。

8）社会心理因素：此类患儿无大脑器质性病变，主要有神经心理损害、感觉剥夺等不良环境因素导致，如严重缺乏早期合适的刺激和教育等。

9）特殊感官缺陷：盲、聋、哑等特殊感觉缺陷。

二、临床特点

根据临床表现对智力障碍的分度，分为四级。

1. 轻度智力障碍

（1）智商在 50~69 之间，心理年龄约 9~12 岁。

（2）学习成绩差（在普通学校中学习时常不及格或留级）或工作能力差（只能完成较简单的手工劳动）。

（3）能自理生活。

（4）无明显言语障碍，但对语言的理解和使用能力有不同程度的延迟。

2. 中度智力障碍

(1)智商在35~49之间，心理年龄约6~9岁。

(2)不能适应普通学校学习，可进行个位数的加、减法计算；可从事简单劳动、但质量低。

(3)可学会自理简单生活，但需督促、帮助。

(4)可掌握简单生活用语，但词汇贫乏。

3. 重度智力障碍

(1)智商在20~34之间，心理年龄约3~6岁。

(2)表现显著的运动损害或其他相关的缺陷，不能学习和劳动。

(3)生活不能自理。

(4)言语功能严重受损，不能进行有效的语言交流。

4. 极重度智力障碍

(1)智商在20以下，心理年龄约在3岁以下。

(2)社会功能完全丧失，不会逃避危险。

(3)生活完全不能自理，大小便失禁。

(4)言语功能丧失。

三、康复评定

智力障碍主要表现为智力功能和适应性行为两方面的障碍，因此，智能测试和适应行为测试应为智力障碍的主要评定内容。

(一)智能测试

社会心理测试种类较多，从测试目的来看，可以分为筛查性测试、诊断性测试两大类，Gesell发育诊断量表和韦克斯勒智力量表是我国最常使用的诊断性智能测试量表。

1. Gesell发育诊断量表　该量表在国际上普遍应用，适用于0~6岁的儿童，结果以发育商(developmental quotient，DQ)表示，≥80为正常。

2. 韦克斯勒智力量表　用于儿童的量表有：韦克斯勒学龄前及幼儿智力量表(Wechsler preschool and primary scale of intelligence，WPPSI)，适用于4.5~6岁的儿童；韦克斯勒学龄儿童智力量表(revised Wechsler intelligence scale forchildren，WISC-R)，适用于6~16岁的儿童。这些量表均已在我国完成了标准化工作。通过测试获得语言和操作分测验智商和总智商，智商的均数定为100，标准差为15，智力障碍是指总智商均值减少2个标准差。

(二)适应性行为量表

适应性行为评估标准包括：个人独立的程度和满足个人和社会要求的程度。美国精神发育缺陷协会(AAMR)对“适应社会的能力”提出了10个具体的标准：交流和沟通、生活自理、家居情况、社会交往技巧、社区参与、自律能力、保证健康和安全能力、学业水平、空闲时间、就业(工作)借况。以上10项适应能力中，至少有两项缺陷，才认为有适应性行为能力的缺陷。传统的适应性行为测量方式是由第三方(一般是父母或者老师)提供报告，将结果记录在等级量表上，以进行评估。目前，国外使用最为普遍的3个测验是AAMR适应性行为量表、文阑(Vineland)适应性行为量表(VABS)及巴尔萨泽适应性行为量表(BABS)。以下介绍我国临床常用的适应性行为测试量表。

1. *婴儿-初中生社会生活能力量表(S-M)* 由日本教育心理学者三木安正在1980年修订；1987年北京大学等机构完成了国内的标准化工作。适用年龄：6个月~15岁，分为7个年龄阶段。共有132个项目，分布在6个领域中。

(1)独立生活能力(SH)：包括进食、衣服脱换、穿着、料理、大便、个人和集体清洁卫生情况(洗脸、刷牙、洗头、剪指甲、打扫和装饰房间)等。

(2)运动能力(L)：包括走路、上楼梯、过马路、串门，外出玩耍，到经常去的地方，独自上学，认知交通标志、遵守交通规则，利用交通工具到陌生的地方去等。

(3)作业操作(O)：包括抓握东西、乱画、倒牛奶，准备和收拾餐具，使用糨糊、嵌图形、开启瓶盖，解系鞋带，使用螺丝刀、电器、煤气灶，烧水、做菜，使用缝纫机、修理家具等。交往、参加集体活动以及自我管理等。

(4)交往(C)：包括叫名字转头，说话、懂得简单指令，说出自己的名字、说出所见所闻、交谈、打电话，看并理解简单文字书、小说、报纸，写便条、写信和日记、查字典等。

(5)参加集体活动(S)：包括做游戏，同小朋友一起玩，参加班内值日、校内外文体活动，组织旅游等。

(6)自我管理(SD)：包括总想自己独自干事情、理解"以后"能忍耐、不随便拿别人东西、不撒娇磨人、能独自看家、按时就寝，控制自己不随便花钱，有计划买东西，关心幼儿和老人，注意避免生病，独立制订学习计划等。

结果评定：≤5分为极重度；6分为重度；7分为中度；8分为轻度；9分为边缘；10分为正常；11分为高常；12分为优秀；≥13分为非常优秀。

2. *儿童适应性行为评定量表* 1994年由原湖南医科大学姚树桥、龚耀先编制，分城市和农村两个版本，包括感觉运动、生活自理、语言发展、个人取向、社会责任、时空定向、劳动技能和经济活动等8个分量表，共59个项目，适用于3~12岁小儿。量表作用：评定儿童适应性行为发展水平；诊断或筛查智力低下儿童；帮助制订智力低下儿童教育和训练计划。

四、康复治疗

智力障碍在完善相关评估的基础上，开展全面的康复训练。总的训练原则：①早期筛查、早期诊断、早期干预、早期康复；②全面评估，全面康复；③个体化治疗；④家庭、学校、社会共同参与，共同支持。

对部分染色体疾病、遗传代谢病和内分泌疾病所导致的智力障碍可通过特殊饮食疗法和激素替代疗法等进行原发病的治疗。目前尚未发现能够提高智力水平的特效药物。

(一)物理治疗

相对于智力而言，智力障碍儿童的运动系统发育较好。但智力障碍儿童在发育早期主要表现为大运动发育较同龄儿有不同程度的落后，同时其保护性伸展反应、平衡反应、运动协调性等也常常落后同龄儿童。因此，物理疗法也是必要的，尤其是在发育早期。评估智力障碍儿童的大运动发育水平及运动障碍，进行针对性的训练，从而改善其运动发育落后状况。

（二）作业治疗

训练的主要目的在于提高智力障碍儿童的精细动作、操作的灵巧性以及生活自理能力。通过日常生活动作的训练，如进食、更衣、书写等，提高其生活自理能力，从而提高其适应能力。

（三）言语治疗

言语康复治疗是建立在系统的语言能力评估基础之上的。根据诊断结果和所确定的语言功能异常类别，确定康复目标，选择合适的康复内容和康复手段进行干预，并及时监控康复训练的效果。针对特殊儿童，这其中包括智力障碍儿童言语康复的5个阶段。

1. 前语言能力训练　前语言时期指智力障碍儿童能说出第一个有意义的单词之前的那段时期。

此阶段语言康复的目的是帮助其积累充分的语音表象以及发展学习语言所必需的一般能力。

康复的内容包括：①诱导儿童产生无意识交流；②训练其通过不同音调、音强和音长的哭叫声或眼神向外界表达他们的生理需要和情感；③培养听觉敏锐度，使其对语音敏感，关注主要照顾者的言语声，能辨别一些语调、语气和音色的变化；④引导发出一些单音节，逐渐发出连续的音节；⑤培养交际倾向，对成人的声音刺激能给予动作反馈，初步习得一些最基本的交际规则；⑥能理解一些表达具体概念的词。

在这一阶段，儿童可能达到的语言或与语言相关的一般认知目标或参考认知目标：①发展视觉和听觉注意能力，包括对词语的注意；②发展对语音的感知能力，对知觉信号的理解能力；③提高语音识别能力和发音水平；④发展有意识交流能力以及对因果关系的感知。

学习多种类别的词语，加深对常用词汇的词义理解。儿童康复学康复的主要内容：学习常见名词（如有关称谓、人体部位、食物、衣物、餐具、洗漱用品、玩具、常见动物、交通工具等名词）和常见动词（如有肢体动作、常见活动的动词）。训练时，康复治疗师应充分考虑儿童的需求、兴趣及能力水平，选择适当词汇，反复给予刺激；引导儿童理解简单语言，激发其表达语言的兴趣，鼓励其多用口语形式来

在这一阶段，儿童可能达到的语言或与语言相关的一般认知目标或参考认知目标：①发展语言理解能力，能在一些语音和实体之间建立联系；②发展核心词汇，继续扩充词汇量，并结合手势和环境来交流；③增加对各种符号的理解。

2. 词组的理解与表达能力训练　此阶段语言康复的主要内容：①在掌握一定数量常见词语的基础上，学习一些简单的词组式，包括动宾词组、主谓词组、偏正词、并列词组、介宾词组五类；②对所学词组进行表达训练；③对一些难学词语进行拓展训练；④让基础较好的儿童进一步学习较难的词组结构。

该康复训练的目标是让儿童掌握一些生活中的常见词组，初步认识词组成分间的语义关系，能够用两个或两个以上的词顺畅地与人交流（包括口语与非口语交流形式）。

在这一阶段儿童可能达到的语言或与语言相关的一般认知目标或参考认知目标：①继续扩充词汇量，并增加词语的种类；②语音逐渐稳定，能发出部分母语的语音；③学习基本的语法结构，如并列关系和主谓关系等，逐步发展常见的句法结构；④学简单的语义关系；⑤提高语言的探索能力。

3. *句子的理解与表达能力训练* 此阶段康复的主要目的是：通过对儿童进行日常语言中的常见句式和常见语句的康复训练，帮助他们在一定程度上理解语义之间的关系，进一步熟悉汉语的语法结构，如基本句式和常见句型的语法结构等，让其习得一定的句子表达模式，提高语言理解和表达能力。此阶段的主要康复内容：①学习主语、谓语和宾语的基本句式；②学习较难词组形式；③学习把字句、被字句、是字句、比较句、给字句、方所句和主语谓语句等常用句式；④进行句式练习和句子成分的替代训练；⑤对决定句子结构的某些抽象词（如被、把、是、给和比等）进行拓展训练；⑥对所学习句式进行表达训练。在这一阶段，儿童可能达到的语言或与语言相关的一般认知目标或参考认知目标：①掌握基本句式结构和常见句型；②发展超过"这里和现在"事件的理解能力；③能理解部分抽象词语；④发展儿童之间自发模仿和相互交谈的行为；⑤能在生活和游戏中使用语言；⑥能使用简单和复杂的句子结构，能扩展符合基本语法规则的句子。

4. *短文的理解与表达能力训练* 此阶段主要目标是通过这些训练，将先前所学的词语、词组和句子综合地运用，不断加深和巩固对词义和语法结构的认识，在此基础上，提升儿童的语用能力，教导儿童如何表示问候、如何提要求、如何描述事件等。

该阶段的主要康复内容：①学习有两个或两个以上从句的较复杂句子；②学习用正确的方式实现句子之间的过渡；③学习用两个或多个句子连贯地表述事件或传达意图；④学习用一个或多个句连贯和完整地表达自己的意图。

在这一阶段，儿童可能达到的语言或与语言相关的一般认知目标或参考认知目标：①掌握大部分的语法知识；②增加复杂语法结构的理解和使用能力；③有限地理解词语之间的抽象关系，有较丰富的语义知识；④在语法结构和语义知识的基础上建立语言体系；⑤发展阅读和书写技能；⑥能知道如何用语言表达问候、提要求、描述事件等。

（四）感觉统合训练

感觉统合训练是指基于儿童的神经发育需要，引导对感觉刺激做适当反应的训练，训练内容包含前庭（包括重力与运动）、本体感觉（包括肌肉与感觉）及触觉等。多个器官刺激的全身运动，其目的不在于增强运动技能，而是改善中枢神经系统处理及组织感觉刺激能力。在训练中同时给予儿童前庭、肌肉、关节、皮肤触摸、视、听、嗅等多种刺激，并将这些刺激与运动相结合。

（五）特殊教育

特殊教育是智力障碍儿童的主要康复训练手段，由教师、家长、治疗师等共同参与及实施。根据智力障碍儿童病情严重程度的不同，按照正常儿的发育有目的、有计划、有步骤地开展针对性的教育，重点在于将日常生活情境融入其中。教育的最终目的是提高智力障碍儿童生活自理能力的水平，尽可能减少其参与学校、参与社会的受限程度。

1. *轻度智力障碍儿童* 可以在特殊学校接受教育，也可以在普通学校随班就读。循序渐进地练习日常生活技能、基本劳动能力、回避危险和处理紧急事件的能力。训练目标：日常生活基本自理，成年后回归正常人的生活。

2. *中度智力障碍儿童* 部分可以在特殊学校接受教育。训练重点：生活自理能力和部分社会适应能力。训练目标：掌握简单的卫生习惯和基本生活能力，可以表达基本需求和愿望。

3. 重度智力障碍儿童　主要是训练其基本生活能力尽可能减少陪护人员的工作。

4. 极重度智力障碍儿童　几乎无法接受相关训练。

五、预防及预后

(一) 预防

预防是降低智力障碍患病率的最根本措施。1981 年联合国儿童基金会提出了智力障碍的三级预防概念，其核心思想是将预防、治疗和服务紧密结合起来。智力障碍预防的根本途径是不断加深对智力障碍病因学的研究，只有针对病因采取措施，才能使预防更加有效。智力障碍的治疗需要社会、学校、家庭、专业康复机构各有关方面协作进行综合预防。早期发现智力障碍，早期干预和刺激，对家庭给予有效的帮助，保持家庭结构完整，使智力障碍儿童的功能有所改善。

1. 一级预防

(1) 政府、社会可采取的措施主要包括以下几方面。

1) 有效处理工业废水和有机物。

2) 控制食品卫生，严格控制食品添加剂的使用。

3) 控制药品安全。

4) 严格控制玩具染料中的铅含量。

5) 禁止近亲结婚。

(2) 产前医疗保健机构可采取的措施主要包括以下几个方面。

1) 产妇的卫生教育和营养指导。

2) 产前和围产期保健(高危妊娠管理、新生儿监护、劝阻孕妇饮酒吸烟、避免或停用对胎儿发育有不利影响的药物)。

3) 产前诊断、羊水检查(染色体病、神经管畸形、代谢疾病)。

4) 传染病管理(病毒、细菌、原虫)的免疫接种。

5) 遗传代谢检查及咨询(避免近亲婚姻、发现携带者、避免高龄生育、孕早期避免辐射)。

(二) 预后

智力障碍的预后与病情严重程度、诊断时间、治疗开展时间等因素密切相关。

1. 轻度智力障碍　通过特殊教育可获得实践技巧和实用的阅读能力。长大后可做一般性家务劳动和简单的具体工作。遇事缺乏主见，依赖性强，不善于应付外界的变化，易受他人的影响和支配。能在指导下适应社会。

2. 中度智力障碍　经过长期教育和训练，可以学会简单的人际交往、基本卫生习惯、安全习惯和简单的手工技巧。

3. 重度智力障碍　有一定的防卫能力，能躲避明显的危险。经过系统的习惯训练，可养成简单的生活和卫生习惯，但生活需要他人照顾。长大以后，可在监督之下做些固定和最简单的体力劳动。

4. *极重度智力障碍* 生活不能处理，多数早年夭折。幸存者对手脚的技巧训练可以有反应。

第四节 孤独症谱系障碍

一、概述

（一）定义

孤独症谱系障碍(autism spectrum disorder, ASD)是一组以社会交往障碍、言语和非言语交流障碍、狭隘兴趣、刻板行为为主要特征的神经发育障碍性疾病，以往称广泛性发育障碍。

（二）流行病学特征

1. *发病率* 早期流行病学研究表明，典型孤独症的患病率约为2/万~3/万。近年来ASD概念的提出，发病率显著上升，WHO报告目前全球ASD发病率为1/150，男女比例为4∶1。2014年，美国疾病预防控制中心公布的最新ASD患病率为1/68，男女比例为4.5∶1；海南省2016年ASD流行病学调查结果显示ASD患病率为6.2%，男女比例为5.8∶1。世界卫生组织根据我国现有总人口数量估计ASD儿童总数在100万~150万左右，已占各类精神残疾的首位。

2. *病因*

(1)遗传与环境因素共同作用：目前孤独症谱系障碍的病因不明，研究多集中在遗传基因、神经发育、神经生化、免疫及病毒感染等方面。越来越多的证据表明，生物学因素(主要是遗传因素)在孤独症谱系障碍的发病中起着重要的作用，近年来的遗传学研究大多集中在基因异常方面，认为孤独症谱系障碍是一种多基因遗传病，疾病的发生受多个基因控制，单个基因对疾病的作用微小。环境因素，特别是在胎儿大脑发育关键期接触的环境因素也会导致发病可能性增加。

表观遗传学异常的观点近年引起重视，该观点认为在ASD、ID以及众多其他复杂疾病中，可能并不必定存在DNA水平的突变和异常，但是在基因调控水平(主要是甲基化或组蛋白作用)出现了异常，从而导致在DNA表达方面的异常，在此过程中，某些目前未知的环境因素可能扮演着重要作用，这些环境因素调控着基因的表达并由此影响发育编程和重编程。

(2)胎儿期病毒感染：先天性风疹病毒感染、巨细胞病毒感染被认为可能与ASD发病有关。

(3)免疫系统异常：ASD儿童中有自身免疫性疾病发生率较高，T淋巴细胞亚群也与正常人群有差别，提示ASD存在免疫系统异常。上述结果的意义仍有待更多的研究证实。

综合各种研究，推测存在ASD遗传易感性的儿童，在诸如围产期感染、免疫、致病因子等未知环境有害因素影响下(第二次打击学说)，神经系统发育异常，从而导致自婴儿时期开始，在感、知觉以及认知加工等神经系统高级功能有异于发育正常儿童，表现为ASD。

二、临床特点

（一）症状

儿童 ASD 起病于 3 岁前，其中约 2/3 的儿童出生后逐渐起病，约 1/4 的儿童经历了 1～2 年正常发育后退行性起病。临床表现在儿童发育的不同时期有所不同。

1. *社会交往障碍*　儿童孤独症患儿在社会交往方面存在质的缺陷，他们不同程度地缺乏与人交往的兴趣，也缺乏正常的交往方式和技巧。具体表现随年龄和疾病严重程度的不同而有所不同，以与同龄儿童的交往障碍最为突出。

（1）婴儿期：患儿回避目光接触，对他人的呼唤及逗弄缺少兴趣和反应，没有期待被抱起的姿势或抱起时身体僵硬、不愿与人贴近，缺少社交性微笑，不观察和模仿他人的简单动作。

（2）幼儿期：患儿仍然回避目光接触，呼之常常不理，对主要抚养者常不产生依恋，对陌生人缺少应有的恐惧，缺乏与同龄儿童交往和玩耍的兴趣，交往方式和技巧也存在问题。患儿不会通过目光和声音引起他人对其所指事物的注意，不会与他人分享快乐，不会寻求安慰，不会对他人的身体不适或不愉快表示安慰和关心，常常不会玩想象性和角色扮演性游戏。

（3）学龄期：随着年龄增长和病情的改善，患儿虽然愿意与别人交往，但是方式和技巧依然存在问题。他们常常自娱自乐，独来独往，我行我素，不理解也很难学会和遵循一般的社会规则。

（4）成年期：对社交情景缺乏应有的理解，对他人的兴趣、情感等缺乏适当的反应，难以理解幽默和隐喻等，较难建立友谊、恋爱和婚姻关系。

2. *交流障碍*　在言语交流和非言语交流方面均存在障碍，其中以言语交流障碍最为突出，通常迟缓或不发育，常常表现为语言发育较同龄儿晚，有些甚至不是儿童就诊的最主要原因。

（1）言语交流障碍：①言语发育迟缓或不发育：常常表现为语言发育较同龄儿晚，有些甚至不发育，有些儿童可有相对正常的言语发育阶段，后又逐渐减少甚至完全消失；②言语理解能力不同程度受损；③言语形式及内容异常：最大问题是“语用”障碍，即不会适当地用语言沟通，存在答非所问，人称代词分辨不清，即刻模仿言语、延迟模仿言语、刻板重复言语等表现；④语调、语速、节律、重音等异常。

（2）非言语交流障碍：常拉着别人的手伸向他想要的物品，多不会用点头、摇头以及手势、动作、表情、眼神表达想法，也不能理解他人的姿势、面部表情等的意义。

3. *兴趣狭窄和刻板重复的行为方式*　倾向于使用僵化刻板、墨守成规的方式应付日常生活：①兴趣范围狭窄和不寻常的依恋行为：迷恋于看电视广告、云或听某段音乐、某种单调重复的声音等，对非生命物品可能产生强烈依恋，如瓶、盒、绳、棍等都有可能让儿童爱不释手，随时携带；②行为方式刻板重复：儿童常坚持用同一种方式做事，拒绝日常生活规律或环境的变化，如坚持走一条固定路线，坚持把物品放在固定位置，拒绝换其他衣服或只吃少数几种食物等；③仪式性或强迫性行为：常出现刻板重复、怪异的动作，如重复蹦跳、拍手、将手放在眼前扑动和凝视、用脚尖走路、反复闻物品或摸光滑的表面等。

4. 其他表现　常伴有精神发育迟滞、睡眠障碍、注意障碍、自笑、情绪不稳定、多动、冲动、攻击、自伤等行为；认知发展多不平衡，音乐、机械记忆、计算能力相对较好甚至超常；还有一部分儿童伴有抽动秽语综合征、癫痫、脑瘫、感觉系统损害、巨头症等。

（二）诊断标准

美国 DSM-5 孤独症谱系障碍诊断标准。

1. 在各种情景下持续存在的社会交流和社会交往缺陷，不能用一般的发育迟缓解释，符合以下表现。

（1）社会-情感互动缺陷：轻者表现为异常的社交接触和不能进行来回对话；中者缺乏分享性的兴趣、情绪和情感，社交应答减少；重者完全不能发起社会交往。

（2）用于社会交往的非言接触和肢体语言异常，或在理语交流行为缺陷：轻者表现为言语和非言语交流整合困难；中者目光接触和肢体语言异常；重者完全缺乏面部表情或手势。

（3）建立或维持与其发育水平相符的人际关系缺陷（与抚养者的除外）：轻者表现为难以调整自身行为以适应不同社交场景；中者在玩想象性游戏和结交朋友上存在困难；重者明显对他人没有兴趣。

2. 行为方式

（1）过分坚持某些常规以及言语或非言语行为的仪式，或对改变的过分抵抗（例如运动性仪式行为 ,坚持同样的路线或食物，重复提问，或对细微的变化感到极度痛苦）。

（2）高度狭隘、固定的兴趣，其在强度和关注度上是异常的（例如对不寻常的物品强烈依恋，过度局限或持续的兴趣）。

（3）对感觉刺激反应过度或反应低下，对环境中的感觉刺激表现出异常的兴趣（例如对疼痛、热、冷感觉麻木，对某些特定的声音或物料出现负面反应，过多地嗅或触摸某些物体，沉迷于光线或旋转物体）。

3. 症状必须在儿童早期出现（但是由于对儿童早期社交需求不高，症状可能不会完全显现）。

4. 所有症状共同限制和损害了日常功能。

5. 这些失调都不能用智力障碍/智力发育障碍或全面性发育迟缓更好地解释。智力残疾和孤独症谱系障碍经常共同发生。诊断孤独症谱系障碍和智力残疾的合并症，对社会沟通的预期应低于一般发展水平。

三、康复评定

（一）发育评定

主要应用于 5 岁以下的婴幼儿。可用于发育评定的量表有丹佛发育筛查测验（Denver development screening test，DDST）、Gesell 发育诊断量表（Gesell development schedules，GDDS）、贝利婴儿发育量表（Bayley scales of infant development）等（见第二章第六节）。

（二）心理学评定

主要包括智力发育评定、语言评定、适应能力评定等，这些评定有些不是专门为 ASD 儿童设计的，但可为康复干预计划的制订提供依据。

1. *智力评定量表*　常用的智力测验量表有韦氏智力测验、斯坦福-比内智力量表、Peabody 图片词汇测验、端文渐进模型测验(RPM)等(见第二章第六节)。

2. *适应能力评定量表*　适应能力评定不仅是孤独症儿童诊断的依据，而且可为教育训练及训练效果提供基础。

(1)文阑适应能力量表(Vineland adaptive behavior scales，VABS)：包括交流沟通、生活能力、社会交往、动作能力及问题行为 5 个分测验。评定时可根据特定的目的选择全部或其中数个分测验。

①交流沟通分测验由 133 个问题组成，涉及儿童的理解能力、表达能力、书写能力等；②生活能力分测验包括 201 个问题，评定儿童在个人卫生、料理家务、社区活动等方面的实际问题；③社会交往分测验包括 134 个问题，儿童在人际关系、闲暇娱乐、处理问题等方面的能力是评定的重点；④动作能力分测验由 73 个问题组成，目的是了解儿童在肢体动作、手指动作方面的能力水平。

(2)婴儿-初中生社会生活能力：能力(L)、作业能力(O)、交往能力(C)、参加集体活动(S)、自我管理能力(SD)等几部 132 个项目，分为 7 个年龄阶段，由家长或照料人每天根据相应年龄逐项填写，≥10 分为正常(见本章第六节)。

(三)ASD 评定

目的主要是检查受试儿童是否具有孤独症状，主要有孤独症筛查量表、孤独症诊断量表。美国儿科学会(AAP)早期筛查指南提出三级筛查程序：初级保健筛查、一级筛查和二级筛查。在使用筛查量表时，要充分考虑到可能由现的假阳性或假阴性结果。诊断量表的评定结果也仅作为儿童孤独症诊断的参考依据，不能替代临床医师综合病史、精神检查并依据诊断标准作出的诊断。

1. *初级保健筛查*

(1)警示指标：6 个月后，不能被逗乐，眼睛很少注视人；10 个月左右，对叫自己名字没反应，听力正常；12 个月，对于言语指令没有反应，没有咿呀学语，没有动作手势语言，不能进行自光追随；对动作模仿不感兴趣；16 个月，不说任何词汇，对语言反应少，不理睬别人说话；18 个月，不能用手指指物或用眼睛追随他人手指指向，没有显示给予行为；24 个月，没有自发的双词短语。任何年龄段出现语言功能倒退或社交技能倒退。

(2)录像分析方法：录像分析 18~24 个月 ASD、发育迟缓及健康儿童的行为区分 ASD 和其他两组儿童的 9 个危险信号：缺乏适当的目光注视；不能通过眼神交流来表达喜悦的情绪；不与他人分享高兴和感兴趣的事；听名字没反应；缺乏适当的眼神交流、面部表情、手势及语调；不喜欢向他人展示自己感兴趣的东西；特别的说话方式；刻板重复的肢体运动；刻板重复的运用物体的方式。其中前 6 个危险信号包含了 ASD 儿童缺少的正常行为，后 3 个危险信号是 ASD 儿童所表现出的特殊异常行为。72%~100%的 ASD 儿童存在前 6 个危险信号，50%的 ASD 儿童表现出特别的说话方式和刻板重复的肢体运动，75%的儿童表现出刻板重复的运用物体的方式。发育迟缓儿童则很少表现出上述 3 种特殊异常行为。

(3)儿童心理行为发育问题预警征象筛查："儿童心理行为发育问题预警征象筛查表"是由国家卫生和计划生育委员会于 2013 年集合国内儿童心理、发育领域资深专家经验研定，拟作为我国基层儿童心理行为发育问题的早期筛查工具。在 0~3 岁年龄范围内涉及 8 个时点，每个时点包含 4 个条目。在初筛过程中应对儿童进行观察并且检查有无相应月龄的预警症状，该年龄段任何一条预警征象阳性，提示有发育偏异的可能。预警征象可由专业人员、父母、其他代养人、老师等任何人提出。

2. 一级筛查　用于在普通人群中发现 ASD 可疑人群，常用的有简易婴幼儿孤独症筛查量表(checklist for autism in toddler，CHAT)、简易婴幼儿孤独症筛查量表改良版(the modified checklist for autism in toddlers，M-CHAT)、CHAT-23(checklist for autism in toddler-23)、孤独症特征早期筛查问卷(early screening of autistic traits questionnaire，ESAT)、孤独症行为量表(ABC)等。

(1)简易婴幼儿孤独症筛查量表(CHAT)：是英国学者综合之前研究发展出的一种早期筛查工具，适用于 18 个月婴幼儿，完成约需 5～10 分钟。评估分两部分进行，A 部分包括 9 个项目，通过咨询父母完成；B 部分包括 5 个项目，通过专业人员观察，结合儿童的反应进行简短的访谈后作出判断。关键项目有 5 个(A5、A7、B2、B3、B4)，主要评估共享注意和假装游戏两类目标行为，5 个关键项目均未通过者有孤独症高风险，未通过 A7 和 B4 者则具有中度风险。未通过 CHAT 筛查者 1 个月后需进行二次筛查确定。

(2)简易婴幼儿孤独症筛查量表改良版(M-CHAT)：基于 CHAT 修改而成，是孤独症早期评估的理想工具。用于 16～30 个月儿童，共 23 个(其中包括 CHAT Section A 的 9 项)父母填写项目。6 个关键项目分别评估社会联结、共同注意、分享物品及应人能力。当 23 项中 3 项或 6 项关键项目中至少 2 项未通过则提示有孤独症高风险，未通过初筛者需进一步评估。

(3)CHAT-23：香港学者将 M-CHAT 汉化版和 CHAT 的 B 部分合并形成的用于筛查智龄达 18～24 个月儿童的评估工具，目前有中国内地版本。筛查阳性标准为 23 项中至少 6 项阳性，或 7 项关键项目中至少 2 项阳性，以及 B 部分中前 4 项有 2 项阳性。

(4)孤独症特征早期筛查问卷(ESAT)：共 13 个项目。包括：不会玩玩具，游戏方式单一，情感表达达不到同龄水平，面无表情，无目光对视，单独一人时无反应，刻板重复动作，不会炫耀，无交往性微笑，对他人无兴趣，对语言无反应，不喜欢玩游戏，不喜欢被拥抱。适用于 14～15 个月儿童，由父母与专业人员填写，每次评定时间约为 15 分钟。3 项未通过时判定为有患 ASD 风险。

(5)孤独症行为量表(ABC)：国内外广泛使用，稳定性好，阳性符合率可达 85%。涉及感觉、行为、情绪、语言等方面的异常表现，可归纳为生活自理(S)、语言(L)、身体运动(B)、感觉(S)和交往(R)5 个因子的 57 个项目，每个项目 4 级评分，总分≥53 分提示存在可疑孤独症样症状，总分≥67 分提示存在孤独症样症状，适用于 8 个月～28 岁的人群。由父母或与孩子共同生活达 2 周以上的人评定。

3. 二级筛查　需要由专科医师来执行，用于排除 ASD 可疑人群中的其他发育障碍，协助诊断，如儿童孤独症评定量表(childhood autism rating scale，CARS)。

儿童孤独症评定量表(CARS)适用于 2 岁以上的人群，共包括 15 个项目，分别为与他人关系、模仿、情感反应、肢体动作、使用物体、对变化的反应、视觉反应、听觉反应、味嗅觉反应、害怕与紧张、语言交流、非语言交流、活动程度、智力及一致性、总体印象。每个项目 4 级评分，根据儿童在每一个项目从正常到不正常的表现，分别给予 1～4 的评分，必要时还可给半分，如 1.5 分或 2.5 分等。总分<30 分为非孤独症，由专业人员评定，评定人员应通过直接观察、与家长访谈、各种病历报告获得受评定儿童的各项资料，在对每一领域进行评定打分时，应考虑儿童年龄以及行为特点、强度和持续性。

我国由于ASD诊治工作起步较晚，目前在筛查诊断方面相关工具比较缺乏，目前常用量表中ABC量表作为筛查工具，用CARS量表作为诊断工具，这些量表均为20世纪80年代创立，已经与当前ASD的认识有相当差距，有更新的需要。

4. ASD诊断量表　孤独症诊断观察量表(autism diagnostic observation schedule-generic, ADOS-G)和孤独症诊断访谈量表修订版(autism diagnostic interview-revised, ADI-R)是目前国外广泛使用的诊断量表，对评定人员的各方面要求特别是临床经验的要求较高，均须受过专门的训练并在操作达标后方可实际使用这些评定方法。我国尚未正式引进和修订。

(1)孤独症诊断观察量表(ADOS-G)：适用于所有年龄段，通过观察儿童在游戏中的表现和对材料的使用，重点对他们的沟通、社会交往及使用材料时的想象能力加以评估。由四个模块组成，每模块需用时35~40分钟。特点是可以根据评测对象的语言能力(从无表达性语言到言语流畅)选择适合其发展水平的模块。进行每个模块时都详加记录，在活动结束后根据记录做出整体评估。

(2)孤独症诊断访谈量表修订版(ADI-R)：适用于心理年龄大于2岁的儿童和成人。由专业人员对家长或监护人进行访谈。量表包括6个部分：社会交互作用方面质的缺陷(16项，B类)，语言及交流方面的异常(13项，C类)，刻板、局限、重复的兴趣与行为(8项，D类)，判断起病年龄(5项，A类)，非诊断记分(8项，O类)以及另外6个项目涉及孤独症儿童的一些特殊能力或天赋(如记忆、音乐、绘画、阅读等)。前三个核心部分反映了孤独症儿童的三大类核心症状，是评定和判断儿童有无异常的关键。评分标准与方法因各个项目而异，一般按0~3四级评分，评2分或3分表示该项目的异常明确存在，只是程度的差异；评1分表示介于有/无该类症状之间的情况，0分为无异常。若用于国内，该量表的个别项目应修改或删除。

以上两种量表的实施对测试人员的要求较高，他们均须受过专门的训练，拥有较丰富的临床经验，并在操作达标后方可实际使用这些量表。ADOS-G与ADI-R联合应用被公认为孤独症诊断的金标准，目前有中文译本，但未普及使用，是开展研究的必需工具，但依然不能代替临床观察。

(四)心理教育评定量表(C-PEP)

国内修订后的心理教育评定量表修订版(psychoeducational profile-revised, PEP-R)命名为C-PEP。适用于3~7岁孤独症、非典型孤独症和其他类同的沟通障碍者。主要评定其在不同发育范围的能力和行为表现，以供制订训练计划。包括功能发育量表和病理量表两个分量表，前者含95个项目，主要评定的功能领域为模仿、知觉、动作技能、手眼协调、认知表现及口语认知；后者由44个项目组成，用来评定儿童严重程度，包括情感、人际关系及合作行为、游戏及材料嗜好、感觉模式和语言5个领域。在C-PEP进行之前，必须经过包括CARS、智力测试、家长访谈及行为观察等评定。C-PEP评定使用丰富的材料，儿童易产生兴趣，评定中所需语言少，通过功能发育侧面图和病理侧面图可以直观地了解个别化训练方案的制订和行为矫正。

(五)孤独症治疗评估量表(AETC)

孤独症治疗评估量表(autism treament evaluation checklist, AETC)分为说话(语言、社交、感知觉和健康/行为4项，共77题，量表总分为0~179分，分值越高，症状程度越重。说话/

语言部分：根据不能、有点能、完全能分别评为2、1、0分；社交部分：根据不像、有点像、非常像分别评为0、1、2分；感知觉部分：根据不能、有点能、完全能分别评为2、1、0分；健康/行为部分：根据不成问题、极小问题、中等问题、严重问题分别评为0、1、2、3分。

四、康复治疗

（一）教育和训练

教育干预的目的在于改善核心症状，同时促进智力发展，培养生活自理和独立生活能力，减轻残疾程度，改善生活质量，力争使部分患儿在成年后具有独立学习、工作和生活的能力。

1. 教育和训练原则

（1）早期长程：应当早期诊断、早期干预、长期治疗，强调每日干预。对于可疑的患儿也应当及时进行教育干预。

（2）科学系统：应当使用明确有效的方法对患儿进行系统的教育干预，既包括针对ASD核心症状的干预训练，也包括促进患儿身体发育、防治疾病、减少滋扰行为、提高智能、促进生活自理能力和社会适应能力等方面的训练。

（3）个体训练：针对ASD患儿在症状、智力、行为等方面的问题，在评估的基础上开展有计划的个体训练。对于重度儿童孤独症患儿，早期训练时的师生比例应当为1∶1。小组训练时也应当根据患儿发育水平和行为特征进行分组。

（4）家庭参与：应当给予患儿家庭全方位的支持和教育，提高家庭参与程度，帮助家庭评估教育干预的适当性和可行性，并指导家庭选择科学的训练方法。家庭经济状况、父母心态、环境和社会支持均会影响患儿的预后。父母要接受事实，妥善处理患儿教育干预与生活、工作的关系。

2. 干预方法

（1）应用行为分析疗法（applied behavioralanalysis，ABA）：是迄今为止最广为人知的综合干预模式之一。以正性强化、负性强化、区分强化、消退、分化训练、泛化训练、惩罚等技术为主，矫正孤独症儿童的各类异常行为，同时促进儿童各项能力的发展。强调高强度、个体化和系统化。

经典ABA的核心是行为回合训练法（discrete trialtraining，DTT），其特点是具体和实用，主要步骤包括训练者发出指令、儿童反应、训练者对反应做出应答和停顿，目前仍在使用。现代ABA在经典ABA的基础上融合其他技术，更强调情感与人际发展，根据不同的目标采取不同的步骤和方法。

用于促进ASD儿童能力发展、帮助儿童学习新技能时主要采取以下步骤：①任务分析与分解：对儿童行为和能力进行评估，对目标行为进行分析；②分解任务并逐步强化训练，在一定的时间内只进行某项分解任务的训练；③儿童每完成一个分解任务都必须给予奖励（正性强化），奖励物主要是食品、玩具和口头、身体姿势的表扬，奖励随着儿童的进步逐渐隐退；④运用提示（prompt）和渐隐（fade）技术，根据儿童的能力给予不同程度的提示或帮助，随着儿童对所学内容的熟练再逐渐减少提示和帮助；⑤间歇（intertrial interval），两个任务训练间需要短暂的休息。每周干预20~40个小时，每天1~3次，每次3小时。

（2）作业治疗（occupation therapy，OT）：目的是改善ASD儿童对感觉刺激的异常反应、运动协调能力及认知障碍，提高认知水平；培养ASD儿童的兴趣，促进其社会交往；提高日常生活活动能力。

1）增加感官刺激以利于感知觉发展：根据孤独症儿童的感知觉特点，可设计不同的训练内容，尽可能多地运用直观训练器具，补偿孤独刺激，促进感知觉发展。

①视觉训练：视觉集中、光线刺激、颜色视觉、找出物体长短等；②听觉训练：声音辨别、找出声源、跟着节拍训练、听觉集中、听音乐等；③触觉训练：袋中寻宝，分出冷、温、热物体等；④整体知觉和部分知觉训练：先训练认识客体的个别部分，然后训练认识客体的整体，最后训练既认识客体的个别部分又认识客体的整体部分；⑤空间知觉训练：包括形状知觉、大小知觉、方位知觉训练。

2）感觉统合训练（sensory integration training，SIT）：是利用儿童发育过程中神经系统的可塑性，通过听觉、视觉、基础感觉、平衡、空间知觉等方面的训练，刺激大脑功能，使儿童能够统合这些感觉，促进脑神经生理发展，并能做出适应性反应。用于ASD的治疗在国外存在争议，未被主流医学所认可。

由于ASD儿童感觉统合水平不同，失调的表现也不同，训练要有针对性。包括触觉训练：球池、泥土、吹风、洗澡、小豆子或水放入小池中等训练；前庭系统训练：圆筒吊缆、圆木吊缆、大笼球、平衡台、独脚椅、羊角；本体感觉训练：趴地推球、脚踏车、小滑板、大滑板；触觉与身体协调训练：身体跷跷板、俯卧大笼球、俯卧大笼球抓东西；跳跃平衡训练：蹦床、花式跳床、跳床+手眼协调游戏。

3）精细运动训练（fine movement training）：训练需根据儿童的年龄和具体情况设计，有安全隐患的训练器材必须管理好，避免意外。可进行穿珠、放置各种形状的带孔模块、剪纸、折纸、填图、画线、补线、粘贴、画图、手指操等精细运动训练。

4）日常生活活动能力训练：训练原则包括实境实物训练，分类命名及一对一的概念，物品功能与关系概念，注意力集中、听指令行事，半结构式的生活作息及空间安排，增加生活经验。训练方法：饮食训练、更衣训练、洗漱训练、如厕训练、环境-家庭半结构式安排训练。

（3）结构化教学法（treatment and education of autistic and related communication handicappe，TEACCH）：孤独症以及相关障碍儿童治疗教育课程，是当前西方国家获得最高评价的孤独症训练课程之一。以认知、行为理论为基础，针对孤独症儿童在语言、交流及感知觉运动等方面的缺陷进行有针对性的训练，实施个别化的治疗，适合在医院、康复训练机构开展，也适合在家庭中进行。能有效改善孤独症儿童社会交往、言语、感知觉、行为等方面的缺陷。结构化教学设计包括环境结构、作息时间结构、个别工作结构、视觉结构。步骤：①根据不同训练内容安排训练场地，要强调视觉提示，即场所的特别布置，玩具及其他物品的特别摆放；②建立训练程序表，注重训练的程序化；③运动、知觉、认知、手眼协调、语言理解和表达、生活自理、确定训练内容，包括儿童模仿、粗细以及情绪情感等；④在教学方法上要求充分运用语言、身体姿势、提示、标签、图表、文字等各种方法增进儿童对训练内容的理解和掌握。同时运用行为强化原理和其他行为矫正技术帮助儿童克服异常行为，增加良好行为。

（4）图片交换交流系统（picture exchange com system，PECS）：关注孤独症儿童的沟通及社会交往能力。遵从个别化原则，即根据每个儿童主动性。适合任何年龄的孤独症儿童。对于理解力较强的儿童可以使用抽象一些的图片甚至文字，而对于理解力较弱的儿童则用更为形象的图片或实物照片。PECS由训练者+可视性媒介(图片、文字、沟通板)+设置的情境+被训练者构成。包括实物交换、扩大主动性、图片辨认、句子结构、对“你要什么”做出回应、回应性和主动性表达意见六个阶段。优点为用图片和实物来教儿童学习句子，导入比较容易；操作简单易行，不需要复杂和高难的技巧训练；在设置的社会情境中，儿童能学到实用的语言及正确的沟通方式，学习功能性语言来表达基本需求和生活环境中做一般交流的语言；在训练中逐步理解问答的互动关系，从协助下的被动应答转为完全主动的表达。

(5)人际关系发展干预(relationship dev tlopme nt intervention, RDI)：是人际关系训练的代表，运用系统的方法激发儿童产生运用社会性技能的动机，从而使儿童发展和最终建立社会系的能力。同时RDI也强调父母的引导式参与，是一种在家庭开展的训练方法。通过父母与儿童之间的各种互动，促进其交流能力，特别是情感交流能力。改善儿童的共同注意能力，加深儿童对他人心理的理解，提高儿童的人际交往能力。步骤：①评估确定儿童人际关系发展水平；②根据评估结果，依照正常儿童人际关系发展的规律和次序，依次逐渐开展目光注视-社会参照-互动-协调-情感经验分享-享受友情等能力训练；③开展循序渐进的、多样化的训练游戏活动项目。活动多由父母或训练老师主导，内容包括各种互动游戏，例如目光对视、表情辨别、捉迷藏、“两人三腿”、抛接球等。要求训练者在训练中表情丰富夸张但不失真实，语调抑扬顿挫。

(6)社交能力训练(social skill training, SST)：目的是提高ASD儿童的社会交往能力。可进行对视训练、面部表情训练、共享注意训练、模仿训练、用手与人交流训练、拥抱训练、游戏训练。

3. *早期干预方法* 从早期干预的基本思维出发，一方面要从儿童的缺陷行为着手，另一方面要从正常儿童成长的经验来考虑。早期干预的重点为模仿能力、沟通能力及游戏能力。早期干预是一个生态的模式，更是一个跨越医疗、教育与社会福利的专业，尤其强调家长Denver模式。

(1)地板时光(floor time)：地板时光训练是以儿童的活动和兴趣决定训练的内容，即以儿童为中心，而成人只是引导。

1)实施步骤：观察(面部表情、声调、肢体动作、有无语言、情绪、交流)；接近、开放式的交流；跟随儿童的兴趣和目标；扩展游戏活动；让儿童闭合交流的环节。

2)实施策略：以儿童的兴趣和活动为目标，并追随他们的目标去做；无论儿童出现什么行为，都要将它看成是有意义的，追随他们的目标，帮助他们做成他们想做的事；不管儿童主动做了什么活动、模仿了什么行为，干预者都要出现在他们面前，要投入他们的活动中；在和儿童交流过程中，不要打断或更改主题，坚持重复做游戏或者进行日常生活事务，只要这些是儿童的水平可能做到而愿意做下去的即可；要灵活掌握，不断扩充儿童之间的互动，不要把儿童的回避或说“不”当成排尽活动来对待，而应该继续进行下去；坚持要求儿童对干预发起的互动做出回应，同时鼓励儿童闭合，即结束一个交流环节，再开启另一个交流环节。

(2)文化游戏介入(PCI)：主要是以文化学习有关的能力为主要的介入目标，包括社会性趋向、相互调控、模仿、意图解读、社会性参照、游戏、分享式注意力、心智理论、会话与叙事等，介入的做法，主要是以日常生活中介入与游戏介入为主，在介入时，特别着重儿童的兴趣与主动性，让儿童亲身体验与建构各种日常文化活动，在游戏与日常生活中自然学会各种文化学习能力。训练原则：真正的爱和关怀、回应幼儿发出的自发性行为，适时调整弹性、稳定幼儿的情绪，让他保持愉悦状态。除了要从游戏与日常生活中教会 ASD 儿童文化学习的能力外，也强调将当地的文化内涵传承给 ASD 儿童，而不是空有文化学习能力，而无文化的内涵。

(3) Denver 校式(ABA+人际关系干预)：年龄：12 个月至学龄前。核心特征：在自然状态下应用 ABA、正常发育顺序、父母积极参与，用互动游戏分享鼓励，重点在人与人之间的互动和正面响应，在积极、有感情基础的关系中，学习语言和沟通技巧。

4. 其他干预方法　应当充分考虑时间、经济等因素，慎重选择听觉统合治疗等治疗方法。

(1) 社交故事(social story)：以讲故事的方式，向孤独症儿童仔细描述一个特定的社交处境，令他们明白在处境中应有的行为，从而引导他们模仿正确的社交行为和态度。

1) 主要由四种句子组成：①描述句：指描述事情发生时周围环境的情况、有哪些人参与、他们的行为等；②透视句：形容事情发生时别人对它有何感受和看法，为何他们会做出描述句中的行为；③指示句：指出应有之行为和态度，提示孤独症儿童做出适当的反应；④控制句：使用一些特别提示，使孤独症儿童能记起应做的行为，使他们能自发地做出适当的反应。每出现零至一句指示句及控制句，必须附有两至五句描述句及(或)透视句。即社交故事中可以没有指示句及控制句，但必须要有描述句及透视句。

2) 步骤：①确认一个问题行为；②找出可以改善该问题行为的适当社会技能；③收集适当行为的基准线；④协助儿童或教师编写社交故事；⑤视儿童能力和兴趣，使用必要的照片、图卡或图画；⑥要求儿童读/看社交放事，并演练适当行为；⑦收集介入的资料；⑧若两周内未改善，简单改变社交故事；⑨教导维持和类化。

(2) 语言训练(speech therapy，ST)包括以下几方面：

1) 对儿童进行动作模仿训练：包括粗大动作模仿和嘴部动作模仿。

2) 模仿儿童无意识的发音，促进儿童发音模仿：无论何时，只要儿童发出某个音节后立即模仿他刚才发过的音，并且观察他是否对你刚才发出相同的音做出了反应。通常有四种情况：①无反应；②停止发音，转向其他活动；③停止发音，观察对方；④停止发音后模仿对方发相同的音。第三、四种情况是训练者希望得到的结果，尤其是第四种情况。

3) 口型和发音训练：在儿童有嘴部动作和一些身体大动作模仿能力的基础上，逐步过渡到口型、发音的模仿。对于年龄偏大的儿童，重在口型模仿训练，可用手、木片等辅助具协助儿童做出正确的反应。对于年龄偏小的无语言孤独症儿童，重在自然环境中的发音模仿训练。

4) 从儿童已会发的音入手训练儿童发音：分析儿童情况后从能够发的音入手训练儿童的发音技能，对儿童进行长短音、组合音、声调训练，同时使用含爆破音的玩具、卡片作为语音训练辅助材料，在训练过程中训练儿童发音。

(3) 听觉统合训练(auditory integration training，AIT)：通过让儿童听经过处理的音乐来矫正听觉系统对声音处理失调(主要是听觉过敏)的现象，并刺激脑部活动，从而改善语言障碍、交往障碍、情绪失调和行为紊乱。听觉过敏儿童常常表现为捂耳，听到环境中某些声音会烦躁、哭泣、发脾气、摔东西，躲避某些声音，畏缩，因为噪音的缘故制造噪音等。少数儿童出现短期的一过性的不良反应，包括烦躁不安、情绪易激动、易哭泣、兴奋、躁动、自言自语、重复语言增加、刻板动作增加、容易疲劳、捂耳朵现象增加、食欲下降、食量减少、睡眠减少，但这些现象、不良反应将会在治疗过程中及治疗后逐渐减少或消失。禁忌证：4 岁以下者、中耳充血或炎症、发热、高频耳聋者、戴助听器者、第一次治疗 9～12 个月以内者、脑电图异常者。

（二）药物治疗

尚缺乏针对儿童孤独症核心症状的药物，药物治疗为辅助性的对症治疗措施。

1. 基本原则

（1）权衡发育原则：0～6 岁患儿以康复训练为主，不推荐使用药物。若行为问题突出且其他干预措施无效时，可以在严格把握适应证或目标症状的前提下谨慎使用药物。6 岁以上患儿可根据目标症状或者合并症影响患儿生活或康复训练的程度适当选择药物。

（2）平衡药物副反应与疗效的原则：药物治疗对于 ASD 儿童只是对症、暂时、辅助的措施，因此是否选择药物治疗应当在充分考量副作用的基础上慎重决定。

（3）知情同意原则：儿童孤独症患儿使用药物前必须向其监护人说明可能的效果和风险，在充分知情并签署知情同意书的前提下使用药物。

（4）单一、对症用药原则：作为辅助措施，仅当某些症状突出（如严重的刻板重复、攻击、自伤、破坏等行为，严重的情绪问题，严重的睡眠问题以及极端多动等）时，才考虑使用药物治疗。应当根据药物的类别、适应证、安全性与疗效等因素选择药物，尽可能单一用药。

（5）逐渐增加剂量原则：根据儿童孤独症患儿的年龄、体重、身体健康状况等个体差异决定起始剂量，视临床效果和副反应情况逐日或逐周递增剂量，直到控制目标症状。药物剂量不得超过药物说明书推荐的剂量。

2. 各类药物的主要副反应

（1）抗精神病药：主要包括震颤、手抖、肌肉强直等锥体外系副反应，以及体重增加、催乳素升高等神经内分泌副反应，对部分患儿有镇静作用。偶见口干、恶心、呕吐等胃肠道反应。

（2）抗抑郁药：包括肠胃道不适、厌食、恶心、腹泻、头痛、焦虑、神经质、失眠、倦怠、流汗、颤抖、目眩或头重脚轻。肝肾功能不良者慎用或禁用。

（3）多动、注意缺陷治疗药物：包括上腹部不适、恶心、乏力、心慌及血压升高等。

3. 中医药治疗　有运用针灸、汤剂等中医方法治疗儿童孤独症的个案报告，但治疗效果有待验证。

五、预防及预后

ASD 儿童一般预后较差，是需长期医疗、教育、社会福利关照的一种慢性障碍，随着诊断能力、早期干预、康复训练质量的提高，ASD 儿童的预后正在逐步改善，部分 ASD 儿童的认知水平、社会适应能力和社交技巧可以达到正常水平。早期发现、早期干预、家庭积极参与等是实现 ASD 治愈的有利因素。

（一）预防

到目前为止，没有特殊的预防方法可以预防孤独症。预防的根本途径是不断加强对 ASD 病因学的研究，只有针对病因采取措施，才能使预防更加有效。做好婚姻指导，开展遗传关键咨询；加强孕期和围生期卫生保健，积极进行优生优育工作；做好产前检查、预防妊娠并发症，防止产伤、窒息等；改变不良育儿态度，营造和睦的家庭氛围。

（二）预后

ASD 儿童具有极强的可塑性，教与不教，教得是否得当，他们的发展方向是完全不同的。

1. 诊断和干预的时间　早期发现意义重大，已经证明，始于 2 岁以内的早期干预可以显著改善 ASD 的预后。对于轻度、智力正常或接近正常的 ASD 儿童，早期发现和早期干预尤为重要。

2. 早期言语交流能力　早期言语交流能力与 ASD 预后密切相关，早期（5 岁前）或在确诊为 ASD 之前已有较好言语功能者，预后一般较好。自幼有严重语言障碍，又未得到较好矫正者常预后不佳。

3. 病情严重程度及智力水平　ASD 儿童的预后受病情严重程度和智力水平影响很大。病情越重，智力越低，预后越差；反之，病情越轻，智力越高，预后越好。

4. 有无伴发疾病　ASD 儿童的预后还与伴发疾病相关。若儿童伴发脆性 X 染色体综合征、结节性硬化、精神发育迟滞、癫痫等疾病，预后较差。

5. 家庭的态度　只有家长的心态调整好，有了战胜困难的信心，为孩子制订合理的努力目标，夫妻默契，配合训练孩子的独立能力，孩子的整体状况才能得到改善。

6. 社会的接纳程度　ASD 儿童即使接受了系统治疗，也会或多或少存在异常行为，仍然遭到人们的排斥，社会对 ASD 的接纳才是治疗 ASD 儿童最好的方法。

视频：注意缺陷多动障碍

神经发育障碍性疾病的康复习题

第六章

神经系统疾病的康复

学习目标

1. 熟悉：脑瘫的概述和临床表现。
2. 掌握：脑瘫的康复评定和康复治疗。

第一节　脑性瘫痪

一、概述

（一）定义

脑瘫是由于不同因素导致的以中枢性运动功能障碍为主要临床表现的症候群（或称综合征），迄今为止，国际上尚无被一致公认的脑瘫定义与分型。

国内外对脑瘫的定义如下。

1. 我国对脑瘫的三次定义　我国于1988年第一届全国小儿脑瘫座谈会提出第一个脑瘫定义："脑性瘫痪是出生前到出生后1个月内发育时期非进行性脑损伤所致的综合征，主要表现为中枢性运动障碍及姿势异常。"此定义是我国首次提出的定义，在我国被广泛应用近20年，具有重要的学术价值。2004年《中华儿科杂志》编辑委员会、中华医学会儿科学分会神经学组提出第二个定义："出生前到生后1个月内各种原因所引起的脑损伤或发育缺陷所致的运动障碍及姿势异常。"此定义强调脑瘫的发生可以由脑损伤所致，也可以由脑发育缺陷所致。2006年中国康复医学会儿童康复专业委员会、中国残疾人康复协会小儿脑瘫康复专业委员会提出第三个定义："脑性瘫痪是自受孕开始至婴儿期非进行性脑损伤和发育缺陷所导致的综合征，主要表现为运动障碍及姿势异常。"此定义既强调了脑损伤和发育缺陷可导致脑瘫，也强调了脑损伤和发育缺陷的发生时间可在婴儿期内。目前我国采用的是第三种定义。

2. 2006版国际脑瘫的定义　Rosenhaum P等人提出2006版脑瘫的最新定义，并于2007年在《The Definition and Classification of Cerebral Palsy》一书中出版，该最新定义为："脑性瘫痪（脑瘫）是描述一组由于发育中胎儿或婴幼儿脑的非进行性损伤所致持续性运动和姿势发育异常、活动受限综合征。脑瘫的运动障碍常伴有感觉、知觉、认知、交流障碍及行为障碍，也可伴有癫痫及继发性肌肉与骨骼问题。"这一定义被认为是近年来最具权威、最能全面阐述脑瘫的基本概念，被广泛认可和应用的定义。

3. 我国对脑瘫的最新定义　2014年10月，《中国脑性瘫痪康复治疗指南》编写委员会根据2006版国际脑瘫定义及综合我国三次修订的脑瘫定义，对瘫痪定义进行了最新修订："脑性瘫痪是一组持续存在的中枢性运动和姿势发育障碍、活动受限症候群，这种症候群是由于发育中的胎儿或婴幼儿脑部非进行性损伤所致。脑性瘫痪的运动障碍常伴有感觉、知觉、认知、交流和行为障碍，以及癫痫和继发性肌肉骨骼问题"。

4. 定义的特点　有如下特点：①脑损伤的时间界限：由于种族及个体差异，很难严格而统一界定发育中的脑，特别是脑发育早期的时间界限，目前国际上大多数学者认为脑性瘫疾的发生应界定于婴幼儿期内（包括胚胎期）。②全面阐述了脑性瘫痪的主要特征：是一组症候群，可由不同原因和疾病导致，其主要临床表现是持续存在的运动和姿势发育障碍及活动受限。其临床表现可发生一定程度的变化，但应排除一过性障碍或进行性疾病，可同时伴有一种或多种其他功能障碍或合并症，最常见的是智力障碍、癫痫、语言障碍、视觉障碍、听觉障碍、吞咽障碍和行为异常等，也可发生继发性肌肉萎缩、挛缩和骨、关节的变形或脱位等损伤。

（二）分型及分级

1. 我国2006年对脑瘫的分型　我国于1988、2004及2006年进行了3次脑瘫分型的制定和修改。2006年分型如下：

（1）按临床表现分为六型：

1）痉挛型（spastic）：病变部位主要为锥体系，可累及全身或身体不同部位，肌张力增高以屈肌为主，特点为"折刀样"改变。

2）不随意运动型（dyskinetic）：病变部位主要为锥体外系，以基底节损伤为主，一般累及全身。可表现为手足徐动（athletic）、舞蹈样动作（choreic）、肌张力失调（dystonic）和震颤（tremor）等。肌张力变化呈不稳定状态，活动或紧张时增高。

3）强直型（rigid）：病变部位主要为锥体外系，一般累及全身。肌张力增高以伸肌为主，特点为"齿轮状"或"铅管状"改变。

4）共济失调型（ataxic）：主要病变部位为小脑，一般累及全身，多表现为共济失调伴有平衡、协调障碍或震颤等。肌张力多偏低。

5）肌张力低下型（hypotonic）：病变部位不确定，一般累及全身。多为不随意运动型的早期表现。

6）混合型（mixed）：可存在多个病变部位，一般累及全身。临床多以一个型别的特点为主，可同时伴有一个或多个不同型别的表现。

（2）按瘫痪部位分为五型：

1）单瘫（monoplegia）：运动障碍主要为单个肢体。

2）双瘫（diplegia）：运动障碍表现为上肢轻、下肢重，多为全身受累。

3）三肢瘫（triplegia）：运动障碍为三个肢体，躯干受累较轻。

4）偏瘫（hemiplegia）：运动障碍主要为一侧躯干以上。分型不再将临床十分罕见的"震颤型"和"不可分类型"单独分类，保留了临床最常见的"双瘫"，取消了难以见到的"截瘫"。本着简易、实用的原则，取消了"重复偏瘫"，统称为"四肢瘫"。锥体外系损伤的"强直型"单独分型，是为了强调正确区别锥体外系损伤与锥体系损伤所致痉挛的不同，利于临床治疗策略的选择。由于脑损伤部位和程度复杂，因此临床表现往往以一种类型为主，呈现出复杂多样的特点，很少病例仅存在运动障碍，多同时伴有一种或多种并发症。

2. 国际上对脑瘫的分型　WHO 在 ICD-10 中，将脑瘫描述为七型：①痉挛型四肢瘫；②痉挛型双瘫；③痉挛型偏瘫；④运动障碍型（手足徐动型、张力障碍型）；⑤共济失调型；⑥其他型（混合型）；⑦未分类型。瑞典基于肌张力类型及受累部位，将脑瘫分为四型：①痉挛型：四肢瘫、双瘫、偏瘫；②运动障碍型（dyskinetic）/不随意运动型：舞蹈、手足徐动，张力障碍；③共济失调型；④混合型。

3. 我国对脑瘫的最新分型　《中国脑性瘫痪康复治疗指南》编写委员会于 2014 年对脑瘫分型进行了修订，最新分型如下：

（1）按运动障碍类型及瘫痪部位分型（六型）：痉挛型四肢瘫（spastic quadriplegia）；痉挛型双瘫（spastic diplegia）；痉挛型偏瘫（spastic hemiplegia）；不随意运动型（dyskinetic）；共济失调型（ataxic）；混合型（mixed）。

在痉挛型脑瘫分型中取消了单瘫、三肢瘫。由于十分罕见，一般可归类于偏瘫、双瘫及四肢瘫。国际上也有如下分型：痉挛型（spastic）：四肢瘫（quad-riplegia）、双瘫（diplegia）和偏瘫（hemiplegia）。

此次分型取消了强直型，可归类于不随意运动型。

肌张力低下型主要为其他类型早期表现，因此本次分型未单独列该型（小婴儿时表现肌张力低下，1 岁以后逐渐呈现出运动障碍的实际类型）。

震颤多与共济失调、不随意运动等共同存在，本次分型未单独列震颤型。

（2）按粗大运动功能分级系统分级（gross motor function classification system，GMFCS），分为五级：按照 GMFCS 0~2 岁、2~4 岁、4~6 岁、6~12 岁、12~18 岁五个年龄段粗大运动功能分级的标准，功能从高至低分为：Ⅰ级、Ⅱ级、Ⅲ级、Ⅳ级、Ⅴ级。

以上分型与分级既体现了脑瘫的临床表现及瘫痪部位，又体现了功能状况，还尽可能简化了脑瘫的分型，以利于各层次医疗工作者、康复工作者及脑瘫患儿家长的应用。

4. 运动障碍的多样性　①锥体系损伤呈痉挛性瘫痪；②锥体外系损伤呈不随意运动、肌阵挛、肌强直或肌张力障碍等；③小脑损伤呈平衡障碍、共济失调及震颤等。

（三）流行病学特征

1. 发病率及患病率　据报道脑性瘫痪发病率在世界范围内没有大的变化，活产儿中约为 2.0‰~3.5‰。虽然近 50 年儿童康复医学发展迅速，脑性瘫痪患儿的康复效果明显提高，由于产科技术、围产医学、新生儿医学的发展，新生儿死亡率、死胎发生率明显下降，但脑性瘫痪发病率并无减少，重型脑性瘫痪的比例有增多的优势。

我国由于幅员辽阔，各地自然条件、生活习俗、经济发展水平及医疗技术水平不尽相同，因此脑性瘫痪的发病率及患病率在不同地域存在一定差别。脑性瘫痪的发病率各国差别不大，城乡差别不大，男性略高于女性。

2. 病因　流行病学研究表明，70%~80% 的脑性瘫痪与产前因素有关，出生窒息所造成的脑性瘫痪占 10% 左右。早产、先天性畸形、宫内感染、胎儿生长受限、多胎妊娠和胎盘异常等增加了脑性瘫痪的风险。脑性瘫痪的直接病因是在脑发育成熟前，脑损伤和（或）发育缺陷导致以运动障碍和姿势异常为主的症候群。脑损伤和脑发育缺陷的时间可划分为三个阶段，即出生前、围生期和出生后。近年认为对脑性瘫痪病因学的研究应重点转入胚胎发育生物学的领域。

(1)出生前因素：出生前脑发育障碍或损伤所致，主要包括以下几种因素。

1)遗传因素：近年来研究认为，遗传因素对脑性瘫痪的影响很重要，在有血缘关系的家庭和同卵双胞胎中脑性瘫痪的风险增加，家族中已经有脑性瘫痪患儿再发生脑性瘫痪的概率偏高。由于遗传因素与先天性畸形有关，因此遗传因素一直被怀疑是脑性瘫痪的危险因素。目前在较多的脑性瘫痪家系中发现了单基因突变，基因变异的遗传方式通常包括常染色体隐性遗传、罕见的常染色体显性遗传以及与性染色体相关的遗传。

2)母体因素：母亲孕期的不良因素可能与脑性瘫痪的发生相关，主要为大量吸烟、酗酒、理化因素、妊娠期感染、先兆流产、用药、妊娠中毒症、外伤、风湿病、糖尿病、胎儿期的循环障碍、母亲智力落后、母体营养障碍、重度贫血等。我国最新脑性瘫痪流行病学调查结果显示，排在第一位的不良因素是孕妇长期接触有害物理因素。

3)宫内感染：又称先天性感染，是指孕妇在妊娠期间受到感染而引起胎儿的宫内感染。宫内感染是造成先天性缺陷和先天性残疾的重要原因，是脑性瘫痪明确的高危因素之一。临床上常见的宫内感染包括经典的 TORCH 感染，即弓形体病、风疹病毒感染、巨细胞病毒感染、单纯疱疹病毒感染和其他病原微生物感染。其中，疱疹病毒感染可以造成胎儿中枢神经系统损伤，引起小头畸形、脑发育不良等，从而导致脑性瘫痪。

4)宫内生长迟缓：指胎儿体重低于同龄平均体重的两个标准差，低于胎儿体重生长曲线第 10 百分位数。有研究结果显示，宫内生长迟缓是脑性瘫痪的主要危险因素之一。随着胎儿生长发育迟缓程度的增加，痉挛型脑性瘫痪的风险也随之增加。宫内生长迟缓可由许多原因导致，从遗传学、解剖学和病理学角度分析，通常可反映受精卵的种植和胎盘营养不良。妊娠晚期胎儿的生长速度最快，母体和胎盘的营养供应不能满足胎儿的需求，也可导致宫内生长迟缓。

5)绒毛膜羊膜炎：研究表明，绒毛膜羊膜炎与早产和新生儿感染显著相关。胎盘和胎膜的组织学绒毛膜羊膜炎及产时发热，使足月儿脑性瘫痪的发生率增加；大多数患有绒毛膜羊膜炎的儿童更易发生早产；患有绒毛膜羊膜炎的儿童，更易发生痉挛型脑性瘫痪和脑室周围白质损伤。

6)先天性畸形：脑性瘫痪儿童先天性畸形的发生率远高于一般人群。大部分先天性畸形是脑畸形，如脑裂和脑积水；伴有其他畸形也较多，如心脏、骨骼肌和泌尿系统畸形。出生缺陷与脑性瘫痪的相关性最高，出生缺陷伴有生长迟缓的婴儿发生脑性瘫痪的风险更大。先天畸形的原因，除先天性感染、营养障碍和致畸因素导致发育不良外，也可能有遗传因素的影响。

(2)围生期因素：主要与以下因素相关。

1)围生期感染：是指由细菌、病毒、原虫、支原体、衣原体等病原体，通过胎盘引起宫内感染或分娩时感染胎儿，也可通过生产后母乳、手等感染新生儿。围生期感染由于病原体不同，可导致不同的疾病和症状，可引起流产、死胎、早产、先天畸形和宫内发育迟缓等。围生期感染是脑白质损伤及脑性瘫痪的危险因素之一。有研究表明，围生期感染是足月儿痉挛型脑性瘫痪独立的危险因素，在痉挛型偏瘫中尤其明显。

2)早产：早产是脑性瘫痪最主要的危险因素之一，约 35% 的脑性瘫痪为早产，胎龄越小风险越大。早产和产前及产时因素相关，可导致不同类型的脑损伤。近年来，胚胎早期阶段的发育异常，很可能是导致婴儿早产、低出生体重的重要原因。近年来研究发现，早产儿脑室内出血和周围白质软化(periventricular lucency，PVL)是脑性瘫痪的一个重要危险因素，而感染是导致 PVL 发生的原因之一。

3)新生儿脑卒中：可发生于早产儿，也可发生于足月儿，通常累及大脑中动脉，可发生一侧大脑半球的锲形缺陷和囊肿，往往导致偏瘫。因此即使缺陷或囊肿很大，患儿的功能也不大影响，尤其认知功能一般很好。

4)其他：胎盘功能不全，缺氧缺血、胎粪吸入、Rh 或 ABO 血型不合、葡萄糖-6-磷酸脱氢酸缺乏症等也被认为与脑性瘫痪有关。足月妊娠的胎盘早剥、前置胎盘、脐带绕颈或胎粪吸入，可能会引起新生儿窒息，由缺氧缺血性脑病(hypoxic-ischemic encephalopathy，HIE)导致脑性瘫痪的发生。

严重的缺氧缺血性脑病可导致皮层下多囊性脑软化，一旦这种情况发生，多数会引起严重的四肢瘫痪并伴有重度智力低下。多囊性脑软化累及丘脑或基底节区，则会导致肌张力障碍。

(3)出生后因素：可与产前、产时因素重叠，但创伤、感染、惊厥、缺氧缺血性脑病、颅内出血、脑积水、胆红素脑病、中毒等被认为是主要因素。近年来，环境因素的影响越来越受到人们的重视。出生后因素所致脑性瘫痪约占 10%~15%。主要因素有以下几种。

1)新生儿脑病：患有新生儿脑病的足月儿，约 13%发展为脑性瘫痪。新生儿脑病的病因大多与产前因素有关，约 70%无明确的窒息史。产时窒息造成的脑损伤只占中重度新生儿脑病的一小部分。急性分娩或孕期的慢性病可导致羊水胎粪污染、胎心率异常、Apgar 评分低和新生儿脑病期及新生儿期的缺氧缺血和感染事件，对极低出生体重早产儿脑性瘫痪的风险增加有累积效应。缺氧缺血还包括出生时心肺复苏、动脉导管未闭结扎术、慢性肺疾病以及合并败血症等，均增加了发生脑性瘫痪的风险。

2)胆红素脑病：高胆红素血症时，胆红素通过血-脑脊液屏障，损害中枢神经系统的基底节、海马区、丘脑下部、齿状核等神经核，这些神经核团被染成亮黄色或深黄色，发生神经元变性、坏死，神经胶质细胞增生等变化。动物实验研究发现，高胆红素可导致脑性瘫痪兔海马、基底节区神经元数量减少，脑干、海马、基底节区神经髓鞘脱失。血清总胆红素水平升高程度越低的新生儿，发生脑性瘫痪的风险越小。

3)感染因素：新生儿各种感染所致永久性、非进展性的中枢神经损伤应被视为导致脑性瘫痪发生的病因之一。90%人巨细胞病毒(HCMV)感染的儿童会导致智力障碍和耳聋，50%会发生脑性瘫痪和运动障碍。先天性风疹病毒感染导致智力低下非常普遍，15%可以发展为脑性瘫痪。新生儿单纯疱疹病毒感染具有较高死亡率，30%~60%幸存者留有包括脑性瘫痪在内的神经系统后遗症，30%~50%新生儿细菌性脑膜炎最终会导致脑性瘫痪。

4)中毒及创伤等：重金属及有机磷农药中毒、链状细胞贫血、重症先心病等也与脑性瘫痪相关。新生儿期惊厥、呼吸窘迫综合征、吸入性肺炎、败血症、脑积水以及脑部感染、低血糖症、脑外伤等都被认为是脑性瘫痪的危险因素。虐待儿童或意外创伤，可导致钝性外伤伴有颅骨骨折，摔倒或剧烈摇晃，可导致摇晃婴儿综合征的发生。往往在 1 岁前，由于大脑皮质毛细血管及神经轴突的长轴突被牵拉、剪切和撕裂，多会导致严重的痉挛型四肢瘫，预后较差。

5)性别与种族：在大多数的流行病学研究中，导致脑性瘫痪的男性比女性高。有研究显示，黑种人发生痉挛型脑性瘫痪的风险比白种人高50%以上，亚洲人比白种人脑性瘫痪的患病率低，具体机制尚不明确。

6)环境因素：①脑性瘫痪发病可能与社会经济地位及各类自然环境与条件相关，偏远地区或经济欠发达地区低经济收入家庭中的脑性瘫痪发病率偏高，可能与是否能够得到早期诊断和早期干预相关；②孕妇长期受到辐射会影响胎儿的脑发育，导致脑性瘫痪、小脑畸形和智力障碍的发生；③孕期营养代谢障碍如叶酸缺乏等可使脑性瘫痪风险增加，孕妇吸烟、酗酒及食用含有甲基汞等的有毒食品可导致痉挛型四肢瘫；④孕期保健和家长培训、家庭成员的文化修养及知识水平、社会机构对脑性瘫痪防治知识的宣传教育以及法规政策等，均与脑性瘫痪防治工作质量相关，从而影响脑性瘫痪患病率。

(四)病理学改变

1. *三大体系病变与脑性瘫痪类型及临床表现的关系*　脑性瘫痪的病理学改变多样，病变可单独累及锥体系、锥体外系或小脑，也可同时累及多个体系，因此脑性瘫痪的临床表现既有其共性，又常以一种损伤的临床表现为主，还可表现为多体系损伤的特点。

(1)体系损伤：多为大脑皮质(灰质)不同部位、锥体束(白质)不同部位损伤。可引起躯干及肢体的随意运动障碍，主要为痉挛型脑性瘫痪，临床可见全身性瘫痪或不同部位的瘫痪。

(2)锥体外系损伤：主要损伤部位为基底节、丘脑及海马等部位，可引起随意运动障碍、肌张力障碍(肌强直、痉挛扭转等)、肌张力突然变化或动摇不定，临床多见不随意运动型脑性瘫痪，锥体外系损伤多累及全身。

(3)小脑损伤：小脑不同部位的损伤，可导致共济失调、平衡障碍、震颤等，临床多见共济失调型脑性瘫痪，累及全身。

2. *中枢神经系统发育障碍及先天畸形特点*　主要为脑干神经核、灰质神经元结构改变，白质神经纤维变化、髓鞘形成障碍、轴突受损、先天性小脑发育不全等。病变可累及语言中枢、听觉中枢或视觉中枢及传导路，可伴有语言障碍、听觉障碍或视觉障碍。如果白质广泛软化，皮层及皮层下神经元受累，可伴有认知、智力发育落后及癫痫等。相当比例的脑性瘫痪，很难发现其特定的“干扰”因素或特定的时间事件对脑发育成熟的影响。这种“干扰”因素所导致的脑性瘫痪，被推断为发生于功能发育之前。脑性瘫痪的损伤不包括脊髓、周围神经、肌肉及运动器官的损伤，所发生的神经肌肉或骨骼肌肉系统的改变，是由于慢性运动障碍所致。这些变化进一步限制了脑性瘫痪患儿的运动功能，从而导致二次损伤并与原发性损伤交织在一起，加重了病情。

二、临床特点

(一)临床表现

持续性运动障碍及姿势异常是脑性瘫痪的核心表现，可表现为不同模式，同时伴有肌张力和肌力的改变。这些异常往往以姿势运动发育延迟、反射发育异常以及肌张力和肌力异常最早出现，通常在18个月之前被发现。

1. 典型特征　表现为五个方面：①运动功能障碍，早期以运动发育落后为主；②持续性姿势及运动模式异常；③反射发育异常主要为原始反射延迟消失，立直（矫正）反射及平衡（倾斜）反应延迟出现，痉挛型脑性瘫痪可出现病理反射；④肌张力和肌力异常（牵张反射亢进、关节活动度异常等）；⑤随年龄增长的继发性损伤。

2. 运动障碍的特点

（1）运动发育的未成熟性：可表现为整体运动功能落后，也可表现为部分运动功能落后。

（2）运动发育的不均衡性：可表现为运动发育与精神发育的不均衡性；粗大运动和精细运动发育过程中的分离现象；身体不同部位运动发育的不均衡性；不同体位下运动发育的不均衡性；不同运动方式或不同运动方向下运动发育的不均衡；各种功能发育不能沿着正确的轨道平衡发展；对于外界刺激的异常反应而导致的运动紊乱。

（3）运动发育的异常性：可表现为运动发育延迟的同时伴有异常姿势和异常运动模式，如非对称性姿势、固定的运动模式、做分离运动困难的整体运动模式、联合反应和代偿性运动模式等；抗重力运动困难；肌张力及肌力异常；反射发育异常；感觉运动发育落后，感觉"过敏"而导致运动失调；不随意运动；违背了姿势运动发育由上到下、由近到远、由粗到细、由低级到高级、由简单到复杂、由反射到自主运动的六大规律。

（4）运动障碍的多样性：表现为锥体系损伤呈痉挛性瘫痪；锥体外系损伤呈不随意运动、肌阵挛、肌强直或肌张力障碍等；小脑损伤呈平衡障碍、共济失调及震颤等。

（5）异常发育的顺应性：表现为脑性瘫痪患儿得不到正常运动、姿势、肌张力的感受，而不断体会和感受异常姿势和运动模式，形成异常的感觉神经通路和神经反馈；发育向异常方向发展、强化而固定下来，异常姿势和运动模式逐渐明显，症状逐渐加重。

3. 临床表现　按我国2014年脑性瘫痪分型标准，各型主要特点如下。

（1）痉挛型四肢瘫以锥体系受损为主，包括皮层运动区及传导束损伤。

1）姿势运动模式异常：以全身屈曲模式为主，运动范围变小，抗重力伸展不足，多见拱背坐；由于大多一侧重于另一侧，因此具有明显的姿势运动不对称；动作发展速度慢、功能不充分，姿势异常导致对姿势变化有不快感，活动应变能力弱；分离运动受限，动作幅度小，方向固定，运动速率慢等。

2）姿势运动发育异常：婴幼儿早期即表现为姿势运动发育落后于同龄正常儿童，一般落后3个月以上。

3）反射发育异常：原始反射延迟消失，立直（矫正）反射及平衡（倾斜）反应延迟出现；可出现病理反射（2岁后有意义）阳性、锥体束征阳性、牵张反射亢进（腱反射亢进、踝阵挛阳性），是区别于锥体外系受损的典型特征。

4）肌张力、肌力异常：四肢肌张力增高呈折刀征，以屈肌张力增高为主；以躯干及上肢伸肌、下肢部分屈肌以及部分伸肌肌力降低为主。由于长期肌张力增高，关节活动范围变小而加重运动障碍和姿势异常。上肢多表现为手指关节掌屈，手握拳，拇指内收，腕关节屈曲，前臂旋前，肘关节屈曲，肩关节内收，上肢后背、内旋、内收，拇指内收，躯干前屈。过多使用上肢，易出现联合反应，使上肢发育受到影响。下肢表现为尖足，马蹄足内、外翻，膝关节屈曲或过伸展，髋关节屈曲、内收、内旋，下肢内收，行走时足尖着地，呈剪刀步态。下肢分离运动受限，足底接触地面时下肢支持体重困难。痉挛型四肢瘫一般临床表现重于痉挛型双瘫，可表现为全身肌张力过高，上下肢损害程度相似，或上肢重于下肢。

(2)痉挛型双瘫以锥体系受损为主，包括皮层运动区及传导束损伤。

1)在脑性瘫痪患儿中最为常见。

2)症状同痉挛型四肢瘫，主要表现为全身受累，双下肢痉挛及功能障碍重于双上肢。

(3)痉挛型偏瘫以锥体系受损为主，包括皮层运动区及传导束损伤。

1)症状同痉挛型四肢瘫，临床症状较轻，具有明显的非对称性姿势运动模式，主要障碍在一侧肢体。

2)正常小儿很少在12个月前出现利手，痉挛型偏瘫的患儿却可在12个月前出现利手。

3)此型多见明确的颅脑影像学改变。

低出生体重儿和窒息儿易患本型，痉挛型约占脑性瘫痪患儿的60%~70%。

(4)不随意运动型：以锥体外系受损为主。

1)非对称性姿势：原始反射持续存在并通常反应强烈，尤以非对称性紧张性颈反射(ATNR)姿势为显著特征，呈现非对称性、头及躯干背屈姿势，脸歪向一侧。

2)不随意运动：难以用意志控制的全身性不自主运动，颜面肌肉、发音和构音器官受累，常伴有流涎、咀嚼吞咽困难，语言障碍。当进行有意识、有目的的运动时，表现为不自主、不协调和无效的运动增多，与意图相反的不随意运动扩延至全身，安静时不随意运动消失。远端运动障碍重于近端。头部控制差，与躯干分离动作困难，难以实现以体轴为中心的正中位姿势运动模式。

3)肌张力变化：该型肌张力多表现为可高可低，静止时肌张力低下，随意运动时增强。肌张力变化可随年龄改变，婴儿期多见肌张力低下，年长儿多见肌阵挛、肌强直等。主动肌、拮抗肌、固定肌、协同肌收缩顺序、方向、力的大小不能协调，肌张力强度和性质不断发生变化，主动运动或姿势变化时肌张力突然增高，安静时变化不明显。由于多关节出现过度活动，使姿势难以保持，因而平衡能力差。强直型肌张力增高特点为被动运动时，伸肌和屈肌都有持续抵抗，因此肌张力呈现“铅管状”或“齿轮状”增高。

4)原始反射亢进或残存：多项原始反射亢进或阳性，如紧张性迷路反射(+)、非对称性紧张性颈反射(+)；腱反射正常，病理反射阴性，锥体外系征(+)。

5)表情奇特：对刺激敏感，亦可见皱眉、眨眼、张口、颈部肌肉收缩，所谓“挤眉弄眼”等独特的面部表情等。颈部不稳定，构音与发音障碍，流涎、摄食困难。

6)临床表现类型不同：本型可表现为手足徐动、舞蹈样动作、扭转痉挛、肌张力障碍(强直)等，也可同时具有上述几种表现。

7)智力较好：此型患儿一般智商较痉挛型患儿高，有较好的理解能力。多开朗、热情，但高度紧张、怕刺激，感觉“过敏”。此型约占脑性瘫痪的20%。

(5)共济失调型：以小脑受损为主，可存在锥体系及锥体外系损伤。主要特点是运动感觉和平衡感觉障碍所致保持稳定姿势和协调运动障碍、平衡功能障碍，无不自主运动等。本型不多见，多与其他型混合，约占脑性瘫痪的5%左右。

1)平衡障碍及运动笨拙：平衡协调障碍，步态不稳，不能调节步伐，醉酒步态或步态蹒跚，容易跌倒，步幅小，重心在足跟部，两脚左右分离较远称为基底宽，身体僵硬，方向不准确，运动速度慢，过度动作或多余动作较多，动作呆板机械而且缓慢。头部活动少，分离动作差。闭目难立(+)，指鼻试验、对指试验、跟胫膝试验等难以完成。腱反射正常。

2)震颤：可见轻度震颤，意向性震颤，眼球震颤极为常见。

3）肌张力：偏低。

4）语言障碍：语言缺少抑扬声调，而且徐缓。

（6）混合型：具有两种或两种以上类型的特点，以痉挛型和不随意运动型症状同时存在为多见。两种或两种以上症状同时存在时，多以一种类型的表现为主，也可以不同类型的症状大致相同。

4. 其他问题　脑性瘫痪除上述主要临床表现外，多伴有不同的功能障碍或共患病，主要为以下几方面。

（1）视觉障碍：部分脑性瘫痪儿童存在视觉中枢或传导通路损伤，导致控制运动功能的眼部肌肉受累，发生斜视（内斜视、外斜视、单眼斜视等），几乎占痉挛型脑性瘫痪的半数。部分脑性瘫痪儿童存在弱视，需要佩戴矫正弱视的眼镜。

（2）听觉障碍：部分脑性瘫痪儿童可能伴有听觉中枢或神经通路的损伤，发生中枢性听觉障碍，不易早期发现。脑性瘫痪儿童更易患耳或咽部感染，因此也可导致传导性听力障碍。临床上应鉴别不同听力障碍，采取不同应对策略。

（3）语言障碍：由于语言中枢或传导通路的损伤，可导致构音障碍或语言发育障碍。由于控制语言和发音的肌肉受累，虽然清楚要说什么，但无法表达，常见于不随意运动型脑性瘫痪。也有部分脑性瘫痪儿童在语言发育迟缓的同时伴有智力发育障碍。

（4）癫痫：脑损伤的异常放电导致癫痫，在痉挛型脑性瘫痪患儿中最为常见，大约占痉挛型脑性瘫痪的半数。部分脑性瘫痪患儿由于没有明显的临床症状而被忽视，因此应及时进行脑电图检测，做到早期及时发现并采取有效措施。

（5）智力障碍及学习困难：脑性瘫痪儿童伴有轻度或中度智力发育障碍的比例较高，因此应及时进行相关评定，采取综合康复方法，促进脑性瘫痪儿童的智力发育。部分脑性瘫痪儿童存在学习困难，如阅读困难或计算困难，难以建立形状的概念而画图画的能力极差等。严重的智力发育障碍严重影响脑性瘫痪患儿对走路、说话、活动等的学习。

（6）孤独症谱系障碍及心理行为异常：脑性瘫痪儿童也可同时伴有孤独症谱系障碍的临床表现，存在程度不等的交流障碍及刻板行为等。也有脑性瘫痪儿童伴有自残行为、睡眠障碍、性格异常以及情绪不稳定、自我控制能力低、依赖性强、易冲动、攻击性强等性格特征。脑性瘫痪儿童对社会、家庭的适应性低于正常儿童，对客观环境变化产生应变的心理适应力低。

（7）饮食困难及胃食管反流：大多数脑性瘫痪儿童伴有饮食困难，婴儿期表现为吸吮困难，稍大后表现为咀嚼、吞咽困难。脑性瘫痪儿童的喉部肌张力偏高，难以使空气顺畅地进入气管和肺，也容易导致液体或固体食物进入气管和肺部，引起呛食或反复感染。脑性瘫痪婴幼儿常会出现胃中食物反流现象，由于胃酸的长期反流，导致食管壁损伤而疼痛，最终导致脑性瘫痪儿童的拒食，因此对于进食困难和拒食的患儿，需要家长及护理人员的仔细观察和正确处置。

（8）流涎及牙齿牙龈问题：由于中枢性咀嚼吞咽肌群的控制障碍，脑性瘫痪儿童很难控制口水和口唇闭合，很难规律地吞咽口水，持续流涎致使口周和前胸总是处于潮湿状态。由于舌运动不灵活并伴有残存的原始反射，导致咀嚼吞咽困难，牙齿常有附着物存留，因此更易患牙龈感染等牙周及牙病。

（9）直肠及膀胱问题：脑性瘫痪儿童由于活动少而导致大便干燥，排泄困难并影响饮食。

因此水果、蔬菜、纤维素多的饮食，有利于大便通畅，直肠规律地排空并形成习惯。脑性瘫痪儿童学习控制膀胱的能力很差，如果膀胱长期不能排空，则容易引起膀胱的细菌感染。以上问题同样严重影响脑性瘫痪儿童的生命质量及身心发育。

（10）感染：有研究表明，脑性瘫痪儿童由于咀嚼、吸吮及吞咽障碍，饮食及排泄均困难，得不到充足的营养和微量元素，免疫力较低。长期固定的异常姿势和体位，长期以特定姿势卧床，极易引起局部组织器官的感染；气管及肺部感染、泌尿系统感染等也因前述的多种原因极易发生。

（二）诊断

1. 诊断　根据《中国脑性瘫痪康复指南》（2015 版）最新修订的脑性瘫痪诊断标准，脑性瘫痪诊断依据为四项必备条件及两项参考条件。

（1）四项必备条件：①中枢性运动障碍持续存在；②运动姿势发育异常；③反射发育异常；④肌张力及肌力异常。诊断脑性瘫痪必须具备以上 4 项必备条件，缺一不可。发育神经学异常，是脑性瘫痪的特征和核心要素。对以上四项必备条件的解释如下。

1）中枢性运动障碍持续存在：抬头、翻身、坐、爬、站和走等粗大运动功能障碍和手的精细运动功能障碍、生活活动能力障碍等持续存在。功能障碍的特点是持久性、非进行性，但并非一成不变。临床表现可轻可重，可缓解也可加重，重症可导致继发性损伤（二次损伤），产生关节挛缩和畸形，从而加重运动障碍。

2）运动姿势发育异常：未遵循小儿正常姿势运动发育的规律和特点，姿势运动发育落后于运动发育里程碑，表现为姿势运动发育的未成熟性、不均衡性、异常性、多样性和异常发育的顺应性。在动态和静态下以及不同体位（俯卧位、仰卧位、坐位和立位）下均存在异常的运动和姿势模式，轻重程度存在个体差异。

3）反射发育异常：主要表现为原始反射延迟消失或持续存在（拥抱反射、非对称性紧张性颈反射等），立直（矫正）反射（降落伞反射等）延迟出现或不出现，平衡（倾斜）反应（坐位、立位为主）延迟出现或不出现，锥体系损伤时可出现病理反射（2 岁后有意义）。

4）肌张力及肌力异常：所有脑性瘫痪儿童都存在不同程度的肌张力异常并伴有轻重不等的肌力降低。痉挛型肌张力增高，不随意运动型肌张力变化或障碍（强直为主），共济失调型肌张力偏低。可通过检查肌肉硬度、牵张反射（膝腱反射、踝阵挛等）、静止性肌张力、姿势性肌张力和运动性肌张力以及关节活动度进行判断。

（2）两项参考条件：以下两项参考条件有利于寻找病因及佐证，是非必备条件，有利于诊断及康复策略的选择。

1）有引起脑性瘫痪的病因学依据：如前所述出生前、围生期、出生后至 3 岁前的各类病因导致的非进行性脑损伤。

2）可有头颅影像学佐证：包括头颅 B 超、CT、MRI 等影像学检测结果异常。

2. 辅助检查

（1）直接相关检查：有利于脑性瘫痪的诊断。

1）头颅影像学检查（MRI、CT 和 B 超）：是脑性瘫痪诊断的有力支持。

2）遗传代谢和凝血机制检查：是脑性瘫痪诊断较好的支持，但不作为常规检查项目。影像学检查发现不好解释的脑梗死可做凝血机制检查，有脑畸形和不能确定某一特定的结构异常，或疑有遗传代谢病，应考虑遗传代谢检查。

（2）合并症的相关检查：根据病情特点和需要选择以下相关检查。

1）脑电图（EEG）合并癫痫发作时进行 EEG 检查，EEG 背景波可帮助判断脑发育情况，但不作为脑性瘫痪病因学诊断的常规检查项目。

2）肌电图区分肌源性或神经源性瘫痪，特别是对上运动神经元损伤还是下运动神经元损伤具有鉴别意义。

3）脑干听、视觉诱发电位：疑有听觉损害者，行脑干听觉诱发电位检查；疑有视觉损害者，行脑干视觉诱发电位检查。

4）其他相关检查：有智力发育、语言、营养、生长和吞咽等障碍者进行智商/发育商及其他相关检查。

（三）鉴别诊断

临床上很多其他疾病可表现为程度不等的运动障碍或落后、姿势运动模式异常、肌张力肌力异常、反射或反射发育异常等，因此如何将脑性瘫痪与存在上述临床表现的疾病相鉴别十分重要。鉴别诊断主要包括以下几类障碍或疾病。

1. *发育落后或障碍性疾病*　无论何种发育落后或障碍，大多存在或伴有运动发育迟滞，多在婴儿期就出现程度不等的发育指标和里程碑延迟，随着生长发育和早期干预等因素，会有不同的转归，要与脑性瘫痪进行鉴别。

（1）发育指标/里程碑延迟（developmental delay/delayed milestone，DD）：包括单纯的运动发育落后、语言发育落后或认知发育落后等。一过性（暂时性）运动障碍或发育迟缓与脑性瘫痪的区别是将来运动发育可以正常化，没有明显的异常姿势运动模式。大约 90%存在一个方面发育落后的小儿不需要进行医疗干预，未来可以发育正常。大约 10%发育指标/里程碑延迟的儿童需要进行医疗干预。早期筛查、早期干预有利于预后。

（2）全面性发育迟缓（global developmental delay，GDD）：5 岁以下处于发育早期的儿童，存在两个或两个以上发育指标和里程碑落后，因年龄过小而不能完成一个标准化智力或运动功能的系统性测试，病情严重性等级不能确切地被评估，应暂时诊断为 GDD，其发病率约为3%，最终诊断要依据多次重复检查和评估的结果进行判断。因此，GDD 是一个暂时性的诊断。

（3）发育性协调障碍（developmental coordination disorder，DCD）：DCD 的典型特点为：①运动协调性的获得和执行低于正常同龄人应该获得的运动技能，动作笨拙、缓慢、不精确；②这种运动障碍会持续而明显地影响日常生活和学业、工作，甚至娱乐（不能组织实施一系列有效的随意动作和完成技巧性动作，或学习技巧性动作有困难）；③障碍在发育早期出现（大约 25%的 DCD 儿童在入学前出现异常，主要表现为发育落后，尤其是爬行、行走发育迟缓，语言发育缓慢，穿衣困难，精细动作困难等）；④运动技能的缺失不能用智力低下或视觉障碍解释，也不是由脑性瘫痪、肌营养不良和退行性疾病引起的运动障碍所致。DCD 曾被称为“特定运动技能发育障碍、发育性运用障碍、笨拙儿童综合征、原发性运动功能发育障碍”等。该病多见于 6～12 岁儿童，发病率约为 5%～6%，男女比例约为 2∶1。

（4）孤独症谱系障碍（autism spectrum disorder，ASD）：ICD-10 的广泛性发育障碍分类中以下几项在 DSM-5 中被分类为 ASD：①未分类的广泛性发育障碍；②孤独症（autism）和不典型孤独症（atypical autism）；③阿斯伯格综合征（Asperger's syndrome）；④儿童崩解症/童年瓦解性障碍（Heller's/disintegration disorder）。ASD 的典型特点包括以下几方面。

1）持续性多情境下目前存在或曾经有过的社会沟通及社会交往的缺失。

2）限制性的、重复的行为、兴趣或活动模式异常。要求至少表现为以下4项中的2项，可以是现症的，也可以病史形式出现：刻板或重复的运动动作、物体使用或言语（例如简单的刻板运动、排列玩具或轻弹物体，鹦鹉学舌、怪异的短语）的不在乎，对具体声音或质感呈现不良反应，过度的嗅或接触物体，对光线或运动的视觉痴迷。

3）症状在发育早期出现，也许早期由于社会环境的限制，症状不明显，或由阶段性的学习所掩盖。

4）症状导致了在社会很多重要领域中非常严重的功能缺陷，缺陷不能用智力残疾或GDD解释，智力残疾和ASD共同存在时，社会交流能力通常会低于智力残疾水平。部分ASD患儿可伴有运动发育迟缓，易误认为GDD或脑性瘫痪。

2. 骨骼疾病　脑性瘫痪主要需与以下骨骼疾病相鉴别。

（1）发育性先天性髋关节脱臼（developmental dysplasia of the hip，DH）：是由于遗传、臀位产、捆腿等因素造成单侧或双侧髋关节不稳定，股骨头与髋臼对位不良的一种疾病。智力正常，上肢运动功能正常，站立困难，骨盆X线片、CT和MRI均可诊断。

（2）先天性韧带松弛症（inborn laxity of ligament）：大运动发育落后，独走延迟、走不稳、易摔倒、上下楼费力，关节活动范围明显增大及过伸、内收或外展，肌力正常、腱反射正常、无病理反射、无惊厥、智力正常，可有家族史，随年龄增大症状逐渐好转。

3. 脊椎及脊髓疾病　脊椎损伤、脊椎肿瘤、脊椎先天畸形、脊髓压迫症、脊髓空洞症等，应与痉挛型脑性瘫痪相鉴别。可通过影像学检查、脑脊液检查、脊髓造影检查，结合临床表现进行诊断。应除外小婴儿脊髓灰质炎和脊髓炎遗留的下肢瘫痪，必要时做脊髓MRI除外脊髓空洞症（syringomy-elia）、脊髓压迫症（compressive myelopathy）和脊髓性肌萎缩等。

4. 内分泌疾病　脑性瘫痪应与先天性甲状腺功能减退症相鉴别，该病存在反应低下、哭声低微、体温低、呼吸慢、脉搏慢、智力低下和肌张力低下等生理功能低下的表现，因其存在运动发育落后，因此易与脑性瘫痪相混淆。特殊面容、血清游离甲状腺素降低、TSH增高和骨龄落后可作为鉴别依据。

5. 自身免疫病　自身免疫性疾病是指机体对自身抗原发生免疫反应而导致自身组织损害所引起的疾病。脑性瘫痪应与自身免疫性疾病相鉴别，如多发性硬化（multiple sclerosis，MS），是以中枢神经系统白质炎性脱髓鞘病变为主要特点的自身免疫病。本病最常累及的部位为脑室周围白质、视神经、脊髓、脑干和小脑，主要临床特点为中枢神经系统白质散在分布的多病灶与病程中呈现的缓解复发，症状和体征的空间多发性和病程的时间多发性。该病运动发育异常的5个早期信号为：①身体发软；②踢蹬动作明显少；③行走时步态异常；④两侧运动不对称；⑤不会准确抓握。可通过典型临床表现及实验室检查结果进行鉴别。

6. 常见的遗传性疾病　有些遗传性疾病有运动障碍、姿势异常和肌张力及肌力改变，容易误诊为脑性瘫痪。举例如下。

（1）婴儿型进行性脊髓性肌萎缩（spinal muscular atrophy，SMA）：呈进行性肌无力，病情进展较快，往往因呼吸肌受累导致感染引起死亡。与脑性瘫痪的鉴别要点为肌电图运动神经元损伤并有家族史，行肌活检或者基因检查可协助确诊。

（2）雷特综合征（Rett syndrome）：临床特征为女孩起病，出生后6~18个月精神运动发育正常，发病后发育停滞或迅速倒退，呈进行性智力下降、孤独症行为、手的失用、刻板动作及共济失调等。

(3)脊髓性小脑性共济失调(spinocerebellar ataxia):应与共济失调型脑性瘫痪相鉴别,前者表现为缓慢进展随年龄增长逐渐加重的特征。

(4)异染色性脑白质营养不良(metachromatic leukodystrophy, MLD):是一种常染色体隐性遗传性疾病,为脑白质营养不良中的较常见类型,应与痉挛型脑性瘫痪相鉴别。前者病情呈进行性发展,至疾病末期,患儿呈去皮层强直,通常在3~7岁间死亡。芳基硫酸脂酶A(ASA)活力检测低。

(5)强直性肌营养不良(myotonic muscle dystrophy)、杜氏肌营养不良(Duchenne muscle dys trophy, DMD)等:是一组原发于肌肉的遗传性变性疾病,主要临床特征为受累骨骼肌肉的进行性无力和萎缩,电生理表现主要为肌源性损害,组织学特征主要为进行性肌纤维坏死、再生和脂肪及结缔组织增生,肌肉无异常代谢产物堆积。

(6)21三体综合征(21 trisomy syndrome):具有典型的特殊面容,可有运动发育落后,但以后运动功能会正常或接近正常,以智力落后为主要表现。

(7)进行性肌营养不良:应与肌张力低下型脑性瘫痪相鉴别,前者存在腱反射消失、肌萎缩、假性肌肥大、特殊的起立姿势、血清肌酸激酶增高、肌电图改变、肌活检有特征性改变等。

(8)先天性肌迟缓及良性先天性肌张力低下:应与肌张力低下型脑性瘫痪相鉴别,前两者多在以后逐渐好转或恢复正常。此外,临床上还可见多种遗传性疾病,除了有运动功能障碍外,都有特征性的临床表现和实验室检查结果。

三、康复评定

小儿脑瘫的评定是康复的重要环节,通过评定可以全面了解脑瘫患儿的生理功能、心理功能、社会功能,综合分析个人因素以及环境因素对其病情的影响,为设计合理的康复治疗方案、判定康复治疗效果提供依据。评定目的:①对患儿的身体状况、家庭和社会环境相关信息进行收集,掌握患儿功能障碍的特点;②对患儿所具有的能力进行分析和量化;③分析功能障碍程度与正常标准的差别;④提出功能障碍的特点及关键因素;⑤为制订康复训练计划提供依据;⑥对康复治疗效果提供客观指标;⑦对判定残疾等级提供依据;⑧为患儿享有平等权利、义务及参与社会提供客观依据。评定原则:①强调身心全面评定的重要性,以正常儿童生理、心理、社会发育标准为对照,进行身心全面评定;②重视脑瘫患儿异常发育特点即脑的未成熟性和异常性的同时,重视患儿的能力及潜在功能;③正确判断原发损伤和继发障碍;④在进行运动功能评定的同时,判定是否存在癫痫,是否伴有认知、智力、学习、视觉、听觉、言语语言、行为等障碍和问题;⑤遵循循证医学的原继发障碍;⑥以评定为前提,将评定贯穿于康复治疗全程的不同阶段。评定的内容及方法如下:

(一)身体状况的评定

身体状况的评定主要指一般状况及精神心理状况的评定。①一般状况主要指意识状况、营养状况以及身体各系统的状况,是否同时存在其他脏器畸形或功能障碍等问题,有利于了解患儿的身体素质,患儿对康复治疗的承受能力;②对精神状况进行评定,注意性格特点、情绪、行为、反应能力等,以利于制定具有针对性的康复治疗措施;③对感知认知状况进行评定，掌握婴幼儿的感知、认知发育；④进行智力评定，对于制订合理可行的康复治疗方案很有必要。

（二）肌张力评定

肌张力是维持身体各种姿势和正常运动的基础，表现形式有静息性肌张力、姿势性肌张力和运动性肌张力。只有这三种肌张力有机结合、相互协调，才会维持正常姿势与运动。肌张力的变化可反映神经系统的成熟程度和损伤程度，脑瘫患儿均存在肌张力的异常。肌张力评定的指标量化比较困难，目前评定多从以下几个方面进行。

1. *静息性肌张力评定* 是指肌肉处于安静状态的肌张力评定。检查时患儿保持安静、不活动、精神不紧张，临床多取仰卧位。检查包括肌肉形态、肌肉硬度、肢体运动幅度的改变以及关节伸展度。①通过观察可以判定肌肉形态。②通过触诊可以了解肌肉硬度。③用手固定肢体的近位端关节，被动摆动远位端关节，观察摆动幅度大小，判定肌张力状况。④关节伸展度的检查可通过以下检查和测量进行判断：头部侧向转动试验；头背屈角；臂弹回试验；围巾征；手掌屈角；腘窝角；足背屈角；跟耳试验；股角等。

2. *姿势性肌张力评定* 姿势性肌张力是在主动运动或被动运动时，姿势变化产生的肌张力。姿势性肌张力在姿势变化时出现，安静时消失。可以利用四肢的各种姿势变化，观察四肢肌张力的变化。利用各种平衡反应观察躯干肌张力，也可转动小儿头部，发生姿势改变时观察肌张力的变化。不随意运动型脑瘫患儿，姿势变化时肌张力变化明显。

3. *运动性肌张力评定* 运动性肌张力评定多在身体运动时，观察主动肌与拮抗肌之间的肌张力变化。利用主动或被动伸展四肢时，检查肌张力的变化。目前较为通用的评定标准多采用 Ashworth 痉挛量表或改良 Ashworth 痉挛量表，两者都将肌张力分为 0～4 级，改良 Ashworth 量表较 Ashworth 量表分得更细。

（三）肌力评定

在全身各个部位，通过一定的动作姿势，分别对各个肌群的肌力作出评定。评定中注意以下几点：

1. *通常检查的肌群* 通常检查关节周围肌群以及躯干的肌群。

2. *器械评定* ①等长肌力评定：采用握力计测试握力，用捏压力计或捏力计测试捏力，用拉力计测试背部肌肉肌力；②等张肌力评定：采用运动负荷方法测定一组肌群在做等张收缩时，能使关节做全幅度运动的最大阻力；③等速肌力测定：采用等速测试仪测定肌肉在进行等速运动时的肌力。

（四）关节活动度评定

关节活动度（range of motion，ROM）评定是在被动运动下对关节活动范围的测定。当关节活动受限时，还应同时测定主动运动的关节活动范围，并与前者相比较。测量可采用目测，但准确的测量多使用量角器。临床通常采用的评定方法如下：

1. *头部侧向转动试验* 正常时下颌可达肩峰，左右对称，肌张力增高时阻力增大，下颌难以达肩峰。

2. *臂弹回试验* 使小儿上肢伸展后，突然松手，正常时在伸展上肢时有抵抗，松手后马上恢复原来的屈曲位置。

3. *围巾征* 将小儿手通过前胸拉向对侧肩部，使上臂围绕颈部，尽可能向后拉，观察肘关节是否过中线，新生儿不过中线，4~6 个月小儿过中线。肌张力低下时，手臂会像围巾一样紧紧围在脖子上，无间隙；肌张力增高时肘不过中线。

4. 腘窝角　小儿仰卧位，屈曲大腿使其紧贴到胸腹部，然后伸直小腿，观察大腿与小腿之间的角度。肌张力增高时角度减小，降低时角度增大。正常 4 月龄后应大于 90°(1~3 个月 80°~100°、4~6 个月 90°~120°、7~9 个月 110°~160°、10~12 个月 150°~170°)。

5. 足背屈角　小儿仰卧位，检查者一手固定小腿远端，另一手托住足底向背推，观察足从中立位开始背屈的角度。肌张力增高时足背屈角减小，降低时足背屈角增大。正常 4~12 月龄为 0°~20°(1~3 个月 60°、3~6 个月 30°~45°、7~12 个月 0°~20°)。

6. 跟耳试验　小儿仰卧位，检查者牵拉足部尽量靠向同侧耳部，骨盆不离开床面，观察足跟与髋关节的连线与桌面的角度。正常 4 月龄后应大于 90°，或足跟可触及耳垂。

7. 股角(又称内收肌角)　小儿仰卧位，检查者握住小儿膝部使下肢伸直并缓缓拉向两侧，尽可能达到最大角度，观察两大腿之间的角度，左右两侧不对称时应分别记录。肌张力增高时角度减小，降低时角度增大。正常 4 月龄后应大于 90°(1~3 个月 40°~80°、4~6 个月 70°~110°、7~9 个月 100°~140°、10~12 个月 130°~150°)。

8. 牵拉试验　小儿呈仰卧位，检查者握住小儿双手向小儿前上方牵拉，正常小儿 5 个月时头不再后垂，上肢主动屈肘用力。肌张力低时头后垂，不能主动屈肘。

9. 对于变形与挛缩的评定　脑瘫患儿易发生挛缩，容易出现关节的变形，如斜颈、脊柱侧弯，骨盆的前倾或侧倾，髋关节的脱臼或半脱臼，膝关节屈曲或过伸展，足的内外翻等。通过被动屈伸及在不同体位下进行关节活动度的检测，通常可以较好地辨别关节是否存在挛缩。变形后容易造成肢体的形态变化，因此，还要注意测量肢体的长度以及肢体的周径等。

(五)反射发育评定

小儿反射发育十分准确地反映中枢神经系统发育情况，是脑瘫诊断与评定的重要手段之一。按神经成熟度，可分为原始反射、姿势反射、平衡反应以及正常情况下诱导不出来的病理反射。

1. 原始反射　脑瘫患儿往往表现为原始反射不出现、亢进或延迟消失，临床常检查觅食反射、吸吮反射、手与足握持反射、拥抱反射、张口反射、跨步反射、踏步反射、侧弯反射等。

2. 姿势反射　人生后就有抗重力维持立位和能够立位移动的基本能力，这种抗重力维持姿势的平衡、修正姿势的反射总称为姿势反射，大多是无意识的反射活动。人在活动中保持姿势是多个反射协调的结果，所以姿势反射可以反映神经系统的成熟度，是评定运动障碍的根据。根据神经系统发育状况，不同的姿势反射应在不同时期出现、消失或终生存在。姿势反射主要包括原始反射的 ATNR、STNR、TLR 以及各类立直反射、降落伞反射(保护性伸展反射)等。

3. 平衡反应　是最高层次(皮质水平)的反应。当倾斜小儿身体支持面，移动其身体重心时，小儿为了保持平衡，四肢代偿运动，调节肌张力以保持整体的正常姿势。平衡反应的成熟发展，可以使人维持正常姿势。不同体位的平衡反应出现时间不同，终生存在。临床通常检查卧位、坐位、跪立位、立位平衡反应。脑瘫患儿平衡反应出现延迟或异常。

4. 背屈反应　从背后拉立位的小儿使之向后方倾斜，则踝关节和足趾出现背屈，对于无支持的站立和行走十分重要。正常小儿出生后 15~18 个月出现，不出现或出现延迟为异常。

5. 病理反射及牵张反射　锥体系受到损伤时可以诱发出病理反射、牵张反射亢进、踝阵挛、髌阵挛及联合反应等。此外，锥体系及锥体外系损伤都有可能出现联合反应，如主动用力、张口、闭嘴时发生姿势的改变等。在检查评价和治疗中，要尽力避免和减少患儿的联合反应。

脑瘫虽以运动功能障碍为主要障碍，可直观地观测和评定，但脑瘫患儿的运动障碍往往与感知、认知障碍紧密相关，特别在脑发育阶段更是如此。因此，掌握和评定婴幼儿感知、认知发育，可以达到整体评定的目的。可以根据儿童发育不同阶段的关键年龄所应具备的感知、认知标准，参考和应用各类量表或自行编制量表进行评定。

(六)姿势与运动发育评定

姿势是指身体各部位之间所呈现的位置关系，即机体在相对静止时，克服地心引力所呈现的自然位置。只有保持正常的姿势，才能出现正常的运动。脑瘫患儿存在姿势和运动发育异常。小儿脑瘫的姿势运动发育评定应在俯卧位、仰卧位、坐位、立位时进行，也应根据患儿的年龄及临床特点，进行体位转换、翻身、四爬、高爬、跪立位、立位以及行走等不同体位时进行评定。进行姿势运动发育评定主要包括以下几方面：

脑瘫患儿还可伴有言语语言障碍、听力障碍、视觉障碍、智力障碍、心理行为异常等，因此，应根据患儿临床表现和需求，进行言语语言、听觉、视觉、智力、心理行为评定和步态分析等。可以根据儿童发育不同阶段的关键年龄所应具备的标准，参考和应用各类量表以及相关设备进行评定。

1. *运动发育水平*　判断脑瘫患儿是否存在运动发育落后，当前运动发育达到正常儿童的哪一年龄段水平，不同体位下运动发育水平是否存在差异，最高水平及最低水平何在。

国际功能、残疾与健康评定青少年版(international classification offunc-tioning, disability and health for children and youth, ICF-CY)是世界卫生组织所倡导的，广泛适用的评定系统及康复理念的框架模式，目前，国际上已有国家应用于脑瘫评定，我国刚刚起步，正在探索建立脑瘫评估核心模板以及信度和效度的相关研究，尚未形成成熟经验。提倡应用ICF-CY的理念认识小儿脑瘫及其相关因素，采取全面、正确的康复措施。

2. *姿势运动模式*　分析判断脑瘫患儿是否存在异常姿势运动模式，异常姿势运动模式的主要特点，产生异常姿势运动模式的原因。应在静止状态、姿势变化状态及运动状态下进行评定，观察是否存在非对称性、代偿性及固定性姿势运动模式，是否存在联合反应、震颤、不自主运动以及共济失调等。

3. *姿势运动模式的变化*　应定期对患儿进行姿势运动模式的评定，动态观察其变化情况，判断出异常姿势运动模式改善或恶化以及其变化的程度。

一般认为脑瘫患儿运动发育延迟3个月以上，同时有异常姿势和运动模式。可采用一些常用的评定量表进行运动功能评定，如Gesell发育诊断量表(GDDS)、粗大运动功能分级(GMFCS)、粗大运动功能评定(GMFM)、PALCI评定法、功能独立性评定(FIM)、Peabody运动发育评定等。

(七)感知认知评定

脑瘫虽以运动功能障碍为主要障碍，可直观地观测和评定，但脑瘫患儿的运动障碍往往与感知、认知障碍紧密相关，特别在脑发育阶段更是如此。因此，掌握和评定婴幼儿感知、认知发育，可以达到整体评定的目的。可以根据儿童发育不同阶段的关键年龄所应具备的感知、认知标准，参考和应用各类量表或自行编制量表进行评定。

（八）其他方面的评定

脑瘫患儿还可伴有言语语言障碍、听力障碍、视觉障碍、智力障碍、心理行为异常等，因此，应根据患儿临床表现和需求，进行言语语言、听觉、视觉、智力、心理行为评定和步态分析等。可以根据儿童发育不同阶段的关键年龄所应具备的标准，参考和应用各类量表以及相关设备进行评定。

上述各类评定，可根据需求和不同目的，采用国内外公认的评定量表或工具进行评定，也可根据临床经验，采用自制的量表或工具进行评定。

四、康复治疗

（一）康复的基本原则

脑瘫康复的目标是，通过医疗、教育、职业、社会、工程等康复手段相结合，集中式康复与社区康复（包括家庭康复），公办康复与民办康复途径相结合，中西医康复治疗理论与技术相结合等方法，使脑瘫儿童在身体、心理、职业、社会等方面的功能达到最大限度地恢复和补偿。力求实现最佳功能状况和独立性，提高生活质量，同其他公民一样，平等享有各种机会以及参与社会，分享社会和经济发展成果的权利。

1. 早期发现异常、早期干预

早期发现异常、早期干预是取得最佳康复效果的关键。婴幼儿时期的脑生长发育快、代偿性和可塑性强，是学习及康复治疗效果最佳时期。婴儿出生后应定期进行体检，一旦存在运动发育落后、姿势异常、肌张力异常、反射异常或运动模式异常等发育神经学异常的表现，即应进行早期干预。早期干预可以选择在儿童康复机构，也可以在医生的指导下在社区或家庭开展，但干预方法应科学、得当。早期干预不等于脑瘫诊断的扩大化，早期干预的儿童仅有部分难以阻止其最终发展为脑瘫。

2. 全面康复

（1）促进身心全面发育　脑瘫儿童，尤其是小年龄组儿童，与其他儿童一样正值生理功能、心理功能、社会功能形成的初级阶段，应高度重视包括感知、认知、语言、社会交往、情绪、情感、行为等以及运动功能的全面发育，采取丰富多彩的康复手段，以功能为核心开展康复治疗。

（2）开展综合康复　最佳康复效果的实现，应以患儿为中心，各科专家、治疗师、护士、教师、社会工作者等共同制订全面系统的康复治疗计划，进行相互配合的综合性康复。

1）康复方法多样化：避免康复训练方法单一、乏味，应选择适应患儿个体状况、身心发育及生理需求，丰富多彩的康复方法和途径。除物理治疗、作业治疗、语言治疗、中医治疗外，应重视和开展音乐治疗、游戏治疗、体育治疗、马术治疗、多感官治疗、水疗、引导式教育、母婴小组互动等不同方法，以满足脑瘫儿童身心发育需求，促进其全面发育。但要避免“过度”治疗，在康复治疗项目选择上以及总量控制上恰到好处，避免儿童接受超负荷的训练。

2）中西医结合康复：祖国医学已有几千年的历史，近30余年，我国儿童康复工作者积极探索和实践，将中医理论和技术与现代医学的理论和技术有机结合并应用于小儿脑瘫的康复治疗，取得了一些经验和成绩，但仍未实现真正意义的中西医结合，尚未取得突破性成果。我们应积极倡导中西医结合，为获得最佳康复效果，为世界脑瘫康复事业作出重要贡献。

3）内外科结合康复：以康复训练为主渠道，正确选择手术适应证及手术术式。增强外科医生对脑瘫诊断分型、治疗原则以及康复治疗技术的了解，提倡内外科医生的会诊制度及信息交流，严格选择手术适应证，紧密配合康复训练，科学有序地开展我国小儿脑瘫康复工作。

4）早期开展教育康复：对脑瘫儿童进行康复治疗的同时，应高度重视实时开展教育康复。应设法在康复机构中及时开展特殊教育、学前教育及小学教育。

5）辅助器具及矫形器的应用：康复机构及社区康复不仅应具有正确选择应用辅助器具及设备的能力，还应提倡设立辅助器具制作部门或工作室，医生、治疗师根据患儿需求提出要求，本机构或部门能够具有针对性地自行设计制作辅助器具或矫形器对于提高和改善各项功能，保障康复效果十分重要。

6）管理及护理：小儿脑瘫的护理与管理主要由护士及家人承担，护理和管理作为全面康复的部分，对提高康复效果、实现全面康复具有重要意义。对于患儿环境、精神、睡眠、饮食的合理调整，日常生活的管理及抱姿、携带、移动方式，制作和选择简易的防护用具及辅助器具，改善日常生活活动能力，提高患儿的交流、理解、交往能力和智力水平，调整患儿及家长的心理状况，开展特殊的游戏等都应给予重视，对护士、家长和看护者的培训也应加强。

3. 不同年龄段康复治疗策略

脑瘫儿童正值生长发育时期，不同生长发育阶段具有不同的生理、心理及社会功能特点和规律，不同的功能障碍特点及程度，所处环境也会随着年龄的增长而变化。因此，应根据不同年龄段脑瘫儿童特点，制定正确的康复治疗目标、选择恰当的康复策略。

（1）婴儿期　应创造条件，建立并发展其感知觉、语言、智力、社会及行为功能，以促进全面发育。以神经发育学技术、感觉运动与感觉整合技术为主，使其建立初级和基本的运动功能。应注意康复训练的频率不宜过高，避免对患儿家长过多的负面刺激，康复训练项目选择不宜过多，以保证患儿有充分恢复体力、休息和玩耍的时间。不宜频繁更换治疗师，以使患儿熟悉、适应和配合治疗师的治疗。应及时发现是否伴有视觉、听觉、癫痫、脑积水、行为异常、智力低下等问题，以便及早采取措施，进行早期干预与治疗。

（2）幼儿期　此期患儿智能、语言、思维和社交能力发育日渐增速，异常发育的趋势也日趋明显，是迅速形成自我运动模式的关键时期。康复治疗方法恰当与否，都将产生巨大的、可能影响一生的正向效应或负向效应。因此，此期康复目标的正确设定，有效康复措施的实施极为重要。此期康复治疗的重点应是，发展运动功能，重视心理、社会功能发育，采取丰富多彩的康复治疗措施。应适当增加康复治疗的种类，加强精细运动及 ADL 的训练，建立良好的医患关系，提供充分自由玩耍、探索及与外界接触交流的机会。应积极促进自主运动功能的建立，康复训练仍然是不宜过劳，适当休息后再治疗。此期可根据需求，适当选择应用神经阻滞技术等。此期，家长应在康复团队中发挥重要作用。

（3）学龄前期　此期患儿已经具备了一定的运动、移动、控制能力及运动技巧，一定程度的主动运动能力，以及智能、语言、思维和社交能力，一定的适应环境能力、主动学习能力、不同程度的学习技巧性和操作性运动能力等。此期的康复目标主要是为入学作准备，可选择采用引导式教育、马术治疗、强制性诱导疗法、核心力量训练、水疗等方法，将生物力学原理和方法引入训练。适当增加或调整变化康复治疗的频率，但仍应注意避免不间断、过强的康复治疗。此期的康复治疗更应强调主动运动训练为主。

(4)学龄期　此期的主要目标是适应学校的环境，学会独立，培养计划和处理自我面对的问题及需求的能力。此阶段已经从以初级运动学习为重点转向认知与文化的学习，应减少运动功能康复训练的频率或不进行连续的康复治疗。康复治疗的重点应放在学会如何使用辅助用具，如何增强自理能力和学校学习能力等。精细运动、ADL可能更为重要，设计和开展文娱体育训练，如马术治疗、游泳训练、自行车训练以及滑冰、球类、跳舞等训练十分有益。应采取多种措施，防止诸如挛缩、脊柱侧弯等继发性损伤的发生和发展，选择应用神经阻滞技术以及外科治疗等技术。重症患儿仍可沿用学龄前期康复治疗方案，以运动功能的学习和训练为重点。应适应社区活动，积极参与社会活动。家长和社区对这一时期脑瘫儿童的特点及康复需求的理解与配合，对于患儿的康复效果以及健康成长至关重要。

(5)青春期策略　此期为从儿童向成人的过渡时期，提高日常生活活动能力，扩大社会交往范围，使其将已获得的功能泛化至日常生活和社交活动中，职业前培训等尤为重要，为进入社会作准备。此期应重视环境的改善、辅助器具的配备及使用。对于严重畸形挛缩等二次损伤导致功能障碍或护理困难者，建议采用手术治疗。

4. 与日常生活相结合

除了规范的康复训练、护理和管理外，还要培训家长和看护者，开展家庭康复。注意患儿的营养状况、免疫功能、生活环境和条件，预防合并症及并发症。制作和采用适于家庭康复的简单适用辅助器具，开展贯穿日常生活活动的康复训练，不仅使患儿学会日常生活能力，而且将康复训练的理念和方法与日常生活相结合，不断巩固康复效果，提高患儿应对自我及环境状况的能力，学会和掌握在日常生活中如何实现最佳功能的方法及自我控制能力。

5. 遵循循证医学的原则

小儿脑瘫康复治疗要遵循循证医学的原则，加强科学研究和临床探索，防止在未经科学检验的基础上，盲目地强调某种方法的“奇妙性”。防止滥用药物、滥用某些仪器设备及临床治疗方法。要重视和发挥康复医学的团队作用，以促进脑瘫儿童身心发育为目标，提高各项功能为核心，综合康复为手段，集中式康复与社区、家庭康复相结合的方式为途径，循证医学为原则，加强基础及临床研究，科学有序地开展我国小儿脑瘫康复。

(二)康复治疗的方法

目前为止，尚无一种康复方法是完美无缺的，因此，要遵循康复医学的规律并符合儿童生长发育特点和需求，采取综合康复治疗的方法，根据每个患儿的情况而选择和制订康复治疗的方案。医生在对康复治疗策略选择中起到主导和协调作用，康复团队的组成成员对于实施康复治疗策略的具体措施起到关键作用。康复团队成员共同研究，统一认识，团结协作开展康复治疗，才能取得理想的效果。

1. 物理治疗

物理治疗(physical therapy，PT)包括运动疗法和物理因子疗法。

(1)运动疗法

1)内容及技术：小儿脑瘫的康复治疗广泛应用运动疗法，涵盖了运动疗法的所有内容，如：主动运动的随意运动、抗阻力运动；助力运动；被动运动；诱发运动；等长运动；向心性及离心性等张运动；等速运动；放松性运动；力量性运动；耐力性运动；局部运动；整体运动；徒手运动；器械运动；关节松动技术；软组织牵伸技术；肌力训练技术；牵引技术等。神经生理治疗技术中神经发育学疗法(neurodevel-opment therapy，NDT)及神经易化技术被广泛采用，包括：Bobath 技术、Vojta 技术、Rood 技术、Brunnstrom 技术、本体感神经肌肉易化技术(proprioceptive neu-romuscular facilitation，PNF)、Temple Fay 技术、Do-main 技术、Phelps 技术等。引导式教育(Peto 疗法)于 20 世纪 80 年代后期引进，目前日益受到重视并被采用；运动学习被不同程度地应用。其他技术如强制性诱导疗法、减重步态训练、平衡功能训练、借助于辅助器具的训练等。除上述技术与方法外，近年将核心力量训练引入脑瘫康复中，使康复效果更加显著。

2)基本原则：①遵循儿童运动发育的规律促进运动发育；②在抑制异常运动模式的同时，进行正常运动模式的诱导；③使患儿获得保持正常姿势的能力；④促进左右对称的姿势和运动；⑤诱发和强化所希望的运动模式，逐渐完成运动的协调性；⑥康复训练前对肌张力的缓解；⑦增强肌力；⑧对于功能障碍的处理；⑨对于肌肉-骨骼系统的管理；⑩根据需求采用目前国内外公认的技术：以主动运动及诱发运动为主。

3)运动疗法的要点及特点：主要包括头部的控制、支撑抬起训练、翻身训练、坐位训练、膝手立位和高爬位的训练、站立和立位训练、步行训练、步态改善和实用性训练等。运动疗法的特点应遵循，不仅要依据直观观察到的障碍纠正异常姿势和异常运动模式，更要重视功能的建立；不仅要解决局部问题，更要提高整体运动功能；适当进行被动运动训练，但主要应采用诱导运动、主动运动以及运动感知与运动认知等使患儿学习建立和巩固所期待的功能的训练；训练中应高度重视针对性、个性化、多系统、多角度训练的原则；训练中一定要主要选择采用多种技术与方法的联合运用；康复训练要避免过度治疗。

(2)物理因子疗法：包括功能性电刺激疗法的经皮神经电刺激法、神经肌肉电刺激法、单极运动点刺激法、仿生物电刺激法、生物电子激导平衡疗法等；传导热疗法的石蜡疗法、热袋温敷法、温热罨(蜡)包疗法、Kenny 湿敷温热法、蒸汽疗法等；水疗法的涡流浴、伯特槽浴、步行浴、水中运动的头部控制、缓解肌紧张、呼吸的控制、增强平衡能力、最基本的游泳运动、水中功能训练等；冷疗法；生物反馈疗法的肌电生物反馈疗法、脑电生物反馈疗法等；重复经颅磁刺激等。上述各类治疗中，水疗最为广泛应用和提倡。水疗是将流体力学和运动学相结合，既是物理因子治疗，又是运动治疗，综合应用水与人体、教与学、动机、挑战、机体动力学、游泳技术动作等水中康复训练的方法。利用水的浮力、水波的冲击、水温的刺激、机械刺激、化学刺激，可以使患儿肌肉松弛，缓解痉挛，改善关节活动，从而使患儿能够在水中比较容易地自我控制，在抗重力状态下调整姿势以及完成各种正常姿势和运动；增强肌力，改善协调性，提高平衡能力，纠正步态等。水的压力还可以促进血液循环，促进胸腹的运动使呼吸运动加快改善呼吸功能，增强患儿的抵抗力，促进神经系统的发育。目前较有争议的物理因子治疗包括高压氧及体外反搏治疗，对其适应证的选择，治疗时机、疗程、副作用等存在不同意见，缺乏循证医学的有力依据。

2. 作业治疗

我国小儿脑瘫的作业治疗(occupational therapy，OT)一般较物理治疗开展得晚，大多开始于 20 世纪 90 年代，目前仍然处于学习、不断加深理解与应用阶段。

(1)基本概念　作业治疗是指有计划、有针对性地从患儿日常生活、学习、劳动、认知等活动中，选择一些作业，对患儿进行训练，恢复和学习各种精细协调动作，解决生活、学习、工作及社交中所遇到的困难，取得一定程度的独立性和适应性。作业治疗师的目的，是使脑瘫患儿逐渐认识自己的障碍和能力所在，学会和养成对自身问题的处理能力。除一般概念的作业治疗外，感觉统合训练亦归类于作业治疗范畴。

（2）内容

1）保持正常姿势：按照儿童发育的规律，通过包括游戏在内的各种作业活动训练，保持患儿的正常姿势，是进行各种随意运动的基础。

2）促进上肢功能的发育：上肢的功能发育，随意运动能力，是生活自理、学习以及将来能否独立从事职业的关键。通过应用各种玩具，以游戏的形式促进患儿正常的上肢运动模式和视觉协调能力；通过使用木棒、鼓棒、拔起插棒等方法，促进患儿手的抓握能力；矫正患儿拇指内收。

3）促进感觉、知觉运动功能的发育：进行感觉统合训练，对于扩大患儿感知觉运动的领域，促进表面感觉和深部感觉的发育，正确判断方向、距离、位置关系等都十分重要。

4）促进日常生活动作能力：作业疗法的最终目的是达到患儿的生活自理能力。促进运动发育、上肢功能、感知认知功能的训练，应与日常生活动作训练相结合。如训练饮食动作时需要头的控制、手眼协调、手的功能、咀嚼、吞咽时相应部位的运动；训练更衣动作、洗漱动作、排泄动作、洗浴动作、书写动作等。

5）促进情绪的稳定和社会适应性：身体功能障碍越重，行动范围越受限，经验越不足，社会的适应性越差。应从婴幼儿起，调整其社会环境，通过游戏、集体活动来促进脑瘫患儿的社会性和情绪的稳定。

6）辅助器具、矫形器、移动工具的使用：进食用自助具、更衣用用自助具、如厕入浴用自助具、家务用自助具、交流用自助具、休闲活动、其他动作、矫形器（上肢）、轮椅。

（3）进展及特点

1）康复对象：不仅应针对脑瘫患儿上肢、手功能等问题，也应注意脑瘫患儿的伴随问题如行为异常、孤独症、学习障碍、注意缺陷、多动障碍、精神发育迟滞等问题。从不熟悉小婴儿的康复方法与技巧，到逐渐熟悉和熟练康复。

2）技术应用：应从更多地注意上肢结构性障碍，转向功能训练；从简单问题的处理，如姿势、关节活动度、肌力和耐力、负荷体重、粗大及精细运动等，转向综合性处理，如感觉输入及反馈、控制和协调、ADL、技能、心理调整、适应状态交流、认知、手功能等。

3）康复形式：从死板、单一发展为与游戏相结合，具有人性化、互动性、趣味性等特点。

4）辅助器具：从单调、简单化，专门机构制作，转变为可以自行设计和自制，针对性强、多样化等特点。

3. 言语障碍的矫治

虽然言语治疗（speeh therapy，ST）已逐渐在各地开展，但普及程度与水平存在较大差别。我国很多机构已经能够应用中西医结合方法（如结合头面部相关经络的疏通及穴位按摩），较好地解决了流涎咀嚼、吞咽等问题，运用计算机辅助设备的言语训练、采用替代言语交流的辅助器具等也已不同程度地开展。

（1）言语障碍的发生机制及特点　言语障碍的矫治实际是指言语及交流障碍的矫治。脑瘫患儿约有80%具有不同程度的言语障碍。其发生机制为：语言发育迟缓、发音器官功能障碍、交流意愿障碍及其他障碍所致。特点为：语言发育迟缓和（或）构音障碍。

(2) 言语障碍矫治的原则　主要原则：①最大限度的降低导致障碍的原因；②确定目标，制订系统训练方案；③采用多种训练方法；④强调正确发音，使用规范语言；⑤语言训练结合实际，具有实用性；⑥采用简捷方法进行训练；⑦个别训练与集体训练相结合；⑧早期治疗；⑨家庭成员参与。

(3) 言语障碍矫治的主要内容　主要包括：①日常生活交流能力的训练；②进食训练；③构音障碍训练；④语言发育迟缓训练；⑤利用语言交流辅助器具进行交流的能力训练等。

4. 其他疗法

(1) 药物治疗　主要针对脑瘫患儿的并发损害。必要时可选择抗感染药物、抗癫痫药物、降低肌张力的药物(地西泮、巴氯芬口服或鞘内注射等)、抑制不自主运动的药物(左旋多巴和盐酸苯海索等多巴胺类药物)、神经肌肉阻滞剂、各类神经生物制剂等，其中肉毒毒素 A (botulinum toxin A，BTX-A)应用较为广泛。在各类药物治疗中，神经生物制剂、神经阻滞技术、巴氯芬等药物尚缺少有力的循证依据。

(2) 传统医学康复疗法　中医认为脑瘫属于五软、五迟、五硬范畴，属于儿科的疑难杂症。中医中药治疗小儿脑瘫的方法很多，如中药治疗，针刺疗法的头针、体针、手针、耳针、电针等，推拿按摩疗法的各种手法，穴位注射，中药药浴、熏蒸等。有些形成了集中药推拿按摩、针灸为一体的中医综合疗法，积累了很多经验并得到广大患者的认可。中医中药在缓解肌张力，预防挛缩，有效控制流涎，提高咀嚼、吞咽、言语交流能力和智力水平，促进康复训练的效果等方面，取得了可喜的成绩，成为我国小儿脑瘫康复的特色。

(3) 手术治疗　我国于 20 世纪 90 年代开始采用脊神经后根切断术(seletive posterior thizotomy，SPR/selective dorsal thizotomy，SDR)治疗脑瘫，以降低重症痉挛型脑瘫的下肢肌张力。手术要求严格选择适应证，应是痉挛型脑瘫患儿且具备下肢运动功能。作为替代 SDR 手术的巴氯芬鞘内注射(intah-ecal baclofen therapy，IBT)神经外科手术于近些年被采用，但仍存在价格昂贵等问题，在我国尚未被广泛应用。在我国开展较为广泛的手术包括肌肉、肌腱和骨关节矫形手术，目的是改善功能，矫正局部畸形和挛缩，减少痛苦，易于护理。周围神经切断术、神经核团立体定向毁损术等也有开展。提倡外科医生与康复科医生、康复治疗师及相关人员的合作，做好手术适应证的选择、手术与康复训练的结合、术后以及矫形器的应用等。

(4) 辅助器具及矫形器　我国各类康复治疗机构都配备了数量不等的康复器材和辅助器具，矫形器的制作与使用也已经逐渐开展，但总体水平以及多数康复机构矫形器制作的基本条件与发达国家相比，尚有较大差距。虽然矫形器材质、重量、配型等向着多种类、个性化发展，但仍存在较大缺口与不足。康复治疗师设计并动手制作简单适用辅助器具及用品的观念和能力还有待提高。脑瘫的康复治疗需要有一定的场地，需要根据条件配备一些辅助器具以便于康复训练使用。矫形器可根据不同类型、年龄、瘫痪部位以及不同目的进行配备。根据目的不同可分为医疗用、恢复用、固定用、矫正用、步行用等不同矫形器。根据材料不同可分为软性、硬性、带金属等不同矫形器。根据不同部位可分为手部的各类矫形器、矫形鞋、短下肢、长下肢、膝关节、髋关节、骨盆、脊柱、躯干或同时针对两个以上部位的矫形器。辅助器具还包括坐位、立位、步行、移动、日常生活等不同用途的器具。提倡制作和采用简单易行的辅助器具。

(5) 马术治疗　近年来，马术治疗在欧美、日本发展较快，这一疗法既是物理疗法又是娱乐疗法，对躯体运动功能、姿势的控制作用、感觉统合作用以及认知、心理和社会方面的治疗具有积极作用。马术治疗的益处很多，可以使脑瘫儿童通过训练提高自信心，建立独立自主的能力和勇气。通过有节奏的震动，诱导正确的反射，从而提高患儿的平衡能力和协调能力，纠正和抑制异常姿势，降低肌张力，建立正确的运动姿势。马术治疗还可以改善患儿的性格，建立人与人、人与动物之间的关系，得到对于生存环境和社会的体验，促进智力发育，提高学习能力。但马术疗法需要有场地、训练有素的马等诸多条件，患儿有年龄、病情轻重的限制。

(6)多感官刺激　脑瘫患儿由于脑损伤或发育障碍，不仅具有运动功能障碍，还可伴有触觉、听觉、视觉等多种感知觉障碍或异常。因此，根据患儿的不同特点，选择性采取多感官刺激是十分必要的。通过多感官刺激，可促进和强化患儿对各类刺激的正确反应，减低紧张情绪和一些不适应行为，提高专注力，促进对外界的探索和沟通、人际互动等。根据条件，可布置简易的或完善的多感官刺激室。

(7)游戏及文体治疗　游戏是儿童的天性，儿童在游戏中认识世界、他人和自我，在游戏中学会人际交往和社会交往并得到愉悦，促进感知、认知、思维和创造能力，促进身心发育。脑瘫患儿由于运动障碍等多种原因，难以如同正常儿童一样游戏和参与文体活动，父母及家人也往往忽视了他们的游戏和文体活动的需求，从而自觉不自觉地剥夺了他们的天性，也人为造成了不利于他们身心发育的环境。根据患儿的不同特点，开展具有针对性、适于脑瘫儿童的游戏和文体活动，将游戏的理念贯穿于康复训练之中，对于提高康复治疗效果，促进患儿身心的全面发育极其必要和重要。

(8)音乐治疗　音乐治疗于脑瘫儿童的康复治疗，在我国尚未普及，仍属于学习应用阶段。对脑瘫患儿开展音乐治疗，是以音乐的形式对患儿进行感知、认知、交流等能力的促进，发展社会功能，也可通过音乐的节律辅助运动功能的训练。尤其针对合并有心理行为异常的患儿，进行音乐治疗效果更佳。

(9)感觉统合治疗　我国儿童康复机构多于21世纪后开展，已有很大程度的普及。脑瘫患儿多存在不同程度的感觉统合障碍。感觉统合治疗对于提供感觉刺激信息、提高调节感觉信息能力、作出正确的感觉接收调节、提高感觉辨别等适应性反应、提高平衡功能和运动稳定性、改善行为组织能力、提高学习能力、改善姿势控制及运动计划、集中注意能力等方面具有重要意义。

5. 心理康复与教育

(1)小儿脑瘫的心理康复　儿童的心理发育包括注意的发育、记忆的发育、认知的发育、思维的发育、想象的发育、意志的发育、情绪和情感的发育、人格的发育等。这些发育与生物学因素、环境因素和社会因素有关。脑瘫患儿由于存在脑损伤，不仅造成肢体运动障碍，而且多伴有不同程度的情绪障碍、行为异常、自我伤害、认知障碍等问题和障碍。运动障碍导致社会活动受限，不能接受正常的教育。脑瘫患儿常常受到过分溺爱或无人关注，缺少自信心和自立性，加之疾病的折磨，与正常儿童相比较，更易产生自卑感和抑郁的情绪，产生一些心理障碍以及学习困难。因此，脑瘫患儿的心理治疗和教育，对于促进全身心的发育是非常必要和重要的。

(2)小儿脑瘫的教育　脑瘫患儿的智力水平可因为脑损伤、运动受限、心理行为异常、并发损害等低于正常水平，也可正常或接近正常，但多由于活动不便及环境等因素而不能上学接受教育。因此，脑瘫患儿的教育问题已经成为十分紧迫的问题亟待解决，同样提倡早期进行教育。通过教育，可以培养脑瘫患儿的基本技巧和学习生活能力、良好的思想道德、较强的社会适应能力，提高文化修养和知识水平，提倡医疗康复与教育康复相结合，即使医疗机构进行康复治疗，也要尽可能不间断生物教育。鼓励家长合作和参与。

6. 社区康复

脑瘫的社区康复是绝大多数脑瘫康复需求者康复普及的最佳途径。只有将集中式康复与社区康复相结合，才能真正达到我国脑瘫儿童人人享有康复权利这一目标。社区康复是依靠社区资源，为本社区的患儿进行康复服务。我国大多数脑瘫患儿生活在农村或城市的普通家庭，没有能力和条件长期住院接受康复治疗。长期接受集中式的康复治疗，同样不利于患儿像正常儿童那样在家庭和社区的社会环境中、人与人的交往中，得到生理心理、社会能力的全面康复，建立健全的人格和意志品质。社区康复为脑瘫患儿提供了利用简单、通俗易懂的康复技术，低资金投入，充分发挥患儿自己的积极性，家庭成员的参与等多项优越条件，使患儿得到长期的康复训练，达到理想的康复效果。因此，定期到康复机构和设施接受康复评定和指导性的康复治疗或解决特殊需求，长期以家庭或社区康复站点为基地，进行康复训练和治疗，是脑瘫患儿实现全面康复和理想、持久康复效果的必由之路。

7. 职业康复及社会康复

(1) 职业康复　是脑瘫患儿从儿童期转向成年期后回归社会的重要途径，其核心内容是协助大年龄组的脑瘫儿童妥善选择能够充分发挥其潜在能力的最适职业，如手工作业、电脑作业、器械作业、服务作业等不同的作业方式，帮助他们逐渐学会适应和充分胜任这一工作，取得独立的经济能力并对社会作出贡献。

(2) 社会康复　应充分发挥社区政府、机构及民间的作用，制定相关政策，保障公平待遇与权利，提供接受教育和培训的机会。开展宣传教育，组织不同形式的社会活动等，使脑瘫患儿及家庭真正融入社会。社会工作者在社会康复、社区康复、集中式康复与社区康复相结合中起到桥梁和骨干作用。

五、预防及预后

(一) 预防

1. 一级预防　是脑性瘫痪预防的重点，主要目的是防止脑性瘫痪的产生，即研究和采取正确的措施，预防能够导致脑性瘫痪的各种原因。①避免孕期不良因素的发生：由于大多数脑性瘫痪的发生与产前因素相关，因此如何避免任何导致胎儿脑损伤或发育障碍的因素，都应作为重点，包括避免不良遗传因素、不良母体因素、宫内感染、宫内生长迟缓、绒毛膜羊膜炎以及避免发生先天性畸形；②避免围生期不良因素的发生：围生期不良因素已被人们广泛认识，如围生期感染、早产及不良护理方式；血型不合、新生儿脑卒中、胎盘功能不全、缺氧缺血、胎粪吸入、Rh 或 ABO 血型不合，都可能导致脑损伤的发生；③避免出生后不良因素的发生：主要包括新生儿脑病、胆红素脑病、新生儿期的各种感染、中毒及创伤等。

2. 二级预防　是对已经造成脑损害的儿童，采取各种措施早期发现异常，早期干预，防止发生残疾或最大限度地降低残疾等级。应采取综合康复治疗措施，在强调全人发展、医教结合、家庭成员积极参与的方式下，实施促进身心全面发展的康复治疗。

3. 三级预防　是已经发生残疾的脑性瘫痪，应通过各种措施，预防残障的发生。尽可能保存现有的功能，通过各种康复治疗方法和途径，积极预防畸形、挛缩的发生。以 ICF-CY 的理念指导三级预防，强调最大限度地发掘脑性瘫痪儿童的潜力，通过各种康复治疗、康复管理和护理，以及环境改造的不同措施，实现三级预防的最佳效果。

（二）预后

小儿脑性瘫痪虽然是一种非进行性脑损伤综合征，但其功能障碍的程度会随着年龄的增加、个体以及环境条件的变化而发生变化。小儿脑性瘫痪预后的相关因素包括：①与脑损伤的程度及是否存在并发损害或继发损害有关；②与是否早期发现异常、早期干预有关；③与是否采用正确的康复治疗策略，实施包括医教结合在内的综合康复有关；④与是否实施正确的康复护理、管理及康复预防措施有关；⑤与社会因素、辅助技术、环境改造等各类环境因素有关。

第二节　癫　痫

一、概述

（一）定义

1. 癫痫的定义　癫痫是神经系统常见疾病之一，为多种病因引起的脑功能障碍综合征，是由于脑细胞群异常的超同步化放电而引起的突发性、暂时性、发作性脑功能紊乱。基于异常放电的部位和范围不同，癫痫的临床表现可以为各种形式。最常见的是意识改变或意识丧失、局限性或全身肌肉的强直性或阵挛性抽搐及感觉异常；可有或伴有行为异常、情感和知觉异常、记忆改变、自主神经功能障碍等。

2. 癫痫发作（epileptic seizure）　癫痫发作是指脑神经元异常过度、同步化放电活动所造成的一过性临床表现。必须具备临床表现、起始和终止的形式和脑部异常过度同步化放电。癫痫发作大体上可分为诱发性发作（provoked seizure）和非诱发性发作（unprovoked seizure）。诱发性发作最常见于中枢神经系统疾病（感染/中风等）或全身系统性疾病（血糖异常/电解质紊乱/中毒/发热等）的急性期，是一种急性症状性发作（acute symptomatic seizure）。这种发作仅代表疾病急性期的一种症状，不意味急性期后一定会反复出现癫痫发作。非诱发性发作则找不到明确的急性诱因，如病毒性脑炎急性期出现的癫痫发作是诱发性发作，而脑炎数年后出现的癫痫发作则为非诱发性发作。

3. 癫痫（epilepsy）　癫痫是一种以具有持久性的致痫倾向为特征的脑部疾病。癫痫不是单一的疾病实体，而是一种不同病因基础、临床表现各异但以反复癫痫发作为共同特征的慢性脑部疾病状态。临床出现两次（间隔至少 24 小时）非诱发性癫痫发作时就可确诊为癫痫。

符合下列一种情况可确定为癫痫：①至少两次间隔>24 小时的非诱发性发作；②一次非诱发性（或反射性）发作，并且在未来 10 年内，再次发作风险与两次非诱发性发作后的再发风险相当时（至少 60%）：先前有脑损伤（A 级）、脑电图提示癫痫样异常（A 级）、头颅影像提示结构性损伤(B 级)、夜间发作(B 级);③诊断某种癫痫综合征。

4. *癫痫综合征*(epileptic syndrome)　指由一组特定的临床表现和脑电图改变组成的癫痫疾患(即脑电临床综合征)。临床上常结合发病年龄、发作类型、病因学、解剖基础、发作时间规律、诱发因素、发作严重程度和其他伴随症状,脑电图及影像学结果、既往史、家族史、对药物的反应及转归等资料,做出某种癫痫综合征的诊断。癫痫综合征的诊断对于治疗策略的选择、判断预后等具有一定指导意义。

5. *癫痫性脑病*(epileptic encephalopathy)　指由频繁癫痫发作和(或)癫痫样放电造成的进行性神经精神功能障碍或退化,如认知、语言、感觉、运动及行为等。损伤可以是全面性或具有选择性,且程度不等,是一组癫痫脑部疾患的总称。癫痫性脑病强调癫痫性异常本身造成的进行性脑病。大多为新生儿、婴幼儿或儿童期发病,脑电图明显异常,药物治疗效果差,临床总体表现为慢性进行性神经功能衰退。West 综合征、Lennox-Gastaut 综合征、Dravet 综合征等均属于癫痫性脑病。

6. *癫痫持续状态*(status epilepticus, SE)　传统 SE 的定义:1 次癫痫发作持续 30 分钟以上,或反复多次发作持续>30 分钟且发作间期意识不恢复至发作前的基线状态。

(二)流行病学特征

癫痫在一般儿童中的患病率为 4‰~7‰。国外不同地区年发病率约(24~114)/10 万。估计我国目前癫痫患者总数约 900 万,每年新发癫痫人数约 40 万。70%~80%患者未接受正规诊断与治疗,活动性癫痫治疗缺口约 60%。

(三)病因

在人的一生中,任何年龄段都可以发生癫痫。但由于遗传代谢性疾病及围产期高危因素等特殊原因,儿童患者占整个人群的 2/3。具有的特点:①婴幼儿期是癫痫发病的第一个高峰期;②癫痫的起病与年龄有密切关系,癫痫综合征呈年龄依赖性;③小儿癫痫大多数发生于学龄前期等。

目前,癫痫的发病原因主要分为内部因素和外部因素两大类。

1. *内部因素*　①中枢神经系统的先天性异常:神经系统在机体和环境的调节方面起着非常重要的作用。神经系统在发育过程中受到任何损害,其结果都可能是不可逆的。结构决定功能,完整的解剖和组织学基础是任何生命赖以生存和发展的前提,中枢神经系统的先天性异常必然导致功能的缺陷,从而造成后天缺陷,如:神经管闭合障碍引起的无脑畸形、脑膜膨出、脑膜脑膨出、巨脑回和多微小脑回畸形,这些后天的缺陷畸形可能是早期癫痫发作的原因。②染色体病:多种因素导致中枢神经系统结构紊乱和功能失调。随着生物医学模式的转变,人类对疾病的认识也变得深刻,近年来对癫痫的研究也更深入。染色体病是一类遗传性疾病,染色体上的基因是遗传性状表达的基础。在癫痫的遗传病学研究中发现,结节性硬化、神经纤维瘤病、脑三叉神经血管瘤等常染色体显性遗传病与癫痫有关。此外还存在着许多基因方面的原因(如单基因、多基因的研究及线粒体病等)。对于癫痫致病基因的确切研究还在进一步发展中,目前只是了解到大多数为单基因遗传。③其他原因:由各种先天因素引起脑细胞退行性改变使大脑皮质弥漫性萎缩,脑叶萎缩、变薄、功能下降引发癫痫发作。

2. *外部因素*　①脑部获得性疾病:颅脑外伤、脑肿瘤、脑血管疾病、各种颅内感染(包括细菌、病毒螺旋体、真菌、寄生虫感染);②中毒性疾病:酒精中毒和药物中毒(如戊四氯尼克刹米等)可诱发癫痫，金属中毒也可诱发癫痫。此外，其他中毒，如有机磷农药、河豚、蜘蛛、蜜蜂中毒也可诱发癫痫。

二、临床特点

(一)癫痫的临床分类

癫痫的国际分类随着神经科学研究、脑功能与疾病的机制认识水平的提高，各种分类一直处于完善和改进的过程中。1981 年 ILAE 发布的癫痫发作国际分类是目前广泛采用的癫病发作分类体系。随着对癫痫认识的更加深入，2010 年 ILAE 又发布了癫痫和癫痫综合征过渡性分类方案；2017 年 ILAE 融入了 35 年来癫痫领域的新进展及新认识，并结合专家和临床医生的意见，对癫痫的病因和发作类型进行了新的分类与表述，内容更为具体、丰富和实用(表 6-1)

表 6-1　2017 年 ILAE 癫痫发作分类

局灶性起源 (意识清楚/意识障碍)	全面性起源	起源不明
运动性	运动性	运动性
自动症	强直-阵挛发作	强直-阵挛
失张力发作	阵挛发作	癫痫样痉挛发作
阵挛发作	强直发作	
癫痫样阵挛发作	肌阵挛发作	
过度运动发作	失张力发作	
肌阵挛发作	阵挛-强直-阵挛发作	
强直发作	肌阵挛-失张力发作	
	癫痫样痉挛发作	
非运动性	非运动性	非运动性
自主神经发作	典型发作	行为终止
行为终止	不典型发作	
认知性发作	肌阵挛失神发作	
情绪性发作	眼睑肌阵挛发作	
感觉性发作		不能归类
局灶性进展为双侧强直-阵挛		

(二)临床表现

1. 常见癫痫发作的临床表现　局灶性发作系大脑局灶性功能障碍引起，意识不丧失，发作涉及身体的某一局部，EEG 为局灶性异常放电。全面性发作为全脑功能障碍所致。发作时意识丧失，症状涉及全身，EEG为全脑异常放电。分类不明的发作系由于临床资料不足，某些发作难以准确归入上述两类。新生儿及小婴儿的很多发作常属此类。常见类型癫痫发作的临床表现如下。

(1)局灶性起源(部分性发作)

1)局灶性运动性发作：表现为癫痫灶对侧肢体或面部抽搐。口、唇、拇指、食指最容易受累。发作时意识不丧失。若局限性癫痫灶的异常放电由一侧扩散至对侧大脑半球，则抽搐变为全身性，并有意识丧失，称为继发性泛化。局限性发作之后，在原来受累部位可能出现一过性麻痹，持续几分钟至几小时，称为Todd麻痹。

2)局灶性感觉性发作：小儿时期少见。表现为躯体感觉性发作(麻木、疼痛)和特殊感觉性发作(嗅、味、听、视或眩晕等)。

3)局灶性自主神经性发作：发作以自主神经症状为主，可表现为头痛、腹痛、恶心呕吐和上腹不适等。也可表现为面色苍白、青紫或发作性发热。发作后可有嗜睡。发作持续数分钟至数小时，甚至1~2天。发作频率不定，可一周数次或数月一次。此型癫痫极少见，诊断也较困难，需慎重排除其他诊断。

4)局灶性认知(精神性)发作：表现为发作性精神症状，包括幻觉、幻听、错觉、情感障碍、认知障碍和记忆障碍等。

5)伴有意识障碍、局灶性(复杂部分性)发作：包括两种及两种以上简单部分性发作，并有程度不等的意识障碍及自动症。发作时常有精神、意识、运动、感觉及自主神经等方面的症状。可持续数分钟至数小时。常伴自动症，即在意识混浊情况下出现的无目的、无意义、不合时宜的不自主动作，发作后不能回忆。

(2)局灶性发作进展为双侧强直-阵挛发作(部分继发全面性癫痫)。

(3)全身性发作

1)强直-阵挛性发作：又称为大发作，表现为突然意识丧失，随即出现全身性强直-阵挛性抽搐。可伴有呼吸暂停、青紫、瞳孔散大、对光反应消失，发作持续1~5分钟，发作后意识混浊或嗜睡，经数小时后清醒。婴幼儿期典型的大发作较少见。

2)阵挛性发作：肢体有节律的连续抽动，发作时意识丧失。持续时间不等。表现为某些肌肉突然强直收缩，如躯干前屈、伸颈、头前倾、两肩上抬。

3)强直性发作：表现为某些肌肉突然强直收缩，如躯干前屈、伸颈、头前倾、两肩上抬，两臂外旋、肘屈或伸直，固定于某个姿势，维持数秒钟或更长，随后发作停止，肌张力正常，恢复原来姿势，发作时有短暂意识丧失。有时表现为中轴性发作，全身强直。

4)肌阵挛发作：表现为某个肌肉或肌群突然、快速、有力的收缩，引起一侧或双侧肢体抽动。抽动时手中物品落地或摔出。躯干肌肉收缩时则表现为突然用力地点头、弯腰或后仰。站立时发作则常表现为猛烈地摔倒在地。发作时可伤及头部、前额、下颌、嘴唇或牙齿。

5)失神发作：又称小发作，表现为突发短暂的意识丧失，没有先兆，也不伴发作后嗜睡，发作时语言中断，活动停止。固定于某一体位，不跌倒，两眼茫然凝视。有时可有手、唇、舌或头细小的颤动，或每秒三次的眨眼动作。一般持续5~15秒。

6)失张力发作：又称无动性发作，表现为突发的一过性肌张力丧失，不能维持姿势，持续1~3秒，伴意识丧失。如患儿在站立时发作，表现为突然低头，两臂轻微外展，手指张开，上臂下垂，屈膝，继而跌倒，意识很快恢复。

2. *常见癫痫和癫痫综合征类型* 癫痫综合征多伴有脑功能障碍和IDD。儿童期最常见和严重的癫病综合征是婴儿痉挛(West 综合征)、遗传性癫痫伴热性惊厥附加症(genetic epilepsy with febrile seizures plus，GEFS+)、大田原综合征(Ohtahara 综合征)、Dravet 综合征、Lennox-Gastaut 综合征(LGS)和 Rasmussen 综合征(Rasmussen 脑炎)等。

3. *鉴别诊断*

(1)急性代谢紊乱所致惊厥，如低血糖、低钙血症等。

(2)其他非癫痫性发作性疾病，如晕厥、屏气发作、抽动症、低血糖、睡眠障碍等。发作期 EEG 是否有典型的痫样放电及其他发作性疾病的相应特点是鉴别诊断的主要依据。

三、康复评定

(一)辅助检查

1. *脑电图(electroencephalogram，EEG)* 癫痫发作最本质的特征是脑神经元异常过度放电，而 EEG 是能够反映脑电活动最直观、便捷的检查方法，是诊断癫痫发作、确定发作和癫痫的类型最重要的辅助手段，为癫痫患者的常规检查。癫痫手术时还需做硬膜下及深部电极脑电图(SDEEG)和立体定向脑电图(SEEG)评定。

2. *神经影像学* 选择应用头颅磁共振成像(MRI)、CT、功能核磁共振(MRI)、磁共振波谱发射计算机断层扫描(SPECT)、正电子发射断层扫描(PET)等对癫痫患儿进行影像学检查，帮助寻找病因。

3. *基因检测* 高通量二代测序技术及微阵列比较基因组杂交技术、基于二代测序技术的疾病靶向序列测序技术，能够一次性检测所有已知癫痫相关的致病基因。目前，基因检测不作为常规病因筛查手段，通常是在临床已高度怀疑某种疾病时进行。

4. *其他辅助检查* 根据临床特点选择相应的生化代谢、脑脊液等检查，以助病因诊断。

5. *其他评定* 癫痫患儿常伴有抑郁、焦虑和智能障碍等问题，对有上述情况者可选择做智力量表、抑郁症量表和焦虑症量表等行为量表测试。

(二)诊断

诊断小儿癫痫应尽可能明确：①发作性表现是否癫痫所致；②癫痫发作的类型；③癫痫综合征的类型；④明确病因。2017 年版 ILAE 的诊断分类为最新诊断分类。

四、康复治疗

癫痫治疗的方法很多，小儿癫痫首选的治疗手段仍是抗癫痫药物。对于药物治疗无效的难治性癫痫，也可采用手术、特殊(生酮)饮食、迷走神经刺激术等。

(一)药物治疗的基本原则

抗癫痫药物治疗应遵循以下原则：

1. *确诊后尽早治疗* 一般癫痫发作 2 次即应开始用药。

2. *合理选择抗癫痫药* 应根据癫痫发作类型或癫痫综合征选用药物。

3. *尽量单药治疗* 只有单药治疗确实无效时，再考虑合理的联合治疗。

4. 必要的治疗药物监测(therapeutic drug monitoring，TDM)　根据药代动力学参数和临床效应调整计量。

5. 简化服药方法　根据药物半衰期给药。分配好服药间隔。

6. 规律服药　合理换药或停药，避免自行调药、停药以及滥用药物。

7. 定期随诊　注意不良反应，给予必要的心理支持。

8. 新型抗癫痫药物的合理应用。

9. 停药后复发，可恢复原方案重新治疗，多数仍然有效。

10. 强调治疗的最终目标是使患儿拥有最佳生活质量，始终突出治疗的个体化原则。

(二)按类型选择抗癫痫药物

部分国家或国际上一些权威学术机构定期发布相关指南。传统抗癫痫药物的选择仍以英国 Na-tional Institute for Clinical Excellence(NICE)的指南影响最大。见表6-2。

表6-2　传统抗癫痫药物的选择

发作类型	药物选择
部分性发作	CBZ、PB、VPA、PHT
部分性发作继发全身性发作	CBZ、VPA、PB、PHT
原发性全身性发作	VPA、PB(小婴儿可首选)、CBZ
失神发作	ESM、VPA、CZP
强直-阵挛发作、阵挛发作、强直性发作	PB、VPA、CBZ、PHT
肌阵挛、失张力发作	VPA、CZP、ACTH
婴儿痉挛	ACTH、泼尼松、VPA
Lennox-Gastaut 综合征	泼尼松、VPA、CZP、ACTH
Landau-Kleffner 综合征	泼尼松、VPA、CZP

(三)强调单药治疗与合理的联合治疗

单药治疗有不良反应较少、无明显药物相互作用、经济、有助于改善生活质量和依从性较好等特点。初治病人首选单药治疗，发作终止率约50%；治疗无效经科学系统的评估可考虑换药，并采取单药治疗，仍有10%以上终止发作的机会。单药治疗确实无效，可以多药联合治疗，以不超过3种抗癫痫药为宜。联合治疗应尽量选用机制不同、具有药代动力学和药效学互补优势，最好能使不良反应相互抵消或互不加重的抗癫痫药物。

(四)合理选择抗癫痫新药

新型抗癫痫药物不断研制成功，并不断显示出安全、有效的特点。合理选用抗癫痫新药，可进一步提高疗效，尽可能避免或减少经典抗癫痫药物的不足或缺陷。目前新型抗癫痫药物主要有托吡酯、拉莫三嗪、奥卡西平、左乙拉西坦等。

(五)癫痫儿童的康复

1. 社会心理问题及其干预　癫痫患儿由于长期的疾病、用药及社会偏见等原因，易于出现社会心理问题，对其生活质量造成很大负面影响，甚至导致自杀。因此，倡导全社会要包容、关心、爱护和帮助癫痫患儿，让他们在欢乐的社会环境中生活和接受抗癫痫治疗。

(1)有效沟通：不要刻意隐瞒病情，帮助他们正确认识疾病、应对癫痫发作、安全保护，化解恐惧，积极配合医生的治疗，增强战胜疾病的信心，降低风险，增加治疗成功的机会。

(2)心理干预及康复：癫痫发作可致患儿心理/精神障碍，如对发作的担忧、孤立感、被歧视感、自我评价过低、挫折感、羞耻感、无助、绝望、烦躁、对事物失去兴趣等。反复发作的癫痫患儿抑郁的患病率和焦虑患病率分别是一般人群的3倍、2倍。精神症状发生率也较高，包括精神错乱、错觉、视幻觉、听幻觉和强迫等心理反应。并可有各种人格失调，如依赖、严厉、固执及情绪不稳定等。需采用相应药物和心理治疗。心理治疗可采用精神上的安慰、支持、劝解、保证、疏导和环境调整等，并对病人进行启发、诱导和引导式教育，帮助他们认识疾病。常用的方法有认识疗法、个别心理治疗、暗示治疗、行为治疗与生物反馈等。

2. 行为干预　听音乐、弹琴、绘画、书法、做手工、心理咨询、利用聚会的形式交流等可一定程度上稳定患儿的情绪、陶冶情操。尽量避免疲劳、睡眠不足、饮酒和吸毒等，保持健康的生活方式。不必过度限制外出活动，加重自我封闭和焦虑抑郁等心理障碍的发生，从而影响生活质量。因此，适当的、有陪护的户外集体活动有利于改善注意力、调节情绪。应对学习压力过大，家长应和老师配合，根据患儿的病情和特点帮助他们完成学习任务。

3. 确保躯体安康，提高生活质量　预防癫痫发作可能引起的意外损伤，如舌咬伤、烫伤、烧伤、颅脑外伤、骨折和软组织伤等，甚至高处坠落、溺水等意外死亡。癫痫频繁发作严重影响患儿生活质量，造成其生理功能损害，产生头痛、头昏、胃肠不适、四肢乏力、疲乏等躯体症状，导致日常生活能力下降。适当的锻炼，如保龄球、乒乓球、慢跑、步行、瑜伽等能增强体能和改善生活质量。

4. 认知功能的康复　约有30%~40%的癫痫患儿有认知功能方面的损害，包括词语学习能力言语记忆、情景记忆、记忆策略、言语命名、视觉搜索能力及精神运动速度等方面的减退，其中以词语延迟回忆的损害最为显著，是影响生活质量的重要因素。痫样放电可以造成认知功能严重损害。一次癫痫发作引起数小时至数天的认知功能下降，称为发作后认知功能损害。其后症状可以部分恢复，所残留的认知功能减退称为发作间歇期认知功能损害。全身强直阵挛发作对于认知功能的损害最为明显，其次为复杂部分性发作和由部分性发作继发全身强直阵挛性发作。一些癫痫综合征如West综合征、Lennox-Gastaut综合征、Sturge-Weber综合征等往往伴有严重的认知损害。

枕叶癫痫主要表现为注意力、记忆力的下降。额叶癫痫主要为计划与执行功能的减退，颞叶癫痫则以近、远期记忆障碍为主。癫痫发作频率越高、持续时间越长，对认知的影响也越大。发病年龄早，认知损害严重，而成年期发病的患者认知损害轻微。癫痫病程越长，认知损害越明显，尤其是言语记忆及情景记忆。

抗癫痫药物对认知功能的损害备受关注，可致较广泛的认知损害，包括注意力、言语记忆、情景记忆、空间结构记忆、词语学习能力、抗干扰能力与精神运动速度等，以词语延迟回忆、注意力以及精神运动速度的损害最为明显。传统AEDs中，卡马西平、苯妥英钠和丙戊酸钠对认知功能影响相似，苯巴比妥对认知功能的影响大于上述三者；新型AEDs中，加巴喷丁、拉莫三嗪对认知功能的影响少于卡马西平，托吡酯的认知功能损害稍重于丙戊酸钠。认知功能损害程度与用药种类和癫痫患儿认知损害程度成正比，尤其在记忆、注意力以及精神运动能力方面明显。

5.社会功能康复　不同国家、不同文化背景均存在对癫痫的基本知识认识不足的问题，导致患儿被歧视、教育水平较低、就业较差、失业率较高和较容易出现难以胜任工作、经济负担较重等，再加上癫痫患儿自身抑郁、羞耻感等导致其社会交往减少，孤独、结婚率较低等致家庭生活质量下降。因此，要通过互联网和传媒传播健康资讯，影响公众对癫痫的认识和态度，塑造公众的健康和疾病观念。加强社区的康复功能，并通过立法来保障癫痫患儿社会功能康复的合法权益。

随着社会文明和经济的发展，对癫痫认识的提高及临床、基础研究和生物制药技术的进步，必将出现更多、更理想的干预手段使越来越多的癫痫患儿走出疾病的阴影，获得理想预后，融入社会，拥有正常的人生。

五、预防及预后

（一）癫痫的预防

1.预防产伤、颅脑外伤以及涉及脑部的感染性疾病　如乙脑、结核、寄生虫病等。对于新生儿抽搐和热性惊厥也应及时控制。

2.尽量避免各种刺激性诱发因素　不要长时间注视闪动之物（如看电视、玩游戏机等）；避免刺激性的事物或习惯，如疲劳、精神压抑、暴饮暴食、感染性疾病、惊吓，有害的声、光刺激等。

3.避免恐惧的行为和有危险潜在的工作　避免去做一些让自己感到恐惧的事情，如走夜路、登高、蹦极、高空及水上作业等。不宜骑自行车，以免发生意外。

4.避免惊吓　如突然在其背后大声说话、拍肩膀、故意躲起来吓唬等，以免受到惊吓而诱发癫痫发作。

5.不要思虑过多　应尽力避免过多思虑或过于忧心自己今后的生活等；癫痫患儿的学习压力不宜太大，要选择在轻松不劳累的环境中学习或生活。

6.适当进行一些轻松愉快的文体活动　如听音乐、打乒乓球等，避免从事驾车、游泳等易发生危险的活动。

7.注意饮食营养合理　勿过食油腻食物和甜食。

（二）癫痫的预后

1.小儿癫痫的预后　随着对癫痫认识的不断深入，发病机制研究的进展，诊断技术的提高，癫痫新药的发现，治疗方法的改进，血药浓度监测的开展，使小儿癫痫的预后比以前有了很大改善经过合理的药物治疗后，小儿癫痫的完全缓解率可达50%~80%，3年以上无复发率达75.9%。此病尚有15%~25%的患儿经治疗后发作明显减少，因而药物治疗的总有效率约为80%~90%。在其药物难以控制发作的少数难治性癫痫中，有相当一部分可通过生酮疗法、迷走神经刺激术和外科手术抑制发作。

2.小儿癫痫预后的影响因素　取决于多种因素，如病因、发作类型、发作严重程度、年龄、脑电图改变、治疗早晚等。对每一例癫痫患儿预后的评估必须根据个体特点，进行全面分析。遗传性癫痫通常为良性预后，如儿童良性癫痫伴中央颞区棘波、儿童失神癫痫等，对抗癫痫药物反应良好，发作次数随年龄增长而减少，多数在青春期后消失。

(1)病因：非遗传性癫痫的预后与原发病有密切关系。由急性颅脑外伤引起的癫痫发作预后较好，一般在急性期过后即不再复发；少数可遗留癫痫反复发作，需长期应用抗癫痫药物控制。大脑半球的肿瘤、脓肿、血管疾病等所致的癫痫发作，在治愈原发病以后往往仍有癫痫发作，应进行长期药物治疗。脑炎、脑膜炎引起的癫痫，预后因感染的轻重和并发症的有无而异。先天性遗传代谢缺陷、脑变性病及先天性脑发育异常等病因引起的癫痫预后多不好，发作难以控制。合并神经系统异常及智力发育障碍预后不好。

(2)发作类型及综合征：临床发作类型及癫痫综合征与预后有密切关系，同一发作类型出现在不同的癫痫综合征，其预后可能有很大不同。

(3)发作持续时间：长时间的惊厥发作可引起惊厥性脑损伤及全身性并发症，是癫痫最常见的死亡原因。惊厥性脑损伤可遗留不同程度的神经系统后遗症，并可加重癫痫发作。非惊厥性癫痫持续状态也可引起脑损伤。

(4)发作频繁程度：一般小儿癫痫发作过于频繁者预后较差。

(5)起病年龄：新生儿期起病者预后较差，约50%死亡或有后遗症，主要与引起惊厥的原发病有关。婴儿期起病的癫痫比年长儿起病者预后差，可能与病因和基本病理有关。

(6)脑电图改变：背景脑电图异常或进行性恶化多提示预后较差。高峰节律紊乱、广泛性慢棘慢波、睡眠中10 Hz左右快节律发放及周期样放电预后常常不好。良性部分性癫痫的中央题区或枕区棘慢波、伴有典型失神发作的广泛性3 Hz棘慢波预后较好。棘(尖)慢波的发放频度与癫痫的严重程度及预后之间无必然联系。有些良性部分性癫痫有频繁的棘慢波发放，但发作并不频繁，预后良好；而海马硬化引起的额叶内侧癫痫不一定有频发的棘、尖波，但发作很难控制，预后较差。

第三节 脑血管病(脑梗死、烟雾病)

学习目标

1. 熟悉：脑血管病的概述和临床表现。
2. 掌握：脑血管病的康复评定和康复治疗。

一、概述

(一)定义

脑血管病(cerebrovascular)是指血管破裂出血或血栓形成，引起出血或缺血性损伤为主要表现的一组疾病，又称脑血管意外或俗称脑卒中。由于脑血管突然闭塞或破裂，导致神经组织缺血，表现为突发性神经系统功能障碍，临床多表现为急性偏瘫、失语、惊厥、意识障碍、颅内压增高等。小儿脑血管病根据病理特点，可分为缺血性(梗死性)和出血性两大类。梗死性脑血管病包括脑血管内血栓形成和脑栓塞，以血栓形成最多见。出血性脑血管病可发生在脑实质、蛛网膜下腔、硬膜下和硬膜外。儿童脑血管疾病的流行性病学显示儿童梗死性脑血管病和出血性所占比例基本相等。本节重点讲梗死性脑血管病，即缺血性卒中(AIS)。

(二)流行病学特征

小儿脑血管病发病率相对较低，但致残率和病死率较高，半数以上儿童动脉缺血性卒中幸存者中留有认知和(或)运动残疾。儿童脑梗死的病因多样，常见于感染性和免疫性血管炎、心脏病、血液病、代谢性和特发性脑血管病等。

二、临床特点

(一)脑动脉血栓形成

脑动脉血栓形成(arterythrombosis，AT)是脑梗死最常见的类型，急性偏瘫是最主要的临床症状。是由各种原因引起脑动脉壁自身病变而致管腔狭窄、闭塞，或在狭窄的基础上形成血栓，造成局部急性血流中断，脑组织缺血、软化、坏死，并出现一系列相应的神经系统定位体征，如肢体瘫痪或失语。

首发症状常以偏瘫居多。

1. 临床特点　可见于任何年龄，但以6岁以下多见，年长儿首发症状以偏瘫居多，一部分伴有惊厥；婴幼儿多以惊厥发病，然后出现偏瘫。早期还有小脑济失调、锥体外系症状、头痛、失语、失读等。

2. 临床分型

(1)根据发病形式分型

1)卒中型：骤起，症状在24小时内达高峰，发病前可无任何临床症状。

2)急性型：一般急性偏瘫1~2天达高峰。

3)亚急性型：偏瘫逐渐发生，3~7天达高峰。

4)间歇型：呈短暂性脑缺血发作，多次发作后固定。

(2)根据梗死部位分型

1)颈内动脉梗死：常有对侧偏瘫、感觉障碍，优势半球受累可有失语。轻者可无临床症状或一过性单眼失明，较大梗死灶可致昏迷、颅内压高。

2)大脑中动脉梗死：最常见，主干闭塞时与颈内动脉闭塞症状相同，皮质支闭塞时，对侧偏瘫以上肢及面部为主。

3)大脑前动脉皮质支梗死：相对少见，对侧偏瘫，下肢重，偏身感觉障碍表现为下肢明显或仅有下肢感觉障碍，尿便障碍。

4)大脑后动脉梗死：典型的症状为急性起病，深度昏迷，清醒后有短暂的遗忘，几乎所有病例在病初有视觉症状，还可有轻瘫、头痛、对侧肢体深感觉障碍等。

5)椎-基底动脉梗死：椎动脉受累最常见的是出现小脑下动脉血栓形成，表现为眩晕、恶心呕吐、共济失调、构音和吞咽困难。基底动脉主干受累时出现昏迷、四肢瘫、延髓麻痹。

(二)烟雾病

1. 定义　烟雾病(mayomayo disease)是一种原因不明的慢性进行性狭窄或闭塞性脑血管病，主要是以颈内动脉末端及大脑前、中动脉近端，有时也包括大脑后动脉起始部狭窄或闭塞，并在颅底大量出现代偿性血管增生为特点。

Suzuki 和 Takaku 根据脑血管照影时脑底部呈现许多密集的小血管影，像抽烟时吐出的烟雾，故将该病形象地命名为“烟雾病”。有典型的烟雾病脑血管病变特点，又有明确的伴发病或诱因，如 21-三体综合征、神经皮肤综合征、线粒体脑肌病、结核性脑膜炎、系统性红斑狼疮、镰状细胞性贫血等，这时则被称为“烟雾综合征”。

2. 临床特点　起病年龄多在 10 岁以下。日本病例以女孩多见，我国男女发病率基本一致但临床表现各异，为突然起病，主要症状为反复损害症状，儿童以脑缺血表现为首发症状，成人以出血为主要表现。

3. 临床分型

（1）TIA 型：最多见，约见于烟雾病的 70%，反复发生一过性瘫痪，多为偏瘫，也可发生交替性偏瘫，发作后运动功能完全恢复。

（2）梗死型：急性脑卒中，导致持久性的神经系统异常，如偏瘫、失语、视觉障碍和智力障碍。

（3）癫痫型：频发的癫痫发作，部分性发作或癫痫持续状态，伴脑电图痫性放电。

（4）出血型：成人病例常以颅内出血为首发表现或主要表现，出血的主要原因是侧支循环的血管壁较薄，易于破裂所致。

三、影像学检查

1. 头颅 CT　为一种价格便宜的无创性检查。脑梗死时头颅 CT 呈局灶性低密度影，应用造影剂后病灶可以被强化，病变常常累及灰、白质，并按血管走行分布，呈楔形改变。多灶性病变提示脑栓塞或血管炎。需要注意的是缺血性病变在发病 24 小时内，CT 上可以无改变，因而对疑似病例应在 24 小时后复查，或行磁共振成像（MRI）检查。另外，脑干和小脑病变 CT 显示不理想，可首选 MRI。

2. 磁共振血管成像（MRA）　是一种无创性血管显像技术，无须注射造影剂，可用于脑血管闭塞、狭窄、畸形的诊断。目前作为一线检查，在儿科临床应用上有重要价值，但有时会过高评价梗死灶。

3. 全脑数字减影血管造影（digital subtraction angiography，DSA）　可以直观显示病变血管的影像学证据，是目前最准确的方法。但它属于一种有创性检查，并且需要全麻和注射造影剂，有一定的风险，与成人相比，儿童血管造影技术难度较大。

4. 头颅超声检查　仅适用于前囟未闭的婴幼儿，对颅内出血诊断阳性率较高，优点是无创、安全、可动态随访。

四、康复评定

脑梗死的康复评定包括身体结构和功能的评定（如基础性评定、临床评定、一般脑功能评定），活动能力的评定，参与能力的评定。

（一）身体结构和功能的评定

包括生命体征、意识、体格检查、反射、姿势反射、关节功能。复发危险因素、并发症。

(二)活动能力的评定

包括自理方面、运动方面、家务劳动方面、交流方面、社会认知方面。

(三)参与能力的评定

包括生活能力评定、生活质量评定、生活环境评定、社会支持评定等。

五、康复治疗

(一)原发病(脑梗死、烟雾病)的治疗

1. *治疗病因*　找到原发病因者，进行病因治疗。

2. *支持对症治疗*　增加脑的供血，保护脑细胞，减轻脑水肿，控制血压、癫痫等。

3. *抗血小板治疗*　主要应用于缺血性卒中，常用的药物为阿司匹林。

4. *抗凝治疗*　目的在于限制已经存在的凝血块扩大化，同时阻止更多的血栓形成。对于没有任何病因的动脉缺血性卒中患儿，推荐使用抗凝治疗5~7天。而对于有出血、发生出血高风险的患儿，出血性疾病、血小板减少症、难以控制的高血压、进行性肾脏和(或)肝脏疾病者，应避免使用抗凝治疗。鉴于抗凝治疗有出血的危险，因此用药期间必须监测凝血功能。

5. *溶栓治疗*　儿童缺血性卒中的确诊时间往往超过24小时，溶栓治疗时间无明确界定，且因其可引起出血故未得到推广应用。加强基础疾病的治疗可以防止再次发作，包括心律失常、糖尿病、血液病、凝血障碍、脑血管炎等。

6. *手术矫治*　手术矫治可防止颅内血管畸形、烟雾病的复发。

(二)康复治疗

早期康复可以防止肿胀、肌肉萎缩、关节活动受限等合并症。稳定48小时后，且原发神经病学疾患无加重或有改善的情况下逐步进行。

机体基本处于全面松弛的患儿一般表现为迟缓性麻痹，没有随意的肌肉收缩，也不出现联合反应，训练方法如下：

(1)正确的体位摆放：教会家属和护理人员采用正确的体位摆放，包括仰卧位、健侧卧位和患侧卧位的方法。

(2)翻身练习、床上自我辅助训练。

(3)床边被动运动：包括上肢：肩胛带，肩关节，肘关节，腕指关节。躯干：牵拉，背肌挤压。

(4)促进肌肉收缩：利用对肌肉的突然紧张，引起肌肉收缩。

(5)床头抬高坐位训练、呼吸控制训练。

(6)坐位训练及坐位平衡。

(7)坐站练习：如有条件可早期给予患儿站立，重获血压的自身调节，改善立位平衡和克服直立性低血压。站立，可以帮助患儿重获垂直感，重获对抗重力肌的控制。

第四节　脑积水

一、概述

(一)定义

脑积水(hydrocephalus)是脑室和脑池及蛛网膜下腔内脑脊液总量增多，颅内压增高，继而引起脑室扩张及脑池、脑沟、脑裂等处的蛛网膜下腔增宽。单纯的脑室扩大者称为脑内积水，单纯的颅内蛛网膜下腔扩大者称为脑外积水。儿童脑积水的发病率约为1/1000，如在颅缝融合之前发生，则头颅增大非常显著。

(二)流行病学特征

产生脑积水的原因大致有以下三种情况：①脑脊液产量过多，这种情况极为少见，往往见于肿瘤引起的脑脊液分泌过多，如脑室脉络膜腺瘤所致的液量过多，多见于婴儿，也存在于各种脑部炎症的早期。②蛛网膜吸收脑脊液发生障碍，此种情况也较为少见。③脑脊液循环发生障碍，此情况最多见。脑脊液循环途径大致如下：左右侧脑室→室间孔(Monro孔)→第三脑室→大脑导水管→第四脑室→第四脑室两个侧孔(Luschka孔)及一个中孔(Magendie孔)→小脑幕下的蛛网膜下腔。如果障碍发生在第四脑室孔以上，称为非交通性脑积水(梗阻性脑积水)；如果障碍发生在第四脑室孔以下，此时脑脊液可由脑室系统进入到脊髓蛛网膜下腔，称为交通性脑积水。

脑脊液循环障碍常见于先天畸形如先天性大脑导水管狭窄、第四脑室囊肿畸形(Dandy-Walker综合征)、小脑扁桃体下疝畸形(Armnold-Chiari畸形)及其他脑发育畸形、脑膜膨出、脊柱裂、脊膜膨出或脊髓脊膜膨出等。此外，感染如化脓性脑膜炎或结核性脑膜炎未能得到适当治疗导致增生的纤维组织阻塞了脑脊液的循环孔道，以及颅内出血后所引起的纤维增生和颅内肿瘤的存在均可导致脑脊液循环障碍。

二、临床特点

(一)临床表现

1.婴幼儿脑积水

(1)头围增大：婴儿出生后数周或数月内头颅进行性增大，前囟也随之扩大和膨隆。头颅的外形与脑脊液循环的阻塞部位紧密相关。如中脑导水管阻塞时，头颅的穹隆扩张而颅后窝窄小，蛛网膜下腔阻塞时整个头颅对称性增大，第四脑室的出口阻塞，常引起颅后窝的选择性扩大。头颅与躯干的生长比例失调，如头颅过大过重而垂落在胸前，头颅与脸面不相称，头大而面小，前额突出，下颌尖细，颅骨菲薄，同时还伴有头皮浅静脉怒张，头皮发亮光泽性增强。

(2)前囟扩大、张力增高：竖抱患儿安静，前囟门仍呈膨隆状而不凹陷，也看不到正常搏动，则表现颅内压力增高症状的逐渐出现，尽管患儿颅缝囟门具有缓冲颅内压力的作用，但仍是有限的，颅内压力增高的主要表现是呕吐。婴儿常以抓头、摇头、哭闹等表示头部不适和头痛，病情加重时可出现嗜睡或昏睡。

（3）破罐音（Maceven 征）：对脑积水患儿进行头部叩诊时（额叶顶叶交界处）其声如同叩破罐或熟了的西瓜样。

（4）落日目现象：脑积水的进一步发展，可使第三脑室后部的松果体隐窝显著扩张，压迫中脑顶盖部或由于脑干的轴性移位，产生类似 Parinaud 眼肌麻痹综合征，即向上凝视麻痹现象，使婴儿的眼球不能上视，出现所谓的落日征。

（5）头颅照透性：重度脑积水脑组织（皮质、白质）厚度不足 1 cm 时，用强光手电筒直接接触头皮，可照透对侧，如照透有亮度则为阳性，如正常脑组织则为阴性（无透亮度）。本方法用于鉴别蛛网膜囊肿和硬膜下积液。

（6）视神经乳头萎缩：婴幼儿脑积水以原发性视神经萎缩多见，即使有颅内压增高也看不到视神经乳头水肿。

（7）神经功能失调：第Ⅵ对脑神经的麻痹常使婴儿的眼球不能外展。由于脑室系统的进行性扩大，使多数病例出现明显的脑萎缩。在早期尚能保持完善的神经功能，到了晚期则可出现锥形束征、痉挛性瘫痪、去大脑强直等。智力发育亦明显低于正常的同龄儿童。

（8）其他：脑积水患儿常伴有其他的畸形，如脊柱隐裂眼球内斜（展神经麻痹所致）、肢体肌张力增高、腱发射亢进、发育迟缓或伴有较严重的营养不良。

2. 年长儿童脑积水

由于年长儿童的骨缝已闭合，因此，年长儿童与婴幼儿脑积水有所不同。

（1）急性脑积水：临床一般表现为头痛、恶心、呕吐、视力障碍等。

（2）慢性脑积水：临床表现以慢性颅内压增高为主要特征，可出现双侧颞部或全头颅的疼痛、恶心、呕吐、视神经乳头水肿或视神经萎缩、智力发育障碍、肢体功能障碍。

（3）正常颅压脑积水：属于慢性脑积水的一种状态，主要表现有：步态不稳，运动障碍程度不一，从走路缓慢、步态不稳、平衡失调到不能行走，最终卧床不起；精神障碍为较早出现的症状之一，初期可出现记忆减退、迟钝、失神，重者出现痴呆等，个别还可出现大小便失禁。儿童可见头围在正常值的范围或略大于正常值，精神运动发育迟缓，智力下降，学习能力差，运动功能障碍等。

（4）静止性脑积水：临床表现类似于正常颅压脑积水，脑室容积保持稳定或缩小，未再出现新的神经功能损害，精神运动、智力发育随着年龄的增长而不断改善。

（二）诊断与鉴别诊断

1. 病史采集　脑积水的诊断，病史采集不可或缺，十分重要。详尽而完整的病史采集，对脑积水的诊断治疗有着十分重要的作用。病史采集时，一定要重点突出，主次分明，切不可主观臆断，粗心大意。

首先必须问清患儿母亲的妊娠史、分娩史，患儿的生长发育史，父母性质，个人嗜好与习惯，与现病史相关的既往史。其次询问以下病史：①患儿父母是否健康，是否近亲结婚，是否孕期服药；②分娩时是否难产，是否使用产钳、胎头吸引器等；③产后有无窒息、黄疸、颅内出血与颅内感染史等，有无外伤史；④有无感染发热史；⑤有无家族史，因中脑水管狭窄所致的脑积水可能具有遗传因素。

第二，要询问患儿的常见症状。婴儿的症状包括喂食情况差、易激怒、活动减少和呕吐。儿童的症状包括：①智能发育迟缓；②由于颅骨骨缝已愈合，头痛(清晨开始)较婴儿更明显；③颈痛，提示小脑桃体疝；④呕吐，上午更明显；⑤视力模糊：是视神经乳头水肿和继发性视神经萎缩的后果；⑥复视：与单侧或双侧展神经麻痹有关；⑦与第三脑室扩大相关的发育障碍和性成熟迟缓；这能够导致肥胖和早熟或青春期延迟；⑧继发于痉挛状态的行走困难：由于脑积水使脑室周围的锥体束伸展，因此首先累及下肢；⑨嗜睡。

2. 体格检查　应对患儿进行系统的全身检查，要详尽，重点突出。

(1)生命体征：对于越病急、病情差，病情变化快，体征变化多端者，应首先注意血压、呼吸、体格发育指标的变化。

(2)头面部：包括以下几个方面。

1)头部：若出生后一年中的任何一个月内，头围增长的速度超过 2 cm 者，应高度怀疑脑积水。脑积水的特点是头颅均匀性增大，呈圆形，面孔小，眼球被压向下移，因此上睑下露出一段眼白，称为落日目；颅缝裂开，囟门隆起，头皮静脉怒张；头部扣诊有破壶音(Maceven 征)，头颅透光试验有广泛的透光区。

2)面部：假性延髓性麻痹时常伴有强哭、强笑，颜面部血管痣常常是颅内血管畸形的旁证。面部充血、鼾声等，往往预示着是脑出血。眼球外凸或眼部明显的静脉迂曲，或见及一般不能见及的小静脉，提示颅内压增高。眼睑和球结膜的明显水肿，为海绵窦引流不畅的表现。脑积水常出现“落日目”征，它是脑积水的特有体征。

3. 神经系统检查　包括以下几个方面。

(1)形态：注意皮肤及肌肉的营养情况。观察肌肉有无萎缩或肥大，如有则确定其分布与范围，应比较两侧。触摸肌肉的软硬度，注意有无触痛及对叩诊的反应。用皮尺测量肢体的周径。

(2)运动：包括自主运动和可自由运动的观察及肌张力检查。

1)自主运动和可自由运动的观察：检查肌肉的状态，观察有无舞蹈样动作、手足徐动症、静止性或动作性震颤、抽搐、肌阵挛。若有，则详细记录下自由运动的种类、部位、程度、频率等。

2)肌张力的变化：是否存在肌张力低下或肌张力增强，肌张力增强是折刀样肌张力增强，还是铅管样或齿轮样肌张力增强。

(3)步态：检查步态时让患者呼吸及闭眼向前走并令其突然转弯、停步，再开始行走，观察行走时步态有无异常。确定是痉挛性偏瘫步态，还是共济失调步态。

4. 辅助检查　辅助检查的项目较多，是确诊脑积水的重要手段。正常新生儿头围 33~35 cm，出生后前 6 个月约增 8 cm 左右(42~45 cm)，后 6 个月约增加 3 cm(45~47 cm)，第二年增加 2 cm(47~49 cm)，第三及第四年共增加约 2 cm(49~51 cm)，其后六年只增加 1.5 cm。头围包括周径、前后径(自眉间沿上矢状线至枕外粗隆)及耳间径。后囟出生后约 6 周闭合，前囟 9~18 个月之间闭合。如头围明显超出正常范围，前、后囟扩大饱满，而且时间延缓即应高度怀疑脑积水的可能。为了确定诊断可做下列检查和试验。

(1)头颅平片：婴儿脑积水，除头颅增大、头面比例不相称外，可见颅腔变大，颅骨变薄，颅缝分离，前、后囟延缓闭合或扩大等。成年人改变一般与颅内压增高相同等。

(2)颅脑超声检查：中线多无移位，侧脑室波>1.5 cm，侧脑室波距中线距离>2 cm 提示脑积水。此外，对鉴别硬脑膜下血肿有意义。

（3）脑室造影：自 CT 应用于临床后，脑室造影已不适用。因头脑 CT 可以明确判断脑室大小、梗阻部位、大脑皮质厚薄以及占位性病变等，而且无任何痛苦和副作用，故不做脑室造影。

（4）放射性核素检查：对了解脑室系统及蛛网膜下腔有无阻塞极有帮助。常用作胎儿、新生儿及婴儿脑室筛查。

（5）酚红试验：于患儿前囟侧角穿刺，接压力管，测脑室脑脊液压力（正常婴儿 50~60 mmH_2O）及脑皮层厚度。同时做腰椎穿刺，接压力管并测腰柱平面高低是否保持同一水平。当脑室和蛛网膜下腔相通时，两管可迅速达到同一水平，部分阻塞时变化缓慢，完全阻塞者两管水平面高低不一。再将中性酚红 1 mL（6 mg）注入脑室内，观察酚红在腰池出现的时间，正常人或交通性脑积水者 2~12 分钟出现，若超过 20 分钟不出现者，表明有梗阻性脑积水。注入酚红后分别收集 2 和 12 小时内尿液，测定酚红排出量，亦有助于鉴别脑室系统内或外梗阻（表 6-3）。

表 6-3　脑积水酚红试验

诊断	尿中酚红排出量/%		腰椎穿刺酚红出现时间
	2 小时	12 小时	
正常	25~40	50~70	12 分钟内
脑室系统外部分梗阻（部分吸收障碍）	5~10	20~30	同上
脑室系统外严重梗阻（严重吸收障碍）	1~5	8~15	同上
脑室系统内严重障碍	1 以下	10 以下	12 分钟内不出现

（6）CT 检查：可了解阻塞的部位、原因、脑室扩大的程度及皮层的厚度，还能确诊是否合并畸形，是目前诊断脑积水的主要辅助检查手段和客观指标。

（7）磁共振检查：是目前理想的检查方法。除具备 CT 检查的一切优点和功能外，更能清晰地显示颅内结构，可查出病因与脑脊液被梗阻的部位，可以显示出三维清晰图像。

三、康复评定

（一）术前评定

1~2 岁的婴幼儿，脑生长发育与颅骨比较相对缓慢，因而脑沟、裂、池相对较宽，脑表面蛛网膜下腔可以宽达 4 mm，纵裂池 6 mm，侧裂池 10 mm，都属于正常范围。18 个月~2 岁以后，脑发育加快，脑沟变窄。因此，2 岁以前不能单凭蛛网膜下腔稍宽，就诊断为脑萎缩或外部性脑积水，必须参照头颅大小以及是否有进行性头围增大两个条件。只有在头围明显增大、头生长加快时才能诊断脑积水。此外，CT 和 MRI 也有助于脑外积水的诊断。脑外积水 CT 可见双侧额部（前部半球间裂）蛛网膜下腔增宽≥5 mm，脑池增宽，轻度脑室扩大，增强 CT 显示静脉穿过蛛网膜下腔；行 MRI 则可见蛛网膜下腔增宽伴穿行血管，在所有序列蛛网膜下腔内均显示为脑脊液信号。

脑积水的程度可通过计算脑室径与双顶径的比例(ventricular/biparietal，V/BP)的方法从量化角度评定。具体方法为：在显示侧脑室最大径的CT层面上，测量脑室中间部分的脑室径(V)与双顶间径(BP)的比值(V/BP)，正常值<25%，26%~40%为轻型脑积水，41%~60%为中型脑积水，61%~90%为重型脑积水，>90%为极重型脑积水。

需要注意的是，婴儿出血后脑积水(infantile posthemorrhagic hydrocephalus，IPHH)的神经系统评定非常困难。可以预示IPHH的临床指标包括头围变化的测量(如每周超过2 cm的增长)、前囟的突出、骨缝的分裂、呼吸暂停或心动过缓的发作以及觉醒水平的降低等。处理IPHH时，可在床边进行的诊断学评定手段是最实用的。对评定婴儿IPHH有用的影像学检查包括颅脑超声检查、多普勒超声测量脑血流速度、近红外线光谱仪、CT、MRI及MRS(磁共振波谱分析)。通常每周需检查一次以了解脑室出血的吸收和脑积水的涨消情况，确认脑室是否有分隔和塌陷，并估计脑室周围白质软化的程度。

(二)术后评定

对于采取手术治疗的脑积水患儿，要在术后不同时间(术后24小时内、术后2周、术后3个月、术后6个月、术后12个月)对其进行评定和疗效评价。它是一个长期和综合分析的过程，要结合患儿脑积水的类型、手术方式、术后影像学、术后并发症、临床症状和体征、运动功能、认知功能、神经电生理、排尿功能、日常生活能力等诸多方面进行术后短期疗效和长期随访的评价。

四、康复治疗

(一)外科治疗

本病的治疗以手术为主，尤其是病情进展快的脑积水，更应考虑手术治疗，包括针对病因的手术，如导水管狭窄所致脑积水可行导管扩张术或置管术，第四脑室正中孔粘连可行粘连松懈、切开成形术等，还可采用脑脊液分流术。如阻塞部位在第三、四脑室，可用导管连接侧脑室和小脑延髓池，也有采用脑室矢状窦分流术，还可用导管将脑脊液由侧脑室引流到腹腔、右心房或胸腔。

对于术后患儿的康复，应遵循几个指导原则，这些原则是建立在学科性质和患儿年龄特点基础之上的。其中一项重要原则就是由多学科康复小组提供全面的功能评定和治疗措施；第二项指导原则，是康复小组的工作目标应该是追求功能的改善，而不仅仅只是治疗疾病的症状，要做到这一点，康复小组成员必须对创伤给患儿在身体、情感、认知和社会关系方面造成的影响有清楚的认识；最后一项基本原则，是康复干预开始得越早越好，尤其是脑积水术后患儿的康复，应在医学情况稳定后就立即开始。昏迷不是康复干预实施的禁忌证，早期康复干预的作用在于限制异常运动模式的形成，预防并发症，营养支持也是早期康复措施重要的组成部分。

(二)内科治疗

包括碳酸酐酶抑制剂、袢利尿药、甘露醇、地塞米松，促进脑细胞发育、改善脑细胞功能的药物等。

（三）康复治疗

对于生命体征平稳的脑积水患儿，无论其是否已经手术，如果存在运动障碍、认知障碍、行为改变，均可进行康复介入。

1. 运动障碍的康复

（1）神经促进技术：通过中枢性反射、周围皮肤感觉和本体感觉易化等不同途径，实现高级神经中枢对神经肌肉功能的重新支配，从而起到调整肌张力、抑制痉挛模式，建立正确姿势和功能活动模式作用。如 Bobath 技术、PNF 技术、Rood 技术等。

（2）改善肌力训练：①肌力 0~1 级时，主要采取被动活动、辅助按摩和低频电刺激，并指导患儿强化运动意念；②肌力 2~3 级时，除被动运动和按摩外，增加肌电生物反馈电刺激疗法，刺激肌肉收缩，带动关节活动；③肌力 4 级时，主要依靠自身肌肉主动收缩来增强肌力，包括等张收缩、等长收缩和等速收缩训练。

（3）肌肉牵张训练：通过对不同部位的关节和肌肉的缓慢或快速牵拉来改善肌张力及关节活动度。

（4）拮抗肌肉痉挛训练：在舒适稳定的体位下做肢体延伸下垂、旋转或摆动。注意避免加重肌肉痉挛。

（5）平衡功能训练：学会改变重心，自主改变肢位，保持动态配合。分为 1 级静态平衡、2 级自动态平衡及 3 级他动态平衡。

（6）日常生活能力训练：包括穿衣、吃饭、大小便能力训练等。

（7）精细运动功能训练：改善手的协调、控制以及精细活动能力。

2. 语言与认知障碍的康复

（1）失语症训练：包括听理解训练、语音训练、命名训练、复述训练、自发口语训练、阅读理解训练等。

（2）构音障碍训练：包括呼吸训练、发音训练、共鸣训练、发音节奏和语调训练、手势和交流手册的使用训练等。

（3）记忆力训练：包括 PQRST 法、头词记忆法、编故事法、提示递减法、环境辅助记忆法等。

（4）注意力训练：包括挑选训练和猜测训练等。

（5）思维能力训练：包括物品分类法和数字排序法等。

3. 心理障碍的康复　主要为支持性心理治疗方法，如倾听、解释、安慰、鼓励、保证、指导、暗示等，以患儿的情绪为焦点，依据儿童的心理发展特点设计干预程序。

五、预防及预后

（一）预防

预防脑积水发生的关键是消除胎儿形成前的危险因素和胎儿期、围产期的构成因素，如消除和改善遗传因素与环境因素、加强产前早期诊断、及早终止妊娠、宣传优生优育知识、提倡适当年龄生育、安全生产等。

伴随着出生前、产前及新生儿监护的进展，对早产儿发生基质-脑室内出血（germinal

matrix intraventricular hemorrhage，GM-IVH）的预防已经做得相当成功。基于对出血原因的更多了解，一些治疗可以有效地降低这种破坏的发生率。在新生儿当中，至关重要的是建立通畅通气道以避免缺氧和高碳酸血症，在脑的血液循环是压力依赖型时这两种状况会使脑血流增加。为了防止高血压，应该避免容量扩张剂或高渗溶液（如碳酸氢钠）的快速输注、气管吸痰、换血疗法、窒息、癫痫发作以及气胸等。在给予机械通气的早产儿中使用肌肉松弛剂可将呼吸的阻力减少到最小，这已被证明能通过减少脑血流的波动使 GM-IVH 的发生率和严重程度降到最低。高频喷射通气也已经显示能稳定脑血流的变化、降低 GM-IVH 的发生率。阿片类的药物能帮助婴儿和机械通气同步，能减少脑血流的波动，肌肉松弛剂能帮助维持正常的血压以及减少应激反应导致的生命体征变化，如气管内吸痰时的反应。新鲜冰冻血浆和第十三因子的应用能减少 GM-IVH 的发生率。有证据表明，自由基清除剂如维生素 E 能防止自由基对脑室周围脆弱的少突胶质细胞的毒性作用。

（二）预后

本病的预后差别很大，主要视病因及病变程度而定。如能根治阻塞的原因，有可能完全治愈，智力发育也不受影响。大约有 1/3 的患儿病情可自然静止，不再发展。如梗阻原因难以解除，或合并其他先天畸形，则预后较差。

1. 先天性脑积水　对于先天性脑积水，测量 V/BP 的方法可对判断预后起提示作用。轻型脑积水能自行好转和稳定，其余各型需行脑室-腹腔分流术（V-P 分流术），中型和重型脑积水分流术后良好者占 87%，极重型患儿分流术后好转者占 31%。

2. 获得性脑积水　对于早产儿，90%的脑积水是获得性的，由 IPHH 造成。IPHH 通常是在医学治疗之下发生和发展的一个慢性过程，对此病的干预包括预防、控制病情进展及使患儿长期稳定。减轻早期脑室扩张的措施常常包含在不同的治疗方案中，但是还是不清楚这些干预是否能减少对脑室-腹腔分流术的依赖，或者改善患儿神经系统功能。

IPHH 患儿的预后取决于脑积水的程度及其治疗过程，以及相关的神经系统损害和其他全身性问题。PHH 导致婴儿的死亡率高达 34%，主要死因为神经系统以外的其他并发症。通过针对 GM-IVH 的新生儿强化治疗，预防和避免出血进展，并且对进行性脑积水给予恰当的早期治疗，有可能减少继发性神经系统的损害。伴有 IPHH 的早产儿预后较其他形式的脑积水患儿更差，婴儿胎龄小于 28 周是预后不良的因素。出血较严重的婴儿常常需要进行分流，而且功能预后更差。脑积水的程度和进行性发展，对于功能预后来说，其重要性超过了早产或分流并发症。

视频：脑性瘫痪

神经系统疾病的康复习题

第七章

颅脑损伤的康复

学习目标

1. 熟悉：颅脑损伤的概述和临床表现。
2. 掌握：颅脑损伤的康复评定和康复治疗。

第一节 概 述

一、定义

颅脑损伤(traumatic brain injury, TBI)是由各种理化因素所致的脑部伤害，本章侧重于外伤性原因所致儿童颅脑损伤的康复，外伤性颅脑损伤包括头皮损伤、颅骨损伤和脑组织损伤。许多颅脑损伤的患儿都会留有不同程度的后遗症，轻者表现为易惊、无原因哭闹、情绪不稳、注意力不集中、记忆力差、烦躁等症状。重者则表现为不同程度的运动功能障碍，感知、认知功能障碍，心理行为障碍，以及大脑综合能力障碍等，给患儿、家庭和社会带来很大的伤害和压力。随着康复医学的发展，最大限度地减轻颅脑损伤后遗症以及让患儿完全回归社会成为可能。

二、分类

1. 头皮损伤　包括以下几类：

(1)头皮挫伤：头外伤着力点处的头皮有挫伤痕迹或青紫，局部有压痛，无需特殊治疗。

(2)头皮血肿：

①皮下血肿：血肿较小、局限在损伤部位，头皮外凸，有波动或有压痛，一般无需特殊治疗，2周后自行吸收，不愈者，可穿刺抽吸加压包扎。

②帽状腱膜下血肿：血肿大小不一，大者可波及全头，造成头部变形，血肿内含血量高达数百毫升，患儿可能有不同程度的低血容量表现，如面色苍白、脉搏细数。常因受伤面积较大或打斗抓扯头发所致，亦或长发儿童的头发被机械搅扯所致。早期(24~48小时)面部冷敷，一周后血肿不缩小反而增大者，可局麻下穿刺抽吸，加压包扎。仍无好转者，考虑是否

有动脉活动出血或疑有凝血功能障碍，进一步进行相应鉴别诊断与治疗。

③骨膜下血肿：常伴有颅骨骨折，由于儿童颅骨骨膜在骨缝处连接较紧，所以血肿局限于颅骨外板与骨膜之间，可穿刺抽吸排血后加压包扎。

(3)头皮裂伤：锐器直接作用于头皮所致，常因流血过多而产生贫血，亦或体虚。尽早进行创伤缝合、抗炎、破伤风治疗。

(4)头皮撕脱伤：多因长发卷入高速旋转的机器所致，分为不完全撕脱和完全撕脱。头皮不完全撕脱时皮瓣血运良好者，经严格清创缝合及抗感染治疗可痊愈；头皮完全撕脱时，需根据损伤的严重程度和复杂程度，选择不同的方法进行治疗，大多需要做二期整形手术。

2. *颅骨骨折*　包括以下几类：

(1)颅盖骨线性骨折：单纯颅盖骨线性骨折无需特殊治疗。

(2)颅盖骨凹陷骨折：当颅外板塌陷程度超过了颅骨内板平面时，称为凹陷性骨折。骨折片可部分或完全脱离颅骨盖，婴幼儿常出现乒乓球样凹陷骨折而无骨折线出现。

对于乒乓球样骨折可先进行治疗，多在患儿哭闹时自行恢复。对于凹陷面积大、深度超过 1 cm、骨折片压迫脑组织的可选择手术治疗。但骨折涉及大静脉窦而未产生其他症状的，要慎重选择是否手术，如选择手术要做好修补静脉窦裂的准备。

(3)颅底骨折：颅底骨折多由间接外力所致。一般将颅底骨折分为颅前窝骨折、颅中窝骨折和颅后窝骨折，一般表现为脑脊髓液鼻漏和耳漏，颅中窝骨折临床上可以表现为嗅觉功能减退和眶周广泛淤血的“熊猫眼征”。另外，依颅底骨折部位不同和严重程度不同，可引起眶上裂综合征、视神经损伤、颅内积气、颈内动脉-海绵窦漏、致死性鼻出血等临床症状，颅底骨折严重者，可于伤后立即死亡。

3. *脑损伤*　由于儿童颅脑的生理解剖特点，对损伤的耐受性比成人要好，特别是婴幼儿，脑损伤后的症状相应也较轻，但病情变化迅速，严重程度不容忽视。临床上将脑损伤分为原发性和继发性。原发性脑损伤形成于受伤当时，主要为脑震荡和脑挫裂伤。继发性脑损伤形成于伤后一段时间后，主要为脑水肿和脑血肿。

(1)脑震荡：一般表现：①短暂的意识障碍可不明显；②学龄前儿童可出现逆行性遗忘，但在婴幼儿可不出现；③常出现迟发性神经功能障碍，即所谓的小儿脑震荡综合征；④脑组织无病理改变，但可发生严重的弥漫性肿胀，严重的可以致死。

(2)脑挫裂伤：为脑实质的局限性损伤，常表现为头痛、恶心、哭闹、不安、嗜睡、呕吐，生命体征改变，严重意识障碍等症状。

(3)硬膜外血肿：小儿发病率较低，发病率与年龄呈正相关。典型病例为伤后短暂昏迷清醒后有头痛、头晕、烦躁不安、恶心呕吐、轻偏瘫症状，然后再次转入昏迷，晚期则各种症状加重。对侧瞳孔散大，呼吸、循环衰竭而死亡。

(4)硬膜下血肿：发生率较硬膜外血肿高，按病史和症状出现时间可分为急性、亚急性两种，发生的硬膜下血肿 3 天以内为急性，3 天~3 周为亚急性，伤后持续性昏迷或易激惹、躁动、癫痫发作，严重者很快瞳孔散大，呈去大脑强直状态。

(5)硬膜下积液：发生率较高，分为急性、慢性。急性于伤后数小时内形成；慢性可在伤后数年内出现，液体被蛛网膜及周围形成的包膜包围，又称为硬膜下水肿，一般无特殊临床表现。

(6)脑内血肿：多源自脑挫裂伤等引起的脑实质血肿，是儿童颅脑损伤少见的并发症。

常分为深部血肿和浅部血肿，根据血肿部位不同产生不同的定位体征。

三、流行病学特点及病因

1. 发病率　据文献报道，发达国家的颅脑损伤年发生率高达(150~250)/10万人。

2. 病因　导致颅脑损伤的原因包括：交通事故伤、摔伤、高处坠落伤、暴力打击伤、砍器伤等。国内外报道交通事故伤是导致颅脑损伤的第一位，而且伤情重，多合并全身多脏器损伤。

四、后遗症及康复的意义

随着急性重型颅脑损伤救治技术方面的提高，死亡率急剧下降，但常遗留有不同程度的意识、运动、感觉、言语、认知功能、排便、排尿等方面的功能障碍。这些障碍影响患儿的生活和工作，给社会和家庭带来一系列的严重问题。对颅脑损伤患儿进行早期和积极的康复治疗，使他们受损的功能得以最大限度地康复，早日回归社会极其重要。

第二节　临床特点

一、一般临床表现

颅脑损伤的临床表现因致伤机制、损伤部位和就诊时间不同而有差异，但其伤后的常见症状及体征仍有一定的规律和共性。

1. 意识障碍　当外力作用在头部引起广泛的皮层功能障碍或脑干网状结构功能紊乱时会立即出现意识障碍，根据轻重不同可分为嗜睡、昏睡、微意识状态、植物状态、昏迷。绝大多数颅脑损伤的患儿有不同程度的意识丧失。

2. 头痛、呕吐　头部外伤后头痛可因头皮、颅骨的创伤而致，也可由蛛网膜下腔出血、颅内血肿、颅内压的高低或脑血管的异常收缩而引起。中脑受损表现为双侧瞳孔大小不等且多变；桥脑损伤表现为双侧瞳孔极度缩小，光反应消失；典型的小脑幕切迹疝表现为一侧瞳孔先缩小，继而散大，光反应差，病人意识障碍加重；若双侧瞳孔散大固定，光反应消失，多为濒危状态。

3. 生命体征

出现呼吸、脉搏浅弱，节律紊乱，血压下降，一般经数分钟及十多分钟后逐渐恢复正常。如果生命体征紊乱时间延长，且无恢复迹象，表明脑干损伤严重；如果伤后生命体征已恢复正常，随后出现血压升高、呼吸和脉搏变慢，常提示颅内有继发血肿。

4. 锥体束征等　根据损伤部位的不同可出现面肌瘫痪、运动性失语、偏身运动或感觉障碍。

二、婴幼儿颅脑损伤特点

新生儿颅脑损伤几乎都是产伤所致，多因颅骨变形引起颅内出血，且常伴有脑缺氧损伤，可出现囟门张力高或频繁呕吐；婴幼儿以骨膜下血肿较多，且容易钙化而形成骨性凸起。小儿颅骨弹性大，受外力后变形在先，故较少骨折，易出现乒乓球样凹陷，如果超过弹性限度发生崩裂可造成骨缝分离或骨折。

三、颅脑损伤的类型及临床特征

1. *脑震荡*　是最轻的脑损伤，特点为伤后即刻发生短暂的意识障碍和近事遗忘。

临床表现为短暂性昏迷、逆行性遗忘以及头痛、恶心和呕吐等症状。病理改变无明显变化，神经系统检查无阳性体，大多可以治愈。

2. *脑挫裂伤*　是外力造成的原发性脑器质性损伤，既可发生于着力部位，也可在对冲部位，临床表现可因损伤部位、范围、程度不同而相差悬殊。主要表现为意识障碍、瘫痪、失语、视野缺损、感觉障碍和局灶性癫痫，颅内压增高表现如头痛、恶心、呕吐等。

3. *弥漫性轴索损伤*　是头部遭受加速性旋转外力作用时，因剪应力而造成的以脑内神经轴索肿胀断裂为主要特征的损伤，常与其他颅脑损伤合并，死亡率高。临床表现为意识障碍及瞳孔和眼球运动改变，如单侧或双侧瞳孔散大，广泛损伤者可有双眼向损伤对侧和向下凝视。

4. *颅内损伤*　按部位可分为硬膜外血肿、硬膜下血肿和脑内血肿。

(1)硬膜外血肿：是位于颅骨内板与硬脑膜之间的血肿，好发于幕上半球凸面，可出现不同程度障碍。神经系统体征在单纯的硬膜外血肿早期较少出现，仅在血肿压迫脑功能区时，才有意识体征。若血肿不断增大引起颞叶钩回疝时，病人则不仅有意识障碍加深，生命体征紊乱，同时将相继出现患侧瞳孔散大、对侧肢体偏瘫等典型征象。

(2)硬膜下血肿：是指颅内出血积聚在硬脑膜下腔，在颅内血肿中发生率最高。神经系也与血肿压迫功能区或脑疝表现相关。

(3)脑内血肿：临床表现以进行性意识障碍加重为主，与伴有脑挫裂伤的复合性硬膜下血肿症状很相似，其意识障碍过程受原发性脑损伤程度和血肿形成速度的影响。

四、颅脑损伤后遗症

颅脑损伤的患儿经过一段时间的治疗，在经过恢复期后，仍遗留有某些症状，我们把这些症状称为颅脑损伤后遗症。通常将颅内存在着某些病理变化的称为器质性颅脑损伤后遗症，这变化主要包括：颅内未清除的血肿、神经纤维的裂伤、脑缺血、脑室塌陷、静脉窦及静脉内血栓形成、颅骨缺损，头皮、脑膜及脑组织粘连，颅内外动脉的栓塞、扩张和炎症等。

颅脑损伤后遗症的临床表现为不同程度的神经功能障碍，如意识、运动、感觉、言语、认知功能、排便排尿等方面的障碍。意识障碍包括嗜睡、昏睡、昏迷、植物状态、微意识状态等，运动障碍包括肢体瘫痪、肌张力异常等，言语认知障碍包括脑外伤后失语及感觉、记忆、注意、推理、反应和执行能力下降等。

五、辅助检查

1. 影像学检查　颅脑损伤患儿根据损伤类型不同，影像学表现多样，主要应用颅脑 CT 检查，颅脑 MRI 对于等密度的硬膜下血肿、轻度脑挫裂伤、小灶性出血、外伤性脑梗死初期及位于颅底、颅顶或后颅窝等处的薄层血肿敏感性较高。

2. 神经电生理学检查　包括脑电图和诱发电位。

脑电图：颅脑损伤后脑电图改变一般与脑实质损伤程度密切相关，异常脑电图改变如弥漫性波幅降低，频率变慢，爆发性慢活动以及散在尖波、棘波等都表明脑部严重挫伤和继发性脑水肿。如脑电图异常表现持续不恢复，表示有某种持续性器质性损害，有继发癫痫发生可能。另外，对于植物状态的患儿，脑电图则可评估预后，当脑电图记录一直为低电压或脑电静息的则表示预后差。

第三节　康复评定

一、意识障碍及颅脑损伤严重程度的评定

1. 意识障碍评定　颅脑损伤后会发生各种异常意识状态，准确判断颅脑损伤患儿的意识状态需要非常高的专业水准，同时也取决于评估时患儿的生理和心智能力。诊断直接影响治疗策略的选择，因此准确区分患儿处于何种意识状态相当重要。

（1）昏迷：颅脑损伤患儿可有持续数周的昏迷，表现为无意识运动、临床观察不到睁眼及自主行为反应，但可多在损伤后 2~4 周内脱离昏迷。病因、身体状况和年龄等都是影响预后的因素。若 3 天内无瞳孔或角膜反射、疼痛刺激时肢体反应刻板或缺乏，脑电图表现为等电位或者爆发抑制模式，则提示预后不良。昏迷恢复后患儿可能会处于植物状态、微意识状态或更为罕见的闭锁综合征。

（2）植物状态：植物状态（vegetative state，VS）指尽管无意识，但保存自主调节功能（循环和温度等）及睡眠-觉醒周期的状态。诊断标准为：①认知功能丧失，无意识活动，不能执行命令；②保持自主呼吸和血压；③有睡眠-觉醒周期；④不能理解或表达语言；⑤能自动睁眼或在刺激下睁眼；⑥可有无目的性眼球跟踪运动；⑦丘脑下部及脑干功能基本保存。植物状态又有持续性植物状态和永久性植物状态之分，持续性植物状态（persistent vegetative state，PVS）指植物状态持续 1 个月以上；永久性植物状态（permanent vegetative state）指创伤性损伤后植物状态持续 12 个月、非创伤性损伤后持续 3 个月以上。由于植物状态明显的贬义，最近提出用“无反应觉醒综合征”（unresponsive wakefulness syndrome，UWS）取代“植物状态”一词。

（3）微意识状态：微意识状态（minimally conscious state，MCS）指患儿是觉醒的，可显示波动的可重复的意识征象。这些患儿可表现出情感和定向行为反应，如遵嘱活动、使用物件、痛觉定位、视物追踪或凝视目标等。然而，在不同的时间段这些行为呈现波动，使得监测意识更加困难。出现功能性交流和（或）正确使用物品后，即定义为脱离 MCS。尽管 MCS

预后好于 VS，但有部分患儿会长期停滞于此状态而无法完全地恢复意识。

2. *闭锁综合征* 闭锁综合征(lock-in syndrome，LIS)是一种特殊的状态，不属于意识障碍，但由于患儿四肢瘫痪、无法运动或说话，仅能凭借眼球垂直运动和眨眼与外界交流，有时表现极似意识障碍而被误诊。闭锁综合征多由于选择性核上运动传出功能丧失，导致四肢及后组脑神经瘫，但不伴意识或认知障碍。脑桥基底部病变患儿因大脑半球和脑干被盖部网状激活系统无损害，因此意识保持清醒，对语言的理解无障碍，由于其动眼神经与滑车神经的功能保留，故能以眼球上下示意与周围的环境建立联系。但因脑桥基底部损害，双侧皮质脑干束与皮质脊髓束均被阻断，展神经核以下运动性传出功能丧失，患儿表现为不能讲话，有眼球水平运动障碍，双侧面瘫，构音、吞咽运动均有障碍，不能转颈耸肩，四肢全瘫，可有双侧病理反射。因此虽然意识清楚，但因身体不能动，不能言语，常被误认为昏迷。

3. *颅脑损伤严重程度的评定* 颅脑损伤严重程度主要通过意识障碍的程度反映，昏迷的程度和持续时间是判断颅脑损伤严重程度的指标。

(1)PVS 疗效临床评分量表(2011 年修订版)：行为学观察是发现颅脑损伤患儿意识迹象的主要手段，该量表应用 5 项临床评分(肢体运动、眼球运动、听觉功能、进食、情感)对 PVS 患儿量化疗效。

总的疗效评分：I 植物状态：疗效：提高 0~2 分，无效；≥3 分，好转；≥5 分，显效；≥6 分，MCS。Ⅱ初步脱离植物状态：微小意识状态(MCS)。Ⅲ脱离植物状态。

(2)格拉斯哥昏迷量表(GCS)：国际上普遍采用 GCS 评分来判断急性损伤期的意识状况。

(3)昏迷恢复量表(修订版)：昏迷恢复量表(CRS-R)为颅脑损伤后意识障碍的鉴别诊断、预后评估及制订合理治疗计划提供依据。量表由 6 个分量表，共 23 个条目组成，包括听觉、视觉、运动、口部活动、交流和觉醒功能。

量表评分由低到高的顺序，对应了从脑干、皮层下到皮层的功能水平。每部分的最低分意味仅有生理反射，而最高分代表认知的调制能力。量表定义了具体的感觉刺激方式和行为反应的判断标准，以保证评分的规范化和标准化。效度分析表明，CRS-R 能够在患儿中鉴别出 MCS 和 VS，这对预后判断和制订恰当的干预策略是至关重要的。

另外常用的评定量表还有无反应状态整体分级量表(FOUR)、威塞克斯脑损伤矩阵量表(WHIM)等。

二、语言及吞咽功能评定

1. *语言障碍评定* 伤前语言发育已经成熟的颅脑损伤患儿语言障碍的特点是：①言语错乱：在失定向阶段主要为错乱性言语，表现为失定向，对人物、时间、地点等不能辨认，答非所问，但没有明显的词汇和语法错误，不配合检查，且意识不到自己回答的问题是否正确；②常见构音障碍；③失语：除非直接伤及言语中枢，真正的失语较少见，在失语者中约有 50%为命名性失语。另外对复杂资料理解差也很常见。

颅脑损伤患儿存在或可疑存在失语症和构音障碍者，需进行失语症和构音障碍检查，以及吞咽障碍评价和肺活量检查。颅脑损伤患儿语言功能评定常采用汉语体系标准化的 S-S 语言发育迟缓检查法，包括理解能力、表达能力、基本操作能力、交流态度等四项能力。构音障碍常采用 Frenchay 构音障碍评定法评定，分为八个部分，包括反射、呼吸、唇、颌、软腭、喉、舌、言语。每一细项按损伤严重程度分为 a 至 e 级，a 级为正常，e 级为严重损伤。

2. 吞咽功能评定　吞咽障碍的评定方法包括触摸吞咽动作、反复唾液吞咽试验、饮水试验、摄食-吞咽过程评定及吞咽造影检查等特殊技术检查。

饮水试验常用洼田饮水试验：患儿端坐位，将 30 mL 温开水尽量一次性咽下，观察全部饮完时有无呛咳、饮水次数和时间。结果分为 5 级：Ⅰ级，可一次喝完，无呛咳；Ⅱ级，需要超过 2 次吞咽将水饮完，但不伴随声音嘶哑或呛咳；Ⅲ级，只需一次吞咽动作即可将水全部咽下，但伴有声音嘶哑或呛咳；Ⅳ级，需要超过 2 次吞咽将水饮完，同时伴有声音嘶哑或呛咳；Ⅴ级，吞咽过程中不断咳嗽，很难将 30 mL 水完全饮完。饮水试验适合较大儿童。

三、认知功能评定

颅脑损伤患儿认知功能障碍主要包括意识改变、记忆障碍、听力理解异常、空间辨别障碍、失用症、失认证、忽略症、体象障碍、皮质盲和智能障碍等。认知功能评定常用于了解颅脑损伤的部位、性质、范围和对心理的影响。了解损伤以后，应明确有哪些行为改变和功能障碍，哪些功能依然完好，从而为了解脑功能和行为、行为与脑相互之间的关系，以及临床诊断、制订治疗和康复计划、评估疗效、评估脑功能状况和能力鉴定等提供帮助。目前儿童神经发育、认知和智力评定量表有 Gesell 婴幼儿发展量表、韦氏学龄前儿童智力量表（WPPSI）及韦氏学龄儿童智力检查修订版（WISC-R）等。

除会影响运动功能，此外还有平衡与协调障碍、共济失调、震颤、运动反应迟钝等。目前肌张力评定最常用的量表是改良 Ashworth 痉挛评定量表，常用的肌力测定方法有徒手肌力测试（manual muscle test，MMT）、等长肌力测试（isometric muscle test，IMMT）、等张肌力测试（isotonic muscle test，ITMT）、等速肌力测试（isokinetic muscle test，IKMT），共济运动较常用的评定方法有指鼻试验、对指试验、轮替动作等。

常用的量表有 Barthel 指数（BI）、改良 Barthel 指数（MBI）、功能独立性评定（Wee-FIM）。患儿家庭康复治疗，应帮助患儿安排从康复机构到社区的过渡。康复治疗可以分为急性期、恢复期和后遗症期三个阶段，不同时期康复的目标及侧重点有所不同。在每个阶段都应该帮助患儿及家庭面对伤病现实、精神和社会能力方面的变化。

稳定 48～72 小时后，颅内压持续 24 小时稳定在 2.7 kPa（20 mmHg）以内，即使患儿仍处于意识尚未恢复的状态，也应考虑康复介入。

四、运动障碍评定

颅脑损伤患儿可导致多种多样的运动障碍。肌张力异常会影响运动控制，肌力下降、关节活动受限。

五、日常生活活动能力评定

颅脑损伤患儿多伴有认知障碍，所以在评定日常生活能力时，宜采用包含有认知项目的评定，常用的量表有 Barthel 量表（B1）、改良 Barthel 指数（MB1）、功能独立性评定（Wee-FIM）。

第四节 康复治疗

一、颅脑损伤急性期的处理

小儿颅脑损伤常迅速出现严重的神经系统体征，有时哪怕是较轻的颅脑损伤，也会在伤后数分钟或数小时内出现明显的颅内压升高，产生严重后果。所以，迅速对小儿颅脑损伤的严重程度作出科学判定和对原发颅脑损伤进行及时有效的处理是非常必要的。

1. *急救* 急救对于提高小儿颅脑损伤后的生存率、减少并发症和后遗症是非常重要的。主要包括：①解除继续损伤的因素，避免脑损伤进一步加重；②解除呼吸道阻塞，保持呼吸道通畅；③控制头部出血，避免失血性休克；④不要轻易搬动颈部，避免有颈椎骨折错位产生高位脊髓损伤；⑤防止创口继续被污染；⑥如在医院外，需迅速转送到医院；⑦积极应对原发疾病和合并症，预防并发症的出现。

2. *常规治疗* 一般包括：①止血；②保持正常循环，保持呼吸道通畅；③降低高颅压；④控制高热、烦躁、癫痫等；⑤预防感染；⑥预防应激性溃疡；⑦营养支持和应用神经营养药物；⑧手术治疗。

二、早期康复

康复不能取代临床治疗。早期康复治疗应以良肢位摆放为基础，尽量避免过多的主动运动和被动运动。因为患儿损伤后，即使经过复位和内固定，但仍存在诸多结构上的不稳定因素。过多的运动只会使病理生理过程的不确定性增加，造成二次损伤。

从康复医学角度，主张早期康复治疗。目前对早期康复治疗较为一致的观点是："生命指征平稳，神经系统症状不再发展后 48 小时即开始康复治疗"。康复治疗的目的在于挽救可逆转的神经细胞，控制并发症的发生，促进功能代偿和功能重建，消除或减轻后遗症。

1. *维持必要的营养* 保持水和电解质平衡，通过静脉营养支持治疗、鼻饲、主动进食儿种途径来完成。康复护理必须及时介入，结合作业治疗，促进患儿尽早自己进食。

2. *药物治疗* 早期可用一些能促进细胞功能恢复的药物，改善脑细胞代谢，促进损伤神经的逆转。目前市场上药品种类繁多，要科学、慎重选择。

3. *良肢位保持* 由于颅脑损伤患儿多需要较长时间卧床，有的会因颅脑损伤而产生一些异常姿势，如果不维持合理的卧位姿势或对异常姿势不加以纠正，就会影响以后功能的恢复。良肢位能起到防止或对抗痉挛姿势出现的作用，早期保持卧床的正确体位能防止或减轻痉挛姿势的出现或加重。常用的良肢位保持有三种体位。

（1）患侧卧位：患侧在下，患侧上肢前伸，肘关节伸展，前臂旋后，手指伸开，掌心向上。健侧上肢置于体上或稍后，不能放在身前。患侧下肢在后，髋膝关节均微屈，足底蹬支撑物或用足托板。健侧下肢在前，屈髋、屈膝放置。利用紧张性腰反射促进患儿患侧肢体伸展，改善患侧肢体肌张力。同时可增加患侧本体感觉信息输入和皮肤触压觉感觉信息输入，尽量减少单侧忽略的严重程度。

（2）健侧卧位：健侧在下，患侧上肢下垫自制软枕，肩关节屈曲 90°～130°，肘、腕伸展，前臂旋前，腕微背伸，手指自然伸展。患儿下肢在前，髋、膝关节呈自然屈曲位，下面也用软枕垫好。

（3）仰卧位：面略朝向患侧，患侧上肢置于比躯干略高的软枕上，防止肩胛后瘫，前臂旋后，手心向上，手指自然伸展。患侧臀部及大腿下垫软枕，防止骨盆后缩，注意防止髋关节外展外旋。由于这种体位使骶尾部、足跟和外踝等处易产生压疮，以及由于容易引起紧张性迷路反射和紧张性颈反射所致的异常反射活动，故临床使用这种肢位时，应注意抑制患儿的原始反射，定期对患儿肢体进行被动运动，以促进患肢血液循环。

4. 按摩和神经促通技术　病情稳定后，早期可进行床上按摩，略晚可使用神经促通技术。通过按摩可以舒通经络，改善血液循环，缓解疼痛，预防压疮，预防关节僵硬及深静脉血栓。通过神经促通技术可以使软弱无力的肌肉收缩，提高肌张力，增强患侧肢体肌肉功能，防止患侧肢体废用。

5. 高压氧治疗　在颅脑损伤早期，高压氧能够升高血氧浓度，在一定程度上可改善脑细胞的代谢功能，促进受损脑细胞逆转。须注意，高压氧存在一定风险，有关于高压氧毒性的报道，而且从理论上推导，脑部病变停止变化后，脑对氧的需求量不再超过正常范围。

6. 尽早下床活动　当神志清醒的患儿病情稳定后，尽早由床上活动过渡到坐位练习，再由坐位过渡到下床直立练习。初期最好使用起立床，逐渐增加起立床的倾斜角，使患儿逐渐适应站立体位，并应站立足够长的时间，可起到刺激内脏功能、改善通气、降低颅内压、预防并发症的发生等作用。有利于从床上活动到坐位练习、下床活动。

三、康复训练

1. 运动功能的训练　颅脑损伤后，常并发肢体运动功能障碍，表现为单瘫、偏瘫或双瘫等，因此，改善和恢复肢体的运动功能便成为康复工作的一项重要任务。

（1）神经促进技术：通过中枢性反射、周围皮肤感觉和本体感觉易化等不同途径，遵循人体神经发育的自然规律，调整和改善脑部病变部位及其周围神经组织的兴奋性，以实现高级神经中枢对神经肌肉功能的重新支配，从而起到调整肌张力，抑制痉挛模式，建立正确的姿势和功能活动模式作用。比较有代表性的有 Bobath 理论、PNF 技术、Rood 技术及 Brunnstrom 技术。早期常用 Brunnstrom 技术。

1）Bobath 理论：颅脑损伤后，高位中枢受损，低位中枢失去高位中枢的抑制，释放肌张力。可以使用 Bobath 技术中的关键点控制和扫刷样叩击，改善肌张力，促进高位中枢对低位中枢的抑制。对于抗重力能力差，无法维持姿势的患儿，可以使用压迫性叩击、压迫、保持反应等促进患儿维持姿势能力改善，抗重力能力发育。对于立位支撑能力已经建立，但尚未完全建立立位平衡的患儿，可以使用交替性叩击、放置反应，促进立位平衡建立。

2）PNF 技术：颅脑损伤后，患儿正常运动模式丧失，表现出异常运动模式。可以使用 PNF 技术的对角螺旋运动模式，对患儿输入运动本体感觉信息，促进患儿建立正确的运动模式。在使用PNF技术中，应根据患儿的能力和异常运动模式特点，有针对性地采用各种被动、助动、主动和抗阻技术。除建立正常运动模式之外，还应增加患儿的运动控制能力，使患儿对运动的方向、大小、速率、维持时间、组合和频率逐渐建立感知和认知能力，进而使患儿在获得运动模式的基础上，正确运用获得的正确运动模式。

3）Rood技术：颅脑外伤后，部分患儿不仅丧失运动功能，感觉功能亦受损。可以使用Rood技术刺激体表触压觉感受器，使患儿恢复对物体形状、大小、软硬的感知和认知，进而促进患儿对物体分辨能力发育；刺激体表冷热觉感受器，使患儿恢复对物体温度的感知和认知，进而促进患儿对温度的分辨能力发育；刺激肌肉、肌腱和关节内本体感受器，促进患儿对姿势和运动的感知和认知，进而促进患儿运动控制能力发育。对于肌张力高的患儿，可以使用上述技术改善肌张力，促进肌张力分化。在此基础上，改善患儿的功能性技巧活动，促进患儿操作能力改善，为患儿学习各种日常生活活动技巧，改善独立生活活动能力提供基础。

4）Brunnstrom技术：颅脑损伤患儿表现出的运动障碍改变，符合Brunnstrom对中枢神经系统损伤后运动功能的分期。因此，在第一阶段即弛缓期，应增加对肌肉的刺激，防止肌肉萎缩，尽量恢复患儿的肌张力。在第二阶段即痉挛期，应利用联合反应，尽量诱发患儿运动，使中枢神经系统最大限度地恢复对运动系统的支配。在第三阶段即联合运动期，应使患儿不可控的、反应性出现的联合反应，逐渐过渡到可控的、主动性的运动。在第四阶段即分离运动初期，应在前三期的基础上，使患儿的整体运动模式产生分离，通过分离运动获得各种运动功能。在第五阶段即分离运动期，应尽量促进患儿单一肢体的运动，使患儿能够控制躯干的稳定，在改善躯干稳定性和控制能力的前提下，使用单一肢体完成运动，获得功能。在第六阶段，即协调运动期，应注意训练患儿的技巧性动作，在该期，应以学习技巧为主，而非功能发育为主，使已获得的功能泛化到日常生活中，即：由动作转变为技巧，由锥体系控制转变为锥体外系控制，由发育转为学习。

在使用神经发育学疗法的过程中，应注意：各种神经发育学疗法之间存在的区别，并非简单的对与错、适用与不适用。从神经发育学疗法理论上推导，综合地使用各种神经发育学疗法，要比单独地使用某一种神经发育学疗法更好。不可因注意到了各种神经发育学疗法之间的区别，片面地偏重某一技术，而忽略了颅脑损伤患儿中枢神经系统的整体性。

（2）改善肌力训练：尽管肌力训练运用于因为颅脑损伤患儿治疗一直是有争议的问题，但颅脑损伤患儿的肢体运动功能障碍都存有程度不同的肢体无力、肌力不足。因此，肌力训练在临床康复中还是不可缺少的。

肌力0~1级时，主要采取被动运动，辅助按摩和低频电刺激，并指导患儿强化运动思维。逐渐扩大患儿的主动关节活动度，增加肌肉收缩的力量和维持时间。

肌力2~3级时，除被动运动和按摩外，可增加肌电生物反馈电刺激疗法，刺激肌肉收缩，带动关节活动。使患儿能在助动前提下，完成全范围关节活动，获得部分技巧性运动。

肌力4级时，主要依靠自身肌肉主动收缩来增强肌力，包括等张收缩、等长收缩和等速收缩训练。在此过程之中，应注意肌力训练以大负荷、少次数为宜，增加肌力效果最明显。

肌力5级时，应增加功能性技巧的学习，使患儿获得对运动方向、范围、速率、维持时间、轨迹和位移的控制能力。单纯的力量增加，仅仅是获得功能的前提之一，不代表已获得功能。学习技巧时，应减少负荷，分解动作，大量重复。

（3）拮抗肌肉痉挛训练：常采取放松训练方法，在舒适、稳定的体位下做肢体延伸下垂、旋转或摆动。注意避免加重肌痉挛。应注意重力对于肢体的作用，尽量利用重力牵拉痉挛的肌肉。同时还应使用交互神经支配原理，促进主动肌群的收缩，反射性地抑制拮抗肌群的肌张力。

（4）肌肉牵张训练：通过对不同部位的关节和肌肉的缓慢或快速牵拉来改善肌张力和关节活动度，但开始时幅度不要过大，以免产生意外损伤或诱发牵张反射加重痉挛。

（5）平衡功能训练：平衡功能障碍会影响许多日常功能活动进行，因此平衡功能训练在颅脑损伤患儿的康复中是十分重要的。常把坐位平衡和立位平衡分为三级：1 级静态平衡；2 级自动态平衡；3 级他动态平衡。所有平衡训练应从结构、力量和反射三个角度进行训练。从结构角度，应注意患儿的关节是否稳定、是否灵活。失去稳定性，患儿无法维持最初级的静态平衡；失去灵活性，患儿无法完成自动态平衡及他动态平衡。从力量角度，应注意分析各关节所有运动方向上相应的主动肌群和拮抗肌群的肌力、肌张力。静态平衡需要患儿肌群做等长收缩以固定关节，自动态平衡及他动态平衡需要患儿的肌群做等张收缩以恢复平衡。从反射的角度，应注意患儿的保护性伸展反应是否建立，如果患儿未建立保护性伸展反射，即使局部肌肉的肌力、肌张力能够抗重力，关节能够维持稳定并在一定范围内活动，患儿仍无法维持及恢复平衡。

平衡功能训练常分为：

1）坐位平衡训练：从有依靠到无依靠到学会改变重心位置，最后达到能在外推力下保持动态平衡。可借助于 Bobath 球和平衡板进行训练。最重要的是建立保护性伸展反射。

2）立位平衡功能训练：初期可利用起立床，之后从有依托到无依托，最后到能自主改变肢位和重心。最重要的是建立跖屈反射和背屈反射。

3）坐位起立平衡训练：注意双脚踏实，从有依靠到无依靠，从高凳到低凳，最后达到坐下时没有跌落姿势。在此过程中，应注意患儿股四头肌的离心收缩是否能够完成。缺失股四头肌离心收缩训练，患儿即使能够完成从坐位至立位的姿势转换，也无法完成有控制地从立位向坐位转换。

4）步行平衡训练：方法很多，如平行杠内训练、室内行走训练、活动平板训练以及室外走坡道、上下台阶等训练，但注意必须具备如下条件方可进行步行训练：站立平衡达到 3 级或接近 3 级；患侧下肢能支撑身体 75% 的体重；患侧下肢有主动屈伸髋、膝能力。最重要的是建立跨步反射。

严重的可采取药物治疗或手术治疗。但药物治疗和手术选择一定要慎重，如氯苯氨丁酸，虽然有一定缓解痉挛作用，但可降低癫痫的发作阈，在缓解痉挛的同时，增加了癫痫发作的几率；用 2%～5% 的酚溶液进行肌肉浸润，可缓解肌肉痉挛，但可引起阻滞区域的麻木和疼痛。手术亦应在 18 个月的自然恢复期后，对于仍存有痉挛和严重痉挛的患儿酌情采用。

（6）日常生活能力训练：包括吃饭、穿衣、大小便能力的训练，有些患儿需要配合一些辅助支具才能完成。应使患儿尽早地获得日常生活活动能力，患儿获得日常生活活动能力后，才能逐渐减轻对辅助支具的依赖。

（7）手的协调、控制和精细活动能力训练：为了适应今后日常生活和学习的需要，手的这方面能力训练是非常重要的。训练方法多种多样，凡是能够改善手的协调、控制和精细活动能力的训练方法都可用。如：搭积木、捡豆、推球、写字、画图、打字等。在训练手的活动能力时，应注意患儿的手并非仅仅具有精细运动能力，在患儿躯干控制能力较差，无法稳定维持姿势的时候，患儿的手实际上更多地参与到了粗大运动功能中。所以，躯干的控制能力和稳定性改善，是患儿手功能改善的前提。

手的操作功能，可以分为前馈、上肢伸展、接触、操作、释放与撤回5个部分。颅脑损伤患儿可能会存在视觉的损害、单侧忽略和触压觉、冷热觉的损害，无法准确地通过前馈分辨出物体的大小、形状、颜色、软硬等性状，亦无法准确判断物体空间位置和移动方向、移动速率，应逐渐建立患儿对物体的感知能力和认知能力，完善患儿操作的前馈能力。上肢伸展障碍主要由上肢屈肌肌群的肌张力过高和伸肌肌群肌力过低造成，可以使上肢内收，促进肘关节伸展、前臂旋后和指掌关节伸展。患儿对运动感知能力和运动认知能力的丧失，使患儿无法准确地使用正确的力量接触物体，过大的力量会使物体翻倒或损坏，过小的力量则无法稳定物体，应使患儿在多次尝试中，逐渐建立起运动感知能力和运动认知能力。在操作过程中，应分析患儿操作失误的原因是无法分辨物体结构的感知能力障碍和认知能力障碍，还是运动能力障碍；是关节活动度过小，如拇指内收、指掌关节屈曲等结构性的障碍，还是肌力低，无法完成抗阻运动的力量性障碍。有针对性地采用改善感知能力和认知能力、改善肌张力、增加肌力、扩大主动关节活动度等各种治疗技术。释放障碍主要表现为操作结束后屈肌肌群肌张力过高导致的无法释放物体，和屈肌肌群离心收缩能力差导致的突然释放物体进而引起物体跌落或损坏，可以使用运动控制技术，增加患儿的运动控制能力。

在手的操作功能康复过程中，治疗者应在建立功能性技巧动作的前提下，使已建立的功能性技巧动作，通过在不同环境下的大量重复，泛化到日常生活活动中，即由锥体系控制转化到锥体外系控制，由运动转化为反射。

2. 言语功能训练　言语功能训练包括口语表达、言语理解、恢复和改善构音、提高语音清晰度等。理论上，言语功能训练适用于所有言语功能障碍患儿，但对于颅脑损伤后有明显意识障碍、智力障碍、情感障碍、行为障碍或精神障碍患儿则治疗效果不佳。在临床工作中，要注意尽量早地发现患儿的言语功能障碍，全面地进行言语功能评定，了解言语障碍的程度和类型，制订出有针对性的训练方案，早期介入言语训练，以便达到最佳康复效果。原则上以一对一训练为主，颅脑损伤病情稳定后，早期可在病床边进行训练，一旦病情许可，就要到训练室进行训练，尽量避开视听干扰，确保患儿在言语训练时注意力集中，提高训练效果。训练时要先练发声，后学构音，鼓励患儿唱熟悉的儿歌；要视、听、学、说并重进行，反复训练；要由简到繁循序渐进。言语训练一般一天一次，每次30分钟。

(1)失语症的语言训练：①听理解训练：治疗师摆放几张常见物品的图片在桌上，说出物品的名称或功能，让患儿指出相应的图片。②语音训练：治疗师指导患儿模仿其发音。③命名训练：治疗师用常见物品图片进行提问，让患儿回答图片内容，如回答错误或回答不出，可进行相应的引导。④复述训练：治疗师说，患儿复述，采取由简单到复杂的方式，由单词到句子，再由句子到短文，反复训练，不断强化。⑤自发口语训练：让患儿根据情景组织语言或讲述记忆中的故事。⑥阅读理解训练：具体方法：摆几张文字卡片在桌上，治疗师读，患儿指出将几张图文卡片的图和文字分开，让患儿进行组合；治疗师朗读单词、句子或短文，让患儿跟读并根据朗读内容做简单提问。⑦书写训练：由抄写到听写；由简单到复杂。

失语症的交流促进法(promoting aphasics communication effectiveness，PACE)：PACE是由Davis和Wilcox创立的，是目前国际上公认的训练实用交流能力的方法之一，是言语训练方法的一大进步，此法适用于各种类型及程度的言语障碍者，尤其对重度失语症者。具体方法：将一叠图片正面向下扣于桌上，治疗师和患儿交替摸取，不让对方看见自己手中图片内容，然后，双方用各种表达方式（如呼名、迂回语、手势语、画图、指物等）将信息传递给对方，接受方通过重复确认、反复质问和猜测等方式进行适当反馈。

手势和交流手册的使用：对于经过系统言语训练仍收效甚微的严重失语患儿，进行手势语训练和交流手册使用训练是非常必要的。交流手册是将日常生活活动通过文字和图片表示出来，通过训练，让患儿能方便使用。但交流手册的使用只适用于有一定认识图画和文字能力的患儿。

（2）构音障碍训练：①呼吸训练：让患儿身体坐直，鼓励尽量延长呼气时间，对于呼气较短、较弱患儿，可在吸气末推压腹部，帮助延长呼气。②发音训练：包括对发音肌群的训练与按摩，对唇、舌、软腭构音功能的训练，可参考语音教程进行，减慢发音速度，控制音高等方法。③共鸣训练：用于纠正鼻腔共鸣量过多。可以采取各种吹气的方法，引导气流通过口腔；也可以练习舌后部音（g、k 等），来加强软腭肌力。④发音节奏和语调训练。⑤手势和交流手册的使用训练。

3. *感知障碍和认知障碍康复*　颅脑损伤后的感知障碍主要表现在各种失认症和失用症。训练方法主要是给予患儿反复多次的特定感觉刺激，使大脑对感觉输入产生较深印象，从而提高感知能力。分为两大类，第一类为对运动的感觉知觉，第二类为对外界事物的感觉知觉。

感知能力是认知能力的基础，必须在感知能力的前提下，通过条件反射建立起患儿对客观事物的认知能力。在此过程中，必须建立起客观事物和语言的条件反射。颅脑损伤后的认知障碍常包括觉醒障碍、记忆障碍、注意力障碍、学习障碍、知觉障碍、交流障碍、大脑信息处理功能障碍等。常用的认知障碍康复训练方法如下：

（1）记忆力训练：采取信息内容由简单到复杂、信息量由少到多、反复加强的原则进行训练。开始时注意每次训练时间要短，信息展现时间要长，对于较长的信息内容可采取分解记忆方式，逐渐进行组合训练，在训练时注意适时对患儿进行鼓励，增强信心。常用的方法有：①PQRST 法：常用于较长文字的理解和记忆，P 表示预览（preview）要记住的内容；Q 表示提问（question）与记忆内容有关的问题；R 表示认真地阅读（read）需要记忆的资料；S 表示叙述（state）所记忆的内容；T 表示通过自我检测（test）来强化记忆。②头词记忆法：帮助患儿将要记住内容的词头编成容易记忆和联想的“顺口溜”等。③编故事法：帮助患儿或指导患儿将要记住的信息编成一个容易记忆的小故事。④提示递减法。⑤环境辅助记忆法：在周围环境中设立醒目的记忆辅助标示辅助记忆。

（2）注意力训练：可选用挑选训练和猜测训练等。如将几个钢珠混在大豆里，让患儿从中将钢珠挑出来弄一些小游戏让患儿进行猜测等。

（3）思维能力训练：可采用物品分类法和数字排序法。如给患儿一些书、衣物和食品，让其分类摆放；给患儿一些数字卡片，让其按要求排列顺序等。

4. *辅助器具与矫形器*　包括以下几方面：（1）辅助器具：对于颅脑损伤的患儿应尽早使用辅助器具，训练患儿使用坐姿矫正椅、轮椅、腋杖、手杖等辅助支具完成维持姿势、移动、进食、清洁等各种日常生活活动能力。

（2）矫形器：颅脑损伤的患儿存在肌张力异常，导致关节变形和肌肉挛缩。应使用矫形器以抑制异常肌张力，防止关节变形和肌肉挛缩。根据患儿肌张力异常部位、性质及严重程度不同，可在综合评定的基础上给患儿使用上肢矫形器、分指板、踝足矫形器、膝踝足矫形器和髋膝踝足矫形器。

5. *环境改造* 应针对患儿障碍的性质、部位、严重程度以及患儿需参加的社会活动进行环境改造，为患儿参与各种社会活动创造有利条件。针对家庭环境，应进行家庭环境改造，使家庭环境达到无障碍化。在力所能及的条件下，在康复医学工作者的指导下，通过对患儿自身的康复评定和对家庭环境的环境评定，找出需进行环境改造之处，如起居室、床、洗浴、移动、地面等，根据具体情况进行改造。

四、持续植物生存状态的催醒

尽管在世界范围内，有一些持续植物生存状态（persistent vegetative state，PVS）患儿经过持续的康复治疗能够恢复意识，甚至能够进行语言交流、生活能够自理、能够站立行走等。但对于PVS患儿的康复仍然是神经康复的一个难点，至今还没有特异的、有效的康复治疗方法，主要以维持营养和预防并发症为主。

其他常用措施如下：

1. *神经营养药物的应用* 一类是维持脑细胞代谢药物。常用的有胞二磷胆碱、三磷酸腺苷、细胞色素C、辅酶A、维生素BA、单唾液酸四己糖神经节苷酯（GM1）、谷氨酸、酪氨酸等，这些物质参与脑细胞代谢，对兴奋神经功能和促进神经细胞修复和再生有一定作用。另一类是促进神经元氧化还原的药物。常用的有脑活素、盐酸吡硫醇、乙酰胺吡咯烷酮、爱维治等。神经营养药物种类繁多，在临床治疗中要科学合理选择。现也有促进神经细胞存活、生长分化的神经生长因子类药物和促进髓鞘形成的药物。应根据具体情况使用，最大限度地减少中枢神经系统损伤后神经细胞数目的损失，促进中枢神经系统损伤后神经细胞生长、分化，促进突触的形成和突触数量的增加，改善中枢神经系统内电信号的传导速度和耗能。

2. *催醒药物应用* 较常用的有多巴胺类药物、精神兴奋药物、抗忧郁药物、非特异性阿片受体拮抗剂和中药等。如：左旋多巴、金刚烷胺、苯丙胺、丙米嗪、纳洛酮、牛黄安宫丸等。

3. *感觉刺激* 许多学者认为，经常性的系统的感觉刺激对颅脑损伤致持续植物生存状态患儿的催醒有一定帮助。如：以前常和患儿在一起的亲人给患儿讲患儿熟悉的故事、呼唤患儿的名字等；反复播放患儿伤前喜欢看的动画片、广告等；反复播放患儿伤前喜欢听的音乐或声音；用患儿颅脑损伤前喜欢吃的带有明显气味的食品或水果刺激患儿的嗅觉；在特定的空间用大自然的各种声响（流水声、狗叫声、鸟鸣声、闪电声等）和不断变换颜色和强度的光（用于有无意识睁眼患儿）刺激患儿的视听觉等；用柔软的毛刷轻轻地刷动患儿的皮肤；用针灸或脉冲电对患儿一些特定的穴位进行刺激等。

4. *肢体运动与按摩* 经常性地对患儿肢体和关节进行被动活动以及对肢体和躯体进行按摩治疗，对神经系统有一定的刺激作用，同时又可防止肌肉萎缩、关节僵直和相关并发症的发生。对于长期卧床的患儿，应考虑到骨质疏松的问题，防止肢体被动运动导致患儿发生骨折，或发生肌肉拉伤、关节脱位等损伤。

5. *高压氧治疗* 颅内活动性出血是高压氧（HBO）的绝对禁忌证。高压氧治疗在颅脑损伤的康复治疗中已被广泛使用，并取得了良好效果。高压氧可迅速改善和纠正脑缺氧，维持脑细胞的能量代谢，减轻脑水肿，降低颅内压。实验研究还提示，高压氧能抑制脑损伤后氧自由基的生成及其所引起的脂质过氧化反应和使“休眠”的脑细胞功能得以恢复。高压氧治疗也存在有待解决的氧毒问题，在临床工作中要注意高压氧治疗的安全性，原则采取严格控制每次治疗时间的低压力短疗程方案。

五、其他治疗方法

儿童神经系统正处于发育期，因此儿童颅脑损伤与成人颅脑损伤的病理生理过程和临床表现有区别。儿童颅脑损伤康复过程中，除上述注意损伤原因、损伤部位、损伤范围、损伤程度等决定儿童颅脑损伤临床表现等因素外，还应注意到儿童的心理特征，要认识到儿童颅脑损伤是发育中的脑受损。成人的身体结构已发育完毕，儿童的体格正处于生长发育中，颅脑损伤引起的偏瘫，可能会引起躯干侧弯、髋关节脱位、髋关节半脱位等结构性改变。

第五节　预防及预后

一、预防

1. 采取措施预防交通事故、跌倒或高处坠落是关键。
2. 确保活动区域地面柔软，没有危险的障碍物。
3. 孩子参加体育运动时要做好防护，必要时戴上头盔。
4. 加强监视，当孩子在危险区域活动时要全程陪同。
5. 做好家庭安全防护措施，如窗台、阳台或楼梯的护栏要足够高，以防孩子坠落。

二、预后

颅脑损伤患儿的预后与损伤程度密切相关，也与早期康复治疗的介入、家庭的支持、患儿的体质及对康复治疗的配合等诸多因素有关。常采用格拉斯哥预后量表（Glasgow outcome scale，GOS）预测颅脑损伤的结局。

另外一些行为学量表评分、影像学检查结果、电生理检查结果亦可帮助判断预后，如PVS评分越低，预后越差；影像学显示有脑桥、中脑及基底神经节损伤者，预后不良；波谱分析NAA/Cr比值下降则预示预后不良；脑电图示低电压或脑电静息，脑干听觉诱发电位显示各波均消失，Ⅰ、Ⅴ波缺失，或Ⅳ、Ⅴ波缺失，体感诱发电位中N20波缺失均提示预后不佳。

视频：颅脑损伤的康复

颅脑损伤的康复习题

第八章

儿童肌肉骨骼系统疾病的康复

学习目标

1. 熟悉：儿童运动损伤的概述和临床表现。
2. 掌握：儿童运动损伤的康复评定和康复治疗。

第一节　运动损伤

一、概述

运动损伤是一类与运动相关的损伤，儿童和青少年中常见，每年有大约1/10的儿童出现运动损伤。由于男孩更喜欢进行接触或跳跃式运动，如足球、篮球等，故受伤多见。常见运动损伤包括皮肤、筋膜及肌肉、肌健、健鞘损伤、骨损伤、关节软骨损伤、关节辅助结构损伤、神经损伤等。

（一）皮肤、筋膜及肌肉、肌腱、腱鞘损伤

1. 皮肤、筋膜损伤　常见为擦伤、裂伤、切割伤、刺伤及挫伤，严重者可造成撕脱伤。擦伤是指机体表面与粗糙的物体相互摩擦而引起的皮肤表层损害，最常见于手掌、肘部、膝盖、小腿等部位；裂伤是指受钝物打击引起的皮肤和皮下组织撕裂，伤口边缘不整齐；切割伤是指锐器切入皮肤所致，伤口边缘整齐，多呈直线形，出血较多；刺伤是指尖锐物刺穿皮肤及皮下组织器官的损伤，伤口小而深；挫伤是指人体某部遭受钝性暴力作用而引起该处及其深部的闭合性损伤，常因碰撞、击伤、踢伤、摔伤等造成；撕脱伤主要指外力作用致皮肤和皮下组织从深筋膜深面或浅面强行剥脱，同时伴有不同程度的软组织碾压损伤。

2. 肌肉、肌腱、腱鞘损伤　包括肌肉、肌腱损伤及肌腱病，多因运动时肌肉突然猛力收缩或直接暴力造成，严重者可发生肌肉或肌腱断裂。多发生于儿童与青少年运动员中，包括急性腰扭伤、跟腱断裂、网球肘、髌腱末端病等。其中，髌腱末端病又称“跳跃者膝”，是一种由于“伸膝装置”反复过度载荷造成的肌腱病，表现为髌腱在髌骨起始点处的胶原纤维退行性病变。

(二)骨损伤

儿童骨骼发育不成熟，骨膜代谢活跃，骨折愈合及塑型能力强，所以矫形要求不高。儿童期骨的骺板是儿童骨骼最薄弱的部位，又称生长板，是连接骨骺与干骺端之间的软骨层和关节软骨、骨骺和干骺端共同组成骨的关节端。儿童骨折多为不完全骨折，愈合快且关节僵直少见。按照骨损伤部分可分为骨骺损伤、关节内骨折和骨干骨折。

1. 骨骺损伤(epiphyseal injury)　典型的骨骺损伤常累及骺板，偶可单独发生骨骺损伤。

(1)骨骺损伤的特点：未闭合的骨骺容易损伤，暴力作用下可出现骨骺骨折或分离。骨骺骨折如果累及骺板，可能造成成角畸形、肢体不等长、关节面不相称等问题。骨骺损伤的预后与它们的血供密切相关，软骨包围的骨骺骨折分离，骺板和骨骺因缺血坏死，导致骨纵向生长障碍；软组织连接的骨骺骨折分离后，骨骺血供完整，骨纵向生长基本正常。临床常见的有肱骨远端骨骺损伤、胫骨远端骨骺损伤、桡骨远端骨骺损伤。

(2)Salter-Haris 分型：是骨骺损伤最常用的分型，主要通过 X 线摄片将骨骺损伤分为 5 型(图 8-1)：①Ⅰ型为骨骺分离，占骨骺损伤的 15.9%，可有或者没有移位，多不引起生长障碍；婴幼儿骺板软骨层较宽，容易发生骨骺分离。②Ⅱ型为骨骺分离伴干骺端骨折，最多见，占骨骺损伤的 48.2%。骨折线通过骺板肥大层并累及干骺端的一部分，干骺端骨折片呈三角形。③Ⅲ型为骨骺骨折，占骨骺损伤 4%。此类型属于关节内骨折，骨折线先沿骺板肥大层的一部分平行延伸，再纵行或斜行通过骨骺骨化中心进入关节。④Ⅳ型为骨骺和干骺端骨折，占骨骺损伤 30.2%。骨折线呈斜形贯穿骨骺、骺板及干骺端，通过骺板全层，容易引起发育障碍和关节畸形。该型多见，仅次于第二型。⑤Ⅴ型为骺板挤压性损伤，较少见，多在晚期发生生长障碍时才明确诊断。

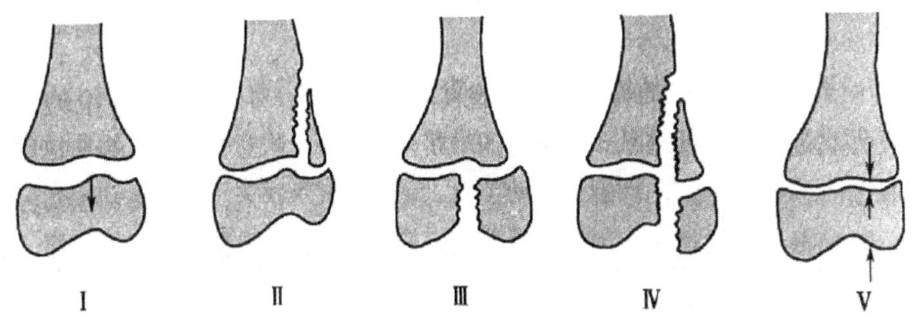

图 8-1　骨骺损伤 Salter-Haris 分型

此外，除了长骨骨骺损伤之外，骨突撕脱性骨折也较常见。最常见的为髂前上棘撕脱和坐骨突撕脱，分别好发于踢膜运动和跨栏动作中。此外，髂嵴撕脱常因摔跤或跑步时突然转向造成应力性撕脱骨折，第五跖骨结节撕脱性骨折也常见于青少年。

2. 关节内骨折(intra-articular fracture)　指骨折线进入关节腔内的骨折，可因间接暴力和直接暴力造成，部分骨折可损伤关节软骨。儿童上肢常见的关节内骨折包括肩关节和肘关节，如肱骨头骨折、肱骨小头骨折、肱骨内外上髁骨折、肱骨髁间骨折、桡骨头骨折、尺骨鹰嘴骨折。下肢常见的关节内骨折包括股骨颈骨折、胫骨近端骨折、内外踝骨折，跟骨骨折。

3. 骨干骨折　可分为不完全骨折和完全骨折。

(1)不完全骨折：分为裂缝骨折和青枝骨折。青枝骨折最常见于儿童的不完全性骨折。最多发生于前臂远端1/3处；X线摄片仅表现为局部骨皮质和骨小梁的扭曲，可不见骨折线或只引起骨皮质发生皱褶、凹陷或隆突，骨质和骨膜部分断裂，可有成角畸形；有时成角畸形不明显，仅表现为骨皮质劈裂，与青嫩树枝被折断时相似。

(2)完全骨折：是指骨的完整性和连续性全部中断的骨折。按骨折线的方向及其形态可分为横行骨折、斜行骨折、螺旋骨折、粉碎骨折、嵌插骨折、压缩骨折、凹陷骨折等。儿童常见的完全性骨折包括桡骨和尺骨骨干骨折、股骨干骨折、胫骨干骨折。

(三)关节软骨损伤

关节软骨损伤好发于运动爱好者。关节软骨损伤是指覆盖于关节面的透明软骨损伤。损伤原因可以是急性创伤，如高强度的扭转运动、关节不稳、关节周围肌群肌力不足等，也可以是慢性退变。关节软骨没有血供，如果发生急性浅层软骨损伤，往往难以自愈。常见的关节软骨损伤有剥脱性骨软骨炎、胫骨结节骨软骨病、髌骨软骨病等。

1. *剥脱性骨软骨炎*　常发生于青少年，是指一类由各种原因导致的关节面区域性关节软骨及其深层的骨质缺血坏死，并逐渐与其周围健康骨缓慢分离、部分或完全脱落，形成关节内游离体的疾病。肘关节剥脱性骨软骨炎发生年龄主要介于9~15岁，最常见于棒球、体操、网球等有过度投掷或高度重复性的活动的青少年运动员中，损伤部位多在肱骨小头前外侧部。股骨髁剥脱性骨软骨炎在青少年运动爱好者中也常见，常发生于股骨内侧髁。

2. *其他软骨病*　青少年可发生胫骨结节骨软骨病和髌骨软骨病。前者是髌腱牵拉骨骺所致，好发于青春发育期，喜好技巧、足球、篮球、排球等运动者，尤其是11~15岁有剧烈运动或外伤史的男孩；后者是膝部撞击、髌骨急性脱位、髌骨不稳定、髌骨受过度张力或压力等导致的骨软骨病，男多于女，好发于右侧，多见于10~14岁的爱好剧烈运动的青少年。

(四)关节辅助结构损伤

关节辅助结构包括关节内软骨、韧带、滑膜襞和滑膜囊等。

1. *关节内软骨损伤*　关节内软骨包括关节盘、关节唇，损伤常表现为局部疼痛、肿胀、关节活动受限、关节交锁、弹响等。常见损伤有膝关节半月板损伤。膝关节半月板损伤多发生于足球、篮球、体操等运动中，主要由间接暴力引起。膝关节屈伸过程中同时有膝的扭转内外翻，半月板处于矛盾运动中，容易造成损伤。桶柄式半月板撕裂伴碎片移位是青少年膝关节半月板损伤中较为多见的一种，而有盘状半月板者更容易出现半月板损伤。

2. *韧带损伤*　通常因外力作用，关节突然向一侧活动超过其正常活动范围造成。损伤常因外力大小及方向不同，而有不同程度的病理改变。有的为韧带的过度牵拉，有的伴有关节内软骨或周围软组织如关节囊、肌腱等的撕裂伤，有的甚至是韧带附着点撕脱性骨折。

(1)关节侧副韧带损伤：这类损伤常出现在急性关节扭转性损伤中。外侧副韧带损伤时，进行内翻动作可引起外侧韧带部位疼痛加剧，完全断裂可出现反向的异常关节活动度，部分可伴有撕脱性骨折；内侧韧带损伤临床表现与外侧韧带损伤类似，但位置和方向相反。儿童常见的关节侧副韧带损伤包括肘关节尺侧副韧带损伤、膝关节侧副韧带损伤、踝关节侧副韧带损伤。

(2)膝关节交叉韧带损伤：交叉韧带损伤在青少年运动爱好者中发病率在上升，前交叉韧带损伤较常见，可单独存在，但更多见于与侧副韧带和半月板损伤同时存在。儿童时期，软骨与骨的连接不如前交叉韧带坚固，因此，受伤时韧带直接断裂不常见，但可因胫骨髁间棘撕脱性骨折造成前交叉韧带撕裂。后交叉韧带损伤较少见，可单独存在，也可作为膝关节联合损伤的一部分。

3. *滑膜襞和滑膜囊损伤*　包括急性或慢性损伤。儿童最常见的滑囊损伤为膝关节滑膜皱襞损伤、髂胫束滑囊炎。

（五）神经损伤

神经损伤可引起运动功能障碍、感觉功能障碍、疼痛、皮肤营养性改变、血管功能障碍等。常见神经损伤包括脊髓神经根受压损害、手部神经损伤等。运动造成的脊髓损伤占所有儿童脊髓损伤的27%。儿童正在生长中的胸腰椎受应力作用（如舞蹈下腰动作不当等）可出现急性损伤，严重者可出现完全性脊髓损伤。儿童最常发生的损伤水平为上颈椎，常表现为无影像学异常，即无放射影像异常的脊髓损伤（SCIWORA）。

二、临床特点

（一）皮肤、筋膜及肌肉、肌腱、腱鞘损伤

皮肤、筋膜、肌肉、肌腱及腱鞘损伤以肿胀、疼痛为主要表现。急性期局部渗血、水肿、疼痛剧烈。急性期过后可能出现肌肉、肌腱的粘连，缺血性挛缩，关节周围炎，严重者可能引起关节僵硬。

（二）骨损伤

骨损伤的一般表现包括局部疼痛、肿胀和功能障碍。骨折疼痛常局限且剧烈，伴有明显肿胀，骨折邻近关节活动明显受限，可出现畸形、异常活动、骨擦音或骨擦感等特征性症状。

严重骨损伤可出现全身表现，如休克、发热等。骨盆骨折、股骨骨折和多发骨折等，如出血量过大可发生休克；严重的开放性骨折或并发重要内脏器官损伤时亦可导致休克。骨折后患儿一般体温正常，出血量较大的骨折，血肿吸收时可出现38℃以下的低热，开放性骨折合并感染时可出现高热。

（三）关节软骨损伤

1. *肘关节剥脱性骨软骨炎*　多发生于投掷运动员。临床表现包括肘部疼痛，可局限于肘部侧面，也可往上臂扩散，其他症状包括肘关节僵硬、肿胀，部分患儿可出现关节的松弛和交锁等。

2. *其他软骨病*　胫骨结节骨软骨病好发于青春发育期，表现为胫骨结节处疼痛、肿胀、局部红热，主动伸膝、被动屈膝或蹲起时加重；髌骨软骨病男多于女，好发于右侧，表现为膝前疼痛、下蹲、上下楼或爬坡时疼痛加重，休息时减轻。

（四）关节辅助结构损伤

1. *膝关节半月板损伤*　急性期膝关节有明显疼痛、肿胀和积液，关节屈伸活动受限。急性期过后逐渐消退，但活动时关节仍有疼痛，上下楼、下蹲起立、跑、跳等动作时疼痛更明显，严重者可表现为跛行或屈伸功能障碍，部分患儿有交锁的现象。或在膝关节屈伸时有弹响。

2. 关节侧副韧带损伤　膝关节韧带损伤后，关节一侧或两侧有明显的压痛，上下楼梯时因疼痛而受限，下楼梯更明显；下蹲及步行受限，跛行；严重者膝关节肿胀，以股四头肌肿痛为主，膝后缘肌腱牵拉痛。临床检查：旋转试验阳性。

3. 膝关节交叉韧带损伤　交叉韧带撕裂时可伴有撕裂声和关节错动感，出现关节内出血，关节肿胀、疼痛，严重的前交叉韧带损伤者，膝关节周围肌肉保护性痉挛、使膝关节固定于屈曲位，拒绝活动。个别患儿撕裂的交叉韧带嵌入关节间隙，出现典型的关节交锁，不能伸膝。

4. 滑膜襞和滑膜囊损伤　急性损伤的临床表现为疼痛、局限性压痛和活动受限；慢性损伤可由于滑膜增生、滑囊壁变厚，滑囊粘连，表现为肌肉萎缩和关节活动受限。

(五)神经损伤

周围神经损伤后，其所支配的肌肉呈弛缓性瘫痪，主动运动、肌张力和反射均减弱或消失，并可出现肌肉萎缩等；如果感觉神经受累，其支配的感觉功能包括触觉、痛觉与温度觉异常或减弱甚至消失。中枢神经损伤后，根据损伤部位及程度的不同，可伴有不同程度的感觉、运动功能障碍及大小便功能障碍。

三、康复评定

儿童运动损伤的康复评定包括临床评定和运动功能的评定。对于可能存在神经损伤的患儿，需尽早进行针极肌电图的神经电生理检查。

(一)临床评定

了解患儿的一般情况、临床治疗情况及疼痛的部位、性质；了解患处的皮肤颜色、温度、有无肿胀、压痛，骨折患儿需了解有无纵向叩击痛；了解患处的水肿程度及远端有无循环障碍。

(二)肌力评定

肌力评定常用徒手肌力评定法。测试者同时通过触摸肌腹、观察肌肉的运动和关节的活动范围以及抵抗阻力的能力，来评定损伤部位邻近关节主要肌群的肌力大小。

(三)关节活动度的评定

影响关节活动度的关节内及关节周围因素包括关节面的面积、关节囊的厚薄与松紧、关节韧带的数量及强弱、关节周围肌肉或软组织的伸展性和弹性、关节及周围软组织的疼痛、肌肉状态(痉挛或无力)、关节内游离体等。

运动损伤后，需对损伤关节或损伤部位邻近关节的关节活动度(range ofmotion，ROM)进行评定，常使用量角器测量，包括主动ROM测定和被动ROM测定。

(四)肢体长度和围度的测量

1. 肢体长度的测量　可选用软尺进行测量。测量前将两侧肢体放置在对称的位置上、利用体表的骨性标志测量肢体的长度，将两侧肢体测量结果进行比较。

2. 肢体围度的测量　常用软尺测量肢体的围度(或周径)，通过测量肢体的围度可以了解被测肢体的肌肉有无萎缩、肥大或肿胀。测量时，被测者应充分放松被测肢体的肌肉；四肢围度可分段测量，以软尺在皮肤上可稍移动的松紧度为宜(上下移动不超过 1 cm)。软尺的放置应与肢体的纵轴垂直，不可倾斜，测量点应放在肌肉最饱满处或两侧肢体取同样的位置进行测量对比，如髌上 5 cm 等。

(五)疼痛评定

疼痛感受具有高度主观性，不同年龄段的儿童认知、语言表达等能力不同。首选的疼痛评定方法也有区别。

1. 学龄前　此年龄段儿童抽象、综合、定向能力较差，认知、言语及理解能力正处于逐步完善但并不成熟的阶段，对直观、移动、带有图谱的方法更易理解，常采用 Wong-Baker 面部表情量表(Wong-Baker faces pain rating scale)、Hester 扑克牌评分法(poker chip scale)、指距评分法(finge span scale，FSS)，或评定者结合儿童的反应进行疼痛评分，如东大略儿童医院疼痛评分(children's hospital of Eastern Ontario pain scale，CHEOPS)。

(1)Wong-Baker 面部表情量表：该方法采用 6 种面部表情，用从微笑到哭泣的不同表情来描述疼痛。0：非常愉快，没有疼痛；2：有一点疼痛；4：轻微疼痛；6：疼痛较明显；8：疼痛较严重；10：剧烈疼痛。首先向患儿解释每种表情代表的意义，然后让患儿指出哪种表情最能代表疼痛的程度。

(2)Hester 扑克牌评分法：四张纸牌摆在患儿面前，第一到第四张牌(1~4 分)分别代表“痛一点点”“痛多一点”“更痛”和“最痛”，让患儿挑选出一张最能描述自己所承受疼痛程度的纸牌，记录相应的分数。

(3)指距评分法：将拇指和食指合在一起表示无疼痛，然后将两指离开一点表示轻微疼痛，再大一点表示中度疼痛，最后将两指分离最大，表示最剧烈的疼痛。让患儿自己用拇指和食指的距离来表示自己目前的疼痛。

(4)东大略儿童医院疼痛评分：主要适用于 4~7 岁儿童。评定者可以通过患儿的行为反应，从有无哭闹、面部表情、语言、体位、触摸伤口的表现、腿部的运动来判断患儿有无疼痛，所有项目得分总和越高则疼痛程度越严重。

2. 学龄期　此年龄段儿童具有良好的认知能力和语言表达能力，能够更好地理解文字、语言、颜色所代表的疼痛程度，故常采用自我报告的方法进行疼痛评定，如视觉模拟评分(visual analogue scale，VAS)、数字评分法(numeric rating scale，NRS)、言语描述量表(verbal rating scale，VRS)。

(1)视觉模拟评分：是目前临床上最常用、最敏感可靠的疼痛评定方法，易于理解和使用。采用一条 10 cm 的直线，称为 VAS 尺，面向医生的一面表明 0~10 的数字刻度，面向患儿的一面只在两端标明 0 和 10 的字样，0 端代表无痛，10 端代表最剧烈的疼痛，直尺上有可移动的游标。患儿移动游标尺至自己认定的疼痛位置时，医生立即在尺的背面看到表示疼痛强度的具体数字(长度的 cm 数，可精确到 mm)。

(2)数字评分法：要求患儿用 0~10 这 11 个点来描述疼痛强度。在 1 根直尺上有 0~10 共 11 个点，0 表示无痛，有疼痛时和疼痛较强时增加点数，10 表示最剧烈疼痛。

(3)言语描述量表：包括无痛、有点痛、重度疼痛、很痛、剧痛 5 个等级，患儿从中选择最能表达自己疼痛的词语。

(六)日常生活能力评定

儿童运动损伤常因活动受限而影响患儿的日常生活能力，需进行评定，包括进食、梳妆、洗漱、洗澡、如厕、穿衣等，功能性移动包括翻身、从床上坐起、转移、行走、驱动轮椅、上下楼梯等。常用评定量表如儿童功能独立性评定量表(WeeFIM)。

(七)步态评定

儿童下肢运动损伤常引起步态的改变。如损伤造成双下肢不等长可出现短腿步态，损伤造成疼痛时可表现出疼痛步态，腓总神经损伤肌肉无力时可产生跨越步态等。

(八)平衡的评定

躯干或下肢的运动损伤可影响患儿的平衡功能。平衡的评定包括静态平衡、自我动态平衡和他人动态平衡；根据儿童的能力可进行坐位、跪位、立位平衡的评定，常使用观察法和客观评定法(量表法和平衡仪测试法)。常用信效度较好的平衡评定量表有 Berg 平衡量表测试、MAS 平衡测试和 Semans 平衡障碍分级等。

四、康复治疗

(一)康复治疗的目标和原则

1. *康复治疗的目标*　儿童运动损伤的康复治疗主要通过应用物理因子与运动疗法等进行治疗，最大限度地提高患儿生活活动能力和竞技运动能力，改善损伤局部组织的营养代谢，并有效地防止运动再损伤。

2. *康复治疗的原则*　根据运动解剖学和运动力学的基本特点，依据不同的损伤部位及程度、手术方式以及手术后需要解决的具体问题，有针对性地制订个体化的康复方案。儿童骨折和损伤中，关节活动度的训练开始得比成人晚，且不同时期的治疗原则不同。急性期以止痛、消肿为主；稳定期以促进渗出液吸收，改善关节活动度为主；恢复期以肌力训练、稳定性训练、平衡能力训练等主动练习为主。

(二)康复治疗方法

儿童运动损伤的康复治疗方法包括物理因子治疗、运动疗法、手法治疗、牵引、石膏矫正及各种支具的使用等。损伤的组织、损伤程度不同，康复治疗方法也不同。

1. *皮肤、筋膜、肌肉、肌腱及腱鞘损伤的康复治疗*　主要目的包括消肿、止痛、消炎、预防和控制感染、促进组织愈合、减少组织粘连与瘢痕、促进功能的恢复。针对损伤部位、程度不同，采取不同的治疗方案，损伤严重者还需要先进行手术修复，再进行针对性的康复治疗。

(1)早期处理：可按照 PRICE 的处理原则进行早期处理。

1)“P”保护(protection)：使用弹性绷带、夹板或支具等固定损伤部位，避免二次损伤；

2)“R”休息(rest)：局部制动、固定以利于局部休息，避免刺激伤区及牵拉未愈合的组织；

3)“I”冰敷(ice)：在损伤后 48 小时内，局部冰敷 12~15 分钟，有镇痛、防治出血和渗出的作用；

4)“C”加压(compression)：早期用弹性绷带加压包扎；

5)“E”抬高(elevation)：抬高患部以利于局部血液和淋巴循环，减轻水肿。

(2)物理因子治疗：根据存在的功能障碍选择适宜的物理因子治疗，主要包括温热疗法、光疗、低频治疗等。儿童不建议使用超声疗法。

1)温热疗法：包括蜡疗、中药热敷等。一般从损伤48小时后开始，先由低温度、短时间，然后逐渐升高温度、延长时间，每次治疗时间应不少于30分钟，每日1~2次。

2)光疗：急性化脓性炎症可使用紫外线治疗；炎症感染吸收期、恢复期可使用红外线治疗；伤口延迟愈合可选用紫外线、红外线治疗，治疗时应保护眼睛。如有出血倾向、高热、扭伤48小时内、局部感觉或循环障碍则禁用光疗。

3)低、中频电疗法：经皮神经电刺激(transcutancous electric nerve stimulation，TENS)具有明显的镇痛作用；中频电疗具有镇痛、刺激肌肉收缩、改善血液循环、促进组织修复的作用，常用于软组织损伤的治疗。

(3)向心性按摩：损伤早期即可自损伤部位的远端向近端做向心性按摩，以促进回流，消除水肿。

(4)运动疗法：组织损伤及损伤后的制动可导致肌力下降，部分患儿可出现肌腱、韧带、关节囊缩短，使关节的活动度受到限制。因此，可运用运动疗法进行肌力训练、关节活动度训练，包括主动、被动功能锻炼。治疗中应根据儿童天性活泼多动等特点，将娱乐、游戏融合入其中，以提高疗效。

1)损伤或术后早期支具固定，制动期：对于支具固定的关节，为避免其肢体功能下降，可进行肌肉等长收缩训练，远端关节或相邻的未固定关节应尽早进行肌力及关节活动度训练。

2)部分或全部去除支具期：此期可能会针对损伤的程度与部位，对支具设定有限的活动范围，使损伤部位可在此限定范围内进行关节的主动关节活动度训练及等长、等张肌力训练。当损伤部位相对稳固的时候，可适当增加牵伸训练，抗阻肌力训练等可利用弹力带、哑铃等进行渐进抗阻力量训练。

2. 骨损伤的康复治疗　骨损伤康复治疗的主要目的是在骨折整复和固定的基础上，针对骨关节功能障碍的因素(如肿胀、粘连、关节僵硬、肌肉萎缩等)运用物理治疗、作业治疗以及支具等手段，使骨关节损伤部位恢复最大功能，以适应日常生活、工作和学习。

(1)骨折固定期：需抬高患肢，患肢未固定的各关节进行主动活动，固定部位进行等长肌力训练；健侧肢体与躯干应尽可能维持其正常活动。

(2)骨折愈合期：可使用无痛范围内的持续性关节被动活动(continuous passivemotion，CPM)恢复关节活动度；肌力训练根据肌肉力量情况，逐步增加肌力训练强度以引起肌肉适度疲劳，以等长收缩和肢体远端未固定关节的主动运动为主。物理因子治疗包括温热疗法、光疗、电疗(低频电刺激疗法)，需定期复查X线片，了解骨折愈合情况和康复治疗的有效性。

(3)骨折恢复期：进行关节全范围的CPM训练；肌力训练包括等长、等速肌力训练，配合关节牵引、关节松动术和支具的合理使用。此阶段，上肢损伤患儿可进行手功能训练，下肢损伤患儿可进行平衡和本体感觉训练、步态训练等；物理因子治疗包括低频神经电刺激疗法、肌力生物反馈训练等。

3. 关节软骨损伤的康复　关节软骨损伤的治疗包括保守治疗及手术治疗。保守治疗适用于关节软骨轻度损伤，出现轻度关节功能障碍者。

(1)物理因子治疗：包括冷疗、光疗、温热疗法、低/中频电疗法等。

1）冷疗：急性期冷疗可使损伤关节周围血管收缩，渗出减少，减轻水肿。可使用冰袋或冰块法，持续20~30分钟（冰袋法）或5~15分钟（冰块法）。

2）光疗：红外线可使损伤局部血管扩张，有利于渗出物排除，减轻关节肿胀；也可用紫外线治疗促进消炎、止痛，每日1~2次，每次15~30分钟。

3）温热疗法：用于慢性期。可采用热袋法、蜡疗法等，改善局部血液循环，消除肿胀。

4）低、中频电疗法：间动电疗法、音频电疗法、干扰电疗法、调制中频正张电疗法等，可消炎、镇痛、促进局部血液循环。还可选用药物离子导入，常有较好疗效。

（1）肌内效贴：具有改善循环、减轻局部水肿等作用，可以缓解疼痛，改善活动范围，稳定关节等。

（2）运动疗法：部分损伤较为严重的患儿需借助手术解除关节内部紊乱，避免关节进一步损伤。例如，存在超过5 mm关节游离片的患儿应予以去除；更小一些的碎片常被滑膜包埋，并且没有症状，可以通过关节镜去除。

术后可通过加强肌力训练以提高关节稳定性，减少因关节内摩擦造成的软骨损伤，降低对周围组织的刺激，从而缓解疼痛、减轻肿胀等炎症反应。

1）急性期：关节炎症反应明显，局部疼痛、肿胀，此期间应相对制动，必要时予加压包扎。早期肌力训练为等长收缩练习。肌肉进行最大等长收缩时，需使肢体保持在某一位置用力收缩，维持10秒，每天3组，每组10次，间隔5秒。

2）非急性期：此阶段肌力训练仍以等长收缩为主，可在无痛范围内进行主动关节活动度训练，但必须避开疼痛角度，以免刺激局部软骨，加重病情。在肌肉最大收缩处进行持续等长收缩练习，也可先让患儿做关节全范围活动（如无痛，可抗阻进行），找出并确定痛弧的范围，然后在小于痛弧的角度范围和大于痛弧范围的角度进行中等强度负荷（完成20次动作即感疲劳的负荷强度）的等张抗阻肌力练习，20次/组，组间间隔45秒，4~6组连续。

3）恢复运动期：可进行无痛的全范围活动，可抗轻负荷阻力运动，但仍应避免在软骨损伤角度处进行发力动作，避免大负荷、高强度、长时间的练习。

4. 关节辅助结构损伤的康复

（1）关节内软骨损伤的康复：膝关节半月板损伤康复根据损伤所处的阶段、损伤的程度及是否合并损伤等综合考虑，选择保守或手术治疗，术后根据患侧关节存在的功能障碍进行康复治疗。

1）急性期：若关节积血明显，在保证无菌的条件下进行关节腔内穿刺抽出积血，穿刺后加压包扎固定2~3周，制动关节周围肌群进行等长收缩训练，未制动部位进行主动肌力及关节活动度训练。

2）慢性期：症状严重，疼痛、肿胀明显，经常发生交锁影响活动者，或易继发滑膜和关节软骨损伤者应手术治疗。术后2天开始进行股四头肌等长收缩训练，5~7天开始进行直腿抬高训练，2周后可进行屈膝训练，3周后逐渐承重，4周后可独立步行。3个月后可进行运动训练。

（2）韧带损伤：儿童关节内韧带损伤多数采取保守治疗，以系统肌肉力量训练为主，多数可恢复受伤前的体育活动。对于损伤情况复杂的患儿，在进行关节内韧带重建手术时，应尽量减少对骺板的损伤。

1）轻度损伤：一般采用每日数次的冷疗及药物治疗以消肿。

2)中度损伤：抬高患肢，必要时穿刺抽取关节积液。可采用冷疗及药物消肿，另外需使用支具制动3周左右，制动期需进行关节周围肌群的等长收缩训练；3周后，下肢关节损伤的患儿可在支具保护下拄拐步行。

3)重度损伤重建术后；根据手术方法的不同，康复治疗方法也有所不同。以膝关节韧带损伤重建术后为例，介绍目前较为常用的康复治疗方法，以供参考使用。

①第1阶段(术后0~7天)：目的是防止膝关节不能伸直，消肿止痛，保持股四头肌肌力。术后即将患肢活动支架固定于伸直位，并用软枕抬高于心脏水平，局部冰敷，以防止患膝不能伸直并利于消肿和减轻疼痛，指导患儿进行踝泵运动，促进患膝血液循环。术后第2天开始进行股四头肌等长收缩练习。双下肢间同时进行主动伸直膝关节的练习，防止术后肌萎缩的发生，有利于增强膝关节稳定性，每次持续5~10秒。对于疼痛明显者，采用经皮神经电刺激和功能性电刺激的方法，以改善局部血液循环，缓解疼痛，每日2次，每次30分钟；术后7天行CPM练习，活动度控制在60°以内，速度缓慢，每日2次，以确保在重建韧带稳定修复的前提下，适当增加关节的活动度，防止力量过强过猛引起二次损伤。

②第2阶段(术后8~14天)：目的是加强患肢肌力，提高患肢主动活动能力和活动范围。此阶段可继续使用功能性电刺激治疗，股四头肌收缩及直腿抬高练习。术后10天可开始进行坐位主动屈膝、辅助下伸膝训练。

③第3阶段(术后15~21天)：目的是恢复行走，改善生活自理能力，行走时支具锁定在0°。继续加强患膝活动度的训练，使膝关节主动屈曲达到90°以上。此阶段可加强平衡和本体感觉的训练，以及步态训练。

5.神经损伤的康复

(1)早期：主要是消除炎症、水肿，减少对神经的损伤，促进神经再生，预防挛缩畸形的发生。

1)物理因子治疗：包括电疗法、温热疗法、激光疗法和水疗法等。

①电疗法：神经肌肉电刺激可以促进神经再生，从而促进周围神经损伤的恢复。周围神经损伤后1周内行功能性电刺激治疗，配合肌肉主动和被动锻炼，可达到促进轴突再生、促进周围神经对肌肉再支配效果。

②温热疗法：早期应用热敷、蜡疗、红外线照射等，可改善局部血循环，缓解疼痛，松解粘连，促进水肿吸收。治疗时要注意温度，避免烫伤，尤其是小年龄、有感觉障碍、局部血液循环差的患儿。

③激光疗法：常用氦-氖激光(10~20 mW)或半导体激光(200~300 mW)照射损伤部位或沿神经走向选取穴位照射，每部位照射5~10分钟，有消炎、促进神经再生的作用。

④水疗法：用温水浸浴、旋涡浴，可以缓解肌肉紧张，改善循环。在水中进行被动运动和主动运动，水的浮力有助于失神经支配肌肉的运动，阻力则可以使肢体在水中运动的速度减慢，防止二次损伤发生。

2)运动疗法

①主动活动：如神经损伤程度较轻，肌力在2~3级以上，在早期也可进行主动运动。注意运动量不能过大，尤其是在神经创伤、神经和肌腱缝合术后。

②保持功能位：周围神经损伤后，为了预防关节挛缩，保留受累部位最大限度的功能，应将损伤部位保持良好的姿位，在大多数情况下，应保持在功能位。

③被动活动：以保持和增加关节活动度，防止肌肉挛缩变形，保持肌肉的生理长度和肌张力，改善局部循环。被动活动只在无痛范围内进行，在关节正常范围内进行，且运动速度要慢；如进行周围神经缝合术，术后活动要在充分固定后进行。

3）支具治疗：神经损伤引起的肌肉无力，可使用支具稳定关节；此外，支具也可将肢体保持在功能位置，预防和矫正神经损伤后因肌力不平衡而引起的关节挛缩畸形。

（2）恢复期：急性期炎症水肿消退后进入恢复期。此阶段康复治疗的重点在于促进神经再生、保持肌肉质量、增加肌力、促进感觉功能恢复和提高日常生活活动能力。

1）物理因子治疗：神经肌肉电刺激、红外线、蜡疗，对于配合度较高的儿童可使用肌电生物反馈疗法。恢复期借助物理因子刺激失神经肌肉，减缓肌肉萎缩，恢复期神经肌肉电刺激一般在损伤后2~3周进行。

2）运动疗法：以肌力训练为主，减慢肌肉萎缩，增强肌肉力量和促进神经功能恢复。

①当肌力为1~2级时，使用助力运动。由治疗师或健肢辅助完成，借助滑轮悬吊带、滑板、水的浮力等减轻重力运动。

②当肌力为2~3级时，采用范围较大的助力运动、主动运动，逐渐减少辅助力量，但应避免肌肉过度疲劳。

③当肌力增至3~4级时就进行抗阻运动，同时进行速度、耐力、协调性和平衡性的训练。多用哑铃、沙袋、弹力带、橡皮条，也可用组合器械来抗阻训练。

3）促进感觉功能恢复的训练：对于感觉功能障碍的患儿，需进行促进感觉功能恢复的训练。感觉训练时间不宜过长，频率不宜过大，以每天训练10~15分钟为度，包括脱敏疗法和感觉重建治疗。

①脱敏疗法：主要针对神经再生时常伴随的皮肤感觉过敏，可采用教育患儿使用敏感区并增加敏感区刺激的方法逐渐脱敏。

②感觉重建治疗：对于神经完全损伤的患儿，在促进神经再生治疗的基础上，采用感觉重建的方法进行治疗。早期遵循闭眼-睁眼-闭眼程序，让患儿重新认识对某一种事物特定的触觉、温度觉、位置觉等；后期同样遵循闭眼-睁眼-闭眼的程序，使患儿触摸不同形状、大小、质地的物品，训练其辨别能力。

4）作业治疗：包括手功能训练和日常生活能力训练。

①手功能训练：训练以抓握动作为主，但要强调放松。常用的训练方法包括握球训练和握棒训练（图8-2）。

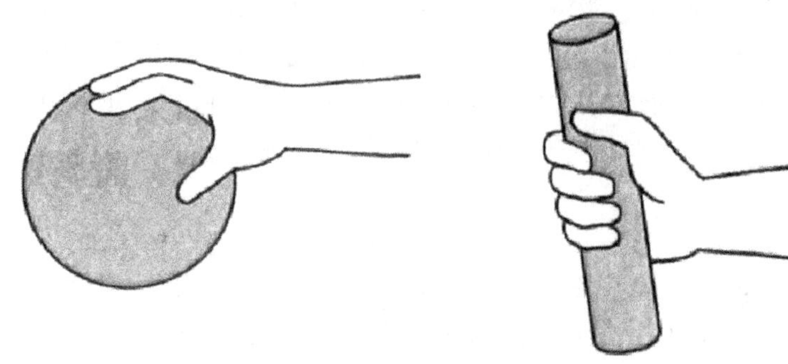

图8-2　握球训练和握棒训练

②日常生活动作训练：包括穿脱衣服、解扣子、系扣子、写字、翻书、持筷、拧毛巾、开关抽屉、开关门等，根据患儿的功能状态和不同的生活动作需求进行训练。

四、预防及预后

（一）预防

体育运动时，要从思想上对运动损伤的预防给予重视，并遵守业余体育训练的一般原则，同时，要全面加强身体锻炼，提高身体对运动的适应能力。

1. 保持身体处于良好的运动状态　运动前应做好充分的准备活动，运动前充分热身。

2. 避免运动负荷过大　运动负荷安排过大，不仅使运动系统的局部负荷过重，还会导致中枢神经系统疲劳，致使全身功能下降，协调能力降低，注意力、警觉反应都减弱，容易发生损伤。

3. 运动后应进行放松活动　从防护损伤的角度来看，根据运动强度和项目的不同进行有针对性的放松，可以防止训练后肌肉酸痛，这有助于缓解精神压力。

4. 创造体育运动的适宜环境　体育设备、器具、场地等在运动前都要进行认真的安全检查。

5. 注意加强全面身体素质的训练　尤其加强易损部位肌肉力量和关节柔韧性练习，对预防损伤有积极的作用。

（二）预后

儿童运动损伤一般预后良好，少数骨损伤患儿可能出现骨折不愈合或畸形愈合情况，影响患儿的功能恢复；神经损伤患儿损伤越严重，预后越差。

第二节　小儿拇指板机指

一、概述

（一）定义

小儿拇指板机指（pediatric trigger thumb），又称小儿拇指狭窄性腱鞘炎（stenosing tenovaginit of the thumb），患儿拇指屈伸时常有枪械扳机样阻挡感，伴有弹响。本病病因目前尚不明确，多数学者认为是一种先天性疾病，可能是由于胎儿期拇指过度屈曲，拇指掌指关节掌侧腱鞘入口处狭窄，长期压迫屈肌腱，造成拇长屈肌腱膨大，拇长屈肌腱在狭窄的腱鞘内滑动时受阻。但近几年，也有多项研究指出小儿拇指扳机指是获得性，而非先天性的疾病。

（二）流行病学特征

部分小儿拇指扳机指患儿有家族遗传病史。目前研究表明，小儿拇指扳机指在 1 岁以下人群中的发病率为 0.5%～3%，不同种族间可能存在差异。

二、临床特点

小儿拇指扳机指多发生于单侧，也可发生于双侧，较少合并其他手指的扳机指，往往因父母发现患儿拇指不能主动伸直而来就诊，大部分在 1 岁之后才被发现。临床检查可见拇指屈伸受限，拇指指间关节呈屈曲状，主动伸直受限。

拇指掌指关节掌侧 A1 滑车处组织增生并可扪及硬结，压痛不明显，被动伸直时 A1 滑车处有嵌顿感，并可出现弹响，有时被动伸直困难或伸直后又不能屈曲。随着拇指指间关节交锁时间的延长和年龄的增长，拇指指间关节周围的软组织会发生不同程度的挛缩，甚至伴有拇内收畸形。此时即使施行手术治疗，拇指末节的屈伸活动范围仍会受到一定程度的影响。

三、康复评定

小儿拇指扳机指的主要病理改变为掌指关节环状韧带狭窄、拇长屈肌腱的梭形肿胀，限制了拇长屈肌肌腱在腱鞘内的自由滑动，超声检查可观察到 A1 滑车增厚。患儿屈伸拇指时，正常拇长屈肌腱滑动受限，拇指屈伸关节活动度受限。康复评定主要为拇指关节活动度的评定及影像学评定。

（一）临床评定

超声能清晰显示拇长屈肌肌腱及 A1 滑车的增厚情况，可用于小儿拇指扳机指的辅助诊断。检查时，患儿需保持安静状态，取仰卧位，手掌掌心向上置于检查床上，使腕关节、各掌指关节及指间关节处于伸直状态；主要声像图特点为拇长屈肌腱在掌指关节处明显增粗，A1 滑车增厚，呈低回声。

（二）拇指关节活动度的评定

拇指指间关节正常活动范围为屈曲 0°~80°、伸展 0°~10°。测量方法如下：患儿坐于持抱者腿上，面对测量者。持抱者一手固定患儿患侧前臂中立位。检查者使用关节角度计测量患儿患侧拇指指间关节活动度。测量时，关节角度计的轴心位于患侧拇指的指间关节，固定臂与近侧指骨纵轴一致，移动臂与远侧指骨纵轴一致，被动活动患儿的指间关节，测量拇指指间关节活动范围。

四、康复治疗

（一）综合康复治疗方案

小儿拇指扳机指主要通过功能锻炼及支具固定等综合康复治疗方案进行治疗，保守治疗效果较差者可采用 A1 滑车松解术解除腱鞘狭窄。小儿拇指扳机指的康复治疗方法包括物理因子治疗、被动牵伸训练、拇外展支具。

1. *物理因子治疗*　以红外线、TENS 为主。红外线疗法每日 15 分钟，TENS 每日早晚各 10 分钟。

2. *被动牵伸训练（以右手为例）*　治疗师一手握住患儿右侧掌根，固定第一掌骨，另一手拇指和食指捏住患儿右拇指末节指骨进行牵伸，同时把右拇指置于外展位做被动屈伸运动20次；可以教会家长在家完成，每日早、中、晚各2组，每组牵伸10~20次。注意被动牵伸训练切忌暴力，尽量在患儿无哭闹的情况下实施。

3. *拇外展支具*　扳机指矫正支具为拇外展支具，由低温塑板材卷制而成，穿戴支具后，患手的拇指与其余四指的夹角为45°，最适宜扳机指外展，且不会过度牵拉患指。每日午睡期间及夜间使用。

（二）家庭康复治疗方法

小儿拇指扳机指的家庭康复可使用热敷及被动牵伸治疗，被动牵伸手法需经专业康复治疗师指导，建议每日进行6组牵伸，每组10~20次。部分患儿家长不恰当地搓揉局部，可能导致屈肌腱腱鞘进一步的增生、肥厚和狭窄。此外，治疗期间，家长应避免患儿进行拇指指间关节屈曲用力的动作，如点按遥控器、手机屏幕，抠按玩具等，以免影响治疗效果。

五、预防及预后

（一）预防

早发现、早诊断、早治疗是预防小儿拇指扳机指病情发展的基本措施。

（二）预后

部分轻症病例，可随生长发育自行缓解；大部分不能自行缓解，应及时诊断、早期治疗，否则可能造成患儿拇指骨关节发育异常，影响其手功能。

随着拇指指间关节交锁时间的延长和年龄的增长，拇指指间关节可发生不同程度的挛缩，甚至伴有拇内收畸形。此时即使施行手术治疗，拇指末节的屈伸活动范围仍可能受到一定程度的影响。

第三节　先天性马蹄内翻足

一、概念

（一）定义

先天性马蹄内翻足（congenital club foot，CCF）是一种常见的小儿骨关节先天性畸形，出生即可发现足部畸形，包括前足内收、后足内翻、足跖屈、高弓畸形，多为单侧，亦可见双侧。

先天性马蹄内翻足病因不明，可能与下列因素有关：①遗传因素：部分患儿存在家族史，有家族史的人群发病率是正常人群的20~30倍，同卵双胞胎的发病率远高于异卵双胞胎；②胚胎发育过程的异常：足部肌肉发育异常、足部距骨发育异常、韧带或神经发育异常等；③宫内机械性因素：胎儿在子宫内足部位置异常，或胎儿足部受子宫壁的压力导致其发育畸形；④血管异常：大多数患儿足部均有血管异常，跗骨窦区贫乏血运，血管排列紊乱，且在胎儿早期血管已明显改变；⑤神经和肌肉功能缺陷：患儿可存在周围神经、运动终板、肌肉形态等异常，脊髓诱发电位也存在异常。

（二）流行病学特征

我国先天性马蹄内翻足的发病率约为 0.512%，发病率与种族及性别有关，男女比例约为 3∶1。

二、临床特点

先天性马蹄内翻足患儿出生时即可发现足部畸形，四种基本病理变化包括高弓、内收、内翻和跖屈畸形，跖屈畸形程度各不相同。共分为 4 型：

1. 特发型僵硬的马蹄内翻足，属独立疾病。
2. 体位型子宫内形成的柔软马蹄内翻足。
3. 神经型神经系统疾病有关的僵硬的马蹄内翻足，如脊髓脊膜膨出。
4. 综合征型伴随其他已知综合征出现的僵硬的马蹄内翻足，如关节挛缩。

轻度体位型马蹄内翻足可以被动矫正至中立位，而更重的马蹄内翻足可以有极度的僵硬性足跖屈和前足内收。此外，马蹄内翻足多伴有胫骨内旋，踝关节、跗骨间关节以及距下关节的病理改变。站立时足外侧甚至足背负重，负重局部皮肤形成胼胝。此外，患儿还可能出现生长发育落后、肌肉萎缩、步态异常等情况。

三、康复评定

（一）临床评定

包括一般检查和 Pirani 畸形程度评分体系。

1. 一般检查　观察足部外形，检查踝关节主动和被动关节活动度，了解四肢是否存在畸形，双下肢是否等长、粗细是否一致，腰骶部有无皮肤色素改变、异常毛发及囊性物，进行神经系统检查，包括感觉、运动、肌力、肌张力和反射。

2. Pirani 畸形程度评分体系　是一种针对马蹄内翻足的比较常用的评价方法，用于评定马蹄内翻足畸形的严重程度，评价治疗效果，帮助确定进行跟腱切断术的时间，判断何时可以结束矫形治疗并开始支具治疗。该评分体系主要包括中足畸形严重程度评分、后足畸形严重程度评分两部分，每部分各有 3 项体征。每个体征的评分均分为 0，0.5 和 1 三个等级，0=无异常；0.5=中度异常；1=严重异常。评定时患儿体位应舒适、放松，检查者面对患儿双足实施检查。

（二）关节活动度的评定

先天性马蹄内翻足患儿有足跖屈畸形，表现出足背屈、内翻、外翻、旋前、旋后方向上主动和被动关节活动受限。关节活动度的评定不宜在手法治疗及其他康复治疗后立即进行，以免影响评定结果。检查结果参照正常关节活动范围进行判断，左右侧对比，避免代偿活动。

1. 足背屈的关节活动度测量(0°~20°)

体位：仰卧位，踝关节处于中立位。量角器摆放：轴心位于腓骨纵轴线与足外缘相交处，固定臂与腓骨纵轴平行，移动臂与第5跖骨纵轴平行。

2. 踝关节跖屈(0°~45°)

体位：仰卧位，踝关节处于中立位。

量角器摆放：与踝背屈的放置方法相同。

3. 踝关节内翻(0°~35°)

体位：坐位，屈膝，踝关节中立位。

量角器摆放：轴心位于邻近跟骨的外侧面，固定臂与移动臂的交点，固定臂与胫骨长轴平行，移动臂与足跖面横轴线平行。

4. 踝关节外翻(0°~35°)

体位：坐位，屈膝，踝关节中立位。

量角器摆放：轴心位于跖趾关节内侧面，固定臂与移动臂的交点，固定臂与胫骨长轴平行，移动臂与足跖面横轴线平行。

(三)肌力评定

常采用徒手肌力测定方法对先天性马蹄内翻足患儿的小腿及足部肌肉力量进行评定，包括腓肠肌、比目鱼肌、胫前肌、胫后肌、腓骨长短肌、蚓状肌、屈拇肌、伸拇肌、伸趾肌、屈趾肌。

(四)下肢长度和围度的测量

1. 下肢长度测量　包括下肢长、大腿长、小腿长、足长。

(1)下肢长：患儿仰卧位，骨盆水平位，下肢伸展，髋关节中立位。测量从髂前上棘到内踝的最短距离，或从股骨的大转子到外踝的距离。

(2)大腿长：患儿仰卧位，骨盆水平位，下肢伸展，髋关节中立位。测量从股骨大转子到膝关节外侧关节间隙的距离。

(3)小腿长：患儿仰卧位，骨盆水平位，下肢伸展，髋关节中立位。测量从膝关节外侧关节间隙到外踝的距离。

(4)足长：患儿踝关节呈中立位。测量从足跟末端到第二趾末端的距离。

2. 下肢围度的测量　包括大腿围度和小腿围度的测量。

(1)大腿围度：患儿下肢稍外展、膝关节伸展位。从髌骨上缘起向大腿中段5 cm处(或根据患儿大腿长度，选取左右相等的距离)测量围度，在记录测量结果时应注明测量的部位。

(2)小腿围度：患儿下肢稍外展，膝关节伸直位。分别在小腿最粗的部位和内、外踝上方最细的部位测量围度。

(五)运动功能的评定

部分先天性马蹄内翻足患儿存在运动功能发育落后，可使用Peabody运动发育量表(PDMS-2)进行运动功能评定。评定结果包括粗大运动发育商(gross motorquotient，GMQ)、精细运动发育商(fine motor quotient，FMQ)和总运动发育商(total motor quotient，TMQ)。GMQ反映应用大肌肉系统对环境变化进行反应的能力、不需要移动时的维持姿势的能力、从一个地点转移到另外一个地点的能力，以及抓、抛和踢球的能力。FMQ反映运用手指、手和上肢来抓物体、搭积木、画图、控制物体及手眼协调的能力。发育商≤69，非常差；70~79，差；80~89，中等偏下；90~110，中等；≥111，中等偏上。

(六)平衡的评定

对于2岁以上或能独走的患儿，多采用观察法或平衡仪测定其平衡功能。观察法评定包含静态平衡与动态平衡：静态平衡主要观察睁眼、闭眼时是否能保持站立平衡，动态平衡主要观察患儿主动或被动移动身体时能否保持平衡。同时，应观察患儿在不同条件下行走、足跟碰足尖行走、走直线、走圆圈、绕过障碍物行走、侧方走、倒退走时的平衡状态。

平衡仪可测定患儿在睁眼、闭眼、外界视动干扰时的重心平衡状态，将平衡功能量化测定，客观且便于对比，也可用于评价治疗效果。

(七)步态评定

2岁以上或能行走的患儿，可采用目测分析法或三维步态分析进行步态检查，评定其步态特征，包括从不同方向观察患儿步行节律、稳定性、对称性、重心偏移、手臂摆动等；三维步态分析借助步态同步摄像分析、动态肌电图、测力台等设备，运用生物力学和运动学手段，定量分析患儿步态特点。

(八)疼痛的评定

了解患儿足部是否有疼痛感，包括日常活动时、运动时，疼痛持续的时间等。

(九)生活质量评定

临床常用简明健康调查问卷(short form-36，SF-36)从生理功能、生理职能、躯体疼痛、一般健康状况、精力、社会功能、情感职能、精神健康、健康变化等方面全面评定患儿与健康相关的生活质量。

四、康复治疗

(一)康复治疗原则

先天性马蹄内翻足的初期治疗为非手术治疗。Ponseti法是目前国际上公认的先天性马蹄内翻足非手术治疗方法，治疗成功率超过了90%，复发率低，在国内得到广泛推广和应用。Ponseti法依赖系列石膏固定，强调中足围绕距骨外旋。

(二)康复治疗方法

1. Ponseti法

(1)介入时机：患儿出生后7~10天即可开始Ponseti法治疗。Ponseti法开始时间越早越好，婴儿在9月龄之前开始Ponseti治疗，效果最好，可矫正大多数先天性马蹄内翻足；如果在9~28月龄之间开始治疗，仍可矫正全部或大部分畸形。

(2)基本步骤：Ponseti法首先通过简单的手法矫正，然后使用石膏将足固定在最大的矫正位置，经过5~6次石膏调整后，前足内收、内翻可以得到纠正；之后部分患儿需配合经皮跟腱切断术，纠正足跖屈；术后石膏固定3周，去除石膏后穿戴足外展支具至2~4岁，以保持矫正效果。若6~7次石膏后仍未得到矫正，则表示此方法可能已经失败。

（3）具体方法

1）手法矫正：关键在于距骨头的准确定位。定位后需一手拇指放在距骨头上将其固定，作为足外展的轴，其余手指稳定踝关节，使足在踝关节下方外展，另一手将旋后的足尽量外展，矫正马蹄足内收、内翻畸形，后用轻柔的力量保持这个外展姿势约60秒后放松，重复进行。

2）石膏固定：石膏固定可使紧张的韧带、关节囊和肌腱充分地伸展拉长，保持足在距骨下方的外展，并避免将足旋前。

3）经皮跟腱切断术：目的在于使跟骨从严重跖屈位得到释放，矫正踝关节僵硬的跖屈。术后踝关节背屈应至少获得10°以上的改善；如在矫正其他部分的畸形后能轻易达到20°的背屈，则不必实施跟腱切断术。

4）足外展支具：石膏矫形后为防止复发，必须将足保持在正确的位置上一段时间，最后一次石膏拆除后马上佩戴足外展支具以维持矫形。前3个月每天佩戴支具约23小时，3个月后每天佩戴14～16小时，坚持佩戴至3～4岁。马蹄内翻足复发与否，与足外展支具穿戴时间是否保证、方式是否正确密切相关。

2. *Kite法*　是另一种通过手法矫正、石膏固定等手段进行矫治的方法。其手法矫正与Ponseti法稍有不同，先对患足牵拉，然后再通过手法使距舟关节复位。操作时拇指置于足外侧跗骨窦处的距骨头表面，用食指轻柔地将舟骨推向距骨头，而Ponseti方法是同时用另一手将前足连同舟骨一起向外牵拉。

3. *French法*　是Dimeglio等提出的一种非手术治疗方法，强调长期的、有力的手法按摩和支具矫形，不易被患儿家长接受。通常在患儿生后2周开始，操作时先进行30分钟手法按摩，再进行踝关节持续被动活动度训练，每天持续8小时的软组织牵伸，再用支具将患足固定于最大矫正位，并维持到第2天治疗前。

4. *运动疗法*

（1）牵伸：牵伸可改善踝关节活动度，辅助纠正马蹄内翻畸形，巩固和维持矫治效果。主要对足跟、足底软组织进行轻柔、持久的牵伸，切不可暴力。牵伸治疗在支具佩戴早、中、后期均可进行。

（2）小腿肌群肌力训练：对于年龄较大、认知较好的患儿，可进行主动、抗阻肌力训练等；也可采用PNF技术，利用牵伸、关节挤压、施加阻力等本体感觉刺激，以对角螺旋组合运动模式促进运动功能的恢复；对于年龄较小的患儿，可以通过游戏中的组合训练来训练肌肉力量。

（3）平衡训练：对于步行年龄段的患儿，可训练其动静态平衡功能，训练可借助平衡软垫、平衡盘等进行，如让患儿站立在平衡软垫或平衡盘上练习，也可在此基础上施加外力破坏平衡以增加训练难度。此外，在训练中增加单腿平衡训练，增加单侧负重及平衡训练，或可运用动静态平衡训练仪进行平衡训练，结合视觉反馈等训练方法，增加训练的趣味性，提高训练效果。

（4）步态训练：若畸形纠正不充分，行走时会出现足内翻、内收、内旋步态，需要进行纠正。患儿站立位，身前放置小障碍物，障碍物前画一列外展足印，令患儿练习跨越障碍物后足尽量踩在足印上。

5. *康复护理*　先天性马蹄内翻足患儿石膏矫形、支具穿戴期间，患儿家长需掌握相关护理知识，以确保治疗效果。

（1）石膏护理：包括避免压迫、监测末梢血液循环、观察石膏是否移位、石膏清洁等。

1）避免压迫：石膏未完全干时，要放在软垫上，避免局部受压对肢体产生压迫。石膏固定期间，患儿休息时应垫高下肢，并使足跟刚好伸出枕边，避免压迫引起疼痛和压疮。

2）监测末梢血液循环：石膏固定的最初12小时内，每小时检查1次，以后每天4次。

3）观察石膏是否移位：打石膏时保持足趾外露，便于观察石膏是否滑动。

4）石膏清洁：石膏表面弄脏后，可以用湿抹布擦拭。此外要注意大小便的护理，尿布应该经常更换，并注意防止将石膏包入尿布，以防粪尿漏入石膏，使石膏污染、受潮、变形，预防压疮及感染。

5）其他：若出现石膏流水、石膏内部发出异味；石膏边缘皮肤发红、破损或疼痛；不明原因的发热达38.5℃或以上而无其他感染可解释，应马上就医。

（2）支具护理：包括穿戴支具前确认皮肤状况、穿戴顺序、观察是否移位、支具的保护等。

1）穿戴支具前确认皮肤状况：穿支具前先确认患儿皮肤清洁、干燥。

2）穿戴顺序：双侧马蹄内翻足，先穿严重的一足，但如果患儿踢蹬得厉害，也可以先穿较轻的一足，轻柔地将足背屈，将足跟先放到支具中，先固定踝关节处的固定带，再固定其他固定带，以确保足跟在支具中的位置正确，再穿另一足。

3）观察是否移位：可在第一次穿鞋到位后，画线标记出足趾的位置，便于观察活动中支具是否移位；标记时要确保足趾伸直，且可将袜子上足趾部分剪开以便观察；也可在矫形鞋足跟部位打2个洞，观察足跟是否穿戴到位，是否有移位。

4）支具的保护：把支具的连接杆包裹起来，以保护患儿、家长和家具，定期加固杆上的螺钉。

（三）家庭康复治疗方法

Ponseti法治疗先天性马蹄内翻足，一般矫治效果良好，但治疗过程长，因此家庭康复非常重要。石膏固定期间，要尽量避免竖抱，以防石膏下移，影响矫正效果。佩戴支具后，家长应多与患儿进行游戏活动，教患儿在支具佩戴下进行两腿的同时活动，以免单腿活动时因横杆限制带来的不适；通过推拉支具杆，轻轻屈伸患儿的膝关节，帮助患儿在游戏中运动，克服不适感，同时加强腿部肌肉力量的训练。在患儿支具佩戴时，不鼓励患儿穿戴支具站立或行走。

不同治疗阶段患儿支具佩戴时间不同，家长需要严格按照时间要求给患儿佩戴支具，以防复发；需根据患儿的生长情况，定期更换鞋子、调整横杆的宽度，以保证矫治效果及舒适度。更换鞋子前，先在杆上标记出鞋的角度，以确保准确复位，带扣朝内侧，同时调整横杆的宽度；测量两肩距离，两只鞋子后跟中间螺钉之间的距离应该与此相等。

此外，在支具佩戴间隙，家长可在康复治疗师的指导下，对患儿进行足部牵伸，加强肌力、平衡训练，切记动作轻柔，避免暴力，以防出现损伤。

五、预防及预后

（一）预防

先天性马蹄内翻足为先天性疾病，无有效预防措施，早诊断、早治疗是本病的防治关键。同时，康复治疗是先天性马蹄内翻足功能恢复的重要途径，合理而积极的康复治疗能够使患儿患肢迅速恢复到正常水平。此外，Ponseti 法治疗先天性马蹄内翻足期间，充足的支具佩戴和恰当的家庭康复，都有助于预防复发。

（二）预后

积极而合理的非手术矫治能够让患儿足部形态尽可能地恢复正常，但先天性马蹄内翻足的复发仍是一大难题，受到石膏固定时间长短、术中骨间韧带松解不彻底等多种因素的影响，具有一定的复发风险。Ponseti 治疗法中足外展支具的应用，以及正确的康复治疗方法，能一定程度上避免畸形复发，治疗成功与否与足外展支具治疗及康复治疗的依从性密切相关。

第四节　先天性多关节挛缩

一、概述

（一）定义

先天性多关节挛缩（arthrogryposis multiple congenita，AMC）是一种由肌肉、关节囊及韧带异常纤维化引起的、以全身多个关节挛缩为特征的先天性综合征。它并不是一个特定的诊断，而是 300 多种不同疾病的特征性临床表现，因此诊疗时强调对每个患儿做出具体的疾病诊断。

70%~80%的严重多关节挛缩的发生与环境或遗传因素造成的神经系统异常相关。胚胎早期关节发育接近正常，关节及其连续结构的正常发育与胎儿的宫内运动密切相关。胎儿宫内运动缺乏导致关节周围出现多余的结缔组织，继而导致关节固定，限制运动，进一步加重关节挛缩。目前认为，胎儿异常或母体因素是造成胎儿宫内运动减少的主要原因。胎儿异常包括神经、肌肉或结缔组织异常，宫内运动的机械限制等；母体因素包括感染、药物、创伤等。

此外，先天性关节挛缩与分子遗传学变异有关，如基因突变（已确定至少 5 个基因 TNN12，TNT3，TPM2，MYH3 和 MYH8）、单基因缺陷、线粒体缺陷和染色体异常均可能造成关节挛缩，同时可伴随结缔组织、肌肉、神经系统发育障碍。肌营养不良、肌病和线粒体疾病可造成胎儿运动减少，形成多关节挛缩。

（二）流行病学特征

先天性多关节挛缩在活产新生儿中的总患病率约为 1/3000。

二、临床特点

临床上，大多数先天性多关节挛缩患儿表现为所有关节均受累，约84%患儿四肢关节均受影响，11%仅影响下肢关节，约5%仅影响上肢关节。不同关节受累表现为不同的挛缩畸形，引起不同程度的关节活动受限，影响功能活动。

按病变累及的范围，将本病分成以下三类。

1. 第一类　只累及四肢关节，可分为肌肉发育不良和肢体远端关节挛缩两个亚型，其中肌肉发育不良、关节挛缩是典型的关节挛缩症。在患儿出生后，即可发现四肢关节对称性僵直于屈曲位或伸直位，常常只在关节活动范围的终末有几度的无痛性被动活动度。受累肢体肌肉明显萎缩，肘、膝关节有圆柱状改变。患儿正常皮肤纹理消失，皮肤发亮、紧张，呈木偶样外观；如关节挛缩在屈曲位，其皮肤及皮下组织可形成蹼状畸形。皮肤感觉正常，深部腱反射减弱或消失，四肢均可受累。上肢受累时，肩关节内旋，肘关节屈曲或伸直，桡骨头脱位，前臂旋前，腕关节掌屈、尺偏，拇指内收，其余四指屈曲呈握拳状；下肢受累时，髋关节屈曲、外旋、外展，抑或屈曲内收挛缩伴脱位，膝关节屈曲或伸直，足跖屈内翻，影响步行功能的发育。这类患儿后期可出现C形脊柱侧凸。

2. 第二类　关节挛缩伴内脏及头面部畸形，此类型患儿除关节挛缩外，还有其他部位畸形，诸如马方综合征，Freeman-Sheldon综合征、Gordon综合征、翼状胬肉综合征等。其中，伴有Freeman-Sheldon和Gordon综合征的患儿可累及颅面部，出现面部中线血管瘤。

3. 第三类　关节挛缩伴神经系统异常，如染色体三倍体畸形、大脑畸形、脑脊膜膨出等。多数患儿为常染色体异常，可通过外周血核型检查做出诊断，婴儿多在早期死亡。

此外先天性多关节挛缩常合并多系统的疾病，如肺发育不全、隐睾、先天性心脏缺陷、气管食管瘘、腹股沟疝气、腭裂和眼部低血压等。

三、康复评定

1. 临床评定重点询问怀孕、分娩史和家族史。

2. 影像学检查包括X线（骨和关节的形态）、CT（骨的形态）、MRI（中枢神经系统、肌肉的形态）及超声检查（中枢神经系统、内脏器官形态）。

3. 电生理检查包括肌电图和神经传导速度的检查（神经系统和肌肉的状态）。

4. 实验室检查包括肌肉活检（肌纤维检查）、皮肤活检或血液检查（染色体检查），可通过基因检测帮助判别先天性多关节挛缩的类型。

5. 关节活动度的评定，受累关节的活动度受限是先天性多关节挛缩的主要临床表现之一，通过ROM测定可了解关节活动受限程度。

6. 肌力评定，先天性多关节挛缩患儿，肌肉少，肌力减弱，外观似废用性肌萎缩；部分患儿可因神经或肌肉病变造成肌力下降。肌力评定可反映受累肌群的状态。常用的测量方法为徒手肌力检。

7. 肢体长度和围度的测量详细评定方法见本章第一节。

8. 疼痛评定，疼痛具有高度主观性，不同年龄段的儿童认知、语言表达等能力不同，首选的疼痛评定方法也有区别。详细评定方法见本章第一节。

9. 智力与心理发育评定，先天性多关节挛缩患儿的智力和心理发育评定可采用韦氏儿童智力量表(WISC)及 Gesell 发育诊断量表(GDS)。

10. 平衡的评定，具有独坐能力的先天性多关节挛缩患儿，应评定其坐位、跪位和站立位平衡的评定，包括静态平衡、自动态平衡和他动态平衡。可通过观察法和客观评定法(量表法和平衡仪测试法)进行评定。常用信效度较好的平衡评定量表有 Berg 平衡量表测试、MAS 平衡测试。

11. 步态的评定，先天性多关节挛缩患儿本身存在肌肉、关节功能障碍，同时可能伴发髋关节平衡障碍分级等脱位，脱位的髋关节多处于屈曲外旋和外展姿势，因此往往会对步态产生影响，可选用观察法或步态分析设备对患儿步态进行分析。

12. 日常生活活动能力的评定，先天性多关节挛缩常影响患儿的日常生活活动能力，需评定进食、梳妆、洗漱、洗澡、如厕、穿衣、翻身、从床上坐起、转移、行走、驱动轮椅、上下楼梯等日常生活活动能力。常用评定方法如儿童功能独立性测量(Weefim)。

四、康复治疗

(一)康复治疗的目标和原则

先天性多关节挛缩的主要治疗目标是优化生活质量，包括提高日常生活活动能力、社会参与能力、独立行走的能力、独立生活的能力，须尽早开始管理，最好从新生儿和婴儿开始，改善受累关节的活动度，增强肌肉功能以改善主动运动，矫正影响日常生活活动的固有畸形。

(二)康复治疗方法

先天性多关节挛缩的综合处理方法包括：康复治疗，如物理治疗及作业治疗；单独定制的支具，维持和矫正关节活动度，预防复发性畸形；手术矫正肌肉骨骼畸形，常见于先天性挛缩。

1. *物理治疗*　包括运动疗法和物理因子治疗。

(1)运动疗法：包括手法松解、肌肉牵伸技术、牵引疗法、关节活动度训练、步态训练等。

1)手法松解：尤其是深部手法松解，能够改善局部血液循环，降低肌张力。可在局部热疗后进行，有助于增加软组织的伸展性，为提高松解效率做准备。

2)肌肉牵伸技术：有利于改善先天性多关节挛缩患儿的关节活动范围、牵拉挛缩的组织并防止组织进一步挛缩。根据力量来源分为手法牵伸、机械牵伸和自我牵伸。

①手法牵伸：是指治疗师徒手对紧张或挛缩的组织及活动受限的关节进行牵伸，通过控制牵伸参数(体位、方向、速度、强度和时间)来调整牵伸的效果。通过手法牵伸来缓解挛缩组织紧张，增加组织长度，改善关节活动范围。操作简单、方便、安全和有效，临床最为常用。

②机械牵伸：可持续进行，且牵伸强度可调节。对于软组织挛缩严重的患儿，可以借助重量牵引、滑轮系统和夹板等装置来持续牵伸，提高疗效。牵伸时间至少 20 分钟，也可长达

数小时。

③自我牵伸：是指患儿利用自身重量、特定的体位摆放等，所进行的一种肌肉伸展性训练，牵伸强度和持续时间与手法牵伸类似。治疗师需正确指导患儿于固定而舒适的体位进行自我牵伸，合理调节牵伸参数，以利于临床疗效的巩固。

3）牵引疗法：将挛缩关节的近、远端肢体固定于支架或特定牵引器具的相应位置，设置牵引参数，启动电动牵引，或在远端肢体上按需要的方向施加力量进行牵引。

牵引时尽量使患儿处于稳定、舒适、持久的体位，能充分放松局部肌肉；牵引强度以引起一定的紧张感或轻度疼痛感，但不应引起反射性肌肉痉挛为宜，力量应稳定而柔和，从小重量、间歇性牵引过渡到持续牵引；牵引时间每次10~20分钟，使挛缩的肌肉和受限的关节缓慢伸展，每日至少1~2次。

4）关节活动度训练：应鼓励患儿自行进行各关节的活动度训练；对于已经挛缩畸形的关节，通过被动关节活动度训练以改善挛缩关节活动度。各关节所有轴位均应在无痛的前提下进行最大范围的活动，每个动作重复3~5次。对于合并中枢性损伤而存在肢体痉挛者，在训练时应注意抑制痉挛，对靶肌肉进行牵伸训练。此外，运用CPM进行关节持续被动活动能较好地防止挛缩和改善关节活动度。

5）步态训练：患儿的父母通常对独立行走能力最为重视。关节挛缩和僵硬可造成不同程度的步态改变，加之肌力下降，常可出现步行障碍和步态异常。步态训练时，需要与牵伸、关节活动度训练、肌力训练等结合起来，改善平衡、单腿支撑等能力，纠正错误的步态。

（2）物理因子治疗：主要目的为改善局部血液循环，缓解肌肉及关节周围软组织的紧张性，增强关节周围组织和皮肤的弹性，促进关节功能恢复。

1）石蜡疗法：利用加热溶解的石蜡作为传导热的介质，作用于机体以治疗疾病的方法，配合牵伸技术可使结缔组织弹性增加。石蜡的热传导是缓慢进行的，它可使局部皮肤温度升高并保持在40~45℃，此时进行放松手法和适当的牵伸，有助于改善挛缩关节的活动度，促进关节功能的恢复。每日或隔日治疗一次，每次20~30分钟，10~20次为1个疗程。

2）光疗法：常用红外线疗法。红外线可缓解肌肉痉挛、镇痛、消炎、促进组织再生。治疗时，患儿取舒适体位，充分暴露治疗部位，检查照射部位对温热感是否适应；将灯头对准治疗部位中心垂直照射，灯与皮肤距离15~20 cm，以患部有舒适的温热感为度，每次照射15~30分钟，每日1~2次，15~20次为1个疗程。

3）电疗法：音频电疗，该方法为频率1000~2000 Hz的等幅正弦波，属于等幅中频电疗法，具有较好的松解粘连的作用。治疗时，将电极放置在治疗部位的两侧并固定，强度以患儿耐受舒适为宜，治疗持续20~30分钟，每日1~2次，10次为一个疗程。

2. 作业治疗　上肢功能对独立生活的能力至关重要，尤其是穿衣、进食、修饰、会阴护理。作业治疗的主要目的在于预防或改善畸形、增强肌肉力量和手的灵活性、提高日常生活活动能力。

（1）改善畸形：对于关节挛缩明显的患儿，可在夜间利用静止型支具纠正，白天改用较轻巧的或有活动功能的支具牵伸关节。

（2）增加肌肉力量和手的灵活性：可利用橡皮筋、弹力带等提高手部肌力；也可进行有助于提高手部肌力和灵活度的作业活动，例如：高硬度的橡皮泥作业、抓纸、利用夹或镊子取豆子完成贴豆画等。可以通过调整橡皮泥的硬度、纸张的厚度和镊子的强度来提供不同的阻力，渐进性训练手部肌力。折纸、握笔、写字等可以改善手部灵活性和耐力，穿珠子、穿鞋带、系纽扣、搭积木可增加手的协调性。

(3)提高日常生活活动能力：鼓励患儿完成自理活动，可通过使用支具降低患儿对照顾者的依赖。需着重进行自我照顾性ADL训练及转移活动的训练，必要时需借助支具。

1)自我照顾性ADL训练：注重穿衣、进食、个人卫生和修饰、书写能力等的训练。

①穿衣的训练：肩关节功能障碍明显的患儿，应避免穿套头衣服，且可使用穿衣钩进行独立穿衣训练；手功能受限严重难以系扣子的患儿，可选择扣子和扣眼较大或有魔术贴的衣服，系扣时可使用系扣钩；穿鞋、袜不便的患儿可使用穿袜辅助器、长柄鞋拔等。

②进食的训练：弹簧筷子适用于能完成抓握但伸指受限的患儿；手抓握功能不佳或屈曲受限患儿可使用粗手柄的勺子或刀、叉；肩、肘关节活动受限患儿可使用加长手柄勺；手关节僵直、前臂和腕关节活动受限、取食送食困难者，或手关节畸形不能抓握者，使用弯柄勺或成角勺，也可搭配万能袖套或腕关节支具等使用。

③个人卫生和修饰的训练：肩关节活动障碍的患儿可使用长柄梳；抓握困难的患儿可使用加粗柄的梳子和牙刷，上肢关节活动受限或手灵活性欠佳的患儿可使用双环毛巾进行沐浴；膝关节屈曲受限的患儿应选用加高坐便器座；卫生间需增加扶手，预防跌倒；关节活动受限或平衡功能不佳的患儿可选择洗澡椅。

④书写能力的训练：抓握功能不佳的患儿可使用加粗笔；手指不能对掌或手腕灵活性欠佳的患儿可使用免握笔。

2)转移活动的训练：是ADL中一项极其重要的活动，患儿可获得最大的功能独立，通常由治疗师指导从转移活动训练开始。转移活动包括：床上翻身、卧坐转移、床椅转移、坐站转移等。

3. 辅助器具　先天性多关节挛缩作业治疗常用的辅助器具包括支具、伸腿坐位的辅助器具、立位姿势辅助器具、移动用辅助器具。

(1)支具：在关节功能训练后，使用适合的支具将关节固定在一个比较适当的抗挛缩体位，防止挛缩进展，保持治疗效果。一般分为静态支具、动态支具。

(2)保持伸腿坐位的辅助器具：多用于年龄较小、下肢关节挛缩的患儿。可在双下肢间安装个软质材料的楔形块，以缓解下肢的挛缩状态。

(3)立位姿势辅助器具：主要作用是维持患儿立位，预防或矫正足、下肢及髋关节的异常姿势。根据患儿的实际情况对立位姿势辅助器具的不同部位进行改装，以达到抑制屈曲、促进伸展的目的。

(4)移动用辅助器具：包括坐位移动辅助器具和步行移动辅助器具。

1)坐位移动辅助器具：在患儿尚不能步行但需要较长距离移动时，可使用轮椅等坐位移动辅助器具。

2)步行移动辅助器具：包括助行架、杖类助行器和其他新型辅具。

①助行架：可用于步行训练，其高度与宽度可以调节，可根据患儿的身高及障碍情况定制。助行架有带轮和不带轮两种，根据患儿的立位稳定情况、双下肢移动能力等选择。

②杖类助行器：与助行架相同，均为支持体重、保持平衡、辅助步行的用具，可用于步行训练中，包括手杖、腋杖、肘杖等，根据患儿的步行能力，选用不同类型的杖类助行器。

③新型辅具：Wilmington外骨骼机器人可以辅助先天性多关节挛缩患儿进行运动，也可

辅助进行康复训练，提升患儿训练的自主性和康复效率，但其缺点在于穿戴复杂且舒适性欠佳。此外，Delaware 大学开发了一种适用于婴儿和儿童的轻型治疗服 Playskin Lift，外形与正常的衣服类似，且有助于上肢力量较弱的患儿进行上肢的活动。

4. *手术松解* 对于关节挛缩严重的患儿，关节功能严重受限，则需行松解手术。可根据挛缩的具体情况采取不同的手术方式，如肌肉松解、肌腱延长、肌腱转移等，以达到改善关节活动的目的。术后一般 2~3 天即可行康复治疗，根据手术类型选择不同的训练方式及强度，并逐日增加训练时间及运动强度，防止术后粘连及挛缩的发生。

（三）家庭康复治疗方法

家庭康复主要由父母或看护者实施，是治疗中至关重要的部分。父母应该接受有关康复方案的教育，并应每天与孩子一起进行关节活动度、肌力、平衡、转移、步态、ADL 等练习。

五、预防及预后

先天性多关节挛缩是一种无进展性的疾病，患儿在出生时表现最为严重，治疗从出生后即可开始，多数先天性多关节挛缩在恰当的治疗下可逐渐改善，且不会出现更严重的关节挛缩。目前，此病尚无预防和彻底治愈的方法，但大多数患儿在恰当的治疗后，关节活动范围和运动能力都有显著改善，能够独立进行日常生活活动。

第五节　特发性脊柱侧凸

一、概述

（一）定义

脊柱侧凸是指脊柱的一个或数个节段在冠状面上向侧方弯曲，通常伴有横断面上椎体旋转和矢状面上弧度改变，是一种三维脊柱畸形。国际脊柱侧凸研究学会（Scoliosis Research Society，SRS）对脊柱侧凸定义为：应用 Cobb 法测量站立位全脊柱冠状面 X 线摄片上脊柱的侧方弯曲，如 Cobb 角大于 10°，且伴有轴向旋转则为脊柱侧凸。

特发性脊柱侧凸（idiopathic scoliosis，IS）是指原因不明的脊柱侧凸畸形，也是最常见的脊柱侧凸，好发于青少年，女性多于男性，其病因存在多种假说，如遗传因素学说、激素学说、结构畸形学说、神经肌肉失调学说、姿势解体学说等。

（二）流行病学特征

流行病学调查显示，我国中小学生脊柱侧凸患病率约为 1.02%~5.14%，女性患病率较高，其中 90%以上脊柱侧凸患儿为特发性脊柱侧凸。

（三）分型

特发性脊柱侧凸根据发病年龄分为婴儿型、儿童型、青少年型和成人型。婴儿型 0~3 岁发病，以男婴多见，侧凸多位于胸段且常为左凸，多数在生后6个月内进展。儿童型3~10岁发病，多见于女孩，常为右侧胸弯。青少年型10~18岁发病，最为常见。成人型是指18岁以后发现的特发性脊柱侧凸。特发性脊柱侧凸根据侧凸角度的大小分为轻度、中度、重度、极重度。

特发性脊柱侧凸临床常用的分型有Ponseti分型、King分型、Lenke分型、PUMC(协和)分型和Rigo分型。Ponseti分型是特发性脊柱侧凸临床上最传统的分型，常用于保守治疗和术前分型，该分型是一种基于冠状面上脊柱畸形所在解剖位置进行的二维分型，可根据清晰的躯干形态将特发性脊柱侧凸分为5型，包括腰弯、胸腰弯、胸腰双弯、胸弯、颈胸弯。King分型、Lenke分型、PUMC(协和)分型主要根据侧凸的部位、严重程度、柔韧性、顶椎等因素进行分类，只适用于手术治疗，不能用于指导非手术治疗。Rigo分型是专用于Cheneau支具治疗的分型，包含SRS定义的侧凸类型、过渡点的平衡/失衡、L4s的相对倾斜，有助于Cheneau支具的设计和制作。

二、临床特点

特发性脊柱侧凸早期易被忽视，随着侧凸角度的发展逐渐出现非对称性脊柱，一侧肋骨和肩胛骨隆起，对侧肩膀抬高或臀部凸起，身高常低于同年龄儿。除胸腰双弯躯干缩短但畸形不明显外，其他类型严重脊柱侧凸常出现躯干畸形，胸部侧凸躯干畸形尤为明显，这种畸形无法因姿势变化而纠正，当患儿躯干向前弯曲时，凸出侧肋骨后隆明显呈剃刀背，严重者可继发胸廓畸形。

32%的特发性脊柱侧凸患儿存在腰背痛，其中23%一开始即有疼痛，9%在治疗期间出现疼痛，疼痛多发生于右侧胸腰段，颈胸以上的侧凸有时会出现头痛症状。疼痛的严重程度与侧凸的类型有关，与侧凸程度无关。

许多特发性脊柱侧凸患儿存在平衡功能障碍、肺功能障碍、心理障碍等。轻、中度侧凸患儿基础心肺功能不受限制，但最大运动耐量试验时通气量和最大摄氧量显著减少，严重者(Cobb角大于80°或者旋转角度较大的患儿)可因继发胸廓畸形影响心肺发育，出现易疲劳，运动后气短、呼吸困难、心悸等症状，甚至心肺衰竭。侧凸造成的外观畸形是患儿心理障碍的应激原，患儿表现出敏感、偏执、抑郁和焦虑。此外，严重脊柱畸形甚至可出现神经系统牵拉和压迫症状。

三、康复评定

(一)临床评定

特发性脊柱侧凸的临床评定应包括完整的病史、全面体格检查。

1. *病史* 对于初诊患儿，需要了解其家族史、既往疾病史、治疗史、手术史，询问可引起继发性脊柱侧凸的相关因素，还需要了解母亲孕期风险因素暴露情况、生产史、患儿的生长发育史、月经史、青春期第二性征的出现情况，更需要详细了解患儿脊柱侧凸首次发现情况；需了解患儿既往有无热性惊厥、脊柱疼痛、精神发育迟滞等病史；询问患儿有无食管闭锁等胸部手术史、心脏手术史；对于患儿月经史、青春期第二性征等情况的了解有助于判断患儿生长潜能。对于定期随访的复诊患儿，需了解其体育活动、运动治疗、支具治疗等情况，应了解运动和支具治疗方法、频率和持续时间等。

2. 体格检查　体格检查时，应测量患儿的身高、坐高、体重、双臂间距、双下肢长度。检查各关节的可屈性，如腕及拇指可接近，手指过伸，膝或肘关节反屈等。进行神经系统检查，包括感觉、运动、肌力、肌张力、腱反射、腹壁反射和巴宾斯基征检查，如存在明显的肌无力，必须寻找可能存在的神经系统畸形。所有患儿都应考虑到其存在中枢神经系统疾患的可能性。检查脊柱时，患儿躯干需充分暴露。检查者应从患儿前方、侧方和背面仔细观察其双肩、肩胛骨、肋骨、背部、腰部的对称情况，查找皮肤色素改变、咖啡斑、皮下组织肿块、皮肤凹陷、异常毛发及囊性物，还需检查乳房发育情况。检查过程中嘱患儿向前弯腰，观察其后背对称性。早期脊柱侧凸的背部征象：两肩和肩胛不等高、一侧腰部皱褶皮纹、前屈时背部不对称，脊柱偏离中线。此外，还需进行 Adam 向前弯腰试验，检查者嘱患儿站立，双足并拢，膝伸直，躯干前屈，两臂下垂，掌心相对，检查者从患儿的前、后及侧面观察背部两侧是否齐平和后凸或前凸畸形，若一侧背部隆起，则说明存在肋骨及椎体旋转畸形。在 Adam 向前弯腰试验中可以联合应用脊柱旋转测量尺（scotometer）来评价躯干旋转角度。婴儿型特发性脊柱侧凸要详细体检，了解四肢是否畸形。临床常通过在颅骨底部或 C 棘突放铅垂线来评定脊柱偏离正中线情况，一般铅垂线不应偏离股沟超过 1～2 cm；同时通过测量 C7、L3 到铅垂线的距离可评定患儿矢状面生理性前凸、后凸情况。

（二）影像学评定

特发性脊柱侧凸的影像学评定主要包含 X 线摄片和 MRI 影像学评定。

1. X 线摄片对于 Adam 向前弯腰试验阳性、躯干旋转角度≥5°的患儿，通常建议进行全脊柱 X 线摄片检查，摄片时需保护患儿的性腺、甲状腺和乳腺。婴儿可采用卧位拍片。全脊柱 X 线片可以确定侧凸部位、类型和严重程度、骨骼成熟度、椎体旋转情况等，并可排除先天性椎体畸形。X 线摄片检查 Cobb 角是诊断脊柱侧凸的金标准，Cobb 角可以评定侧凸程度、监测侧凸进展和评价治疗效果。

（1）侧凸角度的测量：SRS 建议采用的 Cobb 角测量法，测量包括三个步骤：①确定上端椎；②确定下端椎；③在上端椎椎体上缘和下端椎椎体下缘各画一横线，以此两横线为标准各做一垂直线，两条垂线的夹角即为 Cobb 角。如果椎体上缘不清楚，可用椎弓根上、下缘的连线代替。端椎是指脊柱侧凸弯曲发生中最上端和下端的椎体，可以是椎体或椎间盘。主侧凸（原发侧凸）是最早出现的弯曲，也是最大的结构性弯曲，柔韧性差；次侧凸（代偿性侧凸或继发性侧凸）是最小的弯曲。当有三个弯曲时，中间的弯曲常是主侧凸；有四个弯曲时，中间两个为双主侧凸。

（2）旋转角度测量：确定椎体旋转角度的常见方法有 Nash－Moe 法和 Cobb 旋转法。Nash－Moe 法根据正位片椎弓根的位置，将其分为 5 级。在正位片上，将椎体纵分为 6 等份，自凸侧至凹侧为 1 至 6 段。0 级（无旋转）：椎弓根卵圆形，两侧对称，并位于外侧段；1 级：凸侧椎弓根两侧缘稍变平且轻度内移，仍在外侧段，凹侧椎弓根向外移位且外缘影像渐消失；2 级：凸侧椎弓根影像移至第 2 段，凹侧椎弓根基本消失；3 级：凸侧椎弓根影像移至椎体中线或在第 3 段；4 级：凸侧椎弓根越过中线至第 4 段，位于椎体凹侧。Cobb 旋转法根据正位片棘突的位置，将其分为 5 级。在正位片上，将椎体纵分为 6 等份：0 级，棘突位于正中线；1 级，棘突位于第 1 段；2 级，棘突位于第 2 段；3 级，棘突位于第 3 段；4 级，棘突超出椎体。

(3)骨骼成熟度测量：最常用的方法是通过测量髂嵴骨化的进展程度(Risser 征)来评定骨骼成熟度。将髂嵴分为4等份，骨化由髂前上棘向髂后上棘移动，没有骨化为0度，骨骺移动25%为1度，50%为2度，75%为3度，移动到髂后上棘为4度，骨骺与髂骨完全融合为5度，代表患儿骨骼已经成熟。通常在青少年快速生长期后或身高高峰生长后，才出现 Risser 征1度。

(4)肋椎角差测量：婴儿型特发性脊柱侧凸常测量肋椎角差。如果胸椎顶椎凹侧肋椎角减去凸侧肋椎角的差值大于0°，则侧凸易进展；如差值小于20°，则侧凸有可能消退。

(5)进展风险评定：根据国际脊柱侧凸矫形外科康复和治疗协会指南，特发性脊柱侧凸进展风险由患儿实足年龄、Cobb 角和 Risser 征决定。计算进展风险大小的方法：进展风险(百分比)=(Cobb 角-3×Risser 征)/实足年龄。

2. MRI 可排除椎管内病变，如脊髓空洞症、Chiari 畸形、脊髓栓系和脊髓纵裂等。对“非典型性”特发性脊柱侧凸，如胸椎左侧凸，伴有局部感觉或运动的缺失，腹壁反射异常，病理反射阳性，异常的皮肤表现等，应行 MRI 检查。在婴儿期，脊柱侧凸可能是潜在的神经轴畸形的最初体征之一。有专家主张，对于所有婴儿型脊柱侧凸儿童应行 MRI 检查。

(三)肺功能评定

特发性脊柱侧凸患儿常表现出肺总量和肺活量减少。肺功能测试指标包括肺活量和肺总量。肺活量用预测正常值的百分比来表示，80%~100%为肺活量正常，60%~80%为轻度限制，40%~60%为中度限制，低于40%为严重限制。第1秒肺活量(EV1)与总的肺活量比较，正常值为80%。

(四)平衡功能评定

常采用 Romberg 试验、Fukuda 试验检查患儿平衡功能。

1. Romberg 试验　可检查立位时视觉补偿的作用，对于判断感觉性共济失调非常重要。

2. Fukuda 试验　即原地踏步试验。大多数正常人步行结束后躯体无偏移，为试验阴性。

(五)心理评定

评定方法包括临床访谈、自评量表等。有关特发性脊柱侧凸患儿的心理健康问题目前还有争议。有研究指出胸弯 Cobb 角≥40°的女性患儿更易出现心理障碍倾向。

(六)生活质量评定

常用的评定特发性脊柱侧凸患儿与健康相关的生活质量(health-related quality oflife，HRQL)量表有脊柱侧凸研究学会患儿问卷表(scoliosis research society outcomes instrument，SRS-22)和 SF-36。SRS-22 问卷是脊柱侧凸研究学会在全球重点推荐的、一种简单实用的特发性脊柱侧凸患儿专用 HRQL 量表，被广泛用于评定脊柱侧凸的影响和疗效。中文简体版 SRS-22 问卷于2007年由我国赵黎教授等进行跨文化修订，内容涉及5个维度，包括功能活动、疼痛、自我形象、心理健康以及对治疗的满意程度。相比之下，SF-36 评定脊柱侧凸患儿则缺乏特异性，且其中部分问题存在重复，测试时间较长。

四、康复治疗

（一）康复治疗的目标与原则

1. *康复治疗的目标* 2011年SOSORT发表的脊柱侧凸康复治疗共识提出脊柱侧凸保守治疗主要针对多个问题，涵盖美观、生活质量、残疾、背部疼痛、心理健康、成年侧凸进展、呼吸功能、侧凸角度、成年后对进一步治疗的需求九大方面。脊柱侧凸康复治疗目标主要为形态学和功能学两方面的目标，包括在青春期尽可能阻止或减少侧凸进展、预防或治疗呼吸功能障碍、预防或治疗脊柱疼痛、通过纠正姿势改善外观和形体；对于45°以上的青少年特发性脊柱侧凸，保守治疗的特定目标还包括避免手术、改善外观和生活质量、减少残疾和疼痛。

2. *康复治疗的原则* 不同程度的脊柱侧凸康复治疗的原则也不同。

（1）Cobb角<20°，Risser<5的患儿，每6~12个月检查一次，同时予以相应的康复治疗。

（2）Cobb角<20°，Risser=5的患儿，通常不再需要进一步检查和治疗。

（3）Cobb角>20°，Risser<5的患儿，每4~6个月检查一次，同时予以相应的康复治疗。如果发现每6个月进展5°以上且Cobb角>25°，应行支具治疗。

（4）胸椎侧凸Cobb角在25°~40°之间，Risser<5的患儿，初诊时考虑支具治疗，同时予以相应的其他康复治疗。

（5）胸椎侧凸Cobb角在25°~40°之间，Risser=5的患儿，通常不需要治疗，但成年后仍有进展可能，应每年复查，至骨骼成熟3年后，改为每5年复查一次。

（6）胸段Cobb角>40°，支具治疗每年Cobb角加重>6°的患儿，应行手术治疗。

（7）胸腰段、腰段侧凸Cobb角>35°，支具治疗每年Cobb角加重>6°，应行手术治疗。

（二）康复治疗方法

特发性脊柱侧凸的康复治疗方法主要分为物理治疗和支具治疗。物理治疗包括运动疗法、手法治疗等。

1. *运动疗法* 特发性脊柱侧凸运动疗法作为单一的保守治疗、支具治疗的辅助治疗、术前和术后康复治疗被广泛应用。运动疗法有一般运动疗法和脊柱侧凸特定运动疗法（physiotherapeuticliosis-specific exercises，PSSE）。一般运动疗法通常包括以热身、肌力训练等为基础的低强度的牵伸和身体运动，如瑜伽、普拉提等。PSSE是根据患儿个体的侧凸位置和程度制订的，专门针对脊柱侧凸的特定运动训练方案，由于特发性脊柱侧凸病因未明、病理改变复杂、分类多样，其运动疗法、参与治疗的形式存在很大差异。国际上有多个PSSE的学派，包括脊柱侧凸科学训练方法（scientificexercises approach to scoliosis，SEAS）、脊柱侧凸三维矫正疗法（Schroth法）、Dobomed疗法、Sideshit疗法、Lyon疗法、脊柱侧凸功能性个体化治疗（functional individual therapy of scoliosis，FITS）。其中，大部分方法的原则是基于特定主动矫正模式和运动训练，同时进行稳定性训练，包括神经运动控制、本体感觉训练和平衡训练等，并结合日常生活活动，让患儿开展家庭康复。

（1）SEAS法：自我矫正是SEAS的理论基础和核心理念，强调三维方向的自我矫正，除利用生物力学的原理的矫正以外，更进一步从神经生理学的角度通过反复的正确的姿势训练，促进大脑皮质记忆的产生，形成正确的姿势，从而达到矫形目的，实现真正的“积极自我矫正”。主要内容包括5部分：

1）三维方向上的主动自我矫正：是SEAS法最主要的部分，包括：①冠状面上侧凸顶椎附近椎体向凹侧侧移矫正训练；②矢状面异常弧度矫正，主要加强胸椎后凸和腰椎前凸训练；③矢状面和冠状面联合矫正。

2）矫正姿势下的肌肉力量训练：在自我矫正姿势下通过等长收缩，训练椎旁、腹部、下肢和肩胛带肌力，尽可能长时间维持自我矫正姿势并用力收缩相应肌群，达到稳定姿势和肌力训练的目的；另外可通过静、动态平衡功能训练，在自我矫正姿势下提高训练难度，改善平衡功能。

3）自我矫正姿势和运动日常模式化：通过训练侧凸患儿在矫正和平衡的姿势下进行日常活动逐渐形成正确的姿势模式，如行走姿势训练，类似“猫步”的姿势可以提高矢状面的矫正。

4）提高心肺功能的有氧运动训练；通过有氧运动提高患儿的运动能力，改善心肺功能。

5）支具佩戴下的针对性训练：使用支具治疗的患儿应尽可能减少制动或支具带来的副作用，如肌力减弱、矢状面弧度减少、呼吸障碍等问题，治疗方法如下：①支具治疗前训练：脊柱各个方向关节活动度训练，使支具治疗达到最大矫正角度。②支具治疗期间训练：进行矢状面训练，增加胸部后凸和腰部前凸；支具佩戴间隙，进行运动和呼吸训练，防止肌力和呼吸功能下降。

（2）Schroth法：是一套以镜面监督、呼吸功能矫正、姿势认知结合的特定矫正训练。它将身体分成了三个虚构的模块，由下至上依次为：腰-骨盆模块、胸模块、颈肩模块，三个模块的功能和姿势在三维方向上相互影响和代偿。与正常人体三个模块在冠状面对称呈矩形、矢状面有正常的生理弧度、水平面无相对旋转不同，脊柱侧凸患儿的三个模块出现异常。以胸右弯患儿为例，胸部模块在冠状面偏向右侧，从头部向下看，水平面顺时针旋转，而腰-骨盆带在冠状面偏向左侧，水平面相对于胸部模块逆向旋转，颈肩带与腰-骨盆带发生类似变化，三个模块在冠状面呈梯形变化，因此整个躯干发生相应扭曲 根据侧凸不同类型，Schroth法将脊柱侧凸分为“三弧模式”和“四弧模式”两个主要模式，利用身体模块相互运动，重建躯干的平衡状态，矫正平衡的趋势和力量可以通过身体姿势的改变传导至脊柱，同时借助“镜面反馈”“治疗师引导”等手段将矫正运动整合到患儿的“姿势记忆”中，反复强化训练，从而改善脊柱畸形。主要的方法和步骤包括：身体轴向拉伸；根据模块分型反向矫正、反向旋转；易化、稳定矫正姿势的训练；特殊的呼吸训练技术。身体轴向拉伸强调尽可能伸展身体，激活脊柱两侧肌肉，为自我矫正姿势做准备，需保持骨盆稳定，防止运动中身体过度伸展或屈曲；此外，针对不同模块在冠状、矢状、水平面上畸形方向，反向矫正和旋转身体模块，使身体模块相互作用，尽量形成正确的位置和姿势，同时矫正脊柱畸形；在姿势矫正易化和稳定训练方面，通过肌肉的等长、等张收缩，加上视觉反馈、平衡训练、本体感觉刺激，增加脊柱神经生理学自我矫正能力，使正确姿势得以强化和稳定，达到自我姿势矫正目的。通过特殊的呼吸训练技术（旋转角度呼吸训练）对肺部产生力量，在内部对侧凸和身体姿势产生矫正作用，并对胸廓畸形、形体塌陷、姿势易化和稳定都起到重要作用。Schroth疗法非常复杂，需在专业治疗师指导下进行。

（3）Dobomed疗法：Dobomed疗法强调三维方向的脊柱和姿势自我矫正，通过将骨盆和肩带摆放在对称姿势位置后，对侧凸主弧进行自我矫正，同时强调对胸椎矢状面后凸的闭链训练，并对矫正后的正确姿势进行强化训练，从而形成正确姿势习惯，达到矫正目的。

以胸椎右侧凸为例，患儿会出现胸椎矢状面移位，导致胸椎正常生理弧度减小，冠状面侧凸和水平面旋转畸形。Dobomed疗法矫正方法进行四点撑位、坐位、跪位以及站位等不同体位脊柱矢状面矫正运动和姿势纠正，配合呼吸训练；在恢复矢状面生理弧度、纠正水平面畸形和冠状面侧凸的同时，通过闭链训练提高脊柱和躯干稳定性，进一步达到矫形目的。这一治疗方法已被证实可有效降低侧凸进展和改善呼吸功能，适用于单弯患儿，可进行单一治疗，也可配合支具治疗或用于侧凸患儿术前康复。

（4）Side shift疗法：该疗法借助向弯曲凹侧移动躯干的动作，达到脊柱积极的自动矫正的目的，适用于发生在任何脊柱节段的单弯和双弯。Side shift疗法要求患儿向弯曲的凹侧移动躯干并维持10秒，之后恢复至中立位，重复此动作至少30次/天。训练过程中要求患儿排除躯干旋转和屈曲，如为坐位练习，则训练时间应尽可能长。对于腰段或胸腰段侧凸的单弯患儿，在Side shift疗法治疗中还需进行Hitch训练，患儿于站立位抬起弯曲凸侧的足跟（即凸侧踮起），同时保持髋与膝的伸直；对于同时存在脊柱双弯的患儿则需于站立位抬起下段弯曲凸侧的足跟，并用手对低位的弯曲加以固定，躯干向高位弯曲的凹侧移动，保持10秒之后回到中立位。

（5）Lyon疗法：Lyon疗法需和Lyon支具结合应用。Lyon疗法首先对患儿进行身体评定（包括年龄、姿势不平衡、Cobb角），并使用镜子或视频让患儿意识到自己的躯干畸形，后教给患儿穿戴Lyon支具的脊柱伸展体操训练以及日常训练，纠正错误的习惯。Lyon疗法包括：呼吸训练、脊柱三维矫正、髂骨-腰椎角度松动（腰椎脊柱侧凸）、患儿教育（饮食控制、避免石膏综合征、皮肤护理等）、坐姿控制。

（6）FITS疗法：是基于大量其他疗法的基础上建立起来的，它是一个诊断和治疗特发性脊柱侧凸的方法，可作为单独的脊柱侧凸运动疗法、支具治疗的辅助治疗、手术治疗前或者手术后骨盆和肩带的矫正方法。主要内容包括患儿教育，放松紧张的肌筋膜，改善矢状面生理弧度，改善足部和骨盆负重线，提高腰和骨盆的稳定性，促进三维方向自我矫正，促进三维方向矫正的呼吸训练，平衡功能训练，矫正步态和日常异常姿势。

2. *手法治疗*　临床上常采用关节松动、软组织松动技术等手法结合运动疗法治疗脊柱侧凸，手法治疗对侧凸引起的肌肉、韧带、筋膜等软组织异常和疼痛等症状，可以起到一定的疗效，也有利于姿势的矫正，但手法治疗作为单一疗法进行治疗的机制和疗效尚不明确。

3. *支具治疗*　支具治疗是脊柱侧凸最常用的保守治疗方法，目的是预防脊柱侧凸进展和促进其稳定在一个可接受范围内。根据矫正侧凸位置高低，可分为颈胸腰骶支具和胸腰骶支具。颈胸腰骶支具是指带有颈托或上部金属结构的支具，胸腰骶支具是指不带颈托、高度只达腋下的支具，也称腋下型支具，如Boston支具、Charleston支具，此类支具适用于侧凸顶椎在T7以下的脊柱侧凸。支具治疗可以阻止或减缓侧凸进展，尤其对小年龄、自身配合治疗程度较差的患儿，支具比运动疗法疗效更佳。支具治疗的疗效与佩戴时间相关，但长时间佩戴支具会影响肌肉、呼吸等功能，因此佩戴支具的同时需配合合理的运动治疗。支具的使用主要是根据脊柱侧凸进展风险大小和严重程度决定。一般认为进展风险大于40%，Cobb角25°~40°的患儿需要支具治疗。支具类型应根据患儿侧凸部位、类型等进行选择。

（1）Milwaukee支具：由骨盆围、上部结构和侧方衬垫三部分组成，主要适用于胸椎侧凸，特别是胸廓尚未发育好的患儿。该支具能有效控制脊柱侧凸的进展，但其颈环难以被患儿所接受，应用受到限制。

(2) Boston 支具：是目前最常用的胸腰骶支具，常用于单或双弯患儿的治疗，对顶椎位于第七胸椎或以下者有效。矫形师依照患儿脊柱全长 X 线摄片，以患儿为模子，由热塑材料预制成的胸腰骨盆围在凸侧加压力衬垫，并在对侧开窗。侧方衬垫产生被动的侧方力使弯曲的脊柱在支具内轴向牵伸，使躯干离开侧方衬垫靠向开窗区，由此产生主动的矫正力进一步改善支具内矫正。Boston 支具疗效已获较广泛肯定，该支具可被衣服掩盖，在患儿中的接受度高。

(3) Wilmington 支具：被设计为夹克形式，上至腋下，下达骨盆，开口于前方并用尼龙搭扣缚紧，在整个治疗期间至少需要更换一次支具。

(4) 色努支具：又称为 CTM 支具，其作用除了利用压力垫减少水平面上的扭转、利用腹托提高腹内压以产生对脊柱的牵引力外，还在穿戴中通过前面的窗口进行呼吸，从而调整胸廓，主动矫正脊柱形状，矫正节段最高可达第六胸椎，而且抗旋转效果较好。

(5) Charleston 支具：适用于 Cobb 角<35°的单个腰弯或胸腰弯患儿。使用时，患儿处于最大侧屈矫正，并只需在夜间穿戴 8~10 小时。由于该支具所产生的侧屈矫正力使躯干处于一种非直立位，所以不适合白天使用。

(6) Sforzesco 支具：2007 年 Negrini 和 Marchini 等人基于“对称性、患儿主动参与、三维矫正”的理念，发明了 Sforzesco 支具，这是一种挑战传统脊柱侧凸三点矫正模式的新支具理念，有望取代脊柱侧凸支具。

（三）康复治疗方法选择

特发性脊柱侧凸病程长、病理变化复杂，阶段不同、临床症状不同或患儿需求不同，其康复治疗方法的选择也不同。脊柱侧凸的治疗方法主要包括手术和非手术两大类。特发性脊柱侧凸手术治疗的适应证包括：①生长期儿童的侧凸不断加重；②青春期的严重畸形（>50°）伴有躯干不对称；③非手术方法不能缓解的疼痛；④胸椎前凸；⑤明显的外观畸形。手术治疗的风险与其他大手术一样，6%~29%的患儿需要二次手术。此外，手术可出现疼痛、急性或延后的深感染、假关节或植入物突出等问题。症状相对较轻或进展风险较小的患儿可采用非手术治疗。非手术治疗，即保守治疗或康复治疗主要是根据患儿的病情程度、年龄与未来侧凸进展等因素制订相应的治疗方案，需要根据病情适时调整。康复治疗有助于特发性脊柱侧凸患儿生理、功能以及心理等各方面的恢复。

（四）家庭康复治疗方法

特发性脊柱侧凸患儿的家庭康复方案需要专业机构的医生进行诊断和系统评定，再根据患儿的具体情况制订个性化家庭康复方案。其治疗目标：①控制脊柱畸形的进展；②纠正患儿先前的不良姿势；③建立正确的呼吸模式；④增强维持脊柱正确姿势的肌肉力量，调整两侧脊柱椎旁肌肌力的平衡；⑤预防患儿因脊柱侧凸引起的继发性畸形。特发性脊柱侧凸的家庭康复方案主要包括家庭康复体操、不同体位的脊柱纵轴伸展、呼吸训练三大方面，以帮助纠正患儿的不良坐姿、站姿，改善患儿的形体；增加脊柱周围肌群的核心稳定性；提高患儿的心肺功能。特发性脊柱侧凸的家庭康复的训练需循序渐进。此外，为确保治疗效果，要做好定期复查和随访，配合医生和治疗师及时调整患儿家庭康复治疗方案；进行家庭康复治疗期间，需严格按照医生和治疗师的要求实施，家长协助做好督促。

五、预防及预后

（一）预防

应积极宣传脊柱健康的重要性，加强全社会对儿童青少年脊柱健康的重视，督促广大儿童青少年保持良好的姿势，加强脊柱健康。此外，开展儿童青少年定期脊柱筛查，以实现脊柱侧凸的早发现、早诊断、早干预、早康复。

（二）预后

85%婴儿型特发性脊柱侧凸具有自限性，双胸弯易进展并发展为严重畸形，右侧胸凸的女婴通常预后不良。67%儿童型特发性脊柱侧凸为进展型侧凸，可进展为严重畸形，损害肺功能。青少年特发性脊柱侧凸的预后与侧凸进展风险、是否合理干预密切相关。一般而言，侧凸角度越大、骨骼发育越不成熟则进展风险越大，若不及时干预，会严重影响疾病的预后。

第六节　发育性髋关节脱位

一、概述

（一）定义

发育性髋关节脱位（developmental dysplasia of the hip，DDH）又称发育性髋关节发育不良，是指股骨头和髋臼的构造异常或两者对应关系异常，是一种动态的发育异常，可伴随婴儿生长发育而好转或加重。

（二）流行病学特征

不同地区和种族的发病率有极大差异，这与遗传因素、生活习惯和环境密切相关。据统计我国发育性髋关节脱位的发病率为0.91‰~3.90‰，此病女孩更易受累，女孩与男孩的比例约为4∶1；左侧髋关节更容易累及。此外，一些习惯背婴儿的民族发病率明显降低；相反，习惯行双下肢捆绑襁褓婴儿的地区发病率明显增高。发育性髋关节脱位的发病与胎位有关，经临床统计臀位产发病率最高，可增加发病率至20%左右，比头位产高10倍。剖宫产儿的发病率明显高于顺产儿。

二、临床特点

发育性髋关节脱位包括髋关节可复位或不可复位的脱位、易脱位及半脱位，以及新生儿及婴儿的髋发育不良（髋臼及股骨近端的骨发育不全）。

（一）髋关节脱位

该型患儿髋关节全脱位，为最常见的一型。股骨头已完全脱出髋臼，向外上、后方移位，盂唇嵌于髋臼与股骨头之间。该型根据股骨头脱位的高低分为三度：Ⅰ度：股骨头向外方移位，位于髋臼同水平；Ⅱ度：股骨头向外、上方移位，相当于髋臼外上缘部位；Ⅲ度：股骨头位于髂骨翼部位。脱位的分度标志着脱位的高低，对术前牵引方法的选择，与治疗后合并症的发生及预后均有直接关系。

（二）髋关节半脱位

该型股骨头及髋臼发育差，股骨头向外轻度移位，未完全脱出髋臼，髋臼指数也增大。此型既不是髋关节发育不良导致的结果，也不是髋关节脱位的过渡阶段，而是一独立的类型，可以长期存在下去。

（三）髋臼发育不良

又称为髋关节不稳定，早期常无症状，生后有很高的比例呈现髋关节不稳定，X线常以髋臼指数增加为特征，有的随生长发育而逐渐稳定，有的采用适当的髋关节外展位而随之自愈，但也有少数病例持续存在髋臼发育不良的改变，年长后出现症状，需进行手术治疗。

发育性髋关节脱位还常常伴有其他骨骼肌肉异常，如先天性斜颈、跖骨内收以及跟骨外翻畸形。先天性肌性斜颈与发育性髋关节脱位同时发生率为8%，男童约为女童的5倍。

发育性髋关节脱位的治疗目的是尽早地在不用强力的条件下获得并维持髋关节的中心性对位，避免极端的位置。原则上需及早诊断和整复并保持复位状态，为股骨头及髋臼的发育提供最佳的环境和时机，有益于髋臼的进一步发育及股骨头的重塑。发育性髋关节脱位的治疗具有挑战性，不同年龄的患儿采用的治疗方法不同。

出生~6月龄的患儿通常采用轻柔的手法而无须牵引或麻醉就可以将脱位的髋关节复位。Pavlik吊带是应用最广的治疗DDH的支具，对大月龄的患儿疗效不佳。7~18月龄的患儿可采用非手术的方法（闭合复位）或手术的方法（切开复位）。18月龄~8岁的患儿主要采用切开复位加石膏固定，手术方法包括：Chiari截骨术、造盖术、髋关节融合术、股骨近端外翻截骨术与全髋置换术。8岁以上患儿采用切开复位、石膏固定，以治疗髋关节残存发育不良。

三、康复评定

对于不同年龄段的患儿，康复评定的方法和内容有所不同。除临床评定和检查方法区别外，1岁以前的或不会走路的患儿应针对患儿的关节活动度、肌力、下肢长度、粗大运动功能等项目进行评定；1~3岁患儿，在此基础上还应增加对平衡功能、步态、精细运动功能项目的评定；3岁以上患儿应对患儿的疼痛、关节活动度、肌力、下肢长度、全身功能状况、疼痛、步态、精细运动功能、认知功能进行评定。

（一）术前临床评定

发育性髋关节脱位患儿出生时可能仅为髋臼发育不良，没有髋关节脱位，而在数周或数月后才发展为髋关节脱位。

1. *新生儿期检查方法*　包括外观与皮纹、股动脉搏动、Alis征、Barlow试验、Ortolani试验、髋关节屈曲外展试验。

（1）外观与皮纹：髋脱位时，患侧大腿、小腿与健侧不对称，臀部宽，腹股沟褶皱不对称，患侧短或消失，臀部褶纹亦不相同。患侧升高或多一条，整个下肢缩短且轻度外旋位。

（2）股动脉搏动减弱：腹股沟韧带中点以下一横指可扪及股动脉，股骨头脱位后股动脉失去衬托，搏动减弱或不易触到，检查需两侧对比观察。

（3）Alis 征：患儿仰卧，双侧髋、膝关节屈曲，两足平放于床面上，正常两侧膝顶点等高，若一侧较另一侧低，则为阳性，表明股骨或胫腓骨短缩或髋关节脱位。

（4）Barlow 试验：又称弹出试验。检查时患儿双髋、双膝屈曲 90°，检查者握住股骨大小粗隆外展髋关节，拇指向外上方推压股骨头，股骨头向后脱出，去除压力后股骨头自然复位，则为 Barlow 试验阳性。

（5）Ortolani 试验：将患儿双膝和双髋屈曲至 90°，检查者将拇指放在患儿大腿内侧，食指、中指则放在大转子处，将大腿逐渐外展、外旋。如有脱位，可感到股骨头嵌于髋臼缘而产生轻微的外展阻力。然后，以食指往上抬起大转子，可感到股骨头滑入髋臼内时的弹动。

（6）髋关节屈曲外展试验：又称蛙式试验。双髋关节和膝关节各屈曲 90°时，正常新生儿及婴儿髋关节可外展 80°左右。若外展受限在 70°以内时应怀疑髋关节脱位。若检查时听到响声即可外展 90°表示脱位已复位。

2. *较大儿童的检查方法*　较大儿童的髋可由不稳定变成脱位，并由可复位变为不可复位，因此除上述 Alis 征及外展试验外，需增加 Trendelenburg 征、望远镜试验、跛行步态的评定。

（1）Trendelenburg 征：主要用于检查髋关节承重功能。先让患儿健侧下肢单腿独立，患侧腿抬起，患侧臀皱襞（骨盆）上升则为阴性；再让患侧下肢单腿独立，健侧腿抬高，则可见健侧臀皱襞下降，为阳性征，表明持重侧的髋关节不稳或臀中、小肌无力。

（2）望远镜试验：又称 Dupuytren 征。检查时，患儿仰卧，检查者一手握膝部抬高大腿 30°，手固定骨盆，上下推拉股骨干，若觉察有抽动和弹响则为阳性，提示存在髋关节脱位。

（3）跛行步态：发育性髋关节脱位患儿一般开始行走的时间较正常儿童晚。单侧脱位者有跛行步态。双侧脱位者站立时腰部明显前凸，易出现典型“鸭步”。

（二）术后临床评定

发育性髋关节脱位术后患儿需要评定伤口、疼痛情况、体温变化等。X 线检查了解髋关节正确对线对位、截骨处愈合情况，以及是否出现股骨头缺血性坏死等并发症。由于发育性髋关节脱位术后患儿需要长期石膏或支具固定，石膏或支具拆除后需评定患儿下肢关节活动度、肌力等情况。

（三）影像学评定

发育性髋关节脱位影像学评定包括超声检查和 X 线摄片。

1. *超声检查*　月龄<6 月龄的新生儿因髋臼和股骨头主要为软骨，X 线摄片不能显示，因此髋关节的超声检查是最有价值的。多在 4~6 周进行初次超声检查。常用的髋关节超声方法有两种，为 Graf 法和 Hacke 方法。

（1）Graf 法：是在冠状面的静态检查，用髋关节骨性和软骨性部分的关系来描述各种角度，共分为Ⅰ~Ⅳ型，临床上较常用。检查时，患儿侧卧位放置在超声固定台中，待检下肢髋关节轻微屈曲、内收。最好选择 7.5 mHz 或更高频率线阵探头（不使用扇形探头），探头置于髋关节外侧，探头长轴与身体轴线平行，在股骨大转子处获得髋关节冠状切面标准声像图。

(2)Hacke 方法：一种动态检查，用于评价髋关节的不稳。

2. X 线摄片　对 7 月龄以上，股骨近端的二次骨化中心出现以后的可疑儿童，可拍摄 X 线片明确是否存在髋关节脱位，并确定脱位程度以及髋臼和股骨头发育情况。在 X 线片上，可以划定直线以帮助读片和诊断，其中 H 线(Hilgenreiner line)为通过髋臼最深处的 Y 形软骨中点即髂骨最低处的水平线，又名 Y 线；P 线(Ombredanne-Perkins line)为通过髋臼骨化边缘外上界的垂直线；C 线为从髋臼外上缘向 Y 形软骨中点连线。

(1)h-f 测量法：h 为股骨颈部上端外侧与 Y 线的垂直距离，股骨颈上端内侧处(A 点)向 HC 线引一平行线，此线向内侧坐骨支的交点为 B 点，A 点与 B 点之间距离为 f。正常均值上方间隙 h 为 9.5 mm，内侧间隙为 4.3 mm。若 h<8.5 mm，f>5.1 mm，应怀疑髋关节脱位；若 h<7.5 mm f>6.1 mm，可诊断为髋关节脱位。此法简便易行，较为可靠。

(2)关节四分区法：P 线与 H 线(Y 线)交叉形成四个象限。正常股骨头骨化中心位于内下象限内，若在外下象限为半脱位，在外上象限内为全脱位。

(3)髋臼指数(acetabularindex，AI)：为 C 线与 H 线的交角，用来测量髋臼顶倾斜度和髋臼生长的指数。Hai 等认为：1 岁以下，AI<30°；1～3 岁，AK<25°；4 岁至成年，AI<21°；AI≤21°为正常；AI 在 22°～24°为轻度发育不良；AI≥27°，为重度发育不良。

(4)Shenton 线测量法：Shenton 线即股骨颈内缘与闭孔上缘(即耻骨下缘)的连续线。正常时此线为平滑的弧形抛物线，脱位时此线中断。

(5)股骨头偏移百分比(migration percentage，MP)：对于髋臼发育不良合并髋关节半脱位、脱位的患儿，通常采用拍摄骨盆 X 线片，测量髋臼指数和 MP，对髋关节发育异常情况进行综合评定。MP 的测量方法：通过两髋臼内下缘顶点做一连线 H(H)，并以髋臼外上缘做一垂线(P)，P 线外侧股骨头部分(a)与股骨头横径(b)的比值乘以 100%，即 MP＝ab×100%。一般将 MP 值分为 5 个等级：1 级(轻度移位)：MP＝5%～24.9%；2 级(风险)：MP＝25%～32.9%；3 级(半脱位)：MP＝33%～49.9%；4 级(严重半脱位)：MP＝50%～99.9%；5 级(脱位)：MP>100%。

(四)下肢长度和围度的测量

1. 下肢长度测量　包括下肢长、大腿长、小腿长。

(1)下肢长：患儿仰卧位，骨盆水平位，下肢伸展，髋关节中立位。测量从髂前上棘到内踝的最短距离，或从股骨的大转子到外踝的距离。

(2)大腿长：患儿仰卧位，骨盆水平位，下肢伸展，髋关节中立位。测量从股骨大转子到膝关节外侧关节间隙的距离。

(3)小腿长：患儿仰卧位，骨盆水平位，下肢伸展，髋关节中立位。测量从股骨大转子到膝关节外侧关节间隙的距离。

2. 下肢围度的测量　包括大腿围度和小腿围度的测量。

(1)大腿围度：患儿下肢稍外展，膝关节伸展位。分别从髌骨上缘起向大腿中段测量围度，在记录测量结果时应注明测量的部位。

(2)小腿围度：患儿下肢稍外展，膝关节伸直位。分别在小腿最粗的部位和内、外踝最细的部位测量围度。

(五)关节活动度的评定

婴幼儿髋关节活动度的评定可通过髋关节屈曲外展试验进行；对于较大年龄的儿童，关节活动度的评定可使用量角器测量法。

1. 髋关节屈曲[0°~(130°~140°)] 患儿仰卧位，髋关节、膝关节伸展。量角器轴心位于股骨大转子侧面，固定臂指向骨盆侧面，移动臂与股骨长轴平行。在测量过程中膝关节屈曲。

2. 髋关节后伸[0°~(10°~15°)] 患儿侧卧位。量角器轴心位于股骨大转子侧面，固定臂指向骨盆侧面，移动臂与股骨长轴平行。在测量时，髋关节用力后伸。

3. 髋关节外展[0°~(30°~45°)] 患儿仰卧位。量角器轴心位于髂前上棘，固定臂位于两髂前上棘的连线上，移动臂与股骨长轴平行。测量得到角度减去90即为髋关节的外展活动。

4. 髋关节内收[0°~(20°~30°)] 患儿仰卧位，膝关节伸展于0°中立位。量角器摆放与髋外展的放置方法相同。测量时，两侧肢体向同一侧运动，测量远离一侧肢体运动的内收角度。

5. 髋关节内旋[0°~(40°~50°)] 患儿坐位或仰卧位，量角器轴心置于胫骨平台的中点，固定臂和移动臂与胫骨长轴平行。当髋关节内旋时，固定臂仍保留于原来的位置，与地面垂直，移动臂则跟随胫骨移动。

6. 髋关节外旋[0°~(30°~40°)] 患儿坐位或仰卧位，髋关节、膝关节屈曲于90°，量角器与髋内旋的放置方法相同。待测量下肢应屈膝使下肢靠在台下或屈髋屈膝使脚置于台上休息，同时躯干保持直立位。

(六)疼痛评定

评定方法区别于成人。常用的儿童疼痛评定方法包括颜色选择法、Hester 扑克牌法、口头描述法、面部表情评分、目测类比评分法。

(七)肌力评定

严重的发育性髋关节脱位患儿可出现髋外展肌力的下降，可通过徒手肌力测试评定其肌肉力量评定需双侧进行对比。

(八)运动功能的评定

可使用 Peabody 运动发育量表(PDMS-2)评定患儿的粗大运动功能、精细运动功能。

四、康复治疗

(一)复位前的康复治疗

需告知家长，石膏和支架固定的重要性，可能出现的功能受限、肌肉萎缩、异常姿势、运动发育落后等情况，让家长了解康复的重要性。教授家长掌握各种吊带的松紧度调节、佩戴期间患儿日常护理；教授家长观察足趾活动和血运的方法，防止出现肢端缺血坏死。注意皮肤和大、小便的护理。在术前指导家长术后患儿可采用的转移体位方式，转移时一定要保持髋关节外展位，注意石膏或支架的妥善佩戴，以免患儿在起床、坐起等过程中过度屈曲、内收髋关节，以防股骨头从髋臼中滑脱。

(二)复位阶段的康复治疗

1. 0~6 月龄 此年龄段是理想的治疗时间。髋关节可以轻柔地复位，用 Pavilk 吊带可以稳定地维持在外展位，成功率约为90%~95%，可防止伸髋及内收，并使双髋呈屈曲外展位，适用于Ortolani征阳性的新生儿，以及髋关节发育不良、半脱位或脱位的1~6月龄的婴儿。需教会家长如何使用Pavilk吊带，绕身体的带子应该放在紧贴乳头线的下方，前侧屈曲的带子应位于膝关节的内侧，后方外展的带子应该放松一点，容许患儿有一点主动活动的同时限制内收，保持髋关节的对位关系，髋关节屈曲到约100°。吊带使用3周后，超声检查显示髋关节并没有复位，则应该终止使用吊带，进行闭合复位关节造影和人字形石膏固定。如3周以后髋关节复位，则可以继续使用吊带，直到体格检查和超声提示髋关节在正常的范围内。目前的经验认为，吊带使用时长应为患儿的年龄加6周(例如，3周大的患儿，吊带使用时长应为9周)。

2. 6~18月龄　此年龄段患儿大多可行手法复位，再以髋人字石膏(外展约45°，屈曲约100°)固定。一般不主张牵引，但年龄接近2岁或髋关节较僵硬难以手法复位者，牵引可能有益。石膏约1~2个月更换一次，第2、3次石膏可由人字形改为伸直外展内旋位石膏。石膏固定总时间为6~9个月；若复位仍不成功，则需手术切开复位。由于蛙式石膏易影响股骨头发育且易产生股骨头缺血性坏死，故临床上已弃用。

3. 18月龄以上　随年龄增长及负重增加，患儿软组织挛缩逐渐加重，前倾角加大，髋臼外形畸行明显。两岁以后保守治疗对骨性改变的塑形能力有限，故需切开复位及Salter骨盆截骨术，甚至需行股骨粗隆间旋转截骨以矫正前倾角。术后需进行石膏或支具固定。

(三)术后康复治疗

发育性髋关节无论采用何种方法治疗都需要长时间固定，这不仅使髋关节正常运动且还会阻止患儿正常运动发育。因此，康复治疗不仅要恢复髋关节以及下肢的正常活动，还要强调促进患儿正常运动功能发育。

1. 制动阶段(0~6至8周)　在患儿佩戴支具或石膏固定期间，要在保证良好制动的情况下利用各种康复手段降低其对患儿带来的负面影响。

(1)患儿家长教育，保证髋关节正确固定姿势，防止并发损伤；制动阶段，患儿需定期随访，多数时间在家庭度过，因此对患儿家长的教育尤为重要。需教育患儿家长掌握：①固定期间，要特别注意不能使髋关节超过中立位内收、过度内旋。②支具正确的穿戴方法，防止髋关节过度外展和屈曲。③监测下肢血液循环情况，预防皮肤损伤。④患儿体位转换。⑤大小便护理，防止石膏受潮变形。⑥定期随访。

(2)预防肌肉萎缩，促进血液循环：①固定后即可进行下肢肌肉等长收缩练习。②身体其他部位主动活动，如上肢、腰背肌、足趾等主动训练。③术后石膏固定患儿早期进行踝泵训练。

(3)促进正常运动功能训练：尤其对1岁以下小年龄患儿进行针对性训练，如作业治疗、粗大运动功能训练等。

(4)术后早期可以采用物理因子治疗缓解疼痛。

2. 牵引阶段　下肢皮牵引是发育性髋关节脱位治疗中常使用的治疗方法，一般在切开复位术石膏固定拆除后进行，或髋臼造型和截骨术前使用，起到相对制动和牵拉股骨头复位的作用，此阶段康复治疗如下：

(1)患儿家长教育：①正确的下肢皮牵引方法。②避免髋关节内收超过中立位、过度内旋。③体位转移过程中保护髋关节。

（2）下肢关节活动度训练：①进行髋关节小范围关节被动训练。②踝、膝关节逐渐从主动辅助训练过渡到主动训练。

（3）下肢肌力训练：①下肢抗阻训练。②髋部肌群等长收缩。③功能性电刺激等。

（4）促进伤口愈合：采用红外线、低频电等物理因子治疗。

（5）保持上肢功能性水平：①以功能性活动的模式进行主动抗阻练习。②上身功能性训练，如坐起等。

3. 髋关节保护性练习阶段　在支具、石膏、牵引等治疗结束后，早期治疗效果良好的患儿即进入髋关节保护性练习阶段。在此阶段，需要对髋关节进行保护，防止脱位发生。

（1）恢复下肢正常关节活动度：①纠正髋外展位习惯性姿势。②渐进性髋关节活动度训练。③膝关节活动度训练。

（2）下肢运动活动和控制能力训练：①卧位时在保护范围内做髋关节的主动助力练习。②坐位下主动屈伸膝关节，强调终末端的伸展。③由助力进展到主动屈髋、膝（足跟滑行），去除重力的髋外展练习，根据手术入路进行由外旋至内旋中立位的练习。这些练习均在卧位下进行。④站立时手扶台面以维持平衡，屈膝或伸膝时进行髋关节的主动练习。⑤在术腿上施加许可的重量，进行髋关节屈、伸和外展的闭链练习。

（3）正常运动发育促进：对于小年龄患儿应全面促进其运动能力发育。

4. 中期保护性练习阶段　此阶段发育性髋关节脱位治疗方法较多，根据创伤大小等不同、其恢复时间有很大不同。

（1）恢复下肢及任何受累部位的肌力和肌耐力：①在许可的范围内继续进行主动开链和闭链的关节活动度训练。②可以无支撑站立时进行双侧的闭链练习，如利用轻级别弹力带或双手持轻重物的抗阻半蹲。③术腿可在全负重时进行单侧的闭链练习，如前后踏步。④强调增加锻炼的重要次数而非阻力，以改善肌肉耐力。

（2）下肢功能性训练：①平衡功能训练。②下肢本体感觉恢复训练。③渐进性步行训练：可先行辅助下肢跨步练习，逐渐过渡到站立跨步、步行，逐渐转换为各种方向步行练习等。④核心稳定性训练。

（3）髋关节功能性活动训练：①渐进式增加阻力训练髋关节稳定性。②合理增加髋关节屈伸、内收外展、内外旋等动作训练。③各种生活活动行为训练。

5. 恢复后期训练　手术内固定拆除后依旧需根据患儿情况进行康复训练，达到全面恢复，恢复生活、学习。

（1）下肢加强肌力训练：全面进行下肢抗阻训练，并与下肢功能相结合。

（2）步态纠正训练：对于步态存在的问题进行纠正。

（3）功能性水平恢复：练习走、跑、跳以及各种安全性高的体育运动。

（四）家庭康复治疗方法

发育性髋关节脱位术后患儿采取被迫卧位，卧床时间长，不可预知的治疗效果给患儿及家长带来极大的心理负担，易产生焦虑、恐惧、冲动情绪。因此，应针对患儿的年龄、性格特点和家长的文化、经济状况，予以心理康复治疗。

髋人字石膏固定最常见的问题是皮肤刺激症状，保持石膏干燥是最有效的预防方法，叮嘱家长勤换尿布（尽量不使用尿布），使会阴部暴露于空气和阳光，预防尿布疹的发生。患肢抬高15°~30°，悬空足跟，每天按摩石膏边缘皮肤，通过转换体位减少背部、骶骨相应部位受压，如每天俯卧 2~3 次，每次约 1 小时。

五、预防及预后

（一）预防

重视对高危婴儿的筛查是早期发现发育性髋关节脱位的重要措施，重点筛查对象包括：具有发育性髋关节脱位家族史、一些高发的地区和民族、存在大腿皮纹不对称的婴儿、存在关节松弛的婴儿、臀位产或剖宫产分娩者，有先天性马蹄内翻足、斜颈和其他四肢畸形者，女孩。

对于存在着髋关节不稳定的患儿，在处理和护理过程中，一定要创造有利于髋关节稳定的方法，髋关节屈曲、外展、外旋位是最稳定的。当母亲哺乳时应使婴儿面对母亲，呈双髋外展、屈曲位。

（二）预后

由于婴儿期是髋关节发育最快的时期，也是髋关节脱位干预治疗的“黄金期”，故发育性髋关节脱位干预越早，预后越好。一般认为，新生儿期及时发现问题并进行干预治疗，可望获得完全正常的关节再发育；1 岁以内的患儿经长期治疗 90%以上可获得正常的关节功能；1~2 岁在保守治疗的最后时间段可获得正常的关节功能；2~8 岁的患儿经髋关节重建性手术，大多数关节活动正常；8 岁以上患儿积极治疗，在进行髋关节补救性手术的基础上，相当比例的患儿关节活动受限。如果错过时机，则髋关节脱位不能被纠正，就有可能造成永久性跛行或髋关节炎，甚至致残。

第七节　先天性肌性斜颈

一、概述

（一）定义

先天性肌性斜颈（congenital muscular torticollis，CMT）是由于胸锁乳突肌的挛缩导致头向患侧倾斜的常见儿童骨关节畸形，是儿童斜颈中最常见的疾病。

（二）流行病学特征

先天性肌性斜颈的发病率约为 0.3%~3.92%。先天性肌性斜颈患儿存在一侧胸锁乳突肌挛缩、变形，由于胸锁乳突肌的牵拉致使颈部歪斜、头偏向患侧，同时下颌转向健侧形成特殊的姿势畸形，但胸锁乳突肌变形的病因仍不明确。先天性肌性斜颈的病因有多种学说：子宫内拥挤学说、宫内或围产期筋膜间室综合征后遗症学说、胸锁乳突肌胚胎发育异常学说、遗传学说、胸锁乳突肌血肿学说等。CMT 患儿多有胎位不正或难产病史。在 CMT 患儿中，臀位产的发生率约 20%~30%，分娩时难产率高达 30%~60%。有学说认为宫内持续的颈部侧屈和旋转，或难产时胸锁乳突肌的损伤导致静脉闭塞，由此引起先天性肌性斜颈患儿胸锁乳突肌的纤维化。此外，先天性肌性斜颈患儿合并髋关节发育不良、跖骨内收的发病率高。

二、临床特点

先天性肌性斜颈患儿临床表现为头偏向患侧，下颌转向健侧，两侧颜面部发育不对，下颌向患侧旋转的主动或被动活动均有不同程度受限。患侧胸锁乳突肌内可触及肿块，常见于中下段，可在出生或生后2周内触摸到，表现为局部突起硬结、质地硬、椭圆形或梭形，多见于右侧，肿块随胸锁乳突肌移动，肿块表面不红，皮肤正常，无压痛，肿块在一定时期内会逐渐增长，生后1个月或2个月内达到最大，后多数肿块可逐渐消失，逐渐出现胸锁乳突肌的增粗、增厚，最后形成纤维性挛缩的条索。也有少数患儿婴儿期并未出现颈部肿块，以后直接发生胸锁乳突肌挛缩。

如不及时治疗，患儿双侧颜面部不对称会进一步加重，患儿患侧脸短而扁，健侧脸长而圆，甚至出现颈椎活动受限、椎体变窄、颈椎侧凸畸形、颈部深筋膜增厚、前中斜角肌挛缩、颈动脉鞘及血管缩短、胸椎代偿性侧凸等继发性畸形。由于CMT患儿双眼不在同一水平位，可能还会引起继发性斜视。此外，患儿出现髋关节发育不良、臂丛神经损伤、远端畸形、早期发育迟缓、持续发展延迟、颞颌关节功能障碍的风险相对较高。

三、康复评定

（一）临床评定

2013年美国物理治疗协会（American Physical Therapy Association，APTA）发表的《先天性肌肉性斜颈物理治疗循证临床实践指南》提出，对于怀疑或确诊存在先天性肌性斜颈的患儿，医生需记录家长或照顾者对患儿的照顾情况，包括喂养方向的偏好、患儿睡姿、日常俯卧位的时间。应检查其姿势，以及针对不同年龄特点，检查支撑或无支撑下仰卧、俯卧、坐位及站立时身体的对称性。此外需观察患儿皮肤完整性、颈部和臀部皮肤褶皱的对称性，检查头骨形状和颅面对称性。此外，需对先天性肌性斜颈患儿进行运动发育对称性和发育里程碑的评定，并筛查是否存在髋关节发育不良或脊柱不对称。

（二）颈部关节活动度评定

通常应用量角器测定颈部关节活动度，包括被动侧屈、被动旋转活动度的评定。需要注意的是，3岁以下儿童的正常颈部被动侧屈角度为65°～75°，正常颈部被动旋转角度为100°～110°，而大年龄儿童的正常颈部被动侧屈角度为45°，正常颈部被动旋转角度为90°。

（三）运动发育对称性和发育里程碑的评定

1. 0～18月龄　可使用Alberta婴儿运动量表（AMS）对患儿从出生到独立行走期间的运动发育进行评定。如果4月龄婴儿AMS得分对应的百分位范围<10%，或6月龄、8月龄婴儿百分位范围<5%，则说明患儿存在运动发育异常风险。

2. 18月龄以上　可使用Peabody运动发育量表（PDMS-2）对患儿的粗大运动功能、精细运动功能进行评定。

（四）影像学评定

1. *颈部超声检查* 超声检查在先天性肌性斜颈的诊断、预后评估及病情动态观察等方面有重要作用。正常胸锁乳突肌声像图表现为纵切面显示呈带状，中间略突出，内部由许多肌肉条纹组成，条纹排列自然有序；横切面呈透镜状，中间见网状、线状分隔及点状高回声。先天性肌性斜颈患儿超声像图表现为患侧胸锁乳突肌中下段呈梭形增粗，内部探及肿块回声和（或）肌肉条纹增粗、变短、扭曲，甚至中断。

2. *髋关节超声检查* 髋关节超声检查可在初诊时进行，用于筛查髋关节发育不良。

（五）表面肌电图检查

表面肌电图检查是一种无创性的检查、评估方法，检测和评价肌肉功能状况特征具有较好的可靠性。胸锁乳突肌表面肌电信号的检测，可以辅助进行先天性肌性斜颈患儿病变部位肌肉功能状况和疗效的评价。

四、康复治疗

（一）康复治疗的原则

先天性肌性斜颈的治疗应遵循早期诊断、早期治疗的原则，早期治疗是预防继发的头、颅面、颈椎楔形畸形的关键。治疗方法包括非手术治疗和手术治疗。以往认为非手术治疗仅适用于 1 岁尤其 6 个月以内的婴儿，但临床上部分 1 岁以上轻症患儿同样适用。一般而言，纤维变性改变局限于胸锁乳突肌下 1/3 的患儿可不行手术治疗而康复，而整个胸锁乳突肌受累的患儿中，有 35%需行手术松解。

（二）康复治疗方法

1. *康复治疗* 康复治疗是许多国家对新生儿先天性肌性斜颈采用的首选治疗方法。生后 1 个月即可采用康复治疗。康复治疗主要包括患侧胸锁乳突肌手法局部按摩、被动牵伸（患侧胸锁乳突肌冠状面、矢状面）、磁贴敷贴、体位矫正治疗。手法局部按摩、被动牵伸治疗可促进胸锁乳突肌肿块消散，改善患儿颈部活动功能，防止胸锁乳突肌肌纤维挛缩。对患侧胸锁乳突肌提供适应性刺激，有助于肿块中的肌纤维母细胞向正常肌细胞的分化，防止肌纤维挛缩。对于较小的婴儿可采用单人牵伸。牵伸时，治疗师一手固定患侧肩关节，另一手逐渐将头拉向健侧，继而再将下颌转向患侧。较大的患儿则需双人配合进行牵伸，即一人用手稳定患儿的肩膀，减少其代偿动作，另一人进行胸锁乳突肌牵伸。牵伸应在无痛范围内进行，患儿出现抵抗时停止牵伸，推荐使用低强度连续、无痛的牵伸，以避免肌肉组织发生微创伤。颈部被动牵伸治疗通常需要 5~10 分钟，每次牵伸维持 30~60 秒，重复 3 次，每天进行 6~8 组颈部被动牵伸治疗。磁贴贴于胸锁乳突肌的起止点之间，可诱导成纤维细胞系凋亡，并对成纤维细胞的活力有明显的抑制作用，促进血液循环，改善局部供氧，使挛缩包块软化。6 月龄后，可以通过姿势反射，进行体位矫正，鼓励患儿头部转向患侧，在冠状面头部歪向健侧。头、颈部姿势控制将一直贯穿于患儿学龄期，也可以通过肌内效贴进行姿势控制。

2. *手术治疗及术后康复治疗*

（1）手术治疗：如果患儿 18 月龄左右，保守治疗疗效不佳，胸锁乳突肌仍然挛缩变短、脸廓不对称，建议手术治疗。手术适应证包括：①持续的胸锁乳突肌挛缩，头部旋转活动受限超过 12~15 个月；②持续性的胸锁乳突肌挛缩伴进行性一侧面部发育不良；③超过 1 岁以上发现的先天性肌性斜颈，或经保守治疗 1 年未改善者，应考虑手术治疗。手术方法主要为胸锁乳突肌的松解。其中，胸锁乳突肌远端单极松解适用于轻度畸形，远、近端的双极松解适用于中重度斜颈。

（2）术后康复治疗：术后有效固定以及恰当的手法治疗是防止复发的重要措施。单极松解术后第 1 周即可开始进行物理治疗，包括颈部牵伸，使之维持在矫枉过正的位置。牵伸治疗每天进行 3 次，持续 3~6 个月。双极松解术后早期指导患儿进行物理治疗，包括牵伸、肌肉力量训练以及主动活动锻炼。术后 6~12 周也可进行枕颌带牵引或颈围固定。对病情较重，继发畸形明显的年长儿，为防止神经血管损伤的并发症，不宜立即石膏固定头颈部于过度矫正位，最好先行头颌带牵拉 1~2 周逐步矫正姿势畸形后，再行头颈胸石膏外固定 4~6 周。去除牵引或石膏固定后，应立即开始颈肌的牵伸治疗，避免已经松解的颈肌软组织再度粘连挛缩，时间应不少于 1 年。

（三）家庭康复治疗方法

鼓励家长通过调整喂养和摆位方式促进患儿姿势纠正。例如：①从患侧喂养，促使患儿转头寻找母乳或奶嘴；②经常从患侧与患儿交流，促进其向患侧转头的动作；③通过婴儿床中被动的摆位，对患儿进行姿势纠正；④促进患儿负重姿势下对称运动的发展，及时纠正生活中俯卧、坐位、爬行和步行中异常运动模式。⑤将玩具放在患侧，促进患儿将头转向患侧。

五、预防及预后

（一）预防

先天性肌性斜颈的病因至今没有明确，因此缺少有效的病因预防方法。早诊断、早治疗是先天性肌性斜颈的防治关键，同时也要尽早排除和治疗患儿的其他合并疾病。

（二）预后

先天性肌性斜颈若早期诊断，早期采取手法、牵伸、磁贴治疗、家庭体位矫治等康复治疗，约 80%的病例预后良好。若患儿颈部活动度活动受限<30°、面部对称或为不明显的不对称，则康复治疗预后更佳。

第八节　成骨不全

一、概述

（一）定义

成骨不全（osteogenesis imperfect，OI）称脆骨病，是一种由于结缔组织紊乱即胶原形成障碍而引起的，以骨质脆弱、蓝巩膜、进行性耳聋、关节松弛等为主要表现的先天性遗传性疾病。目前认为，成骨不全的本质在于Ⅰ型胶原结构异常导致的骨组织形态发生变化，从而引起一系列相应的症状，如骨形成不良、皮质菲薄、骨细小、骨脆、骨痛等，患儿可反复骨折，骨关节出现严重进行性畸形，易造成严重功能障碍。

（二）流行病学特征

文献报道成骨不全在活产新生儿中的总患病率约为1/20000至1/10000。成骨不全是一种全身性结缔组织的遗传性疾病，有家族遗传倾向，多数为常染色体显性遗传，少数为常染色体隐性遗传。成骨不全并非骨结构异常或胶原化学组成的缺陷所致，而是骨胶原生成异常，胶原不能正常生成，骨基质减少，间质组织和结缔组织发育不良。Ⅰ型胶原基因突变是主要病因。85%~90%有临床症状的成骨不全患儿有Ⅰ型胶原蛋白的异常。Ⅰ型胶原是骨骼以及大多数结缔组织的主要蛋白质成分，并作为与细胞表面、细胞外基质相互作用的重要组分。常染色体显性遗传成骨不全常由于Ⅰ型胶原基因突变引起Ⅰ型胶原数量减少或结构改变导致，常染色体隐性遗传成骨不全与其他参与胶原形成的基因有关，从而导致骨质脆弱，易于发生骨折。

成骨不全的病理特点为全身骨骼骨质疏松，正常的致密骨被排列稀疏的骨小梁取代，骨小梁细而薄且排列紊乱；成骨细胞并未减少，甚至还会增加。成骨不全骨质异常的关键是骨基质内不能沉积正常胶原纤维而沉积的是网状纤维，类似胎儿骨。在软骨成骨过程中只能进行到钙化阶段而不能进行正常软骨成骨。

二、临床特点

成骨不全患儿临床症状主要表现包括骨质脆弱，易骨折，身材矮小，蓝巩膜，牙齿发育不良，听力障碍，大头畸形，关节、韧带松弛，肌肉薄弱，脊柱侧凸，桶状胸等。反复骨折是成骨不全的主要特征。轻度的创伤甚至日常活动都会导致患儿骨折，骨折最常见于下肢，多数为横断骨折，约15%的骨折发生在干骺端，最典型的骨折部位为近端股骨，远端骨干骨折相对少见。胫骨在肌肉的长期作用下会出现进展性弯曲，增加骨折风险。骨折后可以有大量骨痂增生，多数可以愈合，但往往残留畸形。成骨不全患儿身材矮小是由于发育期较正常稍短，加上脊柱及下肢多发性骨折畸形愈合所致。牙齿呈蓝灰色或黄色，易出现龋齿和早期脱落。

成骨不全分型不同，其临床表现也有较大差异，从轻微骨骼畸形到严重畸形甚至死亡程度不等。通常情况下，仅仅依靠临床表现即可对成骨不全作出诊断。在骨质疏松且骨脆性增加、蓝色巩膜、牙质形成不全、早熟性耳硬化这四项临床症状出现两项即可确诊。但其病因诊断有赖于基因分析。90%的Ⅰ型胶原突变可以通过上述方法检测。虽然Ⅰ型胶原阳性检测结果可以证实临床诊断，但是阴性结果并不能完全排除成骨不全。

1979年，Sillence等根据病人临床体征和组织病理学特性将成骨不全分为Ⅰ~Ⅳ型。Ⅰ型(轻型)病情最轻，患儿存活时间可以很长，临床特点主要有骨质疏松、多发骨折和蓝巩膜，骨折主要出现在新生儿期，子宫内骨折或成年后骨折均少见。Ⅱ型(围产期致死型)病情最重，临床特点为患儿多在出生前或出生后短期内死亡，存在严重的骨质脆弱、矿化不良、串珠肋、长骨短缩和多发骨折。Ⅲ型(进行性畸变型)病情较Ⅱ型稍轻，该型可以不出现蓝巩膜，特点为骨折发生率和临床表现严重程度随时间延长而加重，Ⅲ型患儿常出现呼吸系统并发症，如急性心肺功能不全，或呼吸系统感染（支气管炎、细支气管炎、肺炎）等，并发症带来的死亡率较其他型患儿更高，只有少数病例可以活到成年。Ⅳ型（中等严重型）可以没有蓝巩膜，临床表现与Ⅰ型类似，其特点为成年后肢体短缩和相关症状更加明显。随着对该病研究的深入，目前的分型标准中又增加了Ⅴ～XⅢ型，其中Ⅴ型主要表现为前臂骨折，旋转受限。Ⅵ～XⅢ则主要依据其致病基因的不同进行分类，临床表现较严重，与Ⅱ～Ⅳ型有很多相似之处。

三、康复评定

（一）外观评定

成骨不全患儿可出现胸廓畸形、脊柱侧凸、足内翻等关节畸形，需进行骨畸形状态的评定；部分患儿可出现颅骨穹窿部软、三角脸，需定期评定头的形状和大小。此外，需对患儿四肢有无畸形及四肢的长度、围度进行评定。

（二）骨密度评定

骨密度评定有助于判断骨骼的脆性，也是反映骨质疏松程度、预测骨折危险性的重要依据。目前，测定骨密度的方法有双能X线骨密度测定、超声骨强度测定。

1. *双能X线骨密度测定*　双能X射线骨密度测量法基于双光子法原理，利用双能X射线消除软组织影响，是骨密度评定的“金标准”。双能X线骨密度检测准确度高、测量速度快、重复精度好，但有一定的电离辐射。

2. *超声骨强度测定*　超声骨强度测定利用超声波在不同介质中传播速度和超声衰减差异进行测量，具有无电离辐射的特点，常用于儿童骨密度评定。

（三）影像学评定

X线摄片可见长骨皮质菲薄，骨小梁纤细、紊乱、消失或不清，骨干纤细、成角、扭曲，干骺端膨大、疏松，椎体普遍变扁，呈双凹形或楔形变，脊柱侧凸、脊柱后凸、胸廓扭曲，髋臼向骨盆内突出，头颅前后径大，额前突，枕部向后下突，颅板菲薄，牙齿形成不全。

（四）关节活动度评定

成骨不全患儿多会出现反复骨折，骨折后制动可造成关节活动受限，如前臂不能旋后，髋关节、膝关节不能伸直等；也有患儿因关节松弛产生膝关节和踝关节过伸，可通过主、被动关节活动范围测定了解关节活动的角度。

（五）肌力评定

成骨不全患儿会出现肌肉力量下降现象，可使用徒手肌力测试方法评定肌肉力量，包括上肢的肱三头肌、肱二头肌，下肢的臀大肌、臀中肌、股四头肌、胫前肌等。

（六）肺功能评定

Ⅲ型成骨不全患儿由于胸部畸形改变了肋间肌的正常活动，增加了作为代偿机制的膈肌工作强度，继而导致无效呼吸的出现，临床上表现为低潮气量和呼吸频率加快；脊柱的畸形可加重限制性通气功能障碍的发生，是导致无效咳嗽的原因之一。《成骨不全症指南》推荐对

Ⅲ型成骨不全患儿或者有明显胸廓形态异常的患儿至少每6个月或1年进行一次临床肺功能评定，对拟进行全麻下手术的患儿肺功能评定也是必需的。

（七）生长发育评定

成骨不全患儿需辅助站立、行走或站立推迟1年以上者并不少见，与同龄正常儿童相比常存在粗大运动功能落后。可以采用Peabody运动发育量表第2版（PDMS-2）进行评定。

（八）听力评定

成骨不全患儿成年后常发生听力缺失，起初仅是传导性听力缺失，随着疾病进展，感觉性听力缺失也逐渐出现。建议患儿从7岁开始，每3年进行听力评定。

（九）日常生活活动能力评定

需对成骨不全患儿的日常生活活动能力（ADL）进行评定，包括进食、梳妆、洗漱、洗澡、如厕、穿衣等，功能性移动包括翻身、从床上坐起、转移、行走、驱动轮椅、上下楼梯等。

四、康复治疗

（一）康复治疗的目标与原则

由于成骨不全患儿的个体异质性很大，在多学科综合治疗的治疗目标设立和进程监控中需格外注意因人而异，具体的干预方法取决于临床表现的严重程度。成骨不全康复治疗的主要目的在于预防和控制症状加重，增加骨量和骨质量，增强肌肉力量，改善患儿身高和运动功能，减少骨折发生，延缓畸形进展，尽可能实现独立活动。成骨不全的康复治疗原则在于早期康复干预，综合运用多种医疗手段，最大限度发挥机体的潜力，改善患儿生活质量。

（二）康复治疗方法

目前，成骨不全的治疗需手术矫形、药物治疗、基因治疗、康复治疗等多学科综合治疗，其中康复治疗对于改善患儿功能意义重大。虽然多学科综合治疗无法改变患儿的自然病程，但有助于症状缓解、改善生活质量。

1. *手术治疗*　手术矫形治疗包括骨折的急症处理、脊柱侧凸的治疗、骨骼畸形的处理。成骨不全患儿首次骨折可以通过闭合复位、外固定治疗本病；如果已发生2~3次骨折，就可以采取切开复位、髓内针内固定，以避免再次发生骨折。股骨骨折术后采用单髋石膏固定。胫骨骨折采用长腿石膏固定。两种骨折术后固定时间8~12周，直到截骨处完全愈合后方能去除石膏，再应用支具固定12~24个月，以充分达到骨质的愈合，以避免再骨折。成骨不全伴发脊柱侧凸的畸形进展均比较快，支具治疗通常无效，脊柱融合并应用内固定系统矫形是较好的选择。对于股骨、胫骨或两者均存在严重成角畸形的患儿，通过选择性多段截骨，并应用髓内针固定手术治疗可改善患儿肢体畸形，提高其生活质量。

2. *康复治疗*　对于最严重类型，应该在婴儿时期开始康复治疗，加强肌肉力量，进行有氧训练。在外科手术干预前，应该持续确保患儿有肌肉力量举起肢体对抗重力的训练。也应该鼓励成骨不全患儿尽可能进行锻炼以增强骨骼和肌肉力量，有助于预防骨折，比如游泳和散步等。轮椅等辅助设备也常用于重型成骨不全治疗。伴有肺功能损害的患儿可进行深呼吸及吹气球等呼吸训练。

3. *药物治疗*　成骨不全的药物治疗方法有静脉注射或口服二磷酸盐药物、生长激素。二磷酸盐药物治疗被认为是成骨不全儿童的标准治疗手段，但目前尚无二磷酸盐药物用药的标准治疗方案。

二磷酸盐治疗可特异性地抑制破骨细胞介导的骨吸收，使骨密度增加，改善骨质量，骨干皮质增厚，椎体体积增大，降低骨脆性，可能有降低骨折发生率和相对风险降低的趋势。常规剂量治疗可以延迟截骨术的治疗。目前的典型成骨不全二磷酸盐治疗为2~3年，然后停止药物治疗，但继续随访患儿。有研究发现，二磷酸盐注射可改善3岁以下重症成骨不全患儿的预后。

4. *其他治疗*　成骨不全的细胞替代疗法、基因疗法仍处于研究阶段。成骨不全患儿的其他特征如听力障碍等也需要进行相应的治疗。成骨不全患儿早期听力下降通常是中耳骨折导致传导性耳聋或砧骨挛缩或纤维化，外科修复或耳蜗移植可改善未受损的听力。晚期听力下降是由于存在显著的感觉神经性耳聋，对中耳施行手术治疗无效。

（三）家庭康复治疗方法

成骨不全的家庭康复还包括鼓励患儿尽可能地运动，以改善肌肉力量和骨强度，从而预防骨折。日常最推荐的运动为游泳和散步。Ⅱ型成骨不全患儿的父母需要在围生期（妊娠28周至出生1周）或出生后第1年，密切关注患儿呼吸、营养合理摄入、正确持抱的方法和体位、合理协助患儿坐立行等多方面问题。

五、预防及预后

（一）预防

早期的产前诊断和优生优育有利于预防成骨不全的发生。此外，成骨不全患儿应注意保持合适体重，健康饮食，避免吸烟、过量饮酒和咖啡摄入及服用类固醇类药物，预防骨折的发生。

（二）预后

成骨不全不同类型、不同严重程度，其预后差异较大。Ⅰ、Ⅳ型预后较好，Ⅱ、Ⅲ型预后较差。成骨不全患儿并发骨折年龄越小预后越差。4岁时，70%的Ⅰ型成骨不全患儿可以独立行走，1/3的Ⅳ型患儿可以走或爬，而Ⅲ型患儿此时还不能独立坐稳。10岁时，80%的Ⅲ型患儿可独立坐稳，20%的Ⅲ型患儿可扶拐短距离行走。呼吸衰竭是成骨不全患儿死亡的最常见原因，其次是意外创伤。尽管成骨不全患儿有多次骨折、身体活动受限、身材矮小，但大多数患儿仍可以进行工作和生活，可以入学、就业、发展友谊和其他关系，参加体育活动和其他娱乐活动，并积极参与社区活动。

第九节　幼年特发性关节炎

一、概述

（一）定义

幼年特发性关节炎（juvenile idiopathicarthritis，JIA）是一组不明原因，以慢性关节滑膜炎为主要特征，或伴有各组织、器官不同程度损害的慢性、全身性疾病。国际风湿病学会联盟（IAR）儿科常委专家组将儿童时期（16岁以下）不明原因关节肿胀持续6周以上，统一定为幼年特发性关节炎（JIA），从而取代幼年类风湿关节炎和幼年慢性关节炎。

（二）流行病学特征

JIA国内流行病学资料匮乏，国外报道发病率约0.007%~0.401%，国外调查女多于男，国内住院病例调查男多于女。JIA有明显家族聚集趋势，但没有发现与致病直接相关的单个基因变异JIA病因与发病机制不明，普遍认为是一组与遗传特质、免疫紊乱、环境因素高度关联的异质性疾病。

二、临床特点

（一）分类

1. 全身型幼年特发性关节炎（systemic JIA）　任何年龄皆可发病，但大部分起病于5岁以前，每月发热至少2周以上，伴有关节炎，同时伴有以下一项或更多症状：

（1）短暂的、不固定的红斑样皮疹。

（2）全身淋巴结的肿大。

（3）肝脾肿大。

（4）浆膜炎，如胸膜炎及心包炎。

2. 少关节型幼年特发性关节炎（oligoarticular JIA）　发病最初6个月1~4个关节受累。其中有两个亚型：

（1）持续性少关节型JIA：整个疾病过程中关节受累数≤4个。

（2）扩展性少关节型JIA：病程6个月后关节受累数≥5个。

应该排除下列情况：①银屑病患儿；②8岁以上，HLA-B27阳性的男性关节炎患儿；③家族史中一级亲属有HLA-B27相关的疾病（强直性脊柱炎，与附着点炎症相关的关节炎，急性前葡萄膜炎或骶髂关节炎）；④2次检测类风湿因子阳性，检测间隔至少3个月。

3. RF阴性多关节型幼年特发性关节炎（polyarticular JIA）　发病最初6个月有5个以上关节受累，类风湿因子阴性。应该排除下列情况：①银屑病患儿；②8岁以上，HLA-B27阳性的男性关节炎患儿；③家族史中一级亲属有HLA-B27相关的疾病（强直性脊柱炎，与附着点炎症相关的关节炎，急性前葡萄膜炎或骶髂关节炎）；④2次检测类风湿因子阳性，检测间隔至少 3 个月；⑤全身型 JIA。

4. RF 阳性多关节型幼年特发性关节炎(polyarticular JIA)　(类风湿因子阳性)发病最初 6 个月有 5 个以上关节受累，类风湿因子阳性。应该排除下列情况：①银屑病患儿；②8 岁以上，HLA-B27 阳性的男性关节炎患儿；③家族史中一级亲属有 HLA-B27 相关的疾病(强直性脊柱炎，与附着点炎症相关的关节炎，急性前葡萄膜炎或骶髂关节炎)；④全身型 JIA。

5. 银屑病性幼年特发性关节炎(psoriatic JIA)　1 个或更多的关节炎合并银屑病，或关节炎合并以下两项：

(1)指(趾)炎；

(2)指(趾)甲凹陷或指(趾)甲脱离；

(3)家族史中有银屑病患儿。

应该排除下列情况：①8 岁以上，HLA-B27 阳性的男性关节炎患儿；②家族史中一级亲属有 HLA-B27 相关的疾病(强直性脊柱炎，与附着点炎症相关的关节炎，急性前葡萄膜炎或骶髂关节炎)；③2 次检测类风湿因子阳性，检测间隔至少 3 个月；④全身型 JIA。

6. 与附着点炎症相关的关节炎(enthesitis related JIA)　关节炎合并附着点炎症或关节炎或附着点炎症，伴下列情况中至少 2 项：

(1)骶髂关节压痛或炎症性腰骶部及脊柱疼痛，但不局限在颈椎。

(2)HLAB27 阳性。

(3)男性 8 岁以上发病的关节炎患儿。

(4)家族史中一级亲属有 HLA-B27 的相关的疾病(强直性脊柱炎，与附着点炎症相关的关节炎，急性前葡萄膜炎或骶髂关节炎)。

应该排除下列情况：①银屑病患儿；②2 次检测类风湿因子阳性，检测间隔至少 3 个月；③全身型 JIA。

7. 未定类的幼年特发性关节炎(undefined JIA)　不符合上述任何一项或符合上述两项以上类别的关节炎。

(二)临床表现

1. 全身型幼年特发性关节炎　本型的发热呈弛张高热，每天体温波动在 36~40℃之间，其皮疹特点为随体温升降而出现或消退，关节症状主要是关节痛或关节炎，发生率在 80%以上，为多关节炎或少关节炎，常在发热时加剧，热退后减轻或缓解。关节症状既可首发，又可在急性发病数月或数年后才出现。部分有神经系统症状。

2. 少关节型幼年特发性关节炎　本型女孩多见，起病多在 5 岁以前，多为大关节受累，膝、踝、肘或腕等大关节为好发部位，常为非对称性。虽然关节炎反复发作，但很少致残。约 20%~30%的患儿发生慢性虹膜睫状体炎而造成视力障碍，甚至失明。

3. RF 阴性多关节型幼年特发性关节炎　本型任何年龄都可起病，但起病有两个高峰，即 1~3 岁和 8~10 岁，女孩多见，受累关节≥5 个，多为对称性，大小关节均可受累。颞颌关节受累时可致张口困难、小颌畸形。约有 10%~15%的患儿最终出现严重关节炎。

4. RF 阳性多关节型幼年特发性关节炎　本型发病亦以女孩多见，多于儿童后期起病，本型临床表现基本上与成人 RA 相同，关节症状较类风湿因子阴性组为重，后期可侵犯髋关节，最终约半数以上发生关节强直变形而影响关节功能。除关节炎表现外，可出现类风湿结节。

5. 银屑病性幼年特发性关节炎　本型儿童时期罕见，发病以女性占多数，男女之比为1∶2.5。表现为一个或几个关节受累，常为不对称性。大约有半数以上患儿有远端指间关节受累及指甲凹陷。关节炎可发生于银屑病发病之前或数月、数年后。40%的患儿有银屑病家族史。发生骶髂关节炎或强直性脊柱炎者，HLA-B27 阳性。

6. 与附着点炎症相关的关节炎　本型以男孩多见，多于 8 岁以上起病。四肢关节炎常为首发症状，但以下肢大关节，如髋、膝、踝关节受累为多见，表现为肿、痛和活动受限。骶髂关节病变可于病前发生，但多数于起病数月至数年后才出现。典型症状为下腰部疼痛，初为间歇性，数月或数年后转为持续性，痛可放射至臀部，甚至大腿。直接按压骶髂关节时有压痛。随着病情发展，腰受累时可致腰部活动受限，严重者病变可波及胸椎和颈椎，使整个脊柱呈强直状态。在儿童常只有骶髂关节炎的 X 线改变，而无症状和体征。

患儿还可有反复发作的急性虹膜睫状体炎和足跟疼痛，这是由于跟腱及足底筋膜与跟骨附着处炎症所致。本型 HLA-B27 阳性者占 90%，多有家族史。

（三）辅助检查

实验室检查的任何项目都不具备确诊价值，但可帮助了解疾病的程度和除外其他疾病。

炎症反应的证据血沉明显加快，但少关节型患儿的血沉结果多数正常。在多关节型和全身型患儿中急性期反应物（C-反应蛋白、IL-1 和 IL-6 等）增高，有助于随访时了解病程。

1. 自身抗体

类风湿因子（RF）：RF 阳性提示严重关节病变及有类风湿结节。RF 阴性中约 75%的患儿能检出隐匿型 RF，对 JIA 患儿的诊断有一定帮助。

2. 抗核抗体（ANA）：40%的患儿出现低中滴度的 ANA。

3. 其他检查

（1）关节液分析和滑膜组织学检查：可鉴别化脓性关节炎、结核性关节炎、类肉瘤病、滑膜肿瘤等。

（2）血常规：常见轻中度贫血，外周血白细胞总数和中性粒细胞增高，可伴类白血病反应。

（3）X 线检查：早期（病程 1 年左右）X 线仅显示软组织肿胀，关节周围骨质疏松，关节附近呈现骨膜炎。晚期才能见到关节面骨破坏，以手腕关节多见。

（4）其他影像学检查：骨放射性核素扫描、超声波和 MRI 均有助于发现骨关节损害。康复评定对 JIA 患儿进行康复评定，其主要目的在于：明确患儿与 JIA 有关的慢性疼痛；与炎症和疲劳有关的身体移动性障碍；与疼痛、疲劳和晨僵有关的自我照料能力的缺损。为制订治疗目标及方案提供依据，在治疗过程中，做出疗效评估，为治疗方案的调整提供依据。

1. 肌力评定　肌力评定可反映关节炎肢体的肌肉状态。目前肌力评定按照是否使用器械可分为徒手肌力评定与器械肌力评定，按照肌肉收缩类型可分为等长肌力评定、等张肌力评定与等速肌力评定。

2. 关节活动度评定　可分为主动关节活动度与被动关节活动度。目前国内外的测量，均使用通用量角器进行，在测量时，让受试者处于一定的体位，固定轴心，确定固定臂与移动臂后，让受试者做相应的关节运动，并对其移动度数进行测量，测量时应分别对主动及被动进行测量。通过 ROM 的测定可了解患儿关节挛缩和粘连程度。

3. *疼痛评定* 可选用视觉模拟评分量表(VAS)和数字评分量表(NRS)。详见本章第一节。

4. *日常生活活动能力评定* 早期或轻度骨关节炎患儿一般不影响患儿的日常生活能力，但对于严重的骨关节炎患儿常影响日常生活活动能力，此时应进行ADL的功能评定，以了解患儿日常生活活动能力困难程度和依赖程度。

5. *关节功能评定* 美国风湿病学会儿科(ACR pediatrics)关节功能评价系统包括以下6个核心内容：

(1)活动性关节炎的关节数目。

(2)活动受限的关节数目。

(3)医生对患儿疾病总体状况的评分：VAS直观类比量表。

(4)患儿或家长对目前疾病总体状况的自我评价：VAS直观类比量表。

(5)功能性能力评价：采用健康问卷调查(childhood health questionnaire，CHQ)。

(6)实验室炎症指标：红细胞沉降率、C反应蛋白。

结果判定：以上6个指标中3项至少30%改善，并且不超过1项有大于30%的恶化则达到ACR pediatrics30改善(respond)，反之为未改善(non-respond)。上述标准50%和70%改善分别称为达到ACR Pediatrics50和ACR Pediatrics70改善。

其中健康问卷调查(CHQ)包括以下9个方面，共50个项目，各个项目进行0~4分或0~5分评分，包括：①整体健康状况；②体育活动；③日常活动；④疼痛；⑤行为；⑥情绪；⑦生活满意度；⑧家长对健康状况的评价；⑨对家人生活的影响。

三、康复治疗

(一)康复治疗的目标与原则

1. *康复治疗的目标* JIA康复治疗目标是通过采用物理治疗方法与技术、辅助具与适应能量保存与关节保护教育及职业计划等措施，以维持或恢复功能，预防功能障碍。

2. *康复治疗原则* 治疗应个体化，结合患儿自身情况，如年龄、性别、体重、自身危险因素、病变部位及程度等选择合适的治疗方案。

(二)康复治疗方法

1. *适当休息* 急性及亚急性期，患儿疼痛明显，应强调适当休息。休息的目的在于减轻疲劳和症状，避免不恰当的应力。卧床休息时间要适度，采取正确的卧床姿势。床应该结实，中部不能下垂、凹陷。双脚支撑于床端的垫板上，以防足下垂畸形。膝下不宜垫枕，只有在晚上才允许头垫枕。在白天要采取固定的仰卧姿势，用少量枕头保持脊柱良好的姿势。

2. *运动疗法*

(1)关节活动度训练：通过适宜的关节运动与应力，促进关节内滑液的循环，减轻滑膜炎症。适当的应力能促使关节滑液进入关节软骨，改善软骨营养，同时保持关节一定活动能力，可有效防止关节僵硬。关节活动训练包括：

1)关节被动活动：可以采用手法及器械被动活动关节。

2)牵引：主要目的是牵伸挛缩的关节囊及韧带组线。

3)关节助力运动和主动运动：在不引起明显疼痛的范围内进行主动或辅助关节活动，如采用坐位或卧位行下肢活动等。

(2)肌力练习：通过患肢关节肌力的练习，可预防和治疗肌肉无力和肌肉萎缩。肌力的增强可增加关节的稳定性，具有保护关节的作用，防止骨关节炎发展。常用的肌力练习方法包括等长、等张和等速肌力训练。

以上各种运动强度以患儿身体能够耐受，不引起局部关节疼痛、肿胀为限。

3. 推拿　推拿能够促进局部毛细血管扩张，使血管通透性增加。血液和淋巴循环速度加快，从而改善病损关节的血液循环，降低炎症反应，改善症状。应用推、拿、揉、捏等手法和被动活动，可以防止骨关节肌肉、肌腱、韧带等组织发生萎缩，松解粘连，防止关节挛缩、僵硬，改善关节活动度。

4. 作业治疗　对日常生活自理能力较差的患儿，鼓励其尽量完成日常生活活动训练，如进食取物、倒水、饮水、梳洗、拧毛巾、穿脱上衣和裤子、解扣、开关抽屉、手表上弦、开关水龙头、坐、站、移动、下蹬、步行、上下楼梯、出入浴池等。

5. 物理因子治疗　可选择的物理因子疗法包括高频电疗(短波、超短波)、水疗、蜡疗、经皮神经电刺激疗法(TENS)、中频电疗、中药熏洗、超声波等治疗。

(1)高频疗法：能达到改善血液循环、解除肌痉挛、消炎消肿作用。

(2)水疗：采用热水浴(39~40℃)具有镇痛作用，常用矿泉浴、盐水浴、硫化氢浴等。

(3)蜡疗：利用加热溶解的石蜡作为介质，将热能传至机体，一方面可扩张局部毛细血管，改善血液循环，使皮肤保持弹性，具有软化、松解瘢痕及肌腱的作用；另一方面当石蜡温度下降后，体积可逐渐缩小10%，对局部又有柔和的机械压迫，从而防止组织内淋巴液和血液渗出，对关节具有消炎、止痛和消肿作用。

(4)经皮神经电刺激疗法：可通过用电流刺激皮肤从而缓解骨关节炎疼痛。

(5)中频电疗：中频电疗具有明显镇痛、促进血液循环的作用。

(6)中药熏洗：可使药物通过皮肤表层吸收、角质层渗透和真皮层转运进入血液循环而发挥药效。同时，药物的湿热蒸汽可促使局部毛细血管扩张，促进血液循环，改善局部的组织营养代谢，使药物吸收加速，且能直达病所，促进关节积液吸收，缓解疼痛和肿胀，从而达到改善关节功能的目的。在临床用药方面，选择行气活血、温经通脉之品，可使药效直达关节，有效缓解关节肿痛活动受限等症状，较好恢复关节功能。

(7)超声波：超声波的温热效应可改善患儿局部循环，加速致痛物质的代谢，达到消肿止痛的效果，从而改善临床症状。

6. 支具及辅具　支具的应用可预防、矫正由于骨关节炎引起的关节畸形，保持和补偿关节功能，调整关节力线，增加关节的稳定性，减轻负重关节的应力负荷等作用，从而减慢关节畸形的发展。必要时，需在专业人员指导下选择和使用支具或助行器。

(1)夹板：急性期夹板治疗可以消肿止痛。夹板的作用是保护及固定急性炎性组织，最终保存一个既可活动又具有功能的关节。夹板应每天卸去1次，施行适度训练，以预防关节僵硬的发生。不同的关节，固定的姿势、角度不同。

(2)手杖或支具：适用于步行时下肢负重引起的疼痛或肌肉无力、负重困难者，可用手杖或支具辅助减轻患肢负重并调整力线，缓解症状。

(3)护膝及踝足支具等：增加关节稳定性，保护局部关节，急性期使用可以相对限制关节活动，缓解疼痛。

(4)轮椅：适用于髋、膝关节负重时疼痛剧烈，不能行走的患儿。

7. *健康教育*　健康教育的主要目的是对患儿进行 JIA 的病因、预防与治疗相关知识的教育、调整和改变生活方式，了解预防功能障碍的措施，保护关节等。减少加重关节负担不合理的运动，避免长时间爬楼梯、爬山。进行适量有氧锻炼(如游泳、骑自行车等)，肥胖者应减肥。在文体活动及日常生活、工作中注意保护关节，预防关节损伤。严重者行走时应使用拐杖或手杖，以减轻关节的负担。

8. *心理治疗*　克服患儿因慢性疾病或残疾造成的自卑心理，鼓励参加正常活动和上学；取得家长配合。

9. *药物治疗*

(1)非甾体抗炎药(non-steroid anting, NSAIDS)：是治疗幼年特发性关节炎的常用药物，通过抑制环氧化酶减少前列腺素的合成，从而起到抗炎、止痛、退热、消肿作用，起效较快，耐受性好，不良反应小。以肠溶阿司匹林(ASP)为代表，推荐剂量为每天 60~90 mg/kg，分 4~6 次口服。其他 NSAIDS 如萘普生(每天 10~15 mg/kg，分 2 次)、布洛芬(每日 50 mg/kg，分 2~3 次)、双氯芬酸钠或尼美舒利(nimesulide)等。

(2)缓解病情抗风湿药(disease modifying anti-rheumatic drugs, DMARDS)：即二线药物，因为应用这类药物至出现临床疗效之间所需时间较长，故又称慢作用抗风湿药。近年来认为，在患儿尚未发生骨侵蚀或关节破坏时及早使用本组药物，可以控制病情加重。

主要药物有羟氯喹及柳氮磺吡啶等，羟氯喹剂量为每日 5~6 mg/(kg・d)，不超过 0.25 g/d，分 1~2 次服用。疗程 3 个月至 1 年。柳氮磺吡啶剂量为 50 mg/(kg・d)，服药 1~2 个月即可起效。

(4)肾上腺皮质激素：虽可减轻 JIA 关节炎症状，但不能阻止关节破坏，长期使用不良反应太大，而一旦停药将会严重复发。因此，糖皮质激素不作为首选或单独使用的药物，应严格掌握指征。

(5)免疫抑制剂：甲氨蝶呤(MTX)：剂量为 10 mg/m^2，每周 1 次顿服。服药 3~12 周即可起效对多关节型安全有效。其他免疫抑制剂，可选择使用环孢素 A、环磷酰胺(CTX)、来氟米特和硫唑嘌呤、雷公藤多苷，但其治疗 JIA 的有效性与安全性尚需慎重评价。

四、预防及预后

(一)预防

JIA 病因至今尚不明确，因此很难对因预防。患病后预防功能障碍及肌萎缩，保持 JIA 患儿功能状态及日常生活活动能力。主要的预防措施有：①保持正确体位，以减轻对某个关节的负重，使用合适的辅助装置，在最佳体位下进行工作或日常生活活动；②改造家庭环境，以适应疾病的需要；③避免同一姿势长时间负重，休息与活动协调；④维持足够肌力；⑤保持良好姿势；⑥对于病变关节，可在消除或减轻重力的情况下进行适当的工作。

(二)预后

JIA 总体预后较好，给予适当处理后 75%的患儿不会严重致残。并发症主要是关节功能丧失和虹膜睫状体炎所致的视力障碍。但就个例而言，预后难测，有些人在历经数年缓解后在成人期偶尔也会出现复发。有研究认为 IgM 型 RF 阳性滴度越高，预后越差。如果发生巨噬细胞活化综合征(ge activation syndrome，MAS)，则死亡率高，预后差。

儿童肌肉骨骼系统疾病的康复习题

第九章

遗传性疾病的康复

学习目标

1. 掌握：各种常见遗传性疾病的症状学特点、康复评定和康复治疗。
2. 熟悉：各种遗传性疾病的定义、分类、流行病学特征、预防和预后。
3. 了解：遗传性疾病的遗传方式、病因，常用遗传学检测技术和治疗进展。

第一节 总 论

一、概述

(一)定义

遗传性疾病是指因生殖细胞或受精卵的遗传物质(染色体或DNA)在数量、结构或功能上发生改变所引起的人类疾病，可以出生时即已发病，也可以在一定年龄才发病。

(二)分类

遗传性疾病按照遗传方式分为以下类型

1. 单基因遗传病　是指由于一对等位基因突变引起的遗传病，又称孟德尔遗传病，包括常染色体显性遗传病、常染色体隐性遗传病、X-连锁显性和隐性遗传病、Y-连锁遗传病等。

2. 多基因遗传病　是指由多对微效基因和环境因素双重影响而引起的疾病，每对微效基因突变的作用轻微，但累加起来可以产生明显表型效应。

3. 染色体病　是指染色体数目或结构畸变引起的疾病。

4. 线粒体遗传病　是指核基因和线粒体DNA(mtDNA)异常引起的遗传病。

各种遗传性疾病中以神经系统疾病最多见，常根据解剖学受累部位分为：①染色体病；②遗传代谢病；③神经系统畸形；④脑白质病；⑤神经肌肉病；⑥脊髓-小脑-脑干系统疾病；⑦锥体外系疾病；⑧运动神经元病；⑨发作性疾病(癫痫、偏头痛、热性惊厥等)。

二、临床特点

(一)遗传性疾病具有表型异质性和遗传异质性特点

表型异质性是指在不同家系中可遗传同一基因的不同等位基因突变体，导致不同的临床表现型。遗传异质性是指某一种遗传性疾病或表型可以由不同的等位基因或者基因座突变所引起的现象，而某一个基因突变可以引起多种疾病或表型。这种表型异质性和遗传异质性常常给人们对疾病的认识和诊断造成一定困难。尽管遗传性疾病的临床表型特征复杂多样，但根据起病年龄和病情进展表现为不同阶段的共同症状，或存在某些特征性症状和(或)体征。如早期发育迟缓、肌肉无力或萎缩、智力障碍、行为异常、癫痫发作，晚期运动受限、痉挛和挛缩等。

(二)遗传性疾病诊断的流程

遗传性疾病的诊断应首先根据临床表型和特征进行相关检查，然后选择适宜的遗传学检查方法和检测内容，并对检测结果进行合理解读，作出正确的遗传学诊断。相关检查内容如下

1. 血液生化血糖、血氨、血乳酸。
2. 血、尿遗传代谢病筛查。
3. 头颅影像学遗传性脑白质营养不良和肝豆状核变性(Wilson 病)等都有典型的脑影像学改变。
4. 细胞遗传学或分子遗传学检测

(1)染色体核型和高分辨分析：可检测染色体核型的异常和微小病变。

(2)基因检测：荧光原位杂交(FISH)技术、微阵列比较基因组杂交(CGH)技术、多重连接探针扩增(MLPA)技术、一代和二代基因测序、全外显子测序、全基因组测序等。

三、康复评定

(一)病史

遗传性疾病患儿的病史询问应重点关注家族史、孕产史、新生儿疾病史、生长发育史等；要注意是否合并癫痫或其他疾病，有无发育倒退，既往诊断和治疗情况，以及目前存在的主要问题，父母对疾病的认知和期望值。

(二)体格检查

遗传性疾病常表现为多系统受累、变形或多种畸形，康复评定时需要仔细查体，全面了解各系统合并症。

1. *生命体征和一般情况*　记录呼吸、脉搏、心率和血压。测量头围、身高、体重和体质指数(body mass index, BMI)。观察精神面貌、表情丰富程度、注视和追视、语言交流、行为举止、运动姿势和步态等。

2. *皮肤和毛发*　注意有无皮肤色素脱失斑、牛奶咖啡斑或色素沉着、面部葡萄酒色斑等，毛发颜色和形态。

3. 头颈部　注意是否有特殊面容，有无斜视、眼睑下垂、眼球震颤等，注意耳部外形和听觉反应，有无高腭弓、唇腭裂等口腔结构异常，口唇和舌运动的情况，有无斜颈与胸锁乳突肌肿块，颈部淋巴结大小。

4. 胸腹部和外生殖器　观察有无鸡胸、肋缘外翻、漏斗胸，外生殖器形态是否异常（短阴茎、隐睾）。

5. 肌肉骨骼系统　观察有无脊柱侧凸、后凸、前弯，手指/足趾及四肢骨关节畸形/变形，肌肉震颤、萎缩和肥大。

6. 神经系统　重点进行原始反射、生理反射和病理反射检查；保护性伸展和平衡反应检查，如：立直反射、降落伞反射、倾斜反应、坐位及立位平衡反应；肌张力和肌力检查；脑神经检查；感觉检查；指鼻试验和跟膝胫试验等小脑功能检查等。

（三）功能评定

1. 发育性评定

（1）粗大和精细运动评定：可以根据年龄选择以下量表评定：①Alberta 婴儿运动量表：适合于18个月以下婴儿的粗大运动能力评定；②Peabody 运动发育量表：适合于72个月以下婴幼儿的粗大及精细运动能力评定；③粗大运动功能测评（GMFM）等。

（2）智力评定：全面性发育迟缓和智力障碍是染色体病患儿的突出表现，可根据不同年龄选择相应评估量表进行评定。包括贝利婴幼儿发展量表（BSID）、Gesell 发育量表、学龄前儿童韦氏智力量表（WPPSI）、儿童韦氏智力量表（WSC）等。

（3）语言能力评定：①构音障碍评定：言语清晰度差的患儿可以采用汉语版构音障碍评定法进行构音器官、构音类似运动和构音方面的检查。②语言发育迟缓评定：可采用（S-S）语言发育迟缓检查法评估语言发育水平，包括交流态度、操作性课题、言语符号的理解和表达。

（4）日常生活能力评定：可采用 Barthel 指数、功能独立性评定量表儿童版、儿童生活功能量表（PEDI）等。

（5）心理、行为及社会适应能力评定：可采用儿童社会适应能力量表、早期孤独症筛查量表（Chat-23 项、ABC 量表）、儿童孤独症评定量表（CARS）、Conner 行为评定量表、Achenbach 儿童行为量表（CBCL）等。

2. 心肺功能评定　某些遗传性疾病的晚期或神经肌肉病进展过程中累及重要脏器时应进行心肺功能监测和评定，包括心率、呼吸、脉搏、血压、血氧饱和度等生命体征的监测，心电图和心脏超声多普勒检查，耐力测试，肺功能仪检测等。

3. 疾病相关的专项评定　可以根据不同疾病选择相应的专项评定方法，如：神经肌肉病专项运动评定、线粒体脑肌病专项评定等。

（四）肌肉骨骼畸形的评定

1. 脊柱侧凸的评定　可以采用 Adam 前弯试验进行脊柱侧凸的筛查，Adam 前弯试验阳性者进行全脊柱 X 摄片，明确侧凸类型、测量 Cobb 角及椎体旋转度。

2. 髋关节以及下肢和（或）足的相关评定　可进行下肢生物力学测量，监测是否存在胫骨扭转、跟骨内偏或外偏、足内翻或外翻；臀纹不对称或双侧下肢不等长者则需进行髋关节 B 超（6 月龄以下）或双侧髋关节正位片（6 月龄以上）检查，明确是否存在髋关节脱位或半脱位。

(五)伴随障碍的评定

根据障碍类型选择相应检查与评定。如：心脏彩超、心电图、头颅CT或MRI、常规或视频脑电图监测、视觉诱发电位或脑干听觉诱发电位检查；血常规和生化检查，骨代谢指标与骨龄测定，甲状腺功能、性激素、生长激素或其他内分泌功能评定。

四、康复治疗

(一)康复治疗的目标与原则

遗传性疾病大多数没有根治办法，治疗主要是针对症状和体征，除了早期积极治疗脏器畸形以减少并发症、降低死亡率之外，尽早开始发育监测和康复管理至关重要。

1. *康复治疗的目标*　促进功能发育，提高生活独立性所需的各方面技巧；维持良好姿势和功能水平，预防或延缓骨关节变形；最大限度地提高生活独立性水平，改善社会功能和提高生活质量。治疗内容包括精细和粗大运动技巧，游戏技巧，自理技巧(进食、穿脱衣服、修饰等)，学习能力(绘画、书写、使用剪刀等)，社区和学校参与能力，精神健康管理等。

2. *康复治疗的原则*

(1)伴发畸形的早期监测与及早矫治原则：新生儿期和婴儿早期及时监测和治疗先天性心脏病、气管食管瘘、幽门狭窄、先天性巨结肠、肠闭锁和无肛门等内脏畸形有助于预防严重并发症、降低死亡率。先天性白内障者应出生后尽早采取手术摘除、术后配镜等措施以确保视力恢复；出现寰枢椎半脱位引起颈髓受压的症状和体征时应进行颈椎骨科手术。

(2)家庭为中心的早期干预原则：0~3岁是发育关键期，其生长环境主要是家庭，因此，必须尽早开始以家庭为中心的早期干预，教会父母家庭干预的策略和内容，医生和治疗师应定期对家长进行家庭干预指导并监测疗效。

(3)遵循发育学和动态系统理论原则：应按照发育里程碑顺序进行发育促进，让患儿在动态性活动和参与中学会各种技能。

(4)主动学习与寓教于乐原则：任何学习和训练任务中，都必须确保患儿是最积极的角色，可提供激励和奖赏，促进患儿参与动机，让患儿主动发起和从事运动和游戏活动，在快乐中学习和提高。

(5)医教结合综合康复原则：应鼓励患儿及早进入幼儿园或学校，医生、治疗师和教师应密切配合，确保患儿既接受教育，又得到科学合理的康复治疗，及时发现和处理医学并发症。

(6)系统监测和随访原则：染色体病患儿常常多系统受累，且不同年龄阶段将会面临不同的医学并发症，因此需要进行系统监测和随访。

(二)康复治疗

1. *神经发育性治疗*　采用Bobath技术、运动学习和动态系统理论，促进里程碑和各种功能技巧的发育。包括：物理治疗(PT)，作业治疗(OT)，语言治疗、认知能力训练和日常生活活动能力训练等。

2. *牵伸治疗*　适用于神经肌肉病晚期或痉挛患儿，通过被动和(或)主动牵伸、手法松动等缓解肌张力，防止挛缩和变形。

3. 肌力强化和耐力训练　应根据疾病特点选择适当的训练强度和方法，包括抗阻训练、核心肌群训练、有氧训练等。

4. 姿势管理和辅助器具使用　包括手杖、轮椅、踝足矫形器、脊柱支具等，可以根据疾病性质和进展阶段进行适配，帮助延缓功能丧失，维持良好姿势，增加移动能力。

5. 呼吸管理与心脏康复　适用于脊髓性肌萎缩和肌营养不良患儿，以及各种进展性疾病晚期。

6. 心理学治疗和心理支持　包括行为干预、心理学治疗和(或)精神类药物治疗，同时应加强医疗和教育管理方面的知识宣教，为患儿和家长提供心理咨询和心理支持，营造健康向上的生活氛围和信心，避免社会歧视；提高抗病能力和生活自信心。

7. 共患病的治疗　遗传性疾病常常存在各种共患病，且常因此加快病情进展或加重不良预后，需多学科会诊及时治疗。

第二节　染色体病

一、概述

1. 定义　染色体病又称染色体畸变综合征。由于染色体数目或结构畸变引起的疾病被称为染色体病，分为常染色体病和性染色体病两大类。畸变性质包括染色体数目的增多或减少，结构上的缺失或重复、易位、倒位、插入或环状染色体。临床表现为多发性畸形、生长发育迟缓、智力障碍、皮肤纹理异常、特殊面容和生殖内分泌异常等。怀疑染色体病时可以通过染色体核型分析、微阵列分析等遗传学检测方法明确诊断。

2. 致病因素　染色体病的致病因素是多方面的，包括：①遗传因素：父母为致病染色体携带者；②物理因素：放射线、电离辐射、高强磁场等；③化学因素：药物、毒物或农药等；④生物学因素：孕母高龄、孕前或孕初感染病毒等。

二、临床特点

染色体病虽然存在某些共性，但也存在临床表型的差异，诊断和康复治疗中需要分别掌握各自的要点。几种常见染色体病的临床特征如下。

(一)唐氏综合征

唐氏综合征(Down syndrome，DS)又称21-三体综合征或先天愚型，是由于染色体核型中多了条21号染色体所致。根据染色体畸变的类型分为3型：①标准型：约占95%左右；②易位型：约占2.5%~5%；③嵌合体型：约占2%~4%。发病率为1/1000~1/1600活产儿。孕龄越大，孕育DS患儿的风险也越高。

主要临床表现：①特殊面容：表情呆滞，眼距宽、眼裂小、外眼角上斜、内眦赘皮，鼻梁低，外耳小，硬腭窄，喜张口伸舌，易流涎；②智能落后：绝大多数存在中度到重度智力障碍，随年龄增长日趋明显；③生长发育迟缓：肌张力低下，运动发育落后，骨龄延迟，身材矮小，四肢短，手指粗短；④合并疾病：约50%合并先天性心脏病、消化道畸形、免疫功能低下、白血病等发生率高；⑤特殊皮纹：通贯手，第1和2足趾间隙宽而深，第4、5指桡箕增多。

（二）猫叫综合征

猫叫综合征，又称5p-综合征，因其生后哭声似猫叫而得名。本病为5号染色体短臂部分或全部缺失所致，关键片段位于5p15.2和5p15.3。其中MARCH6、CTNND2及MA5A基因缺失是导致表型症状的关键基因。80%的患儿为染色体片段单纯缺失，10%为不平衡易位引起，环状染色体和嵌合体较少见。发病率为1/50000～1/15000活产儿。

主要临床表现：①哭声异常：患儿喉肌发育不全，哭声高调，似猫叫样哭声，伴发音缺陷，随年龄增长，猫叫样哭声多于1岁后消失。②面容异常：小头、圆脸、面部不对称、眼距宽、内眦赘皮、小下颌、耳位低等。③发育迟缓：表现为婴儿期喂养困难、肌张力低下和生长迟缓；早期各种发育里程碑获得延迟；语言落后但语言理解好于表达；不同程度的智力障碍。④其他相关畸形：先天性心脏畸形、骨骼畸形（脊柱侧凸，并指、趾和肋骨畸形等）、唇腭裂、视神经萎缩、短颈、隐睾等。

（三）威廉姆斯综合征

威廉姆斯综合征（Williams syndrome，WS）是由于7q11.23邻近多个基因（约1.5～1.8 MB）的缺失所致，涉及弹性蛋白基因ELN、GTF2I及LMK等多个关键基因。大部分为散发病例，极少有家族史。发病率为1/20000～1/10000活产儿。

主要临床表现：①心血管病变（75%～80%）：以主动脉瓣狭窄和肺动脉瓣狭窄为主；②精灵脸面容：前额宽广、眼距宽或伴内眦赘皮、鼻梁扁平、人中长、嘴宽唇厚、小下颌、耳朵突出、耳垂较大、眶周丰满、星状虹膜等；③智力障碍（75%）：多为轻度到中度智力障碍；④独特的性格特征：活泼、过度友好、语言表达能力强、热情、焦虑、注意力不集中；⑤生长异常：宫内发育迟缓，生后体重及身高增长不良，平均成人身高低于正常第3百分位；⑥结缔组织异常：腹股沟疝、脐疝、声音嘶哑、皮肤松弛、关节活动受限或活动度过大等；⑦内分泌异常：特发性高钙血症、高钙尿症、甲状腺功能减退、性早熟等；⑧其他相关异常：牙齿发育不良、视觉空间分辨能力差、远视、斜视、听觉过敏、感音神经性耳聋等。

（四）天使综合征

又称Angelman综合征（Angelman syndrome，AS），是由于母源染色体15q11-13上编码泛素蛋白连接酶E3（ubiquitin protein ligase3A，UBE3A）的基因缺失或表达异常所致的遗传综合征。根据UBE3A基因缺陷的遗传学发病机制分为4型：母源15q11-13缺失，约占70%；父源性单亲二体（uniparental disomy，UPD），约占2%～7%；印记基因缺陷，约占2%～7%；UBE3A基因点突变，约占10%。发病率为1/40000～1/10000活产儿。

主要临床表现：该病临床表型具有异质性。共同特征（100%）包括：①严重智力障碍；②语言障碍：无或仅有少量词汇，非言语交往能力好于言语能力；③运动及平衡障碍：步态不稳、共济失调等；④独特的行为特征：不明原因大笑、兴奋、易激惹、舞动样动作、拍手等。其他常见表现（80%）包括：①小头畸形；②癫痫发作：多3岁前起病，通常发作严重且为药物难治性；③特征性脑电图异常：游走性慢波，额区 2~3H26 节律、广泛性或后头部 4~6H20 节律或后头部 2~6 Hz 混合慢波活动，夹杂或不夹杂多灶棘波、棘慢波。此外，该综合征患儿婴儿期喂养困难、枕部扁平、睡眠障碍等也常见。

（五）Prader-Willi 综合征

Prader-Willi 综合征（Prader-Willi syndrome，PwS）又称肌张力低下-智能障碍-性腺发育滞后肥胖综合征。是由于父源染色体 15q11-13 区域印记基因的功能缺陷所致的遗传综合征，包括 3 种遗传类型：父源 15q11-13 缺失，约占 65%~75%；母源性 UPD，约占 20%~30%；印记基因微缺失及突变，约占 1%~3%。发病率为 1/30000~1/10000 活产儿。

主要临床表现取决于不同年龄阶段：①新生儿期肌张力低下、吸吮力差；②婴儿期喂养困难体格及精神运动发育迟缓；③婴儿期特征性面容：头颅长、窄脸、杏仁眼、小嘴、薄上唇、口角向下；④儿童期矮小、多食、肥胖、精神发育落后；⑤青春期肥胖、性腺发育不良、轻-中度智力障碍、学习困难和行为异常。

三、康复评定

染色体的康复评定以一般性评定为主，包括病史、体格检查、功能发育性评定等。

（一）物理治疗

采用神经发育疗法以 Bobath 技术为代表的各项技术、运动学习和动态系统理论，促进里程碑和各种功能技巧的发育。

1. 运动治疗

（1）提高肌力和姿势稳定性的训练：姿势稳定性是执行复杂粗大运动活动的前提条件，而且影响与同龄儿互动、玩耍、游戏和社交活动的参与。可以通过坐位、手膝支撑、跪位、立位等抗重力姿势下的活动练习来提高肌力、对称性和稳定性，与环境互动和探索中学习和掌握运动技巧。训练过程中注意预防代偿性运动模式，帮助患者获得良好姿势和对线，避免膝反张、足内翻/外翻。

（2）神经肌肉训练（NT）：提供各种刺激诱导肌肉收缩，使缺乏主动活动的肌肉由休眠状态转括肌肉放松与主动收缩训练、悬吊（SET）训练、核心稳定和控制训练、感觉运动协调训练等。

（3）平衡训练：静态平衡训练和动态平衡训练。

2. 作业治疗（OT） 重点是精细动作和生活独立性方面的技巧，应根据发育年龄阶段采取不同训练内容。

（1）上肢肌力和肌张力训练：可进行抬臂、举肩等抗重力姿势保持，单侧上肢承重、沙袋负重等训练，以克服上肢低张力和关节韧带松弛。

（2）促进精细运动发育训练：进行够取、抓握、捏取、双手操作能力的训练。

（3）手部感知觉训练：把玩各种形状、质地和用途的玩具/物品；打开和关闭容器；捡拾和释放同形状和大小的物品；拆装和堆砌小房子，操作把手和纽扣，涂色等。

（4）学习技巧训练：包括握笔、涂鸦、图形临摹、绘画、书写、剪纸、打字等。

（5）感觉统合训练：染色体病患儿往往存在感觉信息处理障碍、感觉过敏或不敏感。有些孩子总喜欢把物品放在口中啃咬，缺乏身体空间感觉，拿取物品时用力挤压或经常掉物，或者不能耐受洗澡和梳头等，此时OT需要增加感觉统合训练，包括皮肤擦刷降低触觉过敏，悬吊训练、旋转器材上的训练、滑板滑梯训练、蹦床球池训练、彩虹筒和平衡台训练等，增加前庭感觉、平衡感知和信息处理能力。

(6)日常生活活动能力训练：对日常生活自理技巧的培养应尽早开始，对活动受限者提供适当辅助器具或环境改造。

3. 语言治疗

(1)前语言阶段的技巧训练：包括模仿和回响声音的能力，捉迷藏游戏训练，轮候技巧，引导婴儿看着说话者和物品训练视觉技巧和共同注意；利用不同声音诱导音源定位以及通过聆听音乐、语音和言语训练听觉技巧；头面部触觉和口内物品感觉训练触觉技巧；舌、唇等口运动技巧训练，事物事态和物品操作的理解、因果关系等认知技巧训练；下颌、面颊肌、舌肌的肌力强化以及进食和吞咽技巧训练。

(2)语言理解与表达训练：从日常生活环境物品和日常用语入手，由实物到照片再到图片，建立事物事态的基本概念，匹配物品、大小和颜色，由名词和动词的理解、仿说和主动命名，逐渐过渡到主谓和动宾组合短句、主谓宾完整句和复杂句子的理解、仿说、主动表达和自由会话，横向扩展和纵向扩张，通过实际生活中的语言使用提高语言理解与表达水平。

(3)构音器官的运动训练：包括呼吸控制训练，舌的运动控制训练，下颌及口腔的控制训练，腭咽闭合训练，口部穴位按摩和针刺治疗。

(4)构音训练：应遵循由易到难的原则，先元音，后辅音，辅音要先从双唇音开始，然后向较难的音(软腭音、齿音、舌齿音等方向)进展。包括发音训练、克服鼻音化的训练、克服气息音的训练、声调训练、韵律训练、反馈和自我认识。

4. 认知能力训练

(1)感知觉训练：视觉刺激及视觉感知训练，听觉刺激和听觉感知训练，触觉刺激和辨别训练，空间知觉及时间知觉训练，身体形象感知训练，形状及颜色训练等。

(2)计算力训练：数字概念、点数、唱数和简单运算等。

(3)注意力训练：采用视觉跟踪、听觉跟踪、形状辨别、重复数字、删除字母等方法进行注意力训练。

(4)记忆力训练：可进行听指令认物品、取物品、看图说物品名称等训练短时记忆；采用背儿歌、讲故事等反复回忆的方式训练长时记忆。

(5)其他认知能力的训练：包括判断能力、思维能力、组织能力、学习能力、执行任务能力、解决问题能力等，可以进行小组活动或角色扮演游戏。

(二)心理学治疗和心理支持

包括行为干预、心理学治疗和(或)精神类药物治疗，同时应加强医疗和教育管理方面的知识宣教，为患儿和家长提供心理咨询和心理支持，营造健康向上的生活氛围和信心，避免社会歧视。

(三)合并症的治疗

Angelman综合征癫痫发生率高达90%，应注意监测脑电图，癫痫和癫痫高风险者应避免使用兴奋类神经营养药物、脑循环、高频经颅磁刺激、高压氧之类的治疗，避免强烈情绪刺激，康复训练中注意观察可疑的发作性事件并及时转介癫痫专科就诊，对明确诊断癫痫者给予及时抗癫痫治疗，避免因癫痫诊治不及时造成继发性脑损害；合并先天性心脏病者训练中应个体化处理，把握好训练强度避免过度疲劳；合并肥胖、消瘦、矮小、甲状腺功能减退、生殖内分泌异常者应转介相应专业医师，多学科管理。

四、预防及预后

（一）预防

染色体病不仅严重危害患者的身心健康、给家庭和社会带来沉重的精神和经济负担，而且可能危及子孙后代，影响人口素质。因此，广泛开展预防工作、降低患病率是防治该病的关键。

1. 一级预防

（1）注意环境保护，减少环境污染。

（2）提倡适龄婚育（24~29 岁），避免近亲婚配。

（3）加强孕龄夫妇职业防护，孕前和孕初应避免接触电离辐射、毒物或致畸药物、病毒感染等不良因素。

（4）反复发生自然流产和死产的孕妇应进行产前遗传病高风险者筛查和监测。

（5）对娩出过染色体病患儿的经产妇应进行遗传咨询和生育指导。染色体病的再发风险：①三体综合征：标准型再发风险为 1%，母亲年龄越大，风险越高，尤其>35 岁者；易位型再发风险为 4%~10%。②染色体微缺失综合征：AS 或 PWS 患儿父母再次生育患儿的风险小于 1%；UPD 型低至 5%，若父/母源 UPD 伴有 15 号染色体易位者再生育 AS/PWS 患儿风险高达 100%；对于 UBE3A 基因突变者，若证实母亲存在该基因突变，则再生育 AS 患儿的风险为 50%；父亲印迹缺失者再发风险达 50%。对确诊为某种染色体病的患儿需尽可能明确遗传机制与类型，并进行生育咨询，指导父母在再次妊娠的适当阶段采集羊水、脐带血或母血等标本进行遗传学检测，有目的地实施产前诊断避免染色体病患儿的出生。

2. 二级预防　针对已经出生的表型可疑患儿应尽早进行新生儿遗传学检测，及早明确诊断，治疗内脏畸形，提高生存率，避免或减轻继发性功能障碍。

3. 三级预防　对已经确诊的遗传病患儿不应歧视或放弃，而应尽早开始早期发育监测、早期干预和康复治疗，促进发育，改善功能水平和未来结局。

（二）预后

Down 综合征及 5p 综合征患儿其最终寿命取决于先天性心脏病等伴发畸形情况、是否反复感染。临床表现越复杂，畸形及功能障碍累及的脏器和系统就会越多，预后也会越差。不同染色体病的临床表现、严重程度及预后不同，一般来说，涉及的基因数目越多，临床表现就越复杂。

Down 综合征患儿 25%~32%生后 1 年内死亡，8%可存活至 40 岁以上。WS 患儿大部分可长至成年，从事简单工作，生活可自理，但可能伴随多种身体方面的疾病，需定期复查并治疗。AS 患者中，缺失型最重，早期出现难治性癫痫、严重发育迟滞及语言损害，需终身照看。5p 综合征患儿约 6.4%于儿童期死亡。存活者均呈现不同程度的生长落后、智力障碍、生活自理技巧障碍；UPD患者症状相对较轻，出现运动障碍、癫痫的概率略小；印记缺陷患者的临床症状更轻一些，UPD或印记缺陷的患儿可有一定的语言功能及相对较好的生长发育。PWS患儿成年后存在轻中度智力障碍、学习困难和矮小、肥胖及性功能低下等内分泌问题。

第三节　苯丙酮尿症

一、概述

（一）定义

苯丙酮尿症（phenylketonuria，PKU）是由于苯丙氨酸羟化酶（phenylalanine hydroxylase，PAH）缺乏或其辅酶四氢生物蝶呤（tetrahydrobiopterin，BH4）缺乏导致苯丙氨酸及其代谢产物在体内蓄积，引起神经系统不可逆性损害的一组疾病。呈常染色体隐性遗传，致病基因位于12q22-24上的PAH基因和BH4基因。正常情况下，摄入体内的苯丙氨酸除了用于蛋白质的合成，还有一部分在PAH的作用下转变为酪氨酸，以供给合成甲状腺素、黑色素等多种用途。PKU患儿由于PAH基因突变，PAH缺乏导致HPA，旁路代谢增强，苯丙酮酸、苯乙酸、苯乳酸等大量旁路代谢产物自尿中排出，高浓度的苯丙氨酸及其旁路代谢产物可损伤脑细胞。BH4是PAH、酪氨酸的辅酶，任何一种BH4合成或还原酶缺乏不仅导致HPA，而且使得多巴胺、5-羟色胺等神经递质合成受阻，加重神经系统功能障碍。

（二）流行病学特征

本病是最常见的先天性氨基酸代谢病，不同的地域及人种PKU的患病率不同，我国的患病率约为1/11000活产儿，且呈北高南低的特点。迄今国际上已报道800种突变类型，BH4基因突变类型也有近百种。我国报道的多数为典型PKU病例，约10%~15%为BH4缺乏症。

（三）临床特点

本病患儿出生时无明显异常，生后数月由于黑色素合成不足，皮肤、毛发颜色逐渐变浅，皮肤白皙，头发由黑变黄。体液中排出苯乙酸增高，患儿尿液及汗液可有明显鼠尿味，呕吐及皮肤湿疹较常见。生后3~6个月逐渐出现智力落后等神经系统损害，并日趋严重。智力发育落后系最突出表现，可有精神行为异常，如忧郁、兴奋、多动等。部分出现癫痫发作，少数伴肌张力增高和腱反射亢进。BH4缺乏型进行性神经系统损害表现较经典PKU更为严重。

二、康复评定

1. 一般状况和体格检查　包括营养状态评定，身高、体重、头围、胸围等测量，特别注意检查皮肤、毛发、面容和体味等。

2. 实验室检查　血常规和生化指标、血苯丙氨酸、尿苯丙酮酸、苯乙酸、苯乳酸浓度测定及动态监测，尿蝶呤分析。

3. 功能评定和共患病评定　请参考本章第一节。

三、康复治疗

PKU 为可治疗的遗传代谢病，但需多学科综合管理，包括遗传代谢病专科医师、神经科医生、康复医师、康复治疗师、营养师、教育工作者及社保工作者等。

（一）饮食控制

PKU 诊断一旦明确，应尽早给予积极治疗，开始治疗的年龄愈小，效果愈好。低苯丙氨酸饮食控制是治疗 PKU 最有效的方法。由遗传代谢病专科医师根据相应年龄阶段每日蛋白质需要量、血苯丙氨酸浓度、苯丙氨酸的耐受量等调整治疗方案。饮食控制终止年龄国际上尚无定论，普遍认为至少要坚持到 10 岁，最好是终生治疗。

（二）药物治疗

1. BH4 缺乏者需根据不同辅酶的缺陷补充 BH4、左旋多巴、5-羟色氨酸及四氢叶酸。

2. 伴发癫痫者应该早期识别癫痫发作并及时转介神经科或癫痫专科就诊，根据癫痫发作和癫痫综合征类型，合理选择个体化抗癫痫治疗方案，进行癫痫长程规范化管理。

四、预防和预后

（一）预防

PAH 缺乏及 BH4 缺乏所致的 PKU 均呈常染色体隐性遗传方式，患儿父母为致病基因携带者，生育的后代有 1/4 几率可能为患者。预防措施：①避免近亲结婚；②推广和普及新生儿常规性 HPA 筛查，做到早发现、早治疗和规范治疗，从而杜绝或减少脑损伤的发生；③产前诊断：对患儿及其双亲进行 DNA 分析检测突变基因，明确致病基因者再生育时进行遗传咨询、胎儿产前诊断。

（二）预后

PKU 的预后取决于胎儿期脑发育、病情轻重、治疗早晚、血苯丙氨酸浓度、治疗依从性等多种因素。新生儿期开始的合理化、个体化饮食治疗和长期专科管理者多数体格及智力发育达到或接近正常水平，但少数患儿即使经过早期治疗，仍存在不同程度的智力障碍、行为异常及社交障碍。

第四节　脑白质病

一、概述

（一）定义

脑白质病（leukoencephalopathy）又称脑白质营养不良（leukodystrophy），是指一组主要累及中枢神经系统白质伴或不伴周围神经系统髓鞘受累的进展性遗传性疾病。其基本病理特点是中枢白质的髓鞘发育异常或弥漫性损害。临床表现为早期低张力，逐渐发展为痉挛，严重时影响咀嚼、吞咽乃至呼吸功能；常伴有视听损害（长传导束受累）、锥体外系型运动障碍、共济失调、癫痫发作、智力障碍或认知功能倒退。早期发病者易被误诊为脑瘫。该类疾病的病理改变特点分3种类型：①异常髓鞘化：代表性疾病为肾上腺脑白质营养不良、异染性脑白质营养不良、球形细胞脑白质营养不良等；②髓鞘形成低下：代表性疾病为佩-梅病、Alexander病、白质消融性脑白质病等；③海绵状变性代表性疾病为Canavan病、空泡性脑白质病等。临床诊断主要依据详细的病史、病情进展特点、颅脑磁共振白质病变特点等，结合遗传学检测进行。

（二）流行病学特征

遗传性脑白质病的种类繁多、遗传机制和临床表型复杂，目前国内外尚无完整的流行病学资料报道。国外有部分资料报道：肾上腺脑白质营养不良的总发病率约为1/17000活产儿；异染性脑白质营养不良的发病率为1/17万~1/4万活产儿；球形细胞脑白质营养不良的发病率约为1/20万~1/10万活产儿；佩-梅病的发病率为1/50万~1/30万活产儿。

本节主要介绍几种常见脑白质病的临床特点及康复治疗。

二、临床特点

（一）肾上腺脑白质营养不良

1. 定义　肾上腺脑白质营养不良（adrenoleukodystrophy，ALD）是最常见的脑白质营养不良，主要累及神经系统白质传导束及肾上腺。呈X连锁遗传，系位于Xq28上的ABCDI基因（ATP-binding Cassette，Sub-family D，Member）发生突变所致，其中93%的病例突变来自父母，7%的病例为新生突变。病理学机制涉及过氧化酶体，是由于肾上腺脑白质营养不良蛋白（ALDP）功能缺陷，导致线粒体内极长链脂肪酸的氧化发生障碍，过多的极长链脂肪酸在神经组织及肾上腺细胞中沉积，产生细胞毒性。

2. 分型

（1）儿童脑型ALD：占受累患者的35%，4~8岁起病，男孩发病；起初表现为行为或学习能力改变，数月或数年后出现进行性加重的神经系统症状，包括智力运动倒退、视听障碍、癫痫发作等。大多数患儿肾上腺症状与神经症状同时出现，表现为皮肤黑及失盐表现。病情进行性加重，多在15岁内死亡。

（2）肾上腺脊髓神经病（AMN）：占受累患者的40%~45%，20岁以上的男性起病，呈进行性痉挛性截瘫，括约肌功能障碍及性功能障碍，进展缓慢。其中约40%~45%可以同时有一定程度脑受累的临床或MRI表现。约70%的AMN患者伴有肾上腺皮质功能不全的表现。

（3）单纯Addison病：占受累患者的10%。起病年龄2岁至成人，高峰年龄7.5岁。临床上表现为不明原因的呕吐、无力或昏迷。大多数此型患者在中年期有可能发展为AMN。

（二）异染色性脑白质营养不良

1. 定义　异染色性脑白质营养不良（metachromatic leukodystrophy，MLD）是一种较常见的脑白质病，呈常染色体隐性遗传。致病基因为芳基硫酯酶A基因（ARSA），位于染色体22q13

和 10q22.1(PSAP)。由于芳基硫酯酶 A 或脑硫脂激活蛋白 B 的缺陷，使溶酶体内脑硫脂水解受阻，沉积于中枢神经系统的白质、周围神经系统及其他内脏组织。临床表现为共济失调、智力下降、痉挛性四肢瘫、癫痫及精神症状等。

2. 分型

(1)晚婴型：最常见，病情最重，多在 1~2 岁发病，病情进展迅速，一般于 5 岁前死亡。

(2)青少年型：发病年龄从青少年早期至晚期不等，年龄较小者周围神经受累较重，年龄较大者以学习、行为障碍为主，病情进展可以缓慢或迅速。

(3)成人型：多于 18 岁后发病，症状与青少年晚期型相似，病情较轻，进展缓慢，常以精神症状为首发。

(三)球形细胞脑白质营养不良

1. 定义 球形细胞脑白质营养不良(globoid cellleukodystrophy，GLD)又称 Krabbe 病，是由于溶酶体中的半乳糖脑苷脂酶功能缺陷所致。本病是常染色体隐性遗传。位于 14q21-q31 的基因突变，造成半乳糖脑苷脂酶的酶活力缺陷，使半乳糖脑苷脂不能降解成神经酰胺和半乳糖，在中枢和外周神经系统白质中蓄积，造成一系列病理改变：广泛脱髓鞘、胶质细胞化及脑白质可见特征性球形巨噬细胞。

2. 分型

(1)婴儿型：约占 85%~90%，6 个月以前起病，首发症状以易激惹、僵硬，运动、智力发育停滞，阵发性非感染性发热、对视听触觉过敏、阵哭、呕吐、消瘦等为主，脑脊液蛋白开始增高；病情发展迅速，很快出现严重的运动、智力倒退，进行性全身肌张力增高、双下肢交叉强直、上肢屈曲及头后仰，常见视神经萎缩；晚期患儿完全失明，呈角弓反张，与外界无交流。多数于 2 岁内死于呼吸困难或肺部感染。

(2)晚发型：起病年龄变化很大，几乎可以是任何年龄。主要表现为无力、视力下降及智力倒退。初起出现进行性行走困难，痉挛性单侧下肢瘫或偏瘫，数周或数月后出现双侧锥体束征，半数以上患儿可见腱反射消失、神经传导速度减慢等外周神经受累征象；随病程进展，神经系统症状日益加重，可出现失明、智能衰退和行为异常。多数在起病 2~5 年后出现四肢瘫和痴呆，少数可长达 10~20 年。

(四)佩-梅病

1. 定义 佩-梅病(Pelizaeus-Merzbacher disease，PMD)是髓鞘形成障碍疾病谱中的一种，呈 X-连锁隐性遗传，位于 Xq22 上的蛋白脂蛋白 1(proteolipid protein1，PLP1)基因重复或点突变，使 PLPl 蛋白过度表达或表达下降，引起髓鞘形成异常和(或)少突胶质细胞死亡。导致神经髓鞘不能正常形成。共同特征是运动障碍比智力发育落后更显著，多数病人能缓慢进步一段时间，然后开始逐渐倒退(常伴有脑皮层萎缩)，很少有快速恶化者。

2. 分型

(1)经典型 PMD(classical PMD)：是最常见类型。早期表现包括 1 岁以内出现肌张力低下、眼震及运动发育迟缓。以后眼震逐渐消失，逐渐出现肢体痉挛、共济失调、舞蹈和(或)手足徐动。尽管有显著智力运动发育落后，但在 10 岁以内患儿常有缓慢进步，以后逐渐恶化。

(2)先天型 PMD(congenital PMD)：较少见，但病情更重。患儿表现为先天性运动、智力发育停滞及严重神经系统异常；喂养困难、喘鸣及由于严重痉挛导致的进展性肢体挛缩。神经病理显示整个脑完全没有髓鞘化。

(五)白质消融性脑白质病

1. 定义　白质消融性脑白质病(vanishing whitematter, VwM)又称儿童共济失调伴中枢神经系统髓鞘化减低(childhood ataxia with central nervous system hypomyelination, CACH)，呈常染色体隐性遗传的脑白质病，由于真核细胞翻译启动因子2B(eukaryotic translation initiation factor2B, eIF2B)五个亚单位的相应编码基因(EIF2B1-5)的突变所致。

2. 分型　本病依不同起病年龄，可分为5型：先天型、婴儿型、早期儿童型、晚期儿童型/少年型和成人型。起病越早，病情越重，进展越快。共性特点为运动障碍重于智力障碍，神经影像学改变重于临床症状，典型颅脑磁共振表现为双侧对称弥漫性深部白质内长T1长T2病变伴早期出现的白质消融征象。临床首发症状为运动受累，表现为慢性进行性共济失调、痉挛性肢体运动障碍可伴有视神经萎缩，认知受累相对轻。感染所致发热或轻微头部外伤可引起原有病情加重、运动能力倒退，并可伴有易激惹、呕吐、意识障碍，甚至惊厥及昏迷，发作后可逐渐缓慢恢复或可导致死亡。

三、康复评定

脑白质病患儿共同的临床表现为早期运动倒退、肌张力减低，后期转为痉挛。康复评定除病史和检查外，应以神经肌肉功能和运动功能评定为主。具体内容请参考本章第一节。

四、康复治疗

绝大多数脑白质病的病程为进展性的，缺乏特效治疗方法，临床管理主要为对症处理和康复治疗。治疗目标是维持较好的活动水平、延缓肌肉挛缩和骨关节变形、减缓身体功能倒退、心理支持和患儿生活质量改善。治疗原则要以神经系统髓鞘病变的进程，围绕进展加重式或缓慢进步式的运动障碍及其他临床症状，进行有针对性的康复训练。具体训练内容请参考本章第一节。

五、预防及预后

(一)预防

避免近亲婚配，做好环境保护；孕前和孕初避免接触不良因素，包括电离辐射、毒物或化学药物、病毒感染等；如果先证者的致病突变已明确，应进一步确定父母是否为携带者，再次妊娠时及时进行产前遗传学诊断，对胎儿确诊的病例应及时告知父母，及时做出是否继续妊娠的正确决定；遗传性脑白质病一旦诊断，应及时纳入系统随访管理和康复治疗，监测并及时治疗各种并发症，防止继发性损害，尽可能提高生活质量。

(二)预后

本病预后差异较大，起病早的进展快，可早期死亡，起病晚的进展相对慢，可存活多年。

如：球形细胞脑白质营养不良婴儿起病型进展快，常2岁内夭折，晚发型则进展慢，可长期生存；经典型佩-梅病存活到成年早期，而先天性佩-梅病多于10岁以内死亡。

第五节　线粒体病

一、概述

(一)定义

线粒体病是指因遗传基因的缺陷导致线粒体的结构和功能异常，导致细胞呼吸链及能量代谢障碍的一组多系统疾病。以骨骼肌受累为主称线粒体肌病(mitochondrial myopathy)，同时累及中枢神经系统则称为线粒体脑肌病(mitochondrial encephalomyopathy)，如：线粒体脑肌病伴乳酸酸中毒和卒中样发作(MELAS)、肌阵挛性癫痫伴破碎样红肌纤维病(MERRF)、慢性进行性眼外肌瘫痪(Kearns-Sayre综合征，KSS)、遗传性视神经病(LHON)、亚急性坏死性脑脊髓病(LS)等。

(二)流行病学特征

线粒体内的氧化磷酸化代谢通路受线粒体基因和细胞核基因双重影响，目前认为线粒体DNA杂性，此类疾病表型存在广泛的异质性，导致流行病学调查资料匮乏，估计线粒体病(包括mtDNA)基因缺陷是导致本组疾病的主要原因。由于线粒体呼吸链基因在遗传和功能调节方面的复和核基因异常，总的患病率为1/500。

二、临床特点

1. *线粒体脑肌病伴乳酸酸中毒和卒中样发作*　线粒体脑肌病伴乳酸酸中毒和卒中样发作(mitochondrial encephalomyopathy with lactic acidosis and stroke-like episodes，MELAS)，是一种以卒中样发作和线粒体脑肌病为特征的进行性神经退行性疾病。80%该病患者为第3243A>G位点突变，影响编码trnaleu的mtDNA基因，符合母系遗传特征。起病前发育正常。首次发作通常在5~15岁，亦可发生于婴儿期或成年后。典型特征为多次突然发生的类卒中样发作，常伴有偏瘫、偏盲和失语等，精神错乱和幻觉亦较常见。发热性疾病可为发作诱因。病人常伴有反复类偏头痛样症状和发作性呕吐。其他神经系统症状有进行性耳聋、惊厥、智能落后和进行性外眼肌麻痹等。患者多有身材矮小、肌肉软弱和运动不耐受、胃肠功能紊乱等。CT和MRI可见多部位脑实质坏死，尤其是顶枕叶皮质、白质和基底核，1/3病人有基底核钙化。血和脑脊液中乳酸浓度增高。肌肉中可见破碎样红肌纤维。

2. *肌阵挛性癫痫伴破碎样红肌纤维病*　肌阵挛性癫痫伴破碎样红肌纤维病(myoclonusepilepsy with ragged red fiber disease，MERRE)以进行性肌阵挛性癫痫、线粒体肌病伴破碎样红肌纤维和慢进性痴呆为特征。约80%~90%病例发现有第8344A>G位点突变，影响编码trnalys的mtDNA基因，为母系遗传病。本症一般在20岁以前发病，首发症状为肌阵挛、惊厥和共济失调。肌阵挛可由随意运动诱发或加重，惊厥多为肌阵挛表现。神经学体检可发现下肢深感觉障碍，表现为共济失调。其他症状包括痴呆、感觉神经性耳聋、视神经萎缩、身材矮小和肌肉软弱。乳酸酸中毒和破碎样红肌纤维为本症必具的特征。破碎样红肌纤维(RRF)为骨骼肌活检所见，为肌纤维膜下大量积聚的线粒体。神经病理改变为齿状核和小脑脚上、脊髓小脑束神经元变性等，CT扫描可见基底核钙化，脑电图特征为广泛性异常放电和波形紊乱。

3. 亚急性坏死性脑脊髓病　亚急性坏死性脑脊髓病(subacute necrotizing encephalomyelopathy)又称Leigh综合征(Leigh syndrome，Ls)，由Leigh于1951年首次报道，以脑干、基底核、丘脑、小脑、脊索和视神经等部位多发性对称性不完全坏死(海绵样变性)为特征，临床表现变异较大，与病变组织定位有关。发病多在2岁以内，一般在发病2年内死亡。发病机制主要与ATP复合酶的功能受损有关，常见突变位点是编码线粒体ATP酶第6亚单位的mtDNA第8993TG位点突变所致。母亲亲属中可能有神经系统疾病或Leigh综合征病例，临床表现包括亚急性复发性脑病，小脑和脑干症状，精神运动发育迟滞、进行性淡漠等。所有病人均有呼吸障碍，表现为呼吸急促、呼吸暂停、呼吸失调、过度换气或抽泣样呼吸。脑神经受累可表现为眼外肌麻痹、面神经麻痹及延髓麻痹等脑干功能受累。并见肌张力低下、共济失调、震颤等。血和脑脊液中乳酸浓度增高。CT可见双侧壳核对称性低密度灶。本病预后不好，患儿常在半年内死于呼吸衰竭。

4. Kearns-Sayre综合征　Kearns-Sayre综合征(Kearns-Sayre syndrome，KSS)，在儿童或青春期发病，男女均可累及，绝大部分为散发病例。大部分KSS与mtDNA的大片段缺失有关，部分与点突变有关。本症最常见和首发的症状为进行性眼麻痹(上睑下垂和眼球活动受限)，其次为视网膜色素沉着性变性和小脑共济失调。患者常有进行性智能落后和感觉神经性耳聋、吞咽困难，病情加重时可出现嗜睡或昏迷，罕有惊厥。脑脊液蛋白增高。心脏传导阻滞为主要神经系统外表现。肌肉软弱和运动不耐(伴肌痛)亦很常见。患者身材矮小，可有甲状旁腺功能低下、糖尿病和生长激素缺乏等。血和脑脊液中乳酸浓度增高，骨骼肌中有破碎样红肌纤维。神经影像学检查见脑白质海绵样变性，偶有基底核钙化。磁共振波谱分析可发现脑组织中乳酸含量增高。

三、康复评定

1. 一般性康复评定可参考本章第一节。

2. 线粒体专项评估可采用英国纽卡斯尔大学儿童线粒体疾病评分量表(Newcastle pediatric mitochondrial disease scale，NPMDS)，该量表是专为评估儿童患病严重程度开发的，分为四部分：Ⅰ.功能评估；Ⅱ.疾病器官评估；Ⅲ.临床评估；Ⅳ.生活质量评估。根据不同年龄使用不同的版本(0~24个月、2~11岁、11~18岁版)。

四、康复治疗

防止儿童心理问题的发生。线粒体脑肌病在分子DNA水平的确诊也会为康复计划的制订提供重要依据。线粒体脑肌病的主要临床表现包括：运动障碍、发育落后、肌张力异常、共济失调、心肌病、视力损失、听力损失等。其中运动障碍及发育落后的治疗效果显著。由于线粒体脑肌病易心肌受累或突发癫痫等，训练时应注意防范潜在的风险。具体康复治疗请参阅本章第一节。

五、预防及预后

（一）预防

避免近亲婚配，做好环境保护；孕前和孕初避免接触不良因素，包括电离辐射、毒物或化学药物、病毒感染等；如果先证者的致病突变已明确，可进行携带者的检出以及提取胎儿细胞的 mDNA 进行产前诊断。由于细胞 mtDNA 存在异质性，产前基因检测和对检测结果的解释常存在一定困难，必须由遗传学专家严格把关。线粒体病一旦诊断，应及时纳入系统随访管理和康复治疗，监测并及时治疗各种并发症，防止继发性损害，尽可能提高生活质量。

（二）预后

本病预后不良，有些可存活至成年，有些患儿早期死亡，重度感染可为诱因。临床工作中需加强对线粒体病的认识，早期干预，预防感染，延缓疾病进展。细胞核移植的可行性正在探讨。

第六节　脊髓性肌萎缩

一、概述

（一）定义

脊髓性肌萎缩症（spinal muscul aratrophies，SMAs）是一组因脊髓前角细胞变性导致的肌无力和肌萎缩的常染色体隐性遗传性疾病，以进行性、对称性肢体近端和躯干肌肉无力、萎缩为临床特征，最终死于呼吸衰竭和严重的肺部感染。

（二）流行病学特征

SMAs 的总体发病率为 1/10000 活产儿。男性发病多于女性。SMA 的主要致病基因是位于 5 号染色体长臂 7 号和 8 号外显子上的 SMN 基因，包括一个端粒 SMN 基因（SMNt 或 SMN1）和一个着丝粒 SMN 基因（SMNc 或 SMN2）。此外，神经元凋亡抑制蛋白（Neuronal apoptosis inhibitory protein，NAIP）基因纯合缺失见于 45% 的 Ⅰ 型 SMA 和 18% 的 Ⅱ 或 Ⅲ 型 SMA，引起严重型的 SMA；BFT2p44 突变见于 15% 的 SMA。

二、临床特点

1. Ⅰ 型 SMA　又称急性婴儿型 SMA 或 Werdnig-Hoffman 病，是最严重的 SMA 亚型。发

病年龄 0~6 个月，95%的患儿 3 个月前发病，甚至胎儿后期出现胎动减少、新生儿期无力、喂养及呼吸困难。典型临床表现：①对称性近端为主的肌无力和主动运动减少，双下肢常先受累。病情进展迅速竖头无力，下肢不能抬离床面，不能翻身和独坐，最终仅有手足轻微活动；②早期腱反射减弱或消失，肌肉松弛，肌张力减低，仰卧位呈髋外展、外旋、膝屈曲的蛙位姿势；③肌肉萎缩可累及四肢颈、躯干及胸部肌肉，由于婴儿皮下脂肪多，故肌萎缩不易被发现；④肋间肌麻痹时可出现代偿性腹式呼吸、严重呼吸困难、胸式矛盾呼吸，但膈肌运动正常；⑤可伴有吸吮能力减弱、吞咽减少、呼吸衰竭等延髓功能障碍。感觉功能和括约肌功能不受累。运动脑神经可受累，以舌下神经受累最常见，表现舌肌萎缩及震颤。95%的病例 18 个月前死于感染等呼吸道并发症。

2. Ⅱ型 SMA　又称慢性婴儿型 SMA，是最常见的 SMA 亚型，6~18 个月起病。典型临床表现：运动发育迟缓，独坐困难或 1 岁时还不能站立。查体可见明显对称性近端肌肉无力、低张力和肌束震颤，腱反射消失，感觉检查正常。伸手时可见特征性细小的姿势性震颤。随着病情进展可出现腓肠肌假性肥大、脊柱侧凸等肌肉骨骼变形、吞咽困难和呼吸衰竭。寿命从 2 岁到 20 多岁不等。主要死亡原因是呼吸道感染。

3. Ⅲ型 SMA　又称慢性青少年型或 Kugelberg-Welander 综合征，18 个月后起病，临床表现为缓慢进展的双下肢近端无力，初期呈现步态异常、上下楼梯笨拙和运动技巧不良。查体可见近端肌肉不同程度的低张力和萎缩，下肢受累程度重于上肢。疾病晚期出现延髓功能障碍。可以有腓肠肌假性肥大、脊柱侧凸和关节过伸等肌肉骨骼变形，大多数寿命正常。

4. Ⅳ型 SMA　成人起病型 SMA，典型是在 35 岁左右起病。临床表现与Ⅲ型类似，但程度轻，呈良性病程，寿命正常。

5. 变异型 SMA　近年来随着遗传学进展，陆续报道的各种 SMA 变异型多达 20 余种，涉及常染色体显性与隐性遗传、X-连锁遗传等多种方式和多个责任基因，发病年龄从产前到成人后期，病情程度从快速进展到极度缓慢，极易与肌营养不良和遗传性运动感觉神经病等相混淆，需要不断提高对该组疾病的认识。

三、康复评定

（一）一般情况和体格检查

包括精神状况，呼吸、脉搏、心率、血压等生命体征情况，身高、体重和 BMI 等体格生长指标、营养状况等。

（二）呼吸状况的评估

SMA 患儿常因呼吸肌受累导致反复呼吸道感染，出现夜间低通气、日间二氧化碳潴留直至呼吸衰竭，因此，应进行呼吸状况评估，评估的频率应根据个体情况和疾病进展速度而定，原则上为每 3~6 个月 1 次。

1. 呼吸模式　呼吸频率、有无呼吸费力、有无矛盾呼吸、胸廓形态及皮肤颜色（发绀或苍白）。

2. 咳嗽能力　咳嗽流速及呼吸压力检查反映患儿咳嗽能力，包括咳嗽流速（PCF）、最大吸气压（maximal inspiratory pressure，MIP）、最大呼气压（maximal expiratory pressure，MEP）。

正常 PCF>360 L/min，PCF>270 L/min 能够咳嗽，PCF<160 L/min 则不能咳嗽；MEP>60 cmH_2O 时，能够咳嗽。

3. 肺功能　SMA 造成的肺功能障碍，FVC、第 1 秒用力呼气无力。

4. 血氧监测和睡眠监测　SMA 患儿即使没有明显的症状也常已存在睡眠呼吸紊乱。经皮血氧监测可以判断有无低氧血症，如果氧饱和度低于 94%，就应该使用气道清理机。持续多导睡眠监测（polysomnography，PSG）可显示患儿呼吸以及睡眠情况、判断有无睡眠呼吸障碍及是否需要夜间无创通气以及压力滴定。睡眠监测观察的指标包括呼吸暂停低通气指数（apnea hypopnea index，AHI）、阻塞性呼吸暂停指数（obstructive apnea index，OAI）、最低血氧饱和度及夜间低通气发生的情况。

（三）吞咽功能评估

不能坐的 SMA 患儿由于吞咽功能障碍导致误吸的风险较大，所以如果存在急性的不能解释的呼吸功能恶化和反复肺炎，应该进行 X 透视下的视频荧光吞钡实验，以了解患儿的吞咽功能。

（四）运动功能评定

1. 肌力评定　SMA 属于运动神经元病，对于 SMA 患儿应重点进行肌力评定。应采用徒手肌力检查（MMT）对受累肌群的肌力情况进行分级评定，同时关注静止性和运动性姿势控制情况。

2. 反射检查　SMA 患儿表现为早期腱反射减弱或消失，上肢重点检查肱二头肌和肱三头肌腱反射，下肢重点检查膝腱反射和踝反射。此外还应进行立直反射、坐位和立位平衡反应等评定。

3. 运动发育评定　可以根据不同年龄选择 Alberta 运动测评、Peabody 运动发育评定量表评定、粗大和精细运动能力水平。

4. 专项运动功能评定　可以采用运动功能评估量表（motor function measure，MFM）进行，该量表是神经肌肉病患儿专用量表，共分为 3 个维度：①维度一（D1）为站立和转移能力，含 13 个项目；②维度二（D2）为轴向和近端的肢体运动能力，含 12 个项目；③维度三（D3）为远端肢体运动能力，含 7 个项目。评分标准按照完成动作的程度分为 0～3 分，最终得分＝实际得分/总分×100%。

（五）肌肉骨骼畸形的评定

SMA 可因长期肌无力或卧床导致姿势对线不良，出现继发性脊柱侧凸、髋关节脱位、足外翻等骨骼畸形的风险，需进行相应的评定。包括：脊柱侧凸的评定、髋关节脱位或半脱位监测、下肢和足变形的评定等。

四、康复治疗

（一）一般性治疗

补充维生素 B 族，提供精神心理支持。对于快速进展的婴儿型提供舒适护理。确保最佳热卡摄入，保证患者使用无力肌肉发挥最大能力，而又不能招致肥胖。

（二）呼吸治疗和管理

总体原则：如果患者存在睡眠呼吸障碍应行辅助通气治疗，如果患者存在咳嗽乏力应行辅助咳嗽治疗。短期目标：使气体交换达到正常水平，改善睡眠质量。长期目标：力争使气体交换达到正常水平，改善睡眠质量，能够在家完成护理，减少住院及重症监护室住院，减轻疾病对家庭造成的负担。

1. 气道清理术　常用方法是使用咳嗽辅助机，通过机械性吸/呼动作移动痰液。威斯康辛大学使用如下方案：①咳嗽辅助机：4 组 5 次呼吸之后吸痰；②徒手或机械胸部物理治疗移动分泌物；③体位引流（Trendelenburg 体位）：在能耐受的情况下坚持 15～20 分钟。④咳嗽辅助机：4 组 5 次呼吸之后吸痰。Ⅰ型 SMA 患者病情平稳时每日按上述方案操作 2 次，病情严重时每 2～4 小时 1 次；Ⅱ型患者病情平稳时按需进行；Ⅲ型患者在术后及病情严重时应用，如患儿存在反复呼吸道感染、氧饱和度<95%时。推荐所有Ⅰ型及Ⅱ型患儿一旦诊断则应开始使用咳嗽辅助机，咳痰辅助机的呼气压力至少 30 cmH_2O，最好 40 cmH_2O。

2. 辅助通气　有睡眠低通气的 SMA 患儿，应该使用夜间无创通气（NIV），并且可以长期应用。短期目标包括缓解呼吸道症状、减轻呼吸肌做功、改善气体交换、使患者感觉舒适以及保持良好的人机同步性，同时最大限度地降低气管插管的危险、避免气管插管；长期目标包括改善睡眠时间和睡眠质量、最大限度地改善生活质量、延长生存时间。Ⅰ型 SMA 患儿早期给予夜间双水平气道正压（bi-level positive airway pressure，BIPAP）辅助通气可以使呼吸肌得到更充分的休息，更好地增加潮气量，降低呼吸频率以及改善气体交换。长时间无创通气会造成痰堵，必须配合使用气道清理术。

3. 呼吸管理　Ⅰ型 SMA 诊断明确后大多在家庭康复治疗，随时都有可能发生呼吸障碍。因此，教会家长和照顾者对呼吸障碍的临时处理和平时的呼吸管理非常重要。

（三）物理治疗

鼓励移动运动和活动以维持 ROM、增加肌肉灵活性、预防挛缩。锻炼不能产生疼痛或疲劳，注意步长和步幅，减少或避免跌倒。预防脊柱变形（如脊柱侧凸）和关节挛缩非常重要。

1. Ⅰ型 SMA 主要问题为发病急、进展快，肌肉严重无力，无法抬头，不能坐或走。治疗原则以被动关节活动度训练为主，维持肌肉张力和关节活动度。

2. Ⅱ型 SMA 主要问题为能独坐，但不能站立行走。治疗原则为提高躯干及四肢肌力，促进坐位下抗重力伸展，完善坐位平衡，达到坐位下独立活动。可采取以下治疗方法：

（1）核心稳定性训练：①仰卧位拉起：治疗师用双腿固定住患儿下肢，分别抓住患儿双手，给予辅助，患儿腹部收缩，使头部离开地面，达到坐位。如患儿头控差，往后仰，治疗师改为支持肩胛带和头部。②悬吊下俯卧位平板支撑：患儿俯卧位，前臂支撑，窄带置于双大腿远端，使患儿身体伸直。如患儿上肢支撑差，无法保持，可将宽带置于患儿胸下，给予辅助。③悬吊下侧平板支撑：患儿侧卧位，将宽带置于胸部，窄带置于膝部，高度以患儿手臂（肘）能支撑在地上为宜，保持身体的伸直状态。

（2）坐位平衡训练：①圆滚上坐位训练：患儿骑跨坐于圆滚上，左右摇晃圆滚，保持身体直立抬头。如患儿无法保持身体直立，治疗师可坐于其后方给予支持。②球上坐位训练：患儿坐于球上，治疗师在其后支持骨盆、腰部，将球前后左右滚动。

3. Ⅲ型 SMA 主要问题为可站立、缓慢行走，但肌力弱。治疗原则：加强体位转换能力，提高独走能力，完善立位平衡，达到立位下独立活动。可采取以下治疗：

(1)体位转换训练：①膝立位-单膝立位：患儿保持膝立位，治疗师扶持患儿两侧骨盆，使体重负荷到一侧下肢，抬起对侧下肢，完成单膝立位。可轻推患儿，促进平衡。②蹲位-站立：患儿保持蹲位，治疗师扶持双膝，患儿手扶梯背架站起。注意保证起立过程中正确发力。

(2)立位平衡训练：患儿站于平衡气垫上，治疗师给予辅助，患儿前后左右晃动，保持身体平衡。

(3)行走训练：治疗师辅助患儿行走，保持身体正确姿势。可进行一天一次的静态自行车训练和减重下步行训练，促进双下肢分离，增加步行能力。

(四)作业治疗

促进肢体功能恢复，改善日常生活活动能力，如进食训练、更衣训练、如厕训练(包括床上、轮椅上)。

(五)辅助器具的使用

预防脊柱变形(脊柱侧凸)和关节挛缩非常重要，可以佩戴脊柱矫形器、膝-踝-足矫形器和订制夹板，根据患者活动后的疲劳水平和跌倒频率配备和使用特定的轮椅和家庭辅助性装置等。

(六)中医治疗

推拿原则：补益肝肾，健脾和胃，强筋健骨，活血生肌。在保证安全的前提下，推拿时给予稍强手法刺激如快速牵拉、挤压、推压、拍打、叩击、刷擦等，以提高肌张力。

(七)外科手术治疗

严重进食吞咽障碍者可以酌情给予经皮胃造口术置管、Nissen 胃底折叠术等干预措施。长期存活的 SMA 患者可以适当手术治疗矫正脊柱畸形。

(八)其他治疗

包括小分子治疗、反义寡核苷酸治疗和基因治疗等，其中大部分治疗仍然处于动物实验和临床试验中，有效性尚有待于更多研究证据支持。

五、预防及预后

(一)预防

主要是产前诊断，可以绒毛膜绒毛取样(孕期 6~10 周)和羊膜穿刺，产前预测的精确性为 88%~99%，但不典型特点的产前预测应仔细。产前遗传学检测证实胎儿存在 SMA 致病性基因改变者应终止妊娠。

(二)预后

婴儿型预后不良，平均寿命为 18 个月，多在 2 岁以内死亡，呼吸系统并发症如肺炎是最常见的死亡原因。中间型由于吞咽困难可以导致营养不良和感染的发生，生存期较婴儿脊髓性肌萎缩型长可存活至青春期以后。少年型进展较为缓慢，渐累及下肢远端和双上肢，患儿可以行走，可存活至成人期。

第七节　肌营养不良

一、概述

（一）定义

肌营养不良（muscular dystrophy，MD）是一组遗传性非炎症性进展性肌肉病，常表现为以近端受累为主的骨骼肌进行性无力、肌肉萎缩、假性肌肉肥大，可最终完全丧失运动功能。本病可有不同遗传方式，包括X-连锁隐性遗传、常染色体显性或隐性遗传等。根据遗传方式、起病年龄、受累肌群、病程进展及预后等因素，分为以下主要亚型：Duchenne肌营养不良（DMD）、Becker肌营养不良（Becker muscular dystrophy，BMD）、面肩肱型肌营养不良（facioscapulohumeral muscular dystrophy，FSHD）、Emery-Dreifuss型肌营养不良（Emery-Dreifuss muscular dystrophy，EDMD）、肢带型肌营养不良、远端型肌营养不良。

（二）流行病学特征

肌营养不良的发病率差异大。DMD是最多见类型，其发病率为1/3500活产男婴，1/3的病例为散发性新生突变。BMD是次常见类型，发病率为1/30000活产男婴，其他类型MD少见。

二、临床特点

1. 假性肥大性肌营养不良：又称Duchenne肌营养不良（Duchenne muscular dystrophy，DMD），是最多见MD类型，X-连锁隐性遗传，男性发病。学龄前或学龄期起病。部分患儿可有智力低下。早期运动里程碑正常或轻度延迟，18个月或更晚独走。大多数患儿在4岁时表现症状，渐觉下肢无力，容易跌倒，上楼梯以及蹲起困难。由于伸髋、伸膝肌肉肌力减弱，患儿上楼梯时必须一手扶栏、另一手按压大腿以助髋膝关节伸直以支撑躯干。由于臀大肌和臀中肌无力，不能支持单腿站立而引起摇摆步态（鸭步）。近端髋无力导致典型Gower征：患儿由坐位或仰卧位起来时，必须先变为俯卧位肘和膝支撑，然后伸肘伸膝支撑下抬高身体，手足逐渐靠拢维持身体重心位于双腿上，手扶膝盖沿下肢上爬完成直立位。随着病情进展，四肢近端肌群肌萎缩，腓肠肌、冈上肌、三角肌、肱三头肌等假性肌肉肥大，逐渐出现翼状肩胛、骨盆前倾、代偿性腰椎过度前凸、双足下垂、迈步困难，经常跌倒或绊倒。通常在7~13岁丧失行走能力，并很快出现关节挛缩和脊柱侧凸，疾病晚期，下肢、躯干、髋、肩肌肉均萎缩，膝及肘关节屈曲挛缩畸形。心肺早期阶段即可受累，但缺乏阳性检查结果。随着病情进展可因心肌受累导致心肌病、心脏扩大，心电图描记显示右心室劳损，高R波、深Q波和T波倒置。晚期患者因呼吸肌受累导致进行性肺功能下降，通气障碍。死亡年龄通常20~30岁。本病患儿CK显著升高，肌肉病理显示萎缩性肌肉病性改变，确诊依靠基因学检查。

2. Becker肌营养不良：遗传方式及临床表现均与DMD相似，但BMD起病晚、病情程度轻，丧失行走能力时间晚，13岁以后还可以独立行走。寿命可达30~40岁以上。

3. Emery-Dreifuss型MD：是X-连锁遗传的少见MD，基因位于X染色体短臂2区8带(Xq28)，突变基因编码Emerin蛋白。但亦有呈常染色体显性和隐性遗传的患者，突变基因编码核膜蛋白Lamina和Lamin。起病年龄2~15岁，临床特征是下肢肌肉无力，关节挛缩和心脏受累。肘颈关节挛缩，导致颈前屈受限，双上肢举物不能，继之出现膝踝挛缩，数年后出现尖足行走和双下肢远端无力的特殊步态。由于脊柱出现强直，故弯腰低头，转身困难。常累及肱二头肌、肱三头肌和腓骨肌群，但不伴有腓肠肌假性肥大，偶可见前臂肌的假性肥大，进行性肢体无力可导致患者在30岁以后丧失行走能力。腱反射消失，智力正常。本病可伴有心脏传导功能障碍，患儿常因心脏病而致死，未及时诊治的EDMD患者猝死率高达40%，故早期诊断及时纠正心脏并发症非常重要。本病患儿CK仅升高2~10倍，肌肉病理显示萎缩性肌肉病的非特异性改变，Ⅰ型纤维占优势。确诊还要依靠基因学检查。

4. 面肩肱型肌营养不良：为常染色体显性遗传性MD，基因位于4号染色体长臂3区5带(4q35)，男女均受累。尽管任何年龄均可起病，但以青春期后期起病为主，儿童少见。其主要临床为进行性面、肩带、上肢肌无力，以肩带的无力最为明显。首发症状为面肌受累，呈特殊的肌病面容，鼓腮和闭目无力。其后肩带肌受累，举臂或更衣困难，肩胸关节运动下降和翼状肩。

5. 肢带型肌营养不良：本病是常染色体显性或隐性遗传，属多基因遗传病，迄今已有19个致病基因被发现。男女均可患病，常在10~30岁间隐袭起病，最早发病是7岁。多数患者盆带肌无力的萎缩为首发症状，表现为鸭步，上阶梯及蹲起困难。病情缓慢进展，波及双肩带肌，表现为举臂不能过肩。Gower征阳性。约1/3患儿有腓肠肌肥大。智力正常，腱反射迟钝或消失。

6. 远端型肌营养不良：为常染色体显性或隐性遗传。起病年龄从儿童期至中年后期。根据起病年龄和临床特点、磁共振显示受累肌肉的分布、遗传方式以及组织病理学改变等进一步分为很多亚型。共同临床表现为进行性手和(或)足肌肉无力、大小鱼际肌萎缩、对称性足下垂。进展极其缓慢，不影响寿命。

7. 眼咽型肌营养不良：此型极少见，且多为成年起病。

8. 其他少见类型：先天性肌营养不良(congenital muscular dystrophy，CMD)系常染色体隐性遗传性疾病，多基因致病。患儿生后或生后几个月内即起病，肌活检提示肌肉组织呈萎缩性改变，CK轻度升高或正常，小婴儿常表现为四肢软弱无力甚至关节挛缩，病情相对稳定或缓慢进展，患儿可有心脏、呼吸肌的受累。CMD可以分为两大类，没有中枢神经受累或有中枢神经受累。有中枢受累的患儿可表现为智力正常或轻度低下，头颅磁共振检查提示颅内白质广泛受累。

三、康复评定

(一)病史和体格检查

详细了解疾病发展经过和进展情况，重点关注：①受累肌群的对称性、分布情况、肌容积大小萎缩和(或)挛缩等；②体力、耐力和活动受限情况；③神经反射、感觉和运动功能检查；④体格生长指标等。

(二)心肺功能评定

1. *心脏功能*　6岁以上的DMD患者应进行心脏基线评价，至少应进行心电图和超声心动图检查；10岁前每2年评估一次，10岁后或出现心脏损害后每年一次。如果非侵入性心脏检查显示异常至少每6个月一次，血管紧张素转换酶抑制药(ACEI)可作为一线治疗药物。

2. *肺功能*　呼吸肌力量减弱和脊柱侧弯引起的胸廓畸形，导致受限性呼吸困难。自5岁开始监测呼吸功能，至少每年一次。监测项目包括肺活量(vital capacity，VC)及其占预计值百分率(VC%)、用力肺活量(forced vital capacity，FVC)及其占预计值百分率(FVC%)、第1秒用力呼气(forced expiratory volume in one second，FEV1)及其占预计值百分率(FEV%)。

(三)运动功能评定

1. *北极星移动评价量表*(north star ambulatory assessment，NSAA)　该量表是由Scott团队设计发表的专门用于具有步行能力的DMD患儿的运动功能评估量表。共有17个项目，每项得分0~2分，其中2分为无帮助下达到标准目标，1分为在他人帮助下或改良方法后达到目标，0分为不能达到目标。将所有项目得分相加获得总分，满分为34分，分值越高表示移动能力越高。<7岁的患儿，其年龄与NSAA量表评分呈正相关，即年龄越大运动能力越强，而>7岁的患儿其年龄与NSAA量表评分呈高度负相关，即年龄越大运动能力越低，NSAA量表对于>7岁且可步行患儿具有更好的敏感性。

2. *6分钟步行试验*(6MWT)　是评价有氧运动耐力的常用方法，近年来被越来越广泛地应用于有关DMD的国际多中心临床实验和纵向自然病程观察研究，成为评价可步行DMD患儿有氧运动耐力和步行能力的主要评价方法。

3. *MFM专项运动功能评定*　丧失步行能力DMD患儿可以采用MFM量表进行运动功能测评。

四、康复治疗

肌营养不良的自然病史呈进行性，起病年龄从儿童期至成人期，寿命差异大。管理目标依据起病年龄而不同。儿童期起病者，特别是生长期，治疗目标是通过牵伸来积极预防髋和肩胛带的挛缩，通过运动提高肌力和耐力。运动治疗过程中，应注意监测肌红蛋白尿、肌酸尿、CK等，避免出现腿抽筋。

(一)体重管理

营养应均衡，蛋白质、钙、维生素D、矿物质及水果等应合理搭配，食用高蛋白食物如牛奶、鸡蛋、瘦肉、鱼类等，多吃蔬菜、水果，少食脂肪和过量的糖类，保持中等身材，防止肥胖。

(二)物理治疗

1. *运动疗法*　①肌力和耐力训练：可以根据疾病进展情况采取主动的-辅助性和抗阻运动(active-assistive and resistive movements)，提供血液动力学稳定性，避免因不运动和心肌病引起的血液动力学失代偿，保持和维持骨盆和肩胛带肌群的肌力，从而预防脊柱过度前屈、骨盆旋前和屈曲外展挛缩等矫形学变形的快速发生。严重Becker或肢-带型肌营养不良患者，肌力训练配合需氧的有利于改善下肢肌力。②牵伸训练：针对受累肌群进行牵伸抗重力训练和扩大关节活动度的训练，防止关节周围软组织短缩和挛缩。③姿势控制和平衡训练：通过自我姿势调整，保持关节良好对线，进行坐位和站立位平衡训练，或平衡仪治疗。

2. 物理因子治疗　①电刺激疗法：选择股四头肌、臀大肌、三角肌、肱二头肌等，每块肌肉治疗5~10分钟，30次为1个疗程，可以延缓肌肉萎缩、保持肌肉功能。②超声波疗法：对易发生挛缩的髂胫束、股二头肌、腓肠肌，采用移动法，剂量为0.6~1.5 W/cm^2，每次6~10分钟，每日1次，10~30次为1个疗程。治疗应避开骨骺部位。

（三）作业治疗

1. 体位转换能力的训练　由于腹肌和髂腰肌无力，DMD患者有特征性表现Gower征。训练仰卧位至坐位、坐位至跪位、跪位至站位的转换。对于丧失步行能力的患儿，训练上下轮椅的转换。

2. 上肢功能的训练　因肩胛带和上肢肌的萎缩，出现上肢功能的受累，影响日常生活活动。增加上肢的肌力和活动范围，结合日常生活动作训练，如吃饭、写字、穿脱衣帽、拧瓶盖等。

3. 日常生活活动能力训练　进食训练、更衣训练、如厕训练（包括床上、轮椅上）、洗漱，口/面部卫生清洁、做家务和工作准备等。

（四）辅助器具的使用

1. 使用轮椅　目的是延长肌营养不良患儿的功能性移动；提供运动和姿势稳定性，延迟肌力丧失并防止畸形；改善患者的生活方式，提供舒适度和安全性。配置轮椅时应尽可能做到轻量、耐用和功能性。要特别注意框架、座、靠背、前方操纵、后轮、脚轮、安全抑制系统等，家庭和工作环境中轮椅的进出通道。发病初期在没有丧失行走能力之前，也应该使用轻量的手动轮椅，帮助患者增加可移动范围，应根据操作环境、患者的能力、疾病进展仔细选择座位宽度和高度。后期，随着疾病进展，应使用带有空间倾斜功能的电动轮椅，以克服上肢控制不良和独站能力丧失，实现生活独立性。必要时要在轮椅上安装头部和颈部支持组件。

2. 使用其他辅助器具　对于仍有行走能力的患者，应配置夜间踝足矫形器防止足下垂和跟腱挛缩；行走极为困难的患者佩戴膝踝足矫形器可以延长行走时间；已经丧失行走能力者可采用站立器进行治疗，并应持续佩戴踝足矫形器；手指关节挛缩的患者可接受手牵伸器治疗。

（五）药物治疗

皮质类固醇治疗能够改善DMD患者的肌肉力量和功能，可采用口服10天后休息10天的间歇口服激素方法来减少不良反应。常用药物包括泼尼松、泼尼松龙和地夫可特（泼尼松龙的嗯唑啉衍生物）。泼尼松/泼尼松龙的剂量为0.75 mg/（kg·d），地夫可特的剂量为0.9 mg/（kg·d），各种激素治疗的短期（6个月至2年）疗效相似。

（六）呼吸治疗

用于躯干和呼吸肌受累者，特别是DMD患儿或其他类型病程晚期。

1. 呼吸监测　DMD患儿由于呼吸肌力量的逐渐减弱，会出现咳嗽无力、肺部感染、睡眠呼吸暂停综合征，最终进展至呼吸衰竭。因此，需进行肺功能监测，当患者咳嗽峰值<270

L/min 或最大呼气压力<60 cmH_2O 时应该开始辅助通气。在有呼吸困难的 DMD 患者中，白天活动使呼吸肌负荷增加，且耐受力随着呼吸逐渐急促而降低，可通过夜间无创正压通气（non-nvasive positive pressure ventilation at night，n-NIPPV）来治疗，对于咳嗽无力者，应通过机械方法帮助排痰。

2. 呼吸训练

（1）膈肌呼吸训练、重建腹式呼吸模式：让患者处于坐位，治疗师将手放置于腹直肌上，让患者用鼻缓慢地深吸气，肩部及胸廓保持平静，只有腹部鼓起。然后有控制地呼气，将空气缓慢地排出体外。即呼气时使腹部下陷，吸气时须鼓腹，切勿在吸气时收缩腹肌。重复上述动作 3～4 次后休息，以免导致过度换气。

（2）吸气阻力训练法：患者用手握式阻力训练器吸气，可以改善吸气肌的肌力和耐力，减少吸气肌的疲劳。

（3）呼气训练：腹肌训练时患者仰卧位，上腹部放置 1～2 kg 的沙袋做挺腹训练（腹部吸气时隆起，呼气时下陷），每次训练 5 分钟，每天训练 3～5 次。

（4）无创呼吸机的使用：若患者呼吸肌不能维持通气功能，应及早使用无创呼吸机，以保证正常的呼吸功能。

（七）心脏功能障碍的治疗

DMD 患儿累及心脏时需进行心功能监测和治疗，应及时转介心脏病学专家协助管理，适当运用血管紧张素转化酶抑制剂（angiotensin-converting enzymeinhibitor，ACEI）或血管紧张素Ⅱ受体阻滞剂（angiotensinⅡ receptor blockers，ARB）、β 受体阻滞剂治疗。在左心室射血分数（left ventricularejection fraction，LVEF）<55%或 LVEF 显著下降（>10%）时，给予 ACEI 类药物治疗，可显著提升患者心脏收缩功能。早期服用 ACEI 类药物能有效地阻止 DMD 患者左心功能不全的发生，还能降低患者的死亡率。利尿药和正性肌力药物可以减轻患者的后负荷，改善患者的心衰症状。DMD 患者晚期常伴有体循环和肺循环的瘀血，可配合使用利尿药。

（八）其他治疗

包括干细胞治疗、基因治疗等，目前均处于试验研究阶段，期待良好的治疗前景。

五、预防及预后

（一）预防

肌营养不良的预防有赖于对先证者进行详细的家系调查、血清 CK 测定和遗传学检测，及早发现携带者，做好婚姻、遗传和优生的宣传教育。检出携带者和产前诊断是预防肌营养不良（主要是 DMD）的两个重要措施。

1. 检出基因携带者　首先应根据先证者详细的家系调查情况来区分携带者。①肯定携带者：是指已经育有至少 1 名男性 DMD 患儿的母亲，且患儿舅舅或者姨表兄弟也患有此病；②拟诊携带者：是指已育有 2 名以上男性 DMD 患儿的母亲，但其母亲亲属中无先证者；③可疑携带者：是指散发 DMD 患儿的母亲或患儿的同胞姐妹。可以针对以上 3 种情况的携带者行血清 CK 测定、基因检测进步明确。检测结果阴性者可结合肌电图和（或）肌活检进行分析。

2. 产前诊断　携带 DMD 致病基因的母亲再次妊娠时应首先区别胎儿性别，男性胎儿在妊娠 10～12 周时取绒毛膜绒毛或 15～18 周时取羊水做基因突变分析，致病基因阳性则终止妊娠。

（二）预后

肌营养不良属于进展性疾病，不同类型严重程度和进展速度不同，预后也有差异。DMD 起病早、进展快、病情重，常因伴发肺部感染、压疮等疾患在 20 岁之前死亡，主要死亡原因是心肺衰竭，特别是潜在夜间通气不足、低氧或急性心衰的患儿。Emery-dreifuss 型 MD 寿命差异取决于心脏受累情况，可以因心脏传导阻滞导致猝死；BMD 寿命可达 30～40 岁以上。其他类型肌营养不良起病进展慢、病情轻，不影响寿命。

遗传性疾病的康复习题

第十章

其他疾病的康复

学习目标

1. 掌握：各种儿童心血管系统、呼吸系统和内分泌系统常见慢性疾病的症状学特点、康复评定和康复治疗基本方法。
2. 熟悉：各种儿童心血管系统、呼吸系统和内分泌系统常见慢性疾病的定义、分类、流行病学特征、预防和预后。
3. 了解：各种儿童心血管系统、呼吸系统和内分泌系统常见慢性疾病的病因；常用临床检测技术和治疗进展。

第一节　先天性心脏病

一、概述

(一)定义

先天性心脏病(congenital heart disease，CHD)简称先心病。是指胚胎发育早期(孕8~12周)心脏及大血管发育异常，或出生后应关闭的通道未能闭合而引起的心脏及大血管局部解剖结构异常，是小儿最常见的心脏病，也是婴幼儿死亡的主要原因之一。

(二)流行病学特征

先心病在活产新生儿中的发病率为6%~10%，我国每年约出生15万例，根据目前的研究显示，由遗传因素、环境因素单独作用或两者共同作用所致的先心病所占比例最高，遗传因素主要包括单基因遗传缺陷和染色体畸变(18-三体综合征，21-三体综合征)，环境因素包括孕妇的生活环境(砷、甲醛、噪音等)、感染因素(风疹、麻疹、感冒、流行性腮腺炎等)、药物作用(磺胺类药物、苯妥英钠、抗癫痫药)等，这些因素使新生儿患先心病的发病率升高。近20年来随着内科介入治疗及外科手术的进步使CHD患儿生存率大大提高，但各种手术并发症及后续的治疗费用给患儿及其家庭带来沉重负担。康复训练可大大减少并发症，提高患儿生活质量。

二、临床特点

（一）临床分型

1. *左向右分流* 为临床最常见分型，约占先天性心脏病的 50%。主要包括房间隔缺损（少数儿童 1 岁以内可自发关闭）、室间隔缺损（最常见）及动脉导管未闭。根据北京儿童医院的病理解剖材料，动脉导管在生后 1～4 个月内开始关闭的人数最多，6～7 个月上升至 97.9%。

2. *右向左分流* 分为肺血流量减少或增多两大类。肺缺血型常见的为法洛四联症、三尖瓣闭锁、肺动脉闭锁，肺充血型常见的为完全性大动脉转位、总动脉干、艾森曼格综合征、单心室、肺动静脉瘘。

3. *无分流组* 主要为瓣膜口狭窄，如肺动脉口狭窄、主动脉口狭窄、二尖瓣狭窄、三尖瓣狭窄，亦可见主动脉畸形或右位心。

（二）临床表现

由于机体组织缺氧，患儿多以生长发育落后、发绀、杵状指（趾）、缺氧发作、蹲踞、呼吸困难、水肿、感染、红细胞增多及血液黏滞综合征等为主要特征。

1. *生长发育落后* 多见于先天性心脏病，如左向右分流型先天性心脏病（房缺、室缺、动脉导管未闭）及右向左分流型先天性心脏病（法洛四联症），均可因体循环血流量不足或血氧含量下降，导致组织缺血、缺氧，影响体格生长发育。

2. *发绀* 分为中央性发绀、周围性发绀及混合性发绀三类。中央性发绀是由血流未在肺或肺内进行充分的氧交换引起的，动脉血氧饱和度大多<85%，见于右向左分流型先天性心脏病、重症肺炎、肺气肿、肺水肿等。周围性发绀是由于血流经过组织时流速缓慢，使组织从毛细血管血流吸取的氧量过多，还原血红蛋白增多导致青紫，常见于充血性心力衰竭、休克、慢性缩窄性心包炎等。混合性发绀可见于充血性心力衰竭患者。

3. *杵状指（趾）* 患儿指（趾）组织缺氧，引起血管袢扩张，血流量增加，软组织增生，手指、足趾端增宽、增厚，指（趾）表面呈玻璃样，整个指（趾）呈杵样，故称杵状指（趾）。指（趾）末端呈红晕，提示动脉血液已缺氧，是杵状指（趾）的早期表现，杵状指最早可在生后 3～6 个月出现，在 2～3 岁时明显，以拇指最为典型。

4. *缺氧发作* 见于某些发绀型先天性心脏病，尤其是法洛四联症。患儿在吃奶、哭闹或体力活动时，突然出现呼吸困难、发绀加重、神志不清，严重者可引起晕厥、抽搐甚至死亡。缺氧发作常在生后 3～4 个月开始发生，至 4～5 岁后自行消失。

5. *蹲踞* 有些先天性心脏病患儿每当行走或游戏时，常主动下蹲片刻再站起来。蹲踞时下肢屈曲，使静脉回心血量减少，减轻心脏前负荷，同时下肢动脉受压，外周血管阻力增加，使右向左分流减少，有利于缺氧症状暂时性缓解，多见于法洛四联症，偶见于肺动脉狭窄伴卵圆孔未闭患儿。

6. *呼吸困难* 心源性呼吸困难主要是由于左心和（或）右心功能不全所致，患儿主观上感到空气不够用，客观上表现为呼吸费力，可伴有呼吸频率、深度和节律的异常。小婴儿表现气促、吸奶中断，喘息一阵后继续吸吮。

（三）体征

通过对心脏进行视诊、触诊、叩诊、听诊等方式，可发现异常体征。

1. 视诊　注意心前区有无膨隆，观察波动强弱及范围。正常心脏冲动位于左第5肋间，在锁骨中线上或内侧，范围不超过2～3 cm^2。

2. 触诊　进一步查明心脏冲动位置、强弱及范围，并检查有无震颤，注意震颤的时相、强度、部位和范围。

3. 叩诊　着重叩诊心左界，正常1岁以下婴儿心左界可在乳线外1 cm左右，到儿童期心左界在乳线以内。

4. 听诊　包括各瓣膜区第1、2心音的强弱和异常以及心率、心律的异常，注意杂音及摩擦音。

（1）心音改变：肺动脉瓣区第二心音的强弱、单一或分裂，对先心病的鉴别诊断有重要意义。如在肺血流量增多时，可出现肺动脉压增高，此时肺动脉瓣区第二心音亢进，这多见于大血管错位、永存动脉干或完全性肺静脉异位引流等；反之，如肺动脉瓣区第二心音减弱，说明肺血流量减少或肺动脉压力减低，这多见于肺动脉口狭窄及法洛四联症。

（2）心脏杂音：是一种重要的物理诊断方法，听诊时应注意杂音的部位、时相、性质。如房间隔缺损可在第2、3肋间闻及Ⅱ～Ⅲ级收缩期吹风样杂音，室间隔缺损可在第3、4肋间闻及Ⅲ～Ⅳ级粗糙全收缩期杂音。发现心脏杂音促使进一步完善心电图、心脏彩超等辅助检查，有利于CHD的诊断。

（3）心律失常：表现为心动过速或过缓、心搏不规则。如室上性心动过速，心率可达200～300次/分，而完全性房室传导阻滞，心率可慢至30～50次/分。

（4）心包摩擦音：听诊过程中是否可闻及较表浅的、类似皮革擦的粗糙声音，即心包摩擦音，多为往复性，出现于收缩期或舒张期，多见于收缩期。

（四）诊断

结合患儿的病史、症状、体征，采用超声心动图、多层螺旋CT与三维重建技术、心血管磁共振成像、心导管检查与心血管造影、放射性核素心血管造影显像、心电图了解大血管的走行、室壁的完整性及活动性，对CHD的诊断有重要的意义。

三、康复评定

对先天性心脏病患儿进行评定，有利于了解患儿发育水平，分析及观察相关危险因素分析，预测可能会出现的问题，对促进患儿发育及社会适应能力具有重要意义。儿童心血管系统疾病的康复评定包括心脏功能的评定、生长发育的评定及各方面能力的评定。

（一）心脏功能的评定

1. 超声心动图评定　超声心动图的二维（2D）和三维（3D）成像能准确地评估心腔大小、室壁厚度、心室功能、瓣膜解剖和大小。脉冲波（PW）、连续波（CW）和彩色血流多普勒超声心动图，可评估和测量血流速度、心内压力和血流动力学的参数，以评估心脏解剖和功能，是实时性、便携性和低成本的评估工具。

2. 心脏负荷运动试验　心脏负荷运动试验包括极量、亚极量和症状限制性运动负荷试验。极量运动试验指逐渐增加运动量和氧耗量，当耗氧量达到最大时的运动量为极量运动。亚极量运动试验的运动量相当于最大氧耗量的85%，临床上以心率为准，即运动心率为最大心率的85%。限制性运动试验指运动量未达到极量或亚极量运动就出现明显血压下降、缺氧和呼吸困难、步态不稳等症状而不得不停止运动。亚极量运动试验的安全性较高，在心血管疾病康复方面已被广泛使用。主要包括平板试验、踏车试验、二级梯运动试验、6分钟步行试验等方法。研究证明6分钟步行不仅能反映心脏功能，还可反映CHD患儿日常活动能力，是经济、方便和实用的评估心功能的有效方法之一。

3. 心肺运动实验　心肺运动试验（cardiopulmonary exercise testing，CPET）是在单纯运动试验的基础上加入了对运动过程中机体气体交换的分析，在心力衰竭（heart failure，HF）、肺动脉高压、运动康复治疗、心脏移植等心血管领域有广泛的应用价值。CPET检查测量的基本指标包括运动开始前（静息状态）、运动过程中以及运动后恢复期的氧耗量（VO）、二氧化碳排出量（VCO）以及通气量（VE），通过计算机分析计算，进一步得出峰值氧耗量（VO2max）、通气量/二氧化碳排出量斜率（VE/VCOnslope）等CPET参数。VOrmax作为传统的供氧能力金标准，是评价循环呼吸系统功能和从事剧烈体力活动能力的一项准确而简单的生理指标。

4. 肺功能评定　即呼吸功能检查，对呼吸功能评定包括主观症状和客观检查两大类。

（1）主观症状以有无出现气短、气促症状为标准。采用六级制，即按日常生活中出现气短、气促症状，分成六级。0级：虽存在不同程度的呼吸功能减退，但活动如正常人一样，并不过早出现气短、气促；1级：一般劳动时出现气短，但正常人尚未出现气短；2级：平地步行不气短，速度过快或登楼、上坡时，同行的同龄健康人不感到气短而自己有气短；3级：慢走不及百步就会出现气短；4级：讲话或穿衣等轻微动作时有气短；5级：安静时也有气短，无法平卧。

（2）客观检查：主要是肺容量测定，由于儿童配合程度差，肺容量的测量存在较大的困难。胸腔气体容量（TGV）采用体积描记法直接测量，功能残气量（FRC）依据“质量守恒”定律，采用氮稀释法、氦气稀释法来测量。呼气流速-容量曲线（EFV）可采用快速胸腹挤压法（RTC）以评价小儿的小气道情况，该方法在小儿胸腹部穿上弹性充气夹克，在其潮气吸气末快速充气从而获得FEFV曲线。测量最大呼气流速-容量曲线（MEFV），先用泵通过小儿气道加上约40 cmH_2O压力使肺达肺总量（TLC）位，再用-40～-30 cmH_2O的压力使肺从TLC位迅速排气3秒，同时测出深吸气量（CI）、肺活量VC（FVC）及MEFV曲线，根据事先测出的FRC即可计算出TLC。

（二）生长发育的评定

采用具体指标如身长、体质量、头围、胸围、骨龄等指标进行测量，对比同龄儿童各指标正常值以发现异常。

（三）儿童各方面能力的评定

患有心血管系统疾病的患儿如出现运动、智力、日常生活能力的落后，可采用以下工具进行评定，为下一步治疗奠定基础。

1. 运动功能的评定　包括粗大运动功能分级系统（gross motor function classification system，GMFCS）、粗大运动功能评定（gross motor function measure，GMFM）、Peabody运动发

育量表(Peabody developmental motor scale, PDMS, 适用于0~72个月儿童)、手功能分级系统(manual ability classification system, MACS)、精细运动能力测试(fine motor function measure, FMFM)。

2. 智力的评定　包括Gesell发育量表，由美国心理学家盖塞尔经过2次修订后成为完整的0~6岁儿童智力发育量表。该量表主要从粗大运动、精细动作、语言、适应性及个人社会行为等5个领域进行评估。《韦氏儿童智力量表-第4版》(WISC-IV)是美国心理学家韦克斯勒(Wechsler)编制的适用年龄为6~12岁(包括6岁)的儿童和少年的智力测验工具，包括言语理解、知觉推理、工作记忆和加工速度四大分量表。瑞文标准推理测验(Raven's standard progressive matrices, SPM)，简称瑞文测验，是英国心理学家瑞文设计的非文字智力测验。它适用的年龄范围宽，包括A(测知觉辨别力、图形比较、图形想象等)、B(主要测类同、比较、图形组合等)、C(主要测比较、推理、图形组合)、D(主要测系列关系、图形套合等)、E(主要测套合、互换等抽象推理能力)5个单元。

3. 日常生活能力的评定　包括Katz指数分级法(Katz index of ADL)、Barthel指数(MBI)、PULSES ADL功能评定量表、功能独立性测量或儿童功能独立性测量(WeeFIM)。CHD患儿生活质量问卷(congenital heart disease quality of life, ConQOL)，由英国约克大学研究小组制订，包括两个版本，分别适用于8~11岁及12~16岁患儿，分别包括29个条目和35个条目，采用0~10的线性刻度计分，再结合各项条目权重计算总分。儿童生活质量测定量表(the pediatric quality of life inventory, Peds QLTM)中的心脏病特异质量表包括心脏问题和症状(7项)、治疗焦虑(4项)、服药问题(5项)、交流(3项)、躯体自我形象(3项)、认知问题(5项)。美国辛辛那提儿童医院研制的儿童心脏QOL量表(pediatric cardiac quality of life inventory, PCQLY)包括8~12岁儿童组和13~18岁青少年组，每组分为患儿、父母两个亚组，儿童自评-家长代评表共23项，青少年自评-家长代评表共29项，具有年龄跨度大、含有患儿自评和家长代评、实用性强，可区分CHD与后天性心脏病等特点。目前国内没有研发适合中国国情的量表。

4. 综合能力的评定　可采用儿童残疾评定量表(pediatric evaluation of disability inventory, PEDI)，残疾儿童综合功能评定(comprehensive functionassessment for disabled children)，国际功能、残疾和健康分类(儿童青少年版)(international classification of function、disability and health-the version of children and youth, ICF-CY)。

四、康复治疗

(一)手术治疗

1. 适应证　临床症状明显，心脏扩大，出现心力衰竭或反复肺部感染者应尽快进行手术。

2. 术前评定

(1)血细胞比容(Hct)：可以评价红细胞增多症或缺铁性贫血的严重程度，直接反映了发绀型心脏病低氧血症的程度，Hct>0.55的患儿应在手术前晚静脉输液以稀释血液。

(2)胸部X线片：可显示心脏大小，肺血流程度，主动脉弓的位置，肺部疾病(肺发育不良、肺炎、肺不张、充气过度、胸腔积液)等。

(3)心电图(ECG):可显示心率、心律、传导异常、心腔肥厚、心脏扩大、心脏异位、心肌劳损、缺血和严重的电解质异常。

(4)超声心动图:为评估心内解剖缺陷/分流、心室和瓣膜功能,血流通过缺损/瓣膜的方向、速度和压力阶差以及估算生理数据的无创方法。

(5)心脏磁共振成像(CMR):可解决超声心动图图像质量欠佳的问题,量化心室容量、质量和射血分数以及血流量,评估瓣膜功能。

3. 手术方式

(1)开胸手术:为主要治疗方式,适用于各种简单先天性心脏病(如:室间隔缺损、房间隔缺损、动脉导管未闭等)及复杂先天性心脏病(如:合并肺动脉的先心病、法洛四联症以及其他有发绀现象的心脏病)。

(2)介入治疗:为20世纪发展起来的一种新型治疗方法,主要适用于动脉导管未闭、房间隔缺损及部分室间隔缺损不合并其他需手术矫正的畸形患儿。主要方式为球囊瓣膜成形术、球囊血管成形术、球囊房间隔造口术、未闭动脉导管栓堵术、继发孔房缺封堵术、室间隔缺损封堵术、血管支架等。

(二)运动治疗

1. 运动治疗的目标　依据患儿术后血流动力学及病理状态不同而异:对术前运动耐量正常者,应提高其术后运动极限水平;对术前运动耐量低于正常者,应使其运动耐量达到正常水平;对术后仍有明显血流动力学改变者,应提供安全运动处方。

2. 运动治疗　进行运动治疗之前需要通过运动评估预测患者在运动过程中发生风险的水平,即进行症状限制性运动试验,从而得知患者的活动水平基线,帮助提供个体化的运动处方。运动处方需涉及以下几个方面:运动类型、运动强度、运动时间和运动频率。

(1)运动类型

1)有氧运动:有氧运动是运动处方中的主体部分,是指包括大肌肉群参与的全身性运动,运动量依个人情况缓慢增加。有氧运动的推荐形式包括慢跑及步行,这些运动可以很好地锻炼心脏功能。此外还可选择其他提高耐力的运动项目,例如游泳、登山、骑行以及中国传统的运动训练(太极拳等)。

2)抗阻运动:与有氧运动不同,抗阻运动可以通过提高心内膜血供,使骨骼肌的耐力和力量提高,增强运动耐受力。抗阻运动要求患儿学会用力时呼气、放松时吸气的呼吸方法。抗阻运动应该在有监护的有氧训练之后进行,可借助一些器具,如哑铃或杠铃、运动器械以及弹力带。

3)柔韧性运动:柔韧性运动中,应把每个部位每次的拉伸时间控制在6~15秒,各部位循环进行,目标是在没有痛感的基础上有轻微牵拉肌肉的感觉,总时间应保持在15分钟左右,每周2~3次。

4)其他类型:例如平衡性运动,此类运动可帮助患者在日常活动和其他活动中保持身体稳定性,避免因跌倒而发生器官损伤。

(2)运动强度:合理的运动强度是保证参与心脏康复计划患者安全性及运动有效性的重要前提。以下几种方法可用来确定运动强度:

1)%最大心率(%HRmax)计算法:健康人运动强度通常是70%~80%HRmax。最大心率可用220-年龄(岁)推算。还可根据患者的年龄层次推算:小于40岁者,190-年龄数值约等于 100，85%HRmax；大于 40 岁者，185-年龄的数值约等于 85%HRmax。儿童也可采用此方法进行计算。

2）心率储备法（Karvoner 法）：此方法采用靶心率（THR）作为指标，而靶心率=[（最大心率-静息心率）×运动强度]+静息心率。初始运动强度设定为靶心率的 50%，并根据患者具体情况逐步增加运动强度。

3）%最大摄氧量（%VO2max）：是指人体在进行最大强度的运动，当机体出现无力继续运动时，所能摄入的氧气含量。依照加拿大运动专家的意见，普通人的运动强度应保持在 50%~70%VO2max，且应确定运动强度的上下限，例如 59%~79%VO2max，其上限是 79%VO2max，下限是 59%VO2max。运动强度的下限是指能够激发测试者通过运动提高体能贮备能力的最低标准，制订上限则是为了保证运动者的安全。

4）自感劳累分级法：是根据受试者本人劳累感觉程度确定其运动强度。此参数的获得要求专业技术人员使用设备来进行心肺运动实验。

（3）运动时间：运动时间=运动量/运动强度。当运动量一定时，运动强度提高，运动时间则会相应缩短。研究表明每次在心脏功能达到靶心率时，锻炼持续 15~20 分钟，才能有效改善测试者的心肺功能以及关节、肌肉状态。

运动量可以用热量消耗（kcal）表示，热量消耗（kcal）=[代谢当量（METs）×3.5×体质量（kg）×分钟/1000]×5，代谢当量（METs）即每千克体质量、每分钟 3.5 mL 的摄氧量。

（4）运动频率：CHD 患儿应遵循公共卫生建议的每日参与 60 分钟或更多适宜、愉悦的体育运动，但具有特殊病变或并发症的患儿需要咨询有关的预防措施和建议。不同康复项目其运动强度、频率、周期差异很大，多数训练项目的周期是 12 周，平均每周 3 次，运动强度则需根据峰值心率百分比制订。研究表明肌肉力量和运动耐量之间有很强的相关性，因此近期康复项目则采用有氧和阻力训练相结合的方式。

运动治疗过程中，要及时观察患儿的病情变化和生命体征，尤其注意其心律及心率的变化，一旦患儿出现不适可及时处理；同时观察患儿康复训练的进度及对康复的需求，根据其病情调整运动处方。

（三）呼吸功能训练

CHD 患儿常合并其他先天性或后天性器官功能障碍，例如限制性或阻塞性肺疾病、膈肌麻痹、反复肺部感染等肺部疾病，可影响患儿运动耐量，60%心胸手术患者会出现呼吸系统问题。CHD 婴幼儿可通过拍背、振荡、吸痰、体位引流等方法排出肺内分泌物，根据患儿的兴趣选择提高患儿呼吸状态的方法，进行深呼吸训练维持通气功能。能配合完成综合呼吸功能训练的患儿可采用以下方法：

1. *腹式呼吸法*　每天做 10~15 分钟，每次训练 6~7 次为宜，逐步养成平稳而缓慢的腹式呼吸习惯，需要注意的是，呼吸要深长而缓慢，尽量用鼻而不用口，腹式呼吸有助于增加最大通气量，降低呼吸频率，还可增加咳嗽排痰能力，缓解呼吸困难症状。

2. *缩唇呼气法*　以鼻吸气、缩唇呼气，即在呼气时，收缩胸部前倾，口唇呈吹口哨状，使气体通过缩窄的口唇缓缓呼出，吸气与呼气的时间比为 1∶2 或 1∶3，要尽量做到深吸慢呼，缩唇程度以不感到费力为适度，每分钟 6~8 次，每天锻炼 2 次，每次 10~20 分钟。

3. *呼吸训练器*　该训练多为吸气训练，其目的是为了训练患者均匀有力的深吸气，通过训练器的刻度指示和容量设置，患者很容易控制自己深吸气时的速度和容量，从而吸气形成了深、慢的模式，通过呼吸训练器训练进行吸气训练，可提高潮气量和有效通气量，改善通气/血流比值，提高肺泡摄氧能力。

CHD 患儿合并神经系统、骨骼肌肉系统功能障碍时应将该系统疾病列入康复计划内，制订综合康复计划。

(四)心理干预

CHD 患儿与其照顾者常存在不同程度的心理问题，影响康复的实施效果和成功率。通过语言、态度和行为在精神上给予患儿支持和鼓励，加强患儿的心理护理，出院后定期随访和复查，能够改善患儿心理行为状况及社会适应能力。CHD 患儿的心理干预不仅包括对患儿的心理疏导，还应改善家庭成员的心理状况，充分考虑家庭因素对患儿心理及康复的影响。

五、预防及预后

(一)预防

研究发现孕母高龄、感冒或发烧、孕早期用药、被动吸烟、不良生育史、接触噪声、受到辐射、居室新装修、孕期糖尿病、饲养宠物等，是新生儿 CHD 的危险因素。应预防为主，做好三级预防工作。开展社会宣传和健康教育，将先天性心脏病等出生缺陷的严重危害和预防措施等科学知识列入教学内容，并作为群众健康教育的重点内容。将预防工作提前到婚前、孕前，建造良好的妊娠环境，杜绝父母亲的不良嗜好，在妊娠期避免有毒有害物质的侵袭，减少先天性心脏病的发生。做好一级预防，要严格按照围产保健服务程序及服务内容提供服务，切实做好高危妊娠(有先心病史、糖尿病、怀孕年龄大于 35 岁、孕早期接触过有毒化学物质和曾经患感染性疾病等)的筛查、指导、追踪、随访工作，加强孕期营养宣教工作。做好二级预防，需要规范产前医学检查(高危孕妇胎儿超声心动图检查)的服务项目，通过科学培训提高先天性心脏病的 B 超宫内诊断水平。做好三级预防，需要加强新生儿保健，规范新生儿体检，对先天性心脏病儿及早进行手术治疗。最后做好健康宣教，对患儿的父母给予持续的家庭宣教，防止过度保护患儿，让家庭成为提高患儿生命质量的重要支持力量，在婴儿期成功矫正的复杂先心病儿童，大部分可以与同龄健康儿童一样，参加所有正常的年龄适当的体力活动，家长不应过多地限制患儿的活动。

(二)预后

先天性心脏病的预后与复杂程度有关，简单型先心病(室间隔缺损、房间隔缺损、动脉导管未闭)出生后病情轻，无血流动力学改变或仅有轻微改变，不影响生长发育或有自愈倾向的，可长期随访，或等待自愈，或择期手术或介入治疗，预后较好；复杂型先心病，如法洛四联症 3 岁以内的自然死亡率高达 40%~50%，绝大多数原因是肺部血流严重减少和重度缺氧发作，其根治术已有 50 年的历史，手术方法日趋完善，效果也十分理想，但仍有部分患儿术后无法生存。随着医学科学技术的发展，众多先心病患者得到了恰当治疗，存活至成人的复杂先心病患者日益增多，制订规范的康复程序与规划，有助于先心病患者由儿科顺利转入成人科，连续、不断地为其提供适宜的医疗服务，使其生理功能潜能得到最大挖掘，对先心病患儿进行适时的康复干预，很多患儿能够在术后各项发育中得到提升和改善，成为正常儿童。

第二节　支气管哮喘

一、概述

(一)定义

流行病学特征支气管哮喘(bronchial asthma)简称哮喘，是一种以慢性气道炎症和气道高反应性为特征的异质性疾病，以反复发作的喘息、咳嗽、气促、胸闷为主要临床表现，常在夜间和(或)凌晨发作或加剧。呼吸道症状的具体表现形式和严重程度具有随时间而变化的特点，并常伴有可变的呼气气流受限。

(二)流行病学特征

目前全球至少有3亿哮喘患者，中国哮喘患者约3000万，且近年来全球哮喘患病率呈逐年增长的趋势。20余年来我国儿童哮喘的患病率呈明显上升趋势。1990年全国城市14岁以下儿童哮喘的累积患病率为1.09%，2000年为1.97%，2010年为3.02%。哮喘严重影响儿童的身心健康，也给家庭和社会带来沉重的精神和经济负担。

二、临床特点

(一)临床表现

1. 呼吸道症状　喘息、咳嗽、气促、胸闷为儿童期非特异性的呼吸道症状，可见于哮喘和非哮喘性疾病。典型哮喘的呼吸道症状具有以下特征：

(1)诱因多样性：常有上呼吸道感染、变应原暴露、剧烈运动、大笑、哭闹、气候变化等诱因。

(2)反复发作性：当遇到诱因时突然发作或呈发作性加重。

(3)时间节律性：常在夜间及凌晨发作或加重。

(4)季节性：常在秋冬季节或换季时发作或加重。

(5)可逆性：平喘药通常能够缓解症状，可有明显的缓解期。认识这些特征，有利于哮喘的诊断与鉴别诊断。

2. 过敏性病史或家族史　湿疹、变应性鼻炎等其他过敏性疾病病史，或哮喘等过敏性疾病家族史，增加哮喘诊断的可能性。

3. 呼气相哮鸣音　哮喘患儿最常见的异常体征为呼气相哮鸣音，但慢性持续期和临床缓解期患儿可能没有异常体征。重症哮喘急性发作时，由于气道阻塞严重，呼吸音可明显减弱，哮鸣音反而减弱甚至消失(“沉默肺”)，此时通常存在呼吸衰竭的其他相关体征，甚至危及生命。

4. 肺功能变化　哮喘患儿肺功能变化具有明显的特征，即可变性呼气气流受限和气道反应性增加，前者主要表现在肺功能变化幅度超过正常人群，不同患儿的肺功能变异度很大，同一患儿的肺功能随时间变化亦不同。若患儿肺功能检查出以上特点，结合病史，可协助明确诊断。

(二)诊断标准

哮喘的诊断主要依据呼吸道症状、体征及肺功能检查，证实存在可变的呼气气流受限，并排除可引起相关症状的其他疾病。

1. 反复喘息、咳嗽、气促、胸闷，多与接触变应原、冷空气、物理性刺激、化学性刺激、呼吸道感染、运动以及过度通气(如大笑和哭闹)等有关，常在夜间和(或)凌晨发作或加剧。

2. 发作时双肺可闻及散在或弥漫性，以呼气相为主的哮鸣音，呼气相延长。

3. 上述症状和体征经抗哮喘治疗有效，或自行缓解。

4. 除外其他疾病所引起的喘息、咳嗽、气促和胸闷。

5. 临床表现不典型者(如无明显喘息或哮鸣音)，应至少具备以下 1 项：

(1)证实存在可逆性气流受限：①支气管舒张试验阳性吸入速效 β 受体激动剂(如沙丁胺醇压力定量气雾剂 200~400 μg)15 分钟后第一秒用力呼气量(FEV1)增加≥12%；②抗感染治疗后肺通气功能改善：给予吸入糖皮质激素和(或)抗白三烯药物治疗 4~8 周，FEV1 增加≥12%。

(2)支气管激发试验阳性。

(3)最大呼气峰流量(PEF)日间变异率(连续监测 2 周)≥13%。符合第 1~4 条或第 4、5 条者，可诊断为哮喘。

(三)不典型哮喘的诊断

临床上还存在无喘息症状及哮鸣音的不典型哮喘，患者仅表现为反复咳嗽、胸闷或其他呼吸道症状。

1. 咳嗽变异性哮喘　咳嗽作为唯一或主要症状，无喘息、气急等典型哮喘的症状和体征，同时具备可变气流受限客观检查中的任一条，除外其他疾病所引起的咳嗽。

2. 胸闷变异性哮喘　胸闷作为唯一或主要症状，无喘息、气急等典型哮喘的症状和体征，同时具备可变气流受限客观检查中的任一条，除外其他疾病所引起的胸闷。

3. 隐匿性哮喘　指无反复发作喘息、气急、胸闷或咳嗽的表现，但长期存在气道反应性增高者。随访发现 14%~58%的无症状气道反应性增高者可发展为有症状的哮喘。

三、康复评定

(一)症状

哮喘患者的喘息、气急、胸闷或咳嗽等症状昼夜均可以出现。当患者因上述症状出现夜间憋醒往往提示哮喘加重。

(二)肺功能

临床上用于哮喘诊断和评估的通气功能指标主要为 FEV 和 PEF。FEV 和 PEF 能反映气道阻塞的严重程度，是客观判断哮喘病情最常用的评估指标。峰流速仪携带方便，操作简单，患者可以在家自我监测 PEF，根据监测结果及时调整药物。肺功能评估作为对哮喘患者未来风险的预测，而不再是评价哮喘控制的指标。

（三）哮喘临床评估量表

此类评估量表主要基于临床表现进行哮喘控制状况的评估，临床常用的哮喘评估量表有：哮喘控制测试（asthma control test，ACT）；儿童哮喘控制测试（childhood asthma control test，C-ACT），适用于4~11岁儿童；哮喘控制问卷（asthma control questionnaire，ACQ）。

1. 哮喘控制测试　由美国Nathan教授设计，ACT是一种评估哮喘患者控制水平的问卷。ACT得分与专家评估的患者哮喘控制水平具有较好的相关性。ACT不要求测试患者的肺功能，简便、易操作，适合在缺乏肺功能设备的基层医院推广应用。ACT评分的内容共含5个项目：哮喘对日常活动的影响、呼吸困难情况、哮喘症状对睡眠的影响、急救药物的使用及哮喘控制情况的自我评价。每个问题均有5个答案，总分共计25分。总得分25分定义为完全控制水平，20~24分为良好控制水平，小于20分为未控制水平。

2. 儿童哮喘控制测试　是根据哮喘患儿近4周的临床症状来评估哮喘控制情况的问卷，满分27分，1~4题由儿童独立完成，5~7题由家长完成，之后由医生进行总分。控制不佳：总分<22分；部分控制：22~25分；完全控制：>25分。

3. 哮喘控制问卷　由加拿大流行病学及生物统计学家Juniper开发，包含7个问题，每个问题的得分从0~6分共7个等级。其中前5个问题涉及哮喘相关症状。另外2个问题分别涉及β受体激动剂的使用及肺功能检测结果。进行测试时，前6个问题由患者进行自我评分，肺功能检测一项由医疗工作者进行评分。患者ACQ最终得分由这7个问题的平均得分组成。该问卷是第一个特定为评价哮喘控制而设计的，其中有关哮喘症状的5项问题是由哮喘专家共同选择的。ACQ不仅可以有效区别出那些哮喘还没有得到控制的患者，而且让医患熟悉哮喘管理的目的。

（四）哮喘生存质量评估量表

1. 标准儿童哮喘生活质量评分表（standardized pediatric asthma quality of life questionnaire-mandarin，PAQLQ）　是专门针对儿童哮喘而设计的问卷，含23条项目，包括哮喘发作症状（10条目）、活动受限情况（5条目）及情感状态（8条目）三方面。采用7分评分法，1分最差，7分最好，总分0~147分。<48分为低水平生活质量，48~97分为中水平生活质量，>97分为高水平生活质量。

2. 圣乔治呼吸问卷（St. George's respiratory questionnaire，SGRQ）　对患者生活质量进行评估，问卷主要包括3个方面：①症状部分：包括咳嗽、咳痰、气喘等；②活动部分：慢跑、穿衣、游戏和家务等受限；③疾病影响部分：焦虑、抑郁、不安全感、失望及对社交活动的影响等。在肺功能检查当日由病人亲自填写调查表，分值范围0~100分，分值越低表示患者的生存质量越好。

3. 哮喘生活质量问卷调查（asthma quality-of-life questionnaire，AQLQ）　是哮喘特异性的测试表，均全部选择对患者极为重要的基本问题，包括症状、情绪、对周围环境刺激物的接触及活动受限情况4个领域。其中活动领域因个体而异，具有个体化特点，每位受试者在研究开始时选择5项活动。每项活动均为平时经常性的且因哮喘而受限制的活动。AQLQ在评估和判断方面有较强的测定特性，特别在治疗方法的评估方面有较强的功能。

四、康复治疗

康复训练对确保哮喘患儿的日常生活是非常重要的。适当的、因人而异的康复治疗会改善呼吸功能，减轻气道的过敏性。不但可增强患者的体质，而且还可减少哮喘的发作。

（一）有氧运动

最常用的有广播操、太极拳、游泳和步行等。根据体力情况，先选择一二项进行，有计划逐渐增加运动量，以感到不疲惫为宜。广播操、太极拳每天可做 1~2 次，每次 30 分钟。步行可逐步扩大步行距离，逐步加快速度和减少中间休息次数。如果情况许可，在步行的基础上还可做些登楼或慢跑步等活动。跑步是最易诱发哮喘发病的运动，但患儿喜欢也可以适当进行，导入间隙休息制度，根据各人的自我感觉设定适宜的运动量。研究已表明游泳不易诱发运动性哮喘，是积极的治疗措施。游程一般不宜过长，游 50 米即应休息一下，总量不超过 500 米。如能坚持每天或隔天游 1 次，则效果更好。

注意事项：正在发病时、前一天有中等程度发病并且夜间不能良好入睡时应避免运动。无发病或即使前一天轻度发病但夜间睡眠良好，早餐也能正常进食者，应适当参加运动。运动前的准备活动可预防诱发哮喘，开始应缓慢进行，待身体充分暖和后，再全力运动。根据症状轻重选择合适的运动强度。症状严重时需要辅助药物治疗，吸入防刺激药及色甘酸钠是有效的。运动前 15~30 分钟先吸入药物，以短时间起作用最好。使用口罩（特别是天气冷时），避免引发因素例如灰尘、花粉、污染物质、冷空气、高湿度、紧张情绪和疲劳。

（二）呼吸训练

呼吸训练分为缩唇呼吸和腹式呼吸两种，缩唇呼吸即用鼻吸气、用口呼气，呼气须按节律进行，吸、呼时间比为 1∶2 或 1∶3，尽量将气全部呼出，练习 10~20 次/日；腹式呼吸即患者取仰卧位、半卧位或坐位，一只手放在腹部，另一只手放在胸部，经鼻腔做深吸气，同时向上隆起腹部，使在腹壁上的手感到运动，而在胸上的手使胸廓运动保持最小，可在腹部放一小重物表示阻抗训练，呼气时腹肌和手同时下压腹腔，通过缩唇缓慢呼出气体，呼吸频率 6~8 次/分，每天训练 2 次，每次 10~20 分钟。

（三）物理因子治疗

1. 空气浴　在环境优美的清新空气中，穿短衣裤，结合散步、做操、打太极拳等，使大气中的负离子调节中枢神经系统的功能，促进新陈代谢，增强肺功能和免疫力，具体持续时间应因人而异，一般以不引起寒战为度。

2. 日光浴　一般应从夏季气温较高时开始，循序渐进，逐步过渡到秋冬季。让太阳直照肩背部，使照射部位有温热感即可。因为在阳光中含有 1%的中、长波紫外线，59%的红外线，能使皮温升高，血管扩张，代谢增强。进行日光疗法时，一般可选择海滨、公园、阳台，但应注意保暖，防止受凉感冒。

（四）传统康复治疗

1. 针灸　研究表明针灸能明显改善肺的通气功能，增加肺通气量，改善微循环，降低哮喘患者的气道高反应性。另外还可以减少外周血中嗜酸性粒细胞的数量，减少其在气道内的聚集，提高机体免疫功能，从而达到治疗目的。常用方法有单纯针刺、灸法、电针、穴位注射等，常选穴位为肺俞、定喘、大椎、风门、膻中、脾俞、肾俞、膏肓、心俞、足三里等。

2. 穴位贴敷治疗　多采用三伏天或三九天进行穴位贴敷，广泛用于预防和治疗不同体质支气管哮喘。能有效改善哮喘患者的肺功能及各项免疫指标，明显提高患者生活质量，且不良反应小、经济方便、易于推广。常取大椎及双侧定喘、百劳、肺俞、肾俞、膏肓、脾俞等穴位，常于伏前，初、中、末伏及加强伏各治疗 1 次，5 伏为 1 个疗程。

（五）药物治疗

哮喘治疗药物可分为控制药物和缓解药物两大类。哮喘控制药物通过抗炎作用达到控制哮喘的目的，需要每日用药并长期使用，主要包括吸入糖皮质激素（ICS）和全身用糖皮质激素、白三烯调节剂、长效 β2 受体激动剂等。缓解药物按需使用，用于快速解除支气管痉挛、缓解症状，常用的有速效吸入 β 受体激动剂、吸入抗胆碱能药物、短效口服 β 受体激动剂等。详细用药情况可参考《儿童支气管哮喘诊断与防治指南（2016 年版）》，本章不做赘述。

五、预防及预后

（一）预防

1. 早期预防

（1）妊娠期或新生儿 1 周岁内应避免接触烟雾。

（2）鼓励自然分娩。

（3）鉴于母乳的营养价值，建议母乳喂养（对预防哮喘不是必需的）。

（4）1 周岁内尽可能避免使用对乙酰氨基酚类药物和广谱抗生素。

2. 预防发病

（1）避免接触过敏原，如花粉、应用阿司匹林药物及食用含添加剂的食物等；避免各种诱发因素，如被动吸烟、闻到漆味，饮用冰冷饮料等。

（2）注意预防呼吸道感染，尤其是呼吸道合胞病毒感染和小儿哮喘密切相关。积极治疗和清除感染病灶，如及时治疗鼻窦炎、鼻息肉、扁桃体炎、龋齿等。

（3）避免过劳、淋雨、剧烈运动及精神情绪方面的刺激。

（4）注意气候变化，做好防寒保暖工作，冬季外出时防止受寒。

（5）药物预防哮喘复发，常用阳性过敏原浸液、色甘酸钠、酮替酚、吸入维持量糖皮质激素、中药等。

（6）加强自我管理教育，将防治知识教给患儿及其家属，调动他们的抗病积极性，实行哮喘儿的规范化管理。

（二）预后

儿童哮喘的预后和发病年龄、哮喘病的严重程度、病程的长短、有无遗传病史以及是否接触过敏原等密切相关。合理的治疗以及哮喘患儿和家长配合治疗程度，与儿童哮喘的转归和预后关系重大。经规范化治疗，绝大多数儿童哮喘可达到临床控制，临床控制率可达 95%。相反，患儿若症状长期未能得到有效控制，反复发作而发展为成人哮喘，则可出现气道重塑或并发 COPD 或呼吸衰竭，则预后较差。

第三节　儿童糖尿病

一、概述

（一）定义

糖尿病(diabetes mellitus, DM)是一组以机体胰岛素分泌不足和(或)胰岛素抵抗致血糖升高为特点的代谢性疾病。

（二）流行病学特征

糖尿病与遗传因素、微生物感染、免疫功能紊乱、精神因素等多种致病因素相关。随着人们生活水平的提高和生活方式的改变，糖尿病的发病年龄逐渐年轻化，青少年与儿童糖尿病的发病率在逐年上升。2007年全球儿童人数约18亿，其中约0.02%患糖尿病。据国际糖尿病联盟(International DiabetesFederation, IDF)2011年统计，每年15岁以下儿童和青少年糖尿病患儿以3%的速率增长。我国缺乏近年来大规模流行病学调查的数据，但我国人口基数大，糖尿病患儿绝对数量多，糖尿病对广大儿童和青少年的危害仍需引起我们的高度关注。

二、临床特点

（一）分型

国际糖尿病联盟儿童青少年学会(International Society for Pediatric and Adolescent Diabetes, ISPAD)指南将儿童及青少年糖尿病按如下顺序分类：①1型糖尿病，包括免疫介导性和特发性；②2型糖尿病；③特殊类型糖尿病；④妊娠糖尿病。在我国，目前儿童及青少年糖尿病仍以1型为主，约占儿童糖尿病的90%，但2型糖尿病表现出明显的上升趋势。

（二）临床表现

1. *1型糖尿病*　目前认为病因是在遗传易感性的基础上，外界环境因素(可能包括病毒感染)引发机体自身免疫功能紊乱，导致胰岛B细胞的损伤和破坏，胰岛素分泌绝对不足，引发糖尿病。患儿胰岛功能低下，常伴有B细胞自身抗体阳性，这些抗体包括胰岛细胞抗体(ICA)、谷氨酸脱羧酶抗体(GADA)、人胰岛细胞抗原2抗体(IA-2A)。我国儿童青少年(0~14岁)1型糖尿病的年发病率约为0.6/10万，属低发病区，但由于我国人口基数大，故1型糖尿病患者的绝对数不少于100万。

目前已知的1型糖尿病易感基因位点超过60个，其中人类白细胞抗原(HLA)基因型占了将近50%。部分患儿常因感染或饮食不当而诱发。典型表现为三多一少症状，即多饮、多尿、多食和体重减轻。多尿常为首发症状，如夜尿增多，甚至发生遗尿，较大儿童突然出现遗尿应考虑有糖尿病的可能性。

以酮症酸中毒为首发症状者约占20%~40%，年龄越小酮症酸中毒的发生率越高。表现为精神萎靡、意识模糊甚至昏迷，呼吸深长，有酮味，节律不整，口唇樱红，恶心、呕吐、腹痛，皮肤弹性差，眼窝凹陷，甚至休克等。

2. 2 型糖尿病　2 型糖尿病是一组复杂的代谢性疾病，由于近几年青少年与儿童 2 型糖尿病的大量出现才逐渐引起关注，其病因及发病机制尚未完全阐明，除遗传因素，还与社会、个人行为和环境等多种危险因素有关，其中胰岛素抵抗和胰岛素分泌缺陷是其病因特征。但和成人 2 型糖尿病不同，其胰岛素敏感性会随着患儿生长、发育的改变而降低。

2 型糖尿病多有家族史，患者一级或二级亲属患病的概率为 74%~100%。肥胖是另一个重要的危险因素，肥胖儿童多同时存在高胰岛素血症和胰岛素抵抗，儿童 2 型糖尿病患者的平均体质指数(body mass index，BMI)较同年龄和性别的儿童个体高约 85%。环境和生活方式对 2 型糖尿病的发生同样影响很大，大量动物脂肪和蛋白的摄入增加，生活方式不科学会产生大量的肥胖病。

儿童及青少年 2 型糖尿病发病较隐匿，没有典型的“三多一少”的临床表现，或者有轻度的多尿、多饮、多食、体重减轻，往往是偶然发现血糖或尿糖升高。多见于肥胖儿童，发病初期超重或肥胖，以后渐消瘦，不易发生酮症酸中毒，部分患儿伴有黑棘皮病。此类患者在诊断 2 型糖尿病的同时要注意是否存在其他代谢异常，包括高血压、血脂异常、高尿酸血症以及睡眠呼吸障碍、肝脏脂肪变性等疾病。青春期少女还应注意是否合并多囊性卵巢综合征。

3. 特殊类型糖尿病　儿童时期常见到这类患者，有原发性和继发性，包括 B 细胞功能的单基因缺乏、胰岛素作用的遗传性缺陷、内分泌胰腺疾病、内分泌轴病变、药物或化学因素诱导的等 8 类病因导致的糖尿病；主要包括青少年的成人起病型糖尿病(maturity onset diabetes of the young，MODY)和新生儿糖尿病(neonatal diabetes mellitus，NDM)等单基因糖尿病。单基因糖尿病较罕见，目前已知种类超过 40 种，均有典型临床表现和遗传方式。发病机制多由于胰岛素产生不足、胰岛分子结构和功能异常、胰岛素与其受体结合异常、胰岛素受体后缺陷等引起。临床表现上发病缓慢，肥胖不明显，临床表现除“三多一少”症状外可有视物不清、疲乏无力等，发生酮症酸中毒者亦较少。

4. 妊娠糖尿病　目前青少年妊娠并非绝无仅有，对这类糖尿病青少年的相关问题应该有所认识。在妊娠期间首次发生或发现的糖耐量减低或糖尿病称为妊娠期糖尿病或妊娠期间的糖尿病，妊娠糖尿病患者中可能包含了一部分妊娠前已有糖耐量减低或糖尿病，在孕期首次被诊断的患者。妊娠期间高血糖的主要危害是围产期母婴临床结局不良和死亡率增加，包括母亲发展为 2 型糖尿病、胎儿在宫内发育异常、新生儿畸形、巨大儿和新生儿低血糖的发生风险增加等。妊娠糖尿病患者的血糖波动相对较轻，血糖容易控制，多数患者可通过严格的饮食计划和运动使血糖得到满意控制，仅部分患者需要使用胰岛素控制血糖。

(三)诊断标准

儿童及青少年糖尿病诊断标准与成人糖尿病诊断标准相同，即：典型糖尿病症状(多饮、多尿、多食、体重下降)加随机静脉血浆葡萄糖≥11. 1 mmol/L；或空腹血浆葡萄糖≥7. 0 mmol/L，或葡萄糖负荷后 2 小时血浆葡萄糖≥11. 1 mmol/L。无糖尿病症状，需改日重复检查。

三、康复评定

(一)代谢指标评价

定期检查血糖和糖化血红蛋白(HbA_1c)指标，了解血糖控制状态。血糖控制良好的标准：空腹血糖<7.0 mmol/L，餐后血糖<7.8 mmol/L，HbA_1c<6.5%。HbA_1c 增高与微血管病变的发生相关。

(二)生活方式调查

包括生活起居习惯调查、饮食营养分析以及活动热卡消耗评估三个方面，目的是寻找与糖尿病相关的不良生活习惯因素，分析每天热量摄入总量及其营养分布，计算每天的生活活动、职业活动以及娱乐休闲活动的热量消耗量，为制订个性化生活方式干预处方提供依据。

(三)功能障碍评估

糖尿病患者的功能障碍评估包括器官功能和结构、活动受限、参与局限三个层面。

1. *器官功能的评估* 视力障碍者，检查视力、视野、眼压以及眼底；肾功能障碍者，检查血尿生化和肾功能等；神经病变者，检查腱反射、感觉、震动觉、神经传导速度、膀胱肌电图、残余尿等；循环障碍者，检查血压、心电图、心脏超声等。

2. *活动受限的评估* 检查步行速度、距离、有无异常步态等，评价步行能力以及支具穿戴的适应性；采用 Barthel index、FIM 等评估日常生活活动障碍程度；检查胰岛素自我注射和血糖自我测定的手法，评估有无血糖自我管理障碍。

3. *社会活动参与局限的评估* 主要体现在职业方面，职业驾驶员、高空作业人员、中夜班工作、重度体力劳动等职业活动作息时间无规律，容易出现低血糖。

四、康复治疗

治疗原则强调早期、长期、综合、个体化治疗，消除症状，稳定血糖，维持儿童正常生长和发育，防止或延缓中晚期并发症出现。减少心脑血管事件，降低病死率和致残率。

(一)饮食治疗

合理的饮食治疗是所有糖尿病患者的治疗基础，摄入的热量要适合患儿的年龄、体重、日常的活动、平时的饭量，还要考虑到患儿的生长发育。儿童患者每天总热量等于[1000 kcal+年龄×(70~100) kcal]。均衡膳食，保证足够营养，特别是蛋白质的供应。应避免高糖高脂食物，多选择高纤维素食物，烹调以清淡为主。对于1型糖尿病患者，更要强调定时定量，少量多餐，最好是一日三次主餐和三次加餐。应注意进正餐和加餐的时间要与胰岛素注射及作用时间相匹配。2型糖尿病患者禁食含糖饮料和高脂肪、高热量的食物，建立健康的饮食结构，以维持标准体重、纠正已发生的代谢紊乱和减轻胰岛B细胞的负担为原则，肥胖儿童的减低体重量因人而异。不适宜糖尿病患儿使用的食品有：高脂肪产品，如油炸食品高糖食品，如糖果、含糖饮料等纯淀粉食品，如粉条、凉粉等。蔬菜如黄瓜、西红柿等中的热量很少，可以不限制食用。

(二)运动治疗

运动是儿童正常生长和发育所必需的生活内容，运动对于糖尿病儿童更有重要意义。长期坚持规律的有氧运动可显著降低2型糖尿病的危险性，在有氧运动过程中机体吸氧量与需氧量大体相等，具有运动强度低、持续时间长、富韵律性、安全性高等特点。也有证据表明抗阻训练也能对2型糖尿病患者产生积极的影响。运动使肌肉对胰岛素的敏感性增加，而加速葡萄糖的利用，有利于血糖的控制。运动可降低血脂，增强体质，减少并发症。因此，适量的运动量及合理的运动方式对糖尿病的病情控制有很好的促进作用。对于年龄较小的儿童应注意安全，家长参与其中，照顾的同时又能增加亲子乐趣。

1. 适应证　糖耐量异常者、无显著高血糖和并发症的2型糖尿病、无酮症酸中毒的1型糖尿病。

2. 禁忌证　酮症酸中毒、空腹血糖>16.8 mmol/L、增殖性视网膜病、肾病(肌酐>176.8 μmol/L)、严重心脑血管疾病、急性感染等。

3. 运动处方　由运动种类、运动强度、运动时间和运动频率组成。以有氧运动为主，必须考虑不要加重心血管和骨关节系统的负荷，适宜的运动方式有步行、慢跑、游泳、阻力自行车、有氧体操等。采用40%~60%最大摄氧量或取运动试验中最高心率的60%~80%作为运动靶强度，靶心率=安静心率+安静心率×50%。每次运动时间可自10分钟开始，逐步延长至30~40分钟，餐后60~120分钟时段运动效果较好，避免空腹运动。至少每周运动锻炼3~4次，如果每次运动量较小，且身体条件较好，每次运动后不觉疲劳的患者，可坚持每天运动一次。

4. 注意事项　必须在严格控制饮食的基础上进行，这样可以达到最佳的运动疗效，较满意地控制血糖。运动实施前后要有准备运动和放松运动，以避免心脑血管意外或肌肉骨关节损伤的发生。根据各人的病情及体力，循序渐进，指导患者从较低强度的运动逐渐过渡到较大强度的运动，同时强调运动锻炼应持之以恒，养成终身运动的习惯。伴有并发症的患者，运动处方除了考虑改善糖代谢因素外，更重要的是要兼顾受损器官的残存功能，需请专科医生指导，切不可盲目行事。

(三)其他治疗方法

有研究表明，高压氧治疗、氦-氖激光血管内照射、循序加压肢体综合治疗、直流电锌钴离子导入等通过不同的原理对糖尿病及其并发症的治疗具有一定的作用。

(四)药物治疗

1. 1型糖尿病　儿童1型糖尿病一经确诊常需终生依赖外源性胰岛素替代治疗。推荐所有1型糖尿病患者尽早使用强化胰岛素治疗方案(包括基础加餐时胰岛素治疗及持续皮下胰岛素输注治疗)。在部分患者，如不能坚持强化胰岛素治疗方案的患者可短期使用预混胰岛素治疗。一般来说，缓解期1型糖尿病患者每日胰岛素总量通常<0.5 U/(kg·d)，青春期前儿童通常需要0.7~1.0 U/(kg·d)，青春期需求可能使胰岛素量大幅上升，超过1.0 U/(kg·d)，甚至高达2.0 U/(kg·d)。对儿童和青少年而言，胰岛素的“正确”剂量是达到最佳血糖控制而不引起明显低血糖反应，同时能保障其正常的生长发育。

2. 2型糖尿病　对2型糖尿病患者，原则上可先用饮食和运动治疗，观察2~3个月，若血糖仍未达标，可使用口服降糖药或胰岛素治疗以保证儿童的正常发育。药物的选择及应用基本上与成年人相同。用药应体现个体化，在多数情况下，特别对于超重或肥胖的患者，二甲双胍可作为首选药物。

（五）心理治疗和教育

教育是成功处理糖尿病的关键，通过一对一教育、小组课、发放宣传册等多种方式对患儿及家长进行健康教育宣教，取得患儿及其家长的配合，协调好医务人员、患儿及其家长的关系。糖尿病教育需要根据每个个体的年龄和成熟度进行调整，内容包括疾病知识、饮食运动指导、胰岛素等药物使用方法指导、糖尿病自我监测、糖尿病日记等多方面内容。

通过糖尿病教育应能达到如下目标：发挥患儿及其家长的主观能动性，使他们能够认真执行治疗计划，仔细监测病情，做好记录，定期复查；遇有如患儿生病、不能正常进餐、运动量明显增加等特殊情况时，家长可及时来医院就诊，保持血糖稳定和防止病情恶化；避免发生糖尿病急性并发症，如酮症酸中毒、严重低血糖等；防止或延缓并发症的发生，定期进行并发症筛查，及时发现问题并处理。

五、预防及预后

（一）预防

1. *加强监测、早期发现*　由于1型儿童糖尿病与自身免疫有关，所以难以预防，重在观察和及早发现，一旦出现可疑症状，尽早去医院做相关化验检查。2型儿童糖尿病重在预防。肥胖是儿童2型糖尿病的易发因素，注意控制肥胖是预防2型糖尿病的关键。

2. *预防感染*　国内外研究表明，多种病毒感染导致的免疫反应均可诱发糖尿病，因此在冬春季节，对肥胖及有家族糖尿病遗传倾向的儿童应注意保暖防护，避免病毒感染。

3. *预防低血糖*　对儿童糖尿病患儿，应特别警惕低血糖（严重者可因休克危及生命）的发生。

（二）预后

目前，儿童糖尿病尚无法完全治愈，患者多需要终身治疗，其预后多与血糖控制情况及是否发生严重并发症相关。患者经适当治疗后，并在日常生活中注意饮食的调整、预防各种感染以及适当体育运动增强体质后，血糖可控制在正常范围内，并能预防和延缓并发症的发生和发展。糖尿病并发的心脑血管疾病以及糖尿病肾病、肾衰竭是患者死亡的主要原因，重症感染、视网膜病变、神经病变也是致死、致残的重要因素，由于酮症酸中毒而致死者近年来呈下降趋势。

第四节 儿童肥胖症

一、概述

(一)定义

肥胖(obesity)是指长期能量摄入超过消耗，导致体内过多的能量以脂肪的形式储存、脂肪的聚集达到损害健康的程度。儿童肥胖中的95%属于单纯性肥胖，单纯性肥胖是指排除某些先天遗传性疾病、代谢性疾病及神经内分泌疾病所引起的继发性病理性肥胖，单纯由某种生活行为因素所造成的肥胖。

(二)流行病学特征

2017年《中国儿童肥胖报告》指出：20世纪90年代以来，我国儿童的超重和肥胖率不断攀升。1985—2005年，中国主要大城市0~7岁儿童肥胖检出率由0.9%增长至3.2%；估测该群体目前肥胖儿童人约476万人，肥胖率约为4.3%。1985—2014年，我国7岁以上学龄儿童超重率也由2.1%增至12.2%，肥胖率则由0.5%增至7.3%。如果不采取有效的干预措施，至2030年，0~7岁儿童肥胖检出率将达到6.0%，肥胖儿童数将增至664万人；7岁及以上学龄儿童超重及肥胖检出率将达28.0%，超重肥胖的儿童数将增至4948万人。

儿童肥胖的发生和流行受遗传、环境和社会文化等多种因素的共同影响。父母双方、仅父亲、仅母亲超重或肥胖的儿童发生超重或肥胖的危险分别是父母双方均为正常体重儿童的4.0倍、3.1倍和2.7倍。出生前的母亲体型及营养代谢状况和儿童期环境因素，也将会影响儿童期甚至成年期肥胖相关慢性疾病的发生风险。而膳食结构的改变、身体活动的减少及不健康饮食行为等这些致肥胖环境均会增加肥胖的发生风险。

儿童期肥胖不仅会对其当前的身体发育造成严重影响，而且还将增加成年后肥胖相关慢性病的发病风险。超重、肥胖儿童发生高血压的风险分别是正常体重儿童的3.3倍、3.9倍，肥胖儿童成年后发生糖尿病的风险是正常体重儿童的2.7倍，儿童期至成年期持续肥胖的人群发生糖尿病的风险是体重持续正常人群的4.3倍。儿童代谢综合征患病率也呈现正常儿童、超重儿童及肥胖儿童逐渐升高，儿童期至成年期持续肥胖的人群发生代谢综合征的风险是体重持续正常人群的9.5倍。对本病的防治应引起社会和家庭的重视。

二、临床特点

(一)临床表现

1. *单纯性肥胖症*　可发生于任何年龄，以1岁以内，5~6岁或青少年为发病高峰，患儿食欲极好，喜食油腻、甜食，懒于活动，体态肥胖。明显肥胖儿童常有疲劳感，用力时气短或腿疼。严重肥胖者由于脂肪的过度堆积，限制了胸廓和膈肌的运动，使肺通气量不足，呼吸浅快，故肺泡换气量减少，造成低氧血症，气急、发绀、红细胞增多、心脏扩大或出现充血性心力衰竭甚至死亡，称肥胖-换氧不良综合征(pickwickian syndrome)。

2. *继发性性肥胖症* 根据不同病因具有不同临床表现，皮质醇增多症临床特点为向心性肥胖、皮肤紫纹、高血压、满月脸、水牛背、多毛、骨质疏松等；多囊卵巢综合征以多毛、肥胖、男性化、不育为主要临床表现；甲状腺功能低下主要表现为全身水肿、矮身材、贫血貌、外表呆滞等；劳-穆-比综合征以肥胖、视网膜色素变性、智能障碍、性发育不良和多指(趾)畸形为主要临床表现等。

3. *体格检查* 患儿外表较同龄儿高大肥胖，皮下脂肪丰满，但分布均匀，腹部膨隆下垂。严重肥胖者可因皮下脂肪过多，使胸腹、臀部及大腿皮肤出现皮纹；因体重过重，走路时两下肢负荷过重可导致膝外翻和扁平足；男童由于大腿根部脂肪过多，阴茎和阴囊被掩藏在脂肪组织中而显得很小，实际上属正常范围。女童的外阴部无明显异常，月经初潮也同正常同龄儿。肥胖症患儿的体格发育迅速，在体重大大超过正常值上限的同时，身高也常超过正常同龄儿童的平均水平，而且骨龄也常超过同龄儿童的生理骨龄，但是性发育正常或较一般略为早。肥胖症患儿的智力发育正常。他们一般都表现为活动少，常有性格孤僻倾向。肥胖儿童由于怕别人讥笑而不愿与其他小儿交往，故常有心理上的障碍，如自卑、胆怯、孤独等。

(二)实验室检查

1. *单纯性肥胖症* 儿童甘油三酯、胆固醇大多增高，严重患者血清β白蛋白也增高，常有高胰岛素血症，血生长激素水平降低，生长激素刺激试验的峰值也较正常小儿低。肝脏超声波检查常有脂肪肝。

2. *继发性肥胖症* 对于继发性肥胖症儿童，实验室检查各异。皮质醇增多症儿童血浆皮质醇和尿17-羟皮质类固醇增高，且不能被小剂量地塞米松抑制，糖耐量异常，肾上腺CT、动脉造影有助于病因诊断；多囊卵巢综合征儿童血浆睾酮、去氢异雄酮及其硫酸盐升高，雌二醇降低，B超、CT可见卵巢增大，注射hCG血浆雄激素水平升高；甲状腺功能低下儿童血浆甲状腺激素水平降低，骨龄延迟，TSH升高，继发于下丘脑-垂体疾病者TSH正常或降低；劳-穆-比综合征儿童血浆FSH、LH和性激素水平降低，少数病人有糖尿病和肾脏疾病等。

三、康复评定

(一)肥胖的评定

长期以来儿童青少年肥胖的判定一直没有统一公认的标准，不同研究人员及不同的国家使用不同的方法和标准。由于选择的指标和方法不同，对同一人群肥胖发生率的评价会得出不同的结论。下面介绍目前国内外常用的几种诊断指标。

1. *体质指数(body mass index, BMI)* 即体重(kg)除以身高的平方(m^2)，由于儿童和青少年(年龄<18岁)生长发育的特征，从出生到成年间身体形态的不断变化，儿童BMI值不是一个静态的范围，且存在性别差异。为避免固定BMI值诊断儿童肥胖的局限性，采用同年龄、性别儿童的BMI百分位数诊断儿童肥胖已得到国际广泛认同。目前临床及公共卫生监督组织多将儿童BMI百分位数≥同年龄、性别儿童P_{85}定义为超重，BMI百分位数≥同年龄、性别儿童P_{95}定义为肥胖，该诊断标准也已为我国所接受并应用于儿科临床。

2. *身高标准体重法(weight for height)* 此法为WHO推荐的方法之一。WHO认为身高标准体重是评价青春期前(10岁以下)儿童肥胖的最好指标，因此在1978年向全世界推荐使用。本法是以身高为基准。采用同一身高人群的第80百分位数作为该身高人群的标准体重。超过该标准体重的20%~29%为轻度肥胖，30%~49%为中度肥胖，50%以上为重度肥胖。

3. 标准体重百分率　将被检者实际体重与同年龄、同性别的标准体重进行比较。其计算公式为标准体重百分率=被检人实际体重/标准体重×100%。≥120%为轻度肥胖，≥126%为中度肥胖，≥150%为重度肥胖。

(二)心理问题评定

很多研究发现肥胖儿童存在着不同程度的心理问题，表现为缺乏自信、内向抑郁、自我评价差、受同伴歧视、伙伴关系不良等。肥胖儿童因其体型的变化及活动不便，在集体活动中，常常受到同伴的排斥和嘲笑，严重损害了其自尊心，妨碍了他们积极主动地参与集体活动，从而形成被动、退缩等个性行为特征；由于缺乏活动又促进了肥胖的发展，形成恶性循环。因此，应关注肥胖儿童的心理变化，对于存在情绪障碍的肥胖儿童及时予以心理评估和支持治疗，常用的心理评估量表如下。

1. 儿童生活质量普适性核心量表4.0(pediatric quality of lifeinventory general core module，PedsQLTM4.0)　该量表由Varni研制，包括生理功能、情感功能、社会功能、学校功能4个维度，共23个条目，采用0~4共5个等级，计分转化为百分制。测验结果分别计算总分、各维度得分、社会心理因子得分(情感功能、社会功能、学校功能3个维度)。分数越高，生活质量越好。根据各年龄段儿童的认知能力，分2~4岁、5~7岁、8~12岁、13~18岁不同年龄段适用量表。

2. 自尊量表(serf esteem scale，SES)　共10个条目，每个条目包括：1很不符合，2不符合，3符合，4非常符合，分别记为1~4分。总分越高，说明自尊程度越高。10~15分：自卑者。对自己缺乏信心，尤其是在陌生人和上级面前，总是感到自己事事都不如别人，时常感到自卑，需要大大提高自信心。16~25分：自我感觉平常者。对自己感觉既不是太好，也不是太不好。在某些场合下对自我感到相当自信，但在其他场合却感到相当自卑，需要稳定自信心。26~40分：自信者。对自己感觉十分良好，在大多数场合下，都对自我充满了自信，不会因为在陌生人或上级面前感到紧张，也不会因为没有经验就不敢尝试，需要在不同场合下调试自信心。

3. 儿童社交焦虑量表(social anxiety scale for children，SASC)　是一种儿童社交焦虑症状的筛查量表，可用于评估肥胖儿童焦虑性障碍、社交焦虑水平评价。由10个条目组成，按0~2三级计分，0：没有此问题；1：有时有；2：经常有。总分0~10分。总分≥8分有社交焦虑障碍的可能，总分<8分无社交焦虑障碍的可能。

4. 艾森克个性问卷(Eysenck personality questionnaire，EPQ)　儿童版调查7至15岁儿童的个性类型，是英国伦敦大学心理系和精神病研究所有关人格度研究的测定方法，此问卷由先前数个调查表几经修改发展而来，修订问卷包括88个项目，让被试根据自己的情况回答是否，然后按照计分标准登记分数，用以测量人格结构的三个度，即外在表现的内外向、精神质和性格脾气倾向。

四、康复治疗

儿童肥胖症是与生活方式密切相关，以过度营养、运动不足、行为偏差为特征，全身脂肪组织普遍过度增生、堆积的慢性病。根据儿童肥胖症的成因，儿童单纯肥胖症的干预方法主要包括饮食治疗、运动治疗、行为治疗、心理治疗、药物治疗、手术治疗、中医治疗等。

（一）饮食治疗

饮食治疗也称为饮食调整，包括控制摄入的总能量和调整饮食结构。能量摄入过多是大多数肥胖儿童的共同特点。因此，在饮食治疗中首先是控制摄入的总能量。总能量的控制应采用循序渐进的方式，以减少肥胖儿童主食的摄入量为首选。先在原有基础上减少1/4，逐渐过渡至减少1/3~2/3，增加膳食中蔬菜、水果的比例，最终减至生理需要量(按身高的体重所需平均热卡)；三餐热能分配为25%、40%、35%。在控制总能量摄入的同时，要保证蛋白质、维生素、矿物质和微量元素的充足供应。与成人不同，儿童处于生长发育阶段，缺乏适量的总能量和蛋白质摄入将影响儿童的生长发育。所以，在儿童期禁忌饥饿和半饥饿疗法。

研究发现饮食中的脂肪量与肥胖程度存在着明显的相关关系。相同重量的产热营养素中脂肪所含热量最高，且转化为人体脂肪的转化率最高，高脂饮食可能对肥胖的发生起促进作用。调整饮食结构的目的是通过饮食量化调整，使膳食结构趋于合理；同时，饮食中脂肪的减少还可起到减少摄入总能量的作用。

饮食调整的内容包括：①选择热卡含量较低，蛋白质等营养成分含量相对较高的食物，多食含纤维素的或非精细加工的食物，蛋白质应占总热能的20%左右；②少食或不食高热量、高脂的食物，如油炸食品、西式快餐、奶油制品、甜食、甜饮料等。

在治疗肥胖儿时不应过分降低总能量的摄入，关键在于提高早、中餐的质和量，降低晚餐的热能摄入。必须避免因热量摄入过少而影响被治疗儿童的生长发育。

（二）运动治疗

运动治疗是治疗儿童肥胖症仅次于饮食疗法的手段。

运动可增加机体能量消耗，起到逆转因节食所致的肌肉萎缩和增强心、肺功能的作用；同时有氧运动还可以通过增加能量消耗，促进脂肪分解，减少体内脂肪的积蓄。

此外，对于肥胖儿童，运动的时间及方式也是相当重要的。运动时间方面，中、低强度有氧运动持续时间达到20分钟以上才能激活脂肪水解酶，促进脂肪的分解；运动方式方面，应着重有氧运动，有氧运动和无氧运动交替，在运动中距离比速度更重要。

运动的种类多种多样，对于肥胖儿童，体育锻炼无疑是最佳选择，体育锻炼有益于生长发育，几乎无副作用，在儿童群体中也容易实施管理。所选择的运动项目应有趣味性、易于实施，以便于长期坚持，如快走、慢跑、游泳、踢毽子、跳橡皮筋、爬楼梯、跳绳等运动方式。

运动强度和运动时间的控制也相当重要，运动强度一般为儿童运动时心率达到最大心率(最大心率=220-年龄)的60%~45%；运动时间不少于30分钟/次，运动前应有10~15分钟的准备活动，运动后有5~10分钟的整理活动，运动1~2小时/天；运动频率为3~5天/周。初期运动时间可为10分钟，以肥胖儿不感到过度疲劳、每天能坚持运动为原则，逐步达到理想的运动时间。适宜的运动强度不应引起肥胖儿童运动后食欲增加，摄食量增多。

(三)行为治疗

儿童肥胖症与生活方式密切相关。研究发现肥胖儿童多具有共同的饮食和运动行为特点，如进食速度快，非饥饿状态下进食，临睡前进食，喜吃高脂、高糖食品(如甜点、甜饮料、油炸食品)，较少户外活动、静养(如看电视、玩电脑)时间长等。

过去的观点只看到由营养过剩和运动不足造成脂肪堆积，没看到肥胖与生活方式密切相关。行为干预正是通过矫正肥胖儿童的行为偏差，建立健康的生活方式，达到长期控制体重和预防肥胖的目的。儿童的生活方式是在家庭、学校和社会多方面上形成的。因此，在实施肥胖干预方案时，需要各有关方面共同参与。

1. *改变饮食行为*　饮食行为治疗主要包括减慢进食速度、减少非饥饿状态下进食，避免边看电视或边做作业边吃东西，控制零食，减少吃快餐的次数，晚餐后不加点心等。此外，还包括食物烹调方式的调整(多用蒸、煮、烤、凉拌方式，避免油炸方式)。

2. *改变行为方式*

(1)改变家庭父母行为：家庭父母因素对儿童肥胖产生和发展起着十分重要的作用，因此，治疗中主张进行家庭/父母行为干预，使家庭的饮食行为和生活方式中造成肥胖的行为得到改变。通过宣传教育使父母对肥胖有所认知，改变父母和其他家庭成员喜静恶动，闲暇时以吃为乐的生活方式，并要让父母积极主动参与肥胖儿童的治疗过程。

(2)改变儿童行为：改变肥胖儿童静坐过久的行为，有节制地看电视、用电脑。在保证睡眠同时，改变贪睡的习惯。鼓励肥胖儿童去户外活动，参加体育运动和一些能量消耗较大的娱乐活动。

3. *行为治疗过程*　包括以下四个方面：

(1)基线行为分析：通过调查问卷、座谈和观察等，了解基线行为，找出主要危险因素。

(2)制订行为矫正方案：根据肥胖儿童行为模式中的主要危险因素确定行为矫正的靶行为，设立中介行为。制订行为矫正的速度，奖励/惩罚，正/负诱导等具体内容。

(3)实施行为治疗方案：可采取自我监督、奖励或惩罚等方法。由肥胖儿童记录每日行为改变情况，如饮食入量、进食速度、看电视时间、参加体力活动的方式和时间等，以及在行动矫正过程中的困难、感想和经验。

(4)举办讲座和座谈会等：包括肥胖儿童、家长、老师等有关人员，以深入了解肥胖儿童的生活、学习环境、个人特点。召开家长会，对家长进行相关知识教育，并向家长提出配合治疗的具体要求。

(四)心理治疗

心理治疗的目的在于激发儿童及家长强烈的减肥欲望，克服各种心理障碍，增强自信心，消除自卑心理，树立健康的生活习惯。予正性刺激树立肥胖儿童的自信心，在改变饮食行为和运动行为中，要不断刺激孩子对运动的兴趣，帮助其克服心理障碍，在取得点滴进步后及时予以奖励，以强化其转变的行为，增强其自信心。在家长不断鼓励和支持下，肥胖儿童自信心会随着体质量减轻而增强，自卑感会随体型改善而逐渐消失。

(五)药物治疗

在采取了充分饮食、运动和行为治疗的前提下，有以下情况者可以采取药物治疗：食欲旺盛，进餐量多；合并高血糖、高血压、血脂异常和脂肪肝；合并负重关节疼痛；引起呼吸困难或有阻塞性睡眠呼吸暂停综合征；BMI≥24 kg/m^2 有上述并发症，或 BMI≥28 kg/m^2 不论是否有并发症，经 3~6 个月单纯饮食运动处理仍不能减重 5%。药物主要有 4 类：食欲抑制剂、促进代谢和产热药物、影响消化吸收及促进局部脂肪分解的药物，目前常用的有芬氟拉明、奥利司他、西布曲明、二甲双胍等。

（六）手术治疗

一般适用于重度肥胖患者，生活方式和药物治疗无效或者伴有肥胖相关性疾病的患者。手术方式根据减轻体重的原理不同分为限制摄入、减少吸收或两者兼有三种类型。目前，共有五种治疗病态性肥胖病的手术方法得到临床验证，即：可调节胃绑带术（限制摄入）、胃短路术（限制摄入和减少吸收）、垂直绑带式胃减容术（限制摄入）、袖状胃切除术（限制摄入）和胆胰旷置术与十二指肠转位术（主要是减少吸收）。

（七）中医治疗

针灸是我国中医临床重要治法之一，具有高效、低廉、简便、双向调节等优势，在单纯性肥胖的治疗中应用广泛，针灸减肥主要是通过刺激穴位、疏通经络、协调脏腑、调和气血、平衡阴阳，调节人体代谢功能，促进脂肪分解，抑制饱食中枢，使食欲下降并促进胃肠蠕动使排泄增加，从而达到减肥降脂的效果。常用的方法有体针、电针、耳穴、穴位埋线等，常选中脘、下脘、关元、气海、脾俞、丰隆等穴位，值得临床推广。

五、预防及预后

（一）预防

1. *人群一级预防*　肥胖症的一级预防从两个方面着手，一是通过社会各种组织和媒介在人群中开展普遍的社会动员，使人们对肥胖症有正确认识（既不麻痹，又不紧张恐惧），改变不良的生活方式、饮食习惯和不合理的膳食结构等，使人群中肥胖症的危险因素水平大大降低，从而控制肥胖症的发生。另一方面是提高对危险因素易感人群的识别，并及时给予医疗监督，以控制肥胖症的进展。

2. *婴幼儿期预防*　强调母乳喂养。人工喂养时按婴儿实际需要进行适度喂养。在生后 3 个月内避免喂固体食物。在生后 4 个月时，如果小儿已经成为肥胖，应注意避免继续摄入过量热卡；用全米、全面代替精米、精面的制品。家长不要把食物作为奖励或惩罚幼儿行为的手段。

3. *学龄前期预防*　养成良好的生活习惯和进食习惯。不要偏食糖类、高脂、高热食物。养成参加各种体力活动和劳动的习惯。比如，可以走路的场合不要坐车，上下楼要自己爬楼，不要坐电梯。养成每天都有一定体育锻炼的习惯。上述习惯的养成对一生的生活方式，特别是防治成人期静坐式生活方式都有重大影响。

4. *青春期及青春早期预防*　这是一个关键时期，也是一个危险时期。特别对女孩，除了体脂增多，心理上的压力、担忧、冲突也增多。追求苗条体型，使不少女孩引发对减肥的错误认识，片面追求节食、禁食，盲目服用减肥食品或药品，造成损伤或死亡。这一时期健康教育的重点是加强对营养知识和膳食安排的指导，运动处方训练的指导，正确认识肥胖等。对于已经肥胖或可能肥胖的青年应由专业医师给予个别指导并且鼓励双亲参加，共同安排子女生活。

(二)预后

肥胖儿童如能及时纠正不良生活习惯和饮食习惯，增加活动量，使体重下降，早期的并发症得到及时控制，预后良好。反之，并发症逐渐形成，随年龄增长而并发症增多，症状出现并加重，则预后严重。

其他疾病的康复习题

图书在版编目(CIP)数据

儿童康复学 / 吕晶主编. —长沙：中南大学出版社，2023.2(2024.12重印)

ISBN 978-7-5487-5186-1

Ⅰ. ①儿… Ⅱ. ①吕… Ⅲ. ①小儿疾病—康复医学—高等职业教育—教材 Ⅳ. ①R720.9

中国版本图书馆CIP数据核字(2022)第212231号

儿童康复学

ERTONG KANGFUXUE

吕晶　主编

□出 版 人　林绵优
□责任编辑　李　娴
□责任印制　李月腾
□出版发行　中南大学出版社
　　　　　　社址：长沙市麓山南路　　　　邮编：410083
　　　　　　发行科电话：0731-88876770　　传真：0731-88710482
□印　　装　广东虎彩云印刷有限公司

□开　　本　787 mm×1092 mm　1/16　□印张 34　□字数 862千字
□互联网+图书　二维码内容　字数19.8千字　视频2小时42分钟18秒
□版　　次　2023年2月第1版　□印次 2024年12月第2次印刷
□书　　号　ISBN 978-7-5487-5186-1
□定　　价　87.00元